Inhalt – Kurzübersicht

Teil I Neurologie

Teil II Psychiatrie

Abkürzungsverzeichnis

↑	Werte ansteigend bzw. oberhalb der Norm
↓	Werte abfallend bzw. unterhalb der Norm
☞	vergleiche mit, siehe, Querverweis
<	kleiner
>	größer
®	Registered Name, Handelsname
A., Aa.	Arterie, Arterien (lat. Arteria, Arteriae)
Abb.	Abbildung
Amp.	Ampulle
Ätiol.	Ätiologie (Ursache)
ATL	Aktivitäten des täglichen Lebens
AZ	Allgemeinzustand
BB	Blutbild
BGA	Blutgasanalyse
BSG	Blutsenkungsgeschwindigkeit
BZ	Blutzucker (korrekt: Blutglukosekonzentration)
bzw.	beziehungsweise
ca.	circa (ungefähr)
Ca^{2+}	Kalzium-Kation
Ch	Charrière (1Ch = 1/3 Durchmesser)
Cl^-	Chlor-Anion
CT	Computertomogramm
d.h.	das heißt
EKG	Elektrokardiogramm
evtl.	eventuell
ggf.	gegebenenfalls
h	Stunde
Hb	Hämoglobin
i.m.	intramuskulär
i.v.	intravenös
K^+	Kalium-Kation
kg	Kilogramm
kJ	Kilojoule
KG	Körpergewicht
KST	Kernspintomogramm
l	Liter
max.	maximal
M.	Morbus
M., Mm.	Muskel, Muskeln
Min., min	Minute
ml	Milliliter
mind.	mindestens
MRT	Magnetresonanztomographie, Kernspintomographie
ms	Millisekunde
N., Nn.	Nerv, Nerven (lat.: Nervus, Nervi)
Na^+	Natrium-Kation
NW	Nebenwirkung(en)
OP	Operation
Pat.	Patient, Patientin
präop.	präoperativ (vor der Operation)
postop.	postoperativ (nach der Operation)
Rö	Röntgen
RR	Blutdruck
s.c.	subkutan
Sek., s	Sekunde
Std.	Stunde
Supp.	Suppositorium (Zäpfchen)
Tab.	Tabelle
Tabl.	Tablette(n)
Tr.	Tropfen
u.a.	unter anderem
usw.	und so weiter
u.U.	unter Umständen
U	Unit (engl.: Einheit)
v.a.	vor allem
V.a.	Verdacht auf
V., Vv.	Vene, Venen (lat.: Vena, Venae)
Vit.	Vitamin(e)
z.B.	zum Beispiel
ZNS	Zentrales Nervensystem (Gehirn und Rückenmark)
ZVD	Zentraler Venendruck
z.Z., z.Zt.	zurzeit

Markus Vieten Anja Schramm (Hrsg.)

PFLEGE KONKRET NEUROLOGIE PSYCHIATRIE

Wichtige Fachbegriffe in Medizin und Pflege

absorbieren	aufnehmen
Ätiologie	Ursache(n) einer Erkrankung
Aminosäure	Grundmolekül der Eiweiße
Anastomose	operativ hergestellte Verbindung
Anatomie	(griech.: zerschneiden), Lehre vom Bau der Körperteile
Antigen	Struktur, die eine Immunreaktion des Organismus auslösen kann
Antikörper	vom Abwehrsystem produzierter Abwehrstoff
Aorta	Körperschlagader
Arteriosklerose	„Gefäßverkalkung"
aspirieren	ansaugen
autonom	selbstständig
benigne	gutartig
Chromosom	Träger von Erbinformation
dexter, dextra	rechts
DNA	(engl. Abk. für Desoxyribonukleinsäure, kurz DNS) Erbsubstanz
dys...	Wortteil für krankhafte Störung eines Zustands oder einer Funktion
Elektrolyt	(gelöstes) Körpermineral, z.B. Natrium oder Kalium
endogen	im Körper selbst entstehend
enteral	den Darm betreffend
Evaluation	Beurteilung, Bewertung
exogen	von außen
extra...	außerhalb von
Exzision	Ausschneidung
fixieren	befestigen
gastrointestinal	den Magen-Darm-Trakt betreffend
Gen	Erbanlage
genital	zu den Geschlechtsorganen gehörend
hormonal	das innersekretorische System betreffend
hyper...	das normale Maß übersteigend
hypo...	das normale Maß unterschreitend
iatrogen	durch diagnostische oder therapeutische Maßnahmen entstanden
Infiltration	Eindringen oder Einbringen von Flüssigkeiten oder (krankhaften) Zellen in umgebende Strukturen
infundieren	einfließen lassen
instillieren	einträpfeln lassen
Inzision	Einschnitt
Immunität	erworbene Abwehrkraft gegen Krankheitserreger
Indikation	„Heilanzeige", Kriterium, bei dessen Vorliegen ein bestimmtes Diagnose- oder Therapieverfahren zu wählen ist
injizieren	einspritzen
Insuffizienz	unzureichende Funktiontüchtigkeit
intrazellulär	innerhalb der Zellen
ischämisch	nicht ausreichend durchblutet
Kapillare	kleinstes Blutgefäß
kardiovaskulär	das Herz-Kreislauf-System betreffend
Karzinom	bösartiger epithelialer Tumor
kaudal	Richtung Steiß
Koma	tiefe Bewusstlosigkeit
Kompensation	Ausgleich
komprimieren	zusammenpressen
kongenital	angeboren
kranial	Richtung Kopf
kurativ	heilend
lateral	seitwärts, von der Medianebene entfernt
maligne	bösartig
Manifestation	Offenbarwerden, zu Tage treten
medial	in der Mitte gelegen, mittelwärts
Membran	dünne Scheidewand
Morbus	Krankheit (Abk.: M.)
motorisch	die Bewegung betreffend
nerval	durch das Nervensystem vermittelt
operabel	für einen operativen Eingriff geeignet, operationsfähig
oral	den Mund betreffend, durch den Mund
palliativ	nicht heilend, aber die Krankheits-symptome mildernd
Parenchym	Organfunktionsgewebe
parenteral	unter Umgehung des Magen-Darm-Traktes
Pathologie	Lehre von den erkrankten Geweben
peri...	um ... herum
Physiologie	Lehre von den normalen Körper-vorgängen
poly...	viel, mehrfach
post...	nach, hinter
prä...	vor
präventiv	vorbeugend
Prognose	zu erwartender Krankheitsverlauf
Protein	Eiweiß
primär	erstrangig, auch: ursprünglich, ohne andere Ursachen
punktieren	einstechen
pulmonal	die Lunge betreffend
reflektorisch	als Reflex (automatisch) ablaufend
rektal	den Mastdarm betreffend
Resektion	Teilentfernung eines Organs
retro...	zurück-, rückwärtsliegend
Rezeptor	„Empfänger" für bestimmte Reize oder Stoffe
Rezidiv	Rückfall
Sekretion	Ausscheidung
sekundär	nachfolgend, als Folge einer Erkrankung
sensorisch	die Sinne betreffend
sensibel	empfindlich, empfindungsfähig
sinister, sinistra	links
spinal	das Rückenmark betreffend
Stenose	Enge, Einengung von Hohlorganen oder Gefäßen
superior	oberer
Sympathikus	„leistungsorientierter" Teil des vegetativen Nervensystems
Symptom	Krankheitszeichen
Syndrom	Symptomenkomplex, Gruppe von Krankheitszeichen
Trauma	Verletzung, Wunde
trans...	hindurch, hinüber
Tumor	Geschwulst
Ulkus	Geschwür
vegetativ	das autonome (vegetative) Nervensystem betreffend
ventral	bauchwärts, vorn
zerebral	das Gehirn betreffend

PFLEGE KONKRET

NEUROLOGIE
PSYCHIATRIE

LEHRBUCH UND ATLAS FÜR PFLEGENDE

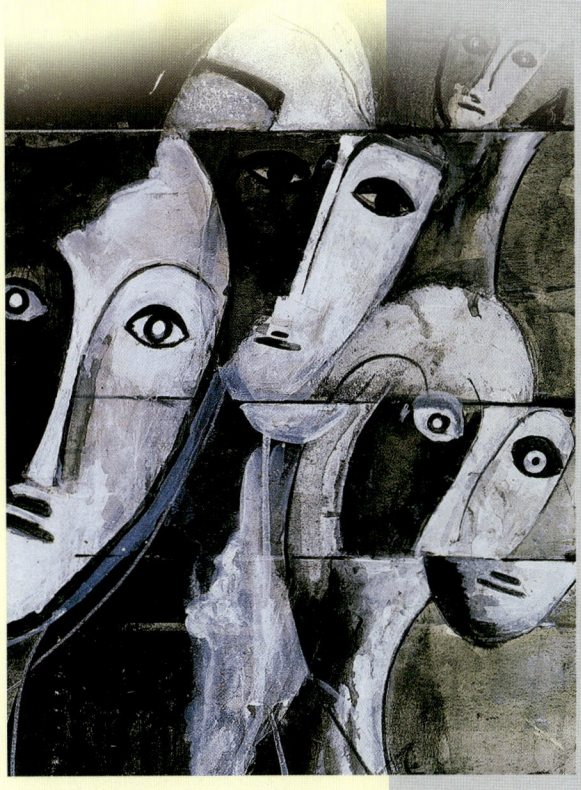

Herausgegeben von:
Markus Vieten, Aachen
Anja Schramm, Wetzlar

Mit Textbeiträgen von:
Ralf Flüggen, Aachen (Kap. 3, 8, 9, 12), Martina Gast, München (Kap. 16), Wolfgang Hasemann, Freiburg (Kap. 3), Holger Herf, Aachen (Kap. 3, 8, 9, 12), Astrid Holtrup, Aachen (Kap. 2, 7), Vera Hüllenkremer, Aachen (Kap. 2, 7), Dagmar Martinelli, Aachen (Kap. 3 – 8, 11), Ulrich Meincke, Aachen (Kap. 5, 6, 7, 10, 11, 13), Annette Merdes, Aachen (Kap. 4, 7, 8, 12), Nicole Menche, Langen/Hessen (Kap. 1 – 13), Martina Neuschäfer, Aachen (Kap. 2, 3, 6, 7), Astrid Olbrich, Vaals (Kap. 16), Johannes Schiefer, Aachen (Kap. 1, 3, 5, 7), Angela Simon-Jödicke, Freiburg (Kap. 2, 14 – 27), Uli Sure, Marburg (Kap. 3, 10, 11, 12)

Unter Mitarbeit von:
Jürgen Vieten, Mönchengladbach (Teil II, Psychiatrie), Anne Blümer, Aachen, Ulrich Lobach, Bremen, Eckhard Weimer, Würselen

URBAN & FISCHER   München · Jena 2001

Zuschriften und Kritiken an

Urban & Fischer Verlag
Lektorat Pflege
Karlstraße 45
80333 München

Wichtiger Hinweis für den Benutzer

Die Erkenntnisse in Pflege und Medizin unterliegen laufendem Wandel durch Forschung und klinische Erfahrungen. Herausgeber und Autoren dieses Werkes haben große Sorgfalt darauf verwendet, dass die in diesem Werk gemachten therapeutischen Angaben (insbesondere hinsichtlich Indikation, Dosierung und unerwünschten Wirkungen) dem derzeitigen Wissensstand entsprechen. Das entbindet den Nutzer dieses Werkes aber nicht von der Verpflichtung, anhand der Beipackzettel zu verschreibender Präparate zu überprüfen, ob die dort gemachten Angaben von denen in diesem Buch abweichen und seine Verordnung in eigener Verantwortung zu treffen.

Die Deutsche Bibliothek – CIP-Einheitsaufnahme

Ein Titeldatensatz für diese Publikation ist bei
Der Deutschen Bibliothek erhältlich

ISBN 3-437-25550-9

Alle Rechte vorbehalten

1. Auflage März 2001

01	02	03	04	05		5	4	3	2	1

© 2001 Urban & Fischer Verlag   München • Jena

Lektorat: Adriane Andreas, München; Ulrike Kriegel, München; Stefanie Menzel, München
Redaktionelle Mitarbeit: Martina Gast, München; Carsten Müller, Köln;
Ursula Osterkamp-Baust, Ottobrunn; Sigrid Schäfer, Sindelfingen
Herstellung: Renate Hausdorf, München
Bildredaktion: Adriane Andreas, München, mit Dank an Prof. Dr. A. Thron, Chef der Neuroradiologie an der Universitätsklinik der RWTH Aachen, für die Überlassung der Originale der Abbildungen 3.38, 3.39, 3.40 und 3.41, Dr. U. Sure für die Auswahl sowie die anschauliche graphische und didaktische Aufarbeitung.
Satz, Bildbearbeitung und Umschlaggestaltung: www.prepress-ulm.com
Kapiteleingangsfotos sowie deren Bearbeitung: DOEHRINGs und ProfiRepro Bentfeld, Lübeck, mit Dank an Dr. Gisela Stolz-Born, Dr. Esther Muysers und dem Westküstenklinikum Heide
Druck: Appl, Wemding
Bindung: Conzella Verlagsbuchbinderei, Pfarrkirchen

Gedruckt auf 100 g/qm Praximatt chlorfrei gebleicht

Aktuelle Informationen finden Sie im Internet unter der Adresse: http://www.urbanfischer.de

Vorwort

Ein neues Lehrbuch der Neurologie und Psychiatrie für Pflegende

Lohnt es sich überhaupt, ein Lehrbuch für die Fachdisziplinen Neurologie und Psychiatrie anzubieten, die in der Krankenpflegeausbildung doch nur einen kleinen Raum einnehmen? Wir meinen, ja. Gerade wegen der knappen Wissensvermittlung und der geringen Praxiserfahrung während der Ausbildung haben viele Pflegende Angst vor psychisch kranken Menschen. Dabei spielt es keine Rolle, ob sie ihnen auf einer neurologischen, psychiatrischen oder chirurgischen Station begegnen. Der Psychiatrie haftet zusätzlich das Stigma des Bedrohlichen, Umheimlichen und Nicht-Verstehbaren an. Hier möchte dieses Buch durch Aufklärung Abhilfe schaffen.

Unser Maßstab: Die Pflege im Mittelpunkt

Lehrbücher beider Fachrichtungen sind in der Regel entweder sehr medizinisch oder psychologisch ausgerichtet und pflegerisches Wissen kommt zu kurz, oder die Pflege steht isoliert ohne medizinische Informationen im Raum.

Dieses Buch verbindet beides: Ausführliche medizinische und psychologische Informationen zu den Krankheitsbildern inkl. Diagnostik und Therapie sowie umfassendes und aktuelles Pflegewissen. Um dies zu erreichen, haben viele Pflegende aus der Neurologie und Psychiatrie, Fachärztinnen und -ärzte sowie andere Health professionals an diesem Buch mitgeschrieben. Auf diese Weise ist aus unserer Sicht ein höchst informatives, fachlich fundiertes Buch entstanden, mit dem Lesen und Lernen Spaß machen.

Praxistest bestanden: Die Reihe Pflege konkret

In langjähriger Zusammenarbeit von Pflegenden, Lehrerinnen und Lehrern für Pflegeberufe sowie Ärztinnen und Ärzten ist die Lehrbuch-Reihenkonzeption Pflege konkret herangewachsen. *Pflege konkret Neurologie Psychiatrie* ist nach *Pflege konkret Innere Medizin*, *Pflege konkret Gynäkologie Geburtshilfe* und *Pflege konkret Chirurgie Orthopädie Urologie* der vierte Band dieser Reihe.

Kennzeichnend für die Pflege konkret Reihe sind:

- **Konsequente Ausrichtung der Stoffauswahl** auf die Bedürfnisse der Pflegenden: Häufige Krankheiten werden sehr ausführlich und seltene Krankheiten nur knapp behandelt
- Durchgehende **Verzahnung von Pflege und Medizin:** Pflege- und Medizintexte sind, wo immer möglich, unmittelbar miteinander verzahnt. Dies macht die Zusammenhänge zwischen ärztlichem und pflegerischem Planen und Handeln deutlich
- **Standardisierte Gliederung** nahezu aller Kapitel des Werkes, um das rasche Nachschlagen wie auch das effiziente Lesen und Lernen zu erleichtern
- **Durchgängiges Farbleitsystem:** Pflegetexte, Medizintexte und Texte zu anatomischen und (patho)physiologischen sowie sozialwissenschaftlichen Grundlagen sind durch verschiedene Farben gekennzeichnet und dadurch leicht voneinander zu unterscheiden
- Ausführliche **Darstellung von diagnostischen und therapeutischen Prinzipien,** denen in bisherigen Lehrbüchern für die Pflege kaum Raum eingeräumt wurde. Im Arbeitsalltag auf neurologischen und psychiatrischen Stationen entfällt jedoch ein ganz erheblicher Teil der Arbeitszeit der Pflegenden auf die Unterstützung bei diagnostischen und therapeutischen Maßnahmen
- Durchgängige **didaktische Hilfsmittel:** Nicht nur das Farbleitsystem des Werkes, sondern auch verschiedenfarbige Kästen für Definitionen, Informationsschwerpunkte, Warnhinweise, Notfälle und Literaturtipps bzw. Kontaktadressen erleichtern die Orientierung im Buch. Daher ist es möglich, sich sekundenschnell zurechtzufinden, und das Buch auch als kompetentes und praxisorientiertes Nachschlagewerk zu nutzen
- **Wiederholungsfragen** am Ende jeden Kapitels ermöglichen aktives Lernen und Wiederholen der zentralen Informationen.

Unser Wunsch: Ihre Kritik

Selbstverständlich kann dieses neue Lehrbuch für die Pflege in der Neurologie und Psychiatrie nicht auf allen rund 500 Seiten gleich gut sein. Deshalb bitten wir, die Autorinnen und Autoren, die Herausgeberin und Herausgeber sowie der Verlag, Sie um Ihre Kritik: Nur so kann das Buch in der nächsten Auflage noch besser werden.

Autorinnen und Autoren,
Herausgeberin und Herausgeber

Wir laden Sie zu einer interessanten und spannenden Exkursion in die Fachgebiete der Neurologie und Psychiatrie ein.

Bedienungsanleitung

Damit Sie dieses Lern- und Arbeitsbuch optimal nutzen können, werden im Folgenden seine Besonderheiten kurz erklärt:

Wo ist das Inhaltsverzeichnis?

Pflege konkret Neurologie Psychiatrie enthält kein ausführliches Gesamtinhaltsverzeichnis am Anfang des Buches. Statt dessen finden Sie am Anfang jedes Kapitels eine Übersichtsseite mit einer ausführlichen Kapitel-Gliederung. Weiter hat das Buch ein sehr ausführliches Register mit über 4500 Einträgen, mit dessen Hilfe Sie schnell eine bestimmte Information finden.

Farbleitsystem

Das Buch nutzt bei den Überschriften und „Textkästen" ein durchgängiges Farbleitsystem. So lässt sich der jeweilige Informationsschwerpunkt des nachfolgenden Textes auf einen Blick erkennen. Dabei werden folgende sieben Leitfarben verwendet:

Leitfarbe Grün: Informationsschwerpunkt Pflege

Leitfarbe Blau: Informationsschwerpunkt Krankheitslehre und klinische Medizin

Leitfarbe Grau: Informationsschwerpunkt Pharmakotherapie (Arzneimittelbehandlung)

Leitfarbe Lila: Informationsschwerpunkt Anatomie und Physiologie sowie Sozialwissenschaften

Leitfarbe Gelb: „Textkästen" mit kurzen Definitionen im Telegrammstil

Leitfarbe Rosa: Warnhinweise und Hinweise auf häufige, vermeidbare Fehler in der Pflege

Leitfarbe Rot: „Notfall-Kästen" mit den Erstmaßnahmen bei neurologischen, psychiatrischen Notfällen

Einen ausführlichen Überblick vermittelt die vordere Umschlagklappe.

Abbildungen

Studieren Sie das Bildmaterial! Ein Bild sagt mehr als viele Worte – über 500 Abbildungen versuchen, gerade die schwierigen Zusammenhänge anschaulich zu machen.

Die Abbildungen sind jeweils kapitelweise nummeriert, wobei die Tabellen und Pharma-Infos der leichteren Auffindbarkeit wegen mit den Bildern mitgezählt werden.

Vernetzungen und Querverweise

Ein Lehrbuch über die Krankheiten des Menschen lässt sich nicht wie eine Perlenkette Fakt für Fakt und Satz für Satz aneinanderreihen. Der Mensch und die alle Körpersysteme und psychischen Funktionen umfassenden Anforderungen der Pflege bilden ein hochgradig *vernetztes* System, und die Autoren haben auch nicht versucht, diese Vernetzung zugunsten scheinbarer didaktischer Plausibilität fallen zu lassen.

Glücklicherweise funktioniert ja auch unser Gedächtnis vernetzt: Wir bilden keine Faktenarchive, sondern lernen assoziativ, d.h. wir knüpfen an Bekanntes an, auch wenn wir es in einem ganz anderen Zusammenhang ins Gedächtnis übernommen haben. Lernen wir beispielsweise im Kapitel „Pflege bei Querschnittslähmung" etwas über mögliche Ursachen einer Querschnittslähmung, so fällt uns dabei die psychische Belastung des Patienten ein, gleichzeitig aber auch die richtige Lagerung von Querschnittsgelähmten oder auch die Frühmobilisation.

Pflege konkret Neurologie Psychiatrie unterstützt diese natürliche Art zu lernen – es bietet durch die vielen Querverweise die vielfältigen Anknüpfungspunkte, die unser Gedächtnis braucht, um erfolgreich lernen und behalten zu können.

Gewichtete Terminologie

In der Medizin herrscht ein gewisses Neben- oder Durcheinander von lateinischen, griechischen und neuerdings auch immer mehr englischen Fachbegriffen. Dieses Buch hilft Ihnen, den jeweils gängigsten Begriff zu erkennen. Bei der Erstnennung eines Begriffes werden die zugehörigen Fachwörter in allen relevanten Versionen bzw. Sprachen vorgestellt, der am häufigsten verwendete aber in Fettschrift und die weniger gebräuchlichen in Klammern und in Kursivschrift.

Also:

- **Intrakranielle Druckerhöhung** (engl. *increased intracranial pressure*, kurz *IICP*)
- **Apallisches Syndrom** *(Dezerebrationssyndrom, Coma vigile, Enthirnungsstarre)*
- **Poliomyelitis** *(Poliomyelitis epidemica anterior acuta*, kurz *Polio, spinale Kinderlähmung).*

Die im Werk verwendeten Abkürzungen finden Sie vorne (gegenüber dem sog. Schmutztitel) im Buch. Eine Liste der wichtigsten medizinischen Fachbegriffe ist auf Seite IV (gegenüber dem Innentitel) abgedruckt.

Auf der hinteren Umschlagklappe finden Sie eine Übersicht der wichtigsten Notfälle, Maße und Einheiten sowie Lage- und Richtungsbezeichnungen.

Kleingedrucktes

Anliegen der Autorinnen und Autoren war es, die Zusammenstellung der Pflege- und klinischen Informationen anhand der Bedürfnisse der Pflegenden auszurichten und eine Überfrachtung des Buches mit Detailwissen zu vermeiden. Nun hat aber jede Klinik aufgrund der jeweils besonderen fachlichen Ausrichtung eigene Schwerpunkte in der Ausbildung, weshalb oft weitere klinische Informationen genannt worden sind.

Gleiches ergibt sich auch aus der Praxis der Prüfungen in den Krankenpflegeausbildungen, wo häufig spezifisches Detailwissen erfragt wird.

Deshalb sind diejenigen Sachverhalte, die nicht zentrale Bausteine der entsprechenden Kapitel darstellen, in kleinerer Schrift gehalten. Sie können ohne Verlust des Textverständnisses vom Leser übersprungen werden.

Symbole

Die wichtigen Aspekte aus Pflege und Medizin erhielten zur besseren Übersicht Symbole. Eine Zusammenstellung finden Sie auf der vorderen Umschlagklappe.

Geschlechteransprache in diesem Buch

Autorinnen und Autoren haben lange darüber nachgedacht, wie sie auch in der Schreibweise der Tatsache gerecht werden, dass Pflegende, Ärzte, Patienten und Angehörige anderer Berufsgruppen Frauen *und* Männer sind.

Die konsequenteste Lösung, nämlich die durchgängige Verwendung der femininen *und* maskulinen Schreibweisen würde die Lesbarkeit der Texte jedoch erheblich erschweren (Schwester/Pfleger, Ärztin/Arzt). Auch die Lösung mit den großen „I"s funktioniert kaum (ÄrztIn, PflegerIn?).

Nachdem eine Leserbefragung des Urban & Fischer Verlages ebenfalls mit großer Mehrheit solche „Lösungen" verworfen hat, wird im Buch überwiegend „Pflegende" stellvertretend für Schwester und Pfleger, „Arzt" für Ärztin und Arzt sowie „Patient" für Patientin und Patient verwendet.

Für neue Lösungsvorschläge sind Verlag und Autoren offen.

📖 Literaturtipps und
≣✎ Kontaktadressen

Wer sich über dieses Buch hinaus informieren möchte, findet in diesen hellgrünen Textkästen Tipps zu vertiefender Literatur oder Hinweise auf Kontaktadressen.

✐ Pharma-Info

Um den von vielen Auszubildenden geäußerten Wunsch nach umfassender Information über die häufig eingesetzten Arzneimittel zu erfüllen, haben die Autoren die Rubrik „Pharma-Info" eingerichtet: Hier finden Sie (fast) alles für die Pflegenden Wissenswerte zu einem Medikament oder einer Medikamentengruppe. Zu ihrer leichteren Auffindbarkeit sind die Pharma-Infos grau unterlegt und fortlaufend mit den Abbildungsnummern nummeriert.

⟳ Wiederholungsfragen

An jedem Kapitelende befinden sich jeweils in einem orangefarbenen Kasten ca. 10 – 30 Wiederholungsfragen, die die Kernpunkte des Kapitels nochmals aufgreifen und eine kompakte Stoffwiederholung ermöglichen.

Abbildungsnachweis

Der Verweis auf die jeweilige Abbildungsquelle befindet sich bei allen Abbildungen im Buch am Ende des Legendentextes in eckigen Klammern. Alle nicht besonders gekennzeichneten Grafiken und Abbildungen © Herausgeber.

A300: Reihe Klinik- und Praxisleitfaden, Urban & Fischer Verlag, München

A300-157: S. Adler, Lübeck, in Verbindung mit der Reihe Klinik- und Praxisleitfaden, Urban & Fischer Verlag, München

A300-190: G. Raichle, Ulm, in Verbindung mit der Reihe Klinik- und Praxisleitfaden, Urban & Fischer Verlag, München

A400: U. Bazlen, T. Kommerell, N. Menche, A. Schäffler, S. Schmidt und die Reihe Pflege konkret, Urban & Fischer Verlag, München

A400-157: S. Adler, Lübeck, in Verbindung mit U. Bazlen, T. Kommerell, N. Menche, A. Schäffler, S. Schmidt und der Reihe Pflege konkret, Urban & Fischer Verlag, München

A400-190: G. Raichle, Ulm, in Verbindung mit U. Bazlen, T. Kommerell, N. Menche, A. Schäffler, S. Schmidt und der Reihe Pflege konkret, Urban & Fischer Verlag, München

A400-215: S. Weinert-Spieß, Neu-Ulm, in Verbindung mit U. Bazlen, T. Kommerell, N. Menche, A. Schäffler, S. Schmidt und der Reihe Pflege konkret, Urban & Fischer Verlag, München

B109: M. Oethinger (Hsg.): Mikrobiologie und Immunologie, 8. Aufl., Jungjohann Verlag, 1994

B117: L. Blohm: Klinische Radiologie, 1. Aufl., Jungjohann Verlag Ulm und Lübeck, 1992

C160: T. Fujita, K. Tanaka, J. Tokunaga: Zellen und Gewebe, 1. Aufl., Gustav Fischer Verlag, Stuttgart, 1986

D200: M. Vieten, C. Heckrath: Famulator & PJ: das Praxislexikon, 1. Aufl., Antilla Medizin Verlag, 1993

E102-001: Niessen: Pädiatrie, 4. Aufl., Georg Thieme Verlag, Stuttgart, 1996

E110: Mabuse Verlag, Frankfurt/M.

E159-002: Pschyrembel, 258. Aufl. Walter de Gruyter Verlag, Berlin, 1997

E162-001: Chronik der Medizin, Harenberg Verlag, Dortmund

E179-168: Classen, Diehl, Kochsiek: Innere Medizin, 4. Aufl., Urban & Fischer Verlag, München, 1998

E180: Isabella Valdivieso, Gräfe und Unzer, München

F113: Medizinisches Bildarchiv, Georg Thieme Verlag, Stuttgart, © Boehringer Ingelheim Pharma KG

J500-205: P. Bentley, Das Fotoarchiv, Christoph & Friends GmbH, Essen

J520-204: T. Vine, gettyone stone, München

J520-209: M. Neal McVay, gettyone stone, München

J520-229: B. Ayres, gettyone stone, München

J520-250: R. Meats, gettyone stone, München

J600-104: O. Burriel, Focus Photo- und Presseagentur GmbH, Hamburg

J600-123: A. Pasieka, Focus Photo- und Presseagentur GmbH, Hamburg

J660: MEV Verlag GmbH, Augsburg

J666: PhotoDisc, Seattle

J669: Digital Stock, USA

J670-003: K. Röhrig/Helga Lade Fotoagentur, Frankfurt/M.

J710-007: B.P., Bavaria Bildagentur, Gauting

J710-008: VCL, Bavaria Bildagentur, Gauting

J710-012: M. Yates, Bavaria Bildagentur, Gauting

K102: T. Reitz, London

K103: H. v. Heidenhaber, München

K150: Arge Lola, K. Loges / A. Langen, Stuttgart

K151: T. Oberheitmann, Witten

K152: T. Wier, Tübingen

K153: C. Rau, Köln (aus der Broschüre „Gestörte Einheit" der Aktion Psychisch Kranke e.V., Bonn)

K157: W. Krüper, Bielefeld

K160: H.-D. Beyer, Berlin

K165: Th. Stephan, Munderkingen

K183: E. Weimer, Würselen

K199: G. Mikes, Wien

K225: DOEHRINGs, Lübeck

K303: G. Westrich, Leipzig

K304: G. Mangold, Ottobrunn

L116: R. Young, Ulm

L117: P. Schweitrieg, Stuttgart

L157: S. Adler, Lübeck

L190: G. Raichle, Ulm

M117: G. Grevers, München

M121: N. Menche, Langen/Hessen

M123: Th. Dirschka, Bochum

M139: J. Klinngelhöfer, München

M161: M. Zimmer, Bammental

M180: V. Hach-Wunderle, Bad Nauheim

M203: M. Vieten, Aachen

N313: H. Ritter, Münster

N320: K. Spangenberg, Wiesbaden

N323: C. Müller, Geretsried

N326: K. Jarzebinski, Berlin

N334: A. Marten, Kirchsahr

N339: E. Werheit, Köln

N340: A. Becker, Helmstedt

N343: H.v.H Barg, Hauset/Raeren, Belgien

O134: R. Bleschoefski, Hamburg

O148: K. Skodda, Quedlinburg

O149: G. Wurlitzer, Quedlinburg

O161: R. Bödeker, Solingen

O179: B. Heiden, A. Berthele, München

O225: St. v. Pfeil, Jena

O350: A. Weimer, Aachen

O403: U. Sure, Marburg

S001: H.v.H Rössler, W. Rüther: Orthopädie, 17. Aufl., Urban & Schwarzenberg, München, 1997

T106: Robert Bosch Krankenhaus, Stuttgart

T112: J. Bennek, Universität Leipzig, Kinderchirurgie, Leipzig

T113: G. Schuirer, Universität Münster, Radiologie, Münster

T117: K. Sartor, Universität Heidelberg, Abtlg. für Neuroradiologie, Heidelberg

T125: U. Stierle, Lübeck

T127: P. Scriba, München

T145: U. Spetzger, Neurochirurgische Abteilung, RWTH Aachen

T153: A. Schleikis, Katlenburg-Lindau

T161: U. Bärsch, Bad Nauheim

T170: E. Walthers, Marburg-Bauerbach

T174: F. Fornadi, Gertrudis-Klinik Biskirchen

T178: H. Gelderblom, Berlin

T195: R. Bühler, Giengen/Brenz

T196: P. Kaiser, Müllheim

T197: B. Danz, Ulm

T210: E. Bierbach, Schule für Naturheilkunde, Bielefeld

T213: Fachverband Deutscher Heilpraktiker, Bonn

T216: E.-K. Sander, Fachklinik Heiligenfeld, Bad Kissingen

U140: Tyco Healthcare Deutschland GmbH, Neustadt-Donau

U223: B. Braun Melsungen AG, Melsungen

V108: HEIWASCH, Bad Nauheim

V121: Wilhelm Meyra GmbH & Co. KG, Vlotho

V137: Siemens AG, Erlangen

V143: Thomashilfen GmbH, Bremervörde

V156: Sevox Medizintechnik GmbH, Köln

V159: Reck Medizintechnik GmbH, Betzenweiler

V163: Thämert, Orthopädische Hilfsmittel GmbH & Co. KG, Burgwedel

V166: Standart Systeme GmbH, Hamburg

V220: Paul Hartmann AG, Heidenheim

V225: Photo-CD-Archiv Studio Dieter Schleifenbaum, Hamburg

V226: Gazelle Technologies Inc., USA

V301: Hewlett-Packard GmbH, Böblingen

V303: HNE, Hilden

V305: Levo AG, Doltigon, Schweiz

W183: Arbeitsgemeinschaft Freier Stillgruppen Bundesverband e.V., Würzburg

W184: Landesverein für Innere Mission in Schleswig-Holstein, Rickling

W193: Statistisches Bundesamt, Wiesbaden

W207: Evangelischer Pressedienst, Frankfurt/M.

X113: M. Tauschel, Ulm

Titelfoto und Kapiteleingangsfotos:

Titelgrafik: Williams, Focus Photo- und Presseagentur GmbH, Hamburg

Kap. 1 bis 27: DOEHRINGs, Lübeck

Der Weg zur Diagnose in der Neurologie

1

Die medizinischen Fachgebiete

> ⊡ **Neurologie:** Teilgebiet der Medizin, das sich mit Prophylaxe, Diagnostik, *nichtoperativer Behandlung* und Rehabilitation bei Erkrankungen des zentralen und peripheren Nervensystems sowie bei Muskelerkrankungen befasst.
>
> **Neurochirurgie:** Teilgebiet der Medizin, das sich v.a. mit der *operativen Behandlung* von Erkrankungen, Verletzungen und Fehlbildungen des zentralen und peripheren Nervensystems sowie den entsprechenden diagnostischen und rehabilitativen Maßnahmen befasst.

Neurologische Erkrankungen verlaufen oft chronisch und führen nicht selten zu bleibenden Behinderungen. Neurologische Fachabteilungen finden sich dementsprechend nicht nur in größeren Akutkrankenhäusern, sondern auch in vielen Rehabilitations- und Spezialkliniken.

Bei vielen Krankheitsbildern sind die Grenzen zwischen Neurologie und *Psychiatrie* (☞ 14) fließend. Alle unsere Gefühle und Gedanken sind eng mit den organischen Strukturen des Nervensystems verknüpft. Daraus ist ersichtlich, warum einerseits neurologische Erkrankungen oft auch Auswirkungen auf Psyche und Verhalten haben und weshalb auf der anderen Seite einige psychiatrische Erkrankungen auf Störungen des Gehirns zurückgeführt werden können.

Da die Nervenbahnen durch den ganzen Körper ziehen, können neurologische Erkrankungen alle Organe in Mitleidenschaft ziehen. Viele Erkrankungen des Nervensystems wiederum sind durch Krankheiten anderer Organsysteme bedingt oder Folge von Infektionen oder Entwicklungsstörungen des Gesamtorganismus. Beispielsweise führt ein Diabetes mellitus zur Schädigung der peripheren Nerven und dadurch auch zu Empfindungsstörungen und Störungen der Magen-Darm-Bewegungen. Überschneidungen zwischen Neurologie und *Innerer Medizin* sind demzufolge häufig. In kleineren Krankenhäusern ohne neurologische Fachabteilung werden Patienten mit neurologischen Erkrankungen auf internistischen Stationen betreut, falls sie nicht verlegt werden können.

Verflechtungen bestehen darüber hinaus insbesondere zur *Pädiatrie*. Die überaus komplexe Gehirnentwicklung kann vor, während und nach der Geburt in vielfältiger Weise beeinträchtigt werden. Die optimale Behandlung der dadurch entstehenden *kinderneurologischen Erkrankungen*, z.B. der Lähmungen infolge eines Sauerstoffmangels des Kindes während der Geburt oder etwa Epilepsien, erfordert eine enge Zusammenarbeit zwischen Neurologen und Kinderarzt.

1.1 Anatomie und Physiologie des Nervensystems

> ⊡ **Nervensystem:** Gesamtheit aller *Nervengewebe* (☞ 1.1.1) des Menschen.

Das **Nervensystem** dient der Erfassung, Verarbeitung, Speicherung und Aussendung von Informationen. In Zusammenarbeit mit den Hormonsystemen regelt es die Leistungen aller Organsysteme in Abhängigkeit von den Anforderungen der Außenwelt. Das Nervensystem ist aber viel mehr als eine Schaltzentrale: Es ist die strukturelle Grundlage aller Gedanken, Gefühle und Wünsche eines Menschen; es macht den Menschen zum Menschen.

Die Gliederung des Nervensystems erfolgt häufig
- Nach topographischen (örtlichen) Gesichtspunkten in **zentrales** (ZNS) und **peripheres Nervensystem** (PNS)
- Nach funktionellen Gesichtspunkten in **willkürliches** und **vegetatives** *(unwillkürliches)* **Nervensystem.** Diese beiden Systeme sind in der Realität untrennbar miteinander verflochten und beide haben sowohl zentrale als auch periphere Anteile.

1.1.1 Nervengewebe

Alle Zellen des Nervengewebes lassen sich zwei Zelltypen zuordnen: Den Neuronen oder den Gliazellen.

Neurone

> ⊡ **Neuron:** *Nervenzelle* mit allen ihren Fortsätzen. Hochspezialisierte Zelle, die zur Erregungsbildung und -leitung fähig ist.

Zuführende oder **afferente Neurone** leiten Impulse aus der Körperperipherie zum ZNS hin, *herausleitende* oder **efferente Neurone** leiten Impulse vom ZNS weg. **Interneurone** verbinden Nervenzellen des ZNS miteinander.

Ein Neuron besteht aus:
- **Zellkörper** mit Zellkern und Zytoplasma
- **Dendriten.** Dendriten sind kurze, baumartig verzweigte Ausstülpungen des Zytoplasmas. Sie nehmen Impulse aus benachbarten Zellen auf und leiten sie weiter zum Zellkörper
- **Axon** *(Neurit, Achsenzylinder).* Das Axon ist ein dünner, kabelartiger Zytoplasmafortsatz, der sich am Ende in viele Endverzweigungen aufteilt. Seine Aufgabe ist es, die Impulse vom Zellkörper weg zu anderen Neuronen oder Muskelzellen zu leiten. Axone können nur wenige Millimeter, aber auch über einen Meter lang sein.

Ein Neuron hat in der Regel mehrere Dendriten, aber nur ein Axon (☞ Abb. 1.1).

Gliazellen

> ⊡ **Gliazellen:** *Hüll-* und *Stützzellen* des Nervensystems, die hier die Aufgabe des Bindegewebes übernehmen (Stützung, Stoffaustausch und bei krankhaften Prozessen Abbau und Narbenbildung).

Es werden mehrere Arten von Gliazellen unterschieden:

Astrozyten

Astrozyten *(Makroglia)* sind sternförmige Zellen mit vielen Fortsätzen, die in Gehirn und Rückenmark vorkommen. Sie stehen sowohl mit den Neuronen als auch mit den Blutkapillaren des ZNS in Verbindung und beeinflussen den Übergang von Stoffen aus dem Blut zu den Nervenzellen. Zusammen mit dem Kapillar-Endothel bilden sie die **Blut-Hirn-Schranke,** eine Barriere für viele Stoffe am Übergang zwischen Blut und Gehirn. Nach einer Verletzung von Gehirn- oder Rückenmarkgewebe bildet sich durch Wucherung der Astrozyten eine **Glianarbe** aus.

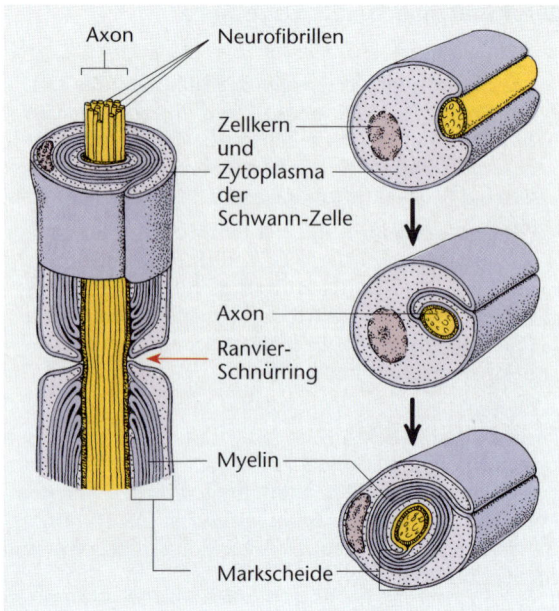

Abb. 1.2: Schnitt durch eine markhaltige Nervenfaser. Das Axon ist von einer dicken, isolierenden Myelinschicht umgeben. Rechts ist dargestellt, wie sich die Schwann-Zelle im Laufe der Nervenzellreifung zunächst an das Axon anlegt, es dann umwickelt und letztlich durch mehrere Lagen ihrer Zellmembran die Myelinschicht bildet. [A400-190]

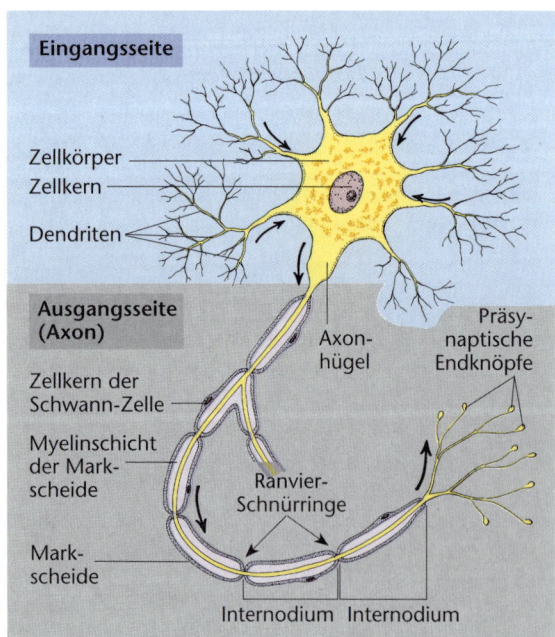

Abb. 1.1: Aufbau eines Neurons. Die obere, hellblau unterlegte Bildhälfte stellt die „Eingangsseite" des Neurons dar, wo Informationen aufgenommen werden. Die untere, grau unterlegte Bildhälfte ist die „Ausgangsseite", die Informationen zu anderen Nerven- oder Muskelzellen fortleitet. [A400-190]

> ⚕ Die Blut-Hirn-Schranke hat große medizinische Bedeutung. Beispielsweise können nur solche Medikamente Wirkungen (und Nebenwirkungen) am ZNS entfalten, die die Blut-Hirn-Schranke in ausreichendem Maß durchdringen. Dabei ist zu beachten, dass die Blut-Hirn-Schranke bei bestimmten Erkrankungen (z.B. Meningitis, Tumoren) erheblich beeinträchtigt sein kann.

Mikrogliazellen

Mikrogliazellen sind kleine, bewegliche Zellen, die im Gehirn Krankheitserreger durch Phagozytose abwehren. Zu ihnen zählen auch die **Oligodendrozyten,** die im ZNS die **Markscheiden** bilden. Im peripheren Nervensystem entsprechen ihnen die **Schwann-Zellen** (☞ unten). Eine weitere Form der Mikroglia sind die **Hortega-Zellen** (*H-Zellen*), die hauptsächlich in der grauen Substanz vorkommen, sich *amöboid* (durch Ausstülpungen von Zellplasma) bewegen können und ein hohes Speichervermögen für verschiedene Stoffwechselprodukte besitzen.

Ependymzellen

Ependymzellen kleiden in einer einlagigen Zellschicht die Hohlräume in Gehirn (Ventrikel) und Rückenmark aus.

Markscheiden

Bei den peripheren Nerven wird jedes Axon schlauchartig von speziellen Gliazellen, den **Schwann-Zellen**, umhüllt. Wickelt sich die Schwann-Zelle mehrfach um das Axon, entsteht eine dickere Hülle aus einem Fett-Eiweiß-Gemisch, das **Myelin.** Diese schützende Myelinummantelung wird **Markscheide** *(Myelinscheide)* genannt (☞ Abb. 1.2). Im Querschnitt ähnelt eine solche Nervenfaser einem Draht, der von einer Isolierung umgeben ist. Diese markhaltigen Fasern leiten die Erregung wesentlich schneller als marklose Nervenfasern mit nur dünner Myelinschicht.

Im ZNS wird das Myelin von den Oligodendrogliazellen gebildet (☞ oben).

Nervenfasern, Nerven und Ganglien

Ein Axon und seine zugehörige Schwann-Zelle bzw. Myelinscheide wird **Nervenfaser** genannt. Bündel von mehreren parallel verlaufenden Nervenfasern in einer gemeinsamen Bindegewebshülle bilden einen **Nerv** (☞ Abb. 1.3).

Ganglien sind Verdickungen im Verlauf von Nerven. Sie bestehen aus Nervenzellen und Nervenfasern.

Weiße und graue Substanz

Myelin erscheint bei Betrachtung mit dem bloßen Auge weiß. Die Bereiche des ZNS, in denen die markhaltigen Nervenfasern verlaufen, werden deshalb als **weiße Substanz** bezeichnet.

Dagegen sieht eine größere Ansammlung von eng beieinander liegenden Nervenzellkörpern mit ihren Dendriten grau aus. Solche Gebiete heißen daher **graue Substanz.**

Fortleitung von Nervensignalen
Fortleitung innerhalb des Neurons

Nervensignale müssen teils über große Entfernungen und über mehrere Neurone fortgeleitet werden. Diese Fortleitung erfolgt innerhalb eines Neurons *elektrisch.* Das ankommende Signal verändert den Ladungszustand der Dendritenmembran. Dadurch entsteht eine Spannungsdifferenz zu benachbarten Abschnitten der Zellmembran; ein Strom fließt, und die Erregung breitet sich weiter aus (☞ Abb. 1.4). Da gerade erregte Abschnitte der Zellmembran für kurze Zeit unerregbar sind, findet diese Ausbreitung nur in einer Richtung, nämlich vom Dendriten über den Zellkörper zum Axon und seinen Endverzweigungen statt.

Bei markhaltigen Nervenfasern breitet sich die Erregung nicht kontinuierlich über alle Abschnitte der Zellmembran aus, sondern **sprunghaft** *(saltatorisch)* vom Anfang einer Schwann-Zelle (bzw. eines Oligodendrozyten) bis zu ihrem Ende. Der minimale Zwischenraum zwischen zwei Schwann-Zellen, dort wo

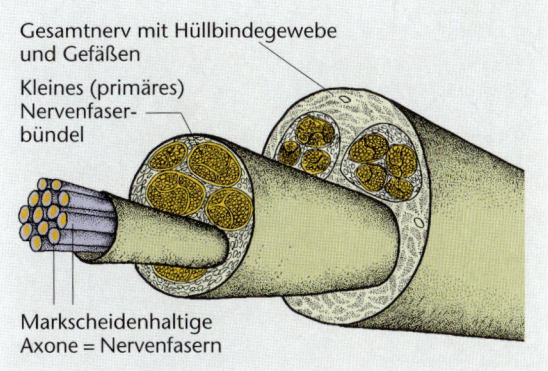

Abb. 1.3: Schalenweiser Aufbau eines größeren Nerven und seiner Hüllstrukturen. [A400-157]

keine dicke Myelinschicht ist, heißt **Ranvier-Schnürring** (☞ Abb. 1.2 und 1.4).

Fortleitung an den Synapsen

> ⊡ **Synapse:** Schaltstelle bei der Erregungsübertragung von einem Neuron auf ein anderes oder von einem Neuron auf eine Muskelzelle.

Zur Übermittlung eines Nervensignals von einem Neuron zum anderen oder von einem Neuron zu einer Drüsen- oder Muskelzelle dienen besondere Verbindungsstellen, die **Synapsen.**

Jede Synapse besteht aus drei Anteilen (☞ Abb. 1.5):
- Einem **präsynaptischen Endknopf:** Das ist das knopfförmig aufgetriebene Ende des Axons, das die synaptischen Bläschen mit den Neurotransmittern enthält

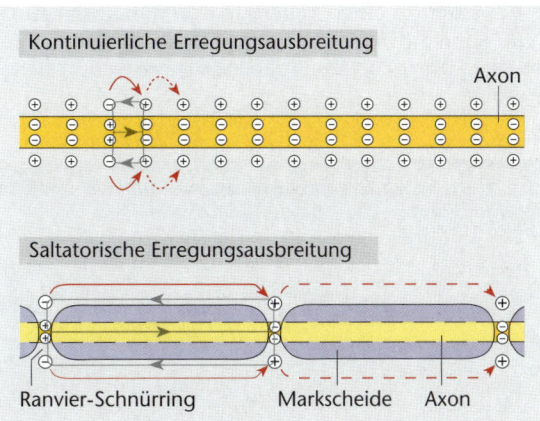

Abb. 1.4: Erregungsleitung innerhalb des Neurons. Oben: Kontinuierliche Erregungsausbreitung in einer marklosen Nervenzelle. Unten: Saltatorische Erregungsausbreitung in einer markhaltigen Nervenzelle. Die grauen Pfeile bezeichnen den Stromfluss, die roten die Änderung des Aktionspotenials. [A400]

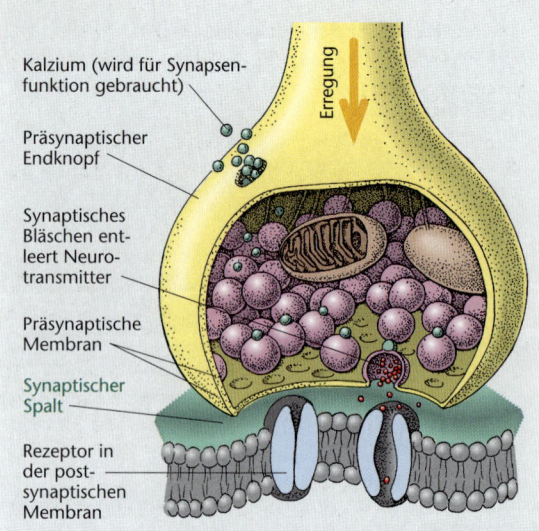

Kalzium (wird für Synapsen-
funktion gebraucht)

Erregung

Präsynaptischer
Endknopf

Synaptisches Bläs-
chen ent-
leert Neuro-
transmitter

Präsynaptische
Membran

Synaptischer
Spalt

Rezeptor in
der post-
synaptischen
Membran

Abb. 1.5: Aufbau einer Synapse. Zur Weiterleitung von Signalen werden die in den synaptischen Bläschen gespeicherten Neurotransmitter in den synaptischen Spalt freigesetzt. Auf der postsynaptischen Membran befinden sich Rezeptoren, an die sich der Transmitter anheftet. [A400-190]

- Dem **synaptischen Spalt** zwischen den Zellen, der mit Extrazellulärflüssigkeit gefüllt ist
- Der **postsynaptischen Membran,** die zu der nachgeschalteten postsynaptischen Zelle gehört, mit den Rezeptoren für die Transmitter.

Trifft ein Erregungsimpuls an einer Endaufzweigung des Axons ein, werden dort **Neurotransmitter** (*Überträgerstoffe* ☞ Tab. 1.6) aus den synaptischen Bläschen in den synaptischen Spalt freigesetzt. Die Neurotransmitter diffundieren innerhalb kürzester Zeit zu den Rezeptoren der postsynaptischen Membran und führen dort zu einer Änderung der Membranladung. Nun kann die Erregung innerhalb des nächsten Neurons auf dem oben beschriebenen Wege weitergeleitet werden.

☑ Die Fortleitung der Nervensignale erfolgt innerhalb eines Neurons elektrisch, an den Synapsen dagegen chemisch.

Nach der Reaktion mit dem Rezeptor wird der Neurotransmitter rasch durch Enzyme abgebaut oder in den präsynaptischen Endknopf zurücktransportiert und so inaktiviert.

Die Synapse zwischen einem Neuron und einer Muskelzelle wird auch als **motorische Endplatte** *(neuromuskuläre Synapse)* bezeichnet.

Neurotransmitter

Es gibt zahlreiche verschiedene Transmitter, die teils *hemmend* (d.h. die Erregungsfortleitung behindernd), teils *erregend* (d.h. die Erregungsfortleitung fördernd) auf die postsynaptische Membran einwirken. Die Neurotransmitter sind nicht nur an der Steuerung der Muskelbewegungen und Organleistungen beteiligt, sondern beeinflussen auch das Befinden und Verhalten eines Menschen. Bei einigen neurologischen und psychiatrischen Erkrankungen (z.B. Parkinson-Syndrom ☞ 6.2.1, Depressionen ☞ 18.1, Schizophrenien ☞ 17.1) wird ein gestörtes Verhältnis der Neurotransmitter zueinander ursächlich diskutiert, und die meisten Psychopharmaka (☞ Pharma-Info 6.10, 17.12, 18.6, 18.9) greifen in den Neurotransmitterhaushalt ein. Einen Überblick über die wichtigsten Neurotransmitter gibt Tab. 1.6.

Weitere, nicht ausführlich behandelte Neurotransmitter sind insbesondere die verschiedenen *Neuropeptide,* allen voran die *Endorphine* (körpereigene Opiate). Diese dämpfen starke Schmerzen und können – wie auch die pflanzlichen Opiate – Euphoriegefühle auslösen. So werden sie z.B. regelmäßig bei Marathonläufern ausgeschüttet, die so ihren „toten Punkt" überwinden und allerletzte Reserven mobilisieren. Der Schmerz als Warnsignal des Körpers wird so unterdrückt. Körperliche Schäden bis hin zum Tod können die Folge sein. Ebenso geht die Ausdauer der Frau bei der Geburt auf diese körpereigene Substanz zurück. Auch spricht einiges dafür, dass die bei entsprechender Suggestion entwickelte Wirkung eines Plazebos auf die Ausschüttung von Endorphinen zurückzuführen ist.

1.1.2 Zentrales Nervensystem

⊡ **Zentrales Nervensystem** (*Zentralnervensystem,* kurz *ZNS*): Umfasst die übergeordneten Zentren Gehirn und Rückenmark (☞ Abb. 1.7).

Das menschliche Gehirn ist die komplexeste Ansammlung von Materie auf unserem Planeten; und obwohl es nur 2 % unseres Körpergewichts ausmacht, entfallen rund 20 % des gesamten Sauerstoff- und Energiebedarfs (in Ruhe) auf das Gehirn.

Neurotransmitter	Hauptsächliches Vorkommen
Azetylcholin	• Motorische Endplatte • Vegetatives Nervensystem (Parasympathikus, Sympathikus)
Noradrenalin	• Vegetatives Nervensystem (Sympathikus) • ZNS (v.a. Hypothalamus) • Nebennierenrinde (Ausschüttung als Hormon)
Serotonin	• ZNS (v.a. Hypothalamus, Hirnstamm)
Dopamin	• ZNS (v.a. Hypothalamus, Mittelhirn)
GABA (Gamma-Amino-Buttersäure)	• ZNS

Tab. 1.6: Überblick über die wichtigsten Neurotransmitter.

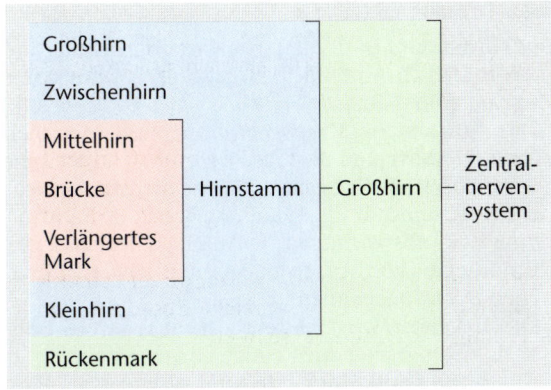

Abb. 1.7: Gliederung des Zentralnervensystems. [A400]

Großhirn

Das **Großhirn** ist der beim Menschen größte Hirnabschnitt. Es liegt direkt unter der knöchernen Schädelkalotte und stülpt sich wie der Hut eines Pilzes über Mittel- und Zwischenhirn (☞ Abb. 1.8). Das Großhirn ist Ursprung aller bewussten Empfindungen und Handlungen sowie zahlreicher komplexer Fähigkeiten wie z.B. Erinnerungsvermögen und Kreativität.

Graue Substanz des Großhirns

Die graue Substanz des Großhirns verteilt sich auf:
- Die **Großhirnrinde.** Sie bedeckt die ganze Oberfläche des Gehirns. Dabei liegen Verbände von Nervenzellen, die ähnliche Funktionen haben, in **Rindenfeldern** beieinander (☞ Abb. 1.9)

- Die **Großhirnkerne,** das sind Nervenzellanhäufungen in der Tiefe des Gehirns inmitten der weißen Substanz. Hier sind insbesondere die **Basalganglien** zu nennen, die zum *extrapyramidal-motorischen System* gehören und die unwillkürlichen Muskelbewegungen und den Muskeltonus steuern. Sie sind die Voraussetzung für koordinierte Körperbewegungen (☞ Abb. 1.10).

Weiße Substanz des Großhirns

Die weiße Substanz des Großhirns besteht aus Nervenfaserbündeln, **Bahnen** genannt, die verschiedene Hirnabschnitte miteinander verbinden:
- Querverlaufende **Kommissurenbahnen** verbinden linke und rechte Großhirnhälfte miteinander. Die größte Kommissurenbahn ist der **Balken** (*Corpus callosum* ☞ Abb. 1.10)
- **Assoziationsbahnen** leiten Impulse zwischen den Rindenfeldern einer Großhirnhälfte
- **Projektionsbahnen** leiten Erregungen aus verschiedenen Körperregionen zum Großhirn und umgekehrt. Beispiel hierfür ist die **Pyramidenbahn** (Bahn der Willkürmotorik), die von der Großhirnrinde zu den motorischen Hirnnervenkernen und zum Rückenmark zieht und deren überwiegender Teil im unteren Hirnstammbereich zur Gegenseite kreuzt.

Zwischenhirn

Das **Zwischenhirn** ist die Schaltstelle zwischen Großhirn und Hirnstamm (☞ Abb. 1.8).
- Der **Thalamus** besteht hauptsächlich aus grauer Substanz. Alle Informationen aus dem Körper und

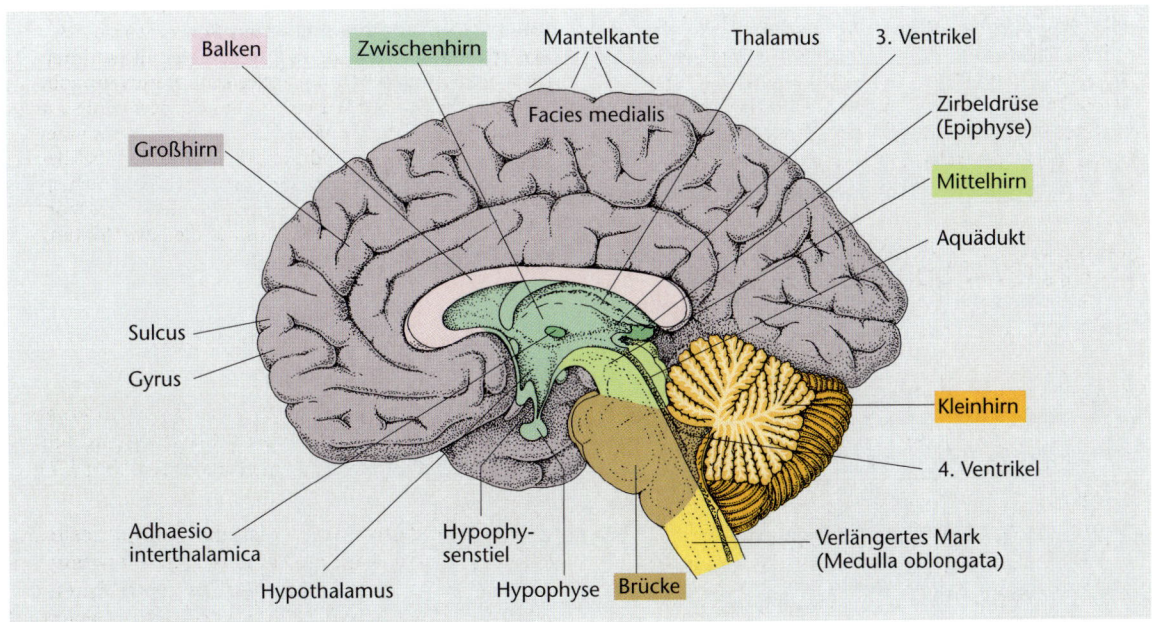

Abb. 1.8: Sagittalschnitt durch das Gehirn. [A400-190]

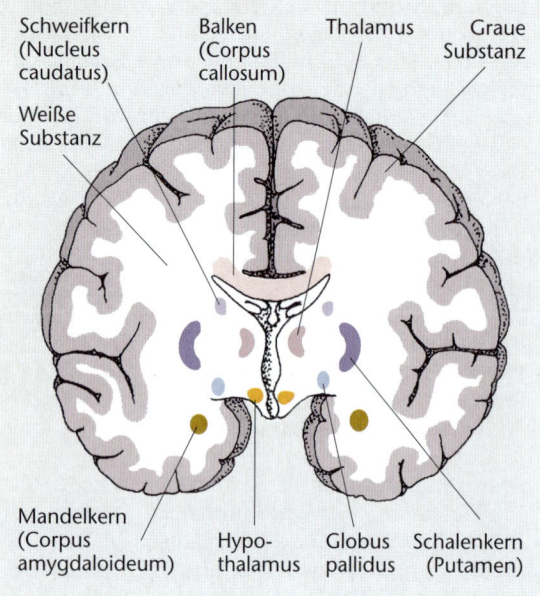

Schweifkern (Nucleus caudatus)

Balken (Corpus callosum)

Thalamus

Graue Substanz

Weiße Substanz

Mandelkern (Corpus amygdaloideum)

Hypo-thalamus

Globus pallidus

Schalenkern (Putamen)

Abb. 1.9: Die Großhirnrinde und Lage der Basalganglien im Hirnquerschnitt. [A400-190]

der Umgebung werden dort verarbeitet, bevor ein Teil von ihnen zur Großhirnrinde und damit ins Bewusstsein gelangt

• Der **Hypothalamus** (hypo = unter) liegt unterhalb des Thalamus und steuert zahlreiche lebenswichtige Vorgänge. Beispielsweise ist er bei der Regulation von Körpertemperatur, Wasserhaushalt, Nahrungsaufnahme, Hormonhaushalt und auch bei der Entstehung von Gefühlen beteiligt

• Die **Hypophyse** *(Hirnanhangsdrüse)* ist wie ein dicker Tropfen mit dem Hypothalamus verbunden. In ihr werden mehrere Hormone gebildet.

Hirnstamm

Der **Hirnstamm** ist der unterste Gehirnabschnitt und gliedert sich in Mittelhirn, Brücke und verlängertes Mark (☞ Abb. 1.8).

• Das **Mittelhirn** *(Mesencephalon)* liegt zwischen Zwischenhirn und Brücke. Es enthält akustische und optische Reflexzentren, Kerne des extrapyramidalen Systems für die Steuerung von Augen-, Kopf- und Rumpfbewegungen in Abhängigkeit von den Eindrücken von Augen und Ohren sowie zahlreiche Projektionsbahnen

• Die **Brücke** *(Pons)* besteht v.a. aus weißer Substanz, enthält aber auch einige Hirnnervenkerne

• Das **verlängerte Mark** *(Medulla oblongata)* bildet den Übergang zwischen Hirnstamm und Rückenmark. Neben weißer Substanz enthält es mehrere Hirnnervenkerne und zahlreiche lebenswichtige Regulationszentren, u.a. für das Herz-Kreislauf-System und die Atmung.

Die über den gesamten Hirnstammbereich verteilten Nervenzellverbände der **Formatio reticularis** („netzartiges Gebilde") steuern unsere Bewusstseinslage und den Schlaf-Wach-Rhythmus.

Kleinhirn

Das **Kleinhirn** *(Cerebellum)* liegt in der hinteren Schädelgrube unterhalb des Hinterhauptlappens (☞ Abb. 1.8). Das Kleinhirn ist ein wichtiges Koordinationszentrum der Motorik. Es ist an der Regulation der Muskelgrundspannung, der Aufrechterhaltung des Gleichgewichts und der Abstimmung der Muskelbewegungen untereinander beteiligt.

Rückenmark

Äußerer Aufbau des Rückenmarks

Das **Rückenmark** *(Medulla spinalis)* geht in Höhe des großen Hinterhauptloches aus dem verlängerten

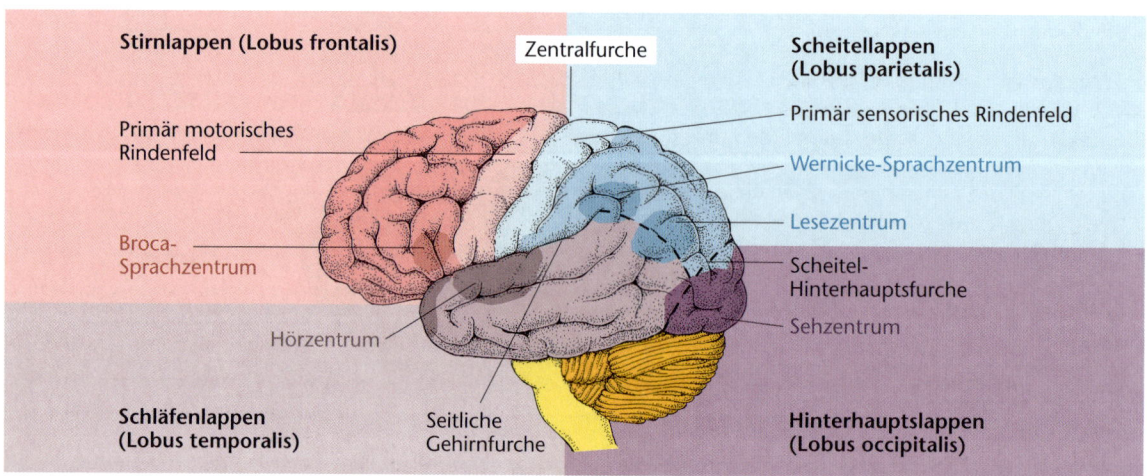

Stirnlappen (Lobus frontalis)

Zentralfurche

Scheitellappen (Lobus parietalis)

Primär motorisches Rindenfeld

Primär sensorisches Rindenfeld

Broca-Sprachzentrum

Wernicke-Sprachzentrum

Lesezentrum

Scheitel-Hinterhauptsfurche

Sehzentrum

Hörzentrum

Schläfenlappen (Lobus temporalis)

Seitliche Gehirnfurche

Hinterhauptslappen (Lobus occipitalis)

Abb. 1.10: Die vier Hirnlappen des Großhirns mit den sensorischen und motorischen Rindenfeldern und den Gehirnfurchen. [A400-190]

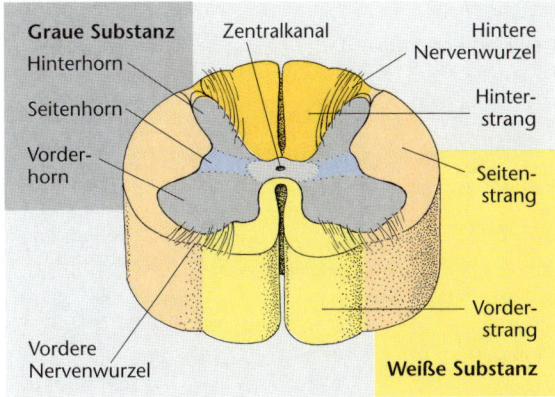

Abb. 1.11: Das Rückenmark im Querschnitt. Die schmetterlingsförmige graue Substanz besteht aus einem Vorderhorn, einem Seitenhorn und einem Hinterhorn. Entsprechend werden auch bei der weißen Substanz ein **Vorderstrang**, ein **Seitenstrang** und ein **Hinterstrang** unterschieden. In der Mitte liegt der **Zentralkanal,** der das gesamte Rückenmark durchzieht und mit den Liquorräumen des Gehirn verbunden ist. Beim Erwachsenen ist der Zentralkanal jedoch fast immer streckenweise verschlossen. [A400-190]

Mark hervor und zieht sich im Wirbelkanal bis zum zweiten Lendenwirbelkörper herab. Über seine gesamte Länge entspringen beiderseits in regelmäßigen Abständen insgesamt 31 Paare von **Nervenwurzeln,** die sich jeweils zu den Spinalnerven vereinigen. Dadurch wird das Rückenmark in 31 Segmente mit jeweils eigenen Verschaltungszentren unterteilt:

- Acht **Halssegmente** (C1 – C8) für die Innervation der Atemmuskulatur und der oberen Extremitäten
- Zwölf **Brustsegmente** (Th1 – Th12), die v.a. die Brustwand versorgen
- Fünf **Lendensegmente** (L1 – L5) und fünf **Kreuzbeinsegmente** (S1 – S5) zur Innervation von unteren Extremitäten, äußeren Geschlechtsteilen, Blase und After
- 1 – 3 **Steißbeinsegmente,** die lediglich für den Hautbereich über dem Steißbein und zwischen Steiß und Anus zuständig sind.

Innerer Aufbau des Rückenmarks

Im Zentrum des Rückenmarks liegt schmetterlingsförmig die graue Substanz mit den Nervenzellkörpern (☞ Abb. 1.11):

- Im **Vorderhorn** liegen motorische Nervenzellen zur Versorgung der quergestreiften Muskulatur
- Zu den Nervenzellen im **Hinterhorn** ziehen nach Umschaltung in den Spinalganglien sensible Nervenfasern aus der Körperperipherie
- Im **Seitenhorn** liegen Nervenzellen des *vegetativen Nervensystems* (☞ 1.1.4).

Um die graue Substanz herum liegt die weiße Substanz mit auf- und absteigenden Fasersystemen.

Da die Wirbelsäule während der Entwicklung stärker wächst als das Rückenmark, endet das Rückenmark

beim Erwachsenen bereits auf Höhe zwischen dem ersten und zweiten Lendenwirbelkörper. Die Spinalnerven bleiben jedoch an ihre Austrittsstellen gebunden. Daher müssen die Nervenwurzeln aus den unteren Rückenmarksabschnitten vor dem Austritt aus dem Wirbelkanal nach unten zu „ihren" Zwischenwirbellöchern ziehen. Das so entstehende haarbüschelartige Nervenfaserbündel wird auch **Cauda equina** (lat. *Pferdeschweif*) genannt.

Reflexe

> ☐ **Reflex:** Vom Willen unabhängige, reproduzierbare (in gleicher Weise wieder abrufbare) Reaktionen auf Reize. Sie dienen z.B. der schnellen Abwendung von Gefahren oder der Regulation verschiedener Körperfunktionen (etwa der Muskelgrundspannung).

Reflexe in der neurologischen Diagnostik ☞ 1.2.1

Reflexe werden über sog. **Reflexbögen** vermittelt:

- Ein *Rezeptor* nimmt den Reiz aus der Körperperipherie oder einem inneren Organ auf
- *Sensible Nervenfasern* leiten das Signal weiter zum ZNS
- In einem *Reflexzentrum des ZNS* wird die Reflexantwort gebildet
- *Efferente,* meist *motorische Nervenfasern* leiten die Reflexantwort weiter zum Erfolgsorgan

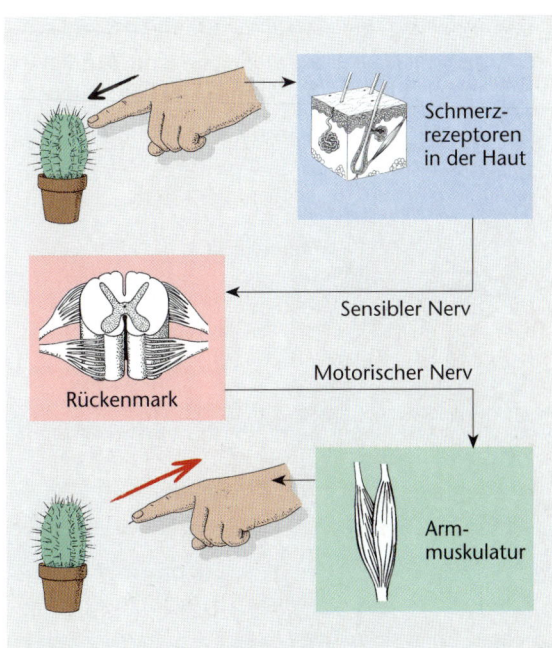

Abb. 1.12: Schema eines Fremdreflexes am Beispiel der Zurückziehreaktion – einer Art Fluchtreaktion – nach einem Schmerzreiz. Rezeptor und Effektor liegen in verschiedenen Organen. [A400-190]

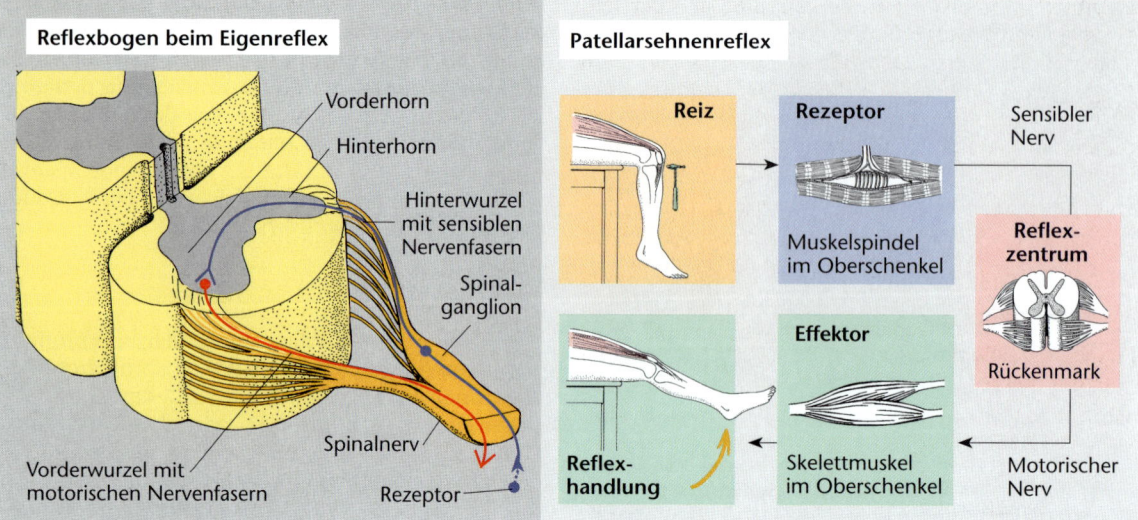

Abb. 1.13: Schema eines Reflexbogens: Eigenreflex am Beispiel des Patellarsehnenreflexes. Links: Die Erregungsimpulse werden über den Spinalnerven zum Rückenmark geleitet. Über die Hinterwurzel erreicht die Erregung die graue Substanz. Im Vorderhorn findet die Umschaltung auf eine motorische Nervenzelle statt. Der Impuls verlässt das Rückenmark über die Vorderwurzel, läuft im Spinalnerven zum Muskel zurück und bewirkt dort die Reflexantwort. Rechts: Schema des Patellarsehnenreflexes. Ort von Reizaufnahme und -antwort ist der M. quadriceps femoris. [A400-190]

- Im *Erfolgsorgan,* z.B. einem Muskel oder einer Drüse, wird die Reflexantwort ausgeführt (z.B. kontrahiert sich ein Muskel).

Bei **Eigenreflexen** sind Rezeptor- und Erfolgsorgan gleich. Da die eintreffende Erregung unmittelbar vom Hinterhorn des Rückenmarks auf eine motorische Vorderhornzelle umgeschaltet wird und der Reflexbogen somit nur *eine* Synapse (Umschaltstelle) ent-

hält, heißen die Eigenreflexe auch **monosynaptische Reflexe** (griech. mono = eins). Typisches Beispiel ist der diagnostisch wichtige **Patellarsehnenreflex** (kurz *PSR*), der zu den am häufigsten geprüften Muskeleigenreflexen gehört, da er durch die Nähe der Sehne zur Hautoberfläche leicht auslösbar ist und die Reflexantwort auch für einen weniger erfahrenen Untersucher leicht zu erkennen ist (☞ Abb. 1.12).

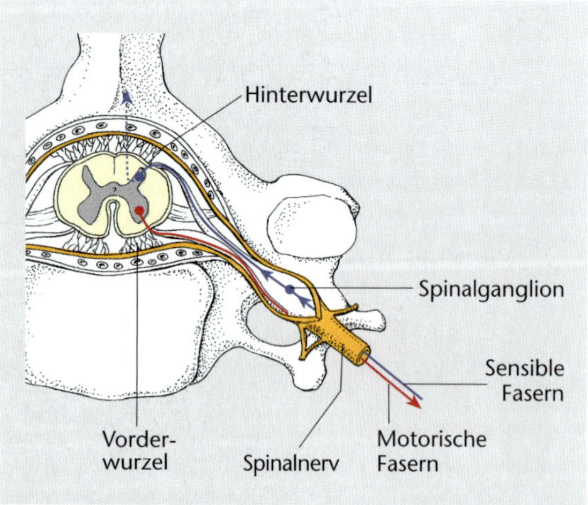

Bei **Fremdreflexen** sind der Ort der Reizaufnahme und der Ort der Reizantwort verschieden. Da das Nervensignal mehrfach umgeschaltet wird, spricht man auch von **polysynaptischen Reflexen** (griech. poly = viele). Beispiel für einen Fremdreflex ist das Wegziehen der Hand nach einem Schmerzreiz am Finger (☞ Abb. 1.13).

1.1.3 Peripheres Nervensystem

⚬ **Peripheres Nervensystem** (kurz *PNS*): Alle außerhalb von Gehirn und Rückenmark liegenden Nervenzellen und Nervenbahnen sowie die motorischen Vorderhornzellen im Rückenmark.

Hirnnerven

⚬ **Hirnnerven:** Nervenfaserbündel, die das ZNS oberhalb des Rückenmarks verlassen und die meisten Muskeln des Kopf- und Halsbereiches, die Gesichtshaut, die inneren Organe und die Sinnesorgane innervieren.

Abb. 1.14: Der Aufbau eines Spinalnervs. Vorderwurzel (motorische Fasern) und Hinterwurzel (sensible Fasern) vereinigen sich zum Spinalnerven. Da er also motorische und sensible Anteile enthält, spricht man von einem gemischten Nerven. Im Spinalganglion liegen die Umschaltstellen der sensiblen Fasern. [A400-190]

Es gibt *12 Paare* von Hirnnerven, die nach der Reihenfolge ihres Austritts aus dem Schädelraum von oben nach unten mit römischen Ziffern von N. (= Nervus) I bis N. XII benannt werden. Alle Hirnnerven verlassen das Gehirn durch kleine Öffnungen im knöchernen Schädelraum. Einen Überblick gibt Abb. 1.14.

Die Hirnnerven gehören zum peripheren Nervensystem mit Ausnahme der Hirnnerven I (*N. olfactorius* oder *Riechnerv*) und II (*N. opticus* oder *Sehnerv*).

Spinalnerven

Aus dem Rückenmark gehen 31 Paare von Nervenwurzeln hervor. Die vordere und hintere Wurzel (☞ auch Abb. 1.11) eines jeden Rückenmarksegments schließen sich nach wenigen Millimetern zum sog. **Spinalnerven** zusammen. Mit ihm beginnt das **periphere Nervensystem.** Die Spinalnerven verlassen den Wirbelkanal durch die *Zwischenwirbellöcher* zwischen jeweils zwei benachbarten Wirbeln (☞ Abb. 1.15).

Unmittelbar nach seinem Austritt aus dem Wirbelkanal teilt sich der Spinalnerv auf:

- Die *hinteren Äste* versorgen die Haut und die tiefen Muskeln vom Hals bis zur Kreuzbeinregion
- Die *vorderen Äste* bilden im Brustbereich die **Interkostalnerven** *(Zwischenrippennerven)* zur Versorgung der Haut und der Muskeln im Bereich von

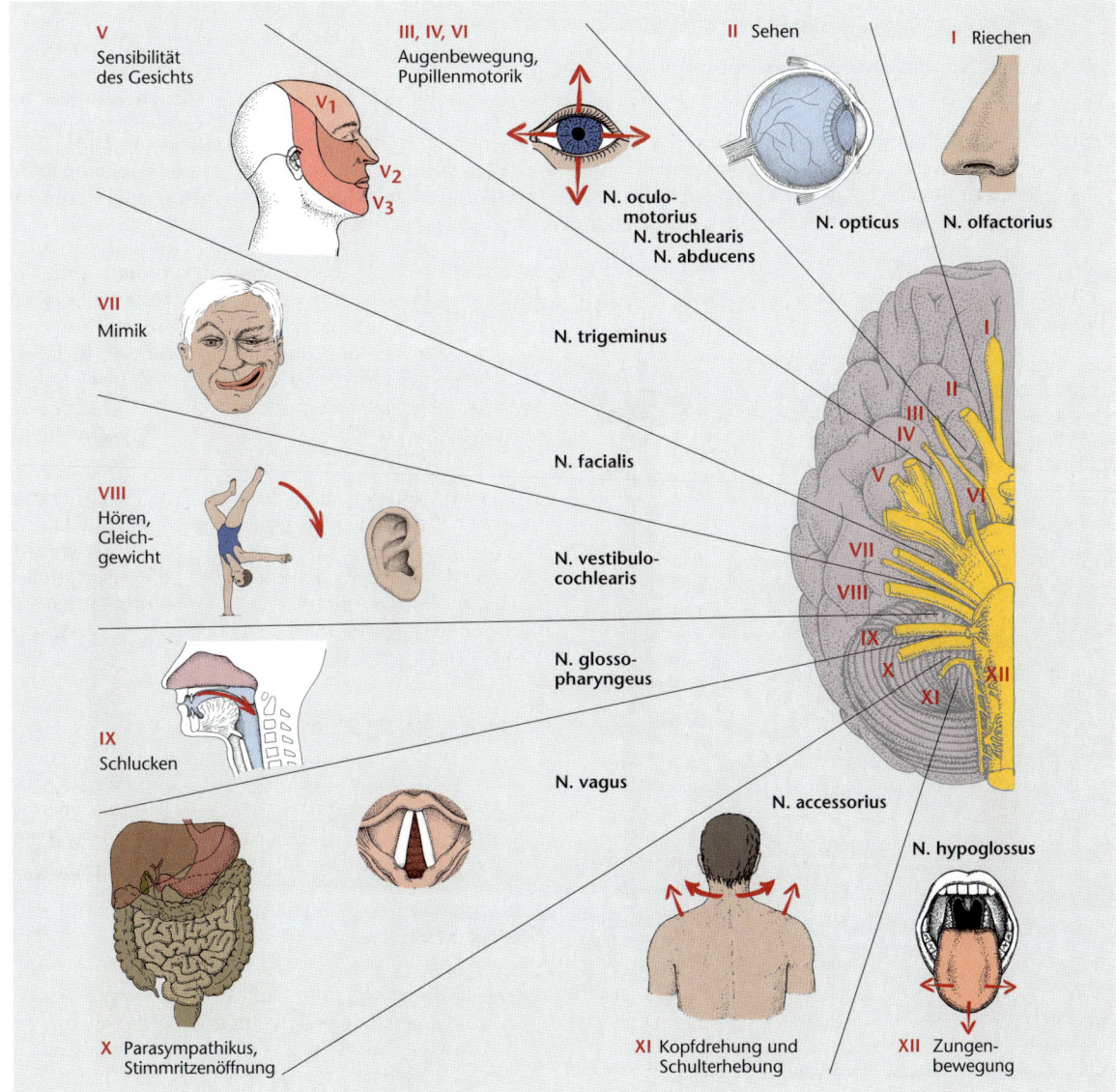

Abb. 1.15: Die zwölf Hirnnerven im Überblick. [A400]

Geflecht	Ursprung im Rückenmark	Wichtigste versorgte Gebiete (Hauptnerven)
Plexus cervicalis (*Halsgeflecht*)	C1 – C4	• Muskeln und Haut im Bereich von Hals und Schultern • Zwerchfell (*N. phrenicus*)
Plexus brachialis (*Armgeflecht*)	C5 – Th1	• Streckmuskeln des Ober- und Unterarms, Haut der Ober- und Unterarmstreckseite sowie eines Teils des Handrückens und der Finger 1 – 4 (*N. radialis*) • Beugemuskeln des Unterarms, Handmuskeln, Haut des Ring- und Kleinfingers einschl. des angrenzenden Handrückens (*N. ulnaris*) • Beugemuskeln des Unterarms und Daumens, Hautbezirke der Finger (*N. medianus*)
Plexus lumbalis (*Lendengeflecht*)	L1 – L4	• Muskeln und Haut der unteren Bauchwand und der äußeren Geschlechtsorgane • Haut der Oberschenkelaußen- und Unterschenkelinnenseite • Streckmuskeln des Oberschenkels, Haut der vorderen und medialen Oberschenkelseite (*N. femoralis*)
Plexus sacralis (*Kreuzgeflecht*)	L4 – S3	• Gesäßmuskeln • Haut der Gesäß- und Dammregion und der Oberschenkelrückfläche • Beugemuskeln des Ober- und Unterschenkels, der Füße und der Zehen, Haut der Unterschenkelrückfläche und der Fußsohle (*Tibialisanteil* und *N. tibialis* aus dem *N. ischiadicus*) • Streckmuskeln des Unterschenkels, Fußrückenmuskeln, Haut der Unterschenkelaußenseite und des Fußrückens (*N. peroneus* aus dem *N. ischiadicus*)

Tab. 1.16: Spinalnervenplexus und ihre wichtigsten Äste.

Brustkorb und Bauch. Sie bleiben streng segmental und verzweigen sich nicht. Im Hals-, Lenden- und Kreuzbeinbereich dagegen verzweigen sich die vorderen Äste der Spinalnerven zunächst zu unübersichtlichen *Nervengeflechten* (**Plexus** ☞ Tab. 1.16), bevor sie durch erneute Aufteilung einzelne periphere Nerven bilden, welche Arme und Beine innervieren (☞ Abb. 1.17).

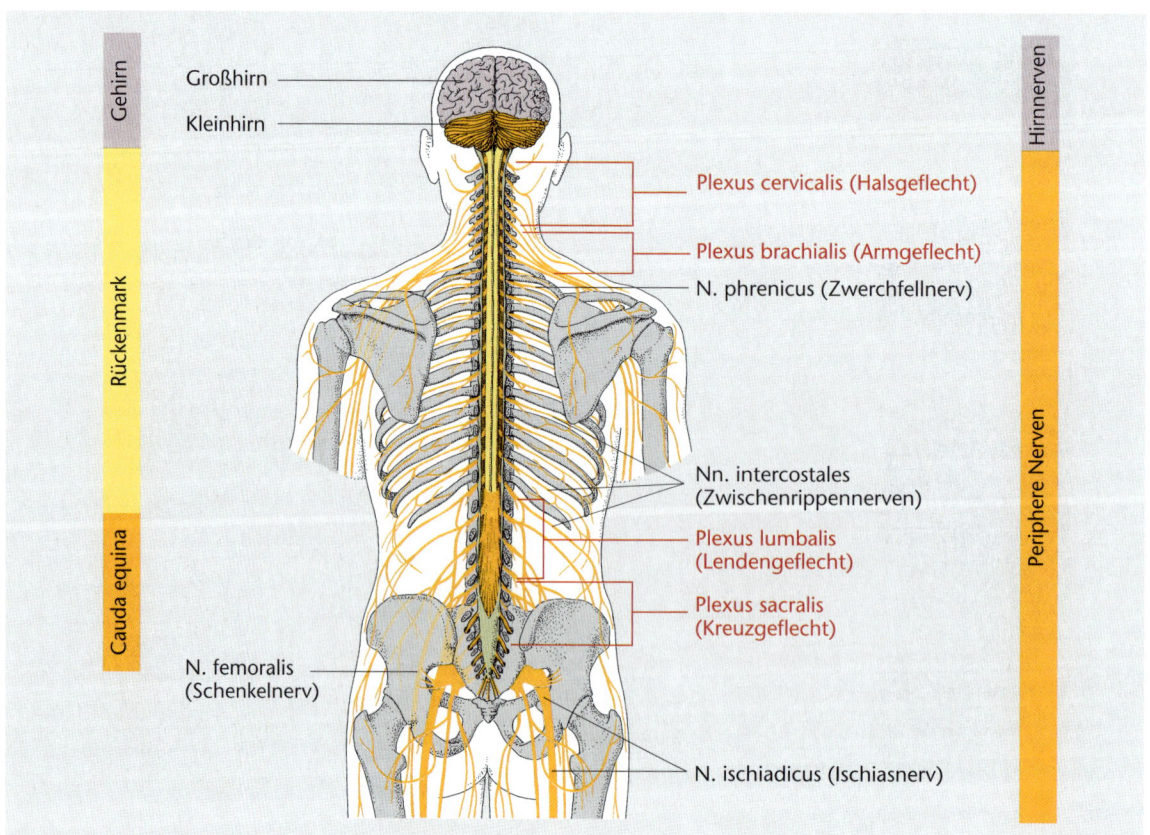

Abb. 1.17 Wichtige periphere Nerven und Plexus. [A400-190]

1.1.4 Vegetatives Nervensystem

> ⊡ **Vegetatives Nervensystem** *(autonomes, unwillkürliches Nervensystem):* Teil des Nervensystems, der lebenswichtige Organfunktionen unabhängig von Willen und Bewusstsein eines Menschen steuert. Unterteilt in **Sympathikus** und **Parasympathikus.**

Im Gegensatz zum vegetativen Nervensystem steuert das **willkürliche** *(somatische)* **Nervensystem** alle dem Bewusstsein und dem Willen unterworfenen Vorgänge (z.B. Muskelbewegungen). Willkürliches und vegetatives Nervensystem sind allerdings funktionell und anatomisch nicht klar zu trennen und im ZNS eng miteinander verflochten (☞ Abb. 1.18).

Sympathikus

Der **periphere Sympathikus** hat seinen Ursprung in den Nervenzellen der Seitenhörner des Rückenmarks. Die Axone ziehen in der Kopf-, Hals- und Brustregion über den Spinalnerv zum nur wenige Zentimeter vom Wirbelkörper entfernten rechten

oder linken **Grenzstrang,** in dem mehrere *Ganglien* perlschnurartig miteinander verknüpft sind (☞ Abb. 1.19). Von dort aus ziehen die sympathischen Nervenfasern direkt oder mit den Spinalnerven zu den einzelnen Organen. Im Bauch- und Beckenbereich werden die Axone in **prävertebralen Ganglien** umgeschaltet, die in enger Nachbarschaft zu den großen Arterien des Bauch- und Beckenbereiches liegen. Nach der Umschaltung bilden die Fasern **Nervengeflechte** *(Plexus)* und verlaufen mit den Blutgefäßen zu den Bauch- und Beckenorganen. In diese Geflechte ziehen sich auch Fasern des Parasympathikus.

Parasympathikus

Der **periphere Parasympathikus** entspringt in den Kerngebieten des Hirnstamms und den Seitenhörnern des Sakralmarks (S2 – S4). Von dort aus ziehen die Axone zusammen mit Hirn- oder Spinalnerven zu den *parasympathischen Ganglien,* die weit entfernt vom Rückenmark in unmittelbarer Nähe oder sogar innerhalb der Erfolgsorgane liegen (☞ Abb. 1.19). Parasympathische Nervengeflechte sind beispielsweise in der Wand von Magen, Darm, Blase und Gebärmutter zu finden.

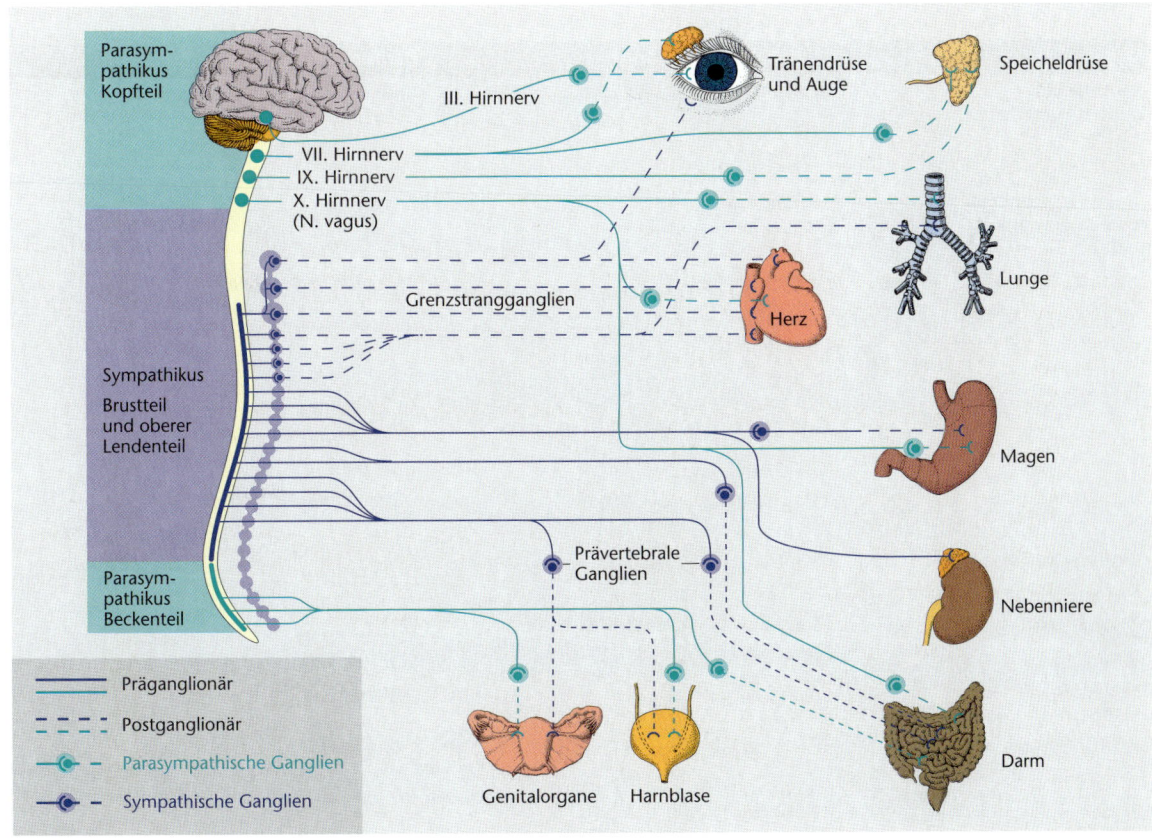

Abb. 1.18: Übersicht über das vegetative Nervensystem. [A400-190]

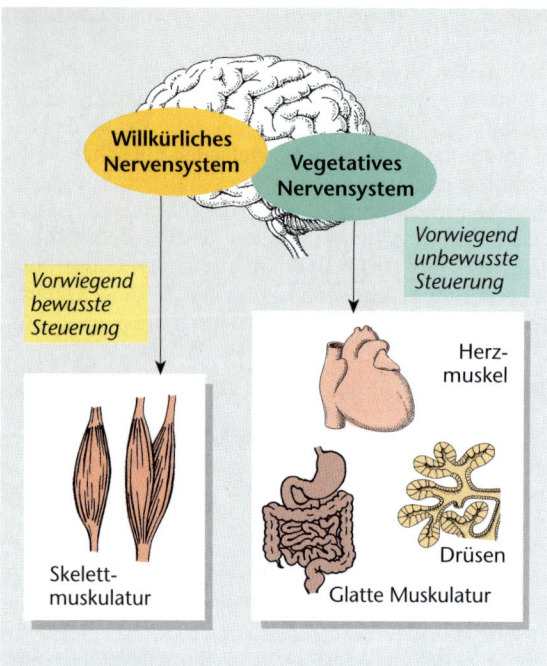

Abb. 1.19: Willkürliches und vegetatives Nervensystem im Vergleich. [A400-190]

Wirkungen von Sympathikus und Parasympathikus

Fast alle Organe werden sowohl von sympathischen als auch von parasympathischen Nervenfasern innerviert. Sympathikus und Parasympathikus haben oft gegensätzliche Wirkungen (☞ Tab. 1.20):

- Der Sympathikus dominiert bei nach *außen* gerichteten Aktivitäten des Körpers (z.B. körperliche Arbeit, Stressreaktion)
- Der Parasympathikus spielt die Hauptrolle bei nach *innen* gerichteten Körperfunktionen (z.B. Essen, Verdauen, Ausscheiden).

Nur ein ausgewogenes Zusammenspiel von Sympathikus und Parasympathikus gewährleistet eine optimale Anpassung der Organfunktionen an die jeweiligen Bedürfnisse des Körpers.

1.1.5 Versorgungs- und Schutzeinrichtungen des ZNS

Hirnhäute: Hüllen des ZNS

Drei bindegewebige *Hirnhäute,* die **Meningen,** bedecken Gehirn und Rückenmark und schützen sie zusätzlich:

Organ	Sympathikuswirkung	Parasympathikuswirkung
Herzmuskel	Zunahme von Frequenz und Kontraktionskraft	(Mäßige) Abnahme von Frequenz und Kontraktionskraft
Herzkranzgefäße	Erweiterung	Verengung
Haut-, Schleimhaut- und Eingeweidegefäße	Verengung	Keine Wirkung bekannt
Hirngefäße	Leichte Verengung	Keine Wirkung bekannt
Bronchien	Erweiterung	Verengung
Magen-Darm-Trakt	Verminderung von Tonus und Bewegungen Sphinkteren kontrahiert	Steigerung von Tonus und Bewegungen Sphinkteren erschlafft
Verdauungsdrüsen	Verminderung der Sekretion	Steigerung der Sekretion
Stoffwechsel	Förderung abbauender Stoffwechselvorgänge	Förderung aufbauender Stoffwechselvorgänge
Nebennieren	Steigerung der Adrenalinausschüttung	Verminderung der Adrenalinausschüttung
Blase	Sphinkter-Schluss	Sphinkter-Erschlaffung
Sexualorgane des Mannes	Auslösung der Ejakulation	Auslösung der Erektion
Tränendrüsen	Keine Wirkung bekannt	Steigerung der Sekretion
Pupille	Erweiterung	Verengung

Tab. 1.20: Wichtige Funktionen des Sympathikus und des Parasympathikus.

- Die aus straffem Bindegewebe gebildete *Dura mater* (*harte Hirnhaut,* kurz **Dura**) bildet die äußere Hülle des ZNS. Im Rückenmarksbereich besteht die Dura aus zwei getrennten Blättern. Im Schädelraum sind die beiden Durablätter zum größten Teil fest miteinander verwachsen. Dort, wo sie getrennt sind, entstehen starrwandige Kanäle, die **Sinus** (*venöse Blutleiter* ☞ unten). Außerdem bildet die Dura feste, bindegewebige Trennwände zwischen den beiden Großhirnhälften (**Falx cerebri,** *Großhirnsichel*), den beiden Kleinhirnhälften (**Falx cerebelli,** *Kleinhirnsichel*) sowie dem Großhirn und dem Kleinhirn (**Tentorium cerebelli,** *Kleinhirnzelt*)
- Die mittlere Schicht heißt wegen ihres spinnwebenartigen Aussehens *Spinnwebenhaut* oder **Arachnoidea**
- Die zarte **Pia mater** *(innere Hirnhaut)* bedeckt unmittelbar die Gehirnoberfläche.

Arachnoidea und Pia werden auch *weiche Hirnhäute* genannt. Zwischen ihnen liegt der **Subarachnoidalraum.** Feine Fasern der Arachnoidea spannen sich durch diesen Raum und bewirken zusammen mit dem Liquor (☞ unten) eine „stoßsichere Aufhängung" des Gehirns in der Schädelhöhle (☞ Abb. 1.21).

Liquor und Liquorräume

> 🔋 **Liquor cerebrospinalis** (kurz *Liquor, Gehirnflüssigkeit*): Klare, farblose Flüssigkeit, die die Hohlräume im Gehirn sowie den Subarachnoidalraum ausfüllt.

Der Liquor schützt Gehirn und Rückenmark wie ein Wasserkissen, um es vor Beschädigung bei Traumata zu schützen. Außerdem versorgt er Gehirn und Rückenmark mit Nährstoffen aus dem Blut und transportiert umgekehrt Stoffwechselprodukte aus dem Nervengewebe wieder ab. Die Gesamtmenge des zirkulierenden Liquors beträgt ca. 150 ml.

Das Volumen des Gehirns beträgt ungefähr 1 400 ml, das Volumen des Liquors beträgt zwischen 50 und 160 ml und das Blutvolumen ca. 150 ml. Das bedeutet, dass der Liquor nur etwas weniger als 10 % des intrakraniellen und intraspinalen Raumes einnimmt.

Der **Liquordruck** wird durch den allgemeinen Blutdruck mitbestimmt. Normale Liquordruckwerte sind (in liegender Position gemessen) 90 – 200 mmH$_2$O.

Der Liquor wird im Bereich der **Ventrikel** (Hirnkammern) in zottenartigen Kapillargeflechten der Pia mater, den **Plexus choroidei,** gebildet (☞ Abb. 1.22). Pro Tag entstehen hier ca. 500 ml Liquor, so dass der gesamte Liquor 4 – 5-mal pro Tag erneuert wird. Er fließt von den Seitenventrikeln durch den III. Ventrikel und den Aquädukt in den IV. Ventrikel, den er durch drei Öffnungen, die **Foraminae Luschkae** und

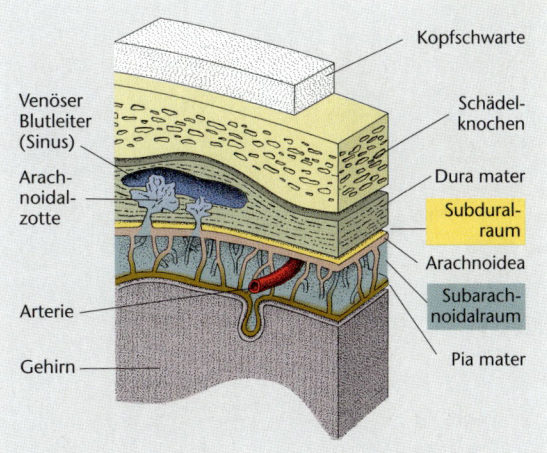

Abb. 1.21: Die Hirnhäute im Bereich des Schädels. Die beiden Blätter der Dura mater sind im Hirnbereich verwachsen, ein Epiduralraum wie im Rückenmarksbereich existiert praktisch nicht. Zwischen Dura mater und Arachnoidea liegt der Subduralraum, zwischen Arachnoidea und Pia mater der Subarachnoidalraum. [A400-190]

das **Foramen Magendii,** verlässt. Über die basalen Zisternen gelangt er in den Subarachnoidalraum des Gehirns und des Rückenmarks. Die Resorption des

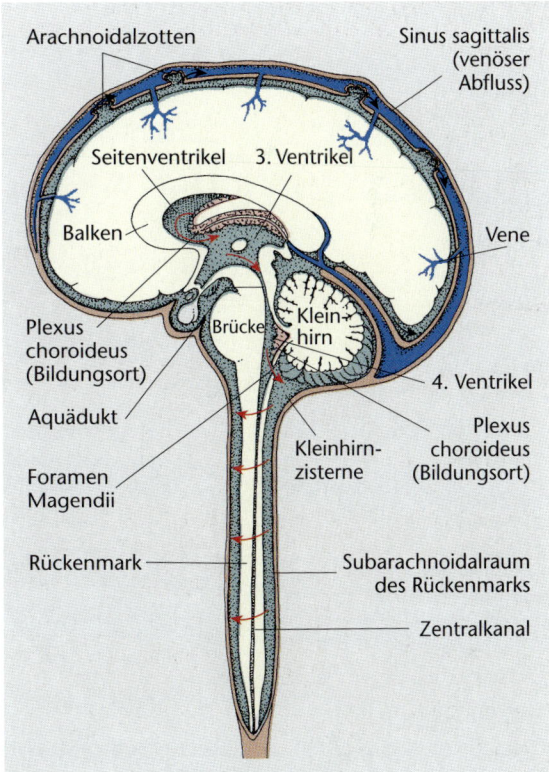

Abb. 1.22: Die Liquorräume (grün) mit Bildungsorten und Strömungsrichtung (Pfeile) des Liquors. [A400-190]

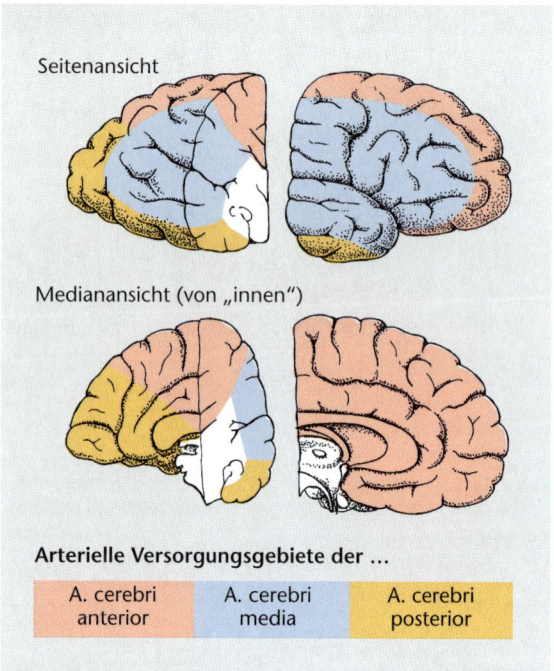

Seitenansicht

Medianansicht (von „innen")

Arterielle Versorgungsgebiete der …

A. cerebri anterior	A. cerebri media	A. cerebri posterior

Abb. 1.23: Arterielle Versorgung der Großhirnabschnitte. A. cerebri anterior und media werden von der A. carotis interna gespeist, die A. cerebri posterior überwiegend von den Aa. vertebrales. [A400-190]

Liquors erfolgt überwiegend in den Kapillaren der weichen Hirnhäute, in den sog. **Pacchioni-Granulationen** *(Subarachnoidalzotten)* über der Wölbung des Gehirns *(Hirnkonvexität)* und in den Scheiden der Rückenmarksnerven.

Eine **Blut-Liquor-Schranke** analog der Blut-Hirn-Schranke (☞ 1.1.1) hält schädliche Stoffe aus dem Liquorraum und damit vom empfindlichen Nervengewebe fern. Der Liquor durchfließt die Ventrikel und gelangt über drei kleine Öffnungen vom vierten Ventrikel in den Subarachnoidalraum. Nach Umspülen von Gehirn und Rückenmark wird er von den Subarachniodalzotten resorbiert und in das venöse Blutsystem abgeleitet.

Blutgefäße des Gehirns

Die Durchblutung des Gehirns erfolgt über die beiden *inneren Halsschlagadern* (**Aa. carotides internae**) sowie – in geringerem Umfang – über die *Wirbelschlagadern* (**Aa. vertebrales**) (☞ Abb. 1.23). An der Hirnbasis sind die Arterien durch Verbindungsäste zu einem Ring verbunden (**Circulus arteriosus Willisii**, *Circulus arteriosus cerebri* ☞ Abb. 1.23). Daher können Verschlüsse der hirnversorgenden Arterien gelegentlich durch die anderen Arterien ausgeglichen werden. Bei vielen Menschen ist der Circulus arteriosus Willisii jedoch nur schwach ausgeprägt. Dann führen auch einseitige Gefäßverschlüsse zu schweren

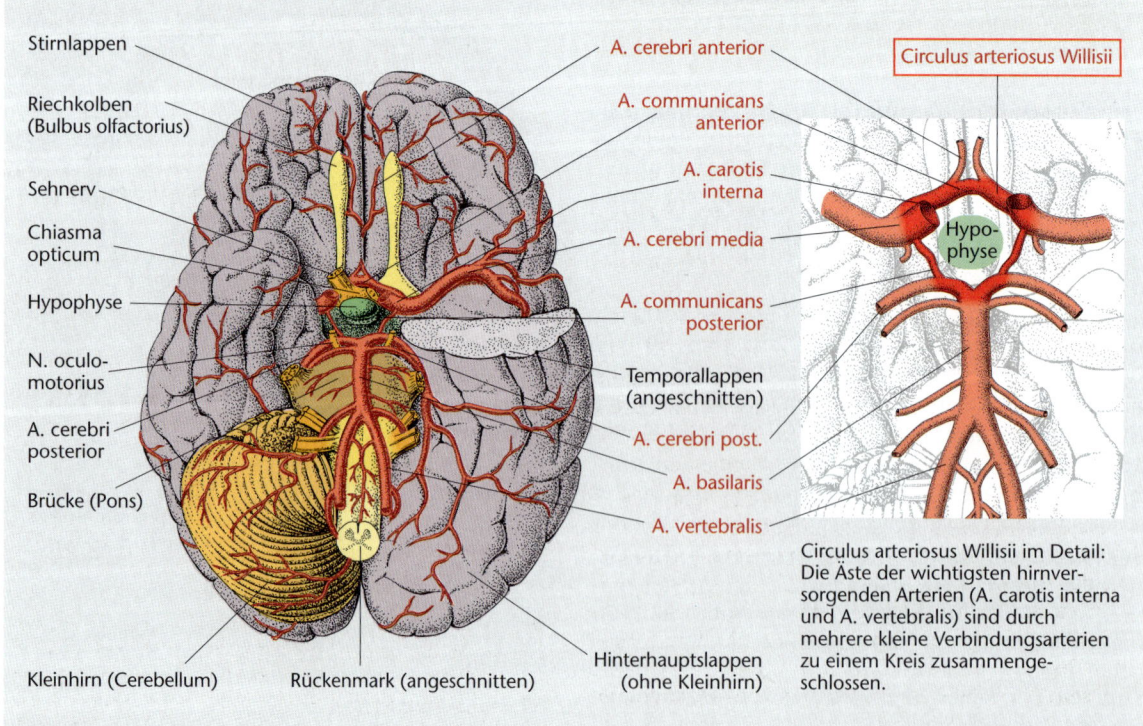

Stirnlappen

Riechkolben (Bulbus olfactorius)

Sehnerv

Chiasma opticum

Hypophyse

N. oculomotorius

A. cerebri posterior

Brücke (Pons)

Kleinhirn (Cerebellum)   Rückenmark (angeschnitten)

A. cerebri anterior

A. communicans anterior

A. carotis interna

A. cerebri media

A. communicans posterior

Temporallappen (angeschnitten)

A. cerebri post.

A. basilaris

A. vertebralis

Hinterhauptslappen (ohne Kleinhirn)

Circulus arteriosus Willisii

Hypophyse

Circulus arteriosus Willisii im Detail: Die Äste der wichtigsten hirnversorgenden Arterien (A. carotis interna und A. vertebralis) sind durch mehrere kleine Verbindungsarterien zu einem Kreis zusammengeschlossen.

Abb. 1.24: Links: Die Hirnarterien im Bereich der Hirnbasis. Ansicht von unten. Rechts: Circulus arteriosus Willisii im Detail. [A400-190]

Durchblutungsstörungen, insbesondere, wenn sie akut auftreten.

Entsprechend der Versorgungsgebiete der Hirnarterien bilden sich beim Verschluss ganz unterschiedliche neurologische Ausfallerscheinungen aus (☞ Abb. 1.24).

Der venöse Abfluss hingegen erfolgt v.a. über die *inneren Hirnvenen* und im Bereich der Hirnoberfläche über *Venenkanäle* **(Sinus).** Von dort fließt das Blut in die rechte und linke *V. jugularis interna*.

1.2 Neurologische Leitsymptome und Syndrome

1.2.1 Motorische Lähmungen

Sensibilitätsstörungen (sensible Lähmungen)
☞ *1.2.2*

> 🔲 **Motorische Lähmung:** Unfähigkeit zu physiologischen Bewegungen durch den Ausfall der Nervenstrukturen, die einen Skelettmuskel versorgen. Je nach Ursache können sowohl einzelne Muskeln als auch Muskelgruppen und damit ganze Körperregionen betroffen sein.
>
> Je nach Schweregrad unterteilt in:
> - **Parese:** Minderung der Funktionsfähigkeit
> - **Paralyse** *(Plegie):* Völliger Ausfall der Funktionsfähigkeit.

Einteilung der Lähmungen nach Lokalisation der Störung

Zentrale Lähmung

Bei einer **zentralen Lähmung** ist das *erste (zentrale)* motorische Neuron *(Motoneuron)* geschädigt, das von der motorischen Hirnrinde über die **Pyramidenbahn** (Bahn der Willkürmotorik von der Hirnrinde bis zum Rückenmark) bis zu den Vorderhörnern des Rückenmarks reicht. Dies trifft z.B. auf den Schlaganfall (☞ 3.1) zu. Da etwa 90 % der Pyramidenbahnfasern im verlängerten Mark zur Gegenseite kreuzen, hat eine Schädigung der linken Hirnhälfte eine rechtsseitige Lähmung zur Folge und umgekehrt.

Bei einer zentralen Lähmung bleiben die Schaltkreise für die Muskeleigenreflexe im Rückenmark erhalten, doch erreichen die hemmenden Impulse aus dem Gehirn das Rückenmark nicht mehr. Folgen sind:
- Erhöhung der Muskelgrundspannung im Sinne einer *Spastik* (griech. Krampf ☞ 1.2.6), daher auch der Begriff *spastische Lähmung*
- In seltenen Fällen Entwicklung von *Muskelatrophien* (Muskelschwund)
- Steigerung der *Muskeleigenreflexe*

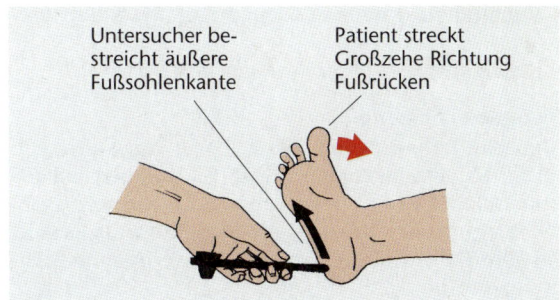

Abb. 1.25: Das **Babinski-Zeichen** gehört zu den Pyramidenbahnzeichen. Dies sind pathologische Reflexe, die bei Schädigung des ersten motorischen Neurons auftreten. [A400-215]

- Auslösbarkeit von *pathologischen Reflexen* (☞ Abb. 1.25).

Periphere Lähmung

Bei einer **peripheren Lähmung** ist das *zweite* motorische Neuron geschädigt. Es werden nur noch wenige oder gar keine Bewegungsimpulse mehr zu den Muskeln weiter geleitet. Die Folgen sind daher:
- Erschlaffung der betroffenen Muskeln, daher die Bezeichnung *schlaffe Lähmung*
- Wegen des fehlenden Gebrauchs der Muskeln Entwicklung einer *Muskelatrophie*

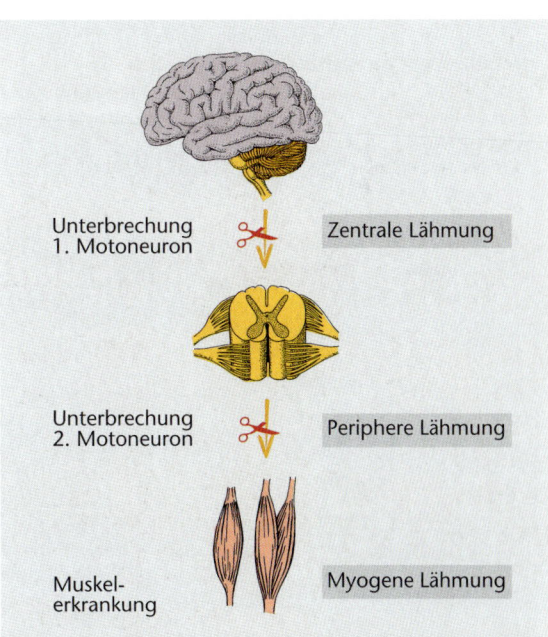

Abb. 1.26: Zentrale, periphere und myogene Lähmung. Wird das erste Neuron der motorischen Bahn unterbrochen, entwickelt sich eine spastische Lähmung. Bei Schädigung des zweiten Neurons tritt dagegen eine schlaffe Lähmung auf. Störungen der Muskeln selbst führen zu einer myogenen Lähmung. Sie ähneln klinisch der peripheren Lähmung. [A400-190]

- Verminderung oder Erlöschen der *Muskeleigenreflexe*
- Kein Auftreten von *pathologischen Reflexen*.

Myogene Lähmung

Myogene Lähmungen sind die Folge von Störungen in der Skelettmuskulatur selbst. Sie können bei Erkrankungen des Muskelgewebes auftreten, wenn z.B. die Erregungsübertragung im Skelettmuskel gestört ist. Die Folgen ähneln denen der peripheren Lähmung (☞ Abb. 1.26).

Einteilung der Lähmungen nach betroffenen Körperabschnitten

Lähmungen werden nicht nur nach der Lokalisation der Störung eingeteilt, sondern auch nach den betroffenen Körperabschnitten (☞ Abb. 1.27):
- **Monoparese** bzw. **Monoplegie.** Unvollständige bzw. vollständige Lähmung einer einzelnen Gliedmaße (ein Arm oder ein Bein)
- **Hemiparese** bzw. **Hemiplegie.** Unvollständige bzw. vollständige Lähmung einer Körperhälfte (rechts oder links)
- **Paraparese** bzw. **Paraplegie.** Unvollständige bzw. vollständige Lähmung zweier symmetrischer Gliedmaßen (beide Arme oder beide Beine)
- **Tetraparese** bzw. **Tetraplegie.** Unvollständige bzw. vollständige Lähmung aller vier Gliedmaßen (beide Arme und beide Beine).

Besonders schwere motorischen Lähmungen treten bei **Querschnittsläsionen** des Rückenmarks auf, bei denen das gesamte Rückenmark auf einer bestimmten Höhe geschädigt oder sogar durchtrennt ist (☞ Kapitel 4).

Bei einem totalen Querschnitt sind die Lähmungen unterhalb der Schädigung *zentrale*, also *spastische Lähmungen*. Auf der Höhe der Schädigung kommt es durch die Zerstörung motorischer Vorderhornzellen zusätzlich zu *peripheren*, also *schlaffen Lähmungen*.

1.2.2 Sensibilitätsstörungen

Sensibilitätsstörungen *(sensible Lähmung):* Störung der Reizwahrnehmung als Folge einer Schädigung der Sinnesrezeptoren, einer gestörten Weiterleitung der Erregungen über die sensiblen Nervenbahnen zum Gehirn oder einer beeinträchtigten Verarbeitung der Reize im Gehirn. Sie können *peripher* oder *zentral* bedingt sein.

Peripher bedingte Sensibilitätsstörungen treten u.a. nach Durchtrennung eines peripheren Nerven oder nach Verbrennungen der Haut auf.

Zentral bedingte Sensibilitätsstörungen beruhen auf einer Schädigung z.B. der hinteren Zentralwindung (Teil des sensorischen Rindenfeldes) oder der Hinterstränge des Rückenmarks (☞ 1.1.2).

Folgende Formen von Sensibilitätsstörungen werden nach ihren Auswirkungen unterschieden:
- **Hypästhesie** bzw. **Hyperästhesie:** Herabgesetzte bzw. erhöhte Berührungsempfindung
- **Hypalgesie** bzw. **Hyperalgesie:** Herabgesetzte bzw. gesteigerte Schmerzempfindung
- **Allästhesie** bzw. **Dysästhesie:** Andersartige bzw. unangenehme Wahrnehmung eines vorhandenen

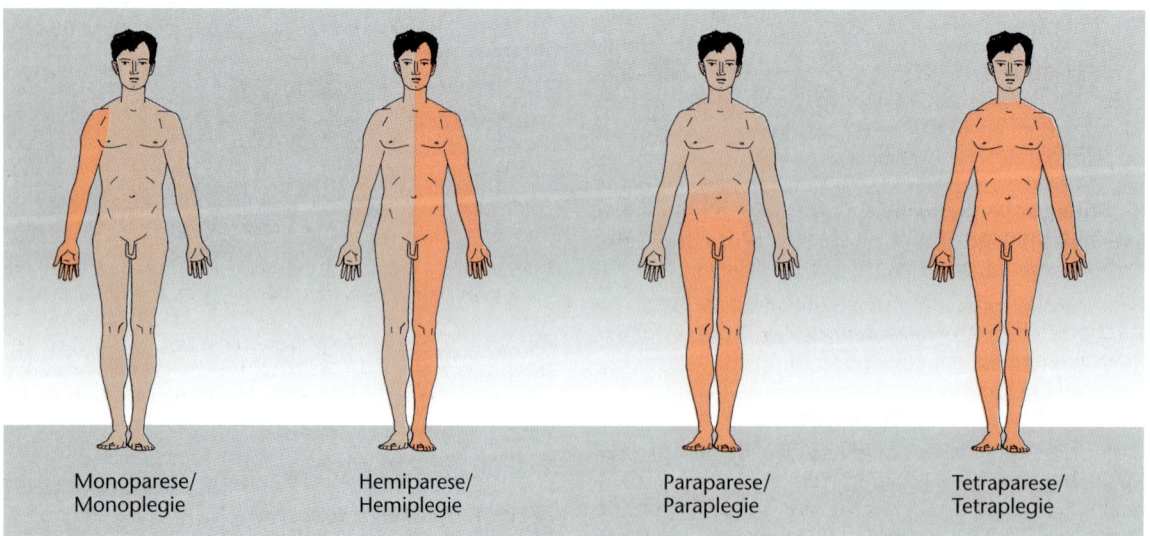

| Monoparese/ Monoplegie | Hemiparese/ Hemiplegie | Paraparese/ Paraplegie | Tetraparese/ Tetraplegie |

Abb. 1.27: Einteilung der Lähmungen entsprechend der betroffenen Gliedmaßen. [A400-215]

Reizes. So liegt beispielsweise eine Dysästhesie vor, wenn der Patient eine leichte Berührung als Schmerz empfindet

- **Parästhesie:** Subjektive Missempfindung (z.B. „Ameisenlaufen") ohne von außen nachvollziehbaren Reiz.

1.2.3 Kopfschmerz

Kopfschmerz kann sowohl ein eigenständiges Krankheitsbild (☞ Kapitel 11) als auch Symptom einer anderen Erkrankung sein.

Ein starker, **akuter Kopfschmerz** tritt z.B. bei einer *Meningitis* (Hirnhautentzündung ☞ 7.1) oder *Subarachnoidalblutung* (☞ 3.5) auf. Zu *rezidivierenden Kopfschmerzattacken* kommt es bei *Migräne* (☞ 11.1) oder der *Trigeminusneuralgie* (☞ 11.4).

Dagegen ist der von degenerativen Veränderungen der Halswirbelsäule ausgehende Kopfschmerz eher **chronisch.** Auch der *Spannungskopfschmerz* (☞ 11.3) ist eher ein lang anhaltender und immer wiederkehrender Kopfschmerz. Ein über längere Zeit langsam zunehmender Kopfschmerz kann auf einen *Gehirntumor* hinweisen (☞ 8.1).

Zur exakten Diagnosestellung ist neben der Information über den zeitlichen Verlauf auch die genaue Lokalisation des Kopfschmerzes, ein eventueller Seitenwechsel, die Art (dumpf, reißend, stechend) sowie das Auftreten von Begleitsymptomen (Übelkeit, Erbrechen, Schwindel, Sehstörungen, keinerlei Begleitsymptome) oder Auslösern wichtig.

1.2.4 Schwindel

> 🔅 **Schwindel** *(Vertigo):* Störung des Orientierungsempfindens des Körpers im Raum, wobei der Betroffene nicht vorhandene Scheinbewegungen seines Körpers und/oder der Umwelt wahrnimmt; physiologisch oder pathologisch; oft zusammen mit Übelkeit, Erbrechen und anderen vegetativen Symptomen.

Physiologischer Schwindel ist durch Stimulation des Vestibularapparates (Gleichgewichtssystem) bedingt, etwa bei schnellen Drehbewegungen.

Beim **pathologischen Schwindel** werden der *unsystematische* und der *systematische Schwindel* unterschieden:

Unsystematischer Schwindel

Der **unsystematische Schwindel** tritt bei älteren Menschen und kreislauflabilen Patienten mit zu niedrigem Blutdruck auf, seltener auch bei Hypertonikern. Der Schwindel hat keine konstante Richtung. Es besteht ein unbestimmtes Unsicherheitsgefühl beim Stehen, Sitzen oder Gehen. Schwarzwerden vor den Augen kann hinzu treten. Häufiger Auslöser ist eine plötzliche Lageveränderung z.B. rasches Aufstehen aus der Hocke oder aus dem Bett.

Die Angaben der Patienten sind meist vage. Der Patient fühlt sich taumelig und muss sich festhalten. Es kommt ihm vor, als ob die ganze Umwelt in Bewegung sei und er keinen festen Boden unter den Füßen habe. Viele Patienten klagen auch über Benommenheit.

Der unsystematische Schwindel wird ganz allgemein auf eine gestörte Integration der vom Körper kommenden Infomationen im ZNS zurückgeführt. Ursächlich liegen z.B. eine Hyper- oder Hypotonie, eine orthostatische Kreislaufregulationsstörung, eine Arteriosklerose der hirnversorgenden Gefäße, aber auch Augenerkrankungen wie unbehandelte Brechungsfehler oder psychische Störungen zu Grunde. Eine (zentral-)vestibuläre Störung als Ursache ist bei unsystematischem Schwindel selten.

Abzugrenzen von unsystematischen Schwindelattacken sind Ohnmachtsanfälle *(Synkopen)*, die oft vom Patienten als Schwindel beschrieben werden. Sie sind häufig Folge einer kurzzeitig aussetzenden Herztätigkeit.

Systematischer Schwindel

Anders als der unsystematische Schwindel hat der **systematische Schwindel** eine bestimmte Richtung. Er tritt auf als Dreh-, Schwank- oder Liftschwindel. Der Patient fühlt sich z.B. wie im Karussell oder immer zu einer Seite hin gezogen. Dabei tritt auch ein *Nystagmus* (Augenzittern durch unwillkürliche Augenbewegungen) auf. Dem systematischen Schwindel liegt eine Erkrankung des *Vestibularapparates* zu Grunde. Unterschieden werden:

- Der **peripher-vestibuläre Schwindel** durch eine Störung im Innenohr, z.B. bei einem Morbus Menière (Schädigung von Nervenfasern durch Flüssigkeitsansammlung)
- Der **zentral-vestibuläre Schwindel,** bei dem die Störung im ZNS, also oberhalb der *Medulla oblongata* liegt, z.B. bei einer Minderdurchblutung im Hirnstammbereich. In diesem Bereich liegen die sog. *Vestibulariskerne*, gewissermaßen die Schaltzentrale des Gleichgewichtssystems.

Eine gutartige Form des systematischen Schwindels ist der nicht seltene *paroxysmale Lagerungsschwindel.* Dabei handelt es sich um akute, sekundenlange Schwindelattacken, die durch bestimmte Kopfhaltungen ausgelöst werden. Begleitend stellt man einen Nystagmus zum unten liegenden Ohr fest. Therapeutisch wird ein Lagerungstraining durchgeführt.

> 🖐 Vielen Schwindelpatienten kann medizinisch nicht befriedigend geholfen werden. Oft ist sogar nicht einmal eine klare Ursache zu finden.

1.2.5 Tremor

> ⊡ **Tremor:** Unwillkürliches Zittern durch abwechselnde Kontraktionen gegensätzlich wirkender Muskelgruppen. Meist Folge einer neurologischen oder internistischen Erkrankung.

Je nachdem, wie häufig und ausladend das Zittern ist, wird ein Tremor als *grob-*, *mittel-* oder *feinschlägig* bezeichnet. Ein Tremor macht es dem Patienten schwer oder unmöglich, feine Arbeiten zu verrichten (z.B. Ankleiden, Essen). Oft isoliert sich der Kranke. Er wagt sich z.B. nicht mehr zu Bekannten, weil er nicht aus einer Tasse oder einem Glas trinken kann, ohne etwas zu verschütten.

Die wichtigsten Arten des Tremor sind *Ruhe-* und *Intentionstremor.*

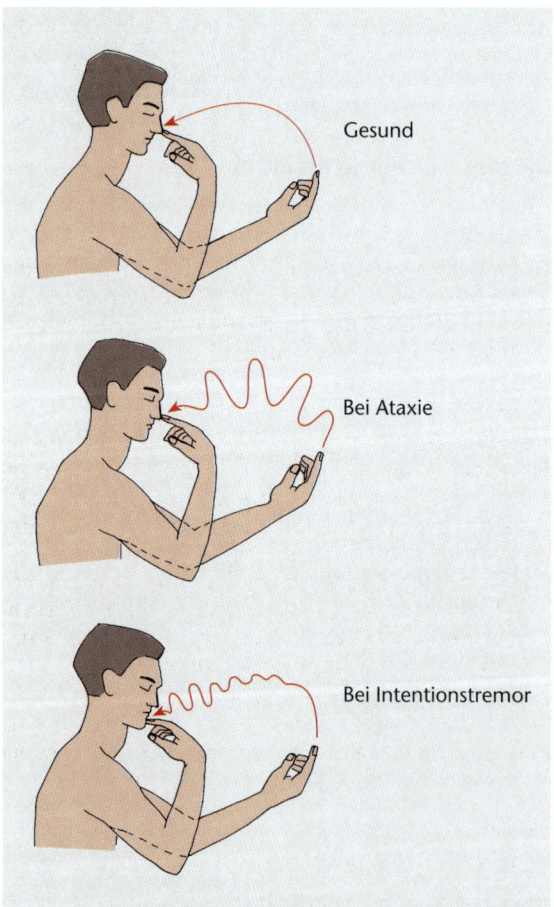

Abb. 1.28: Finger-Nase-Versuch. Oben: Normal. Mitte: Bei Ataxie, die z.B. bei Schädigungen der Hinterstränge im Rückenmark oder bei Kleinhirnerkrankungen auftritt. Unten: Bei Intentionstremor, der ebenfalls häufig bei Kleinhirnerkrankungen zu beobachten ist. [A400-215]

Ruhetremor

Der **Ruhetremor** tritt in Ruhe vor allem an den körperfernen Armabschnitten auf, kann aber prinzipiell auch Gesichts-, Hals-, Rumpf- oder Beinmuskulatur betreffen. Bei gezielten Bewegungen wird er oft geringer.

Besonders typisch ist der sog. *Pillendreher-* oder *Münzenzählertremor* des Parkinsonkranken (☞ 6.2.1). Hierbei betrifft der Tremor vor allem die Daumen- und Zeigefingermuskeln. Die entstehenden Bewegungen erinnern an diejenigen beim Pillendrehen oder Geldzählen.

Intentionstremor

Der **Intentionstremor** tritt bei zielgerichteten Bewegungen auf, wird mit näher kommendem Ziel immer heftiger und ist typisch für Kleinhirnerkrankungen wie sie z.B. auch bei Alkoholikern entstehen (☞ Abb. 1.28).

1.2.6 Bewegungs- und Koordinationsstörungen

Ataxie

> ⊡ **Ataxie:** Gestörter Bewegungsablauf durch mangelhafte Koordination der Muskeln. Als Folge einer Schädigung des Kleinhirns, des Rückenmarks, insbesondere der Hinterstränge, oder der peripheren Nerven.

Häufige Ursache einer *vorübergehenden Ataxie* ist übermäßiger Alkoholkonsum. Auch Sehstörungen, z.B. durch Augenmuskellähmung, können zu Koordinationsstörungen führen. Nach Ausschluss organischer Erkrankungen ist stets auch an eine *psychogene Ataxie* zu denken.

Die genaue Symptombeobachtung gibt wichtige Hinweise auf die zugrunde liegende Ursache.

Kleinhirnataxie

Die **Kleinhirnataxie** *(zerebellare Ataxie)* ist durch eine Kleinhirnschädigung bedingt, etwa bei chronischem Alkoholkonsum, Hirninfarkt oder einem Hirntumor. Infolgedessen kann das Kleinhirn seine Aufgaben im Rahmen der Bewegungskoordination nicht mehr erfüllen.

Typischerweise leidet der Kranke unter einer **Rumpfataxie,** durch die er nicht gerade sitzen oder stehen kann, sondern nach hinten oder zur Seite umfällt, sowie einer **Gangataxie** mit breitbeinigem, taumelndem Gang, oft mit Abweichtendenz zu einer Seite. Der Kranke kann keine feinen Bewegungen mehr ausführen. Die Bewegungen sind verwackelt und schießen oft über das Ziel hinaus. Die Störungen sind im Wesentlichen unabhängig davon, ob die Augen geschlossen oder geöffnet sind.

Hinterstrangataxie

Die **Hinterstrangataxie** *(spinale Ataxie)* tritt bei Erkrankungen der sensiblen Leitungsbahnen in den Hintersträngen des Rückenmarks auf, z.B. bei Multipler Sklerose (☞ 7.9) oder Funikulärer Myelose (☞ 6.3.5). Informationen, z.B. über die Beschaffenheit des Untergrunds oder die Stellung der verschiedenen Körperteile zueinander, werden nicht mehr ausreichend zum Gehirn weitergeleitet. Bei geöffneten Augen ist die Hinterstrangataxie wesentlich geringer ausgeprägt als bei geschlossenen, da die Informationen des Sehsinns einen Teil der Informationen der Tiefensensibilität ersetzen. Beispielsweise geht der Patient verhältnismäßig sicher, solange er auf seine Füße blicken kann. Soll er aber mit geschlossenen Augen gehen, muss er sich festhalten.

Begleitend bestehen oft Sensibilitätsstörungen (☞ 1.2.2), da auch die Berührungs- und Druckempfindung über die Hinterstränge zum Gehirn geleitet werden.

Ein weiteres Zeichen für eine Ataxie ist die **Adiadochokinese,** eine Störung der Feinmotorik. Es handelt sich um die Unfähigkeit antagonistische Bewegungen in rascher Folge auszuführen. Man prüft dies z.B. durch schnelle Drehbewegungen der Hände ("Glühbirnen einschrauben") oder durch rasches Trommeln der Finger auf einem Untergrund.

Spastik und Rigor

Häufige Ursache von Bewegungsstörungen ist eine **Muskelhypertonie,** d.h. der Spannungszustand des Muskels *(Tonus)* ist krankhaft erhöht. Dies äußert sich in einem erhöhten Widerstand des Muskels bei passiver Dehnung. Die zwei Hauptformen der Muskelhypertonie sind *Spastik* und *Rigor*.

Spastik

Die **Spastik** (griech. Krampf) ist dadurch gekennzeichnet, dass die betroffenen Muskelpartien einer passiven Dehnung vor allem zu Beginn der Bewegung einen erhöhten Widerstand entgegensetzen, der im weiteren Verlauf der Bewegung nachlässt *(Taschenmesserphänomen* ☞ Abb. 1.29).

Betroffen sind v.a. Muskelgruppen, die der Schwerkraft entgegenwirken. Bei schnellen Bewegungen, einseitigen Anstrengungen, Schmerzen oder Angst ist die Spastik besonders stark. Im Gegensatz zum Rigor (☞ unten) bleibt die Spastik bei vorsichtigem Bewegen sehr gering.

Bobath-Konzept zur Verminderung der Spastik ☞ 3.1.5

Rigor

Beim **Rigor** (lat. Steifheit) liegt die Ursache in einer Störung des extrapyramidalen Systems; dies ist z.B. beim Morbus Parkinson der Fall (☞ 6.2.1). Der Muskelwiderstand bleibt während der ganzen Bewegung gleich, vergleichbar dem "wächsernen" Widerstand

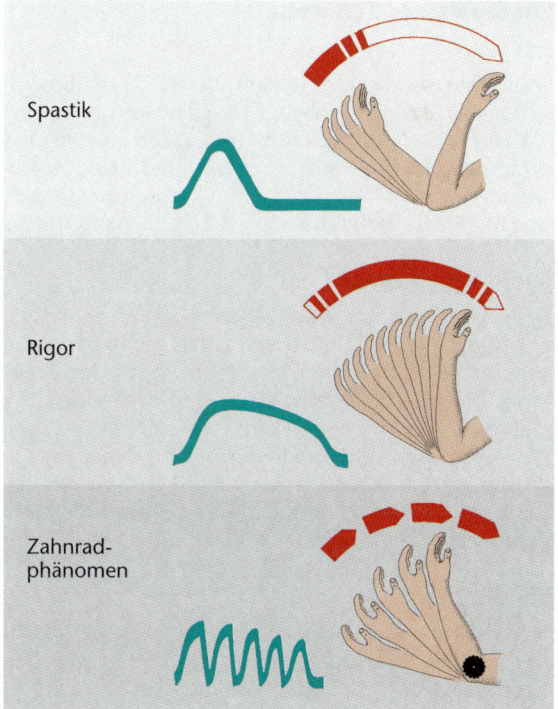

Abb. 1.29: Bei Spastik und Rigor ist der Muskeltonus auf charakteristische Weise erhöht. [A400-190]

beim Biegen einer Kerze. Außerdem kann es zum *Zahnradphänomen* kommen, d.h. zum ruckartigen Nachlassen des Widerstands beim passiven Bewegen (☞ Abb. 1.29).

Hypokinese, Akinese

Kennzeichen einer **Hypokinese** ist eine allgemeine **Bewegungsarmut** mit starrer Mimik *(Maskengesicht)*, das Fehlen von normalen Mitbewegungen (Patient schwingt beim Gehen die Arme nicht mit), kleinschrittigem Gang (Patient trippelt), immer kleiner werdender Schrift *(Mikrographie)* und leiser, monotoner Stimme. Zu beobachten ist dies v.a. bei Patienten mit einem Morbus Parkinson (☞ 6.2.1). Das kann bis zur Bewegungslosigkeit **(Akinese)** führen.

Unter **Hyperkinese** versteht man ganz allgemein eine pathologische Steigerung der Motorik, die sowohl körperliche wie psychische Ursachen haben kann, wie z.B. bei Kindern mit Hyperkinetischem Syndrom (☞ 23.6).

Ballismus

Dystone Bewegungsstörungen ☞ 6.2.3

Beim **Ballismus** (griech. ballismos = das Tanzen) führt der Patient spontane, schleudernde Extremitätenbewegungen aus, die auf eine Schädigung des extrapyramidalen motorischen Systems zurückgehen. Der Ballismus tritt meist einseitig oder nur an einer Extremität auf.

Choreatisches Syndrom

Chorea Huntington ☞ 6.2.2

Beim **choreatischen Syndrom** kommt es zu unwillkürlichen, arrhythmischen, schnellen und distal betonten Muskelkontraktionen im ganzen Körper. Bei leichteren Formen kann es fast komisch und faxenhaft anmuten. Schwerere Formen können zu Grimassieren und Beeinträchtigung des Sprechens führen.

Torsionsdystonie

Es handelt sich um Zwangsbewegungen, bei denen sich **hypotone** Zustände des Muskels mit **hypertonen** und **tonisch-klonischen** *(krampfartigen)* Bewegungen abwechseln. Die ziehenden und drehenden Bewegungen von Hals und Rumpf treten beim Versuch Willkürbewegungen auszuführen als einschießende Torsionsspasmen auf. Das Gesicht ist nicht betroffen. Die Ursache liegt in einer Schädigung besonders des *Putamens* (Schalenkern ☞ Abb. 1.10).

Myoklonien

Myoklonien sind unspezifische Muskelkontraktionen an den Extremitäten und im Gesicht mit und ohne Bewegungseffekt. Sie kommen bei zahlreichen Erkrankungen des ZNS vor. Es existieren auch gutartige Variationen, z.B. Einschlafzuckungen und Zuckungen während des REM-Schlafes.

Dysarthrie

Bei der **Dysarthrie** sind die an der Sprechmotorik beteiligten nervalen und damit auch motorischen Strukturen gestört. Es kommt zu Artikulationsstörungen infolge von Lähmungen, die verschiedene zentralnervöse Ursachen haben können. So kann eine Störung der Pyramidenbahn, des extrapyramidalen Systems oder auch der Hirnnerven V, VII, IX, X oder XII zur Dysarthrie führen.
- Bei einer Störung im Bereich der Hirnnerven kommt es als Folge schlaffer Lähmungen zu verwaschener, heiserer und näselnder Sprache
- Bei einer Störung des extrapyramidalen Systems wird die Sprache monoton, ohne Variationen der Stimmhöhe und zunehmend schnell
- Bei Schädigungen der Pyramidenbahn kommt es zu einer gepressten oder gehauchten Stimme bei verwaschener und explosiver Sprache.

1.2.7 Bewusstseinsstörungen

> ⌷ **Bewusstseinsstörung:** Störung des menschlichen Gesamterlebens. Unterteilt in **quantitative** Bewusstseinsstörungen mit Minderung der Wachheit und **qualitative** Bewusstseinsstörungen mit psychisch bedingter Veränderung der Bewusstseinsinhalte.

Quantitative Bewusstseinsstörungen

Qualitative Bewusstseinsstörungen ☞ 14.5.1

In der Neurologie besonders wichtig ist die exakte Einstufung **quantitativer Bewusstseinsstörungen.** Schädigungen des Gehirns durch Verletzung oder Tumor, aber auch durch Vergiftungen oder Sauerstoffmangel können zu einer Beeinträchtigung oder gar zur völligen Ausschaltung des Bewusstseins führen. Folgende Formen werden unterschieden:
- **Benommenheit.** Leichteste Form der Bewusstseinsstörung mit verlangsamtem Denken und Handeln; der Patient ist noch relativ wach und örtlich, zeitlich und zur eigenen Person (Name, Wohnort, Geburtstag) orientiert
- **Somnolenz.** Abnorme Schläfrigkeit; der Patient ist für kurze Zeit erweckbar und gerade noch zu Ort, Zeit und Person orientiert, vermag aber nur noch einfache Fragen zu beantworten
- **Sopor.** Schlafähnlicher Zustand; der Patient ist durch Ansprache nicht mehr erweckbar, reagiert aber gezielt auf Schmerzreize
- **Präkoma.** Leichte Bewusstlosigkeit; der Patient ist nicht erweckbar, reagiert aber noch auf Schmerzreize
- **Koma.** Tiefe Bewusstlosigkeit; der Kranke reagiert nicht einmal mehr auf Schmerzreize.

> ☝ Die Ursache für ein **Koma** liegt bei etwa 50 % der Patienten im zentralen Nervensystem selbst (z.B. Schlaganfall, Hirnblutung, Tumor, Entzündung, Verletzung). Bei den übrigen 50 % sind Vergiftungen, Stoffwechselentgleisungen, z.B. bei Diabetes mellitus, oder Schockzustände für die Bewusstlosigkeit verantwortlich.

Eine weitere Möglichkeit, den Schweregrad einer Bewusstseinsstörung festzustellen, bietet die **Glasgow-Koma-Skala** (☞ Tab. 1.30), bei der sprachliche und motorische Reaktionen sowie Augenöffnung des Patienten mit Punkten bewertet werden. Der Schweregrad der Bewusstseinsstörung ergibt sich aus der Summe aller Punkte **(Coma-Score).**

Apallisches Syndrom

Pflege bei apallischem Syndrom ☞ 12.6.3

Beim **apallischen Syndrom** ist die Großhirnrinde funktionell vom Hirnstamm entkoppelt. Die Folge ist eine Bewusstseinsstörung entweder als Koma, häufiger jedoch als schlafähnlicher Zustand mit offenen Augen. Reize werden z.T. zwar noch aufgenommen, können aber nicht verarbeitet werden und führen daher zu nicht adäquaten Reaktionen. Der apallische Patient ist meist wach, d.h. er liegt mit geöffneten Augen da, der Blick geht ins Leere oder die Bulbi wandern ohne zu fixieren. Der Patient zeigt keine Reaktionen oder Mimik auf Berührung oder Ansprache.

Allerdings können durch sensible Reize Zuckungen und durch Schmerzreize Massenbewegungen oder Strecksynergismen hervorgerufen werden. Motorische Primitivreaktionen wie Schmatz- und Kaubewegungen (*orale Automatismen*) sind erhalten, meist auch der Schluckreflex. Der Muskeltonus ist meist erhöht, und es kommt zur Spastik.

Das apallische Syndrom kann Monate oder Jahre bestehen, ein Rückfall ins Koma ist möglich. Die Pflege des apallischen Patienten erfordert ein großes Maß an Geduld und Durchhaltevermögen, u.U. über Jahre. Durch die intensive Pflege und Betreuung ist vieles zu erreichen, da die Rückbildung des apallischen Syndroms (sog. Remissionsstadium) grundsätzlich möglich ist und somit Chancen auf eine soziale Reintegration bestehen.

> 📖 **Literaturtipp**
> Schwörer, Christa: Der apallische Patient. Aktivierende Pflege und therapeutische Hilfe im Langzeitbereich. Urban & Fischer, München, 1995

Hirntod

> 🔅 **Hirntod:** Mit dem Tod des Individuums gleichzusetzender *Organtod* des Gehirns; Feststellung nach streng geregelten Kriterien; von besonderer Bedeutung in der Transplantationsmedizin.

Vorgehen bei Hirntod ☞ 9.1.5

Der **Hirntod** wird durch rechtlich festgelegte Untersuchungen gesichert, insbesondere durch evozierte Potentiale (☞ 1.3.4), EEG (☞ 1.3.4) und Hirnstammreflexprüfung, und in einem **Hirntodprotokoll** dokumentiert.

Auch wenn das Gehirn nachweislich alle Funktionen eingestellt hat, kann der Kreislauf durch intensivmedizinische Therapie für unbestimmte Zeit aufrecht erhalten werden. Eine umfassende und aufwendige Intensivbehandlung erfolgt, wenn der hirntote Patient aufgrund seines eigenen Wunsches (Spenderausweis) bzw. nach Zustimmung der Angehörigen zur **Organspende** vorgesehen ist. Hierbei geht es in erster Linie um die Aufrechterhaltung vitaler Funktionen, um dadurch eine optimale Durchblutung des zur Verpflanzung vorgesehenen Organs zu gewährleisten. Die Pflege eines hirntoten Patienten erfolgt im gleichen Maße wie die eines Intensivpatienten (☞ 2.1) und fordert auch eine intensive Betreuung der Angehörigen.

1.2.8 Vegetative Syndrome

Zu den wichtigsten **vegetativen Syndromen** in der Neurologie gehören die Störung der Schweiße-

kretion, der Darm- und Blasenentleerung sowie der Sexualfunktion.

Störung der Schweißsekretion

Eine Störung der **Schweißsekretion** beruht auf einer gestörten Sympathikusfunktion. Es kommt lokal oder generalisiert zu **Hyper-, Hypo-** oder **Anhidrose.** Der Ort der Schädigung kann dabei in der zentralen Sympathikusbahn, im Grenzstrang, im Plexus oder in den sensiblen bzw. gemischten Nerven liegen.

Die Hyperhidrose ist leicht zu erkennen, die Hypo- oder Anhidrose wird jedoch leicht übersehen. Die Haut ist dabei nicht nur trocken, sondern auch warm und gerötet. Bei einer „Gänsehaut" richten sich die Haare nicht mehr auf; die *Piloarrektion* (lat. pilus = Haar, arrectus = aufgerichtet) ist gestört.

Bestätigen lässt sich der Verdacht auf eine Schweißsekretionsstörung mit einer Laboruntersuchung z.B. dem **Ninhydrin-Test:** Fingerabdrücke auf einem Spezialfilterpapier färben sich mit Ninhydrin in wässriger Lösung blau, wenn Schweiß abgesondert wird.

Störung der Darm- und Blasenentleerung

Störungen der **Darm- und Blasenentleerungen** entstehen bei einer Schädigung der zentralen vegetativen Zentren oder der peripheren vegetativen Kerngebiete, da die Darm- und Blasenentleerung sowohl von beiden vegetativen Anteilen als auch zentralnervös ge-

Neurologische Funktion	Reaktion des Patienten	Bewertung [Punkte]
Augen öffnen	Spontanes Öffnen	4
	Öffnen auf Ansprechen	3
	Öffnen auf Schmerzreiz	2
	Kein Öffnen der Augen	1
Verbale Reaktion	Orientiertes Atworten	5
	Verwirrt, desorientiert	4
	Unzusammenhängende Worte	3
	Unverständliche Laute	2
	Keine verbale Reaktion	1
Motorische Reaktion/ Reaktion auf Schmerzreize	Befolgen von Aufforderungen	6
	Gezielte Schmerzabwehr	5
	Massenbewegungen (ungezielte Schmerzabwehr)	4
	Beugesynergien (Beugehaltung)	3
	Strecksynergien (Streckhaltung)	2
	Keine motorische Reaktion	1

Tab. 1.30: Glasgow-Koma-Skala. Die Summe der Punkte ergibt den Coma-Score und ermöglicht eine standardisierte Einschätzung des Schweregrades einer Bewusstseinsstörung.

Blasenstörung	Harndrang	Willkür-miktion	Restharn-bildung
Kortikal ungehemmte Blase	Imperativ	Gestört	Keine
Spastische Blase	Keiner	Keine	Wenig
Autonome Blase	Keiner	Keine	Viel

Tab. 1.31: Symptome der wichtigsten neurogenen Blasenentlee-rungsstörungen. Der durch die neurologische Störung bedingte Harnverhalt führt zur Harninkontinenz.

steuert wird. Die Patienten leiden an **Harn-** bzw. **Stuhlverhalt** (*Retentio urinae* bzw. *alvi*), d.h. der Unfähigkeit, Blase bzw. Darm spontan zu entleeren. In der Folge führt dies zur **Harn-** bzw. **Stuhlinkontinenz.**

Die **Harnretention** kann schmerzlos mit unwillkürlichen Harnabgängen oder schmerzhaft mit starkem Harndrang sein, je nachdem welche Nervenbahnen betroffen sind (☞ Tab. 1.31).

- **Kortikal ungehemmte Blase:** Bei Ausfall der zentralen Steuerung der Blasenentleerung durch eine Hirnschädigung. In der Folge schon bei mäßig gefüllter Blase starker Harndrang und vollständige Entleerung
- **Spastische Blase:** Infolge einer Querschnittslähmung zunächst schlaffe Blasenlähmung mit Harnverhalt; nach Entwicklung einer Spastik, Inkrafttreten eines spinalen Reflexbogens und in der Folge unkontrollierte Blasenentleerungen bei Dehnungsreizen
- **Autonome Blase:** Bei Ausfall des spinalen Reflexzentrums im kaudalen Rückenmark. Übernahme der Steuerung durch die Ganglienzellen der Blase, so dass diese sich bei einer bestimmten Dehnung zusammenzieht. Erhöhung des Fassungsvermögens der Blase, da der Blasenwandtonus herabgesetzt ist; Bildung von Restharn, da die spontane Entleerung unvollständig ist.

Zu einer **Stuhlretention** kann es bei Läsionen des Sakralmarks oder der tiefen Sakralwurzeln kommen; die Folge ist eine Denervierung des M. sphincter ani internus, womit der reflektorische Darmschluss ausfällt und es zur Stuhlinkontinenz kommt. Die Funktion des willkürlich kontrollierten M. sphincter ani externus kann erhalten sein.

Störung der Sexualfunktion

Zu den **Sexualfunktionen** gehören bei Männern Erektion und Ejakulation, bei Frauen Lubrikation (Feuchtwerden der Vagina) und Kontraktionen des Uterus. Es handelt sich hierbei um vegetative und zentralnervöse reflektorische Vorgänge. Das **sexuelle Empfinden** und die **Orgasmusfähigkeit** dagegen hängen von der intakten Funktion des Hypothalamus, des limbischen Systems und deren Verbindungen zu den spinalen Zentren ab. Sind diese unterbrochen, kann trotz intakter Sexualfunktionen das sexuelle Erleben gestört sein.

Bei einer *Querschnittslähmung* (☞ Kapitel 4) kommt es anfangs durch den plötzlichen Wegfall aller zentral erregenden Impulse zu einer Lähmung der Gefäßinnervation. Dadurch kann bei Männern eine unwillkürliche Erektion auftreten. Kommt der spinale Reflexbogen in Gang, sind bei Männern Erektion und Ejakulation bzw. bei Frauen Lubrikation und Uterus- sowie vaginale Kontraktionen möglich, ohne dass eine emotionale und sensible Empfindung oder ein Orgasmuserleben beteiligt wären. Von einer Querschnittslähmung betroffene Frauen sind nach Wochen bis Monaten wieder zu Ovulation und Menstruation befähigt. Schwangerschaft und schmerzlose Entbindung sind möglich.

Bei der *Multiplen Sklerose* (☞ 7.9) kommt es im Verlauf der Rückenmarksbeteiligung zu Harninkontinenz und bei Männern auch häufig zu Erektionsstörungen.

1.2.9 Neuropsychologische Syndrome

Aphasie

Pflege bei Aphasie ☞ 3.1.3

Aphasie: Zentrale *Sprach*störung bei intakten Sprechorganen. Das Sprachverständnis und die sprachnahen Fähigkeiten Lesen und Schreiben sind in aller Regel ebenfalls betroffen; eine der häufigsten *Werkzeugstörungen*.

Werkzeugstörung: Zentralnervös bedingte Störung so genannter „höherer" Hirnleistungen (komplexer Handlungen und Gedankengänge), wobei die ausführenden Organe intakt sind.

Im Gegensatz hierzu sind bei einer **Sprech**störung (Artikulationsstörungen, Stottern) Sprachverständnis, Wortfindung und Satzbau intakt. Weiter abzugrenzen sind **Sprachentwicklungsstörungen,** etwa bei geistig behinderten Kindern.

Bei einer **Aphasie** durch eine zentralnervöse Störung, etwa durch einen Schlaganfall oder einen Gehirntumor, ist das System „Sprache" gestört. Sprachverständnis und sprachnahe Fähigkeiten sind je nach Aphasieform (☞ unten und Tab. 1.32) in unterschiedlichem Ausmaß betroffen. Man unterscheidet *motorische, sensorische, amnestische* und *globale Aphasie*.

Ein Patient mit **Aphasie** kann Handlungsaufforderungen meist nicht verstehen und seinen Sprachverlust nicht durch schriftliche Mitteilungen kompensieren. Doch können auch Patienten mit schwerer Aphasie die Bedeutung von Mimik oder Gestik erfassen, so dass den Pflegenden eine Kontaktaufnahme mit dem Patienten möglich ist.

Motorische Aphasie

Bei der **motorischen Aphasie** *(Broca-Aphasie)* ist das Sprachverständnis des Patienten im Wesentlichen erhalten, mündliche Aufforderungen werden also verstanden und ausgeführt. Der Patient kann aber nur unter großer Anstrengung im sog. „Telegrammstil" sprechen. Dabei werden Wörter ohne Satzrahmen aneinander gereiht, z.B. „Krankenhaus gefahren, Schlaganfall, gelähmt". Das Ringen um Worte ist oft an einem gequälten Gesichtsausdruck abzulesen.

Sensorische Aphasie

Die **sensorische Aphasie** *(Wernicke-Aphasie)* ist gekennzeichnet durch ein gestörtes Sprachverständnis bei gleichzeitig flüssigem Sprechen. Der Patient spricht viel, und die einzelnen Wörter sind meist auch verständlich, ergeben aber kaum einen Sinn. Da der Patient seine Fehler selbst nicht erkennt, wird er oft zornig, wenn ihn seine Umwelt nicht versteht.

Amnestische Aphasie

Typisch für die **amnestische Aphasie** sind *Wortfindungsstörungen* bei nur leicht gestörtem Sprachverständnis und flüssiger Sprachproduktion. Der Patient kann einen ihm gezeigten Gegenstand nicht benennen. Beispielsweise umschreibt er einen ihm gezeigten Schlüssel mit „das, womit man die Tür aufmacht", da ihm das Wort „Schlüssel" nicht einfällt.

Globale Aphasie

Bei der **globalen Aphasie** sind Sprachverständnis *und* Sprachproduktion erheblich gestört. Die Kranken sprechen oft nur einzelne Wörter oder Silben, die sie evtl. immerzu wiederholen, z.B. „Do do do, meine Güte, meine Güte, meine Güte ...".

> 🔖 Die Rehabilitation bei Aphasien ist schwierig und meist sehr langwierig. Spontane (Teil-) Rückbildungen werden besonders im ersten halben Jahr nach Auftreten der Störung beobachtet. Immer wird so früh wie möglich ein Logopäde eingeschaltet. Angehörige und Pflegende brauchen bei der Betreuung der Betroffenen viel Geduld (☞ 3.1.3).

Weitere neuropsychologische Syndrome

Auf Grund zentralnervös bedingter Störungen können noch eine Reihe weiterer neuropsychologischer Syndrome auftreten.

	Motorische Aphasie (Broca-Aphasie)	Sensorische Aphasie (Wernicke-Aphasie)	Amnestische Aphasie	Globale Aphasie
Schädigungsort im ZNS*	Broca-Sprachzentrum im Stirnlappen (☞ Abb. 1.9)	Wernicke-Sprachzentrum im Schläfenlappen (☞ Abb. 1.9)	Scheitel- und Schläfenlappen	Diffuse Lokalisationen
Sprachverständnis	Wenig beeinträchtigt	Erheblich beeinträchtigt	Wenig oder nicht beeinträchtigt	Erheblich beeinträchtigt
Sprache • **Sprachproduktion**	Stark vermindert	Meist gesteigert	Wenig oder gar nicht verändert	Stark vermindert
• **Sprachanstrengung**	Groß	Gering (müheloses Sprechen)	Wortfindungsstörungen, sonst nicht verändert	Groß
• **Sprachmelodie**	Erheblich beeinträchtigt	Unverändert	Unverändert	Erheblich beeinträchtigt
• **Satzbau**	Erheblich beeinträchtigt (kurze Sätze, Telegrammstil, evtl. nur einzelne Worte)	Durcheinander	Satzunterbrechung oder -abbruch durch Suche nach Wörtern, sonst nicht beeinträchtigt. Viele Floskeln und Füllworter	Erheblich beeinträchtigt (Sprechen nur einzelner Worte)
• **Laute und Worte**	V.a. Lautvertauschung	Bildung neuer Laute, Silben und Worte, z.B. durch Umstellung oder Wiederholung, Wortvertauschung	Suchen von Worten, Umschreiben des nicht gefundenen Begriffs	Stereotypien
Lesen	Erheblich beeinträchtigt	Erheblich beeinträchtigt	Wenig oder nicht beeinträchtigt	Praktisch nicht möglich
Schreiben	Erheblich beeinträchtigt	Erheblich beeinträchtigt	Beeinträchtigt	Praktisch nicht möglich

* Bezogen auf die dominante Hemisphäre (Hirnhälfte), d.h. bei ca. 90 % aller Menschen die linke.

Tab. 1.32: Die wichtigsten Unterscheidungkriterien verschiedener Aphasieformen.

Reflex	Ab-kürzung	Segmenthöhe der Um-schaltung im Rückenmark
Achillessehnenreflex	ASR	S1/S2
Patellarsehnenreflex	PSR	L3/L4
Bizepssehnenreflex	BSR	C5/C6
Trizepssehnenreflex	TSR	C7/C8
Tibialis-posterior-Reflex	TPR	L5
Adduktorenreflex	ADR	L2/L3
Radiusperiostreflex	RPR	C5/C6
Fingerbeugereflex		C7/C8

Tab. 1.33: Wichtige Muskeleigenreflexe mit Segmenthöhe der Umschaltung im Rückenmark.

Weitere Werkzeugstörungen

- **Agnosie:** Störung des Erkennens, wobei die verschiedenen Sinneswahrnehmungen betroffen sein können. Bei der **visuellen Agnosie** etwa sieht der Patient einen Gegenstand zwar, erkennt ihn aber nicht als solchen. Beispielsweise beschreibt der Patient eine Banane völlig richtig als gelben, gebogenen Gegenstand. Es gelingt ihm aber nicht, den Zusammenhang zur essbaren Frucht herzustellen. Durch Betasten oder Schmecken hingegen erkennt der Patient die Banane sofort. Zu den Agnosien zählt auch die **Anosognosie,** bei der der Patient unfähig ist, seine eigene Erkrankung als solche zu erkennen. Beispielsweise ist ein Gelähmter der festen Überzeugung, er könne aufstehen, wenn er nur wolle. In der Pflege von Anosognosie-Patienten hat sich das Bobath-Konzept bewährt (☞ 3.1.5)
- **Agraphie:** Unfähigkeit zu schreiben
- **Alexie:** Unfähigkeit zu lesen
- **Akalkulie:** Unfähigkeit zu rechnen
- **Apraxie:** Unfähigkeit, bestimmte Handlungen auszuführen. Der Patient ist beispielsweise nicht in der Lage, sich zu kämmen, obwohl keine Lähmungen vorliegen und auch die Wahrnehmung intakt ist.

Neglect

Besonders bei *rechtshemisphärischen* (die rechte Hirnhälfte betreffenden) *Läsionen* tritt oft eine erhebliche Wahrnehmungsstörung auf der Gegenseite auf, d.h. der Patient nimmt die linke Körperhälfte nicht oder nur eingeschränkt wahr. Ebenso ist ihm auch eine ggf. vorhandene Lähmung oder Gefühlsstörung nicht bewusst. Bittet man den Patienten z.B. den rechten Arm zu heben, so macht er dies prompt. Soll er den linken Arm heben, hebt er ebenfalls den rechten, ist jedoch überzeugt den linken Arm gehoben zu haben. Der **Neglect** kann soweit gehen, dass der Patient angsterfüllt das Pflegepersonal bittet, „den toten Arm dort" aus seinem Bett zu nehmen. Dabei starrt er auf seinen linken Arm, den er als nicht zu seinem Körper gehörig erlebt. Ein Neglect kann *motorisch, sensibel* und *visuell* bedingt sein.

Bei einem **Neglect** stimulieren die Pflegenden so früh wie möglich die vom Patienten nicht oder nur wenig wahrgenommene Körperseite, indem sie ihn z.B. immer von dieser Seite ansprechen.

Literaturtipp

Goldenberg, Georg: Neuropsychologie. Grundlagen, Klinik, Rehabilitation. Urban & Fischer, München, 1998

1.3 Neurologische Untersuchungen

1.3.1 Anamnese und körperliche Untersuchung

Die neurologische Untersuchung beginnt mit der Erhebung der **Anamnese.** Gerade in der Neurologie ist dabei oft neben der *Patientenanamnese* auch eine *Fremdanamnese* notwendig, etwa wenn der Patient bewusstlos ist, nach einem Schlaganfall nicht sprechen kann oder psychische Störungen die Angaben des Patienten verzerren.

Es schließt sich eine gründliche **neurologische Allgemeinuntersuchung** an. Durch diese lassen sich wertvolle Hinweise auf eine evtl. zugrunde liegende Erkrankung oder auch auf eine zusätzliche Störung anderer Organsysteme gewinnen.

- **Prüfung des Bewusstseins:** Ist der Patient wach, wird bereits während der Anamneseerhebung deutlich, inwieweit er beispielsweise zeitlich und räumlich orientiert ist und ob eine Sprachstörung (Aphasie ☞ 1.2.9) vorliegt. Bei bewusstseinsgetrübten Patienten wird der Grad der Bewusstseinseinschränkung anhand des Coma-Scores genau protokolliert (☞ 1.2.7)
- **Prüfung der Hirnnervenfunktionen:** Der Patient wird zu verschiedenen körperlichen Aktionen aufgefordert, deren Ausführung von bestimmten Hirnnerven abhängt. Der *N. facialis* (Gesichtsnerv ☞ 1.1.3, 5.1) kann z.B. durch Aufforderung zum Stirnrunzeln, Augenschließen, Pfeifen und Grimassenschneiden geprüft werden. Im Rahmen dieser Prüfung werden auch die *Pupillenreflexe* getestet (☞ Tab. 1.33), um den Zustand von Bewusstlosen und Patienten mit Schädel-Hirn-Trauma beurteilen zu können
- **Prüfung der Bewegung:** Der Gang des Patienten wird beobachtet, indem man ihn in Unterwäsche mehrere Meter durch den Raum gehen lässt. Außerdem findet ein Kraftvergleich aller Extremitäten statt, z.B. lässt sich der Untersucher mit der rechten und linken Hand so kräftig wie möglich die Hand geben

- **Koordinationsprüfungen:** Der Patient führt spezielle Steh-, Geh- und Zeigeversuche aus, z.B. den *Finger-Nase-Versuch* (☞ Abb. 1.28), bei dem der Patient mit dem Zeigefinger in weitem Bogen ausholend auf die Nasenspitze zeigen soll, zuerst mit geöffneten, dann mit geschlossenen Augen
- **Reflexprüfung:** Es werden insbesondere solche Reflexe geprüft, die sich leicht von außen auslösen lassen; hierzu gehört z.B. der *Patellarsehnenreflex* (☞ Abb. 1.12). Bei Muskeleigenreflexen führt eine Reizung zur Kontraktion desselben Muskels. Dazu findet eine Umschaltung im Rückenmark statt, so dass Fehlreaktionen Rückschlüsse auf die Lage der Störung zulassen. Wichtige Hinweise auf eine neurologische Erkrankung sind Unterschiede zwischen Reflexen auf der rechten und linken Seite, völliges Fehlen eines physiologischen Reflexes (☞ Tab. 1.34) oder Auslösbarkeit eines pathologischen Reflexes (☞ 1.1.2, 1.2.1)
- **Sensibilitätsprüfung:** Eventuelle Schmerzen und Parästhesien (Missempfindungen) werden vom Patienten erfragt. Für die Sensibilitätsprüfung werden die Unterscheidungsfähigkeit von spitz-stumpf (die Haut wird etwa mit der spitzen und stumpfen Seite einer geöffneten Kanüle berührt), warm-kalt (Röhrchen mit unterschiedlich warmem Wasser werden auf die Haut gehalten) oder das Erkennen von auf die Haut gezeichneten Buchstaben untersucht
- **Neuropsychologische Untersuchung:** Mit Kurztests macht sich der Untersucher ein Bild von der Merkfähigkeit und dem Kurzzeitgedächtnis des Patienten *(Mini-Mental-Test)*, außerdem werden mit orientierenden Untersuchungen auch die höheren Gehirnfunktionen, z.B. Sprache, Rechnen, Orientierung, geprüft (☞ 1.2.9)

> ⚠ **Vorsicht!**
> Die Pupillenkontrolle ist bei weit getropften Pupillen, nach Augenoperationen und nach Augenverletzung/-verätzung nicht aussagekräftig!

1.3.2 Lumbalpunktion und Liquoruntersuchung

Viele neurologische Erkrankungen führen zu einer veränderten Zusammensetzung des *Liquors* (☞ 1.1.5). Die Laboruntersuchungen des Liquors können deshalb entscheidende diagnostische Hinweise geben. Der Liquor wird durch eine *Punktion* gewonnen, die zumeist im Bereich der Lendenwirbelsäule durchgeführt wird. Dabei können auch Medika-

	Ohne Lichtreiz	Einseitige direkte Belichtung	Belichtung des Gegenauges
Normal	Re · Li ● | ● Pupillen gleich weit	Re · Li Prompte Verengung beider Pupillen auf gleiche Endgröße	Re · Li Prompte Verengung beider Pupillen auf gleiche Endgröße
Amaurotische Pupillenstarre (z.B. rechtes Auge blind)	Re · Li ● | ● Pupillen gleich weit	Re · Li Nicht-Wahrnehmung des Lichtreizes durch das blinde rechte Auge, daher keinerlei Reaktion auf beiden Augen	Re · Li Prompte Verengung beider Pupillen auf gleiche Endgröße (Reizaufnahme durch das gesunde linke Auge, der efferente Reflexschenkel des rechten Auges ist intakt)
Okulomotorius-Lähmung beidseitig z.B. bei Hirndruck oder einseitig – hier rechts – z.B. bei Tumor, wenn der N. oculomotorius gegen die Schädelbasis gedrückt wird	Re · Li ⬤ | ● Rechte Pupille weiter als linke, da der pupillenverengende N. okulomotorius (parasympathische Fasern) gestört ist. Oft auch beeinträchtigte Augenbeweglichkeit rechts	Re · Li Lichtstarre Pupille rechts, links normale Verengung (normale Reizwahrnehmung durch das rechte Auge, jedoch nur links normale Verengung, da rechts der efferente Reflexschenkel gestört ist)	Re · Li Lichtstarre Pupille rechts, links normale Verengung (normale Reizwahrnehmung durch das linke Auge, jedoch nur links normale Verengung, da rechts der efferente Reflexschenkel gestört ist)

Tab. 1.34: Pupillenreaktion beim Gesunden und wichtige krankhafte Pupillenreaktionen. Vor der Pupillenreaktion müssen solche lokalen Erkrankungen des Auges ausgeschlossen werden, die eine (Mit-)Reaktion des Auges verhindern, z.B. *Synechien* (Verklebungen von Gewebeschichten des Auges). Entrundete Pupillen sind praktisch immer ein Alarmsignal.

mente zu diagnostischen oder therapeutischen Zwecken in den Liquorraum eingebracht werden, etwa Kontrastmittel, Antibiotika oder Zytostatika.

Eine **Subokzipitalpunktion,** d.h. eine Punktion der *Kleinhirnzisterne* (Erweiterung des Subarachnoidalraumes unterhalb des Kleinhirns), mit Einstechen unterhalb der Hinterhauptschuppe wird wegen der hohen Komplikationsgefahr sehr selten durchgeführt und ist dem besonders erfahrenen Neurologen vorbehalten.

Lumbalpunktion

> 🔅 **Lumbalpunktion** (kurz *LP*): Punktion des liquorhaltigen Durasackes im Lendenwirbelsäulenbereich mit einer langen Hohlnadel zu diagnostischen und/oder therapeutischen Zwecken.

Die **Lumbalpunktion** ist Methode der Wahl zur Gewinnung von Liquor. Lumbalpunktionen werden zwar hauptsächlich auf neurologischen Stationen durchgeführt, können aber auch in internistischen und pädiatrischen Abteilungen erforderlich werden.

Indikationen und Kontraindikationen

Hauptindikationen von Lumbalpunktionen sind der Verdacht auf infektiöse oder entzündliche Erkrankungen des ZNS, insbesondere eine Meningitis oder Enzephalitis (☞ Kapitel 7), und der Verdacht auf Tumoren, und zwar sowohl ZNS-Tumoren als auch extrakranielle Tumoren mit häufiger Streuung ins ZNS, wie z.B. Leukämien.

Wegen der Einklemmungsgefahr von Gehirnteilen darf die Lumbalpunktion nicht bei erhöhtem Hirndruck (☞ Kapitel 12) durchgeführt werden, da das Gehirn dann infolge der Druckentlastung im Lumbal-

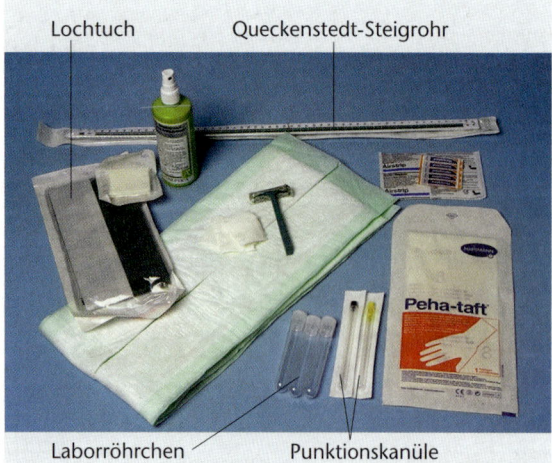

Lochtuch · Queckenstedt-Steigrohr

Laborröhrchen · Punktionskanüle

Abb. 1.35: Lumbalpunktionsset. Soll ein Eiweißschnelltest durchgeführt werden, müssen noch ein Reagenzglas oder Blockschälchen und die Reagentien hinzugefügt werden. [K183]

bereich nach unten in Richtung Wirbelkanal „rutschen" würde und lebenswichtige Zentren im großen Hinterhauptloch eingeklemmt würden. Daher spiegelt der Arzt vor der Lumbalpunktion den Augenhintergrund, um eine Stauungspapille als Hinweis auf eine solche Erhöhung des Hirndruckes (☞ 12.2) auszuschließen.

> ⚠ **Vorsicht!**
> Eine Lumbalpunktion darf unter keinen Umständen bei antikoagulierten Patienten (Marcumar- oder Heparin-Therapie) oder Patienten mit Gerinnungsstörung durchgeführt werden, da die Gefahr einer Blutung in den Spinalkanal und damit der akuten Querschnittsläsion bestünde.

Vorbereitung einer Lumbalpunktion

Vor der Punktion stellen die Pflegenden sicher, dass der Patient vom Arzt aufgeklärt wurde und – von Haus zu Haus verschieden – eine Einverständniserklärung unterschrieben hat. Zu einer guten Aufklärung gehört auch die Vorbereitung des Patienten auf den Schmerz, der mit einer immer wieder vorkommenden Berührung einer Nervenwurzel mit der Punktionsnadel verbunden ist (die Nervenwurzel nimmt hierdurch keinen Schaden). Dann legen Sie die Materialien zurecht und bereiten den Patienten auf den Eingriff vor.

- Vorbereitung der Materialien (☞ Abb. 1.35):
  - Eventuell Rasierer, wenn das Punktionsgebiet behaart ist
  - Sterile Handschuhe, sterile Unterlage, steriles Pflaster, sterile Tupfer
  - Punktionsnadel 19 G (meist gelb) oder eher kleiner – die Kopfschmerzinzidenz steigt mit dem Durchmesser der Nadel (☞ Abb. 1.36, 1.37); bei adipösen Patienten eine Nadel mit größerem Lumen auswählen (rosafarben)
  - Blutabnahmesystem mit zwei Serumröhrchen für Laboruntersuchungen, meist Blutzuckerbestimmung und Serologie aus dem Blut
  - Steriles Tuch zum Abdecken der Haut um die Punktionsstelle und zum Ablegen des Instrumentariums
  - Desinfektionsmittel (vorher mögliche Allergie erfragen!)
  - Normalerweise 5 sterile Liquorröhrchen, diese vor der Punktion mit einer Markierung für die benötigte Menge versehen
  - Filzstift zur Markierung der Röhrchen
  - Evtl. ein graduiertes Steigrohr nach Queckenstedt mit Ansatz für die Liquordruckmessung und ein Maßband, sofern das Manometer nicht graduiert ist
  - Material für einen Eiweißschnelltest (z.B. Reagenzglas und *Pandy-Reagenz* ☞ unten) und einen Blutzucker-Stix

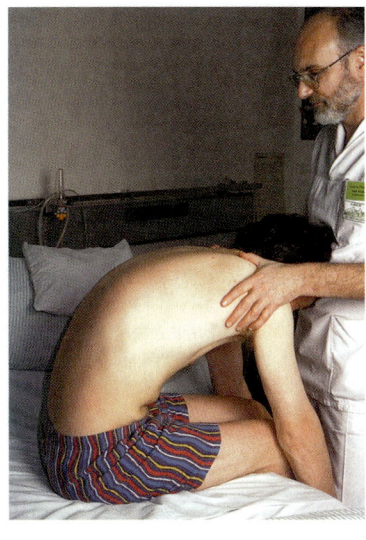

Abb. 1.36: Lagerung eines Erwachsenen für eine Lumbalpunktion im Sitzen. Der Pflegende unterstützt die Krümmung der Wirbelsäule durch Fixierung der Beine und Halten des Patienten an den Schultern. Zur Unterstützung kann der Patient selbst seine Beine mit den Armen umfassen. [K183]

- Vorbereitung des Patienten:
  – Den Patienten bitten, noch einmal die Blase zu entleeren
  – Evtl. Prämedikation nach Anordnung verabreichen (nur selten erforderlich)
  – Da der Glukosespiegel im Liquor blutzuckerabhängig ist, kurz vor oder nach der Punktion Blutzucker-Stix durchführen, sofern keine venöse Blutentnahme zur Blutzuckerbestimmung im Labor erfolgt ist
  – Den Patienten entweder Oberkörper frei machen oder ein hinten offenes Untersuchungshemd anziehen lassen; auf mögliche Verunreinigungen der Unterwäsche durch das Desinfektionsmittel hinweisen
  – Auf Ängste des Patienten eingehen.

Die Angst vieler Patienten vor einer Rückenmarksverletzung durch die Lumbalpunktion ist bei fachgerechter Durchführung unbegründet, da das Rückenmark beim Erwachsenen bereits auf Höhe der Bandscheibe zwischen erstem und zweitem Lendenwirbelkörper endet. Zur Beruhigung empfiehlt es sich, mit dem Patienten noch einmal die einzelnen Schritte der Punktion durchzugehen. Dabei sollte man besonders betonen, wie der Patient sich selbst helfen kann: den Rücken so weit wie möglich krümmen, stillhalten, nicht husten, nicht pressen und sich bei „Stromstoß" in den Beinen sofort melden. Der Patient wird während der Punktion über jeden Schritt informiert, bevor er an ihm durchgeführt wird, z.B. wird ihm vor der Desinfektion gesagt „jetzt wird es kalt".

Durchführung

Die Lumbalpunktion erfolgt am liegenden oder sitzenden Patienten wobei die Lendenwirbelsäule maximal gebeugt sein soll, damit die Dornfortsätze auseinander weichen.
- Bei Punktion *im Sitzen* sitzt der Patient am seitlichen Rand der Untersuchungsliege, stellt die Füße auf einen Hocker, beugt Kopf und Schultern möglichst weit nach vorn und macht einen Rundrücken („Katzenbuckel"). Zur Unterstützung dieser Lage umfasst er außerdem seine Knie mit den Armen (☞ Abb. 1.38)
- Der *liegende Patient* ist auf der Seite, mit dem Rücken nahe dem seitlichen Rand der Untersuchungsliege, an dem sich der Arzt befindet, gelagert und macht einen Rundrücken, indem er seinen Kopf und die Schultern nach vorn neigt, die Knie anzieht und sie eventuell mit seinen Armen umfasst (☞ Abb. 1.39)
- Nach der Hautdesinfektion sticht der Arzt die Lumbalpunktionsnadel zwischen dem 3. und 4. (alternativ 4. und 5.) LWS-Dornfortsatz ein und schiebt sie vor, bis Liquor fließt (☞ Abb. 1.40 – 1.44)
- Währenddessen weicht die Pflegende nicht von der Seite des Patienten, unterstützt seine korrekte Position und verhindert Abwehrbewegungen. Viele Patienten tolerieren die Punktion besser, wenn sie über jeden Schritt informiert werden. Besonders hilfreich ist es, dem Patienten zu sagen, wenn der

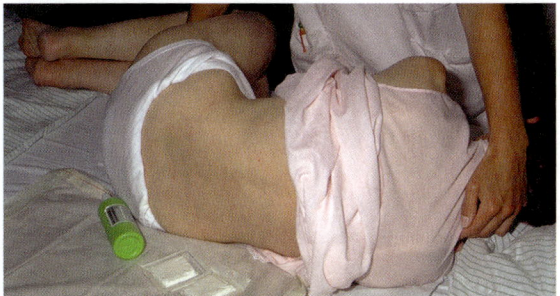

Abb. 1.37: Lagerung eines Erwachsenen für eine Lumbalpunktion im Liegen. Die Pflegende unterstützt die Krümmung der Wirbelsäule durch Halten der Patientin im Nacken und in den Kniekehlen. [D200]

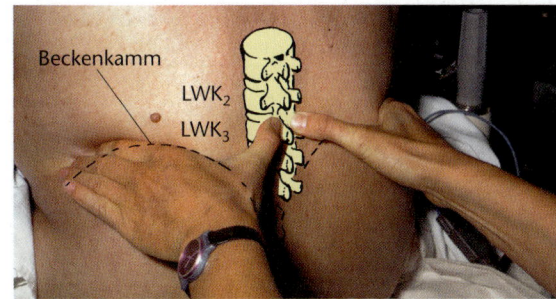

Abb. 1.38: Ertasten der Einstichstelle für die Lumbalpunktion. In Höhe der Beckenschaufeln befindet sich der Zwischenwirbelraum LWK 3/LWK 4. Dort ist der Einstich ungefährlich, weil das Rückenmark beim Erwachsenen bereits auf der Höhe des zweiten Lendenwirbels endet. [D200]

Liquor fließt, und dass nun „das Schlimmste" überstanden sei, es aber noch ein paar Minuten dauern werde, da der Liquor nur langsam heraustropfe
- Die benötigte Liquormenge wird aufgefangen, die Punktionsnadel entfernt und ein steriles Pflaster aufgeklebt
- Bei Verdacht auf einen erhöhten Liquordruck oder eine behinderte Liquorzirkulation (etwa bei einem Rückenmarkstumor) wird während der Punktion im Liegen ein Steigrohr zur Liquordruckmessung angesetzt (☞ Abb. 1.45). Erfolgt bei Kompression der V. jugularis oder Bauchpresse des Patienten *kein* Anstieg des spinalen Druckes, besteht der Verdacht auf ein Hindernis *(Queckenstedt-Versuch).*

Nachsorge
- Den Patienten nach seinem Befinden fragen und die Vitalzeichen kontrollieren, wobei eine einmalige Kontrolle bei stabilem Allgemeinzustand ausreicht
- Das Material entsorgen; den Liquor rasch ins Labor transportieren lassen
- Den Patienten zu reichlichem Trinken animieren (ca. 1 l in den ersten 1 – 2 Std. nach der Punktion), da dies erfahrungsgemäß dem *postpunktionellen Kopfschmerz* (☞ unten) vorbeugt
- Grundsätzlich den Patienten flach lagern, ausreichend Schmerzmittel, Flüssigkeit und ggf. Antiemetika zuführen

- Den Patienten in den Folgestunden und Folgetagen aufmerksam beobachten, nach Kopfschmerzen und Sensibilitätsstörungen fragen und Auffälligkeiten dem diensthabenden Arzt mitteilen.

Risiken einer Lumbalpunktion
Die Lumbalpunktion ist ein *invasiver Eingriff*. Deshalb besteht prinzipiell das Risiko einer **Infektion,** sowohl lokal als auch durch Keimverschleppung in den Spinalkanal an den Hirnhäuten, und einer **Blutung.** Eine Blutung in den Spinalkanal kann zu einer akuten Querschnittsläsion und damit zum neurochirurgischen Notfall führen, deshalb werden geäußerte postpunktionelle Beschwerden der Patienten über Gefühlsstörungen oder Lähmungen an den Beinen ernst genommen und der Arzt darüber informiert.

Während der Punktion kann es zu blitzartigen, elektrisierenden, in die Beine ausstrahlenden **Schmerzen** kommen, die durch Berührung einer Nervenwurzel mit der Nadel verursacht werden. Diese Schmerzen sind sehr unangenehm, eine Verletzungsgefahr der Nervenwurzel besteht aber nicht. Durch Unterdruck bei rascher, volumenreicher Liquorentnahme kann es zu vorübergehenden Hirnnervenausfällen kommen.

Die Hauptkomplikation nach einer Lumbalpunktion ist das **postpunktionelle Syndrom.** Ungefähr ein Drittel der Patienten bekommt nach der Punktion Kopfschmerzen, deren Ursache noch unklar ist. Man-

Lumbalpunktion

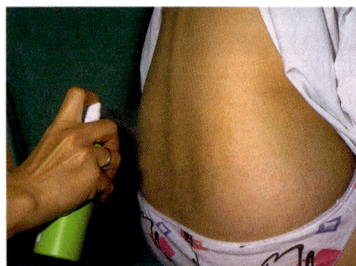

Abb. 1.39: Mehrmalige Desinfektion der Punktionsstelle. [D200]

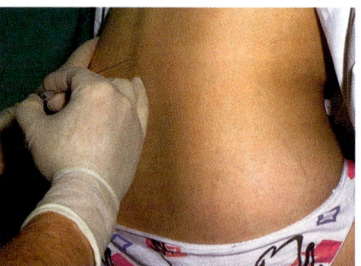

Abb. 1.40: Einstechen der Spinalnadel mit innen liegendem Mandrin. [D200]

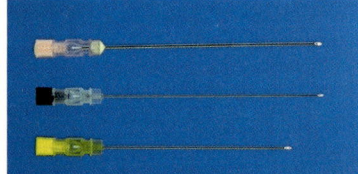

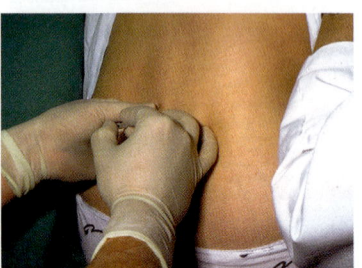

Abb. 1.41: Vorschieben der Nadel in den Spinalraum. [D200]

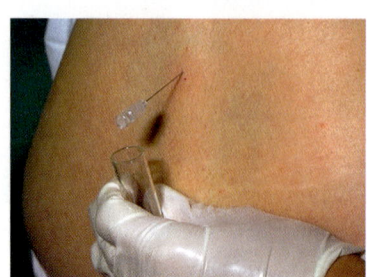

Abb. 1.42: Abtropfen des Liquors in das Laborröhrchen. [D200]

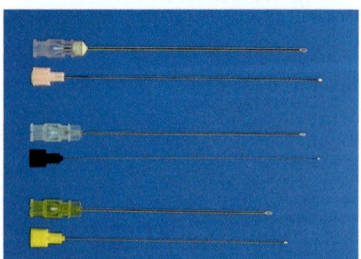

Abb. 1.43 und 1.44: Spinalnadeln zur Lumbalpunktion mit innenliegendem Mandrin (oben) und mit herausgezogenem Mandrin (unten). Die Nadeln haben einen Durchmesser von 0,7 – 0,9 mm (20 – 22 G) und eine Länge von 6 – 8 cm. [D200]

che leiden auch unter Übelkeit. Der Nutzen einer 24-stündigen strengen Bettruhe nach der Punktion, davon die ersten zwei Stunden in Bauchlage, wird bei einer einfachen Punktion ohne Einbringen von Medikamenten von Klinik zu Klinik unterschiedlich beurteilt, deshalb auf die hausinternen Regelungen und die Arztanordnungen achten. Bei starken Kopfschmerzen ist oft die Schmerzmittelgabe in Form einer Infusion sinnvoll, da hierdurch gleichzeitig die Flüssigkeitszufuhr gesteigert wird. Eine signifikante Abnahme des Auftretens eines postpunktionellen Syndroms wird durch die Verwendung der sog. *Punktionsnadel nach Sprotte* berichtet. Bei dieser Nadel ist das Punktionsende des Mandrins konisch stumpf, so dass es nicht zum Einreißen oder Durchschneiden der Dura (harte Hirnhaut) kommen kann. Aus dem gleichen Grund ist bei Verwendung der herkömmlichen Nadeln darauf zu achten, dass der Schliff senkrecht zur Wirbelsäulenachse steht, da so die längs verlaufenden Durafasern nicht quer durchschnitten, sondern längs auseinandergedrängt werden.

Ernste Komplikationen wie z.B. Lähmungen oder eine durch die Punktion verursachte Meningitis, die sich erst nach 1 – 2 Tagen zeigen würde, sind bei sorgfältigem und sterilem Arbeiten sehr selten.

Liquoruntersuchungen

- **Eiweißschnelltest:** Direkt nach der Punktion führen die Pflegenden den Eiweißschnelltest durch (evtl. eine zweite Pflegekraft hinzu bitten). Dazu geben sie 1 ml *Pandy-Reagenz* in ein Schälchen oder Reagenzglas und fügen einige Tropfen Liquor hinzu. Bei krankhaft hohem Eiweißgehalt des Liquors trübt sich die Mischung, oder es fallen sogar Bestandteile aus. Die Beurteilung erfolgt vor dunklem Hintergrund
- **Lichtmikroskopische Untersuchung:** Unmittelbar nach der Liquorentnahme untersucht der Arzt manchmal eine geringe Menge Liquor lichtmikroskopisch auf das Vorhandensein von Zellen
- **Neuropathologische Untersuchung:** Für die neuropathologische Untersuchung (meist nach einigen Stunden) fixieren die Pflegenden einige Milliliter Liquor (z.B. mit Formalin), damit sie später eingehend untersucht werden können
- **Immunologische Tests:** Für eventuell später erforderliche immunologische Tests bewahren die Pflegenden etwa 2 – 3 ml Liquor unbehandelt im Kühlschrank auf
- **Mikrobiologische Untersuchung:** Besteht der Verdacht auf eine bakterielle Entzündung, wird der Liquor für die mikrobiologische Untersuchung in einem speziellen Nährmedium aufgefangen und anschließend in entsprechende Kulturgefäße ausgebracht, damit ein Keimnachweis für eine gezielte antimikrobielle Therapie gelingen kann

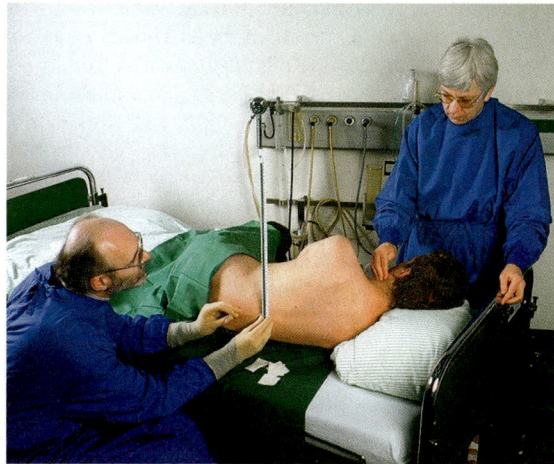

Abb. 1.45: Liquordruckbestimmung mit Steigrohr. Zur Messung wird das Rohr an die Punktionsnadel angeschlossen. Normalwert liegend 75 – 180 mmH$_2$O, sitzend 150 – 250 mmH$_2$O. Puls und Atmung führen zu rhythmischen Schwankungen von ca. 20 mmH$_2$O. [K183]

Liquorbefunde

Normalbefunde

- **Inspektion:** Der Liquor sieht klar aus und nicht trübe, blutig oder gelblich
- **Druckmessung:** Der normale *Liquordruck* beträgt 5 – 20 cmH$_2$O (bzw. 0,5 – 2,0 Kilopascal)
- **Mikroskopische Untersuchung:** Die Auszählung der im Liquor befindlichen Zellen erfolgt im Labor in einer speziellen Zählkammer unter dem Mikroskop. Bei Gesunden enthält der Liquor keine oder nur sehr wenige Zellen (bis 4/mm^3 = 4/μl)
- **Laboruntersuchung:** Der Normalwert für den Eiweißgehalt beträgt ca. 0,2 – 0,4 g/l, für den Liquorzucker ca. 40 % des Blutzuckers. Diese Abhängigkeit des Liquorzuckers vom Blutzucker ist der Grund, weshalb vor der Punktion der Blutzucker bestimmt wird
- **Mikrobiologische/serologische Untersuchung:** In der Liquorkultur wachsen keine Bakterien. Antikörper z.B. gegen Syphilis können nicht nachgewiesen werden.

Häufige pathologische Befunde

- **Inspektion:** Der Liquor sieht trübe oder bei einer schweren bakteriellen Entzündung sogar eitrig aus. Blutiger Liquor tritt z.B. bei einer Subarachnoidalblutung auf. Liegt eine solche Blutung bereits einige Zeit zurück, ist der Liquor gelblich gefärbt *(xanthochrom)*. Bei blutigem Liquor ist eine artifizielle Blutbeimengung durch Zentrifugation des Liquors oder durch die *Drei-Gläser-Probe* (☞ 3.5.1) auszuschließen
- **Mikroskopische Untersuchung:** Pathologisch sind eine erhöhte Zellzahl bei entzündlichen Erkran-

kungen des Gehirns, ein Auftreten abnormer Zellen, z.B. bei Leukämie, oder ein Nachweis von Bakterien bei bakteriellen Entzündungen

- **Laboruntersuchung:** Der Eiweißgehalt des Liquors ist bei einem Hindernis im Rückenmarkskanal, z.B. einem Tumor, erhöht **(Sperrliquor).** Ein erhöhter Eiweißwert findet sich auch bei entzündlichen Erkrankungen des Nervensystems, typisch z.B. beim Guillain-Barré-Syndrom (☞ 5.6). Ein erniedrigter Liquorzucker ist bei bakteriellen und tuberkulösen Entzündungen durch Glukoseverbrauch der Bakterien zu beobachten
- **Mikrobiologische/serologische Untersuchung:** In der Liquorkultur wachsen Bakterien bzw. es können Antikörper gegen Bakterien nachgewiesen werden.

1.3.3 Radiologische, bildgebende Verfahren

Röntgenleeraufnahmen

Die **Röntgenleeraufnahme** der Wirbelsäule oder des Schädels zeigt die knöchernen Strukturen oder Verkalkungen, nicht aber das Rückenmark oder das Gehirn selbst. Diese Art der Röntgenaufnahme ist für den Neurologen dennoch hilfreich, um z.B. Knochenmetastasen in der Schädelkalotte oder eine Schädelfraktur (☞ Abb. 1.46) zu erkennen.

Im Wirbelsäulenbereich sind z.B. Verschleißerscheinungen der Wirbelgelenke, die auf die Spinalnerven drücken und zu neurologischen Ausfallerscheinungen führen können, oder lochartige Defekte im Wirbelkörper als Zeichen von Tumormetastasen von Bedeutung.

Röntgenaufnahmen mit Kontrastmittel

Oft reichen bei Röntgenleeraufnahmen die natürlichen Dichteunterschiede der Gewebe nicht zur zuverlässigen Differenzierung der verschiedenen Organe und Strukturen aus. Dann können Röntgenkontrastmittel durch Kontrastverstärkung eine bessere Darstellung ermöglichen:

- **Positive Röntgenkontrastmittel** wie z.B. Jod oder Barium absorbieren die Röntgenstrahlen besonders stark und erscheinen im Röntgenbild daher hell. Sie werden u.a. zur Darstellung der Gefäße angewendet (Angiographie ☞ unten).
- **Negative Röntgenkontrastmittel,** z.B. Luft oder CO_2, haben eine sehr niedrige Dichte und erscheinen im Röntgenbild daher dunkel. Sie verbessern z.B. die Darstellung des Peritonealraumes.

Je nach Art der Zubereitung und der Fragestellung werden die Kontrastmittel geschluckt, durch Sonden oder Einlauf in den Magen-Darm-Trakt eingebracht oder in Hohlräume oder Gefäße injiziert. Dabei besteht immer die Gefahr einer Kontrastmittelallergie (☞ unten). Weitere Komplikationen sind durch die

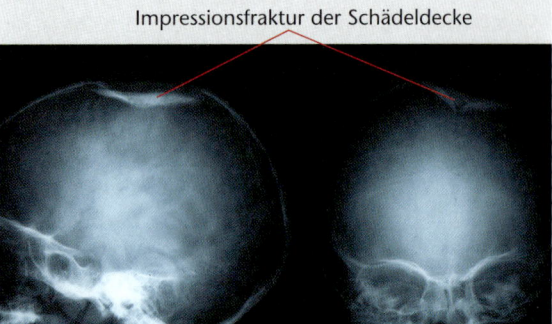

Abb. 1.46: Die Röntgenleeraufnahme des Schädels zeigt eine deutliche Fraktur des Schädeldaches. Die Verletzung kam durch einen Ziegelstein zustande. [T113]

Art der Untersuchung bestimmt. So kann sich nach einer arteriellen Gefäßpunktion ein Thrombus bilden und zu Durchblutungsstörungen führen, im schlimmsten Fall zum Gefäßverschluss. Über diese Komplikationsmöglichkeiten muss der Patient daher vor der Untersuchung vom Arzt aufgeklärt werden und sein Einverständnis zur Untersuchung geben.

Kontrastmittelallergie

> ⚠ **Vorsicht!**
> Bei jeder intravenösen oder intraarteriellen Gabe von Kontrastmitteln droht eine – möglicherweise lebensbedrohliche – Kontrastmittelallergie.

Eine **Kontrastmittelallergie** zeigt sich meist als *Sofortreaktion*, z.B. als Hautausschlag, Quincke-Ödem oder anaphylaktischer Schock. Insgesamt liegt die Häufigkeit allergischer Reaktionen zwar unter 0,01 %, höher ist das Risiko aber bei Personen mit vorangegangenen Kontrastmittelzwischenfällen, bei Allergikern und Patienten mit Asthma bronchiale oder chronisch obstruktiver Lungenerkrankung. Bei diesen Patienten ist die Indikation zur Kontrastmitteluntersuchung besonders eng zu stellen. Ist eine Kontrastmittelgabe unbedingt erforderlich, kann das Risiko durch die Verwendung sog. *nichtionischer Kontrastmittel* und eine medikamentöse Vorbehandlung mit H_1- und H_2-Rezeptor-Blockern (z.B. Fenistil® und Tagamet®) sowie Glukokortikoiden verringert werden.

Alle Kontrastmitteluntersuchungen setzen eine sorgfältige Anamneseerhebung mit Blick auf mögliche Risikofaktoren und eine angemessene Aufklärung durch den Arzt sowie eine schriftliche Einverständniserklärung des Patienten voraus.

Weitere Kontrastmittelrisiken

Weitere Risiken einer Kontrastmitteluntersuchung sind:

- Die Auslösung einer *thyreotoxischen Krise* bei vorbestehender (nicht erkannter) Schilddrüsenüberfunktion (jodhaltiges Kontrastmittel)
- *Akutes Nierenversagen* bei Patienten mit eingeschränkter Nierenfunktion.

⚕ Pflege bei Kontrastmitteluntersuchungen

- Die Patienten bleiben vor der Untersuchung nüchtern, da es bei Zwischenfällen zur Aspiration kommen kann und evtl. eine Intubation erforderlich wird. Zahnprothesen werden entfernt. Der Patient erhält einen venösen Zugang
- Während und auch noch 15 Minuten nach der Untersuchung wird der Patient auf mögliche Reaktionen hin überwacht. Hierzu gehören nicht nur Lähmungen, Bewusstseins- und Sprachstörungen, sondern auch Blutdruckveränderungen, Herzrhythmusstörungen, Schwindel, Übelkeit, Fieber und Juckreiz. Eine Äußerung wie „mir wird so komisch" sollte unbedingt ernst genommen werden, da sich dahinter eine lebensbedrohliche Kontrastmittelreaktion verbergen kann. Die Kontrastmittelzufuhr muss sofort unterbrochen und Hilfe geholt werden
- Bei einer Kontrastmitteluntersuchung müssen immer Sauerstoffgerät, Notfallwagen mit Reanimations- und Intubationsbesteck sowie ein Notfallkoffer mit Notfallmedikamenten (Glukokortikoide, Theophyllin, Antihistaminika) bereitstehen
- Nach der Untersuchung bekommt der Patient (nach Rücksprache mit dem Arzt wegen möglicher Herzinsuffizienz) ausreichend zu trinken, um einer Nierenschädigung durch das Kontrastmittel vorzubeugen
- Ferner wird der Patient auf Nachblutungen an der Punktionsstelle (!), Infektionen und die Zeichen einer Thromboembolie durch Loslösung von Gefäßablagerungen beim Vorschieben des Angiographie-Katheters hin überwacht
- Weiterin sollten Kontrolle der Fußpulse, Beobachtung der Hautdurchblutung und Prüfung auf mögliche Temperaturdifferenzen zwischen den beiden Beinen durchgeführt werden

> ☞ Die Frage nach einer bekannten Kontrastmittelallergie, Schilddrüsen- oder Nierenerkrankungen muss vor Kontrastmitteluntersuchungen immer gestellt werden.

Myelographie

> ⊡ **Myelographie:** Darstellung des spinalen Subarachnoidalraums im Röntgenbild durch Injektion eines Kontrastmittels.

Bei der **Myelographie** wird nach einer Lumbalpunktion Kontrastmittel in den spinalen Subarachnoidalraum injiziert. Nach entsprechender Lagerung des

Patienten können die Nervenwurzeln und die Weite des Spinalkanals in einer Röntgenaufnahme dargestellt werden.

Eine Myelographie wird insbesondere bei Verdacht auf einen Bandscheibenvorfall oder Tumoren im Bereich der Nervenwurzeln durchgeführt, wenn das Ergebnis der Computertomographie zweifelhaft ist (☞ Abb. 1.47).

⚕ Pflege nach Myeolographie

Nach der Myelographie klagen viele Patienten über Kopfschmerzen. Diese sind jedoch nicht durch das Kontrastmittel bedingt, sondern als postpunktionelle Kopfschmerzen (☞ 1.3.2) anzusehen. Allergische Reaktionen durch das Kontrastmittel und zerebrale Krampfanfälle sind selten.

Die Nachsorge entspricht derjenigen nach Lumbalpunktion (☞ 1.3.2). Zusätzlich ist die Hochlagerung des Oberkörpers erforderlich, damit kein Kontrastmittel in Richtung Gehirn abfließt. Eine vermehrte Flüssigkeitszufuhr soll nicht nur einen eventuellen Liquorverlust durch die Punktion ersetzen, sondern auch die Ausscheidung des Kontrastmittels beschleunigen.

Angiographie

> ⊡ **Angiographie:** Darstellung der Blutgefäße im Röntgenbild nach Injektion eines Kontrastmittels.

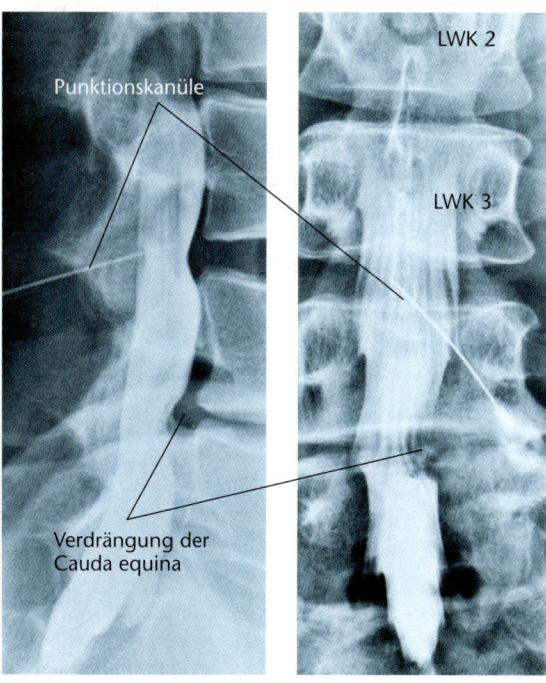

Punktionskanüle

LWK 2

LWK 3

Verdrängung der Cauda equina

Abb. 1.47: Dieser Myelographie-Befund zeigt einen Bandscheibenvorfall zwischen LWK4 und 5 bei einem 44-jährigen Mann. [T113]

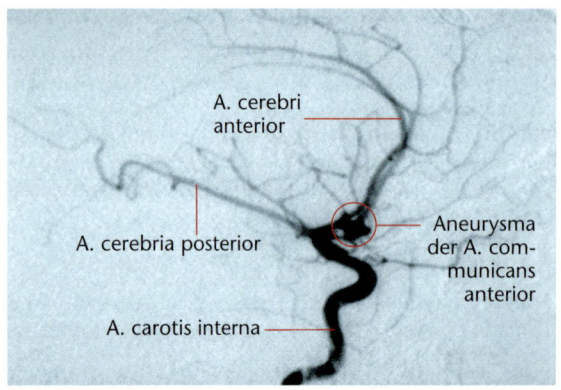

Abb. 1.48: Angiographie eines Hirnarterien-Aneurysmas (Ansicht von der Seite). Im Bereich der A. communis anterior, die normalerweise sehr schmal ist, stellt sich eine Gefäßerweiterung dar.

Ergibt sich aus einer Sonographie (☞ 1.3.5) der Verdacht auf eine Gefäßerkrankung, so schließt sich die zerebrale **Angiographie** an. Obwohl der Begriff Angiographie streng genommen die Darstellung aller Gefäße (also Arterien und Venen) bezeichnet, wird er im klinischen Sprachgebrauch nur für die Darstellung der Arterien benutzt. Korrekt wäre *Arteriographie* – im Gegensatz zur *Phlebographie*.

Üblicherweise wird bei der (arteriellen) Angiographie das Kontrastmittel über einen **Katheter** in den krankheitsverdächtigen Gefäßbezirk injiziert. Am häufigsten wird der Katheter über die A. femoralis eingebracht und unter Röntgenkontrolle nach proximal vorgeschoben. Man spricht von *transfemoraler Katheterangiographie*.

Die Angiographie dient der genauen Gefäßdarstellung, beispielsweise bei Verdacht auf Gefäßaneurysmen (☞ 3.5.1) oder hochgradige Stenosen, um über die Möglichkeit einer Operation entscheiden zu können (☞ Abb. 1.48).

Risiken der Angiographie
Die Angiographie ist eine *invasive* Methode, die mit Risiken für den Patienten behaftet ist. Die wichtigsten Komplikationen sind:
- (Nach-)Blutungen und Hämatome an der Punktionsstelle
- Infektionen
- Gefäßverletzungen beim Vorschieben des Katheters
- Thromboembolien durch Ablösung von Gefäßablagerungen
- Kontrastmittelunverträglichkeit bis hin zum anaphylaktischen Schock

Zusätzlich zu den allgemeinen Komplikationen nach Angiographien können neurologische Ausfälle auftreten, z.B. Lähmungen oder Verwirrtheit. Sie sind Folge von Durchblutungsstörungen durch das Kontrastmittel und meist vorübergehend. Demzufolge

achten die Pflegenden nach der Untersuchung insbesondere auch auf das Auftreten neurologischer Auffälligkeiten.

Pflege bei Kontrastmitteluntersuchungen ☞ oben

Digitale Subtraktionsangiographie
Die **digitale Subtraktionsangiographie** (kurz *DSA*) stellt eine technische Weiterentwicklung der konventionellen *Arteriographie* dar und bietet insbesondere in der Hirngefäßdarstellung große Vorteile (☞ Abb. 1.49).

Dabei werden sowohl *vor* als auch *nach* der Kontrastmittelgabe Röntgenbilder erstellt und die Nativaufnahmen (nativ = natürlich, d.h. vor Kontrastmittelgabe) von den Kontrastmittel-Aufnahmen mit Hilfe eines Computers gewissermaßen subtrahiert (= abgezogen), so dass die Gefäße nahezu überlagerungsfrei von anderen Strukturen abgebildet werden.

Bei der i.v.-DSA wird das Kontrastmittel durch einfache Injektion in eine Armvene oder über einen Venenkatheter appliziert.

Computertomographie

> ⊡ **Computertomographie** (kurz *CT*): Röntgenverfahren zur Erstellung von Schichtaufnahmen des Körpers mit Hilfe eines Computers, der die Querschnittbilder errechnet.

Die **craniale Computertomographie** *(cCT)* des Rückenmarks und/oder des Gehirns hat wegen der Möglichkeit von Mehrschichtbildern in hoher Auflösung für die Neurologie eine überragende Bedeutung.

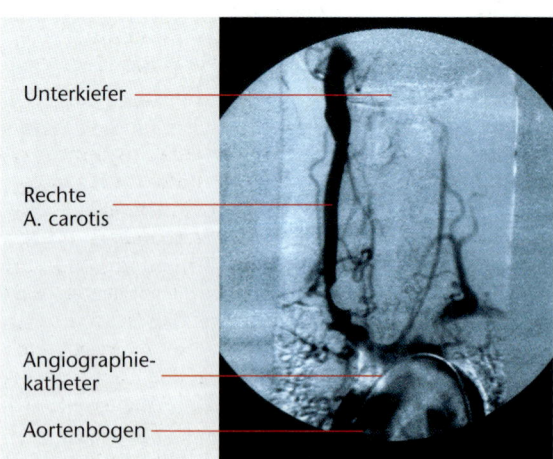

Abb. 1.49: Digitale Subtraktionsangiographie (DSA) des Aortenbogens und der von ihm abgehenden Gefäße. Zu sehen ist ein Gefäßverschluss durch eine chronische Arterienentzündung. Während sich die rechte A. carotis communis mit Kontrastmittel füllt, lässt sich die verschlossene linke A. carotis communis nicht darstellen. [T170]

Im cCT erscheinen der Liquor schwarz, knöcherne Strukturen weiß und das Hirngewebe grau. Bestimmte pathologische Veränderungen wie Blutungen, Verkalkungen, Infarkte oder Ödeme weichen in den Grauabstufungen vom Hirngewebe ab (*hyperdens* bzw. *hypodens*) und können so erkannt werden.

Hauptindikationen sind Schlaganfälle und Gehirnblutungen, Verdacht auf Tumoren, Notfallsituationen, z.B. Schädel- oder Rückenmarksverletzungen oder unklare Bewusstlosigkeit, und – im Bereich des Rückenmarks – der Verdacht auf einen Bandscheibenvorfall.

Eine zusätzliche intravenöse Kontrastmittelgabe bei gleichzeitiger Myelographie **(Myelo-CT)** verbessert die Aussagekraft bei einigen Krankheitsbildern noch erheblich (☞ Abb. 1.51).

🖭 Pflege bei Computertomographie

Manche Patienten haben Schwierigkeiten damit, sich in die räumliche Enge eines Tomographen zu begeben (☞ Abb. 1.50) oder einfach Angst vor der Technik. Hilfreich können hier ausführliche Gespräche mit dem Patienten über den Ablauf sein oder Gespräche mit einem Mitpatienten, der die Untersuchung bereits hinter sich hat.

Da der Patient ruhig liegen muss, kann bei unruhigen Patienten und Kindern zur Beruhigung z.B. Oxazepam (z.B. Adumbran®) gegeben werden.

Kernspintomographie

> 📷 **Kernspintomographie,** auch *Magnetresonanztomographie* (kurz *MRT* oder *MR,* auch *NMR*) genannt: Leistungsstarkes bildgebendes Verfahren zur schichtweisen Darstellung des Körpers unter Verwendung eines Magnetfeldes anstelle von Röntgenstrahlen.

Ein wesentlicher Vorteil der **Kernspintomographie** gegenüber der Computertomographie ist die fehlende Strahlenbelastung. Ein Magnetfeld richtet bei der Kernspintomographie die Wasserstoffkerne des Gewebes in eine Richtung aus. Ein kurzer Hochfrequenzimpuls „rüttelt" an dieser Ausrichtung. Beim Zurückschwingen der Wasserstoffkerne in ihre ursprüngliche Position werden elektromagnetische Wellen ausgesandt, die von speziellen Sensoren registriert werden. Es ergibt sich ein Muster, das von einem Computer in ein sichtbares Bild verwandelt wird, vergleichbar den Schichtbildern im CT (☞ Abb. 1.52).

Bei der Kernspintomographie lassen sich zudem Gewebsveränderungen im Gehirn und in der Wirbelsäule besonders gut erkennen und es wird der Nachweis auch kleiner Tumoren oder Multiple-Sklerose-Herde

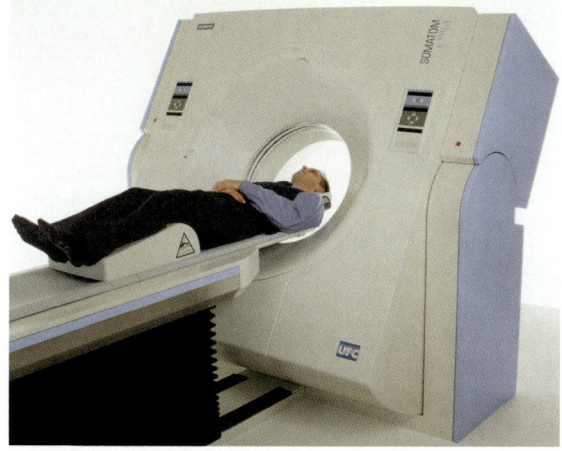

Abb. 1.50: Anfertigung eines CT. Der Patient liegt auf einem Tisch, der schrittweise vorgeschoben wird. So können nacheinander viele Querschnittbilder der gewünschten Körperregion angefertigt werden. Hier entsteht gerade ein CT von Kopf und Hals des Patienten (craniales CT). [V137]

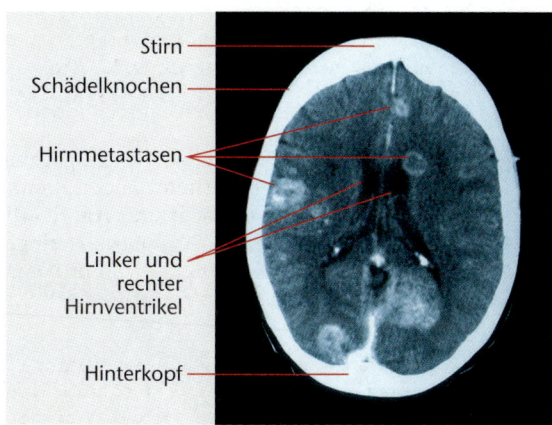

Stirn

Schädelknochen

Hirnmetastasen

Linker und rechter Hirnventrikel

Hinterkopf

Abb. 1.51: Craniale Computertomographie (CCT) mit Kontrastmittel. Mehrere Metastasen eines malignen Tumors sind über das Hirngewebe verteilt. [T170]

möglich. Die Kernspintomographie ergänzt die Computertomographie v.a. bei Erkrankungen der schädelbasisnahen Gehirnabschnitte und des Rückenmarks.

Ein weiterer Vorteil der Kernspintomographie für den Patienten ist die gute Verträglichkeit verschiedener MRT-Kontrastmittel. Nachteilig für den Patienten sind die lange Untersuchungsdauer (1/2 Stunde), während der er ruhig liegen muss, die im Vergleich zur Computertomographie noch größere räumliche Enge in der längeren Untersuchungsröhre sowie die Lärmbelastung durch den Tomographen. Hilfreich sind auch hier ausführliche Vorgespräche mit dem Patienten über den Ablauf der Untersuchung und bei Bedarf die Gabe eines leichten Beruhigungsmittels.

> ⚠ **Vorsicht!**
> Die MRT darf nicht bei Patienten angewandt werden, die Metall im Körper haben (z.B. Hüftgelenksprothese, Herzschrittmacher, Metallclips auf Gefäßnähten, Granatsplitter, Herzklappen), da es zu Verbrennungen durch Erhitzung des Metalls bzw. zu Funktionsstörungen kommen kann. Edelmetalle wie Zahngold stellen kein Hindernis dar.

Single-Photon-Emissions-Computertomographie und Positronen-Emissions-Tomographie

> 🔲 **Single-Photon-Emissions-Computertomographie** (kurz *SPECT*) und **Positronen-Emissions-Tomographie** (kurz *PET*): Kombination von Szintigraphie und Computertomographie; durch die Injektion von radioaktiv markierten Substanzen Möglichkeit der Darstellung von stoffwechselaktiven Körperarealen in Schichtaufnahmen.

Die radioaktiv markierten Substanzen reichern sich z.B. in verschiedenen Hirnarealen unterschiedlich an, je nachdem wie sie dort metabolisiert (verstoffwechselt) werden. Durch die Tomographie kann die Verteilung dieser Substanzen im Gewebe sichtbar gemacht werden. Hauptindikationen in der Neurologie sind der Nachweis von Funktions- und Stoffwechselstörungen des Gehirns ohne strukturelle Veränderungen und die Klärung der Durchblutungsverhältnisse bei Hirntumoren, zerebrovaskulären Erkrankungen und Epilepsie.

In der neurophysiologischen Forschung erhält die SPECT eine besondere Bedeutung. Radioaktiv markierter Zucker dient dabei als Indikator einer erhöhten Stoffwechselaktivität. So kann man z.B. erkennen, welche Hirnareale aktiv sind, während ein Mensch liest, Musik hört, spricht usw.

1.3.4 Elektrophysiologische Verfahren

Viele Vorgänge im menschlichen Körper gehen mit elektrischen Phänomenen einher. Die entstehenden *elektrischen Poteniale* sind messbar, können mit Hilfe entsprechender Geräte aufgezeichnet und diagnostisch genutzt werden (☞ Abb. 1.53).

Elektroenzephalograhie

> 🔲 **Elektroenzephalographie** (kurz *EEG*): Kontinuierliche Registrierung und Aufzeichnung der durch die Aktivität der Nervenzellen bedingten Potentialschwankungen im Bereich der Hirnrinde.

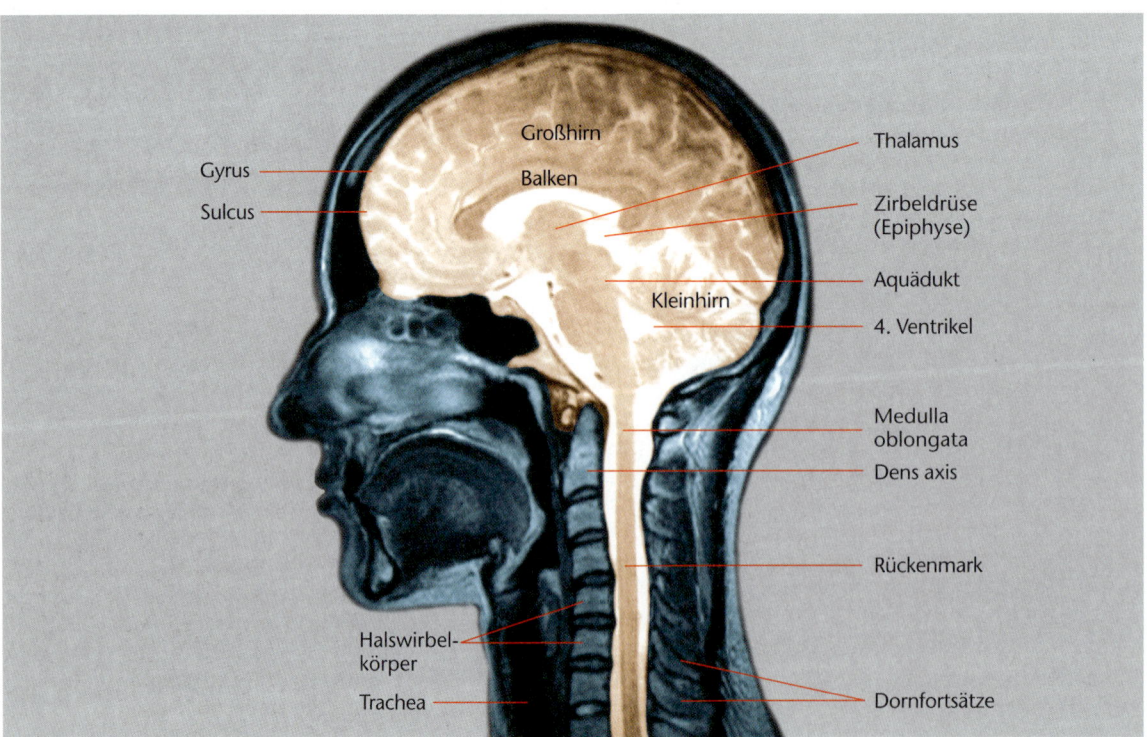

Abb. 1.52: Kernspintomographie. Sagittalschnitt durch das Gehirn, normaler Befund. [V137]

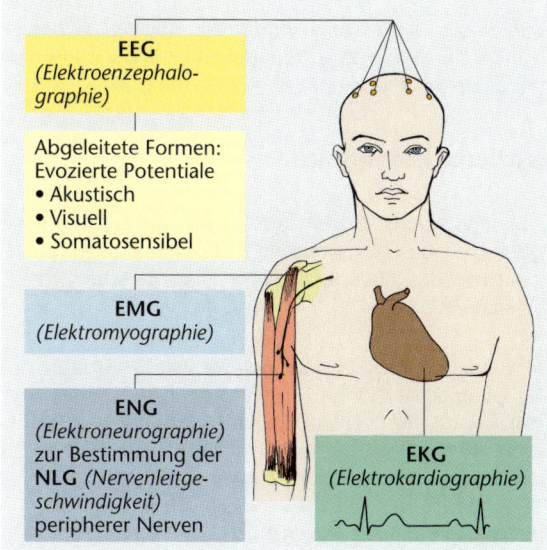

EEG
(Elektroenzephalo-graphie)

Abgeleitete Formen:
Evozierte Potentiale
• Akustisch
• Visuell
• Somatosensibel

EMG
(Elektromyographie)

ENG
(Elektroneurographie)
zur Bestimmung der
NLG *(Nervenleitge-schwindigkeit)*
peripherer Nerven

EKG
(Elektrokardiographie)

Abb. 1.53: Elektrische Potentiale lassen sich an vielen Stellen des Körpers messen. Klinsch bedeutsam sind neben dem EKG – inbesondere in der Neurologie – das EEG, das EMG und die Messung der NLG. [A400-215]

Prinzip und Durchführung

Für das **EEG** werden an festgelegten Positionen der Schädeldecke zahlreiche *Kopfhautelektroden* angebracht, über die die elektrischen Spannungen der Hirnrinde aufgezeichnet werden. Im *Elektroenzephalographen* werden die Potentialschwankungen verstärkt und sichtbar gemacht. Die Untersuchung ist völlig nebenwirkungsfrei und schmerzlos, ist aber für viele Patienten wegen der notwendigen Befestigung der Elektroden und der zahlreichen Kabel zum Aufzeichnungsgerät unangenehm (☞ Abb. 1.54).

Ein EEG wird heute meist nur noch zur Diagnostik der Epilepsie durchgeführt.

🔲 Pflege bei EEG

• Haare und Kopfhaut vor der Untersuchung säubern, evtl. waschen, da Fett und Haarsprayreste die Ableitung behindern
• Mahlzeiten vor der Untersuchung normal einnehmen lassen, da Unterzuckerung das EEG verändern kann; aus dem gleichen Grund keine anregenden Getränke geben z.B. Cola, Kaffee oder Tee
• Medikation des Patienten notieren, da verschiedene Medikamente (z.B. auch Diazepam) das EEG beeinflussen; ggf. Medikamente vorher nach Arztanordnung absetzen
• Vermerken, ob bei dem Patienten eine Epilepsie bekannt ist
• Patienten über den Ablauf und die Ungefährlichkeit der Untersuchung in Kenntnis setzen; evtl. werden sie zur Untersuchung begleitet.

🔲 Die an sich wenig belastende EEG-Untersuchung kann bei *psychiatrischen Patienten* starke Angstgefühle auslösen. Manche halten das EEG für eine Art elektrischen Stuhl, bei dem Strom durch sie hindurchgeleitet wird, oder befürchten die Möglichkeit, dass ihre Gedanken lesbar werden. In diesem Fall ist ein sehr einfühlsamer Umgang des Untersuchers mit dem Patienten erforderlich.

Normalbefund

Beim Gesunden wird ein typisches, altersabhängiges Wellenmuster abgeleitet (☞ Abb. 1.55):
• α-**(Alpha-)Wellen:** Beim wachen Erwachsenen mit geschlossenen Augen
• β-**(Beta-)Wellen:** Beim wachen Erwachsenen mit geöffneten Augen; hochfrequentere Wellen
• δ-**(Delta-)Wellen:** Beim Erwachsenen in nicht tiefen Schlafstadien; niedrige Frequenz
• ϑ-**(Theta-)Wellen:** Beim gesunden Erwachsenen nur im Tiefschlaf; niedrigste Frequenz.

Typische pathologische Befunde

• **Allgemeinveränderungen** (meist eine Verlangsamung) können in allen Ableitungen vorkommen. Sie sind ohne lokalisatorische Bedeutung und z.B. bei diffusen Gehirnentzündungen, Stoffwechselentgleisungen oder Vergiftungen zu beobachten
• Ein Tumor oder eine Blutung können zu sog. **Herdbefunden** führen. Hierbei treten umschrieben, d.h. nur in bestimmten Ableitungen, gehäuft langsame Wellen auf. Herdbefunde weisen oft auf die Lokalisation (den Ort) der Schädigung hin
• Beim **Hirntod** (☞ 1.2.7) eines Menschen sind keine Potentialschwankungen mehr nachweisbar **(Nulllinien-EEG)**
• Beim Verdacht auf eine Anfallserkrankung (Epilepsie ☞ Kapitel 10) werden *Provokationsmethoden* eingesetzt um anfallstypische Kurvenmuster auszulösen, die die Neigung z.B. zur Epilepsie belegen. Typische Kurvenveränderungen **(Krampfpotentiale)** sind *Spikes* und *Waves* ("Zacken und

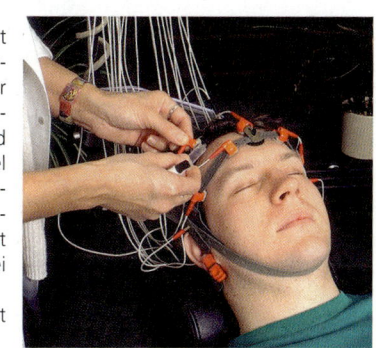

Abb. 1.54: Ein Patient wird für ein EEG vorbereitet. Wegen der vielen zu befestigenden Elektroden und der zahlreichen Kabel erscheint die Untersuchung zunächst unangenehm, bringt aber objektiv keinerlei Beeinträchtigungen für den Patienten mit sich. [D200]

Wellen"), die z.B. durch Lichtreize provoziert werden können.

Das **Schlafentzugs-EEG** ist eine weitere Methode zur Provokation von Krampfpotentialen. Der Patient muss dazu eine Nacht aufbleiben, was die generelle Krampfbereitschaft des Gehirns erhöht. Abgeleitet wird am nächsten Morgen, wobei der Patient am besten einschlafen soll. Gerade in der Einschlafphase gelingt häufig die Registrierung von Krampfpotentialen.

Zur erweiterten EEG-Diagnostik bei Epilepsie gehören das **Video-EEG** zum simultanen Aufzeichnen des EEG und der Körperbewegungen während eines Anfalls sowie das **Schlaflabor**, das neben dem EEG eine Vielzahl von Parametern (EKG, Atemfrequenz, Körperlage, Muskeltonus, Thoraxexkursion etc.) misst.

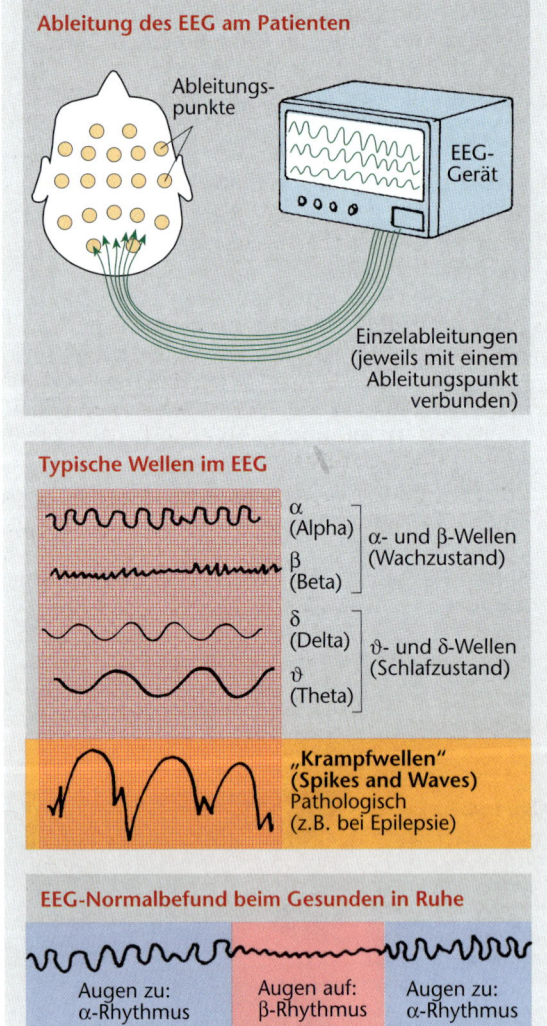

Ableitung des EEG am Patienten

Ableitungspunkte

EEG-Gerät

Einzelableitungen (jeweils mit einem Ableitungspunkt verbunden)

Typische Wellen im EEG

α (Alpha)
β (Beta)
⎱ α- und β-Wellen (Wachzustand)

δ (Delta)
ϑ (Theta)
⎱ ϑ- und δ-Wellen (Schlafzustand)

„Krampfwellen" (Spikes and Waves) Pathologisch (z.B. bei Epilepsie)

EEG-Normalbefund beim Gesunden in Ruhe

Augen zu: α-Rhythmus | Augen auf: β-Rhythmus | Augen zu: α-Rhythmus

Abb. 1.55: Ableitung eines EEG und Darstellung einiger typischer Wellenmuster. [A400]

Eine diagnostisch eindeutige Aussage erlaubt das EEG nur selten. Ein normaler EEG-Befund schließt im Prinzip keine Krankheit aus!

Evozierte Potentiale

Evozierte Potentiale (kurz *EP*): An der Schädeloberfläche mittels EEG abgeleitete Reizantwort des ZNS auf sensible, visuelle oder akustische Reize.

Bei der Untersuchung der **evozierten Potentiale** wird das zu untersuchende Sinnesorgan durch einen entsprechenden Reiz erregt. Die aus diesem Reiz resultierende Aktivitätssteigerung des Gehirns wird über das EEG registriert und durch einen Computer ausgewertet.
- **Visuell evozierte Potentiale** (kurz *VEP*): Der Sehsinn wird z.B. durch das Betrachten von Schachbrettmustern oder durch Lichtblitze erregt. Diese Untersuchung wird oft bei Verdacht auf Multiple Sklerose zum Nachweis einer Sehnervenentzündung eingesetzt, die ein häufiges Erstsymptom für MS ist (☞ Abb. 1.56)
- **Akustisch evozierte Potentiale** (kurz *AEP*): Dem Ohr werden definierte Schallreize zugeführt, z.B. immer wiederkehrende Klicklaute. Diese Untersuchung ist z.B. bei Verdacht auf Hirnstammschädigung angezeigt
- **Somatosensibel evozierten Potentiale** (kurz *SSEP*): Diese Potentiale werden meist durch elektrische Reize an peripheren Nerven ausgelöst. Sie dienen der Beurteilung der sensiblen Nervenbahnen und werden bei Verdacht auf eine Störung der sensiblen Leitung im Rückenmarks- oder Gehirnbereich abgeleitet.

Bei schlecht entspannten Patienten sind die Kurven oft nicht eindeutig reproduzierbar (wiederholbar), weshalb zum Ableiten der EP die Patienten gelegentlich sediert werden.

Elektromyographie

Elektromyographie (kurz *EMG*): Ableitung und Registrierung der elektrischen Aktivität eines Muskels mittels Nadelelektroden.

Im Gegensatz zum EEG erfordert die **Elektromyographie** einen oder mehrere Nadeleinstiche, wobei meist *konzentrische* (um einen Mittelpunkt herum angeordnete) Nadelelektroden in die Muskulatur eingebracht werden. Nachfolgend wird eine elektrische Nervenreizung erzeugt, die für den Patienten unangenehm und evtl. schmerzhaft ist. Man registriert willkürlich aktivierbare und spontane elektrische Muskelaktivität (Potentialschwankungen im Muskel) und untersucht die Potentialform der motorischen Einheiten (☞ Abb. 1.57). Eine motorische Einheit besteht aus dem α-Motoneuron, seinem Neuriten und dessen terminalen Aufzweigungen sowie den dazugehörigen motorischen Endplatten und Muskelfasern.

Die Elektromyographie erlaubt:
- Differenzierung zwischen neurogener und myogener Muskelatrophie
- Aussagen über die Beteiligung bestimmter Muskeln an einer Lähmung
- Bestimmung von Grad und Erfolg der „Reparaturvorgänge" nach einer Nervenschädigung
- Registrierung und Quantifizierung von Impulsübertragungsstörungen, z.B. bei Myasthenie (☞ 13.1).

Die elektrische Aktivität des Muskels wird in einem Koordinatensystem vermerkt, wobei die Zeit in ms gegen die Empfindlichkeit in mV aufgetragen ist. Neben der optischen Aufzeichnung ist mit den meisten Geräten auch eine akustische Überwachung des EMG-Signals möglich, durch die sich die unterschiedliche elektrische Aktivität bei verschiedenen Krankheitsbildern hörbar machen lässt.

> 📖 Die Pflegende stellt sicher, dass keine Antikoagulantien-Medikation (z.B. Marcumar®) besteht. Eine Vollheparinisierung ist mindestens 2 Stunden vor der Untersuchung abzustellen.

Elektroneurographie

> 🔲 **Elektroneurographie:** Ableitung und Registrierung der Aktionspotentiale eines Nervs zur Bestimmung der **Nervenleitgeschwindigkeit (NLG)**.

Mit Hilfe der **Elektroneurographie** untersucht man die Fortleitung eines elektrischen Impulses in einem peripheren Nerven mittels elektrischer Stimulation. Sie erlaubt die Berechnung der **Nervenleitgeschwin-**

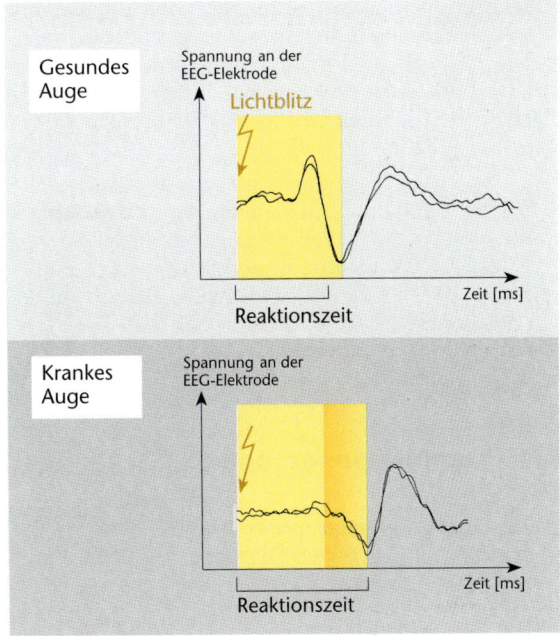

Abb. 1.56: Visuell evozierte Potentiale; oben normal, unten pathologisch bei einer Sehnervenentzündung. Die Form des Potentials ist in typischer Weise verändert, außerdem tritt die Reaktionszeit verzögert ein. [nach Pschyrembel, 257. Auflage, de Gruyter]

digkeit z.B. bei Verdacht auf Polyneuropathie (☞ 5.5). Die Nervenleitgeschwindigkeit berechnet sich nach der Formel: Geschwindigkeit = Weg/Zeit. In die Beurteilung fließen die Latenz (Zeit von Reizung bis zum Ableiten eines Antwortpotentials) und die Größe der Amplitude ein.

Läsionen der Markscheiden von schnell leitenden Nervenfasern führen zu einer Verlangsamung der Leitgeschwindigkeiten. Bei Schädigungen der Axone bleibt die Nervenleitgeschwindigkeit lange Zeit normal, lediglich die Amplitude der abgeleiteten Muskel- und Nervenantwortpotentiale verringert sich.

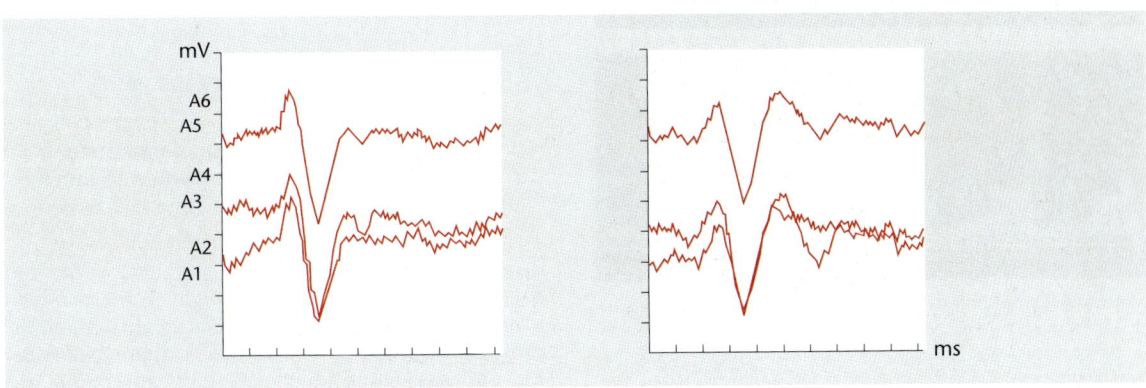

Abb. 1.57: Elektromyographiebefund. Normales Potentialmuster nach Aktivierung. [K183]

Gemessen werden die **motorische** und die **sensible Nervenleitgeschwindigkeit,** wobei sowohl eine sensibel *orthodrome* (= Richtung der normalen Reizausbreitung) als auch eine sensibel *antidrome* (= entgegengesetzte Richtung der normalen Reizausbreitung) Messung möglich sind.

> ☒ Viele Patienten bekommen auf die Aussage hin, dass sie mit Stromstößen untersucht werden, Angst. Zur Verdeutlichung dessen, was den Patienten erwartet, ist der Vergleich mit dem Stromschlag durch einen Weidezaun hilfreich. Die verwendeten Stromstärken sind beim Weidezaun jedoch noch stärker.

1.3.5 Doppler-Sonographie

> ☐ **Doppler-Sonographie:** Ultraschallverfahren zur nicht invasiven Diagnose von Gefäßverengungen oder Gefäßverschlüssen.

Bei der **Doppler-Sonographie** wird eine bleistiftgroße Ultraschallsonde mit einem Kontaktgel auf die Haut aufgebracht. Es ist eine für den Patienten nicht belastende Untersuchung, die beliebig oft wiederholt werden kann. Es wird dabei die Strömungsgeschwindigkeit und die Strömungsrichtung in Venen und Arterien als Kurve und/oder Ton dargestellt (☞ Abb. 1.58).

Die Doppler-Sonographie ermöglicht besonders in der Neurologie die Diagnose von Verengungen der

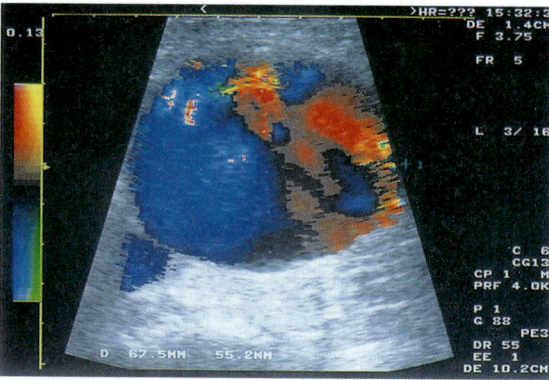

Abb. 1.59: Farbduplex-Sonographie einer dilatierten Arterie. Der größte Teil des Blutflusses ist von der Sonde weg gerichtet (blau), ein geringerer Anteil des Blutes fließt auf die Sonde zu (rot). Die Farbzwischentöne zeigen den turbulenten Fluss, die grauen Stellen den Bereich, in dem kein Fluss vorhanden ist (Thrombusanteile). [E179-168]

hirnversorgenden Gefäße. Während früher lediglich die großen hirnversorgenden Gefäße außerhalb des knöchernen Schädels, z.B. die A. carotis, darstellbar waren, können heute auch die intrakraniellen Gefäße dopplersonographisch dargestellt werden (*transkranielle Dopplersonographie,* kurz *TCD*).

Die **Duplex-Sonographie** ist eine Weiterentwicklung der Doppler-Sonographie. Sie kombiniert ein bildgebendes Ultraschallverfahren zur Darstellung von Stenosen und Ablagerungen mit dem Doppler-Ultraschall zur Darstellung von Strömungsgeschwindigkeiten. Neue Geräte ermöglichen zusätzlich eine farbliche Darstellung unterschiedlicher Flussgeschwindigkeiten und Turbulenzen (*Farbduplex* ☞ Abb. 1.59).

Hauptindikationen von Doppler- und Duplex-Sonographie sind die diagnostische Abklärung bei Verdacht auf Minderdurchblutung des Gehirns, z.B. Schlaganfall-Symptomatik (☞ 3.1.2). Insbesondere die Sonographie der großen hirnversorgenden Gefäße wird auch ohne konkreten Verdacht bei gefährdeten Patienten eingesetzt.

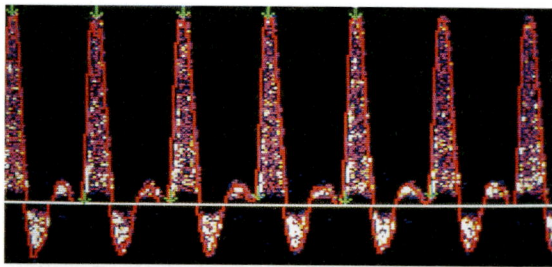
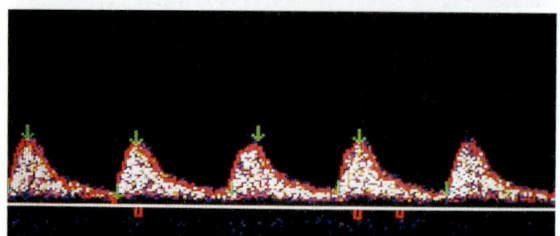

Abb. 1.58: Darstellung der arteriellen Strömungsgeschwindigkeit durch Doppler-Sonographie. Farbkodierte Spektrumanalyse der A. femoralis superior: oben normales Strömungssignal, unten ein pathologisches Strömungssignal bei einem vorgeschalteten Strömungshindernis. [M180]

1.3.6 Intrakranielle Druckmessung

> ☐ **Intrakranieller Druck:** Druck innerhalb der Schädelhöhle. Beim Gesunden unter 15 mmHg mit kurzzeitigen Spitzen bis 60 mmHg (z.B. beim Pressen).

Einige neurologische Erkrankungen, etwa Schädel-Hirn-Traumen oder Hirntumoren, gehen mit einem erhöhten **intrakraniellen Druck** einher (☞ Kapitel 12), der das empfindliche Gehirn zusätzlich zur Grunderkrankung schädigt. Bei solchen Erkrankungen kann es erforderlich sein, den intrakraniellen Druck genau zu bestimmen und Möglichkeiten der Beeinflussung durch therapeutische oder pflegerische Maßnahmen (Lagerung!) einzuleiten.

Bei der **epiduralen Messung** wird der Messfühler operativ in den Epiduralraum eingebracht. Der Eingriff ist technisch relativ einfach und nur mit geringem Infektionsrisiko verbunden, da die Dura nicht eröffnet wird.

Bei der **intraventrikulären Messung** wird ein Gehirnventrikel über ein Bohrloch punktiert. Der Druckaufnehmer befindet sich außerhalb des Patienten am Krankenbett. Vorteilhaft ist hier die Möglichkeit zur Hirndrucksenkung durch Ablassen von Liquor. Nachteilig ist die Verletzung einer geringen Menge Nervengewebe und das vergleichsweise hohe Infektionsrisiko.

1.3.7 Biopsien

In der Neurologie sind vor allem **Muskel-** und **Nervenbiopsien** von Bedeutung. Da die Entnahme von Gewebe jedoch für den Patienten eingreifend ist und bei der Nervenbiopsie stets (wenn auch kleine) Ausfälle zurückbleiben, steht die Biopsie am Ende aller möglichen Untersuchungen.

Dies gilt noch mehr für die **Hirnbiopsie,** also die Entnahme von Hirngewebe durch offene oder stereotaktische Eingriffe (☞ unten). Sie wird meist nur bei unklaren Raumforderungen im Gehirn durchgeführt, um die genaue Beschaffenheit eines Tumors histologisch zu klären und eine optimale Behandlungsplanung zu ermöglichen.

1.3.8 Stereotaktische Eingriffe

⊡ **Stereotaktische Eingriffe:** Neurochirurgische Operationen an (tiefer gelegenen) Strukturen des Gehirns über ein kleines Bohrloch im Schädel, unter weitestmöglicher Schonung des übrigen Hirngewebes, zu diagnostischen und/oder therapeutischen Zwecken.

Konventionelle operative Eingriffe an tiefer gelegenen Hirnstrukturen wie etwa den Basalganglien haben oft schwerwiegende neurologische Ausfälle zur Folge, da oberflächlich gelegene Hirnstrukturen bei der Freilegung des erkrankten Gebietes zwangsläufig in Mitleidenschaft gezogen werden.

Bei **stereotaktischen Operationen** hingegen (☞ Abb. 1.60, 1.61) wird zunächst ein Ring am Kopf des Patienten operativ fixiert. Durch spezielle Lokalisationseinrichtungen kann mit Hilfe der Computertomographie jeder Punkt innerhalb des Schädels definiert und über ein kleines Bohrloch z.B. mit Sonden oder Punktionsnadeln sehr gezielt angesteuert werden.

Dies ermöglicht eine Schonung der umliegenden gesunden Gewebe und damit eine deutliche Verringerung des Operationsrisikos.

Risikofrei sind stereotaktische Eingriffe nicht: Beispielsweise kann trotz aller Vorsichtsmaßnahmen ein Blutgefäß durch das vorgeschobene Instrument verletzt werden und dadurch eine schwere intrazerebrale Blutung entstehen. Außerdem können trotz spezieller Biopsiespiralen kleinere, aber hochmaligne und damit prognoseentscheidende Tumoranteile übersehen werden.

Diagnostisch werden stereotaktische Verfahren insbesondere zur Gewinnung von Gewebeproben aus tiefer gelegenen, operativ nicht zugänglichen Tumoren eingesetzt (Biopsie ☞ oben).

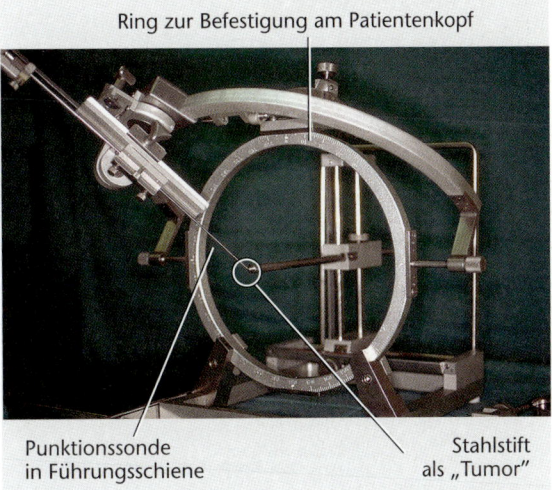

Ring zur Befestigung am Patientenkopf

Punktionssonde in Führungsschiene

Stahlstift als „Tumor"

Abb. 1.60: Für eine stereotaktische Operation wird dieser Ring am Kopf des Patienten befestigt. Er dient zur Fixierung des Kopfes und erlaubt durch die Führungsschienen ein exaktes Einbringen und Vorschieben der Sonde zur Zielregion. [T145]

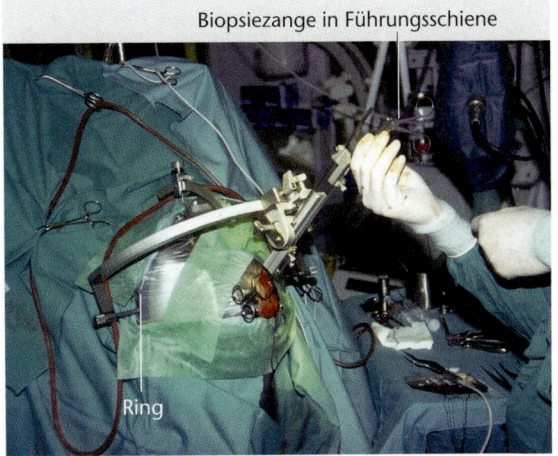

Biopsiezange in Führungsschiene

Ring

Abb. 1.61: Stereotaktische Operation [T145]

Therapeutisch dienen stereotaktische Verfahren v.a. der gezielten Koagulation von krankhaftem Hirn- bzw. Nervengewebe, z.B. bei sonst nicht beherrsch- baren, chronischen Schmerzen oder Morbus Parkinson, sowie der Implantation radioaktiver Substanzen in einen nicht operablen Hirntumor (☞ Kapitel 8).

Wiederholungsfragen

1. Welche Strukturen gehören zum zentralen Nervensystem? (☞ 1.1.2)

2. Welche Zelltypen gehören zum Nervengewebe? (☞ 1.1.1)

3. Welche Funktion besitzen afferente bzw. efferente Nervenfasern? (☞ 1.1.1)

4. Welche Aufgabe haben die Gliazellen? (☞ 1.1.1)

5. Welchen Zweck erfüllt die Myelinscheide des Axons? (☞ 1.1.1)

6. Was versteht man unter saltatorischer Erregungsleitung? (☞ 1.1.1)

7. Woraus besteht ein Nerv? (☞ 1.1.1)

8. Wie kommt ein Aktionspotential zustande? (☞ 1.1.1)

9. Wie nennt man die Verbindung zwischen Axon und Muskelzelle? (☞ 1.1.1)

10. Welche Funktion besitzen Neurotransmitter? (☞ 1.1.1)

11. Woraus besteht die graue Substanz des Großhirns? (☞ 1.1.2)

12. Welche Funktion besitzt die Pyramidenbahn? (☞ 1.1.2)

13. Wofür ist das extrapyramidale System zuständig? (☞ 1.1.2)

14. Wofür ist das Kleinhirn verantwortlich? (☞ 1.1.2)

15. Welche Funktion erfüllen die Basalganglien? (☞ 1.1.2)

16. Was ist der Queckenstedt-Versuch? (☞ 1.3.2)

17. Wofür ist der Thalamus zuständig? (☞ 1.1.2)

18. Was ist der Unterschied zwischen peripheren und zentralen Lähmungen? (☞ 1.2.1)

19. Welche Wirkungen haben der Sympathikus und der Parasympathikus? (☞ 1.1.4)

20. Wie heißen die drei Hirnhäute? (☞ 1.1.5)

21. Welche Funktion hat der Liquor? (☞ 1.1.5)

22. Wie ist ein Reflexbogen aufgebaut? (☞ 1.1.2)

23. Welche Ausfälle sind bei einer Schädigung der Wurzel L4 zu erwarten? (☞ 1.1.3)

24. Was versteht man unter unsystematischem Schwindel? (☞ 1.2.4)

25. Bei welcher Erkrankung gehört der Rigor zu den Leitsymptomen? (☞ 1.2.6)

26. Was ist eine Torsionsdystonie? (☞ 1.2.6)

27. Was ist eine autonome Blase? (☞ 1.2.8)

28. Was sind neuropsychologische Syndrome? (☞ 1.2.9)

29. Welche Kontrollmaßnahmen sind nach einer Angiographie erforderlich? (☞ 1.3.3)

30. Worauf ist bei der Kernspintomographie von pflegerischer Seite her zu achten? (☞ 1.3.3)

31. Was sind α-Wellen? (☞ 1.3.4)

32. Welche Parameter misst die Doppler-Sonographie? (☞ 1.3.5)

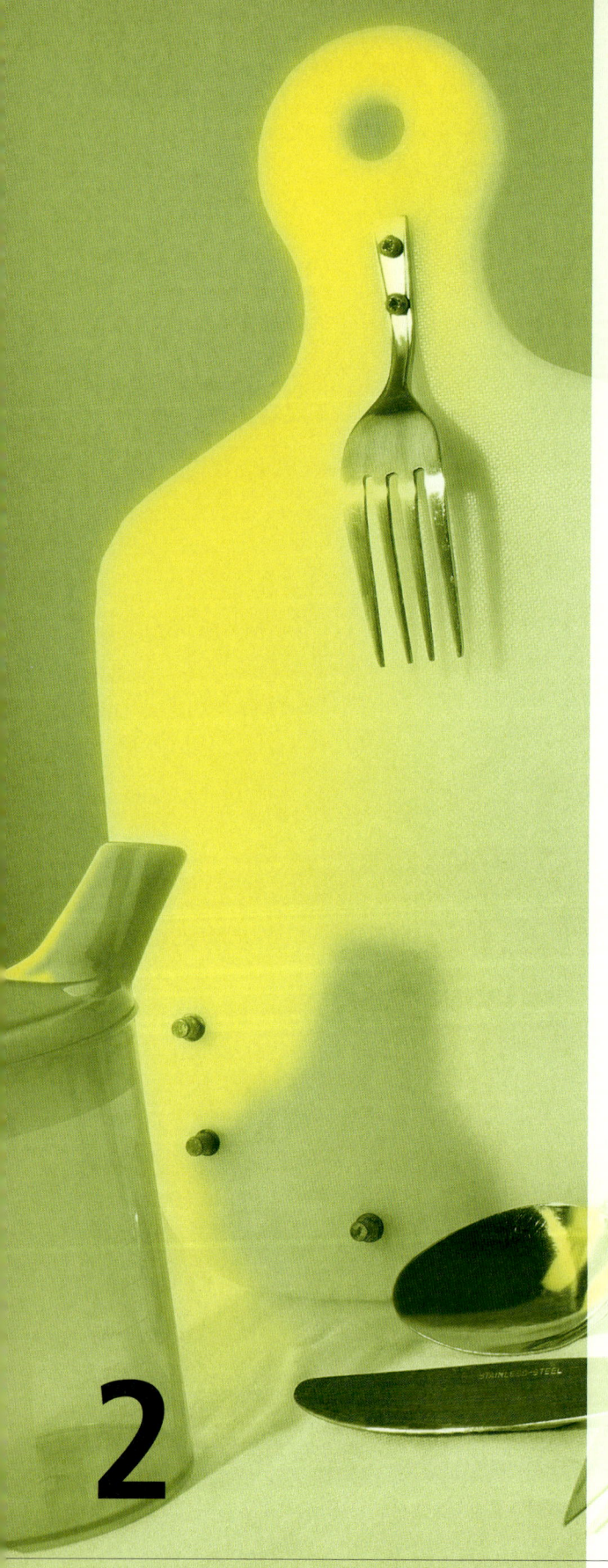

2

Behandeln, Heilen und Pflegen in der Neurologie

Bei vielen neurologischen Erkrankungen ist mit dem Gehirn das Organ betroffen, das den Menschen zum Menschen macht und ihm seine Individualität und Persönlichkeit verleiht. Dies stellt die Pflegenden vor einzigartige Herausforderungen. Während einem Patienten auf der Chirurgie nach einer Fraktur des Armes vielleicht nur das Essen in mundgerechte Stücke geschnitten werden muss, er aber ansonsten völlig gesund sein kann, haben die Pflegenden in der Neurologie insbesondere auch mit Menschen zu tun, deren Wesen sich durch die Krankheit verändert (hat). Das kann unter Umständen sogar den Verlust ihrer Verbindung zur Außenwelt bedeuten, z.B. bei Patienten mit einem apallischen Syndrom (☞ 1.2.7).

Der Patient bekommt jederzeit die Hilfe, die er wirklich braucht. So beginnen die Pflegenden so früh wie möglich, mit ihm verloren gegangene Fähigkeiten einzuüben, ggf. auch mit Unterstützung technischer Hilfsmittel. Darüber hinaus motivieren sie den Patienten, alles das selbstständig zu erledigen, wozu er in der Lage ist. Will das einmal nicht so gelingen oder gibt es einen Rückschlag, machen die Pflegenden ihm (weiter) Mut und bauen ihn wieder auf. In Gesprächen bereiten sie ihn und seine Angehörigen darauf vor, dass einige Defizite ein Leben lang erhalten bleiben können, und überlegen gemeinsam mit dem Patienten, wie er mit diesen Defiziten auch nach der Krankenhausentlassung zurechtkommen kann. Der erste Schritt in die richtige Richtung ist meist der Aufenthalt in einer Rehabilitationseinrichtung, der in der Regel von den Sozialarbeitern des Hauses vermittelt wird. Weitere Möglichkeiten sind die Organisation einer individuell auf den Patienten zugeschnittenen Überleitungspflege, die Anleitung der Angehörigen sowie Hilfestellung bei der Kontaktaufnahme mit Selbsthilfegruppen.

Spezielle Pflege in der Neurologie

Die wichtigsten Aufgabenbereiche, mit denen die Pflegenden in der Neurologie immer wieder konfrontiert werden, sind:
- Intensivmedizinische Pflege (☞ 2.1)
- Pflege bei chronischen Schmerzen (☞ 2.2)
- Pflege bei Lähmungen, insbesondere nach Schlaganfall (☞ 3.1)
- Pflege alter Patienten (☞ 2.3).

Die pflegerischen Maßnahmen, die bei speziellen neurologischen Erkrankungen erforderlich sind, werden in den nachfolgenden Kapiteln im Einzelnen vorgestellt (☞ 3 bis 13).

In der Neurologie sind außerdem verschiedene ergänzenden Therapien von besonderer Bedeutung für die Pflege und Rehabilitation der Patienten:
- Bobath-Konzept (☞ 3.1.5)
- Neuropsychologisches Training (☞ 1.2.9).
- Logopädie
- Ergotherapie (☞ 16.7)
- Musiktherapie (☞ 16.5.3)
- Maltherapie (☞ 16.5.3)
- Physikalische Therapien (☞ 2.2.4).

2.1 Intensivpflege

⊡ **Intensivpflege:** Versorgung schwerst bis lebensbedrohlich erkrankter Patienten, die mit einem hohen Maß an medizinischem und pflegerischem Aufwand einhergeht. Man unterscheidet:
- **Intensivüberwachung:** Umfassende klinische Beobachtung und apparative Überwachung
- **Intensivtherapie:** Umfassende intensive Überwachung und Behandlung von schwerkranken, häufig vital bedrohten Patienten.

2.1.1 Aufgaben der Intensivmedizin

In kleineren Krankenhäusern steht vielfach nur eine einzige Intensivstation mehreren Fachbereichen zur Verfügung, z.B. der Inneren Medizin und der Chirurgie. Diese **interdisziplinären Intensivstationen** werden meistens von Anästhesisten geleitet. In Krankenhäusern mit Maximalversorgung sind sog. Intensiv-

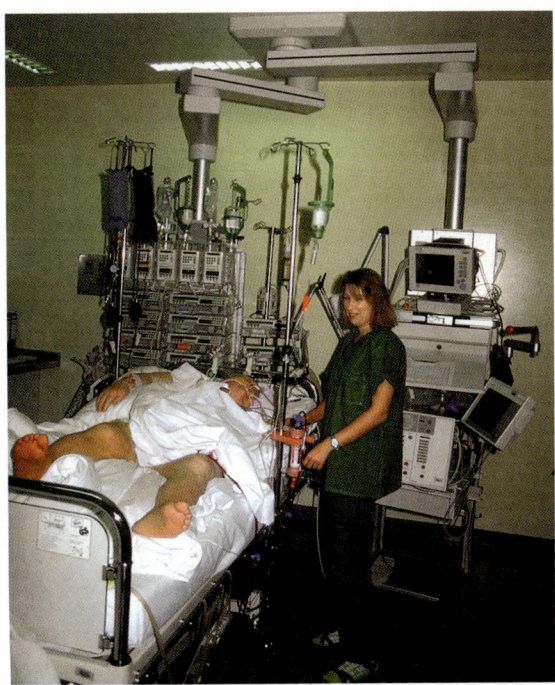

Abb. 2.1: Bettplatz eines beatmeten Intensivpatienten. Die zahlreichen medizintechnischen Geräte sind übersichtlich und gut zugänglich angeordnet. Dadurch ist es möglich, sich im Bedarfsfall rasch einen Überblick zu verschaffen und z.B. eine Geräteeinstellung zu ändern. [M161]

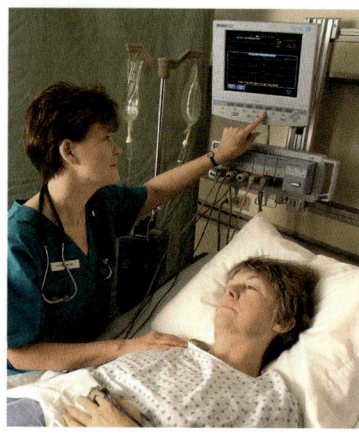

Abb. 2.2: Überwachungsmonitor CMS 6000® im Einsatz. [V301]

einheiten eingerichtet, die auf die Versorgung spezieller Erkrankungen eingestellt sind, z.B. **neurochirurgische** oder **kardiochirurgische Intensivstationen.** Sie werden meist von Fachärzten des jeweiligen Fachgebiets geleitet. Darüber hinaus hat sich die Einrichtung spezieller **Beatmungsstationen** etabliert, die in der Regel von Anästhesisten geleitet werden.

Indikation zur intensivmedizinischen Behandlung

Die **Hauptindikationen** zur intensivmedizinischen Behandlung sind (drohende) schwere Störungen vitaler Funktionen, wie z.B. Schock, lebensbedrohliche Verletzungen, respiratorische Insuffizienz, Störungen des Säure-Basen-Haushalts, Bewusstlosigkeit und Koma.

Aus den genannten Indikationen zur intensivmedizinischen Behandlung wird deutlich, dass nicht nur die Behandlung der Grunderkrankung, sondern auch der vorübergehende Ersatz ausgefallener Vital- und Organfunktionen, z.B. maschinelle Beatmung bei Lungenversagen, häufige Aufgaben der intensivmedizinischen Behandlung sind.

Situation des Patienten in der Intensivmedizin

Die Situation des Patienten auf der Intensivstation ist geprägt von Unsicherheit – durch fremde Umgebung, fremde Personen – und Angst um das eigene Leben, oft Todesangst. Dazu kommen ein weitgehender Intimitätsverlust durch ständige Überwachungs- und Therapiemaßnahmen sowie ein erheblich gestörter Tag-Nacht-Rhythmus. Wie stark der Patient diesen Belastungen ausgesetzt ist, hängt ganz wesentlich von den Umständen ab, unter denen er auf die Intensivstation eingeliefert wurde.

Patienten, die als **Notfall** aufgenommen wurden, erleben Angst und Unsicherheit besonders stark. Sie fin-

den sich plötzlich in einer völlig fremden Umgebung wieder, nicht selten sind die kahle, helle Decke und ein Gewirr von Schläuchen das erste, was die sie nach einer Bewusstlosigkeit auf der Intensivstation sehen. Nicht wenige Patienten wissen, z.B. nach einem Unfall mit Amnesie, überhaupt nicht, was passiert ist und wo sie sich befinden.

Dagegen können sich Patienten, bei denen eine **postoperative Intensivbehandlung** geplant ist, z.B. nach einer Gehirnoperation, auf den Aufenthalt auf der Intensivstation vorbereiten, sie vielleicht besichtigen und die Pflegenden der Station vorher kennenlernen. Aber auch diese Patienten erleben Momente großer Unsicherheit, z.B. wenn unvorhergesehene Komplikationen eintreten.

Aufgaben der Pflegenden

Ziel der Intensivtherapie ist die Wiederherstellung der Funktion lebenswichtiger Organe, um dem Patienten ein Weiterleben unter für ihn akzeptablen Bedingungen zu ermöglichen. Es geht also nicht um ein Überleben um jeden Preis, sondern auch um die **Lebensqualität** während und nach der Intensivtherapie. Daher versuchen die Pflegenden – neben den hohen medizintechnischen und pflegerischen Anforderungen, die die Arbeit auf einer Intensivstation an sie stellt – den Patienten ihre Situation so weit wie möglich zu erleichtern und auf sie einzugehen.

- **Sicherheitsgefühl** vermitteln: Dem Patienten mitteilen, dass er kontinuierlich überwacht wird, dass jederzeit ein Ansprechpartner vorhanden ist und er auf sich aufmerksam machen kann
- **Aufklärung** des Patienten: Über bevorstehende Pflegemaßnahmen und Untersuchungen; das gilt ebenfalls für sedierte und komatöse Patienten (☞ 1.2.7)
- **Beruhigung** des Patienten: Bei Alarmen und Fehlalarmen
- **Selbstständigkeit** des Patienten: Soweit wie möglich erhalten bzw. fördern
- Zentrale **Bezugspersonen** schaffen: Z.B. durch wenig wechselndes Pflegepersonal
- **Geduld** aufbringen: Für Patienten mit Aphasie, Apraxie, Hemiparese und motorischer Unruhe
- Miteinbeziehen der **Angehörigen:** Z.B. durch großzügige Besuchsregelung.

2.1.2 Intensivüberwachung

Die Überwachung des Intensivpatienten stellt einen wesentlichen Bestandteil der Intensivpflege dar. Um lebensbedrohliche Änderungen der Vitalwerte frühzeitig erkennen und behandeln zu können, ist deren kontinuierliche Kontrolle unerlässlich. Die Intensivüberwachung besteht aus der **Krankenbeobachtung** und der **Monitorüberwachung.**

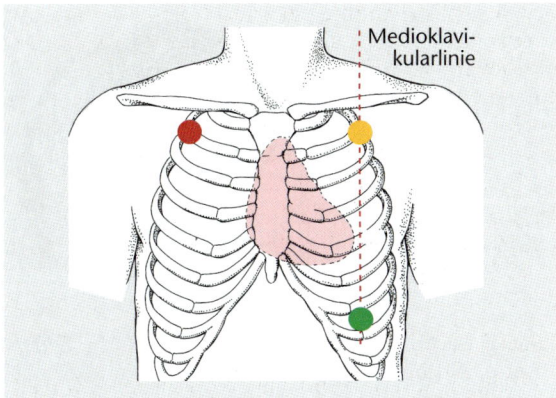

Abb. 2.3: Position der Elektroden zur EKG-Überwachung. Die schwarze (grüne) Elektrode kann alternativ dazu auch links unterhalb der Klavikula angebracht werden. Am Monitor wird die günstigste Ableitung (hohe QRS-Amplitude = geringe Artefakte) eingestellt. [A400-190]

👁 Krankenbeobachtung

- **Bewusstsein:** Veränderungen der Bewusstseinslage weisen auf schwere Störungen der Gehirnfunktion hin und müssen sofort therapiert werden (☞ 1.2.7)
- **Mimik und Gestik:** Durch eingeschränkte Kommunikationsmöglichkeiten, z.B. von beatmeten Patienten kommen Mimik und Gestik besondere Bedeutung zu, sie weisen u.U. auf Schmerz, Angst oder Luftnot hin
- **Haut:** Aussehen und Beschaffenheit der Haut – z.B. Rötung, Schwitzen, Blässe, Zyanose, Hämatome, Nekrosen, Ödeme, Exantheme – geben u.a. Hinweise auf Kreislaufsituation, Sauerstoffversorgung, Allergien
- **Atmung:** Inbesondere bei respiratorischer Insuffizienz oder bei frisch extubierten Patienten beobachten die Pflegenden Atemfrequenz, Atemtiefe und Atemgeräusche
- **Körperhaltung:** Beobachtung von Veränderungen bezüglich Paresen, Plegien, Muskeltonus.

Vitalzeichenüberwachung am Monitor

- **EKG:** 3 – 5 Elektroden werden am Thorax befestigt und damit Herzfrequenz und -rhythmus über Monitor dargestellt. Erfasst Bradykardie, Tachykardie, Extrasystolen, Myokard-Ischämie, Herzstillstand; lässt Rückschlüsse auf zerebrale Dysregulationen, Elektrolytstörungen und die Wirkung von Medikamenten zu
- **Atmung:** Die Atemfrequenz kann über die EKG-Elektroden bei deren richtiger Lage mit überwacht werden
- **Pulsoximetrie:** Nichtinvasive Messung von Puls und Sauerstoffsättigung des Blutes über eine kleine Manschette am Finger
- **Blutdruck:** Man unterscheidet zwischen nichtinvasiver Messung (mit einer speziellen Blutdruckman-

schette) und invasiver Messung (über einen arteriellen Katheter). Erfasst werden Störungen des systolischen, diastolischen Blutdrucks (Hyper-, Hypotonie) und die Wirkung von Medikamenten
- **Temperatur:** Eine rektale Temperatursonde oder ein transurethraler Blasenkatheter werden an einem Monitor angeschlossen. Hypo- bzw. Hyperthermie geben u.a. Hinweise auf mögliche zentrale Dysregulation, Sepsis, Infektionen, Unterkühlung
- **Zentraler Venendruck** *(ZVD),* Hirndruck (☞ 12.1), EEG, O_2-Sättigung und CO_2-Gehalt des Blutes können ebenfalls per Monitor überwacht werden.

An allen Monitoren können **Alarmgrenzen** eingestellt werden. Für jeden Parameter, der überwacht wird, werden die Grenzwerte je nach aktuellem Zustand des Patienten individuell festgelegt. Wird der Grenzwert über- oder unterschritten, gibt der Monitor ein akustisches und/oder optisches Warnsignal.

Durchführung weiterer diagnostischer Maßnahmen

Je nach Krankheitsbild ist unter Umständen die Durchführung weiterer Kontrollmaßnahmen oder die Assistenz bei therapeutischen Maßnahmen erforderlich:

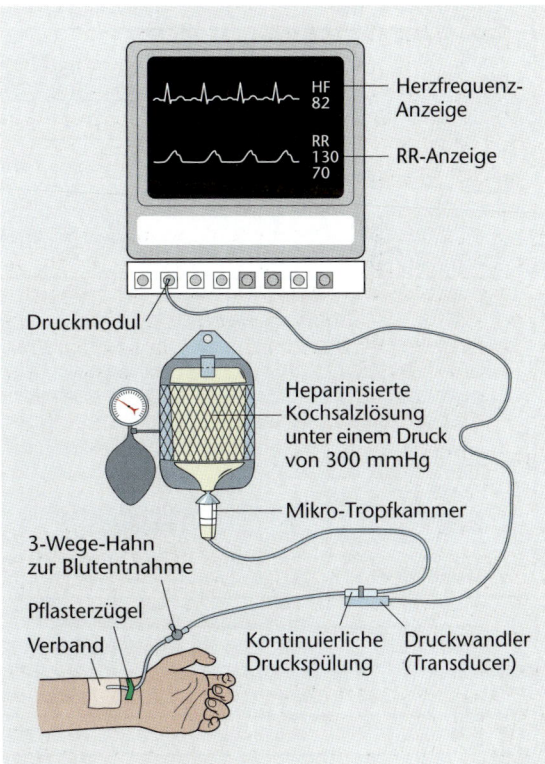

Abb. 2.4: Prinzip der invasiven, direkten Blutdruckmessung. Nach dem gleichen Prinzip können auch z.B. ZVD und Hirndruck gemessen werden. [A400-190]

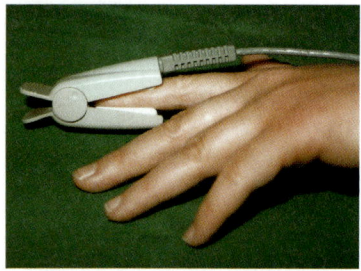

Abb. 2.5 (links): Klemmsensor zur kontinuierlichen Messung der Sauerstoffsättigung. [M161]

Abb. 2.6 (rechts): Rektale Temperatursonde zur kontinuierlichen Temperaturüberwachung mit dem Monitor. [M161]

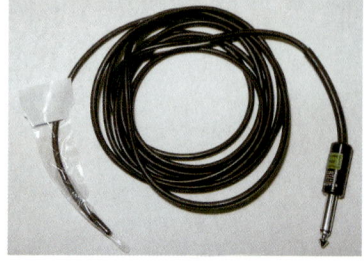

- Kontrolle der **Ausscheidung:** Menge und Aussehen (Poly-, Oligo-, Anurie; Urin klar, trüb, sedimentiert, konzentriert, blutig, eitrig), Bestimmung z.B. von pH, spezifischem Gewicht, Keimnachweis und Urinstatus
- **Flüssigkeitsbilanz:** Überwachung der Flüssigkeitseinfuhr (Infusionen, Trinkmenge, Oxidationswasser) und Ausfuhr (Urin, Stuhl, Drainagen, Sonden, Perspiratio = Hautatmung) über 24 Stunden (☞ 2.1.8)
- Vorbereitung von **Laborkontrollen:** Elektrolyte, Blutzucker, Gerinnung, Blutgasanalyse (BGA), Säure-Basen-Haushalt, Harnstoff, Kreatinin, Leberwerte, Blutbild. Je nach Krankheitsbild sind zusätzliche Laborkontrollen erforderlich.
- Anlage von **Magensonde** und **Blasenkatheter**
- Assistenz bei Anlage eines **zentralen Venenkatheters** *(ZVK)* oder arteriellen Zugangs, ggf. auch bei Anlage eines peripheren venösen Zugangs
- **Lumbalpunktion**/Lumbaldrainage
- **Intubation**
- Vorbereitung und Nachsorge bei einem **Computertomogramm** des Schädels *(kranielles CT, CCT)*, bei **Angiographie** und **Röntgen**.

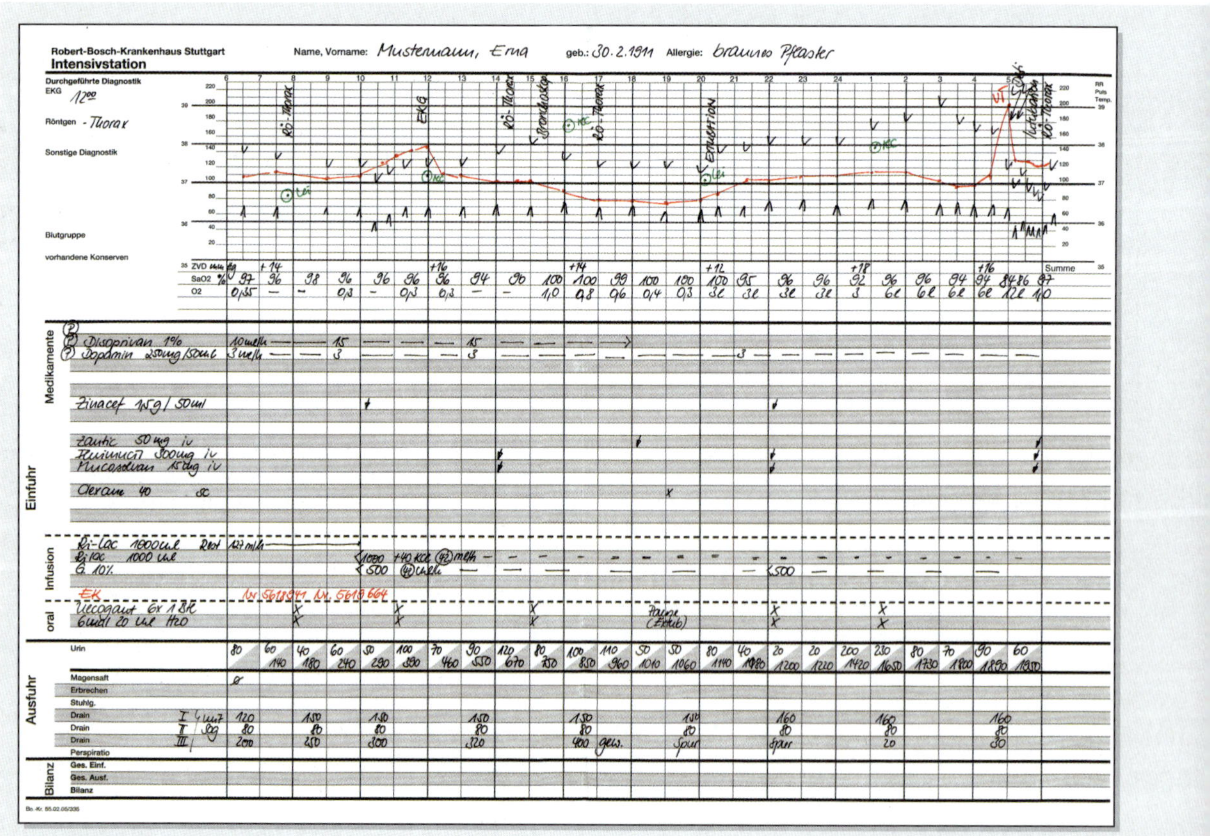

Abb. 2.7: Beispiel für eine Tageskurve einer chirurgischen Intensivstation. Mit diesem Kurvenblatt können auf einen Blick Therapie, Diagnostik, Vitalzeichen und Pflege erfasst werden. Die Beatmung wird auf einem gesonderten Blatt dokumentiert. [T106]

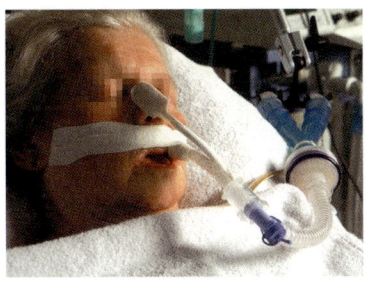

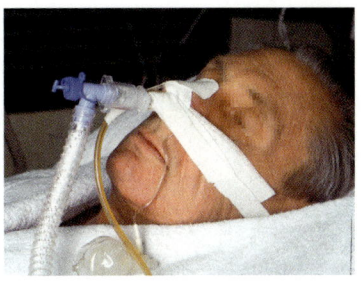

Abb. 2.8 (links): Fixiermöglichkeit des endotrachealen Tubus bei oraler Intubation. [K183]

Abb. 2.9 (rechts): Fixiermöglichkeit des endotrachealen Tubus bei nasaler Intubation. [K183]

Dokumentation

Zur Dokumentation der zahlreichen Überwachungs-, Behandlungs- und Pflegemaßnahmen werden spezielle **Tageskurven** *(Intensivpflegekurven)* angelegt. Jedes Blatt erfasst einen Zeitraum von 24 Stunden und wird täglich zu einer festgesetzten Zeit neu angelegt.

Da in der Intensivpflege viele Parameter mit Hilfe des Monitorings überwacht werden und von Computern gespeichert werden, liegt es nahe, diese Daten als Basis für eine **EDV-Dokumentation** zu verwenden. Mit

geeigneten Programmen ist es möglich, diese Daten über den PC mit der gesamten Pflegeplanung sowie den durchgeführten pflegerischen Maßnahmen zusammen zu führen und gemeinsam zu dokumentieren.

2.1.3 Pflege bei Beatmungspatienten

⬚ **Beatmung:** Unterstützung der Atemtätigkeit durch künstlich erzeugten Überdruck in den Atemwegen. Durch den Überdruck werden die Alveolen gedehnt und mit Luft gefüllt. Durchführung entweder manuell mit einem **Beatmungsbeutel** oder maschinell durch ein **Beatmungsgerät** *(Respirator)*.

Die **Indikation zur Intubation** und Beatmung besteht allgemein bei **respiratorischer Insuffizienz** unterschiedlichster Ursache. Folgende neurologische Krankheitsbilder können zu respiratorischer Insuffizienz führen: Schädelhirntrauma (☞ 9.1), zerebraler Insult (Gehirnschlag) und intrazerebrale Blutung (☞ 3.2), Hirnvenenthrombosen (☞ 3.6), Koma (☞ 1.2.7), neuromuskuläre Erkrankungen (Myasthenia gravis ☞ 13.1), Guillain-Barré-Syndrom (☞ 5.6), Querschnittslähmung oberhalb von C4 (☞ 4.1), Hirnödem (meist prophylaktische Intubation ☞ 12.4.1).

Durchführung

Die **Intubation** erfolgt meist **oral** oder **nasal.** Langzeitbeatmete Patienten werden meist später tracheotomiert und über eine Trachealkanüle beatmet (☞ 2.1.4). Beatmungspatienten sollten ausreichend sediert und analgesiert sein, um eine problemlose und für den Patienten möglichst stressfreie Beatmung zu ermöglichen. Die Kommunikation mit dem Patienten ist daher nur bedingt möglich, weshalb eine engmaschige Krankenbeobachtung besonders wichtig ist.

🖳 Sobald das **Übergabegespräch** des Pflegepersonals mit der nachfolgenden Schicht erfolgt ist, werden beim beatmeten Patienten die Tubuslage (Markierung in cm), die seitengleiche Belüftung und der Druck (Nekrosegefahr bei Überblähung) kontrolliert.

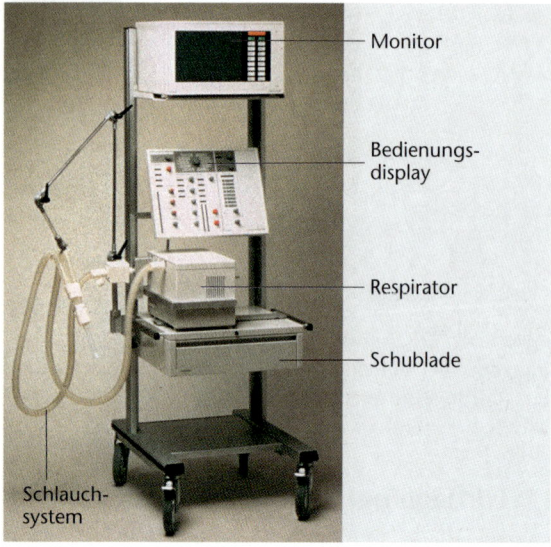

- Monitor
- Bedienungsdisplay
- Respirator
- Schublade
- Schlauchsystem

Abb. 2.10: Beatmungsgerät (Servo Ventilator 300®) und Monitor von Siemens mit Beatmungsschläuchen. [V137]

👁 Krankenbeobachtung bei Beatmung

Vitalzeichen beobachten
- Tachykardie (Anstieg der Herzfrequenz auf > 100/Min): Hinweis auf Verschlechterung der pulmonalen Situation
- Hypertonie bei Schmerzen bzw. nicht ausreichender Sedierung möglich
- Hypotonie, z.B. bei zu tiefer Sedierung möglich.

Pupillen und Bewusstsein beobachten
- Unter optimaler Sedierung meist enge Pupillen mit Lichtreaktion
- Abwehrbewegungen auf Schmerzreize durch Sedierung meist nicht vorhanden, daher auf Absaug- und Hustenreflex achten, die erhalten sein sollten.

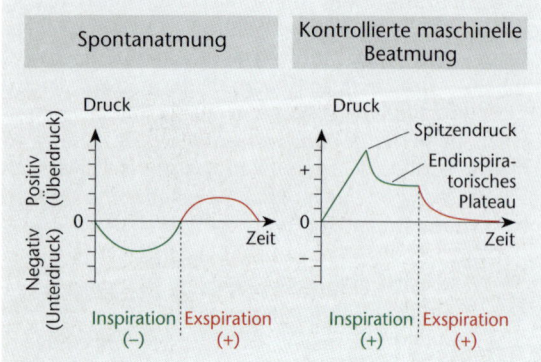

Spontanatmung	Kontrollierte maschinelle Beatmung

Druck — Positiv (Überdruck) / Negativ (Unterdruck) — 0 — Zeit — Inspiration (−) Exspiration (+)

Druck — + / − — 0 — Spitzendruck — Endinspiratorisches Plateau — Zeit — Inspiration (+) Exspiration (+)

Abb. 2.11: Schematischer Vergleich der Druckverhältnisse im Thorax bei Spontanatmung (links) und kontrollierter maschineller Beatmung (rechts). [A400]

🖾 Nicht ausreichend sedierte, unruhige Patienten werden an den Händen fixiert, um eine Selbstextubation zu verhindern, die mit Schleimhautverletzungen oder einem Glottisödem (Schwellung des Kehlkopfes) einhergehen kann.

Haut beobachten
- Zyanose bei unzureichender O_2-Zufuhr möglich; auch bei Tubusverlegung durch Sekret oder wenn der Patient auf den Tubus beißt
- Starkes Schwitzen bei Stress
- Druckulzera im Mund-/Nasenflügelbereich durch orale/nasale Tubuslage möglich: Deshalb täglicher Lagewechsel des Tubus bei oraler Intubation zur Prophylaxe, mehrmals tägliche Inspektion der Intubationsstelle.

Absaugsekret
Absaugen von Atemwegssekret ☞ 2.1.5
- Atemwegssekret ist im Normalfall klar
- Eitrig bei Pneumonie, Aspiration
- Schaumig bei Lungenödem
- Blutig bei Schleimhautverletzung nach traumatischer Intubation, Absaugen oder Tracheotomie.

Mundhöhle pflegen
- Tägliche Inspektion auf Soor und Druckulzera durch den Tubus
- Mehrmals täglich Mundpflege und Absaugen von Sekret aus Mund-Nasen-Rachen-Raum.

Verdauung kontrollieren
- Analgetika begünstigen einen paralytischen Ileus. Deshalb ist regelmäßiges Abführen nötig: Mechanisch durch Einlauf oder durch Gabe von Laxanzien enteral oder i.v.
- Diarrhoe tritt auf unter Antibiotikagabe als Folge einer veränderten Darmflora.

⚠ **Vorsicht!**
Unter (lang dauernder) **Antibiotikagabe** kann es durch Überwucherung der Darmschleimhaut mit dem Erreger Clostridium difficile zu einer pseudomembranösen Kolitis kommen. Der Stuhl muss daher zur mikrobiologischen Untersuchung eingesendet werden.

2.1.4 Pflege bei tracheotomierten Patienten

🔅 **Tracheostoma:** Operativ angelegter Luftröhrenschnitt *(Tracheotomie)* nach außen zum Einlegen einer Trachealkanüle. Der Anlageort ist meist oberhalb der Schilddrüse. Die Indikation besteht bei voraussichtlicher **Langzeitbeatmung** oder bei Kehlkopfentfernung.

Die **konventionelle Tracheotomie** erfolgt in Intubationsnarkose. Der Operateur schneidet ein kleines Fenster aus dem 2. oder 3. Trachealknorpel heraus und führt in die Öffnung eine Trachealkanüle ein. In der Intensivmedizin wird heute zunehmend die **Punktionstracheotomie** durchgeführt. Dabei wird unter bronchoskopischer Sicht die Trachea punktiert, ein Führungsdraht eingeführt und durch Dilatation eine spitz zulaufende Trachealkanüle langsam nachgezogen.

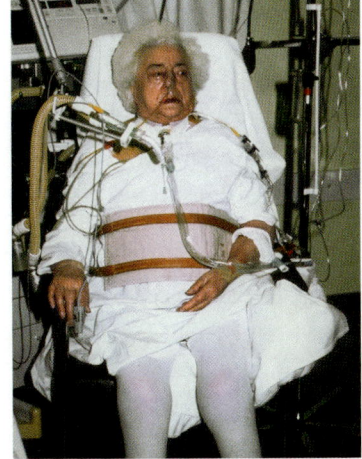

Abb. 2.12: Beatmung heißt nicht automatisch, dass der Patient bewegungs- und teilnahmslos in seinem Bett liegen muss. [M161]

> **⚠ Vorsicht! Erstickungsgefahr**
> Tracheostoma-Träger sind eher erstickungsgefährdet als andere Patienten. Deshalb sollten sie auch auf Normalstation nicht zu weit vom Stationszimmer untergebracht sein. Ein einsatzbereites Absauggerät und Ersatzkanülen sollten immer in unmittelbarer Reichweite stehen.

Allgemeine Pflegemaßnahmen bei Tracheostoma

- Regelmäßige Tracheostomapflege (☞ unten)
- Regelmäßiges Absaugen (☞ 2.1.5)
- Regelmäßiger Trachealkanülenwechsel: Mindestens alle 3 Tage, bei starker Sekretion auch häufiger, wenn nötig sogar mehrmals täglich
- Um Scheuerstellen durch das Kanülenende in der Trachea zu vermeiden, wird die Länge der Kanülen variiert (z.B. 7 cm und 8 cm)
- Regelmäßige Kontrolle des Cuff-Drucks mittels Cuff-Druckmessers zur Vermeidung von Tracheomalazien *(druckbedingte Erweichung der Luftröhre)*
- Befeuchten der Atemluft: Durch Spezial-Filter (künstliche Nase), Vernebler
- Borkenentfernung: 5 ml NaCl-Lösung 0,9 % in die Trachea träufeln, dann mit einem Ambu-Beutel kurz überblähen; nie jedoch ölige Substanzen verwenden (Gefahr der öligen Pneumonie)
- Bei Sprechkanülen mit Einsätzen sind diese häufiger zu reinigen.

Tracheostomapflege

Entscheidend ist die regelmäßige Inspektion des Tracheostomas auf Veränderungen:
- Bei Verdacht auf **Infektion** Keimnachweis durch Abstrich, häufiges Reinigen und Verbandswechsel z.B. mit Betaisodona-Lösung und nach ärztlicher Anordnung ggf. i.v. Gabe von Antibiotika
- **Mazeration:** (Mercuchrom ist wg. Kanzerogenität nur noch ganz speziellen Fällen vorbehalten) Hautschutz mit Zinkpaste
- **Verstopfen der Kanüle:** Anspülen der Kanüle mit steriler NaCl-Lösung, bei zähem Trachealsekret regelmäßiges Absaugen und Kanülenwechsel
- **Kanülenfehllage:** Auf Markierung (cm!) achten, ggf. Rendallschraube feststellen, evtl. Kanülenwechsel und Kontrolle der Belüftung durch Auskultation
- **Hautemphysem:** Cuff (Manschette zwischen Trachea und Kanüle) nachblocken, ggf. größere Kanüle einsetzen
- **Nahtinsuffizienz:** Nahtstelle sauberhalten, Granulationsförderung mit Perubalsam, ggf. ist die erneute operative Versorgung mit Sekundärnaht erforderlich

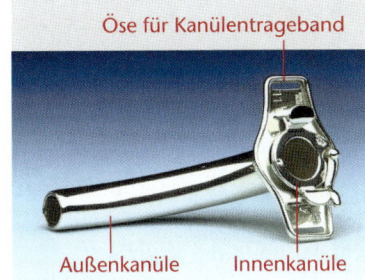

Abb. 2.13 a: Trachealkanüle aus Silber mit eingesetzter Innenkanüle. [K156]

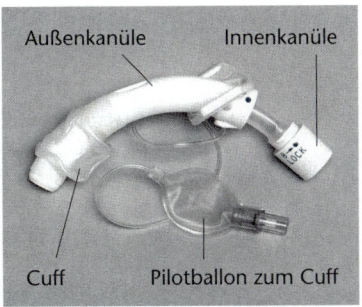

Abb. 2.13 b: Trachealkanüle mit Cuff zum Abdichten der Trachea. [K183]

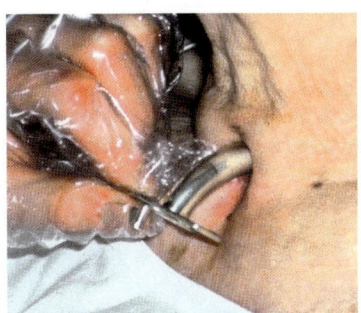

Abb. 2.13 c: Einsetzen einer Silberaußenkanüle in das Tracheostoma. [L195]

Verbandwechsel Tracheostoma [M161]

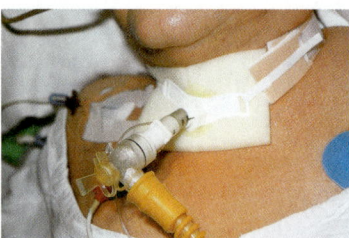

Abb. 2.14 a: Zunächst den Patienten über die geplante Maßnahme informieren und die benötigten Materialien bereitstellen.

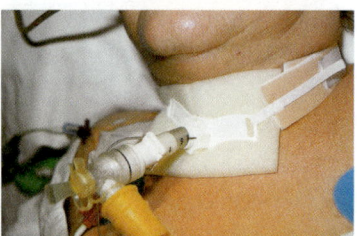

Abb. 2.14 b: Dann mit einer Hand die Kanüle festhalten, mit der anderen das Haltebändchen lösen (falls verschmutzt entfernen) und mit desinfektionsmittelgetränktem Watteträger die Umgebung des Tracheostomas säubern.

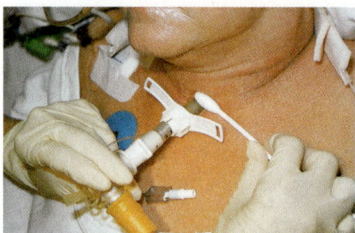

Abb. 2.14 c: Tracheostoma inspizieren. Dieses Tracheostoma ist unauffällig.

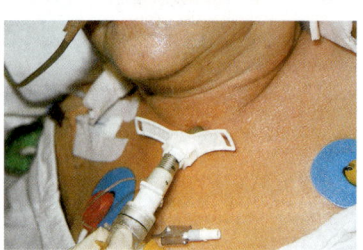

Abb. 2.14 d: Haltebändchen wieder an der Kanüle anbringen (ggf. frisches Haltebändchen verwenden). Dabei darauf achten, das Bändchen weder zu fest noch zu locker zu fixieren (2 – 3 Querfinger sollten zwischen Haltebändchen und Haut des Patienten passen).

- **Granulombildung:** Resektion durch Höllenstein oder chirurgische Resektion
- **Blutungen:** Arzt informieren, Gerinnungskontrolle, ggf. Tamponade, chirurgische Resektion.

⚠ Notfall! Plötzliche Atemnot bei Tracheostoma

Bei plötzlicher und scheinbar unerklärlicher Atemnot eines Tracheostoma-Trägers ist die Kanüle meist auf Grund von Borkenbildung verstopft: Hier hilft nur sofortiges Entfernen zumindest der Innenkanüle, meist jedoch der gesamten Trachealkanüle. Das Stoma wird dann mit einem Kilianspekulum offengehalten! Falls die Eigenatmung nicht ausreicht, wird das Stoma mit einem Tupfer zugehalten und der Patient mit einem Ambu-Beutel beatmet.

Der erste Tracheostoma-Wechsel erfolgt 2 Tage nach der Operation durch den Arzt. Danach kann die Pflegende diese Aufgabe übernehmen:
- Die Pflegende informiert den Patienten über den geplanten Eingriff. Der Patient wird mit leicht überstrecktem Kopf auf den Rücken gelagert und ggf. präoxygeniert *(Gabe von 100 % Sauerstoff vorab)*
- Die Pflegende saugt Mund-Nasen-Rachen-Raum ab
- Die Pflegende löst das Fixationsband, entblockt die Kanüle und entfernt unter Absaugen die Kanüle
- Sie inspiziert und säubert das Tracheostoma und bringt die neue Kanüle ein (vorher prüfen, ob Cuff auch dicht ist und Rendallschraube feststellen). Dann blockt sie den Cuff langsam auf 20 mmHg
- Abschließend befestigt sie die Trachealkanüle mittels Fixationsband und unterlegt eine Schlitzkompresse (☞ Abb. 2.14).

Während des Wechsels muss der Patient engmaschig kontrolliert werden (Zyanose, Bradykardie). Falls die Kanüle nicht mehr eingeführt werden kann, ist das Tracheostoma zuzuhalten und der Patient mit dem Ambu-Beutel zu beatmen. Evtl. kann hier auf kleinere Kanülengrößen ausgewichen werden. Aus diesem Grund sollten bei jedem Wechsel ein Trachealspreizer und unterschiedlich große Trachealkanülen bereitliegen. Wegen der Aspirationsgefahr sollten Patienten, die enteral ernährt werden, etwa eine Stunde vorher nüchtern bleiben. Unter Umständen können sie auch vorher über die Magensonde abgesaugt werden.

2.1.5 Absaugen von Atemwegssekret

> **⊡ Absaugen von Atemwegssekret:** Entfernen von Atemwegssekret oder aspirierten Stoffen mit Absaugkathetern aus den Atemwegen.

Kann der Patient Atemwegssekret nicht oder nur unzureichend abhusten, muss es entfernt werden, um die Belüftung der Lunge zu gewährleisten und damit Atelektasen und Pneumonien vorzubeugen. Auch feste oder flüssige Substanzen, die in die Atemwege gelangt sind, müssen abgesaugt werden. Außerdem wird Bronchialsekret zur Untersuchung auf Bakterien oder Tumorzellen abgesaugt.

Allgemeine Vorbereitung

Es sind verschiedene **Absaugtechniken** möglich.
- **Orales Absaugen:** Absaugen von Atemwegssekret oder aspirierten Stoffen durch den Mund
- **Nasales Absaugen:** Absaugen von Atemwegssekret oder aspirierten Stoffen durch die Nase
- **Endotracheales Absaugen:** Absaugen von Atemwegssekret oder aspirierten Stoffen über einen Endotrachealtubus oder eine Trachealkanüle.

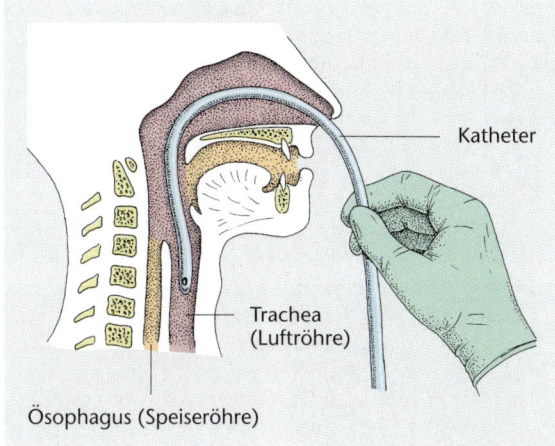

Abb. 2.15: Weg des Absaugkatheters beim nasalen Absaugen. [A400-190]

Sonderform **bronchoskopisches Absaugen**: Absaugen von Atemwegssekret oder aspirierten Stoffen mittels Endoskop während der Spiegelung der Atemwege.

> ⊘ **Vorsicht!**
> Bei allen Techniken besteht die Gefahr einer Bradykardie/Asystolie durch die Vagusreizung beim Absaugvorgang. Sauerstoffmangel stellt eine weitere Gefahr dar, wenn zu lange abgesaugt wird. Deshalb: So lange unter Anleitung üben, bis die Technik sicher beherrscht wird.

Da der Mund-Nasen-Rachen-Raum bis zum Kehlkopf von einer physiologischen Bakterienflora besiedelt ist, die weiteren Atemwege aber steril sind, erfordern orales/nasales und endotracheales Absaugen unterschiedliches Vorgehen. Im Folgenden ist mit „Absaugen" immer das orale/nasale Absaugen bis zum Kehlkopf gemeint. Das endotracheale Absaugen wird am Ende dieses Kapitels beschrieben.

Wenn nicht-intubierte Patienten abgesaugt werden müssen, wird zunächst bis zum Hypopharynx (unterer Rachenraum) abgesaugt. Bestehen danach immer noch Anzeichen für einen Sekretstau in den Atemwegen (rasselnde Atemgeräusche), wird der Patient erst dann endotracheal abgesaugt.

> 🛏 **Prinzipien für alle Formen des Absaugens:**
> • Beim Absaugen sollte eine zweite Pflegende anwesend sein, um bei Problemen eingreifen zu können
> • Streng aseptisches Vorgehen schützt Patienten und Pflegende vor Infektionen
> • Der Absaugvorgang darf nicht länger als 5 – 10 Sekunden dauern, um einen Sauerstoffmangel des Patienten zu vermeiden. Dies erfordert zügiges und gleichzeitig einfühlsames Vorgehen. Für

> Ungeübte ist es zur Zeiteinschätzung hilfreich, vorher selbst den Atem für diese Zeit anzuhalten
> • Die Häufigkeit des Absaugens hängt von der Menge und Beschaffenheit des Sekrets ab.

Materialien für das Absaugen

Ein **Absauggerät** arbeitet entweder mit Sog vom zentralen Vakuumanschluss, dem Druck-Sog-Wandler einer Gasflasche oder einer Elektropumpe. Mindestens einmal täglich wird die Funktion geprüft, wobei das Gerät mindestens einen Sog von -0,6 bar aufbauen muss. In das Auffanggefäß aus Glas oder Kunststoff (Sekretflasche) wird Aqua dest. oder Desinfektionslösung gefüllt, um zu verhindern, dass das aufgefangene Sekret antrocknet und sich die darin enthaltenen Bakterien vermehren. So lässt sich das Auffanggefäß später leichter reinigen. Das Auffanggefäß wird mit **Absaugschlauch** und **Zwischenstück** täglich gewechselt, der Einmalbehälter, wenn er voll ist.

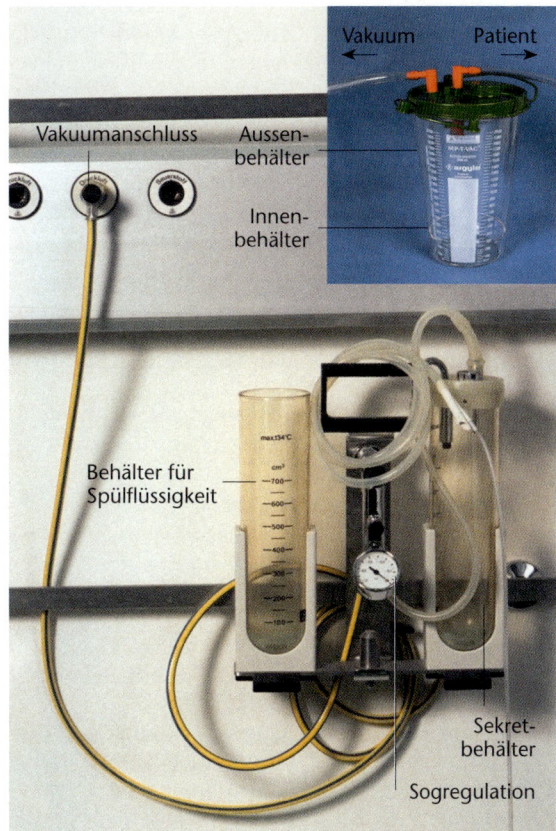

Abb. 2.16: Absauggeräte mit zentralem Vakuumanschluss. Im älteren Modell sammelt sich das Sekret in einem Kunststoffbehälter, der ausgeleert und gereinigt werden muss. Modernere Systeme (Bildausschnitt) bestehen aus einem Außen- und einem Innenbehälter, der zusammen mit dem Sekret entsorgt wird. [K183]

Spüllösung: Als Spüllösung für den Absaugschlauch nach jedem Absaugvorgang wird Aqua dest. oder Desinfektionslösung verwendet.

Absaugkatheter: Sie bestehen aus durchsichtigem und weichem, aber knickfestem Kunststoff und sind einzeln steril verpackt. *Atraumatische* (nicht verletzende) Katheter haben zusätzlich seitliche Öffnungen und an der endständigen Öffnung einen wulstigen Ring, um ein Ansaugen des Katheters an die Schleimhaut zu vermeiden (☞ Abb. 2.17). Atraumatische Katheter werden bei häufigem oralen/nasalen Absaugen oder bei endotrachealem Absaugen bevorzugt, da weniger Schleimhautverletzungen entstehen. Sehr zähes Sekret lässt sich damit aber nur schwer absaugen. Für orales Absaugen eignen sich Katheter von 14 – 20 Ch *(Charriere)* Durchmesser, für nasales Absaugen von 10 – 14 Ch.

Sterile und **unsterile Handschuhe:** Für jeden Absaugvorgang ist ein neuer steriler (einzeln verpackter) Handschuh für die Hand, die den Absaugkatheter hält, und ein unsteriler Handschuh für die andere Hand als Selbstschutz erforderlich.

Ein **Abwurf** sollte direkt neben das Bett stehen.

Bei nasalem und oralem Absaugen: **Mund- und Nasenpflegeutensilien**, Gleitmittel, möglichst mit anästhesierender Wirkung (z.B. Xylocain-Gel), Aqua dest. (täglich wechseln!) zum Anfeuchten des Katheters.

Bei beatmeten Patienten für den Fall von Komplikationen **Beatmungsbeutel** und Maske.

Dokumentation des Absaugens

Dokumentiert werden:
- Häufigkeit des Absaugens
- Reaktion des Patienten auf das Absaugen (z.B. Abwehrbewegungen, Zyanose, Bradykardie, Erbrechen)
- Menge, Farbe, Konsistenz sowie evtl. Beimengungen des abgesaugten Sekrets.

Komplikationen des Absaugens

- Infektionen der Atemwege, begünstigt durch unsteriles Arbeiten, Verschleppung von Erregern aus den oberen in die unteren Atemwege sowie durch Verletzungen der Schleimhaut
- Verletzungen der Atemwege, wie z.B. Schleimhautverletzungen durch den Katheter bis hin zu Perforationen (z.B. der Nasennebenhöhlen)
- Vagusreizung mit Bradykardie, Rhythmusstörungen oder Erbrechen (Aspirationsgefahr!)
- Sauerstoffmangel: Ein Sauerstoffmangel mit Zyanose und Unruhe des Patienten entwickelt sich v.a. bei unsachgemäßem oder zu langsamem Absaugen oder bei besonders gefährdeten Patienten. Dazu gehören Patienten mit hochgradigen Beatmungsstörungen, unter Beatmung mit Sauerstoffkonzentration über 50 % oder mit erhöhter Krampfneigung.

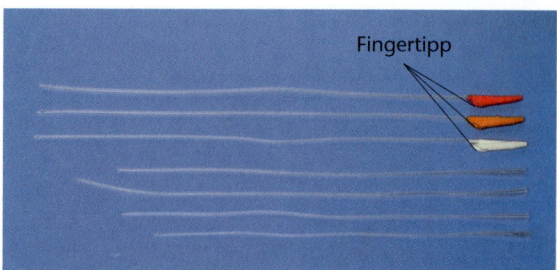
Fingertipp

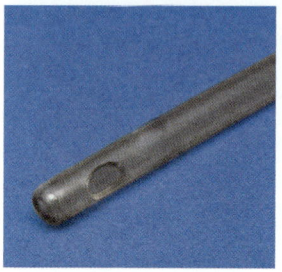
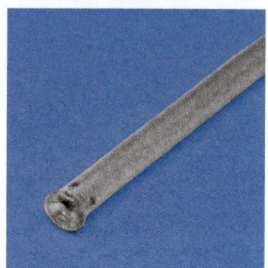

Abb. 2.17 a, b und c: Normale und atraumatische Absaugkatheter. Die oberen drei Katheter haben einen integrierten Fingerdip, d.h. am Schlauch des Absauggerätes muss kein solcher vorhanden sein. Unten: Detail eines normalen (links) und eines atraumatischen (rechts) Katheters, der sich aufgrund seiner speziell angeordneten Öffnungen nicht an der Schleimhaut festsaugt. [K183]

Früher wurde bei diesen Patienten die Lunge nach dem Absaugen mit dem Beatmungsbeutel überbläht. Dies wird nicht mehr empfohlen, da die Wirkung fragwürdig ist und die Lunge geschädigt werden kann. Stattdessen ist eine zwei- bis dreiminütige Beatmungsphase mit reinem Sauerstoff vor dem Absaugen Mittel der Wahl, um Sauerstoffmangel vorzubeugen.

Problematisch ist auch die routinemäßige Bronchiallavage, d.h. das Einspülen und anschließende Absaugen von 10 – 20 ml NaCl 0,9 % in den Tubus. Die notwendige Sekretverflüssigung kann meist durch Anfeuchten der Atemluft erreicht werden, was dem Patienten die unangenehme Maßnahme erspart.

Bei sehr zähem oder trockenem Sekret kann aber eine Lavage notwendig sein.

Nasales und orales Absaugen

Absaugen reizt die Schleimhäute und regt die Schleimproduktion an. Es muss also häufiger abgesaugt werden, was die Schleimproduktion noch weiter steigert (circulus vitiosus).
Daher: So effektiv und schonend wie möglich absaugen. Grundsätzlich wenn möglich über die Nase absaugen, da die Patienten das deutlich besser tolerieren und der Würgereiz weniger ausgeprägt ist.

Vorbereitung des Patienten

Vor dem eigentlichen Absaugen:

- Patienten informieren (das gilt auch für bewusstlose Patienten)
- Sekret lösen
- Um eine Keimverschleppung zu vermeiden, vorher Mund und Nase reinigen
- Patienten in Oberkörperhoch- oder Seitenlage bringen (Aspirationsprophylaxe), dabei auf bequeme Kopflagerung achten
- Patienten beruhigen, z.B. hält assistierende Pflegende seine Hände. So können auch abwehrende Bewegungen verhindert werden
- Bei geplantem nasalen Absaugen ggf. Katheterspitze mit Gleitmittel bestreichen (steril)
- Patienten anweisen, mehrmals tief einzuatmen oder Sauerstoff nach Anordnung geben, damit vor dem Absaugen eine optimale Sauerstoffversorgung gewährleistet ist
- Hände desinfizieren.

> ⚠ **Vorsicht!**
> Bei Verletzungen der Nase und bei Patienten mit Schädelbasisfraktur darf wegen der Infektionsgefahr nicht nasal abgesaugt werden.

Durchführung

- Katheter auf das Zwischenstück aufschieben, dabei Katheter in der Packung belassen
- Handschuhe anziehen
- Zwischenstück aufnehmen, Katheter aus der Hülle gleiten lassen und mit steriler Hand fassen
- Sterilen Katheter in Nase oder Mund ohne Sog einführen (bei starkem Sekretanfall und bei atraumatischen Kathetern mit Sog) bis in den unteren Rachen *(Hypopharynx)*, der vom Nasen-/Mundeingang etwa so weit entfernt ist wie die Nasenspitze vom Ohrläppchen (vorher ausmessen). Wenn der Katheter nasal eingeführt wird, muss darauf geachtet werden, dass er dicht an der Nasenscheidewand entlang (innen) und am Boden der Nasenhöhle (unten) eingebracht wird. Das verringert die Gefahr, an den Nasenmuscheln „hängen zu bleiben"

- Katheter unter Sog zurückziehen mit leicht drehenden Bewegungen. Der Vorgang darf nicht länger als 5 – 10 Sekunden dauern, da der Patient während dieser Zeit eingeschränkt atmen kann und zudem die vorhandene Luft aus der Lunge mit abgesaugt wird. Evtl. muss der Sog mit Hilfe des Fingertipp intermittierend unterbrochen werden, damit sich der Katheter nicht an der Schleimhaut festsaugen kann
- Kontrolle der Atmung des Patienten während des Absaugens, evtl. Puls messen durch assistierende Pflegende. Ist der Patient an einem EKG-Monitor angeschlossen, so kann man evtl. das akustische Pulssignal einschalten (zusätzliche Kontrolle der Herzfrequenz)
- Nach dem Absaugen: Katheter um die steril behandschuhte Hand wickeln, Handschuh über den Katheter stülpen und entsorgen
- Durchspülen des Absaugschlauches.

> 📖 Vor einem erneuten Absaugen braucht der Patient eine „Verschnaufpause". Bei Wiederholung müssen ein neuer Handschuh und ein neuer Absaugkatheter verwendet werden.

Endotracheales Absaugen

Die Vorbereitung des Patienten entspricht der beim oralen und nasalen Absaugen (☞ oben).

Für das **endotracheale Absaugen** gibt es zwei Möglichkeiten: Absaugen mit **offenem** oder **geschlossenem** System.

Beim **endotrachealen Absaugen** grundsätzlich zu beachten:

Absaugen mit offenem System [K183]

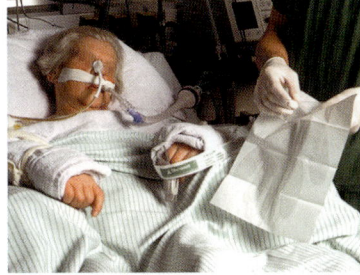

Abb. 2.18 a: Absaugkatheter an die Absauganlage anschließen, sterilen Handschuh anziehen, Verpackung als Sterilfläche nutzen.

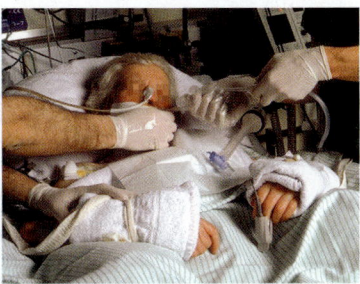

Abb. 2.18 b: Beatmungsschlauch vom Tubus diskonnektieren und Absaugkatheter zügig bis zu einem leichtem Widerstand einführen.

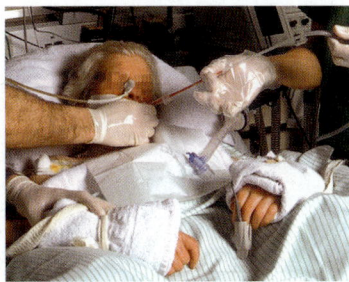

Abb. 2.18 c: Absaugkatheter unter Sog zurückziehen, Beatmungsschlauch wieder anschließen.

- Beatmungsbeutel (mit O_2-Reservoir) und Maske in greifbarer Nähe bereithalten
- Zur Aspirationsprophylaxe Magensaftableitung gewährleisten (Zuleitungsschlauch zum Sekretbeutel nicht abgeknickt?), möglichst Oberkörper hochlagern
- Zur akustischen Überwachung der Herzfrequenz akustisches Pulssignal am Monitor einschalten (Bradykardiegefahr beim Absaugen)
- Je nach Gepflogenheiten des Hauses unmittelbar vor dem Absaugen für ca. 3 Minuten mit 100 % O_2 beatmen *(Präoxygenierung)*
- Ist der PEEP *(**p**ositive **e**ndexspiratory **p**ressure,* der in der Lunge nach Ausatmung verbleibende Restdruck) größer als 5 mbar eingestellt, diesen evtl. vorher schrittweise reduzieren.

Die Durchführung mit dem **offenen System,** d.h. einzelner Absaugkatheter plus Zwischenstück *(Fingertipp)* wie beim oralen/nasalen Absaugen, erfordert die Unterbrechung der Verbindung zwischen Tubus und Beatmungsschläuchen *(Diskonnektion)*. Nachteile sind die erhöhte Kontaminationsgefahr und die Unterbrechung der Beatmung während des gesamten Absaugvorgangs bis zum Wiederanschluss *(Konnektion)* der Beatmungsschläuche. Diese Methode ist jedoch nach wie vor Standard.

Beim **geschlossenen System** (z.B. Trach Care®) befindet sich der Absaugkatheter in einer Hülle, die über ein T-Stück mit dem Tubus verbunden wird, ohne dass der Beatmungsschlauch diskonnektiert werden muss. So wird die kontinuierliche Fortführung der Beatmung während des Absaugvorgangs ermöglicht. Der Katheter wird durch die Hülle vorgeschoben und auch nur durch Anfassen der Hülle wieder zurückgezogen.

> ⚠ **Vorsicht!**
> Bei Unsicherheiten in dieser Absaugtechnik, ist es ratsam, einen erfahrenen Kollegen aus der Intensivstation oder einen Arzt zu Hilfe zu holen.

Durchführung mit offenem System

- Verpackung des Absaugkatheters an einem Ende öffnen, Katheter mit Fingertipp des Absaugschlauchs verbinden, Absauganlage einschalten
- Sterilen Handschuh an katheterführender Hand anziehen, Handschuhverpackung als sterile Ablagefläche nutzen
- Alarm des Beatmungsgerätes inaktivieren (Geräuschkulisse!)
- Erneut Patienten informieren
- Beatmungsschlauch vom Tubus lösen und auf der Sterilfläche ablegen
- Evtl. Tubus fixieren oder durch zweite Pflegende halten lassen
- Absaugkatheter je nach Konstruktion mit (atraumatischer Katheter) oder ohne Sog vorzugsweise über die Nase einführen und bis in den Hypopharynx vorschieben
- Den Patienten bitten, einmal tief einzuatmen und dabei den Katheter bis zum ersten Widerstand weiterschieben. Hustet der Patient, liegt der Katheter meist richtig in der Trachea.

> 🛏 Häufig gelingt es nicht, den Katheter in der Trachea vorzuschieben, weil er sich im Rachen aufgedreht hat oder weil er im Ösophagus liegt. Dann sollten hartnäckige Wiederholungsversuche unterbleiben. In diesem Fall saugt ein Arzt den Patienten unter laryngoskopischer Sicht ab.

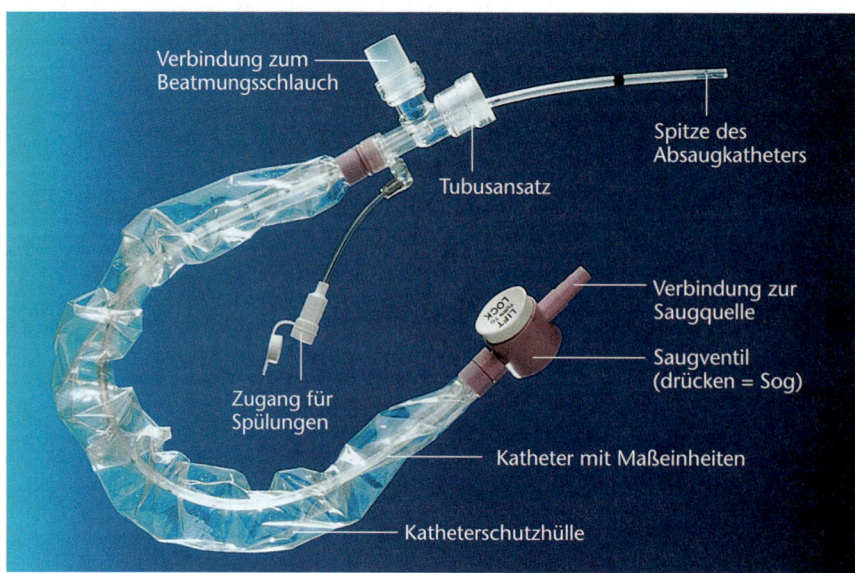

Verbindung zum Beatmungsschlauch

Spitze des Absaugkatheters

Tubusansatz

Verbindung zur Saugquelle

Saugventil (drücken = Sog)

Zugang für Spülungen

Katheter mit Maßeinheiten

Katheterschutzhülle

Abb. 2.19: Geschlossenes Absaugsystem zum endotrachealen Absaugen. Abb. 2.20 a/b zeigen das Absaugen mit dem geschlossenen Absaugsystem. [U140]

Absaugen mit geschlossenem System [K183]

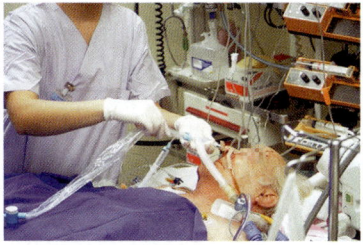

Abb. 2.20 a (links): Absaugkatheter in der Außenhülle vorschieben, dabei mit einer Hand Tubus festhalten.

Abb. 2.20 b (rechts): Absaugkatheter unter Sog zurückziehen. Während des gesamten Absaugvorgangs bleibt der Katheter in der Hülle und kann nicht kontaminiert werden.

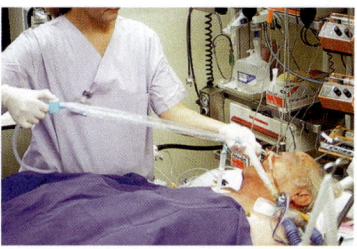

- Katheter unter langsam drehenden Bewegungen mit Sog herausziehen, dabei Vitalzeichen des Patienten beobachten (Bradykardie? Zyanose? Bronchospasmus?)
- Beatmungsschlauch konnektieren (gesamter Absaugvorgang sollte maximal 15 Sekunden dauern)
- Katheter entsorgen, Absaugschlauch durchspülen
- Ggf. Vorgang nach kurzer Pause mit neuem sterilem Katheter und neuen Handschuhen wiederholen
- Anschließend Alarm des Beatmungsgerätes aktivieren
- Vitalzeichen kontrollieren und zusammen mit Absaugvorgang selbst dokumentieren.

2.1.6 Pflege bei Patienten mit externer Ventrikeldrainage

> 📋 **Externe Ventrikeldrainage:** Ableitung des Liquors aus den Hirnventrikeln über einen Katheter nach außen. Operative Maßnahme z.B. bei Hydrozephalus (☞ 12.3.1) und intrakraniellen Blutungen (☞ 3.2 – 3.5).

Eine *interne Vetrikeldrainage* leitet den Liquor über einen Shunt innerhalb des Körpers ab, z.B. in die rechte Herzkammer (☞ 12.3.1).

Durchführung der externen Ventrikeldrainage

Unter sterilen Bedingungen wird ein Loch durch die Schädelkalotte gebohrt und ein spezieller Kunststoffkatheter in den Seitenventrikel eingebracht **(externe Ventrikeldrainage).** Nachfolgend ist ein kraniales Computertomogramm zur Lagekontrolle erforderlich. Pflegerische Aufgaben sind hierbei Vorbereitung, Assistenz und Nachsorge beim Legen der Drainage.

Wenn die externe Ventrikeldrainage angelegt ist, wird die **Tropfkammer** des sich anschließenden geschlossenen Systems auf eine bestimmte Höhe über bzw. unter Ventrikelniveau gehängt. Hierbei wird der obere Ohransatz als Ventrikelhöhe angenommen. Die

Ablaufgeschwindigkeit des Liquors (Fördermenge) kann durch die Höhe der Tropfkammer reguliert werden:

- Tropfkammer **über** Niveau führt zu einer **Reduktion** der Ablaufgeschwindigkeit
- Tropfkammer **unter** Niveau zu einer **Erhöhung** der Ablaufgeschwindigkeit.

Die Position der Tropfkammer wird individuell in Abhängigkeit vom Krankheitsbild und nach Anordnung des Arztes bestimmt.

> 🛏 Bei Lageveränderung des Patienten (z.B. Drehen, Flachlagerung) ist die Drainage kurzzeitig abzuklemmen, um vermehrten Liquorabfluss und retrograden Liquorfluss (mit Infektionsrisiko) zu vermeiden!

🛏 Spezielle Pflege

Die **Durchgängigkeit** der Drainage ist durch engmaschige Beobachtung des Pendelflusses (Liquor im Schlauchsystem, ggf. Tropfkammer) zu kontrollieren. Ein Verstopfen des Systems verhindert den Liquorabfluss und kann somit zu Störungen der Vigilanz *(Wachheit, Aufmerksamkeit)* führen. Bei blutigem Liquor kann das System nach ärztlicher Anordnung durch Anspülen (mit steriler NaCl-Lösung) oder Lysieren offengehalten werden.

Täglich erfolgt ein steriler Verbandswechsel. Dabei wird beachtet, ob sich die Einstichstelle **infiziert** hat und ob sich ein **Liquorkissen** *(subkutane Ansammlung von Liquor, der neben dem Katheter austritt)* gebildet hat. Die Liquordrainage ist zwar angenäht, doch achtet die Pflegende trotzdem auf Lageveränderungen und meldet den Verdacht umgehend dem Arzt.

Wegen des hohen Infektionsrisikos (Gefahr der Ventrikulitis und Meningitis) wird täglich Liquor für die mikrobiologische Untersuchung und den **Liquorstatus** entnommen (☞ 1.3.2). Die Entnahme erfolgt unter sterilen Bedingungen und wird vom Arzt durchgeführt.

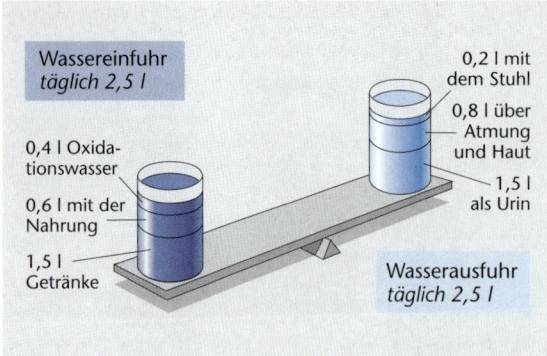

Abb. 2.21: Tägliche Wasserein- und -ausfuhr. Sie beträgt jeweils ca. 2500 ml und muss im Gleichgewicht zueinander stehen. [A400]

Entfernen der Drainage

Nach einem Zeitraum von 10 – 14 Tagen sollte die Drainage entfernt werden, um das Risiko einer fortgeleiteten Infektion so gering wie möglich zu halten. Evtl. ist die Anlage eines internen Shunts (im Inneren des Körpers liegende Drainage) notwendig. Vor der Abnahme ist ein „**Abtrainieren**" erforderlich. Es erfolgt durch Veränderung des Niveaus oder Abklemmen der Drainage. Hierbei ist besonders die Bewusstseinslage des Patienten engmaschig zu überwachen. Störungen der Vigilanz (von Somnolenz bis Sopor), Anisokorie und vegetative Symptome (z.B. Übelkeit, Erbrechen) sind Hinweise für einen erhöhten intrakraniellen Druck (Liquorstau). Durch den Arzt muss dann sofort die Drainage geöffnet werden.

Die Spitze der gezogenen Liquordrainage wird ohne weitere Kontamination zur mikrobiologischen Untersuchung eingesandt. Die Einstichstelle wird ärztlicherseits mit tiefen Nähten verschlossen. Die Pflegende achtet weiterhin auf austretenden Liquor oder die Entstehung eines Liquorkissens.

Mit einer speziellen Messvorrichtung (Transducer, Druckaufnehmer) ist eine kontinuierliche Messung des **intrakraniellen Drucks** *(ICP, intracranial pressure, Hirndruck)* möglich (☞ 12.4.1).

2.1.7 **Pflege bei Lysetherapie**

Antikoagulation und Lyse ☞ *3.1.5*

⊗ Komplikationen bei Lysetherapie

Der Patient ist während der Lysetherapie engmaschig zu beobachten, da es zu ernsthaften Komplikationen kommen kann.
- **Allergische Reaktionen:** In Form von Hautrötung und Ekzemen
- **Schocksymptomatik:** Tachykardie, Hypotonie
- **Glottisödem** *(Kehlkopfödem):* Mit Luftnot und Erstickungsgefahr

- **Blutungen** aus Einstichstellen durch Katheter und Drainagen jeder Art: Die Einstichstellen werden sorgfältig auf Hämatome kontrolliert. Eine Zunahme oder Schocksymptomatik weist auf eine mögliche innere Blutung hin. Regelmäßige Laborkontrollen (Blutbild und Gerinnung) werden durchgeführt
- **Hirnblutung:** Verschlechterung der Bewusstseinslage; Somnolenz bis Koma, Anisokorie *(Seitenungleichheit der Pupillen)* möglich, Zunahme von Paresen und Plegien möglich
- **Gastrointestinale Blutungen:** Teerstuhl oder frische Blutbeimengungen im Stuhl, kaffeesatzartiges oder – seltener – frisch blutiges Erbrechen. Regelmäßige Kontrolle von Magensaft und Stuhl (Hämoccult®) durchführen

🛏 Pflege nach Lysetherapie

Das Entfernen des Angiographiebestecks muss durch den Arzt erfolgen. Die **Einstichstelle** wird mindestens 30 min komprimiert. Anschließend wird ein Druckverband angelegt, der mindestens 24 Stunden belassen wird.

Eine engmaschige **Kontrolle** der Punktionsstelle, der Fußpulse, der Hautdurchblutung und -temperatur sowie ggf. die vergleichende Bestimmung des Beinumfangs können wichtige Hinweise auf eine mögliche Einblutung liefern.

Die spezielle **Krankenbeobachtung** und die beschriebenen Maßnahmen gelten für die ersten drei Tage nach Lyse bzw. so lange, bis die Gerinnungswerte wieder im Normbereich sind. Während dieser Zeit sind die Mund-, Nasen- und Nagelpflege sowie das Absaugen besonders vorsichtig durchzuführen.

> ⚠ **Vorsicht!**
> Wegen der Gefahr lebensbedrohlicher **Blutungen:**
> - Keine i.v. oder i.m. Injektionen
> - Keine Nassrasur
> - Kein Entfernen von Blutkrusten und Gefäßzugängen
> - Kein Wechsel oder neue Anlage von Gefäßzugängen, Blasenkathetern, Drainagen (soweit irgend möglich).

2.1.8 **Flüssigkeitsbilanzierung**

> ⊡ **Flüssigkeitsbilanz:** Erfassen aller Flüssigkeiten, die in einem festgesetzten Zeitraum (meist 24 Stunden, selten weniger)
> - Dem Körper zugeführt werden **(Einfuhr),** z.B. Getränke, Infusionen
> - Der Körper verliert **(Ausfuhr),** Urin, Stuhl, Wundsekret, Erbrochenes, Schweiß.

	Bilanz messbarer Größen		Tatsächliche Bilanz	
Flüssigkeitszufuhr	+ 1 900 ml		+ 1 900 ml	
Oxidationswasser			+ 400 ml	
Urin, Drainagen, Stuhl		– 1 400 ml		– 1 400 ml
Verluste über Haut und Atmung				– 1 100 ml
Bilanz	+ 500 ml		ausgeglichen	

Tab. 2.22: Bilanz messbarer Größen im Vergleich zur tatsächlichen Bilanz (Beispiel).

Die Differenz von Ein- und Ausfuhr lässt sich einteilen in:
- **Positive Bilanz:** Einfuhr übersteigt Ausfuhr
- **Ausgeglichene Bilanz:** Einfuhr entspricht Ausfuhr
- **Negative Bilanz:** Ausfuhr übersteigt Einfuhr.

Eine Flüssigkeitsbilanz ist bei folgenden Patienten sinnvoll:
- Bei parenteraler Ernährung
- Bei Ernährung mit Ernährungssonde
- Bei Herz- und Nierenerkrankungen
- Nach (größeren) Operationen.

Zusätzlich zu den **messbaren** Größen werden bei der Bilanzierung die **nicht messbaren** Größen geschätzt:
- Flüssigkeitsverluste durch Schwitzen, über die Atemluft und die Haut
- Zusätzliche Verluste bei Fieber (Faustregel: 500 ml pro 1 °C Temperaturerhöhung)
- Versteckte Zufuhr aus Oxidationswasser, das bei der „Verbrennung" von Kohlenhydraten entsteht.

Werden nur die messbaren Größen berücksichtigt, so entspricht eine gering positive Bilanz einem ausgewogenen Flüssigkeitshaushalt bei vollständiger Bilanzierung, da die nicht messbaren Verluste größer sind als die Zufuhr durch das Oxidationswasser, das bei der Verbrennung von Kohlenhydraten entsteht.

Durchführung der Flüssigkeitsbilanz

- Vorbereitung eines Bilanzblatts mit Namen und Datum
- Patienten, Mitarbeiter und Angehörige informieren, z.B. das Steckbecken, die Urinflasche und den Nachtstuhl mit Namen und „Sammelurin" beschriften
- Zu Beginn entleert der Patient die Blase, der Urin wird verworfen oder zum Vortag mitgerechnet, ebenso alle anderen Sekrete aus Drainagen o.Ä.
- Von dieser Uhrzeit ab Ein- und Ausfuhr aufschreiben
- Tassen und Gläser immer ganz füllen, bzw. immer die auf dem Nachttisch stehende volle Teekanne oder Mineralwasserflasche berechnen und auf dem Bilanzblatt aufschreiben
- Milliliter als Maßeinheit für alle Flüssigkeiten verwenden
- Am Ende des Bilanzzeitraumes Patient Blase entleeren lassen, Urin mit berechnen
- Bilanz in das Dokumentationssystem übertragen.

Die Bilanzierung hat nur dann Aussagekraft, wenn sie gewissenhaft geführt wird. Fehlerquellen sind beispielsweise:
- Schlechte Mitarbeit des Patienten bzw. der Angehörigen, z.B. Getränke werden nicht angegeben oder notiert
- Inkontinente Patienten

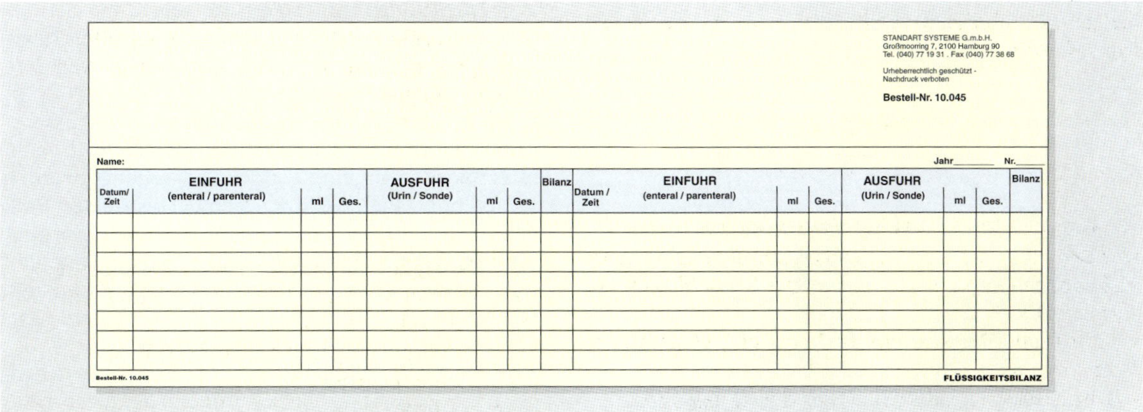

STANDART SYSTEME G.m.b.H.
Großmoorring 7, 2100 Hamburg 90
Tel. (040) 77 19 31 . Fax (040) 77 38 68

Urheberrechtlich geschützt -
Nachdruck verboten

Bestell-Nr. 10.045

Name: Jahr______ Nr.______

Datum/ Zeit	EINFUHR (enteral / parenteral)	ml	Ges.	AUSFUHR (Urin / Sonde)	ml	Ges.	Bilanz	Datum / Zeit	EINFUHR (enteral / parenteral)	ml	Ges.	AUSFUHR (Urin / Sonde)	ml	Ges.	Bilanz

Bestell-Nr. 10.045 FLÜSSIGKEITSBILANZ

Abb. 2.23: Beispiel für ein Formular zur Flüssigkeitsbilanzierung (Auszug). Abdruck mit freundlicher Genehmigung der STANDARD SYSTEME GmbH. [V166]

- Stark schwitzende Patienten, deren Flüssigkeitsverlust nur schwer geschätzt werden kann
- Fehlende Berücksichtigung von Flüssigkeitsverlusten durch Fieber bzw. Verlusten über Sonden und Drainagen.

Folgende Informationen ergänzen die Bilanz:
- Tägliche Gewichtsbestimmung
- ZVD (*zentraler Venendruck* ☞ 2.1.9)
- Spannungszustand der Haut.

2.1.9 Messung des zentralen Venendrucks

> **⊡ Zentraler Venendruck** (kurz *ZVD*): Blutdruck im intrathorakalen Hohlvenensystem. Maß für die Funktion des rechten Herzens und den Füllungszustand des venösen Systems.

Hauptindikationen der ZVD-Messung sind die Überwachung der Herz-Kreislauf-Funktion von Schwerkranken (z.B. bei Schockgefahr, hochgradiger Herzinsuffizienz oder ausgedehnten Verbrennungen) und während einer Infusionstherapie sowie die Diagnostik mechanischer Störungen des Blutstroms im

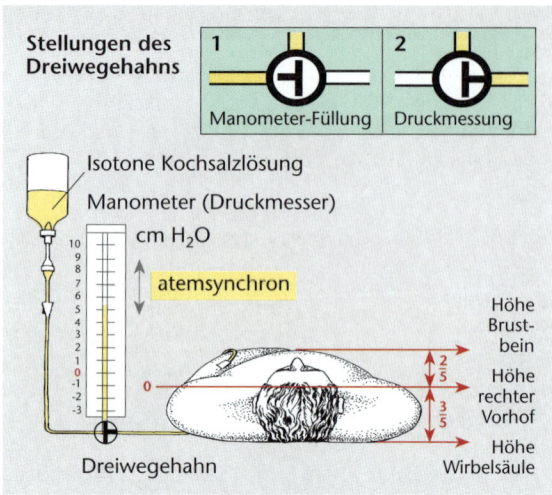

Abb. 2.25: Messprinzip der ZVD-Messung. [A400-190]

Herzen (z.B. Klappenstenosen). Die ZVD-Messung gehört zu den Aufgaben der Pflegenden.

Gemessen wird der ZVD in der *oberen Hohlvene* (V. cava superior) unmittelbar vor dem rechten Vorhof. Voraussetzung ist ein korrekt liegender **zentraler Venenkatheter**.

ZVD-Werte
- Der **normale** ZVD beträgt 2 – 12 cmH$_2$O bzw. 1,5 – 9 mmHg. Atemabhängig treten geringe Schwankungen auf
- Der ZVD ist **erniedrigt** bei Hypovolämie (Volumenmangel)
- Der ZVD ist **erhöht** bei Hypervolämie, Herzinsuffizienz (vor allem Rechtsherzinsuffizienz), Lungenembolie, Einengung der Vena cava oder *Herzbeuteltamponade* (Füllung des Herzbeutels mit Blut).

Tipps zum richtigen ZVD-Messen
- Zur Infektionsprophylaxe wird das ZVD-Set zusammen mit der Kochsalzlösung im gleichen Intervall wie die übrigen Infusionssysteme gewechselt, also alle 24 – 48 Stunden
- Ein einzelner ZVD-Wert hat eher geringe Aussagekraft. Erst durch die Beurteilung im Vergleich mehrerer Werte kann eine Tendenz abgeschätzt werden
- Falsch hohe Werte können sich bei beatmeten Patienten, die während der Messung gegen den Respirator atmen, bei adipösen Patienten und bei Patienten mit Aszites wegen des erhöhten intrathorakalen Drucks ergeben. Eine Fehllage des Katheters führt ebenfalls zu falschen Messergebnissen
- Vor jeder ZVD-Messung wird der Patient in dieselbe Lage (möglichst flache Rückenlage) gebracht, der Nullpunkt überprüft und der Zeiger der Messleiste mit dem angezeichneten Nullpunkt abge-

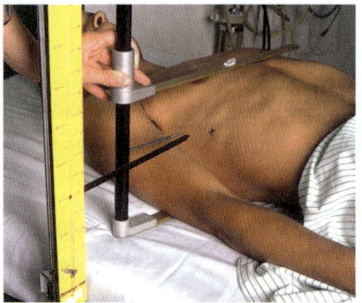

Abb. 2.24 a: Bestimmung des äußeren Nullpunktes mit der Thoraxschublehre. Der untere Schenkel der Thoraxschublehre wird unter den Thorax des Patienten geschoben, der obere Schenkel auf die vordere Thoraxwand gesenkt. [K183]

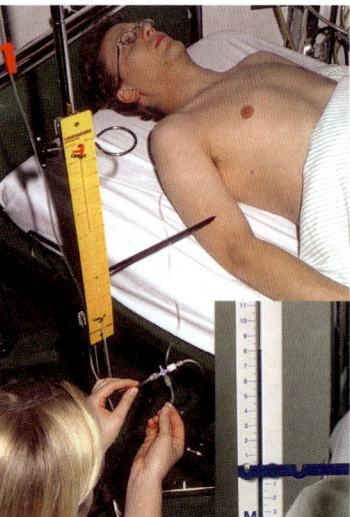

Abb. 2.24 b: Ablesen des Messwertes. Der Dreiwegehahn ist in Richtung Patient – Messschenkel geöffnet. Der Messwert lässt sich an der Oberkante des Flüssigkeitsspiegels ablesen. [K183]

stimmt, da die Ergebnisse sonst nicht vergleichbar sind. Abweichungen von der flachen Rückenlage ohne Kopfkissen werden immer dokumentiert

- Ist eine flache Rückenlage für den Patienten nicht möglich, kann auch in einer anderen Lage (immer die gleiche) gemessen werden. Es ist dann jedoch

nur eine Verlaufsbeobachtung des ZVD (gleichbleibend, ansteigend oder absinkend) möglich.

Elektronische Messung des ZVD

Verschiedene Monitoranlagen und Druckwandler auf Intensivstationen bieten die Möglichkeit, den ZVD

Durchführung der ZVD-Messung mit einer Wassersäule

Benötigtes Material	• Händedesinfektionsmittel, Desinfektionsspray • Thoraxschublehre mit eingebauter Wasserwaage (☞ Abb. 2.24) oder Metermaß • Wasserfester Markierungsstift	• ZVD-Set (z.B. Medifix® ☞ Abb. 2.25) mit Infusionssystem und Dreiwegehahn • Infusionsständer und Messleiste (in cm H_2O graduiert) • Kochsalzlösung 0,9 % zur Infusion
Vorbereitungen	• Bereit hängende Kochsalzinfusion überprüfen, ggf. neue Infusion vorbereiten • Hände desinfizieren • Messleiste an den Infusionsständer klemmen (Nullpunkt etwa in Patientenniveau) • Sterile Verpackung des ZVD-Sets öffnen • Stopfen der Infusionsflasche desinfizieren, Einwirkzeit beachten • Dorn des Infusionssystems in die Infusionsflasche einstechen • Rollenklemme des Infusionssystems schließen • Infusionsflasche am Infusionsständer aufhängen • Messschlauch mit Filterende nach oben in die dafür vorgesehenen Halterungen der Messleiste klemmen, dabei Verbindungsleitung zum Patienten nicht auf den Boden fallen lassen	• Luftfilter an der Tropfkammer schließen, Flüssigkeitsspiegel in der Tropfkammer schaffen • Infusionssystem, Verbindungsleitung zum Patienten und Messschlauch durch Umschalten des Dreiwegehahns und Öffnen der Rollenklemme entlüften (Messschlauch bis ca. zum Oberrand der Messleiste füllen, Bakterienfilter nicht benetzen). Rollenklemme schließen • Dreiwegehahn in Richtung Infusion – Patient öffnen, in Richtung Patient – Messschlauch muss der Dreiwegehahn geschlossen sein • Verbindungsleitung zum Patienten an der Rollenklemme festklemmen • Patienten informieren, in flache Rückenlage bringen, Kopfkissen entfernen und Thoraxbereich aufdecken (kann der Pat. nicht flach liegen, ggf. Nullpunkt modifizieren u. dokumentieren!)
Bestimmung des äußeren Nullpunktes (der Nullpunkt entspricht der Höhe des rechten Vorhofes)	Mit Thoraxschublehre: • Messpunkt ertasten: 3 – 4 Querfinger oberhalb des Processus xiphoideus (Schwertfortsatz des Brustbeins) • Thoraxschublehre in gleicher Höhe ansetzen und unteren Schenkel unter den Oberkörper des Patienten schieben • Oberen Schenkel der Schublehre an vordere Thoraxwand anlegen und ins Lot bringen (☞ Abb. 2.24) • Zeiger zwischen oberem und unterem Schenkel zeigt den Nullpunkt an	Mit Maßband: • Messpunkt ertasten: ☞ oben • Maßband in gleicher Höhe ansetzen und Abstand zwischen Thoraxoberseite und Matratze messen • Gemessenen Abstand durch 5 teilen • Der äußere Nullpunkt liegt zwischen den oberen 2/5 und den unteren 3/5 • Nullpunkt mit wasserfestem Stift markieren, Schublehre entfernen
Messvorgang	• Den Zeiger an der Messleiste mit dem äußeren Nullpunkt auf gleiche Höhe bringen. Dazu die Messleiste am Infusionsständer verschieben oder das Bett in der Höhe verstellen • Parallel laufende Infusionen unterbrechen (z.B. durch Schließen der Rollenklemme) • Verbindungsleitung des ZVD-Sets zum Patienten mit dem Dreiwegehahn des Venenkatheters verbinden • Dreiwegehahn des Venenkatheters in Richtung Patient – ZVD-Set öffnen • Rollenklemme kurz öffnen, um den Venenkatheter mit NaCl-Lösung durchzuspülen • Rollenklemme schließen • Dreiwegehahn des ZVD-Systems in Richtung Patient – Messleiste öffnen • Flüssigkeitssäule im Messschenkel beobachten. Hat sie sich unter atemsynchronen Schwankungen um einen	Messwert eingependelt, entspricht das obere Ende der Flüssigkeitssäule im Messschenkel dem ZVD-Wert • Dreiwegehahn des Venenkatheters zum ZVD-Set schließen und alle gestoppten Infusionen wieder laufen lassen • Dreiwegehahn des ZVD-Systems wieder in Richtung Infusion – Messschenkel öffnen und diesen zur Wiederverwendung auffüllen • Das ZVD-Set sollte zur Infektionsprophylaxe nach Möglichkeit am Dreiwegehahn des Venenkatheters angeschlossen bleiben. Ist dies nicht möglich, ZVD-Set vom Patienten abkoppeln und den Dreiwegehahn des Venenkatheters sowie das Systemende des ZVD-Sets mit sterilen Stöpseln verschließen. Verbindungsleitung zum Patienten unter Wahrung der Sterilität wieder an der Rollenklemme befestigen
Nachsorge	• Patienten bequem lagern • ZVD-Wert und Besonderheiten der Messung (z.B. keine flache Rückenlage des Patienten) dokumentieren	• Materialien entsorgen

Tab. 2.26: ZVD-Messung.

elektronisch zu messen (☞ Abb. 2.4). Die Maßeinheit ist dann meist mmHg. Angaben über Verwendung der benötigten Materialien und Durchführung der Messung werden von den jeweiligen Firmen herausgegeben.

Damit die Messung von den Pflegenden durchgeführt werden kann, müssen sie gemäß der Medizinischen Geräteverordnung (MedGV) in die Bedienung eingewiesen werden.

2.2 Pflege von Schmerzpatienten

2.2.1 Einführung in die Pflege von Schmerzpatienten

Schmerzen sind seit jeher Wegbegleiter des Menschen. Auf Schritt und Tritt begegnet der Schmerz allen, die im medizinischen Bereich tätig sind: Schmerzen führen zur Notaufnahme des Mannes mit einem Herzinfarkt oder nehmen der Frau mit einer Gallenkolik den Schlaf, Angst vor Schmerzen lässt die Blutentnahme beim Kind zum Drama werden.

Was ist Schmerz?
Obwohl Schmerz ein allgegenwärtiges Phänomen ist, entzieht er sich einfachen und eindeutigen Definitionen.

Zunächst lässt er sich – rein physiologisch – als *Sinneswahrnehmung* beschreiben, als die Wahrnehmung, dass der Körper an irgendeiner Stelle Schaden nimmt oder zu nehmen droht. Ist diese Wahrnehmung gestört (etwa nach einer Querschnittslähmung), kann aus einer kleinen Hautverletzung eine bedrohliche Entzündung werden, weil die banale Gewebeschädigung nicht bemerkt und daher nicht versorgt wurde. Schmerzen sind also nicht nur lästig, sondern lebensnotwendige Alarmgeber zum Selbstschutz des Organismus.

Die Definition als reine Sinneswahrnehmung wird der Komplexität des Schmerzes aber nicht gerecht. Hinzu treten *emotionale* und *bewertende* Elemente, die den Schmerz z.B. als bedrohlich oder quälend, als bedeutend oder nebensächlich einordnen und den Umgang mit ihm bestimmen.

Schmerz ist demnach ein *psycho-physisches Erlebnis*, in das persönliche Schmerzerfahrungen und der soziale, ökonomische und kulturelle Hintergrund einfließen. Daher ist Schmerz ein individuelles Ereignis, das nur bedingt mitteilbar ist.

Die klinische Erfahrung zeigt außerdem, dass Schmerzen auch ohne eine (drohende) Gewebeschädigung auftreten können (☞ auch 2.2.2, 11.4).

Diese Überlegungen haben zu folgender Kurzdefinition des Schmerzes geführt:

> Schmerz ist ein unangenehmes Sinnes- und Gefühlserlebnis, das mit aktueller oder potenzieller Gewebeschädigung verknüpft ist oder mit Begriffen einer solchen Schädigung beschrieben wird.

Der Schmerzkranke
Manchmal werden Schmerzen so bedeutend, dass sie das ganze Leben des Kranken bestimmen. Ziel der Behandlung und Pflege dieser **Schmerzkranken** ist die Beseitigung oder zumindest Linderung der Schmerzen und die emotionale Unterstützung durch Trost, Zuwendung und menschliche Wärme.

Eine optimale Betreuung von Schmerzkranken ist nur *interdisziplinär* möglich: Angehörige mehrerer Berufsgruppen (z.B. Internisten, Neurologen, Psychologen, Orthopäden, Anästhesisten, Physiotherapeuten und Pflegende) versuchen zunächst, die Schmerzursache heraus zu finden, um dann unter Berücksichtigung der verschiedenen Therapieansätze ein individuelles Therapiekonzept zu erstellen.

Wenn auch die Versorgung von chronisch Schmerzkranken noch nicht befriedigend ist, so hat sie sich doch in den letzten Jahren unter anderem durch besseres Wissen der beteiligten Ärzte und Pflegenden sowie die Einrichtung von Schmerzpraxen, Schmerzambulanzen und Schmerzkliniken erheblich verbessert.

Mit dem Schmerz konfrontiert sein
Die Konfrontation mit Schmerzen führt häufig zur Auseinandersetzung mit der eigenen Angst vor Schmerz, Krankheit und Tod. Daher ist ein neutraler Umgang mit den Schmerzen anderer nicht immer möglich. Die Haltung des Einzelnen wird immer beeinflusst von der eigenen Not und Hoffnung, Schwäche und Stärke, der Fähigkeit, Leid zu akzeptieren und dem Vermögen, es zu bekämpfen. Eigene Schmerzerfahrungen bilden den ersten Zugang zur Lebenswirklichkeit Schmerzkranker. Gleichzeitig stößt man an Grenzen: Schmerz ist nicht direkt erfassbar. So wie der Betroffene kann ein Außenstehender den Schmerz nicht erleben.

Grundregeln im Umgang mit Schmerzkranken
Unabhängig von der (mutmaßlichen) Ursache des Schmerzes gilt im Umgang mit Schmerzkranken:
- **Nur der Patient nimmt den Schmerz wahr.** Nur er weiß, wann, wo und in welcher Weise er Schmerzen hat. Alle seine Schmerzangaben sind ernst zu nehmen, auch wenn sie zunächst nicht nachvollziehbar sein mögen
- **Schmerz bedroht.** Er bedroht die Integrität des Menschen und ist häufig begleitet von Angst und Depression. Es gilt, sich diesen Gefühlen zu stellen und den Patienten damit nicht allein zu lassen

- **Schmerz hat eine kulturelle Dimension.** Schmerz wird von Menschen aus unterschiedlichen gesellschaftlichen Gruppen verschieden erlebt und mitgeteilt. Dies wird besonders deutlich bei der Pflege von Schmerzpatienten aus anderen Kulturkreisen oder bei der Geburtsbegleitung. Wichtig ist, schmerzleidenden Patienten vorurteilslos zu begegnen und zu versuchen, deren eigene Vorstellungen zu erkunden und darauf einzugehen
- **Schmerz teilt etwas mit.** Die Schmerzmitteilung kann eine zielorientierte Funktion haben: Das schreiende Kind, das sich neben den Schmerzen noch verlassen und einsam fühlt, möchte Aufmerksamkeit und Zuwendung; der Schmerzpatient im Krankenhaus, der von seinen Schmerzen eingenommen ist und den die Anwesenheit anderer stört, wünscht sich ein Einzelzimmer. In einem solchen Fall ist es am besten, den Patienten auf vermutete Wünsche anzusprechen.

2.2.2 Physiologie und Psychologie des Schmerzes

Schmerzentstehung, Schmerzleitung und Schmerzverarbeitung

Die Schmerzrezeption

Als **Schmerzrezeptoren** dienen vor allem freie Nervenendigungen, die überall in der Haut, in Eingeweiden, Muskeln, Blutgefäßen und Gelenken vorkommen. Sie reagieren auf chemische Stoffe, die bei Gewebeschädigung durch zerstörte Zellen oder bei Entzündungsreaktionen durch gefährdetes Gewebe freigesetzt werden (z.B. *Prostaglandine* oder *Histamin*). Welche Ursache der Gewebeschädigung zugrunde liegt, ist dabei *nicht* maßgeblich. Schmerzrezeptoren zeigen keine **Adaptation** *(Gewöhnung).* Dies bedeutet, dass es keine körperliche Gewöhnung an Schmerzen gibt.

Die Schmerzleitung im Rückenmark

Das Schmerzsignal gelangt über periphere Nerven zunächst zum Rückenmark. Dort werden **Substanz P** und **Glutamat** als *Neurotransmitter* (Überträgerstoffe des Nervensystems) ausgeschüttet; sie vermitteln die Weiterleitung des Schmerzsignals über die Nervenzellen des Rückenmarks. Die Erregung gelangt dann über die Vorderseitenstrangbahn des Rückenmarks zum Thalamus und von dort zur Großhirnrinde.

Schutzreflexe des Rückenmarks sorgen dafür, dass man sich der Ursache eines schmerzhaften Reizes entzieht, noch bevor man ihn bewusst wahrnimmt – so zuckt die Hand von der Herdplatte zurück, bevor der Verbrennungsschmerz bewusst wahrgenommen wird.

Der Körper verfügt auch über körpereigene Mechanismen zur Schmerzhemmung: Beim **absteigenden**

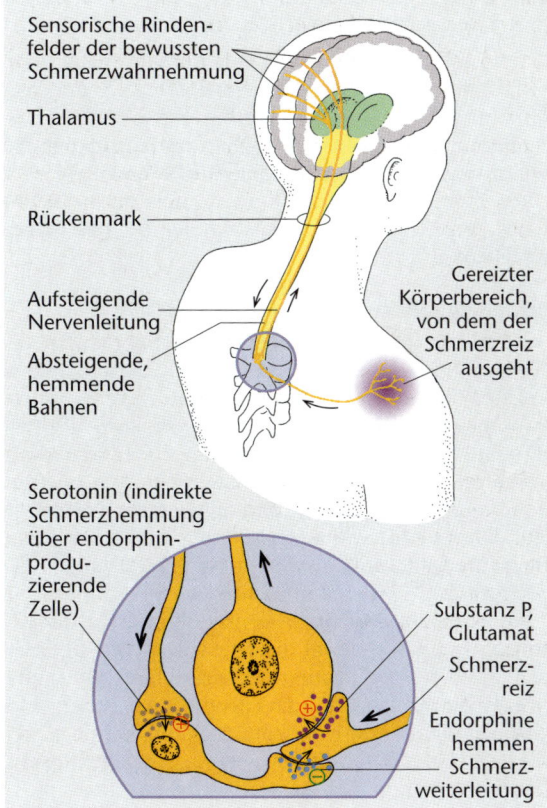

Abb. 2.27: Vom Schmerzreiz bis zur Schmerzwahrnehmung. Die Schmerzsignale werden über die Vorderseitenstrangbahn im Rückenmark und den Thalamus zur Großhirnrinde geleitet. Die Weiterleitung unterliegt unter anderem hemmenden Einflüssen durch Neurone des absteigenden Hemmsystems (☞ Detailzeichnung). [A400-190]

Hemmsystem beispielsweise werden vom Gehirn aus über absteigende Bahnen, die **Serotonin** als Transmitter benutzen (ein Überträgerstoff mit histaminähnlicher Wirkung, der auch mit der Migräne in Zusammenhang gebracht wird ☞ 11.1.1), bestimmte Neurone im Rückenmark aktiviert. Diese schütten daraufhin **Endorphine** *(endogene Morphine)* aus, welche durch Unterdrückung der Wirkung von Substanz P die schmerzleitenden Synapsen hemmen. Auf dem gleichen Wirkmechanismus beruht auch die Schmerzhemmung durch **Enkephaline,** einer weiteren Neuropeptidgruppe. Solche Regulationsmöglichkeiten sind sinnvoll, damit Schmerzreize nicht zur Unterbrechung lebensnotwendiger Handlungsabläufe (z.B. Fluchtreaktionen) führen.

Die zentrale Schmerzwahrnehmung

Im Großhirn erreichen die Schmerzsignale über den Thalamus die sensorischen Rindenfelder. Jetzt erst dringt der Schmerz ins Bewusstsein. Die begleitende Gefühlsqualität – fast immer unangenehme Gefühle wie Angst, Ekel, Panik oder Aufregung – wird aus anderen Kerngebieten „beigesteuert".

Daneben führt Schmerz zu einer Aktivierung der *Formatio reticularis* (ein Nervenzellverband, der vom Hirnstamm bis zum Zwischenhirn reicht und bei der Steuerung des Wach-Schlaf-Rhythmus und der Bewusstseinslage eine entscheidende Rolle spielt). Darum schlafen Schmerzpatienten meistens schlecht. Über den Hirnstamm verändert der Schmerz auch Kreislauf und Atmung.

Schmerzgedächtnis

Mittlerweile gilt als gesichert, dass Schmerzen das Nervensystem verändern: Länger andauernde oder in kurzen Abständen wiederholte Schmerzreize führen nach heutigem Kenntnisstand über kaskadenförmige molekulare Mechanismen zu Langzeitveränderungen des Nervensystems mit der Folge einer gesteigerten Schmerzempfindlichkeit und evtl. einer Verselbstständigung des Schmerzes. Man spricht auch von **Schmerzgedächtnis** oder „Gedächtnisspur des Schmerzes". Diese Auffassung vom Schmerz als *Lernprozess* hat wichtige Konsequenzen für die Klinik. Zum einen gewinnt die Therapie akuter Schmerzen zumindest bei bestimmten Krankheitsbildern damit präventive Aspekte (der chronische Schmerz wird erst gar nicht „erlernt"), zum anderen könnten sich hieraus in der Zukunft neue therapeutische Ansätze des (chronischen) Schmerzes ergeben.

Schmerzschwelle und Schmerztoleranz

> ⊡ **Schmerzschwelle:** Schwelle, oberhalb derer ein Schmerzreiz ins Bewusstsein dringt.
>
> **Schmerztoleranz:** Fähigkeit, Schmerz zu ertragen.

Während die **Schmerzschwelle** bei allen Menschen ungefähr gleich ist, ist die **Schmerztoleranz** sehr unterschiedlich. Einige Menschen empfinden bereits geringe Schmerzreize als unerträglich, andere dagegen halten selbst starke Schmerzen aus.

Bei der Messung der Schmerztoleranz werden dem Patienten Schmerzreize gesetzt, und er soll angeben, ab welcher Intensität er den Schmerz nicht mehr aushalten kann und der Schmerzreiz abgebrochen werden soll. Die Schmerztoleranz wird unter anderem vom individuellen Schmerzerleben, vom kulturellen Schmerzkonzept (☞ unten) sowie von Persönlichkeit und Alter des Betroffenen beeinflusst.

Die verschiedenen Schmerzformen

Der somatische Schmerz

Schäden an Haut, Muskeln, Knochen, Gelenken und Bindegewebe führen zum somatischen Schmerz. Dabei unterscheidet man den **Oberflächenschmerz,** der in der Haut entsteht, vom **Tiefenschmerz,** der von Muskeln, Gelenken, Knochen und Bindegewebe ausgeht.

Der Oberflächenschmerz wiederum hat zwei Anteile: Als Erstes empfindet man einen kurzen, hellen, scharfen, gut lokalisierbaren **1. Oberflächenschmerz.** Nach kurzer Pause folgt der **2. Oberflächenschmerz,** ein diffuser, dumpfer oder brennender Schmerz, der nur langsam abklingt.

Der 1. Oberflächenschmerz wird über markhaltige, der 2. Oberflächenschmerz über marklose Nervenfasern geleitet. Er entspricht neurophysiologisch dem Tiefenschmerz. Ein typischer Tiefenschmerz ist der Kopfschmerz.

Der viszerale Schmerz

Schmerzen aus den Eingeweiden bezeichnet man als **viszerale Schmerzen** (*Eingeweideschmerzen*).

Der viszerale Schmerz entsteht z.B. durch Dehnung von Hohlorganen, Spasmen von glatter Muskulatur, Durchblutungsstörungen oder Entzündungen. Er wird ebenfalls als dumpf beschrieben und kann sich als *Dauerschmerz* (z.B. „Magenschmerzen") oder als *periodisch wiederkehrender Schmerz*, z.B. bei Koliken, äußern.

Der neurogene Schmerz

Beim **neurogenen Schmerz** führen Schädigungen an Nerven zu quälenden, oft blitzartig einschießenden Schmerzempfindungen.

Der Körper erkennt nicht, woher der Schmerz kommt: Die Schmerzen werden so empfunden, als kämen sie aus dem Körperteil, wo die *Nervenendigungen* liegen, obwohl die Schädigung *irgendwo* im Nervenverlauf lokalisiert ist. Man nennt diese Schmerzen auch **projizierte Schmerzen,** da sie wie ein Dia in die Körperperipherie abgebildet werden. Am bekanntesten sind die ausstrahlenden, ziehenden Schmerzen im Bein bei Bandscheibenschäden im Lendenwirbelsäulenbereich und die Neuralgien (☞ 11.4).

Der psychogene Schmerz

Nicht jeder Schmerz hat seine Ursache in gereizten Schmerzrezeptoren. Es kann – insbesondere bei chronischen Schmerzbildern – auch eine *psychosomatische Störung* vorliegen, bei der die Patienten ihre psychischen Konflikte nicht anders als über das Symptom „Schmerz" verarbeiten können. Die psychische Störung findet also in einer somatischen Erscheinung, einem Schmerz, ihren Ausdruck. Zu beachten ist, dass die Patienten ihre Schmerzen nicht vorgeben, sondern sie wirklich empfinden und teils erheblich unter ihnen leiden.

Die Diagnose „psychogener Schmerz" darf aber nicht leichtfertig gestellt werden. Immer ist ein sorgfältiger Ausschluss organischer Ursachen erforderlich. Chronische Schmerzen mit primär organischer Ursache, die aber nicht rechtzeitig gefunden und behandelt wird, können *reaktiv* zu schweren psychischen Störungen führen.

Akuter und chronischer Schmerz

Ganz entscheidend für Behandlung, Pflege und Prognose ist die Differenzierung zwischen akutem und chronischem Schmerz.

Der akute Schmerz

Der **akute Schmerz** ist ein Warnsignal des Körpers. Der Betroffene kann den akuten Schmerz in aller Regel gut lokalisieren, wobei die Schmerzlokalisation oft dem Ort der Schädigung entspricht.

> ⚠ **Vorsicht!**
> Der plötzlich auftretende Schmerz ist ein Alarmzeichen. Akute Schmerzereignisse deshalb nicht nur in der Krankenakte dokumentieren, sondern unverzüglich den Arzt informieren.

Wichtig ist bei akuten Schmerzen, die Ursache zu finden und diese gezielt zu behandeln.

Der chronische Schmerz

Von **chronischen Schmerzen** spricht man, wenn die Schmerzen über einen Zeitraum von mindestens sechs Monaten (fast) ständig vorhanden sind oder häufig wiederkehren. Die enge Beziehung zur fassbaren Gewebeschädigung, wie sie beim akuten Schmerz

besteht, ist beim chronischen Schmerz meist nicht (mehr) vorhanden. Nicht selten sind psychische und soziale Komponenten beteiligt.

Chronische Schmerzen sind nur schwer zu ertragen. Sie zermürben den Kranken und bestimmen sein Leben. Diagnostik und Therapie chronischer Schmerzen sind schwierig und oftmals für Patienten wie Therapeuten enttäuschend.

> 🔖 Epidemiologische Daten über die Zahl chronisch Schmerzkranker sind rar. Schätzungen gehen von mindestens vier Millionen Menschen mit chronischen Schmerzen in Deutschland aus, wobei Kopf- bzw. Gesichtsschmerzen und Rückenschmerzen am häufigsten sind. Ungefähr 600 000 dieser Betroffenen bedürfen einer speziellen Schmerztherapie. Solche Zahlen unterstreichen, welch große Bedeutung einer angemessenen Diagnostik und Therapie zukommt und wie wichtig eine patientenorientierte, situationsgerechte Pflege ist.

Psychische und kulturelle Einflüsse auf das Schmerzerleben

Psychische Einflüsse

Aus der psychologischen Forschung sind heute viele Einflüsse auf das bewusste Schmerzerlebnis bekannt. *Schmerzverstärkende Faktoren* sind z.B. Angst, Einsamkeit, Abhängigkeit, Sorgen oder Depressionen. Dagegen wirken ein Gefühl der Sicherheit, Zuwen-

Ängste des Patienten	Pflegemaßnahmen
Angst vor Schmerzen	• Schmerzprotokoll/-tagebuch anlegen, um die schmerzauslösenden Faktoren herauszufinden (☞ 2.2.3) • Patienten über prophylaktische Maßnahmen gegen den Schmerz informieren (z.B. Meiden von Schonhaltungen, die zu erneuten Schmerzen führen) • (Medikamentöse) Schmerzprophylaxe durchführen
Angst, mit dem Schmerz alleine gelassen zu werden	• Gesprächsbereit sein und sich Zeit für den Patienten und seine Bedürfnisse nehmen, Pflegemaßnahmen ohne Hektik ausführen • Patienten nicht (lange) warten lassen, wenn er klingelt • Ggf. nach Beschäftigungsmöglichkeiten suchen, die den Patienten vom Schmerz (und der Angst davor) ablenken
Angst, von medizinischer Versorgung abhängig zu werden	• Patienten auf Maßnahmen hinweisen, die er selbstständig gegen die Schmerzen einsetzen kann (z.B. Entspannungsübungen, physikalische Maßnahmen) und ihn ggf. dazu anleiten • Unabhängigkeit des Patienten fördern, z.B. durch selbstbestimmte Arzneimitteleinnahme (☞ 2.2.4)
Angst, als „überempfindlich" zu gelten	• Äußerungen des Patienten ernst nehmen (nicht nur vorgeben, dies zu tun) und ihn dies auch spüren lassen (z.B. durch Trost, Zuwendung)
Angst, nicht mehr als individuelle Persönlichkeit betrachtet zu werden	• Patienten ganzheitlich pflegen und nicht auf den Schmerzaspekt reduzieren, d.h. zu geeigneten Zeitpunkten z.B. auf seine privaten Interessen eingehen
Angst vor der Zukunft (Familie, Beruf)	• Familienangehörige aufklären (lassen), was die Schmerzen für den Patienten bedeuten und welche Auswirkungen sie auf die Persönlichkeit, das Familien- und Berufsleben haben können • Ggf. Sozialarbeiter des Krankenhauses hinzuziehen, Rehabilitationsmaßnahmen einleiten oder häusliche Versorgung sicherstellen

Tab. 2.28: Pflegende haben einen engen Kontakt zu den Patienten. Durch Zuwendung können sie zur Schmerzlinderung beitragen.

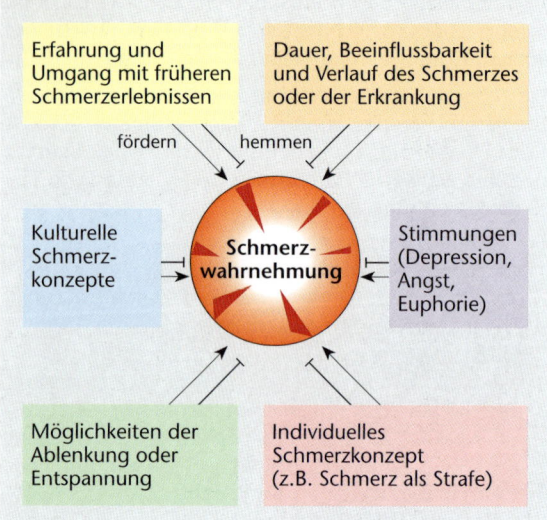

Abb. 2.29: Viele Faktoren beeinflussen die Schmerzwahrnehmung. [L157]

dung und Verständnis durch nahe stehende Menschen, Selbstbestimmung, Hoffnung, Freude (etwa nach einer Geburt) und Ablenkung *schmerzlindernd.* Wie Tab. 2.28 zeigt, kann die Kenntnis dieser psychologischen Einflussgrößen unmittelbar in die Pflege von Schmerzpatienten umgesetzt werden.

> 🛏 Fühlen sich die Patienten im Krankenhaus „wohl", soweit dies im Rahmen ihrer Erkrankung möglich ist, bewältigen sie den Schmerz besser.

Individuelles Schmerzkonzept

Auch die Einstellung des Einzelnen zu Schmerzen, das **individuelle Schmerzkonzept,** wirkt sich auf die Schmerzwahrnehmung und den Umgang mit Schmerzen aus.

Schmerz als Schulderlebnis. Patienten, die sich selbst die Schuld an den Schmerzen geben, nehmen den Schmerz meist sehr intensiv wahr.

Der unverstandene Schmerz. Wenn der Schmerz dem Kranken völlig unerklärlich ist und schicksalhaft über ihn hereingebrochen zu sein scheint, eskaliert der Schmerz zur „Katastrophe". Die Patienten haben oft außerordentliche Angst vor der Zukunft und entwickeln kaum Bewältigungsstrategien, weil ihnen das Verständnis für ihr Leiden fehlt.

Charakter und Schmerz. Ängstlichkeit, Neigung zu Panik, der Wunsch und die Fähigkeit, Unangenehmes zu verdrängen, und vieles andere nehmen Einfluss auf den Umgang mit Schmerzen. Menschen, die Unangenehmes, z.B. eine mögliche Krankheit, nicht wahrhaben wollen, halten oft erhebliche Schmerzen aus. So werden selbst größere Tumoren, die „normalerweise"

erhebliche Schmerzen auslösen würden, nicht „bemerkt".

Alter und Schmerz. Auch alte Menschen, die „schon viel erlebt und erlitten" haben, neigen dazu, kein Aufheben um ihre Beschwerden zu machen und sind dadurch möglicherweise gefährdet.

Kulturelle Schmerzkonzepte

Die verschiedenen Kulturen haben ein unterschiedliches Verständnis vom Schmerz und vom „angemessenen Umgang" mit Schmerzen. Da diese **kulturellen** Schmerzkonzepte die Entwicklung des individuellen Schmerzkonzeptes stark beeinflussen, hilft die Kenntnis der kulturellen Deutung von Schmerz oft, den einzelnen Kranken besser zu verstehen.

Ein in unserer Gesellschaft verbreitetes Konzept ist etwa, dass Jungen weniger empfindlich sind (und sein dürfen) als Mädchen. Schmerz offen zuzugeben, gilt häufig als Zeichen von Schwäche. Schmerzkonzepte können auch von Gesellschaftsschicht zu Gesellschaftsschicht unterschiedlich sein und einander widersprechen.

Zu den Schmerzkonzepten unserer medizinisch informierten Gesellschaft gehört auch, dass Schmerzen auf eine *körperliche* Krankheit hindeuten und die Verantwortung für ihre Beseitigung somit bei den Spezialisten des Medizinsystems liegt. Dieses Schmerzkonzept verdrängt die psychische Dimension des Schmerzes und bringt vor allem chronisch Schmerzkranke in Bedrängnis.

Schmerz und Sinn

Die *heutige* Medizin stößt bei der Frage, welchen Sinn das Leiden im Leben der Menschen haben könnte, an ihre Grenze.

Philosophen weisen auf die Bereicherung der Menschen durch Schmerzerfahrung hin und sprechen davon, dass Schmerz Wandlungs- und Reifungsprozesse einleiten und unterstützen kann.

Auch die *Religionen* bemühen sich um die Erklärung des Sinns menschlichen Leides. Nach dem traditionellen christlichen Verständnis beispielsweise nimmt der Mensch durch persönliches Leid teil am erlösenden Leiden Jesu Christi. Jesus wiederum erscheint in den biblischen Erzählungen als Überwinder von Krankheit und Tod. Er heilt Kranke und erteilt seinen Nachfolgern den Auftrag zur Krankenheilung. Dieses traditionelle religiöse Verständnis ermöglicht gleichermaßen die *Annahme* von Schmerz und Krankheit wie auch den energischen *Kampf,* sie zu überwinden.

Es gibt keine allgemein akzeptierten Antworten mehr

Viele Menschen sind heute allerdings nicht mehr in eine traditionelle Glaubensgemeinschaft eingebunden, sie finden keinen Zugang zu dem Trost, den eine Religion ihnen anbieten könnte.

Im Krankenhaus werden Menschen verschiedener Weltanschauungen und Religionszugehörigkeiten behandelt. Sie alle sollten ihren (religiösen) Bedürfnissen nachkommen können und dabei Verständnis von Seiten der Ärzte und Pflegenden erfahren.

> Als Pflegender wird man immer wieder gefordert, den Menschen, dessen Schmerzen man nicht beseitigen und dessen Krankheit man nicht heilen kann, in seiner Not nicht alleine zu lassen. Im vertrauensvollen Kontakt mit dem Patienten müssen Pflegende mit dem Patienten die oft quälende Frage nach dem „Warum" aushalten und können versuchen, gemeinsam Antworten zu finden, die allgemein verbindlich in unserer Gesellschaft nicht mehr existieren. Die eigene Religion oder Weltanschauung mag dabei eine Hilfe sein. Wichtig ist aber, dass man sich im Gespräch immer bemüht, das Weltverständnis des anderen zu erfahren: Sinn kann nicht von außen „übergestülpt" werden.

2.2.3 Klinik und Diagnostik des Schmerzes

Anamnese und körperliche Untersuchung

Schmerz ist einem Außenstehenden nicht direkt zugänglich und nicht messbar wie etwa Fieber. Der Untersucher ist also auf die Angaben des Patienten angewiesen.

> Schmerz ist, was der Patient als Schmerz empfindet!

Schmerzanamnese
Erster diagnostischer Schritt ist die Erhebung der **Schmerzanamnese.** Erfragt werden:
- *Lokalisation des Schmerzes:* Streng lokalisiert (z.B. an Narben und Wunden), diffus (z.B. Gliederschmerzen bei Grippe), ausstrahlend (z.B. in den linken Arm bei Herzinfarkt)?
- *Art des Schmerzes:* Stechend (z.B. bei Pleurareizung), brennend (z.B. bei Hautabschürfungen), ziehend (z.B. bei Rückenschmerzen), klopfend (z.B. bei eitriger Entzündung), bohrend (z.B. bei einem Tumor), krampfartig (z.B. bei Nierenkolik), wehenartig (z.B. bei Menstruationsbeschwerden), beklemmend (z.B. bei Angina pectoris)?
- *Zeitpunkt und Auslöser des Schmerzes:* Nach dem Essen (z.B. bei einem Ulcus ventriculi), nach Anstrengung (z.B. bei Herzerkrankungen), witterungsabhängig (z.B. bei Rheuma)?

- *Dauer des Schmerzes:* Konstant (z.B. bei einem Tumor), in Intervallen (z.B. bei Koliken)?
- *Stärke* (Intensität): Erträglich, überwältigend, unerträglich?
- *Begleitsymptome:* Z.B. Schwellung und Rötung bei einer Entzündung?

Weiter wird nach bisherigen Therapieversuchen und deren Erfolg gefragt. Zum einen gewinnt man Zusatzinformationen, zum anderen kann der Patient sich seine eventuellen Enttäuschungen von der Seele reden.

Die *psychosoziale Anamnese* kann Probleme in Beruf oder Privatleben aufdecken. Die Reaktionen der Angehörigen und anderer wichtiger Bezugspersonen haben erheblichen Einfluss auf die Schmerzkrankheit.

Auch die Stimmung des Patienten (hoffnungsvoll, verzweifelt, mutlos, ängstlich, wütend) und seine persönliche Einstellung zu der Krankheit und den Schmerzen geben wertvolle Informationen.

Beobachtung des Schmerzpatienten
Während der Anamneseerhebung beobachtet der Untersucher den Patienten aufmerksam, da zwar nicht der Schmerz selbst, aber einige mit Schmerz assoziierte Erscheinungen der Beobachtung zugänglich sind. Er achtet auf Mimik, Gestik und Haltung des Patienten, z.B. auf ein schmerzverzerrtes Gesicht, eine gekrümmte Haltung oder das Schonen bestimmter Gliedmaßen. Häufig sind Schmerzen auch von sichtbaren vegetativen Reaktionen wie Schweißausbruch, Blässe, Tachykardie und Tachypnoe begleitet.

Schmerzbeobachtung gelingt am besten im pflegerischen Alltag, indem die Pflegenden dem Patienten in den verschiedensten Situationen nahe kommen. Beispielsweise äußern sich Schmerzen oft durch schlechtes Schlafen oder mangelnden Appetit.

Körperliche Untersuchung
An die Erhebung der Anamnese schließt sich die körperliche Untersuchung an. Sie umfasst neben einer gründlichen internistischen Untersuchung eine orientierende Untersuchung von Muskulatur und Bewegungsapparat und eine neurologische Untersuchung (einschließlich des vegetativen Nervensystems). Weitere (Konsiliar-)Untersuchungen und technische Verfahren sind von der mutmaßlichen Ursache der Schmerzen abhängig.

Schmerzprotokoll und Schmerztagebuch
Eine präzise Schmerzbeschreibung gibt Hinweise auf mögliche Ursachen des Schmerzes und ist wesentlicher Teil der Therapieplanung. Daher ist die *Schmerzdokumentation* von großer Bedeutung. Hilfestellung gibt ein *Schmerzprotokoll,* bei dem der Kranke mehrfach täglich seine Schmerzen mit einer

Schmerzskala schätzt, die meist von 0 – 10 oder 0 – 100 reicht, und diese Einschätzung zusammen mit besonderen Begebenheiten (schlechter Schlaf, körperliche Anstrengung, Ruhe) in einem **Schmerzprotokoll** (☞ Abb. 2.30) dokumentiert.

Bei Patienten mit chronischen Schmerzen empfiehlt sich die Anlage eines **Schmerztagebuchs.** Es dient der Selbstbeobachtung und Verhaltensanalyse und soll die bewusste Wahrnehmung schulen, Zusammenhänge zwischen Alltagssituationen und Schmerz transparent machen und die Notwendigkeit und Wirkung der Medikation klären. Das selbstständige Führen eines Schmerzprotokolls oder -tagebuchs befreit den Schmerzpatienten darüber hinaus aus einer Passivität, in die ihn insbesondere der chronische Schmerz oft drängt: Durch das systematische Beobachten und Mitteilen des persönlichen Schmerzerlebnisses trägt der Patient selber zu seiner Therapie bei und kann dadurch verlorene Selbstständigkeit zurückgewinnen.

2.2.4 Therapie des Schmerzes

Allgemeine Grundsätze der Schmerztherapie

Vor Einleitung einer Schmerztherapie muss immer nach der Ursache der Schmerzen gesucht werden. Bei alten Menschen kann sich hinter der scheinbaren Ar-

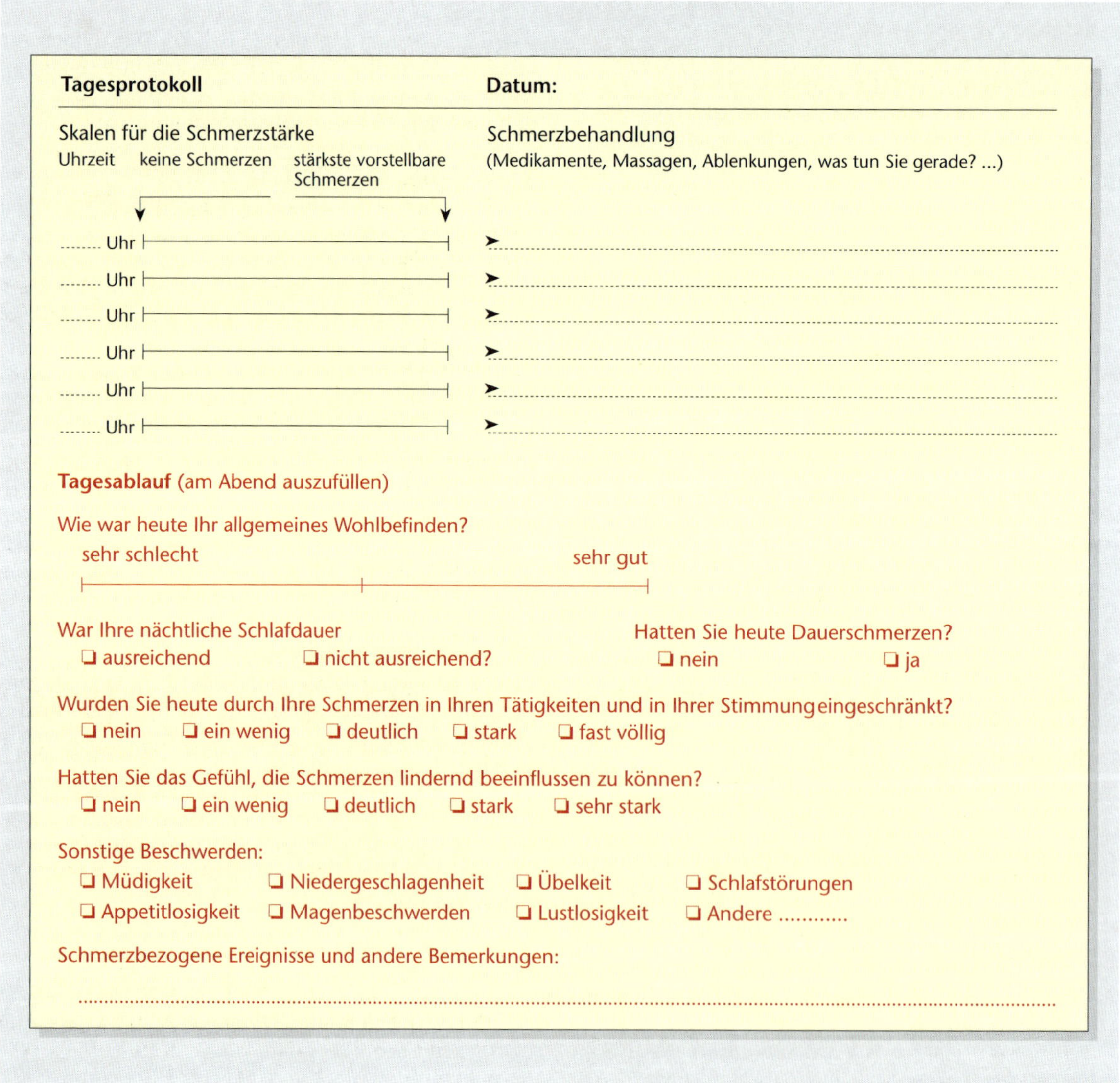
Tagesprotokoll **Datum:**

Skalen für die Schmerzstärke
Uhrzeit keine Schmerzen stärkste vorstellbare Schmerzen

Schmerzbehandlung
(Medikamente, Massagen, Ablenkungen, was tun Sie gerade? ...)

.... Uhr
.... Uhr
.... Uhr
.... Uhr
.... Uhr
.... Uhr

Tagesablauf (am Abend auszufüllen)

Wie war heute Ihr allgemeines Wohlbefinden?
sehr schlecht sehr gut

War Ihre nächtliche Schlafdauer
❑ ausreichend ❑ nicht ausreichend?

Hatten Sie heute Dauerschmerzen?
❑ nein ❑ ja

Wurden Sie heute durch Ihre Schmerzen in Ihren Tätigkeiten und in Ihrer Stimmung eingeschränkt?
❑ nein ❑ ein wenig ❑ deutlich ❑ stark ❑ fast völlig

Hatten Sie das Gefühl, die Schmerzen lindernd beeinflussen zu können?
❑ nein ❑ ein wenig ❑ deutlich ❑ stark ❑ sehr stark

Sonstige Beschwerden:
❑ Müdigkeit ❑ Niedergeschlagenheit ❑ Übelkeit ❑ Schlafstörungen
❑ Appetitlosigkeit ❑ Magenbeschwerden ❑ Lustlosigkeit ❑ Andere ....

Schmerzbezogene Ereignisse und andere Bemerkungen:

Abb. 2.30: Tagesprotokoll aus dem *Heidelberger Schmerz-Tagebuch* [gekürzt nach Flöter et al., Schmerztherapeutisches Kolloquium, Kronberg 1994].

throse eine Knochenmetastase, bei der Kopfschmerzpatientin hinter dem Kopfschmerz ein Familienproblem verbergen. Solche Probleme werden durch eine (symptomatische) Schmerztherapie nicht gelöst, sondern verschleppt und verschlimmert.

Kausale und symptomatische Therapie

Zuerst wird versucht, die dem Schmerz zugrunde liegende Ursache zu beseitigen **(kausale Therapie).**

Gelingt dies nicht, so lassen sich dennoch oft durch *gezielte* Maßnahmen Schmerzen lindern oder beseitigen. Hierzu gehören zum Beispiel Bestrahlungen zur Tumorverkleinerung.

Erst wenn diese gezielten Therapien nicht greifen oder zu aufwendig, riskant oder belastend werden, sind **symptomatische Schmerztherapien** angezeigt.

Diese theoretische Trennung zwischen kausalem und symptomatischem Vorgehen ist im klinischen Alltag oft unscharf. Häufig ermöglicht die Schmerzausschaltung erst eine kausale Therapie oder ist Teil einer kausalen Therapie. Deutlich wird das bei muskulären Verspannungen, die oft Schonhaltungen zum Schutz vor schmerzhaften Bewegungen sind, gleichzeitig aber neue Schmerzen verursachen. Hier müssen Schmerzen und Verspannungen beseitigt werden, bevor durch Krankengymnastik oder Rückenschule die „eigentliche" Krankheit behandelt werden kann.

Ganzheitliche Schmerztherapie

Das Schmerzerleben wird durch die verschiedensten körperlichen und psychischen Faktoren beeinflusst (☞ 2.2.2).

Ganzheitliche Schmerztherapien setzen diese Faktoren gezielt zu therapeutischen Zwecken ein. Sie zeichnen sich dadurch aus, dass sie sich nicht nur *einer* Therapieform bedienen (z.B. nur Tablettengabe oder nur Entspannungsübungen), sondern sich auf mehrere Säulen stützen:

- Beispielsweise erhält der Patient durch *Schmerzbewältigungsstrategien* Hilfe zur Selbsthilfe
- Durch *Aktivitätstraining* soll der verbliebene Spielraum ausgeweitet werden
- Die *Einbeziehung von Angehörigen* soll das soziale Umfeld so verbessern, dass die Familie nicht zwischen (übertriebener) Fürsorge, Resignation, Unwillen und Ungeduld hin und her pendelt
- Gleichzeitig gehören aber auch „konventionelle" *physikalische Therapieformen* und *Schmerzmittel* zur ganzheitlichen Schmerztherapie.

📖 Literaturtipp

McCaffery, Margo et al.: Schmerz. Ein Handbuch für die Pflegepraxis. Ullstein Mosby, Wiesbaden, 1997

Einführung in die medikamentöse Schmerztherapie

> 🖉 *Schmerzstillende Arzneimittel* **(Analgetika)** stehen bei Selbstmedikation und ärztlicher Verordnung an der Spitze des Arzneimittelverbrauchs: Zurzeit werden in Deutschland pro Jahr schmerzstillende Arzneimittel für knapp zwei Milliarden Mark verordnet. Damit stellt die Gruppe der Analgetika/Antirheumatika die verordnungsstärkste Indikationsgruppe überhaupt dar.

Analgetika greifen sowohl in die Vorgänge der *Schmerzentstehung* als auch der *Schmerzwahrnehmung* ein. Nach ihrer Wirkungsweise werden sie in *Nicht-Opioid-Analgetika* (☞ Pharma-Info 2.31) und *Opioid-Analgetika* eingeteilt (☞ Pharma-Info 2.33).

Missbrauchgefahr von Analgetika

In unserer Gesellschaft mit ihrem Ideal vom sportlichen, gesunden und stets leistungsfähigen Menschen greifen viele auch bei kleinen Unpässlichkeiten zur (rezeptfreien) Schmerztablette, um „keine Schwächen zu zeigen". Die Schmerzen werden meist rasch gelindert, ohne dass der Betroffene viel Zeit aufwenden oder unbequeme Veränderungen der Lebensgewohnheiten auf sich nehmen muss.

Besonders bei *Kombinationspräparaten,* die zusätzlich zum Analgetikum aufputschende (z.B. Koffein) oder beruhigende Substanzen (z.B. Codein, Barbiturate) enthalten, besteht die Gefahr eines **Arzneimittelmissbrauchs** bis hin zur **Arzneimittelabhängigkeit.** Die Kranken nehmen die Tabletten nicht mehr nur zur Schmerzlinderung, sondern brauchen sie, um „sich wohl zu fühlen", und erhoffen sich von ihnen die Lösung sozialer und psychischer Probleme.

> 🖉 Das Risiko für einen Arzneimittelmissbrauch wird bei den starken Schmerzmitteln (Opioid-Analgetika) häufig überschätzt, bei den einfachen Schmerzmitteln oft unterschätzt!

Schmerzmittelabhängigen Patienten drohen nicht nur die in Pharma-Info 2.31 und 2.33 genannten Nebenwirkungen, sondern es können auch wichtige Diagnosen verpasst und somit Therapiechancen nicht genutzt werden.

Außerdem können Schmerzmittel selbst ein Schmerzsyndrom hervorrufen (vor allem den sog. **Analgetika-Kopfschmerz** ☞ 11.1.2), das der Patient wiederum mit immer höheren Dosen zu bekämpfen versucht, wodurch er – häufig unbemerkt – in einen Teufelskreis gerät.

⌘ Wegen dieser Gefahren sollten Patienten mit Schmerzsyndromen möglichst früh zu ganzheitlichen Therapieformen und aktiver Mitarbeit am Heilungsprozess motiviert werden. Dies schließt eine *bewusste* Schmerzmittelgabe nicht aus.

Systemische medikamentöse Schmerztherapie: Nicht-Opioid-Analgetika

🔢 **Nicht-Opioid-Analgetika** (*Nichtopioide, kleine Analgetika*): Schmerzmittel unterschiedlicher chemischer Struktur, die hauptsächlich über eine Synthesehemmung der schmerzvermittelnden *Prostaglandine* in der Körperperipherie wirken. Besonders bei leichten bis mäßigen Schmerzen und zum Teil auch als Antirheumatika geeignet.

Früher wurden die Nicht-Opioid-Analgetika auch als *periphere Analgetika* bezeichnet. Neuere Untersuchungen las-

sen allerdings vermuten, dass die Prostaglandinsynthesehemmer auch über *zentrale* Angriffspunkte wirken. Außerdem wurde mit Flupirtin (☞ Pharma-Info 2.31) ein zentral wirksames, nicht-opioides Analgetikum entwickelt, so dass die Bezeichnung „periphere Analgetika" nicht mehr zutrifft und deshalb auch nicht mehr benutzt werden sollte.

Zu den wichtigsten schmerzvermittelnden Substanzen im menschlichen Körper gehören die **Prostaglandine,** die im geschädigten Gewebe freigesetzt werden und Schmerzen, Fieber und Entzündungsreaktionen hervorrufen. Außerdem vermindern Prostaglandine die Sekretion der Magensäure, stimulieren die Schleimproduktion im Magen und regen die Uterusmuskulatur zu Wehen an.

Die *Hauptwirkung* fast aller **Nicht-Opioid-Analgetika** besteht in einer Hemmung der Prostaglandinsynthese, weshalb solche Substanzen auch als **Prostaglandinsynthesehemmer** bezeichnet werden. Prostaglandinsynthesehemmer wirken schmerzlindernd (*analgetisch*), fiebersenkend (*antipyretisch*) und teilweise auch entzündungshemmend (*antiphlogistisch*). Die verminderte Prostaglandinsynthese verrin-

---

✎ Pharma-Info 2.31 Nicht-Opioid-Analgetika

Azetylsalizylsäure und Paracetamol: die Klassiker

Azetylsalizylsäure (*Acetylsalicylsäure*), kurz *ASS*, (z.B. Aspirin®, ASS-ratiopharm®) gehört zu den meist verkauften Arzneimitteln überhaupt. Da Azetylsalizylsäure seit über 90 Jahren industriell hergestellt wird, sind Nutzen und Gefahren gut bekannt.

Azetylsalizylsäure ist ein typischer Prostaglandinsynthesehemmer und vor allem für die Behandlung leichter bis mäßiger Schmerzen, insbesondere Kopf-, Zahn- oder Gliederschmerzen, geeignet. Ihre fiebersenkende Wirkung ist relativ gering. Azetylsalizylsäure wirkt außerdem gerinnungshemmend, da sie die Entstehung von **Thromboxan A$_2$** in den Blutplättchen hemmt (Thromboxan A$_2$ fördert die Agglutination der Thrombozyten und die Vasokonstriktion kleiner Blutgefäße). Therapeutisch wird dies bei der Gefahr arterieller Gefäßverschlüsse ausgenutzt (z.B. bei koronarer Herzkrankheit oder einem drohenden Schlaganfall bei Einengung der A. carotis ☞ 3.1.3). Die wichtigsten Nebenwirkungen der Azetylsalizylsäure sind gastrointestinale Beschwerden und allergische Reaktionen (☞ Tab. unten).

Bei Kindern kann im Anschluss an virale Infekte das zwar seltene, aber meist tödliche **Reye-Syndrom** auftreten, das durch akute Leber- und Gehirnschädigungen gekennzeichnet ist. Wahrscheinlich erhöht Azetylsalizylsäure das Risiko eines Reye-Syndroms. Deshalb sollte sie Kindern vor der

Pubertät nicht zur symptomatischen Schmerz- und Fieberbekämpfung gegeben werden. In diesen Fällen greift man besser zum ebenfalls lange bewährten Paracetamol.

Paracetamol (z.B. Benuron®, Doloreduct®) wirkt schmerzlindernd und fiebersenkend, aber nur gering entzündungshemmend. Bei Kindern ist es das Mittel der Wahl gegen Schmerzen und Fieber. Aber auch bei Erwachsenen ist es zur Behandlung leichter und mittelschwerer Schmerzen gut geeignet.

Nebenwirkungen sind sehr selten. Am bedeutsamsten sind allergische Hautausschläge, Leber- und Nierenschäden. Da sich Paracetamol in hoher Dosis zum Suizid „eignet", sollte es suizidgefährdeten Patienten *nie* zur Selbstmedikation empfohlen werden.

Metamizol

Metamizol (*Novaminsulfon,* z.B. Novalgin®) ist ein gutes Analgetikum und Antipyretikum und wirkt außerdem *spasmolytisch* (krampflösend). Es wirkt besonders zuverlässig bei viszeralen Schmerzen (☞ 2.2.2), z.B. bei Nieren- oder Gallenkoliken.

Metamizol geriet wegen des Risikos anaphylaktischer Schocks und toxischer Knochenmarkschädigungen wiederholt in die Schlagzeilen. Nach heutigem Kenntnisstand sind schwere Knochenmarkschädigungen aber seltener als bisher angenommen, so dass Metamizol bei bestimmten Indikationen weiterhin angewendet werden kann.

Ihre Meinung zu

Bitte ausfüllen und einsenden an:

URBAN & FISCHER VERLAG
Lektorat Pflege
Karlstraße 45

D - 80333 München

www.urbanfischer.de

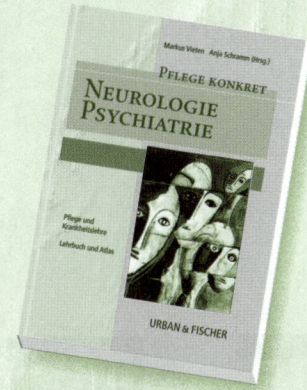

Pflege konkret Neurologie Psychiatrie

Wie finden Sie die Verständlichkeit des Textes?
☐ zu schwierig ☐ ausreichend ☐ zu einfach

Finden Sie, die Schwerpunkte wurden richtig gewählt?
☐ Ja, weil _____
☐ Nein, weil _____

Welche Themen haben Sie vermisst?
_____
_____

Welche Themen fanden Sie eher etwas breitgetreten?
_____
_____

Wie finden Sie das Verhältnis von Pflegewissen zu Medizinerwissen?
☐ zu viele Medizindetails, zu wenig Pflege
☐ genau richtig
☐ zu viele Pflegedetails, zu wenig Medizin

Wie finden Sie die Qualität der Abbildungen?
Fotos
☐ überfrachtet ☐ sehr gut ☐ akzeptabel
Zeichnungen
☐ überfrachtet ☐ sehr gut ☐ akzeptabel

Wo wünschen Sie sich eine zusätzliche Abbildung ?
_____
_____

Wie finden Sie die Lernhilfen wie farbige Kästen, Merksätze und Wiederholungsfragen?
☐ lenken nur ab ☐ sinnvoll ☐ zu oberflächlich

Welche Abschnitte sind problematisch und weshalb?
_____
_____
_____
_____

Welche Registerwörter fehlen oder sind falsch?
_____
_____

Weitere Verbesserungsvorschläge?
_____
_____

Zusammenfassend:
Wie finden Sie „Pflege konkret Neurologie Psychiatrie"?
_____

In welchem Bereich sind Sie tätig?
_____

Möchten Sie weitere Infos über das Verlagsprogramm?
☐ Ja ☐ Nein

Ihre Anschrift (Angabe freigestellt):
_____
_____
_____
_____

Hinweis: Ihre Meinung hilft uns, „Pflege konkret Neurologie Psychiatrie"
noch besser zu machen. Ihre persönlichen Daten werden nicht
gespeichert. – Der Verlag.

Vielen Dank für Ihre Hilfe!

Falls keine Buchhandlung bekannt, bitte einsenden an:
SFG-Servicecenter Fachverlage, Holzwiesenstraße 2, D-72127 Kusterdingen
Einfach per Fax: 0 70 71/93 53 93 oder telefonisch: 0 70 71/93 53 60.

Kompetente
Bücher

URBAN & FISCHER

für die Pflege

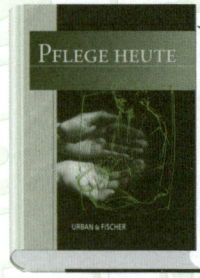

1997. 1.424 S., 2.260 Abb., geb.
DM 118,– / ÖS 861,– / SFr 105,–
ISBN 3-437-55030-6

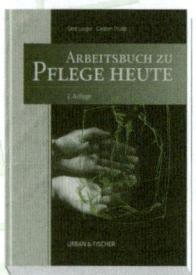

2. Aufl. 2000. 329 S., 73 Abb., kt.
DM 32,80 / ÖS 239,– / SFr 30,50
ISBN 3-437-25449-9

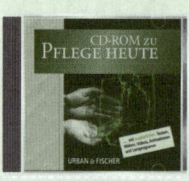

2000.
DM 89,– / ÖS 801,– / SFr 81,–
ISBN 3-437-25826-5

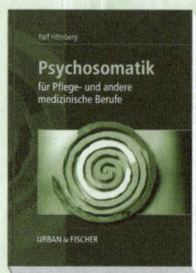

1999. 236 S., 38 Abb., kt.
DM 34,– / ÖS 248,– / SFr 31,50
ISBN 3-437-26400-1

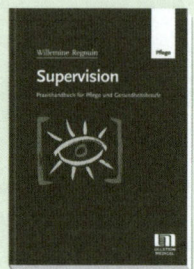

1999. 124 S., kt.
DM 19,80 / ÖS 145,– / SFr 19,–
ISBN 3-86126-683-0

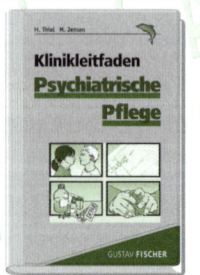

1997. 564 S., 31 Abb., 64 Tab.,
PVC-Einband
DM 64,– / ÖS 467,– / SFr 58,–
ISBN 3-437-45380-7

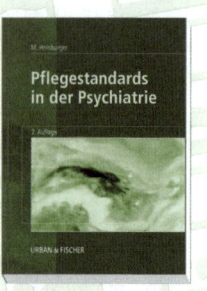

2. Aufl. 1999. 340 S., 4 Abb., kt.
DM 44,– / ÖS 321,– / SFr 41,–
ISBN 3-437-26200-9

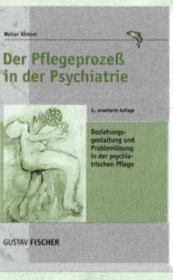

3., überarb. Aufl. 1997. 312 S.,
12 Abb., kt.
DM 54,– / ÖS 394,– / SFr 49,–
ISBN 3-437-25326-3

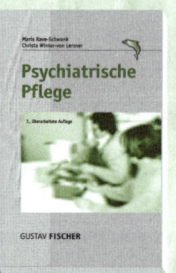

7., überarb. Aufl. 1997. 268 S.,
20 Abb., kt.
DM 32,80 / ÖS 239,– / SFr 30,50
ISBN 3-437-25318-2

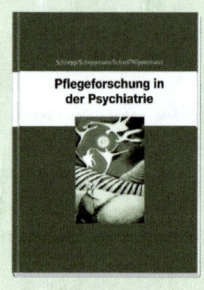

1997. 128 S., kt.
DM 34,– / ÖS 248,– / SFr 31,50
ISBN 3-86126-590-7

Irrtümer und Preisänderungen vorbehalten.

Ja, ich bestelle folgende Titel:

☐ Ex. Pflege heute

☐ Ex. Arbeitsbuch zu Pflege heute

☐ Ex. CD-ROM zu Pflege heute

☐ Ex. Psychosomatik

☐ Ex. Supervision

☐ Ex. KLF Psychiatrische Pflege

☐ Ex. Pflegestandards in der Psychiatrie

☐ Ex. Der Pflegeprozeß in der Psychiatrie

☐ Ex. Psychiatrische Pflege

☐ Ex. Pflegeforschung in der Psychiatrie

☐ Ex. Pflege konkret Innere Medizin

☐ Ex. Pflege konkret
Gynäkologie Geburtshilfe

☐ Ex. Pflege konkret
Chirurgie Ortopädie Urologie

Ich bezahle

☐ nach Erhalt der Rechnung

☐ mit Kreditkarte:

☐ American Express   ☐ Master/Eurocard   ☐ Visa

_____
Kartennummer, Gültigkeit

X
_____
Datum und Unterschrift

Meine Adresse

_____

_____

_____

X
_____
Datum und Unterschrift

Sie erhalten immer die aktuellste Auflage. Ist ein Band vergriffen, merken wir Sie vor.
Preisänderungen vorbehalten. Bei Bestellungen an den Verlag wird ein Versandkostenanteil erhoben.

Nichtsteroidale Antiphlogistika

Nichtsteroidale Antiphlogistika (in der Rheumatologie meist bezeichnet als *nichtsteroidale Antirheumatika*, kurz *NSAR*, im Gegensatz zu Glukokortikoiden = *Kortikosteroiden*, die ebenfalls antiphlogistisch wirken) unterscheiden sich zwar in ihrem chemischen Aufbau, weisen aber alle das gleiche Spektrum an unerwünschten und erwünschten Wirkungen auf.

Zu dieser Gruppe gehören beispielsweise:
• Diclofenac, z.B. Voltaren®
• Ibuprofen, z.B. Anco®
• Naproxen, z.B. Proxen®
• Piroxicam, z.B. Felden®
• Indometacin, z.B. Amuno®.

Unterschiede bestehen jedoch in Häufigkeit und Stärke der Nebenwirkungen. So kommt es z.B. bei Ibuprofen deutlich seltener zu gastrointestinalen Beschwerden als bei Diclofenac.

Nichtsteroidale Antiphlogistika sind in den hohen Dosierungen, wie sie zur Therapie von Entzündungen erforderlich sind, oft besser verträglich als Azetylsalizylsäure. Auf die entzündungshemmende Wirkung muss man im Gegensatz zur analgetischen

aber einige Wochen warten. Hierüber werden die Patienten aufgeklärt, da viele das Arzneimittel sonst nach kurzer Zeit eigenmächtig absetzen.

Sonderstellung: Flupirtin

Ein verhältnismäßig neues Nicht-Opioid-Analgetikum ist Flupirtin, z.B. Katadolon®. Es wirkt über Angriffspunkte im ZNS (jedoch nicht über Opioid-Rezeptoren) analgetisch und muskelentspannend. Daher sind Rückenschmerzen mit Muskelverspannungen eine der Hauptindikationen. Bedeutende Nebenwirkungen neben Magen-Darm-Beschwerden sind Müdigkeit und Leberschäden. Bei Patienten mit vorbestehender Leberschädigung oder einer *Myasthenia gravis* (mit Muskelschwäche einhergehende Autoimmunerkrankung ☞ auch 13.1) darf Flupirtin nicht gegeben werden.

> Viele frei verkäufliche Analgetikapräparate enthalten nicht nur den schmerzstillenden Wirkstoff, sondern zusätzlich beruhigende oder anregende Substanzen. Diese Kombinationen sind wegen der erhöhten Missbrauchsgefahr nicht sinnvoll!

Häufig verwendete Nicht-Opioid-Analgetika			
Substanz (Bsp. Handelsname)	Indikationen Dosierung in der Schmerztherapie (Einzeldosis)	Wirkdauer	Wichtigste Nebenwirkungen (NW) Kontraindikationen (KI)
Azetylsalizylsäure (ASS), z.B. Aspirin®, ASS-ratiopharm®	Kopf-, Zahn- und Gliederschmerzen, beginnende Tumorschmerzen (v.a. bei Knochenmetastasen), Fieber, entzündliche Erkrankungen (v.a. Rheuma), Thrombozytenaggregationshemmung 0,5 – 1 g oral, i.v.	4 Std.	**NW:** Gastrointestinale Beschwerden bis hin zur Ulkusbildung (nach den Mahlzeiten einnehmen, auf Oberbauchbeschwerden und Teerstuhl achten). Allergische Haut- und Blutbildveränderungen, Asthmaanfälle **KI:** Magen- und Duodenalulzera, Asthma bronchiale, Blutgerinnungsstörungen, Antikoagulanzientherapie, Heranwachsende vor der Pubertät, Schwangerschaft
Paracetamol, z.B. Benuron®, Doloreduct®	In der Schmerztherapie im Wesentlichen wie Azetylsalizylsäure, Fieber 0,5 – 1 g oral, rektal	4 – 6 Std.	**NW** (insgesamt geringer als bei Azetylsalizylsäure): Gastrointestinale Beschwerden, Allergien. Bei Überdosierung Leber- und Nierenschäden **KI:** Schwere Leber- und Nierenfunktionsstörungen, Suizidgefahr
Nichtsteroidale Antiphlogistika (NSAR), z.B. Diclofenac (etwa Voltaren®) oder Ibuprofen (etwa Anco®, Imbun®)	Mäßige Schmerzen, beginnender Tumorschmerz, Menstruationsbeschwerden, rheumatische Entzündungen Diclofenac: 25 – 50 mg oral, rektal, i.m. Ibuprofen: 0,2 – 0,4 g oral, rektal; 0,4 g i.m.	4 – 8 Std.	**NW:** Gastrointestinale Beschwerden, Bronchialverengung bei disponierten Patienten, ZNS-Störungen (z.B. Kopfschmerz, Depressionen, Müdigkeit), Allergie **KI:** Magen- oder Duodenalulzera, schwere Leber- und Nierenschäden, Blutgerinnungsstörungen, Schwangerschaft
Metamizol, z.B. Novalgin®	Schmerzen, insbesondere mit spastischer Komponente (z.B. Nierenkoliken), sowie Fieber, wenn andere Maßnahmen nicht ansprechen 0,5 – 1 g oral, rektal; 0,5 – 2,5 g i.m., i.v.	4 Std.	**NW:** Leichte gastrointest. Beschwerden, Allergie; sehr selten: tödliche Agranulozytose. Strengste Indikationsstellung in der Schwangerschaft. Wegen der Gefahr schwerer anaphylaktischer Reaktionen und eines Blutdruckabfalls v.a. bei Fieber langsame i.v. Injektion (1 ml/min) verdünnt oder als Kurzinfusion. (Harmlose) Rotfärbung des Urins möglich

gert aber auch den Schutz der Magenschleimhaut, so dass Magenulzera und -blutungen begünstigt werden. Außerdem führen Prostaglandinsynthesehemmer oft zu einer Verschlechterung allergischer Erkrankungen wie Heuschnupfen oder Asthma.

Die verschiedenen Prostaglandinsynthesehemmer unterscheiden sich trotz prinzipiell gleicher Eigenschaften sowohl in ihrem Wirkungs- als auch in ihrem Nebenwirkungsprofil. So wirkt das eine Arzneimittel stärker fiebersenkend (z.B. Metamizol), das andere stärker entzündungshemmend (z.B. Azetylsalizylsäure). Daher hängt die Präparatewahl von der Indikation ab, und es ist durchaus sinnvoll, bei Nebenwirkungen ein anderes Präparat auszuprobieren.

Systemische medikamentöse Schmerztherapie: Opioid-Analgetika

> ⊡ **Opioid-Analgetika** *(Opioide Analgetika):* Vom klassischen Rauschmittel *Opium* abgeleitete, stark wirksame Schmerzmittel, die ihre Wirkung nach heutigem Kenntnisstand über die **Endorphinrezeptoren** *(Opiatrezeptoren)* des ZNS entfalten. Unterliegen der *Betäubungsmittelverschreibungsverordnung* und dem *Betäubungsmittelgesetz* (☞ 2.2.12).

Die früher übliche Bezeichnung *zentrale Analgetika* sollte aus den oben dargestellten Gründen nicht mehr verwendet werden.

Die Rohsubstanz **Opium** (griech.: Mohnsaft) ist seit über 6 000 Jahren bekannt und war wohl während vieler Jahrhunderte das wirksamste Schmerzmittel, das die Menschen kannten. Wichtigster Bestandteil des Stoffgemisches Opium ist das **Morphin.** Morphin und die anderen Bestandteile des Opiums mit morphinartiger Wirkung werden als **Opiate** bezeichnet; halb- und vollsynthetische Schmerzmittel, die über die Endorphinrezeptoren des ZNS wirken, werden **Opioide** genannt.

Wirkprofil der Opioide
Alle Opiate und Opioide besitzen im Wesentlichen die gleichen Wirkungen:
- *Starke Schmerzstillung* (Analgesie)
- *Sedation.* Eine sedierende Wirkung ist insbesondere bei Therapiebeginn zu beobachten und lässt meist nach einigen Tagen nach
- *Hemmung des Atemzentrums.* Die atemdepressive Wirkung der Opiate ist vor allem bei einer Überdosierung gefährlich. Da das Atemzentrum durch Schmerzen stimuliert wird, hat die atemdepressive Wirkung bei der Schmerztherapie klinisch oft nur geringe Bedeutung
- *Hemmung des Hustenreflexes.* Deshalb findet man oft Codein, ein schwach wirksames Opiat, in Hustensäften

	Kurzfristige Opioidtherapie	Langfristige Opioidtherapie
(Erwünschte) Wirkungen		
Analgesie	+++	++
Sedierung	++	(+)
Nebenwirkungen		
Atemdepression	+++	(+)
Obstipation	+	+++
Euphorie	+	(+)
Übelkeit, Erbrechen	+	(+)
Abhängigkeit:		
• physisch	+	+++
• psychisch	nein	fraglich
(+) = gering, + = mäßig, ++ = deutlich, +++ = stark		

Tab. 2.32: Überblick über Wirkungen und Nebenwirkungen bei kurz- und langfristiger Opioidtherapie.

- *Reizung des Brechzentrums im Stammhirn.* Übelkeit und Erbrechen sind zwei besonders unangenehme Nebenwirkungen zu Beginn einer Opioidtherapie
- *Tonuserhöhung der glatten Muskulatur des Magen-Darm-Traktes und der ableitenden Harnwege.* Klinisch wichtig sind insbesondere eine behandlungsbedürftige spastische Obstipation (☞ Pflege) und ein Harnverhalt
- *Einfluss auf die Stimmung.* Meist wirken Opioide euphorisierend (bei Schmerzpatienten oft nur entspannend), manchmal aber auch angstauslösend und niederschlagend. Der Einfluss auf die Stimmung ist bei intravenöser Zufuhr besonders intensiv, wodurch das Risiko einer Abhängigkeit steigt
- *Histaminfreisetzung* mit Juckreiz, Bronchialverengung und Gefäßweitstellung
- *Toleranzentwicklung.* Die Toleranzentwicklung gegenüber den Wirkungen und Nebenwirkungen der Opiate ist unterschiedlich. Die Toleranzentwicklung gegenüber der analgetischen Wirkung wird häufig überschätzt.

Morphin und seine Abkömmlinge eignen sich zur Bekämpfung starker Schmerzen, z.B. postoperativ, beim akuten Herzinfarkt, beim Lungenödem, bei Tumorpatienten und bei schweren, nicht tumorbedingten Schmerzzuständen.

Schwache und starke Opioide
Nach ihrer Wirkungsstärke werden **schwache** und **starke Opioide** unterschieden (☞ Pharma-Info 2.33). Ihr Wirkprinzip und ihre Nebenwirkungen sind aber grundsätzlich gleich. Leider ist es bisher nicht gelungen, durch Synthese neuer Substanzen die erwünschte schmerzstillende Wirkung von den unerwünschten Nebenwirkungen (Obstipation, Abhängigkeitspotenzial) zu entkoppeln.

Vorurteile behindern den vernünftigen Gebrauch von Opioiden

Opioide sind von einer Aura des Bösen und Gefährlichen umgeben. Sie erinnern an Opiumhöhlen, Schmuggel und Drogenszene und gelten als Gifte (bezeichnender Sprachgebrauch: Giftschrank, -buch). Als Folge werden sie Schmerzpatienten vorenthalten, die somit bei Tumorerkrankungen oder nach Operationen unnötig Schmerzen erleiden müssen. Es sind vor allem folgende *Vorurteile*, die bei Ärzten, Pflegenden und Angehörigen verbreitet sind:

> ✐ „Opioide machen süchtig und führen zu körperlichen und psychischen Schäden."

Richtig ist, dass alle Opioide ein Abhängigkeitspotenzial besitzen. Die Gefahr *psychischer Abhängigkeit* ist jedoch bei Schmerzpatienten gering, wenn die Opioide nicht nach Bedarf, sondern regelmäßig nach Zeitplan gegeben werden (☞ unten). Die wohl entstehende *physische Abhängigkeit* ist nur beim Absetzen des Arzneimittels relevant (langsam ausschleichen).

> ✐ „Opioide verursachen eine schwere Atemdepression und verkürzen das Leben."

Da der Schmerz das Atemzentrum reizt und damit der Atemdepression durch Opiate entgegenwirkt, ist die atemdepressorische Wirkung in erster Linie bei gleichzeitiger Gabe weiterer atmungsdämpfender Arzneimittel oder bei Opiatüberdosierung wichtig.

> ✐ „Opioide sedieren und machen soziale Kontakte unmöglich."

Eine Sedierung tritt insbesondere bei Therapiebeginn auf. Bei länger andauernder Opiatgabe – etwa bei Tumorpatienten – tritt sie in den Hintergrund. Richtig ist vielmehr, dass die Opiate durch die Schmerzfreiheit oder -armut dem Patienten soziale Kontakte oft erst ermöglichen.

> ✐ „Die notwendigen Dosissteigerungen gehen durch Gewöhnung ins Unvertretbare."

✐ Pharma-Info 2.33 Übersicht über die Opioid-Analgetika

Substanz (Bsp. Handelsname)	BTM*	Dosierung und Darreichungsform	Wirkdauer	Nebenwirkungen und Kontraindikationen
Schwache Opioide				Alle Substanzen
Dihydrocodein retard (z.B. DHC 60/90/120 Mundipharma®)	nein	60 – 120 mg oral	8 – 12 Std.	**Nebenwirkungen:** Obstipation
Pentazocin (z.B. Fortral®)	ja	25 – 50 oral, rektal; 30 mg i.m., i.v., s.c.	2 – 4 Std.	Atemdepression Übelkeit, Erbrechen
Tilidin-Naloxon (z.B. Valoron®N)	nein	50 – 100 mg oral	2 – 4 Std.	Schwindel, Benommenheit Sedierung
Tramadol (z.B. Tramal®)	nein	50 – 100 mg oral, rektal, s.c., i.m., i.v.	2 – 4 Std.	Mundtrockenheit
Starke Opioide				**Kontraindikationen:**
Pethidin (z.B. Dolantin®)	ja	25 – 150 mg oral, s.c., i.m.; 25 – 100 mg i.v.	2 – 4 Std.	Störungen der Atmung Gallenkoliken
Piritramid (z.B. Dipidolor®)	ja	15 – 30 mg i.m.; 7,5 – 22,5 mg i.v.	4 – 8 Std.	Strengste Indikationsstellung in Schwangerschaft, Stillzeit und bei Alkoholkranken
Morphin				
• Nicht-retardiertes Morphin (z.B. Morphin Merck® 10/20, Sevredol® 10/20, MSR® 10/20/30)	ja	Initial 10 – 30 mg s.c., i.m., oral, rektal; 5 – 10 mg i.v.; Dosierung bei Langzeitgabe teils erheblich höher	4 Std.	
• Retardiertes Morphin (z.B. MST 10/30/ 60/100/200 Mundipharma®, MST Continus® 30/60)	ja		8 – 24 Std.	
Buprenorphin (z.B. Temgesic®)	ja	0,2 – 0,4 mg sublingual; 0,3 mg i.m., i.v.		

Fentanyl-Membranpflaster (Durogesic®) sind nur für die Bekämpfung von Tumorschmerzen zugelassen.

* BTM = Verordnung erfordert Betäubungsmittelrezept.

Richtig ist, dass im Laufe einer Opioidbehandlung eine Dosissteigerung notwendig werden kann. Dies ist aber nicht unbedingt Folge einer Toleranzentwicklung gegenüber der schmerzlindernden Wirkung (diese Toleranzentwicklung ist relativ gering), sondern eher durch Fortschreiten der Grunderkrankung (z.B. des Tumorleidens) bedingt. Auf Grund der Toleranzentwicklung auch gegenüber den Nebenwirkungen stellt eine schmerzbedingte Dosiserhöhung klinisch jedoch kein Problem dar.

> 🖉 „Nach den Opioiden kommen keine Therapiereserven mehr."

Richtig ist, dass Opioide zu den stärksten verfügbaren Schmerzmitteln gehören. Ihre Wirkung kann jedoch durch weitere Therapiemethoden ergänzt werden.

> 🖉 „Wer Opioide erhält, für den gibt es keine Hoffnung mehr, er wird bald sterben."

Opioide werden nicht nur Tumorpatienten verabreicht, sondern sind gegen bestimmte starke Schmerzen unverzichtbar. Auch bei unheilbar Kranken bedeutet der Beginn einer Opioidbehandlung nicht unbedingt das nahe Ende, da die Therapie über lange Zeit möglich ist.

> 🖉 „Die Verschreibung von Opioiden ist wegen zahlreicher bürokratischer Hemmnisse praktisch unmöglich."

Zwar unterliegt die Verschreibung von Opioidanalgetika besonderen Beschränkungen, die einen Missbrauch verhindern sollen, doch darf das kein Grund sein, einem Schmerzkranken Opioide vorzuenthalten.

🖾 Pflege
Bei der Pflege von Patienten mit Opioidmedikation ist Folgendes zu beachten:
- Opioidwirkung genau überwachen und dokumentieren, insbesondere zu Beginn der Behandlung und bei Dosiserhöhung
- Da Opioide bei chronischen Schmerzen nach einem genauen Zeitplan gegeben werden, auf regelmäßige Einnahme achten, ggf. Patienten nachts wecken
- Patienten über die Notwendigkeit aufklären, den Zeitplan genau einzuhalten (Konstanz des Wirkspiegels)
- Puls, Blutdruck und Atmung kontrollieren
- Blasenentleerung überwachen (Möglichkeit eines Harnverhaltes)
- Auf regelmäßigen Stuhlgang achten (Obstipationsprophylaxe)

- Ggf. Pneumonieprophylaxe durchführen
- Bei Sedation, vor allem zu Beginn der Medikation, Patienten wegen Sturzgefahr nicht alleine aufstehen lassen
- Auf Anzeichen eines Missbrauchs bzw. auf das Sammeln von Arzneimitteln zu Suizidversuchen oder zur Weitergabe (-verkauf) an Angehörige der Drogenszene achten
- Dem Patienten erklären, dass eine Zunahme der Medikation nicht automatisch eine Verschlechterung der Krankheit bedeutet.

> 🖾 Patienten, die ständig starke Schmerzmedikamente erhalten, werden sowohl durch die (Rest-)Schmerzen als auch durch die Behandlung selbst an ihre Krankheit erinnert und entwickeln oft ein Gefühl der Machtlosigkeit gegenüber der Krankheit oder Zorn auf die Gesunden in ihrer Umgebung. Daher stoßen Pflegende in der Betreuung von Schmerzpatienten nicht selten an ihre psychischen Grenzen. Ist ihnen aber bewusst, dass z.B. Aggressionen Ausdruck des Schmerzerlebens der Kranken sind, können Pflegende manche Reaktion besser verstehen und darauf eingehen.

Von großer Bedeutung sind das Gespräch und der Austausch der Pflegenden untereinander, damit die eigene Betroffenheit und Hilflosigkeit mitgeteilt und aufgefangen werden können.

> ⚠ **Vorsicht! Zeichen einer Opiatvergiftung**
> Zeichen einer Opiatvergiftung sind:
> - Bewusstseinsstörungen bis hin zum Koma, zerebrale Krämpfe
> - Zyanose durch zentrale Atemlähmung, Ansammlung von Bronchialsekret in den Atemwegen wegen Dämpfung des Hustenreflexes, toxisches Lungenödem bei Heroin
> - Übelkeit, Erbrechen
> - Darmatonie
> - Hypothermie
> - Anfangs Pupillenverengung *(Miosis)*, bei Sauerstoffmangel und Blutdruckabfall in fortgeschrittenen Stadien jedoch Pupillenerweiterung *(Mydriasis)*.

Zur Therapie steht als *Antidot* (Gegenmittel) **Naloxon** (Narcanti®) zur Verfügung, das in kurzen Abständen intravenös gespritzt wird. Eventuell ist eine Beatmung erforderlich.

Systemische medikamentöse Schmerztherapie: Co-Analgetika und Begleitmedikamente

Co-Analgetika

> :: **Co-Analgetika** (*Adjuvantien* = „helfende Substanzen"): In der medikamentösen Schmerztherapie unterstützend zu den Analgetika eingesetzte Substanzen, die z.B. durch Abschwellung eines Ödems oder Beeinflussung der Schmerzverarbeitung schmerzlindernd wirken.

Psychopharmaka

Die analgetische Potenz der klassischen Schmerzmittel lässt sich durch den Einsatz von **Psychopharmaka** (Arzneimittel mit Einfluss auf die ZNS-Aktivität und auf psychische Funktionen) steigern. Psychopharmaka unterstützen die Schmerzverarbeitung und besitzen zum Teil eigene analgetische Effekte. Diese Wirkungen sind *unabhängig* von ihrem antipsychotischen (oder antidepressiven) Effekt. Es ist wichtig, dass der Patient über diesen Sachverhalt informiert wird – sonst fühlt er sich nicht ernst genommen, eventuell sogar zum psychisch Kranken „abgestempelt".

Antidepressiva (z.B. Amitriptylin, etwa in Saroten®) mildern besonders Kopf- und Nervenschmerzen. Die Dosierung in der Schmerztherapie ist geringer als die bei Depressionen.

Neuroleptika (z.B. Haloperidol, etwa in Haldol®) wirken bei nahezu allen Schmerzzuständen. Weil sie gegen Übelkeit und Erbrechen helfen, werden sie oft in Kombination mit Opioid-Analgetika gegeben.

Benzodiazepine (z.B. Diazepam, etwa in Valium®) haben eine muskelentspannende Wirkung und sind daher bei Muskelschmerzen von Nutzen. Daneben ermöglichen sie dem Patienten einen besseren Nachtschlaf. Wegen der Suchtgefahr sollten sie aber vorsichtig eingesetzt werden. Schlafanstoßend wirken beispielsweise auch Antidepressiva.

Weitere Co-Analgetika

Viele Schmerzzustände gehen mit entzündlichen Reaktionen (z.B. rheumatische Erkrankungen) oder Gewebeschwellungen (z.B. Ödem um einen Tumor) einher. In diesen Fällen lindern **Glukokortikoide** den Schmerz.

Weitere, je nach Schmerzursache eingesetzte Co-Analgetika sind:
- **Kalzitonin** (z.B. Karil®) und **Biphosphonate** (z.B. Ostac®) bei Knochenschmerzen, z.B. infolge Tumormetastasen
- **Antiepileptika** wie **Carbamazepin** (Tegretal®) bei Nervenschmerzen.

Begleitmedikamente

Neben Analgetika und Co-Analgetika sind häufig noch Arzneimittel erforderlich, die in erster Linie die Nebenwirkungen der Analgetika mildern sollen **(Begleitmedikamente)**. Am wichtigsten sind Laxantien gegen eine opioidbedingte Obstipation, Antiemetika gegen Übelkeit und Erbrechen oder Mittel zur Vorbeugung von Magenulzera bei Gabe von Prostaglandinsynthesehemmern.

Placebos

Auch Arzneimittel ohne Wirkstoff, so genannte *Scheinmedikamente* oder **Placebos**, haben bisweilen erstaunliche analgetische Effekte. Dies verführt manchmal dazu, gerade Patienten, deren Schmerzangaben nicht so recht Glauben geschenkt wird, ein Placebo zu „verpassen" und so zu „beweisen", dass ihre Schmerzen auf Einbildung beruhen.

Heute wird angenommen, dass Placebos über die Freisetzung von *Endorphinen* (☞ 2.2.2) im ZNS Schmerzen lindern *können.* Ihre Wirkung ist also durchaus physiologisch erklärbar und beweist keineswegs, dass die Patienten in Wirklichkeit keine Schmerzen haben.

> ☞ Es ist nur sehr selten ratsam, (Schmerz-)Patienten Placebos zu geben. Der Patient wird durch Placebogabe entmündigt, und das Vertrauensverhältnis zu ihm wird möglicherweise schwer gestört.

Grundsätze der systemischen medikamentösen Schmerztherapie

Schmerzen bedeuten für den Patienten einen Verlust an Lebensqualität. Starke Schmerzen bestimmen das ganze Leben des Patienten und können – vor allem wenn sie chronisch sind – den Patienten zum Suizid(versuch) treiben. In Deutschland sind schätzungsweise 2 000 – 3 000 Suizide jährlich auf ein chronisches Schmerzproblem zurückzuführen.

> ✎ **Ziel der Schmerztherapie** ist nicht, dass der Patient lernt, seinen Schmerz heroisch zu ertragen, sondern dass er ein schmerzfreies oder zumindest schmerzarmes und selbst bestimmtes Leben führen kann. Wünscht ein Patient trotz seiner Schmerzen keine Analgetika, so sollte man dies akzeptieren, aber den Umgang mit dem Kranken von Anfang an so gestalten, dass er seine Entscheidung jederzeit ohne Gesichtsverlust revidieren kann.

Therapie akuter Schmerzen

Akute Schmerzen treten z.B. bei schweren Erkrankungen wie einem Herzinfarkt, bei Verletzungen sowie als postoperativer Wundschmerz auf. Das therapeutische Ziel ist die schnelle Schmerzbeseitigung, auch um gefährliche vegetative Nebeneffekte des Schmerzes wie Blutdrucksteigerungen zu vermeiden. Meistens ist die Therapie nur einige Tage lang notwendig. Therapeutisch werden kurz wirksame Arzneimittel in Standarddosis und meist i.v. oder i.m. verabreicht. Ein i.v. Bolus führt häufig schon nach wenigen Minuten zur Schmerzstillung oder deutlichen Schmerzlinderung.

> 🖼 Die Pflegenden beobachten den Patienten auf Nebenwirkungen (Übelkeit, Atemdepression) und fragen ihn regelmäßig, ob die verordnete Medikation ausreicht. Da stets mit erneuten „Schmerzdurchbrüchen" zu rechnen ist, bitten die Pflegenden den Arzt, im Dokumentationssystem die Arzneimittel zu vermerken, die die Pflegenden im Bedarfsfall verabreichen dürfen, und auch anzugeben, nach welchem Zeitraum sie die Schmerzmittelgabe wiederholen dürfen.

Therapie chronischer Schmerzen

Bei **chronischen Schmerzen** bestehen prinzipielle Unterschiede in der Behandlung **nicht-tumorbedingter** und **tumorbedingter Schmerzen.**

Bei **nicht-tumorbedingten chronischen Schmerzen** (z.B. Migräne, Kopfschmerzen, Arthritis, Neuralgie) weist die medikamentöse Schmerztherapie oft nur geringe Erfolge auf. Außerdem drohen bei Dauereinnahme von Analgetika eine Reihe von Nebenwirkun-

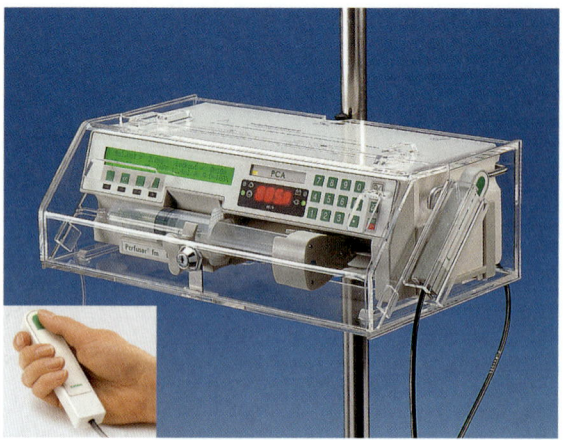

Abb. 2.35: PCA-Pumpe mit Bedienelement. [U223]

gen, und es besteht – vor allem außerhalb des Krankenhauses – ein nicht zu vernachlässigendes Missbrauchspotenzial. Daher sollten vor und neben der medikamentösen Therapie alle therapeutischen Alternativen nichtmedikamentöser Art ausgenutzt werden (☞ unten).

Sparsamer Umgang mit Arzneimitteln heißt aber nicht, dass der Patient zur Gewissensberuhigung seiner Therapeuten dem Schmerz ausgeliefert wird. Jeder vergebliche Therapieversuch führt zur Chronifizierung der Schmerzen.

Was, Wann, Wie: Entscheidung mit dem Patienten

Über die (medikamentöse) Schmerztherapie wird *zusammen mit dem Patienten* entschieden. Zur Ermittlung des individuellen Arzneimittelbedarfs und als Erfolgskontrolle der Therapie sollten alle chronisch Schmerzkranken ein Schmerztagebuch führen, dessen Angaben ernst zu nehmen sind, auch wenn starke Schwankungen auftreten.

Als Darreichungsform ist meist die *orale* Analgetikagabe am günstigsten. Sie wird nicht nur von der Mehrzahl der Patienten bevorzugt, sondern vermindert auch die Abhängigkeit des Kranken von den Pflegenden, da der Patient das Schmerzmittel selbstständig einnehmen kann, und wirkt bei chronisch Schmerzkranken der Suchtgefahr erfahrungsgemäß eher entgegen.

Suppositorien werden von vielen Patienten toleriert, doch ist die Resorption insgesamt unsicherer als nach oraler Medikation.

Injektionen schaffen nicht nur Abhängigkeit von Pflegenden und Ärzten, sondern führen auch zu stark schwankenden Blutspiegelwerten: Nach einem raschen Anfluten des Schmerzmittels mit hohem Blutspiegel, der zwar zu einer effektiven Schmerzlinderung führt, aber auch ein hohes Nebenwirkungsrisiko birgt, sinkt der Blutspiegel rasch ab und die Schmerzen kommen wieder. Bei *Infusionen* werden solche Schwankungen zwar vermieden, doch ist der Patient

	Akuter Schmerz	Chronischer Schmerz
Ziel	Therapie vorhandener Schmerzen	Schmerzprophylaxe, d.h. Verhinderung einer Schmerzwiederkehr
Wirkungs-beginn	Rasch	Eher langsam
Wirkdauer	Kurz	Möglichst lang
Applikations-weg	Bevorzugt i.v., i.m., s.c., spinal, peridural; ggf. rektal, oral	Oral, rektal
Applikations-intervalle	Nach Bedarf	In festen Intervallen, bevor sich die Schmerzen wieder bemerkbar machen
Schmerzmittel als	Einzel-medikament	Kombinations-therapie
Begleittherapie	Nein	Ja
Therapiedauer	Stunden – Tage	Wochen – Jahre
Therapie-kontrollintervall	Stündlich – täglich, Auslassversuche	Wöchentlich – monatlich

Tab. 2.34: Grundsätze der medikamentösen Therapie akuter und chronischer Schmerzen. [A300]

in Mobilität und Unabhängigkeit stark eingeschränkt. Parenterale Verabreichungsformen sind daher vor allem für Patienten sinnvoll, die nicht schlucken können (z.B. bei Ösophaguskarzinom), oder bei starkem Erbrechen.

Um eine optimale, dem unterschiedlichen Schmerzempfinden genau angepasste Schmerzmitteldosierung zu erreichen, wurden Pumpen zur parenteralen Gabe von Schmerzmitteln entwickelt, die die Patienten selbst bedienen können. Diese Verfahren bezeichnet man als *pumpengesteuerte on-demand-Analgesie* (**PCA** = *patient controlled analgesia, Patientenkontrollierte-Analgesie*). Auf Knopfdruck kann der Patient eine vorprogrammierte Schmerzmitteldosis abrufen. Nach einer vom Arzt festgelegten „Sperrzeit" kann die nächste Dosis angefordert werden. Die Erfahrungen haben gezeigt, dass die Patienten keineswegs hemmungslos „zugreifen", sondern dass eher Arzneimittel eingespart werden. Die PCA wird heute sowohl bei akuten als auch bei chronischen Schmerzen eingesetzt.

Für eine effektive Analgesie ist eine Medikation *in regelmäßigen Zeitabständen* wichtig. Diese werden präparateabhängig so gewählt, dass der Blutspiegel des Schmerzmittels immer im therapeutischen Bereich liegt und der Schmerz kontinuierlich unterdrückt wird. Bei MST-Tabletten (kurz für *morphin-slow-releasing-tablet*) beträgt das Dosierungsintervall 8 – 12 Stunden. Die Tabletten können also während der Wachzeit der Patienten eingenommen werden. Im Gegensatz dazu müssen Morphin-Tropfen alle vier Stunden eingenommen werden, und der Pa-

tient muss dafür nachts geweckt werden. Der Patient wird angeleitet, die Arzneimittel selbstständig in der vereinbarten Dosis und zum richtigen Zeitpunkt zu nehmen. Im Krankenhaus kann man ihm die nächste Schmerzmitteldosis zur selbstständigen Verwaltung anvertrauen. Eine *Bedarfsmedikation* erfordert höhere Dosierungen, lässt den Patienten zum Bittsteller werden und steigert die Suchtgefahr.

Lokale medikamentöse Schmerztherapie: Lokalanästhetika

> ☐ **Lokalanästhetika:** Substanzen, die *reversibel* (d.h. für eine bestimmte Zeit) und *lokal* (d.h. örtlich begrenzt) die Signalleitung durch die Nervenfasern hemmen und so zu Schmerzlinderung oder -freiheit führen.

Zur medikamentösen Schmerztherapie zählt nicht nur die systemische Gabe von Schmerzmitteln, sondern auch die lokale Anwendung von **Lokalanästhetika.** Die schmerzleitenden Fasern reagieren auf Lokalanästhetika besonders empfindlich. Daher fällt nach der Injektion zuerst die Schmerzempfindung aus und dann erst die Empfindung von Temperatur, Berührung und Druck. Bedeutendste Kontraindikation ist eine Allergie des Patienten gegen die Substanz.

Folgende Verfahren der Lokalanästhesie sind für die Therapie akuter oder chronischer Schmerzen bedeutsam:
- **Oberflächenanästhesie.** Die Nervenendigungen in der Haut oder Schleimhaut werden durch Auftra-

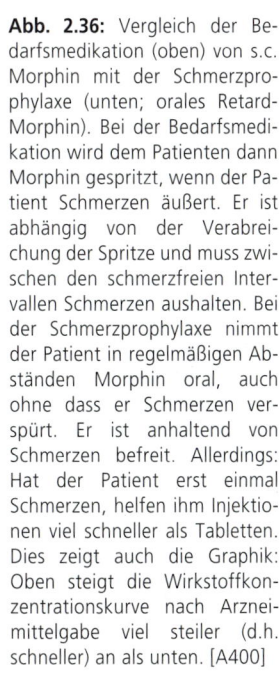

Abb. 2.36: Vergleich der Bedarfsmedikation (oben) von s.c. Morphin mit der Schmerzprophylaxe (unten; orales Retard-Morphin). Bei der Bedarfsmedikation wird dem Patienten dann Morphin gespritzt, wenn der Patient Schmerzen äußert. Er ist abhängig von der Verabreichung der Spritze und muss zwischen den schmerzfreien Intervallen Schmerzen aushalten. Bei der Schmerzprophylaxe nimmt der Patient in regelmäßigen Abständen Morphin oral, auch ohne dass er Schmerzen verspürt. Er ist anhaltend von Schmerzen befreit. Allerdings: Hat der Patient erst einmal Schmerzen, helfen ihm Injektionen viel schneller als Tabletten. Dies zeigt auch die Graphik: Oben steigt die Wirkstoffkonzentrationskurve nach Arzneimittelgabe viel steiler (d.h. schneller) an als unten. [A400]

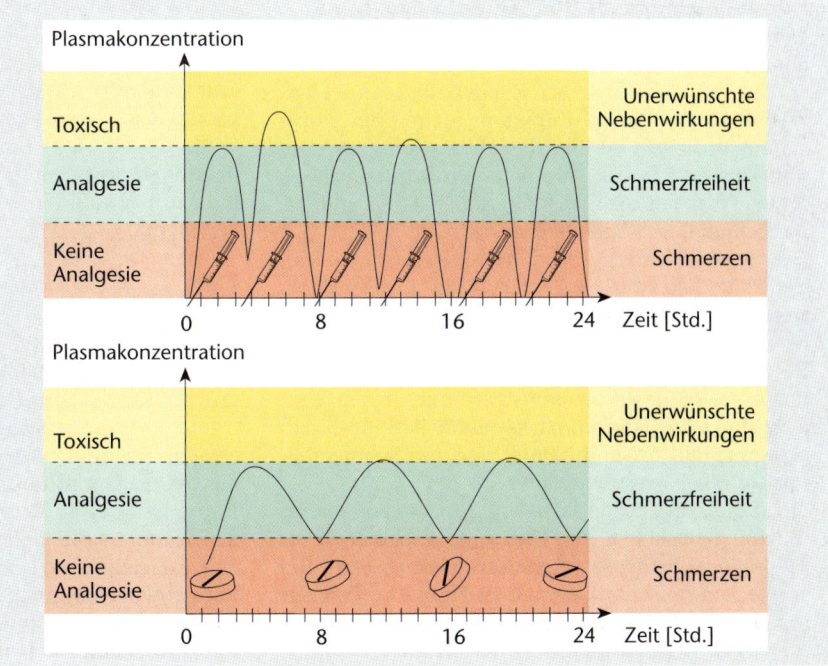

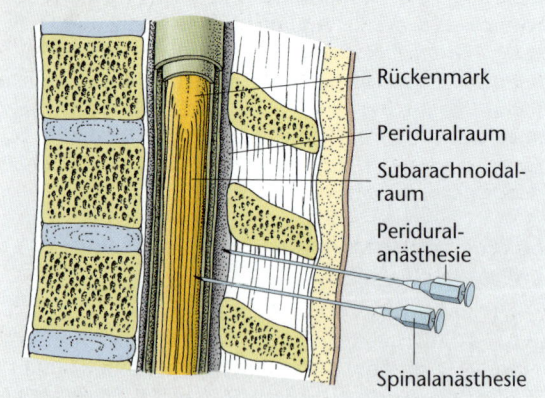

Rückenmark

Periduralraum

Subarachnoidalraum

Periduralanästhesie

Spinalanästhesie

Abb. 2.37: Injektionsorte bei der Spinal- und der Periduralanästhesie. [A400-190]

gen des Lokalanästhetikums betäubt. Typisches Beispiel ist das Aufsprühen von Lidocain-Spray im Rachenbereich vor einer Endoskopie
- **Infiltrationsanästhesie.** Das gewünschte Areal wird durch intradermale, subkutane oder intramuskuläre Injektion eines Lokalanästhetikums betäubt. Die Infiltrationsanästhesie wird beispielsweise bei kleineren chirurgischen Eingriffen genutzt
- **Periphere Leitungsanästhesien** *(periphere Nervenblockaden):* Das Lokalanästhetikum wird möglichst nahe an periphere Nerven oder Nervengeflechte injiziert. Insbesondere bei chirurgischen Eingriffen, aber auch zur Therapie schwerer Nervenschmerzen wird eine Leitungsanästhesie angewendet
- **Rückenmarknahe Leitungsanästhesien** *(zentrale Nervenblockaden):* Bei der **Spinalanästhesie** wird das Lokalanästhetikum in den liquorhaltigen Subarachnoidalraum um das Rückenmark appliziert. Damit das Lokalanästhetikum nicht zum Hirnstamm aufsteigt und hier die lebenswichtigen Zentren lähmt, wird meist ein hyperbares (hier: schwerer als Liquor) Lokalanästhetikum gewählt und das Arzneimittel im Sitzen appliziert.
Die Spinalanästhesie wird bei chirurgischen Eingriffen an den unteren Extremitäten, im Dammbereich, im Unterbauch und in der Geburtshilfe verwendet.
Bei der *Periduralanästhesie* (**PDA,** *Epiduralanästhesie*) wird das Lokalanästhetikum in den Epiduralraum des Rückenmarks (auch Periduralraum genannt) injiziert und hemmt dort die Schmerzleitung in den Nervenwurzeln.
Die Periduralanästhesie ist breiter anwendbar als die Spinalanästhesie und wird zunehmend auch zur Therapie *chronischer* Schmerzen eingesetzt. Bei starken chronischen Schmerzen kann ein Katheter in den Periduralraum gelegt werden, der eine kontinuierliche Arzneimittelgabe ermöglicht. Über einen

solchen Katheter können auch Opioid-Analgetika verabreicht werden. Die Nebenwirkungen der periduralen Opioidtherapie, die auch bei ambulanten Patienten möglich ist, sind geringer als bei systemischer Gabe. Allerdings besteht die Gefahr einer ZNS-Infektion über den Katheter, so dass der Patient über den sterilen Umgang mit dem Katheter unterrichtet werden muss.

> Bei Patienten mit Gerinnungsstörungen dürfen rückenmarknahe Anästhesien nicht eingesetzt werden.

Kontaktadresse
Deutsche Gesellschaft zum Studium des Schmerzes e.V.
DGSS-Geschäftsstelle
c/o Klinik für Anästhesiologie, Universität Köln
Joseph-Stelzmann-Str. 3, D-50924 Köln
Telefon: 02 21/4 78 66 86

http://www.medizin.uni-koeln.de/projekte/dgss

Physikalische Therapien

Physikalische Therapien durchbrechen den Kreislauf „Schmerz – Muskelverspannung – Durchblutungsstörung – Schmerz", indem sie den erhöhten Muskeltonus senken und die Durchblutung fördern. Die mit ihrer Anwendung verbundene menschliche Zuwendung ist außerdem Balsam für wunde Seelen und unterstützt so die psychische Schmerzverarbeitung. Viele physikalische Therapien werden von den Pflegenden durchgeführt.

Berührung

Nur weniges wirkt so lindernd, wärmend und beruhigend wie die bewusste *Berührung mit der Hand.* Die Wirkung der Hautstimulation wird auch bei der **Vibrationstherapie** ausgenützt, die sich für die Behandlung von Amputations-, Nerven- und Muskelschmerzen eignet.

Kälte

Kälte wirkt durch Hemmung entzündlicher Stoffwechselprozesse und Reduzierung der Freisetzung von Entzündungsmediatoren entzündungshemmend und schmerzlindernd und verhindert zudem den Austritt von Flüssigkeit und Zellen aus Blut- und Lymphgefäßen *(antiexsudativ).* Außerdem kommt es durch die lokale Unterkühlung des Gewebes zur direkten Hemmung der Schmerzrezeptoren. Beim Eindringen der **Kälte** in die tiefer liegenden Gewebsschichten wird zusätzlich die Schmerzleitung gehemmt.
Kälteanwendungen gehören besonders bei akutentzündlichen Schmerzformen wie Verletzungen (z.B. Muskelzerrungen), aktivierten Arthrosen oder

rheumatischen Gelenkveränderungen zum Therapieprogramm.

Die einfachste Form der Kälteanwendung ist ein **kalter Umschlag** aus einem zusammengefalteten, nassen Tuch (etwa bei Kopfschmerzen auf die Stirn gelegt). **Kalte Packungen** werden z.B. aus kalt angerührtem Fango, Lehm oder Quark hergestellt. Wird Eis eingesetzt, sind regelmäßige Kontrollen auf Kälteschäden erforderlich (erstes Anzeichen: Wächserne Blässe der Haut durch Gefäßkrampf).

> Eis und Kühlelemente nicht direkt auf die Haut legen, immer sollte ein Stück Stoff dazwischen liegen (z.B. ein Handtuch).

Wärme

Durch **Wärme** erweitern sich die Gefäße und entspannt sich die Muskulatur. Indikationen für eine Wärmebehandlung sind z.B. chronische Gelenkerkrankungen, Koliken, muskuläre Verspannungen, Ischialgien und Kopfschmerzen. Bei akuten entzündlichen Veränderungen ist Wärmebehandlung kontraindiziert.

Feuchte Wärme lässt sich z.B. durch warme Teil- oder Vollbäder, Moor- oder Schlickbäder, heiße Umschläge oder Schlammpackungen applizieren, trockene durch eine Wärmflasche oder ein Heizkissen.

Massage

Die **klassische Massage** unterstützt die allgemeine Entspannung und wird erfolgreich bei muskulären Verspannungen (z.B. als Folge von Haltungsfehlern, falschen Bewegungsmustern oder reflektorisch bei Erkrankungen) eingesetzt.

Massage ist bei vielen Patienten beliebt, da sie keine Aktivität verlangt und wohltuenden Körperkontakt vermittelt. Sie ist auch ein ideales Medium, um sich dem Kranken zuzuwenden. Massage darf aber nicht an Stelle von aktiver und passiver Bewegungstherapie treten, sondern soll diese vorbereiten und unterstützen.

Bei akuten *Kopfschmerzen* finden sich oft Hautverspannungen im Gesicht, die sehr gut einer sanften Massage mit kreisenden Bewegungen zugänglich sind. Da das Gesicht für den Patienten gut erreichbar ist, stellen chronische Kopfschmerzen eine Indikation zur Selbstbehandlung dar. Auch bei anderen chronischen Erkrankungen können die Patienten Druckmassagen oder Dehnungstechniken erlernen.

Körperliches Training

Körperliches Training erzeugt über eine Aktivierung des körpereigenen Endorphinsystems positive Gefühle und stützt so das Selbstwert- und Lebensgefühl. Es gibt Ansätze, dies systematisch zur Therapie auszunutzen, indem man beispielsweise Kopfschmerzpatienten bei Anfallbeginn Trimmrad fahren lässt.

Im Klinikalltag kann man diese Effekte ausnützen, indem man die Patienten zum Patientensport, Konditionstraining, Schwimmen oder Spazierengehen motiviert. Manchmal ist allerdings Vorsicht geboten: Körperliche Anstrengung kann z.B. Migräneanfälle auslösen. Hinweise dafür gibt die Schmerzanamnese. Für den Langzeiterfolg ist außerdem wichtig, dass die Patienten langsam beginnen und nicht „übermotiviert" in wenigen Wochen nachholen wollen, was sie seit Jahren versäumt haben.

Haltungstraining, Rückenschule

Rücken- oder Nackenschmerzen beruhen oft auf Fehlhaltungen oder falschen Bewegungsabläufen. Durch Schulung der Patienten soll der Kreislauf „Fehlhaltung – Verspannung – Schmerz" durchbrochen werden. Hierzu dienen **Haltungstraining, Rückenschule** und andere **krankengymnastische Verfahren.**

Besonders wichtig ist die Anleitung zum wirbelsäulenschonenden Bücken: Die Wirbelsäule bleibt während des ganzen Bewegungsablaufs *gestreckt.* Mit einem leichten Hohlkreuz und aus dem Hüftgelenk heraus nach vorn geneigtem Oberkörper geht man tief in die Knie und richtet sich dann mit weiter gestreckter Wirbelsäule wieder auf.

Bei längerem Stehen schützt das kräftige Anspannen der Glutäalmuskulatur vor Schmerzen im Kreuzbereich.

Zum Entspannen empfiehlt sich für Patienten mit Rückenschmerzen die **Stufenlagerung,** die sich auch zu Hause problemlos durchführen lässt. Der Betroffene legt sich für mindestens zehn Minuten auf den Boden, lagert den Kopf auf ein flaches Kissen und legt

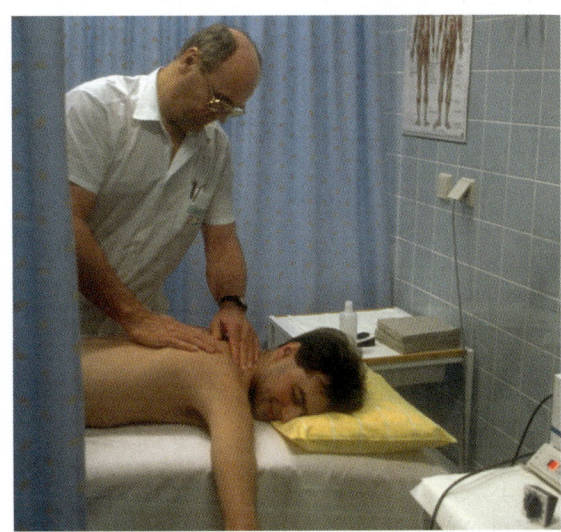

Abb. 2.38: Klassische Massage kann sehr zur Schmerzlinderung beitragen. [K199]

die Unterschenkel bei gebeugten Knie- und Hüftgelenken auf ein Sofa oder einen niedrigen Stuhl.

☑ Manchmal hilft gegen chronische Rückenschmerzen ein neues Bett oder ein besserer Arbeitsstuhl.

Mit Strom gegen den Schmerz

Bei zahlreichen Schmerzformen werden *elektrotherapeutische Verfahren* verwendet. **Niederfrequenter elektrischer Strom** verändert beim Durchfließen des Körpers vermutlich das Ionenmilieu an den Membranen, beeinflusst dadurch die Reizleitung in den sensiblen Nerven und wirkt so analgetisch. **Hochfrequenzstrom** wirkt in erster Linie durch die Erzeugung von Wärme.

Ein weiteres bedeutendes elektrotherapeutisches Verfahren ist die *transkutane elektrische Nervenstimulation*, kurz **TENS.** In dem schmerzenden Bereich werden Elektroden auf die Haut geklebt, die nichtschmerzhafte Stromimpulse aus einem handtellergroßen Stimulationsgerät zum Patienten leiten. Selten werden die Elektroden dauerhaft implantiert. Die Wirkung der TENS wird – je nach Stromfrequenz – durch Hemmung der Schmerzübermittlung vor allem im Rückenmark und durch Ausschüttung von Endorphinen erklärt. Indikationen sind besonders lokale, neurogen oder muskulär bedingte Schmerzen wie Neuralgien oder Wirbelsäulensyndrome. TENS kann vom Patienten selbst angewendet werden und verbessert so dessen Unabhängigkeit.

🩺 Für Patienten mit einem Herzschrittmacher ist TENS nicht geeignet.

Strahlentherapie

Ionisierende Strahlen haben in kleinen Einzeldosen ebenfalls eine antiphlogistische und analgetische Wirkung. Dies macht man sich vor allem bei der **Strahlentherapie** arthrotischer Reizzustände zu Nutze. Die Veränderungen am Gelenk werden durch die Bestrahlung zwar nicht beeinflusst, aber es kommt oft zu einer Besserung oder zum Verschwinden der Schmerzen. Wegen des *genetischen Risikos* durch Keimzellschädigung wird die Indikation bei Patienten im fortpflanzungsfähigen Alter sehr streng gestellt.

„Alternative" Schmerztherapie

Viele Schmerzkranke sind mit der sog. *Schulmedizin* unzufrieden. *Alternativen Behandlungsverfahren* geht der Ruf voraus, weniger „giftig", aussichtsreicher und der menschlichen Natur angemessener zu sein als die Verfahren der klassischen Schulmedizin. Dabei wird gerne übersehen, dass ihre Wirkung oft nur schwer vorhersehbar ist (z.B. Homöopathie), keine

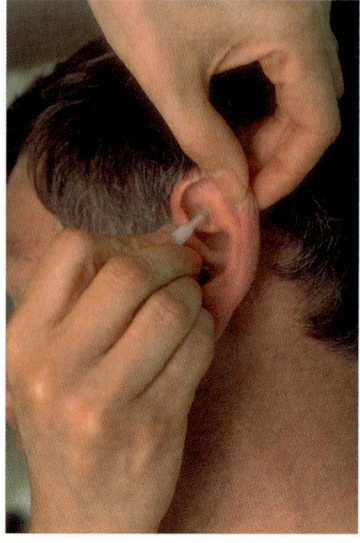

Abb. 2.39: Bei vielen Schmerzzuständen ist Akupunktur eine sinnvolle Ergänzung der medikamentösen Schmerztherapie oder kann sie sogar ersetzen. [K199]

klaren Therapiestandards existieren, wie sie in der Schulmedizin gefordert werden, und sehr wohl Nebenwirkungen auftreten können.

Die Beurteilung der Chancen und Risiken solcher Therapieangebote ist schwierig und von Fall zu Fall unterschiedlich. Medizinisch geschultes Personal sollte dem Patienten als Stütze bei der Suche nach der richtigen Therapie zur Seite stehen und ihn, wenn möglich, vor Schäden an Leib und Geldbeutel bewahren. Der Patient darf aber nicht in die eine oder andere Richtung gedrängt werden, sondern sollte über alle Verfahren angemessen aufgeklärt werden, so dass er *allen* Arten von Therapien kritisch gegenübersteht und vorurteilsfrei seine Entscheidung treffen kann.

Akupunktur

Zu den Bereicherungen der westlichen Medizin gehört die **Akupunktur.**

Die Wirkung der Akupunktur wird von *naturwissenschaftlich orientierten Forschern* durch Endorphinproduktion und eine Aktivierung zentraler schmerzhemmender Mechanismen erklärt. Dagegen wirkt Akupunktur nach *traditionellem (chinesischem) Verständnis* durch Harmonisierung der Lebensenergie, die ein ausgewogenes Zusammenspiel der Organe ermöglicht.

Es gibt mehrere Schulen, die unterschiedliche Akupunkte, verschiedene Stichtiefen (2 mm bis 8 cm!) und zum Teil widersprüchliche Behandlungskonzepte lehren. Meist wird eine Kombination von Punkten am Schmerzort mit fern liegenden Punkten gewählt.

Mit einer Erfolgsquote von 50 – 80 % ist die Akupunktur eine wichtige therapeutische Möglichkeit bei akuten Verspannungen des Bewegungsapparates. Sie wird auch bei Migräne, anderen Kopfschmerzen und

Neuralgien angewandt. Dabei sind die Erfolgsaussichten aber geringer.

Ist nach 3 – 5 Sitzungen kein Erfolg eingetreten, ist die Behandlung meist aussichtslos.

Für Patienten, die sich Hilfe durch Akupunktur erhoffen, ist es nicht einfach, den richtigen Therapeuten zu finden. Einerseits ist die Situation durch die miteinander konkurrierenden Schulen unübersichtlich und eine wissenschaftliche Überprüfung der Behandlungsvarianten (z.B. Gold- im Vergleich zu Silbernadeln) dadurch sehr schwierig. Andererseits werden die Therapeuten unterschiedlich intensiv geschult. Eine geregelte Ausbildung und/oder eine ärztliche Zusatzbezeichnung existieren (noch) nicht. Daher gleicht die Suche, bis der „richtige Akupunkteur" gefunden ist und die erhoffte Schmerzlinderung eintreten kann, manchmal der Suche nach der sprichwörtlichen Nadel im Heuhaufen.

Homöopathie in der Schmerztherapie

Die **Homöopathie** ist bei vielen Patienten außerordentlich beliebt und auch erfolgreich. Dies wird häufig mit einem Placeboeffekt erklärt. Andere Wissenschaftler halten Homöopathie für eine besonders erfolgreiche Form der Psychotherapie, deren Wirksamkeit auf die Persönlichkeit und die Zuwendung des Therapeuten zurückzuführen sei. Auf jeden Fall sind homöopathische Behandlungen nur mit geringen Risiken behaftet und können besonders bei chronischen Schmerzerkrankungen eine wertvolle Zusatztherapie sein.

Phytotherapie

Die **Phytotherapie** *(Pflanzenheilkunde)* verwendet Pflanzen als Heilmittel. Wissenschaftliche Untersuchungen konnten bei vielen Pflanzen deren analgesierende Wirksamkeit bestätigen. Bei einigen ist sie wahrscheinlich, bei anderen beruht sie vermutlich auf Placebowirkung (und manche sind auch schädlich bzw. giftig).

Phytotherapeuten gehen davon aus, dass die Wirkung einer ganzen Pflanze größer sein kann als die Wirkung der Summe ihrer Teile, so dass man nicht in jedem Fall den wirksamen Inhaltsstoff isolieren und dann als Tablette verabreichen kann. Daher werden meist ganze Pflanzen oder Pflanzenteile getrocknet und z.B. als Teeaufguss verwendet. **Phytopharmaka,** also industriell hergestellte Pflanzenextrakte, enthalten oft nur geringe Mengen der wirksamen pflanzlichen Inhaltsstoffe, und ihre Qualität kann von Hersteller zu Hersteller schwanken.

> 🖉 Phytotherapeutika sind oft geeignete Alternativen oder Ergänzungen zur klassischen Schulmedizin.

Arnikablüten, Paprikafrüchte, Heublumen, Kiefernsprossen und *Guajakholz* eignen sich zur Schmerzbehandlung bei Erkrankungen des Bewegungsapparates. Sie werden häufig mit physikalischen Maßnahmen wie Wärmebehandlung kombiniert. *Kamillenblüten* sind ein bekanntes Hausmittel bei Magenschmerzen und fördern als Badezusatz die Wundheilung. *Keuschlammfrüchte* helfen bei Regelschmerzen. *Baldrian, Hopfen* und *Melisse* beruhigen, z.B. vor einem gefürchteten Krankenhausaufenthalt oder vor einer Abschlussprüfung. *Johanniskraut* wirkt gegen Angst und Depressionen, die oft in Verbindung mit chronischen Schmerzen auftreten.

Psychologische Ansätze zur Schmerzbekämpfung

Musik

In Studien konnte der schmerzlindernde Einfluss von Musik bei Krebskranken belegt werden. Das Organisieren einer „professionellen" Musiktherapie mit Musikern und Instrumenten wird in den meisten Kliniken nur selten realisierbar sein. Dafür gibt es aber die einfache und doch wirkungsvolle Möglichkeit, Patienten nach ihrer Lieblingsmusik zu fragen und sie zum Hören zu motivieren (z.B. Angehörige bitten, einen Walkman oder Kassettenrecorder mitzubringen).

> 📖 **Literaturtipp**
> Neander, Klaus-Dieter (Hrsg.): Musik und Pflege. Urban & Fischer, München, 1999

Angst

Eine wesentliche Rolle bei der Schmerzverarbeitung spielt die **Angst.** Drohende Operationen und Bestrahlungen lösen oft Horrorvisionen aus, jede Umstellung der Arzneimittel verbindet der Patient mit einem Fortschreiten der Krankheit. Verlust der Selbstständigkeit und zunehmende körperliche Einschränkungen gefährden die Integrität des Kranken. Wichtig sind in dieser Situation aufklärende und einfühlsame Gespräche, durch die sich die Angst häufig verringern lässt.

Oft aber ist die Angst durch Informationen nicht auszuräumen. Wenn große Verluste (z.B. Amputationen) oder insbesondere der Tod den Kranken bedrohen, gilt es, so weit wie irgend möglich Angst und Hilflosigkeit im Gespräch oder gemeinsamen Schweigen auszuhalten. Gerade Patienten mit schweren Erkrankungen sollte man in ihren Mitwirkungsmöglichkeiten stärken und ihre Selbstständigkeit und ihr Selbstwertgefühl fördern und erhalten. Das gelingt aber nur auf der Grundlage eines vertrauensvollen Verhältnisses zwischen dem Patienten und den Angehörigen des medizinischen „Apparates", dem er weitgehend ausgeliefert ist.

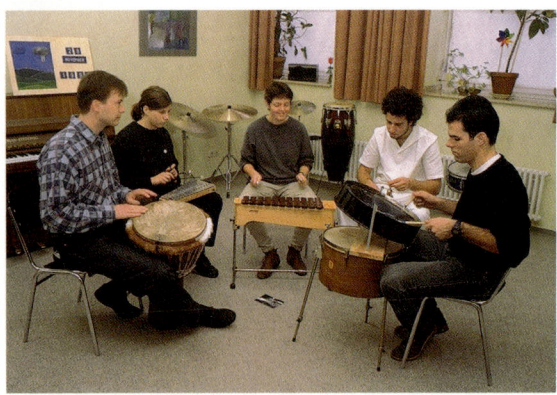

Abb. 2.40: Musiktherapie: Sowohl das Musizieren als auch das Hören von Musik übt nachgewiesenermaßen einen schmerzlindernden Einfluss aus. [K183]

> 📖 Basis für die Verarbeitung von Angst ist das Gespräch. Es ermöglicht den Kranken, sich Angst und Schmerz „von der Seele zu reden".

Depressionen

Chronische Schmerzsyndrome führen neben Angst häufig zu *Depressionen.* Umgekehrt gibt es auch Depressionen, die sich als Schmerzerkrankung äußern. Oft ist es gar nicht mehr möglich zu entscheiden, was zuerst da war.

Von Depressionen bestimmtes Verhalten und Erleben kann den Schmerz weiter verschlimmern – beispielsweise wenn infolge der Depression Schlafstörungen auftreten oder wenn der Patient in der grauen Welt der Depression auch die Therapie als sinnlos empfindet und aufgibt. Depressionen schließen oft freudige oder lustvolle Ereignisse aus und verhindern so Selbstheilungsprozesse.

Schmerzakzeptanz

Auch *Akzeptanz des Schmerzes* führt selten zu den erhofften Effekten wie Annahme der Erkrankung und aktiver Mitarbeit. Oft kommt es – je nach Primärpersönlichkeit des Patienten – zu Hoffnungslosigkeit, Hilflosigkeit oder zur Übernahme einer passiven *Opferrolle.* So kann der Schmerz auch zur Bewältigungsstrategie werden, und der Betroffene ist im Lauf der Zeit auf ihn angewiesen: Der Schmerz liefert dann die Gesprächsthemen, den Grund für häusliche Entlastungen oder die Entschuldigung, warum bestimmte Probleme nicht (mehr) bearbeitet werden.

Psychotherapie

Bei Patienten mit chronischen Schmerzen sollte man daher auch den Einsatz von Psychotherapien überlegen. Begreift man den chronischen Schmerz als ein Geschehen, an dem sowohl organische wie auch psychische Faktoren beteiligt sind, machen psychologi-

sche Verfahren als Ergänzung einer medikamentösen Schmerztherapie durchaus Sinn. „Wunderheilungen" sind nicht zu erwarten, aber der Nutzen mancher Psychotherapieformen ist bei den verschiedensten Schmerzsyndromen gut belegt. Ihr gemeinsames Ziel ist es, den Schmerzkranken zu Selbstständigkeit im Umgang mit dem Schmerz zu befähigen. Viele Elemente dieser Therapien lassen sich auch im Stationsalltag realisieren. Die wichtigsten sind:

- **Operante Konditionierung** (☞ 16.3.2): Die operante Konditionierung basiert auf dem Konzept, dass sich Verhalten als Reaktion auf die Umwelt entwickelt. So erwartet beispielsweise ein Schmerzpatient als Reaktion auf seine Klagen Zuwendung und Arzneimittel. Das Ziel der Therapie wäre dann, Medikation und Klagen zu entkoppeln (z.B. Arzneimittel regelmäßig geben, so dass es nicht zur Klage kommt) und positive, gesunde Verhaltensweisen systematisch zu verstärken („Oh, wie schön, Sie haben sich ja selbst angezogen!")
- **Kognitive Verhaltenstherapie:** Bei dieser Therapie versucht man, falsche Vorstellungen und Erwartungen der Patienten zu korrigieren. Ziel der Therapie ist, dass die Patienten Faktoren erkennen lernen, die auf ihre Schmerzen Einfluss haben und sie die Fähigkeit erwerben, ihr Verhalten entsprechend anzupassen
- **Entspannungstechniken** (☞ auch 16.4): Das *Autogene Training nach Schultz* und die *Progressive Muskelrelaxation nach Jacobson* sind von großer Bedeutung, weil sie wirksam und leicht zu erlernen sind (auch in Gruppen) und bereits nach wenigen Wochen selbstständig zu Hause durchgeführt werden können.
  Das Autogene Training beruht auf *Selbstsuggestion.* Man konzentriert sich auf Körpergefühle wie Schwere oder Wärme, und nach einer Weile stellen sich diese Empfindungen tatsächlich ein.
  Bei der progressiven Muskelrelaxation lernt der Kranke, bestimmte Muskelgruppen stark anzuspannen und dann die Spannung zu lösen. So erlebt er die Entspannung besonders intensiv und bewusst. Sinnvoll sind Entspannungstechniken z.B. bei muskulären Verspannungen, Kopfschmerzen, Migräne und vielen anderen chronischen Schmerzzuständen
- **Biofeedback:** Ziel des Biofeedbacks ist der bewusstere Umgang mit dem Körper. Die Ergebnisse physiologischer Messungen (Blutdruck, muskuläre Verspannung) werden dem Patienten mitgeteilt und er lernt, seinen Körper beispielsweise durch Entspannungstechniken zu beeinflussen. Dieser Ansatz eignet sich z.B. zur Bekämpfung von Spannungskopfschmerzen. Biofeedback ist teuer, da eine aufwendige Ausrüstung eingesetzt werden muss, und es birgt die Gefahr, dass sich die Patienten nur auf die somatische Seite ihrer Erkrankung konzentrieren. Die Ergebnisse sind nicht besser als bei der alleinigen Anwendung von Entspannungstechniken.

Bei allen Psychotherapiestudien lassen sich immer wieder „unspezifische" Elemente (Erwartungen der Patienten, Zuwendung durch den Therapeuten) beschreiben, die für den Therapieerfolg wesentlich sind. Gerade diese diffusen, schwer greifbaren Einflüsse zwischen Menschen können Pflegende im Pflegealltag nutzen, um den Leidenden zu helfen, indem sie sie ernst nehmen, ihre Befürchtungen und Vorstellungen erkennen und so weit als möglich auf sie eingehen. Die Patienten sollen erfahren, dass sie sicher und geborgen sind.

2.3 Pflege von alten Menschen

Die medizinischen Fachgebiete

🔅 **Gerontologie** (*Alternsforschung,* von griech. geron = Alter, Greis und griech. logos = Lehre): Wissenschaft von den körperlichen, psychischen und sozialen Vorgängen des Alterns.

Geriatrie *(Altersheilkunde):* Lehre von den Krankheiten des alternden und des alten Menschen einschließlich ihrer Prävention und Behandlung sowie der Rehabilitation des älteren Menschen. Gewissermaßen der medizinische Zweig der Gerontologie. Im deutschen Sprachraum Grenzziehung zum geriatrischen Patienten relativ willkürlich ungefähr beim 70. Lebensjahr.

Allerdings: Es gibt (fast) keine „Alterskrankheiten" – alle scheinbar „typisch" geriatrischen Erkrankungen (etwa Inkontinenz, Prostatahyperplasie, Arthrose und Osteoporose) treten oft

auch schon in früheren Jahren auf, und umgekehrt muss nicht jeder ältere Mensch zwangsläufig daran erkranken.

Die Geriatrie berührt *alle* medizinischen Fachgebiete, in besonderem Maße jedoch die Innere Medizin und die Psychiatrie. Daher benötigen Pflegende, die in der Inneren Medizin tätig sind, nähere Kenntnisse von den sozialen, psychischen und körperlichen Problemen älterer Menschen.

Ein solches Wissen nimmt an Bedeutung zu, denn Gerontologie und Geriatrie werden in Zukunft eine immer größere Rolle spielen: Zu Beginn des Jahrhunderts entsprach der Altersaufbau der deutschen Bevölkerung einer Pyramide, wobei die zahlreichen Kinder und Jugendlichen die Basis und die wenigen alten Leute die Spitze der Pyramide bildeten. Waren damals nur 5 % der Deutschen über 65 Jahre alt, sind es heute mehr als 15 % und ihr Anteil wird bis zum Jahre 2030 auf über 30 % ansteigen (☞ Abb. 2.41).

☑ Obwohl die Zahl pflegebedürftiger alter Menschen stark zunimmt, sind über 80 % der alten Menschen weder pflege- noch sonst hilfsbedürftig. Innerhalb der Altenpopulation benötigen vor allem die über 80-Jährigen Pflege. Entsprechend sind Patienten bei der Aufnahme in Pflegeeinrichtungen typischerweise 85 Jahre und älter. 90 % von ihnen sind Frauen, was die Folge der Weltkriege sowie der um sechs Jahre höheren Lebenserwartung der Frauen ist.

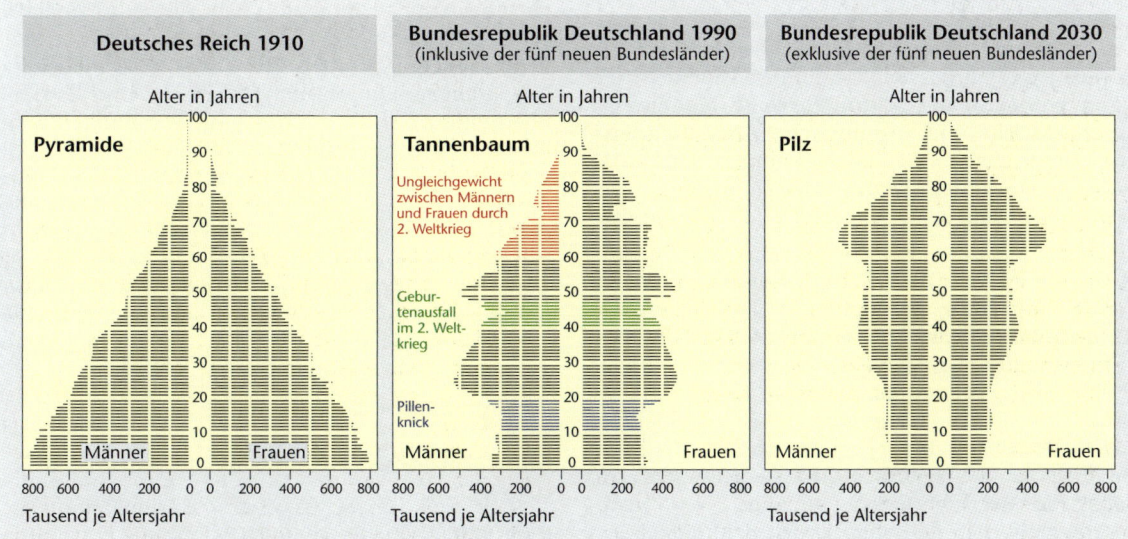

Abb. 2.41: Es wird geschätzt, dass der Anteil der Kinder und Jugendlichen im Zeitraum 1985 – 2030 stetig zurückgehen und sich der Anteil der über 60-Jährigen verdoppeln wird. [W193]

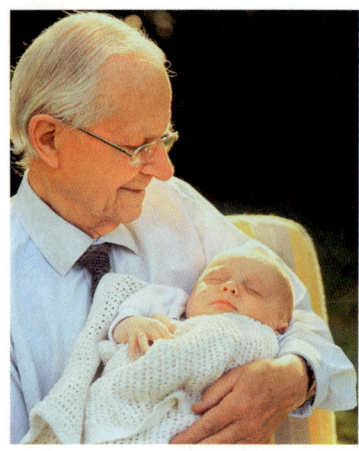

Abb. 2.42: Gerontologen forschen nach dem genetischen Programm, das den Menschen altern lässt. So gehen sie z.B. der Frage nach, warum sich die zarte, glatte Haut eines Babys im Laufe der Jahre verändert. [J520-250]

2.3.1 Physiologische Veränderungen im Alter

Altern: Biologischer, psychischer und sozialer Prozess, der nicht erst in höherem Lebensalter beginnt, sondern *von der Geburt* an unumkehrbar fortschreitet.

Die Alterungsvorgänge beeinflussen alle Aspekte des menschlichen Daseins:
• Alterungsprozesse bewirken Veränderungen vieler organischer Funktionen
• Sie führen zu sozialen und psychischen Veränderungen des alternden Menschen.

Verschiedene Alterstheorien

Es gibt zahlreiche Erklärungsansätze zur Beschreibung des Alterungsprozesses, seiner Ursachen und seiner Probleme. Auch wenn es sich bei vielen von ihnen nicht um wissenschaftliche Theorien handelt, werden sie alle unter dem Begriff der **Alterstheorien** zusammengefasst (z.B. **chronologische, biologische, psychologische** und **soziologische Alterstheorien**). Die Details hierzu sind äußerst komplex. Der kurze Abriss an dieser Stelle kann den Facettenreichtum der Erklärungs- und damit teilweise auch Hilfsansätze nur andeuten.

Heute versuchen Wissenschaftler vor allem durch zwei Theorien den Alterungsprozess zu erklären:
• **Molekulare Alterstheorien.** Nach den molekularen Alterstheorien ist Altern ein genetisch festgelegtes Geschehen, welches durch äußere Faktoren lediglich frühzeitig in Gang gesetzt und beschleunigt wird. Die Details dieser genetischen Steuerung sind unklar. Molekulare Alterstheorien vermögen z.B. folgende Beobachtungen zu erklären:
  – Bei einigen Tierarten ist es gelungen, durch Eingriffe in die DNA, d.h. die Erbsubstanz, die sonst recht konstante Lebenszeit von Versuchstieren

deutlich zu verlängern. Beim Menschen liegt die genetisch festgelegte maximale Lebenszeit nach heutigen Erkenntnissen bei ca. 120 Jahren
  – Es gibt eine seltene rezessive Erbkrankheit, die **Progeria adultorum** (*Werner-Syndrom, Erwachsenenform der vorzeitigen Vergreisung*), bei der die Patienten bereits ab dem 20. Lebensjahr beschleunigt altern und meistens vor dem 50. Lebensjahr an typischen „Alterskrankheiten" (z.B. Arteriosklerose) versterben.
  Dagegen ist die Ursache der extrem seltenen **Progeria infantilis** (*Hutchinson-Gilford-Syndrom, greisenhafter Zwergwuchs*), bei der die Kinder schon ab ungefähr dem zweiten Lebensjahr altern und meist vor dem 20. Lebensjahr an typischen „Alterskrankheiten" sterben, weiter unklar. Diskutiert wird auch hier eine genetische Ursache, vor allem eine spontan auftretende Erbgutänderung, die deshalb nicht weitervererbt wird, weil die Erkrankten selbst keine Kinder haben
• **Zelluläre Alterstheorien.** Die zellulären Alterstheorien sehen die Ursache des Alterungsprozesses in einer mit dem Lebensalter zunehmenden Schädigung der Zellen durch Gifte oder übermäßige Beanspruchung. Eine besondere Bedeutung wird den **freien Radikalen** zugemessen, die durch Oxidation zahlreiche Eiweiße und auch die DNA schädigen können.

☑ Es gibt bisher keine Alterstheorie, die den Altersprozess schlüssig und umfassend zu erklären vermag.

Auch wenn das Altern genetisch verankert ist, wird der Zeitpunkt des (spürbaren) Altwerdens von der Lebensgeschichte und dem Lebensstil des Einzelnen entscheidend beeinflusst. Viele Alterungsvorgänge, etwa der Haut oder der Lunge, werden durch zusätzliche Schädigungen, z.B. zu intensives Sonnenbaden oder Rauchen, beschleunigt, verstärkt und dadurch überhaupt *klinisch* manifest. Auf der anderen Seite lassen sich zahlreiche Funktionen (darunter – ganz wichtig – die Gehirnleistung) noch bis ins hohe Alter trainieren und teilweise sogar steigern. Außerdem bedeutet Alter nicht nur einen Abbau, sondern in Teilbereichen auch einen Gewinn (z.B. an Erfahrung, an Verantwortungsgefühl), der Verluste durchaus kompensieren kann.

Trotz der Einzigartigkeit, wie der Einzelne den Alterungsprozess durchlebt, gibt es doch bestimmte typische Alterungsverläufe (☞ Abb. 2.43).

Biographisches, biologisches und soziales Altern

Biographisches und biologisches Altern

Der genetisch vorbestimmte Alterungsprozess und die Entwicklung chronischer Krankheiten unterliegen großen individuellen Schwankungen. Daher steht dem biographischen (oder *chronologischen*) **Altern,** also der am Kalender ablesbaren Alterung, das **biologische Altern** gegenüber.

> 👆 Das **biologische Alter** ist ein (Schätz-)Maß für die gegenwärtige gesundheitliche Situation und Belastbarkeit eines Menschen:
> - Ein biographisch 85-Jähriger, aber biologisch 75-Jähriger ist überdurchschnittlich rüstig und wird eine große Operation mit höherer Wahrscheinlichkeit ohne gravierende Komplikationen überstehen als ein biographisch Gleichaltriger
> - Ein biographisch 71-Jähriger, aber biologisch 80-Jähriger ist vorgealtert und sein Organismus ist wenig anpassungsfähig.

Soziales Altern

Das Altern wird nicht nur vom Einzelnen, sondern auch von Gesellschaft, sozialem Umfeld und Familie geprägt. Diese entscheiden ganz wesentlich, wie das Individuum sein Älterwerden erlebt und mitgestaltet.

Traditionelle Rollenerwartungen betonen die *Defizite* des alternden Menschen. Sie unterstützen ihn zwar, engen aber seinen Verhaltensradius immer weiter ein, so dass Fähigkeiten verloren gehen. Auch die viele Senioren belastende Vereinsamung hat den gleichen Effekt. Insbesondere kommunikative und soziale Fähigkeiten werden nicht mehr in Anspruch genommen, verkümmern und gehen schließlich verloren. Materielle Armut, wie sie z.B. bei verwitweten Frauen immer noch vorkommt, verstärkt den Teufelskreis von Einengung, Isolation und sozialem Kompetenzverlust weiter, da viele verbleibende soziale Kontaktmöglichkeiten (Einkaufen, Cafébesuche, Busreisen, Konzerte) Geld kosten und damit für manche unmöglich werden. In diesem Sinn kann in Analogie zum biologischen Altern vom **sozialen Altern** gesprochen werden, womit insbesondere der Verlust sozialer Kompetenzen und Aktionsmöglichkeiten gemeint ist.

> 📋 **Pflege kann soziales Altern verzögern**
> Eine ungünstige soziale Umgebung führt zum vorzeitigen Abbau von Lebenskräften, beschleunigt also das Altern. Pflegende können dem entgegenwirken, indem sie helfen, auch die sozialen Fähigkeiten eines älteren Menschen – etwa nach einem Schlaganfall – soweit wie irgend möglich wiederherzustellen.

Körperliche Alterungsvorgänge der Organsysteme

Alterungsvorgänge des Herz-Kreislauf-Systems

Bereits ab dem 30. Lebensjahr verändert sich der Aufbau der Gefäßwände – die Elastizität der Gefäße nimmt ab, und zumindest mikroskopisch lassen sich arteriosklerotische Veränderungen nachweisen. Dadurch tendiert der Blutdruck im Alter zu einer diastolischen und systolischen Erhöhung.

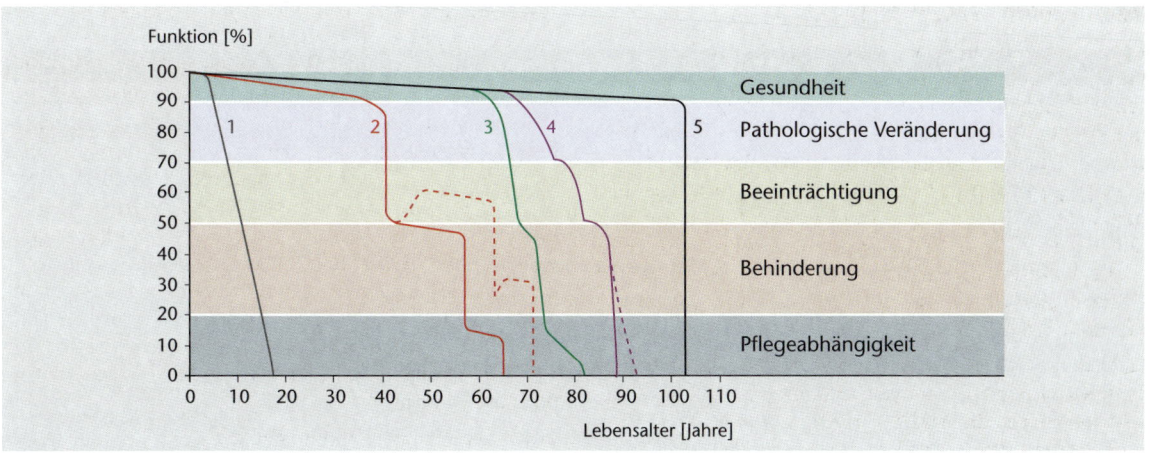

Abb. 2.43: Verschiedenartige Alterungsverläufe.
Linie 1: Stark beschleunigter Alterungsprozess ab dem 2. Lebensjahr bei Progeria infantilis.
Linie 2: Risikofaktoren (Bluthochdruck, erhöhte Blutfette, Rauchen) führen ebenfalls zur schnelleren Alterung. Nach einem Akutereignis (z.B. Schlaganfall) können durch entsprechende Therapie Lebenserwartung und Lebensqualität verbessert werden (gestrichelte Linie).
Linie 3: Rasche Funktionsbeeinträchtigung, wie sie für Demenzkranke (☞ 24.2.1) typisch ist. Auffallend ist die lange Phase der Behinderung und Pflegebedürftigkeit.
Linie 4: „Normales" Altern. Bis ins hohe Alter bestehen nur leichte Beeinträchtigungen. Die Phase von Behinderung und Pflegebedürftigkeit ist auf wenige Monate beschränkt (durch medizinische Therapien oft aber erheblich verlängert).
Linie 5: Idealtypischer Verlauf des Alterns („in hohem Alter auf der Parkbank friedlich entschlafen"). [A400]

Die Kreislaufreflexe, z.B. beim Aufstehen aus dem Liegen, sind beim älteren Menschen verzögert und schwanken stärker als beim jüngeren. Dies erklärt die häufigen Blutdruckabfälle älterer Menschen beim Aufrichten oder bei längerem Stehen *(orthostatische Dysregulation)*.

Außerdem lässt die Leistungsfähigkeit des Herzens nach Herzkraft *(Kontraktionskraft)*, Schlagvolumen und Herz-Minuten-Volumen sinken schrittweise ab. Die Einschränkung des Herzschlagvolumens kann im Alter in Belastungssituationen oft nur über eine Frequenzsteigerung aufgefangen werden (wobei aber auch die maximal mögliche Herzfrequenz mit dem Alter abnimmt). Spätestens ab dem 70. Lebensjahr bildet sich eine *Herzmuskelhypertrophie* aus, da die „steiferen" Gefäße (☞ oben) dem Herzen einen größeren Widerstand entgegensetzen, es also mehr Muskelkraft braucht, um seine Pumpleistung aufrecht zu erhalten.

Alterungsvorgänge der Atmungsorgane

Die Elastizität der Lunge nimmt mit zunehmendem Alter allmählich ab, was zum sog. *Altersemphysem* führt. Alle wichtigen Größen der Lungenfunktion verschlechtern sich deutlich (die Vitalkapazität z.B. um 44 %). Auch das Flimmerepithel der Atemwege, das der Selbstreinigung dient, vermindert sich, und die Brustkorbbeweglichkeit und damit die Atembewegungen sind eingeschränkt. Bedingt durch die enorme Leistungsreserve der Lungen spielt die Verschlechterung der Lungenfunktion klinisch praktisch nur bei Patienten mit weiteren Lungenschädigungen (z.B. Lungen-Tbc oder Rauchen) eine Rolle.

Alterungsvorgänge des Verdauungssystems

Zähne. Im Vordergrund stehen der häufige *Zahnverlust* und die damit verbundene Einschränkung der Kaufunktion. Teil- und Vollprothesen können die Kauleistung oft weitgehend wiederherstellen. Allerdings bilden sich die Kiefer, und hier insbesondere die zahntragenden Alveolarfortsätze, nach Entfernung der eigenen Zähne zurück, so dass sich die Prothesen allmählich lockern und daher meist nach ca. 10 Jahren erneuert werden müssen.

Magen-Darm-Trakt. Beim älteren Menschen verändern sich Beweglichkeit und Schleimhautbeschaffenheit von Speiseröhre, Magen und Darm. Der Anteil von *Clostridien-Bakterien* an der Darmflora steigt, und die typische *Bifidusflora* (anaerobe Stäbchenbakterien) geht zurück, zusammen mit der veränderten Darmmotilität zwei der Gründe für die *Obstipationsneigung* des älteren Menschen.

Leber. Die Leistungsfähigkeit von Leber und Pankreas nimmt durch Atrophie ab. Dies kann sich in einem verzögerten Abbau von Substanzen, die in der Leber verstoffwechselt werden (z.B. Arzneimittel, Alkohol), und einem erhöhten Blutzuckerspiegel zeigen.

Alterungsvorgänge der Nieren

Auch die Leistung der Nieren nimmt mit zunehmendem Alter ab. Als Faustregel kann gelten, dass die glomeruläre Filtrationsrate bei einem 80-jährigen nur noch die Hälfte von der eines 20-jährigen beträgt. Dabei bleibt der *Kreatininwert* (orientierender Messwert der Nierenfunktion) häufig normal, da die Kreatininausscheidung nicht nur nierenbedingt vermin-

	Sinkt um	Daraus resultierende mögliche Probleme
Gehirngewicht	44 %	Sinkende Gedächtnisleistung
Gehirndurchblutung	20 %	Geringere Reserve, z.B. bei Absinken des Blutdrucks durch Diarrhoe und Exsikkose
Nervenleitungsgeschwindigkeit	10 %	Herabsetzung der Reaktionsgeschwindigkeit
Anzahl der Geschmacksknospen	65 %	Unlust am Essen („alles fade")
Maximaler Pulsschlag	25 %	Geringere körperliche Leistungsfähigkeit
Herzschlagvolumen in Ruhe	30 %	Geringere körperliche Leistungsfähigkeit
Nierenfiltrationsleistung	31 %	Langsamere Ausscheidung von Arzneimitteln
Maximale O_2-Aufnahme des Blutes	60 %	Geringere Leistungsreserven, z.B. in Höhenlagen
Vitalkapazität	44 %	Einschränkung, z.B. bei Pneumonie
Knochen-Mineralgehalt • **Frauen** • **Männer**	 30 % 15 %	Osteoporose mit Gefahr pathologischer Frakturen
Muskelmasse	30 %	Geringere körperliche Leistungskraft, z.B. der Handmuskulatur
Maximale körperliche Dauerleistung	30 %	Höhere Verletzungsanfälligkeit durch Qualitätsverlust der Muskeln
Grundstoffwechsel	16 %	Übergewicht bei nicht angepasster Ernährung
Gesamtkörperwasser	18 %	Gehäufte Probleme im Wasserhaushalt

Tab. 2.44: Übersicht über die Abnahme von Funktion und Masse verschiedener Organe zwischen dem 30. und dem 75. Lebensjahr (Prozentwerte nach Sloane, 1992).

dert ist, sondern durch die abnehmende Muskelmasse auch weniger Kreatinin produziert wird. Die Natrium-, Kalium-, Kalzium-, Chlor- und Phosphatkonzentrationen im Blut, die von der Niere reguliert werden, bleiben bis ins hohe Lebensalter konstant. Lediglich die Magnesiumkonzentration im Blut sinkt um rund 15 %.

> ✐ **Dosisreduktion bei Niereninsuffizienz!**
> Praktische Konsequenz der verminderten Leistungsfähigkeit der Niere ist, dass Arzneimittel, die vorwiegend über die Niere ausgeschieden werden (z.B. Digoxin, etwa in Lanitop®), mit besonderer Vorsicht zu dosieren und die Patienten vermehrt auf Anzeichen einer Überdosierung zu beobachten sind.

Mit zunehmendem Alter nimmt der Tonus der Harnblase (die Blasenmuskelspannung) zu und ihr Fassungsvermögen ab. Dies macht sich zuerst durch häufiges nächtliches Wasserlassen *(Nykturie)* bemerkbar. Mitbedingt durch die nachlassende Herzleistung müssen zwei Drittel der über 65-Jährigen nachts die Toilette aufsuchen, wobei in der Hälfte der Fälle die *Drangzeit* (Zeit, in der der Harn gehalten werden kann) verkürzt ist und 30 % der Betroffenen zumindest zeitweise *Inkontinenzbeschwerden* (☞ 2.3.2) haben.

Alterungsvorgänge des Hormonsystems

Die Alterungsvorgänge des Hormonsystems sind bei der älteren Frau besonders deutlich. Während der Wechseljahre und nach der *Menopause* (d.h. der letzten Regelblutung) sinkt der Spiegel der weiblichen Geschlechtshormone deutlich ab. Dies führt nicht nur zum Erlöschen der Fruchtbarkeit und zu den typischen Beschwerden der Wechseljahre, sondern auch zu Veränderungen der Genitalorgane, z.B. einem Dünnerwerden und Austrocknen der Vaginalschleimhaut. Der Östrogenmangel ist auch wesentliche Mitursache der *Osteoporose* (☞ unten).

Auch beim Mann sind Rückbildungsvorgänge und eine Veränderung der Sexualhormonkonzentration zu beobachten, doch verlaufen diese langsam und oft unbemerkt. Die meisten Männer bleiben bis ins hohe Alter zeugungsfähig. Die hormonellen Veränderungen spielen aber eine Rolle bei der Entstehung der *Prostatahyperplasie,* die oft als „Altherrenkrankheit" bezeichnet wird und von der 70 % der 70-jährigen Männer betroffen sind.

Die übrigen hormonellen Funktionen ändern sich im Alter zwar, dies ist aber nur selten klinisch bedeutend. Beispielsweise steht der rund 15 % niedrigeren Schilddrüsenhormonausschüttung ein entsprechend langsamerer Abbau gegenüber, wodurch die Blutspiegel im Wesentlichen konstant bleiben. Auch leicht er-

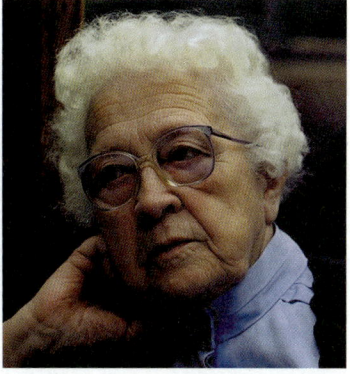

Abb. 2.45: Frau mit typischen Alterungszeichen: Hautfalten durch den Elastizitätsverlust und die Abnahme des Wassergehaltes der Haut, Brille wegen der Altersweitsichtigkeit und schneeweißes, dünnes Haar. [O161]

höhte Blutzuckerspiegel im Alter bleiben in aller Regel ohne Konsequenz.

Alterungsvorgänge der sexuellen Funktionen

Die Fähigkeit zum Geschlechtsverkehr *(Koitus)* bleibt beiden Geschlechtern erhalten. Es treten jedoch Veränderungen im sexuellen Reaktionsablauf auf:

• Beim Mann lässt die *Erektionsfähigkeit* nach dem 50. Lebensjahr deutlich nach. Eine Erektion erfordert intensivere Stimulation, woraus sich Versagensängste entwickeln können. Nach dem Orgasmus erfolgt die Rückbildung (Rückkehr der am sexuellen Reaktionszyklus beteiligten Organe in den ursprünglichen Zustand) viel rascher und die *Refraktärperiode* (Zeit bis zur nächsten möglichen Erektion) steigt auf 12 – 24 Stunden. Subjektiv lässt gleichzeitig das Bedürfnis zur Ejakulation nach
• Bei der Frau über 50 verzögert sich die Scheidenbefeuchtung in der Erregungsphase. Der Orgasmus ist in der Regel ebenfalls kürzer und die Rückbildung der sexuellen Erregung erfolgt rascher.

> ☑ Für beide Geschlechter gilt, dass der Geschlechtsakt mehr Zeit und Stimulation erfordert und die Intervalle größer werden. Nur wenige Erkrankungen bzw. deren Behandlungen (z.B. die Hormonbehandlung eines Prostatakarzinoms oder große Darmoperationen) machen den Geschlechtsverkehr unmöglich.

Alterungsvorgänge des Immunsystems

Sowohl die *humorale* als auch die *zelluläre Immunität* lassen beim älteren Menschen nach. Folge ist nicht nur eine erhöhte Infektgefährdung, z.B. der Atemwege, sondern auch eine Veränderung des klinischen Bildes bei Infektionen. Das sonst für Infektionen typische Fieber kann fehlen, und auf die Bestimmung der Leukozyten in der Diagnostik bakterieller Infekte ist kein hundertprozentiger Verlass mehr. Merkwürdigerweise nimmt aber die *Autoantikörperbildung* im Alter zu, ohne dass dies aber eine *Erkran-*

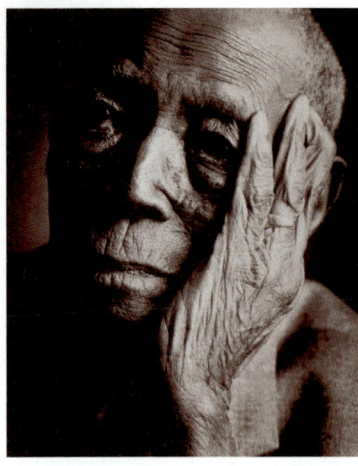

Abb. 2.46: Porträt eines 102-jährigen Farbigen. Deutlich sichtbar sind mimische Falten, Haarausfall und starke Faltenbildung an der Hand. [J520-204]

kung des Patienten bedeuten muss (z.B. ist ein positiver Rheumafaktor gerade bei Älteren nicht gleichbedeutend mit dem Bestehen einer rheumatischen Erkrankung).

Diskutiert wird, ob die Alterungsvorgänge des Immunsystems für den Anstieg der Krebserkrankungen bei älteren Menschen (mit-)verantwortlich sind, da Tumorzellen nun weniger energisch von der Körperabwehr bekämpft werden.

✍ Wegen des höheren Erkrankungs- und Komplikationsrisikos empfehlen Mediziner für ältere Menschen die einmalige Pneumokokken- und jährliche Grippeschutzimpfung.

Alterungsvorgänge des Skelett- und Muskelsystems

Knochen. Mit zunehmendem Alter werden die Knochen (besonders der Wirbelsäule und Hüfte) poröser und instabiler (*Osteoporose*). Frauen sind auf Grund der starken Abnahme der Geschlechtshormone nach den Wechseljahren stärker von Osteoporose betroffen als Männer. Bewegungsmangel und unzureichende *Kalziumzufuhr* zwischen dem 30. und 60. Lebensjahr (also Jahrzehnte zuvor) verstärken die Osteoporose im Alter.

Gelenke. Die Knorpelschicht der Gelenke wird dünner und unelastischer. Sie verliert ihre Glätte an stark belasteten Stellen und entzündet sich bei kleinsten Überbeanspruchungen. Die Folge ist eine für viele ältere Menschen belastende *Arthrose.* Am häufigsten sind Arthrosen im Hüftgelenk *(Coxarthrose).*

Muskeln. Die Muskelmasse eines Erwachsenen vermindert sich ab ungefähr dem 30. Lebensjahr jährlich um ca. 0,5 %. Die geschwundenen Muskeln werden dabei in der Regel durch Fett ersetzt. Der damit verbundene Kraftverlust ist nicht bei allen Muskeln gleich; so lässt z.B. die Muskelkraft der Fußheber-

muskeln besonders stark nach. Dies begünstigt das Stolpern über die Fußspitze.

Alterungsvorgänge der Sinnesorgane

Sehen. Bei fast allen Menschen beginnt zwischen dem 45. und dem 50. Lebensjahr die *Altersweitsichtigkeit* (**Presbyopie**). Die Elastizität der Augenlinse nimmt ab. Die Betroffenen können nahe Gegenstände nur noch unscharf erkennen und brauchen für das Sehen im Nahbereich eine *Lesebrille.* Außerdem reagieren die Pupillen langsamer auf einen Wechsel der Lichtverhältnisse und können sich insgesamt nicht mehr so weit öffnen. Verschärft durch den Funktionsverlust der außen liegenden Netzhautanteile und eine Trübung der Linse (*grauer Star*, **Katarakt**), bereitet das Sehen im Dunkeln und insbesondere ein abrupter Hell-Dunkel-Wechsel (z.B. beim Hineinfahren in einen dunklen Tunnel) dem älteren Menschen Schwierigkeiten. Gleichzeitig leidet er unter einer erhöhten Blendempfindlichkeit.

Hören. Auch der (Teil-)Verlust der Hörfähigkeit, vor allem im oberen Frequenzbereich, scheint unvermeidliche Konsequenz des Alterns zu sein. Oberhalb von 4 000 Hz (dies entspricht dem obersten Ende des Sprachbereichs) sinkt das Hörvermögen nach dem 30. Lebensjahr alle 10 Jahre um ca. 10 dB (dB = Dezibel). Typisch für den älteren Menschen ist, dass er beim Einsetzen der Schwerhörigkeit lediglich das Klingeln des Telefons „überhört" und erst in späteren Stadien die akustische Wahrnehmung – vor allem bei Nebengeräuschen – eingeschränkt ist (**Presbyakusis**, *Altersschwerhörigkeit*).

Hörgeräte ☞ *2.3.2*

Alterungsvorgänge weiterer Sinnesleistungen

Bis zum 70. Lebensjahr büßt der Mensch etwa zwei Drittel seiner Geschmacksknospen ein, und auch der Geruchssinn lässt nach. Dies erklärt, weshalb sich viele alte Menschen über den angeblich „faden" Geschmack gewürzter Speisen beklagen.

Die Abnahme von weiteren Sinnesleistungen wirft in erheblichem Maße medizinische und pflegerische Probleme auf:

- Abnahme der *Durstperzeption* (*Perzeption* = Wahrnehmung) mit der Gefahr der inneren Austrocknung *(Dehydratation)*
- Abnahme der *Temperaturperzeption* mit der Gefahr der Unterkühlung – über 65-jährige können *ohne* Kältegefühl auf unter 35,5 °C Körpertemperatur abkühlen
- Abnahme der *Schmerzwahrnehmung* (verstärkt bei Diabetes mellitus)
- Abnahme der *Propriozeption* (Wahrnehmung und Kontrolle der aktuellen Lage/Position des Körpers im Raum), wodurch insbesondere die Balancefähigkeit etwa beim Überwinden kleiner Hindernisse am Boden leidet

- Abnahme der Druckwahrnehmung (Dekubitusgefährdung).

👌 Unter den vielen Ursachen für Stürze alter Menschen (☞ 2.3.3) spielt der Rückgang der Balancefähigkeit eine besondere Rolle.

Alterungsvorgänge der Haut und der Haare

Die Altersveränderungen der Haut und der Haare werden oftmals recht früh sichtbar:
- Die Haare verlieren ihr Farbpigment und werden silbrig-grau oder ganz weiß. Gleichzeitig werden die Haare dünner und fallen zu einem gewissen Teil sogar ganz aus
- Durch den verminderten Wassergehalt und den Elastizitätsverlust der Haut bilden sich *Krähenfüße* um die Augen und mimische Falten *(Lachfalten)* um die Mundwinkel. Die Haut wird schlaffer, das Unterhautfettgewebe schwindet, und durch nachlassende Talgdrüsenaktivität wird die Haut trockener
- Typisch für das höhere Alter sind auch die bräunlichen *Altersflecken,* die sich vor allem an Händen, Unterarmen und Unterschenkeln bilden und durch eine unregelmäßige Pigmentproduktion bedingt sind
- Viele ältere Menschen berichten über eine größere Verletzlichkeit der Haut bei gleichzeitig verlängerter Heilungsdauer.

Zentralnervöse und psychische Veränderungen im Alter

☑ Das Gehirn ist ein gutes Beispiel dafür, wie Training das Altern beeinflusst: Ein geistig aktiver und geübter alter Mensch kann ein besseres Gedächtnis haben als ein durchschnittlich trainierter junger Mensch, und auch im hohen Alter ist Lernen (etwa das Neuerlernen einer Fremdsprache) noch möglich.

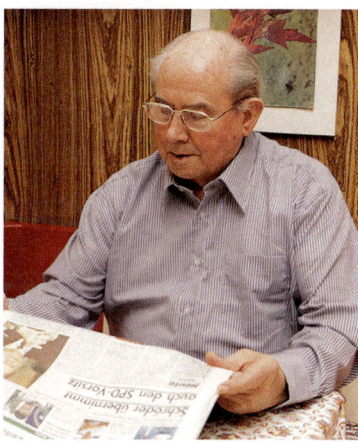

Abb. 2.47: Das regelmäßige Lesen der örtlichen Tageszeitung trainiert die kognitiven Funktionen und wirkt dem sozialen Altern durch (passive) Teilnahme am Geschehen in der Gesellschaft entgegen. [T210]

Alterungsvorgänge des Gehirns

Die Zahl der Nervenzellen im Gehirn nimmt während des ganzen Lebens ab. Doch dieser Schwund erklärt nicht den deutlichen Abfall *messbarer* intellektueller Leistungen, der bei geistig Untrainierten ab dem 40. Lebensjahr und bei geistig Trainierten spätestens ab dem 70. Lebensjahr festzustellen ist. Von diesem Abfall sind Gedächtnisleistung, Konzentrationsfähigkeit, Schreibgeschwindigkeit und zahlreiche weitere Gehirnleistungen betroffen.

Ursache sind vielfältige feingewebliche Veränderungen im Gehirn:
- Abnahme von Ganglienzellen und Astrozyten
- Einlagerung des „Alterspigments" Lipofuszin
- Verschmälerung der Hirnwindungen
- Verdickung der Hirnhäute
- Abnahme der Transmitterausschüttung an den Synapsen.

Kognitive Funktionen

Nach heutigem Kenntnisstand lassen sich bei den **kognitiven Funktionen** (*Kognition* = Sammelbegriff für Wahrnehmen, Denken, Erkennen und Erinnern) zwei Gruppen bilden, die sich im Alter unterschiedlich verändern:
- Die erste Gruppe, *kristallisierte Funktionen* genannt, beinhaltet bildungs- und übungsabhängige Leistungen wie Wortverständnis und Sprachflüssigkeit. Sie nehmen mit dem biologischen Alter kaum ab und lassen sich durch Aktivität und Training sogar steigern
- Die zweite Gruppe, *flüssige Funktionen* genannt, umfasst die abstrakten, inhaltsübergreifenden Grundfunktionen, beispielsweise die schnelle Orientierung in neuen Umgebungen. Sie hängen von einer flexiblen und raschen Informationsverarbeitung ab und nehmen im Alter vor allem in ihrer Geschwindigkeit kontinuierlich ab. Die Betroffenen klagen insbesondere über eine nachlassende Gedächtnisbildung (vornehmlich des längerfristigen Behaltens, weniger des Kurzzeitgedächtnisses).

🖭 Informationsmenge pro Zeiteinheit reduzieren

Die Verlangsamung aller informationsverarbeitenden Prozesse im Alter hat Auswirkung auf die Pflege: In allen Verständnis- und Anleitungssituationen reduzieren die Pflegenden die Informationsmenge pro Zeiteinheit, auch wenn dies viele ältere Patienten aus Stolz nie von sich aus erbitten.

Veränderungen der Emotionalität

Mit **Emotionalität** werden sowohl kurzfristige Gefühle wie Ärger oder Freude als auch längerfristige Stimmungen und Eigenschaften wie Wohlbefinden und Lebenszufriedenheit bezeichnet.

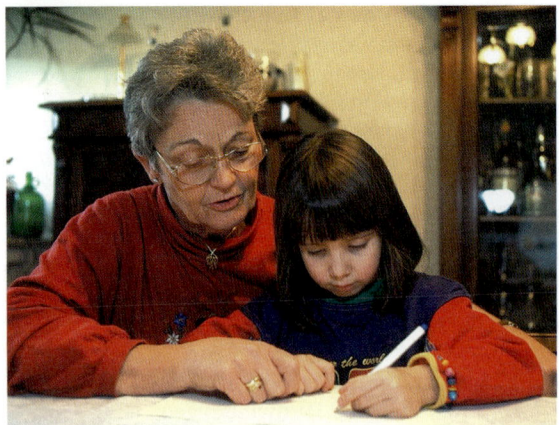

Abb. 2.48: Enkel sind für viele ältere Menschen eine Quelle der Lebenszufriedenheit. Auch die Enkelkinder profitieren von der Zeit und Zuwendung, die ihnen ihre Großeltern schenken. [K157]

Die Annahme, dass alte Menschen wesentlich häufiger traurig, depressiv oder (lebens-)unzufrieden sind, konnte in Untersuchungen nicht eindeutig bestätigt werden. Allenfalls lässt sich eine geringere „Auslenkung" emotionaler Reaktionen im Alter nachweisen – also keine Schwankungen zwischen „himmelhoch jauchzend – zu Tode betrübt" innerhalb kurzer Zeit.

☑ Für die *Emotionalität* der alten Menschen sind Faktoren wie Gesundheit, Aktivitätsniveau und sozialer Status von größerer Bedeutung als das biographische Alter.

Veränderungen der Persönlichkeit

Persönlichkeitsmerkmale *(Charaktereigenschaften)* sind Eigenschaften, die sich bis ins hohe Alter kaum ändern. Allerdings nimmt extrovertiertes (offenes, entgegenkommendes) Verhalten eher ab, während introvertiertes (sich abschirmendes, zögernd-abwartendes) Verhalten zunimmt. Bei vielen älteren Menschen verstärken sich auch diejenigen Charaktereigenschaften, die sie schon vorher auszeichneten.

Alterungsprozess und moderne Medizin

Der Alterungsprozess bedroht zunächst die Unabhängigkeit und die Lebensqualität des Individuums, im Laufe seines Fortschreitens aber auch die Lebensfähigkeit des Gesamtorganismus. Die moderne Medizin und die heutige Pflege können die Lebensfähigkeit oft noch um Jahre erhalten, häufig allerdings mit dem Preis einer deutlichen Minderung der Lebensqualität – man denke etwa an den auf Dauer gelähmten Patienten nach einem Schlaganfall oder den dementen Patienten (☞ 24.2.1) im Pflegeheim.

Im Gegensatz dazu ergibt sich aus vielen Geschichten und Legenden der Eindruck, dass die Menschen früher meist „in Frieden" sterben durften, sozusagen

nachts „eingeschlafen" sind. Dieses Bild entspricht dem idealtypischen Alterungsverlauf (☞ Abb. 2.43) und traf nur für ganz wenige Menschen zu: Zum einen starb die Mehrzahl der Menschen früh, z.B. im Säuglings- oder Kindesalter an Infektionen, oder Millionen Frauen im (jungen) Erwachsenenalter an den Komplikationen von Geburt und Wochenbett. Zum anderen bedeuteten viele Leiden wie z.B. die Herzinsuffizienz und Gicht, früher jahrelanges, qualvolles Siechtum bis zum Tod; heute sind sie behandelbar.

☑ Obwohl unsere heutige Medizin über ausgefeilte therapeutische Möglichkeiten verfügt, ist es ihr noch nicht gelungen, allen Menschen ein Sterben ohne Leiden zu ermöglichen.

2.3.2 Einführung in die Pflege von alten Menschen

Problem Multimorbidität

⊡ **Multimorbidität** *(Polymorbidität):* Gleichzeitiges Vorhandensein von mehreren Krankheiten, besonders häufig bei älteren Patienten.

Charakteristisch für den älteren Menschen ist, dass infolge natürlicher oder krankhaft beschleunigter Alterungsvorgänge nicht nur *ein,* sondern *viele* Organe in ihrer Leistung oder Leistungsreserve eingeschränkt sind. So leidet ein typischer multimorbider Patient einer internistischen Krankenhausstation gleichzeitig an Herzinsuffizienz, Bluthochdruck, Niereninsuffizienz, Diabetes mellitus und Gelenkbeschwerden (z.B. durch eine Arthrose).

Diese **Multimorbidität** kann die Behandlung des Patienten erheblich erschweren. Beispielsweise können einige Arzneimittel nur in niedriger Dosierung oder überhaupt nicht gegeben werden, wenn die Nieren des Patienten nicht mehr ausreichend arbeiten, oder ein Arzneimittel bessert zwar die eine Erkrankung (z.B. Hypertonie), verschlechtert aber eine andere (z.B. eine gleichzeitige arterielle Durchblutungsstörung). Eine eingeschränkte Lungenfunktion kann eine wichtige Operation unmöglich machen. Wird ein multimorbider Patient operiert, so ist das Risiko intra- und postoperativer Komplikationen stark erhöht (z.B. Thrombose, Embolie, intraoperativer Hirn- oder Herzinfarkt).

Die Multimorbidität führt dazu, dass ältere Menschen die medizinischen Versorgungssysteme wesentlich stärker in Anspruch nehmen (müssen) als junge Erwachsene: Viele ältere Menschen nehmen täglich mehr als ein Dutzend Tabletten ein, und ein operativer Eingriff erfordert einen längeren Krankenhausaufenthalt als eine vergleichbare Operation bei jüngeren Patienten.

🖽 Besonderheiten in der geriatrischen Pflege

Ebenso wie die Maßnahmen der Erwachsenenpflege nicht ungeprüft auf Kinder und Jugendliche übertragen werden können, tragen die Pflegenden den besonderen Bedürfnissen älterer Menschen Rechnung:

- Durch den zunehmenden Verlust körperlicher Reserven ist der alternde Mensch anfälliger für neue gesundheitliche Krisen und das Risiko für (Folge-)Erkrankungen steigt. Deshalb sind alle prophylaktischen Maßnahmen von großer Bedeutung

- Einschneidende Lebensereignisse *(life events)*, z.B. Pensionierung, akute Erkrankungen, Verlust von nahen Angehörigen und Freunden oder Immobilität, häufen sich und führen ebenso wie die Auseinandersetzung mit dem nahenden Tod dazu, dass die psychische Belastbarkeit älterer Menschen sinkt

- Auf Grund verminderter Anpassungs- und Leistungsfähigkeit des älteren Organismus ist das Komplikationsrisiko bei vielen diagnostischen und therapeutischen Maßnahmen erhöht. Daher werden ältere Patienten vermehrt auf mögliche Komplikationen beobachtet

- Da viele ältere Patienten unter mehreren Krankheiten *gleichzeitig* leiden, ist es wichtig zu wissen, welche Wechselwirkungen zwischen den verschiedenen Erkrankungen und/oder den unterschiedlichen Arzneimitteln bestehen

- Häufiges (Pflege-)Problem sind Verwirrtheitszustände (☞ 2.3.3). Sie können sowohl Ursache körperlich-medizinischer Probleme (z.B. Stürze) als auch deren Folge (z.B. akute Verwirrtheit als Nebenwirkung der Krankenhauseinweisung) sein.

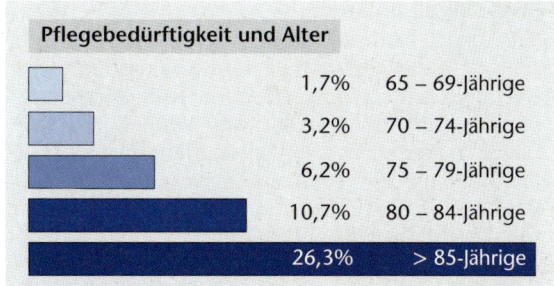

Pflegebedürftigkeit und Alter

	1,7%	65 – 69-Jährige
	3,2%	70 – 74-Jährige
	6,2%	75 – 79-Jährige
	10,7%	80 – 84-Jährige
	26,3%	> 85-Jährige

Abb. 2.50: Die Pflegebedürftigkeit im Alter ist stark altersabhängig. Vor allem die über 80-Jährigen sind pflegebedürftig, daher sind Heimbewohner bei Aufnahme in Altenpflegeeinrichtungen typischerweise über 80 Jahre alt. [A400]

> 🖽 Pflegende von älteren Menschen brauchen besondere Kompetenz. Sie umfasst das Wissen um:
> - Den physiologischen Alterungsprozess (☞ 2.3.1)
> - Die vielschichtigen Probleme bei Erkrankungen im Alter, besonders das der Multimorbidität
> - Psychische und soziale Einflüsse bei der Entstehung und Bewältigung von Krankheit und Behinderung im Alter
> - Spezielle geriatrische Probleme z.B. Immobilität, Stürze, Verwirrtheit (☞ 2.3.3)
> - Besonderheiten diagnostischer und therapeutischer Maßnahmen bei älteren Menschen (☞ 2.3.4)
> - Soziale und rechtliche Aspekte im Alter.

Unterstützung bei den ATL

☺ Kommunizieren

Kommunikation mit (chronisch) verwirrten Menschen ☞ 24.2.1

Während Beeinträchtigungen des Sprechvermögens für alle Kommunikationspartner offensichtlich sind, werden Störungen der Sinnesorgane vom Patienten selbst oftmals nicht erkannt oder aber kaschiert.

Bei vielen alten Patienten ist besonders die Seh- und Hörfähigkeit vermindert. Erreichen die Informationen aus der Umwelt den älteren Patienten nur lückenhaft, können unangemessenes Verhalten, Missverständnisse und zwischenmenschliche Konflikte die Folge sein und die Pflege erschweren.

> 🖑 Bei **Patienten mit Seh- und Hörstörungen** ist die Gefahr einer sozialen Isolation erhöht. Daher sollte bereits beim geringsten Verdacht zum Augen- oder HNO-ärztlich untersucht werden. Therapieziel ist die ursächliche Beseitigung der Störung oder – wenn dies nicht möglich ist – die Anpassung geeigneter Hilfen (z.B. Brille, Hörgerät), um dem Patienten die Teilnahme am gesellschaftlichen Leben (wieder) zu ermöglichen.

Pflegediagnose	Häufigkeit [%]
Eingeschränkte körperliche Mobilität	80
Veränderungen beim Wohlbefinden: Schmerz	41
Veränderungen bei der Ernährung: unzureichende Nahrungszufuhr	41
Angst	30
Veränderungen beim Stuhlgang: Verstopfung	26
Veränderungen beim Urinieren	26
Hautprobleme	24
Negative Veränderungen beim Selbstbild	23
Schlafstörungen	22
Defizite bei der Selbstversorgung	22

Tab. 2.49: Oftmals treten bei älteren Patienten gleichzeitig mehrere Pflegediagnosen auf. Hallal ermittelte bereits 1985 in einer Untersuchung durchschnittlich 5,06 Pflegediagnosen. Die Tabelle zeigt die häufigsten. (Nach Corr u. Corr, 1992).

Sehstörungen im Alter

Vielfältige Sehstörungen im Alter (☞ 2.3.1) beeinträchtigen die Wahrnehmung und Kommunikation:

- Oft können ältere Menschen ohne Brille Gesprächspartner oder Gegenstände in der *Nähe* (z.B. Essen, Getränk, Arzneimittel) nicht deutlich erkennen
- Das Sehen in die *Ferne* und insbesondere im Dunkeln (z.B. Krankenhausflure) ist bei vielen älteren Menschen ebenfalls unbefriedigend
- Gesichtsfeldeinschränkungen können dazu führen, dass Gegenstände und Personen rechts oder links außen nicht mehr wahrgenommen werden.

Bei einer Sehstörung sind die Umgebung und der Umgang mit dem Patienten entsprechend der Einschränkung zu gestalten:

- Die Pflegenden kündigen alle Pflegemaßnahmen vorher an und sprechen Patienten mit Gesichtsfeldeinschränkungen stets von vorne an
- Hat der Patient eine oder mehrere Brillen, achten die Pflegenden darauf, dass er auch die (richtige) Brille trägt
- Nachts sorgen die Pflegenden für eine ausreichende Beleuchtung und weisen zum Abend auf vorhandene Lichtschalter und die Klingel am Bett hin

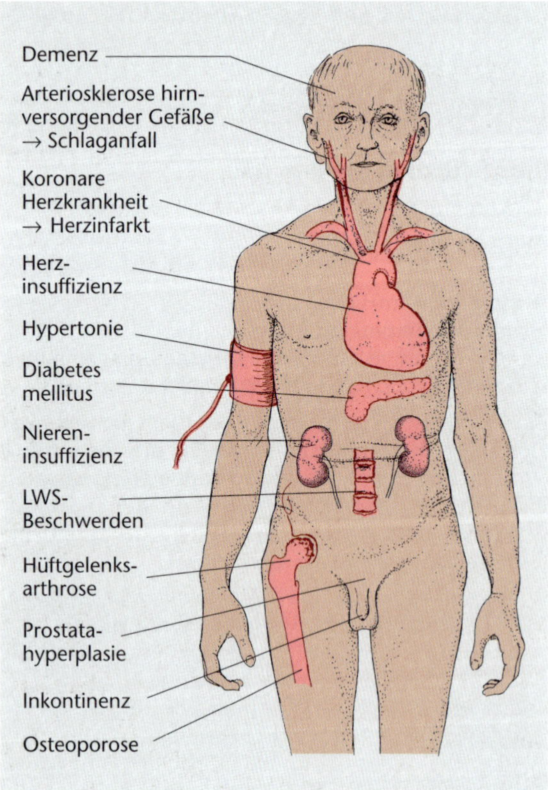

Abb. 2.51: Häufige medizinische Probleme des älteren Menschen, von denen oft mehrere gleichzeitig vorliegen *(Multimorbidität)*. [A400]

Demenz

Arteriosklerose hirnversorgender Gefäße → Schlaganfall

Koronare Herzkrankheit → Herzinfarkt

Herzinsuffizienz

Hypertonie

Diabetes mellitus

Niereninsuffizienz

LWS-Beschwerden

Hüftgelenksarthrose

Prostatahyperplasie

Inkontinenz

Osteoporose

- Alle Teammitglieder werden über die Störung informiert. Hilfreich sind Vermerke in der Pflegedokumentation oder auf den Untersuchungsanforderungen (z.B. Konsilscheine).

Hörstörungen im Alter

Schwerhörigkeit

(Altersschwerhörigkeit = *Presbyakusis* ☞ 2.3.1)) ist ein Problem vieler älterer Leute. Häufig bringen Schwerhörige ihren Mitmenschen Misstrauen entgegen, das auf den Teilverlust der *Warn-Sinnesfunktion* Hören zurückgeht und nicht persönlich genommen werden darf. Hinzu kommt, dass viele Schwerhörige in der fremden Krankenhausumgebung Angst haben, nicht alles richtig mitzubekommen und daher Fehler zu machen.

Folgende Grundregeln erleichtern den Kontakt und das Arbeiten mit schwerhörigen Patienten:

- Alle Teammitglieder wissen über die eingeschränkte Hörfähigkeit des Patienten Bescheid, damit sie ihm angemessen begegnen können
- Die Pflegenden sorgen für eine „verständnisfreundliche" Umgebung. Hierzu gehört, dass der Sprechende für den Schwerhörigen gut sichtbar ist (besonders wichtig für die Nachtwache) und der Schwerhörige das Gesicht des Sprechenden beim Sprechen sehen kann. Ist ein Mundschutz erforderlich, sprechen Pflegende langsam und deutlich
- Es empfiehlt sich, den Patienten zu fragen, in welcher Weise er am besten hört (z.B. langsame Sprachgeschwindigkeit, besonders laute oder normale Sprache, Sichtkontakt). Meist ist es am günstigsten, wenn mit ruhiger Stimme, deutlicher Betonung aller Wortsilben und gleichbleibend „normaler" Lautstärke gesprochen wird. Trägt der Schwerhörige ein Hörgerät, schadet das weit verbreitete Anschreien sogar. Die Sprache wird übersteuert und ist nur noch verzerrt hörbar, so dass der Betroffene überhaupt nichts mehr versteht
- Eine präzise Wortwahl unterstützt die Verständigung mit dem schwerhörigen Patienten. Taktvolle Rückfragen der Pflegenden können sicherstellen, dass der Patient den Inhalt richtig und vollständig verstanden hat
- Vor Aufenthalten in dunklen Räumen (z.B. bei einer Ultraschalluntersuchung) verabreden die Pflegenden mit dem Patienten bestimmte Zeichen zur Kommunikation. Hilfreich ist es, dem Patienten vor der Untersuchung das Vorgehen und die technischen Geräte genau zu erklären und so seine Angst zu mindern
- Hat der Schwerhörige ein Hörgerät, sollte er es möglichst immer tragen (Hörgeräte und ihre Bedienung ☞ unten)
- Je nach Behinderung des Patienten ist es sinnvoll, zusätzliche Kommunikationsmittel bereitzuhalten, z.B. Papier und Schreibzeug.

📖 Es kann Monate dauern, bis sich der Betroffene an das Hörgerät gewöhnt hat, mit ihm zurechtkommt und so das gewünschte Maß an Autonomie und Sicherheit im Alltag gewinnt.

Hörgeräte

Am gebräuchlichsten sind *Hinter-dem-Ohr-Geräte* **(HdO-Geräte).** Dabei sitzt das Hörgerät halbmondförmig hinter der Ohrmuschel und ist durch einen Verbindungsschlauch mit dem Ohrpassstück im äußeren Gehörgang verbunden. Dieses schließt den Gehörgang nach außen dicht ab und muss daher individuell angefertigt werden. **Hörbrillen** entsprechen HdO-Geräten, wobei das Hörgerät in den Brillenbügel integriert ist.

Im-Ohr-Geräte **(IO-Geräte)** sind so klein, dass sie in die Concha oder in den knorpeligen Anteil des äußeren Gehörganges passen. Sie werden von Älteren nicht so gerne benutzt, da der Umgang mit ihnen noch mehr Fingerfertigkeit erfordert als der mit einem HdO-Gerät. **Taschengeräte** sind heute nur noch selten angebracht, etwa bei Schwerbehinderten, die mit den kleineren Geräten nicht zurecht kommen.

Bedienung eines Hörgerätes

Die richtige Bedienung eines Hörgerätes beginnt mit dem korrekten Einsetzen des Ohrpassstückes, denn wenn das Passstück nicht dicht abschließt, kann auch ein optimal angepasstes Hörgerät nicht richtig funktionieren.

📖 Nach längerer Krankheit mit Gewichtsabnahme verringert sich auch das subkutane Fettgewebe um den Gehörgang. Dadurch wird der Gehörgang weiter und das Ohrpassstück relativ zu klein.

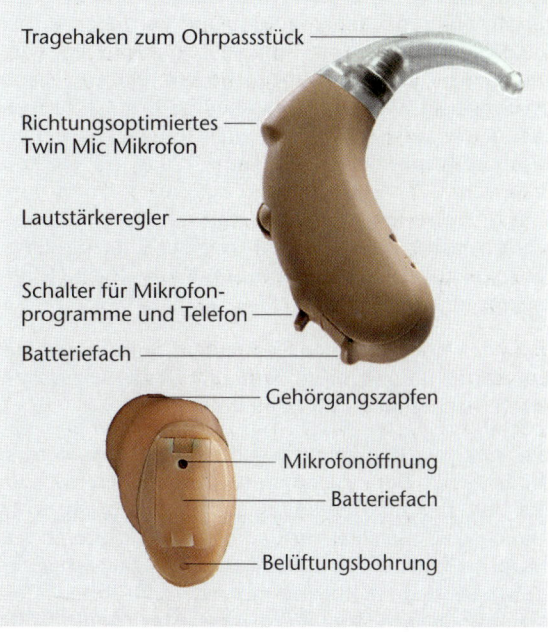

Tragehaken zum Ohrpassstück

Richtungsoptimiertes Twin Mic Mikrofon

Lautstärkeregler

Schalter für Mikrofon- programme und Telefon

Batteriefach

Gehörgangszapfen

Mikrofonöffnung

Batteriefach

Belüftungsbohrung

Abb. 2.52: HdO-Gerät (links) ohne das zugehörige Ohrpassstück und individuell angefertigtes IO-Gerät (rechts). HdO-Geräte werden wegen ihrer leichteren Handhabung von älteren Menschen bevorzugt. [V137]

Am günstigsten sitzt der Patient zum Üben an einem Tisch, auf den er einen Spiegel stellt. Aufstützen der Ellbogen erleichtert das ruhige und sichere Führen der Hände. Das Hörgerät sollte ausgeschaltet oder zumindest auf minimale Lautstärke gestellt sein, damit es nicht pfeift. Wichtig ist, dass der Patient beim Üben Geduld mit sich hat und sich durch anfängliche Fehlversuche nicht unter Druck gesetzt fühlt.

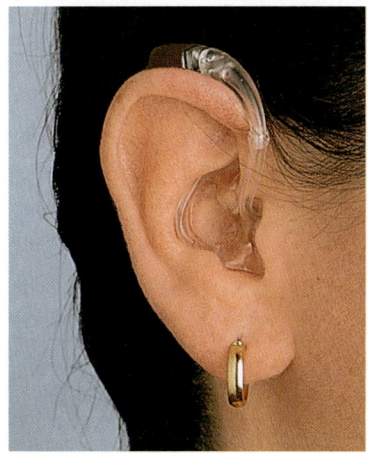

Abb. 2.53: HdO-Gerät mit platziertem Ohrpassstück. [V137]

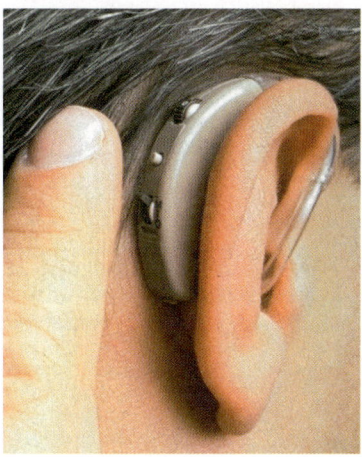

Abb. 2.54: Position des HdO-Gerätes hinter dem Ohr. [V137]

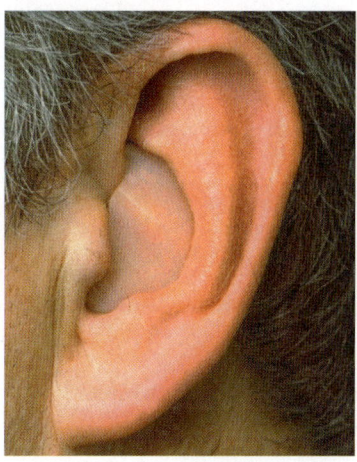

Abb. 2.55: Vollautomatisches IO-Gerät. Die Farbanpassung macht das Gerät unauffällig. [V216]

Wenn das Ohrpassstück richtig sitzt, wird das Hörgerät am unteren Ende angefasst und von oben hinter das Ohr gelegt. Dabei ist zu beachten, dass der Schallschlauch bei einer Drehung nicht geknickt wird, denn sonst hört der Patient nichts. Danach wird das Hörgerät eingeschaltet, indem man den Betriebsschalter ertastet und von Position „0" oder „-" auf „M" (Mikrofon) oder „+" stellt (je nach Gerätetyp). Dann wird durch Drehen am Lautstärkeregler die richtige Lautstärke eingestellt. Am besten wird der Lautstärkeregler so eingestellt, dass dem Patienten die eigene Stimme angenehm erscheint.

Wird das Hörgerät herausgenommen, sollte zuerst die Lautstärke reduziert und dann das Gerät ausgeschaltet werden, damit es nicht pfeift.

Bei längerer Nichtbenutzung des Hörgerätes werden die Batterien herausgenommen (bei Wiedereinsetzen der Batterien auf die Polung achten). Es ist sinnvoll, immer eine Ersatzbatterie oder ein Ladegerät zur Hand zu haben. Für die Reinigung des Ohrpassstücks stehen spezielle Reinigungsmittel (z.B. O-Purgat® Reinigungstabletten) zur Verfügung. Das Gerät sollte auch regelmäßig in einem eigens dafür vorgesehenen „Trockenbeutel" entfeuchtet werden, um Schäden vorzubeugen.

> In Nassräumen, beim Röntgen oder bei Strahlenbehandlungen darf das Hörgerät nicht getragen werden.

Sich bewegen

Durch körperliche Bewegungseinschränkung und Immobilität entstehen Pflegeprobleme. Um diese so gering wie möglich zu halten, beginnen die Pflegenden frühzeitig mit prophylaktischen Maßnahmen. Auf psychosozialer Ebene wird z.B. einer Vereinsamung vorgebeugt, im körperlichen Bereich werden Dekubiti, Kontrakturen, Thrombosen und Pneumonien entgegengewirkt.

> **⚠ Vorsicht!**
> **Kreislaufüberlastung bei Bewegungsübungen**
> Der Kreislauf älterer und immobiler Patienten ist oft labil. Daher werden vor dem Beginn körperlicher Bewegungsübungen und auch danach Puls, Blutdruck und Atmung gemessen. Ein Pulsanstieg auf über 125 pro Minute oder eine Pulsbeschleunigung länger als fünf Minuten nach Belastungsende sind bei älteren Patienten unerwünscht.

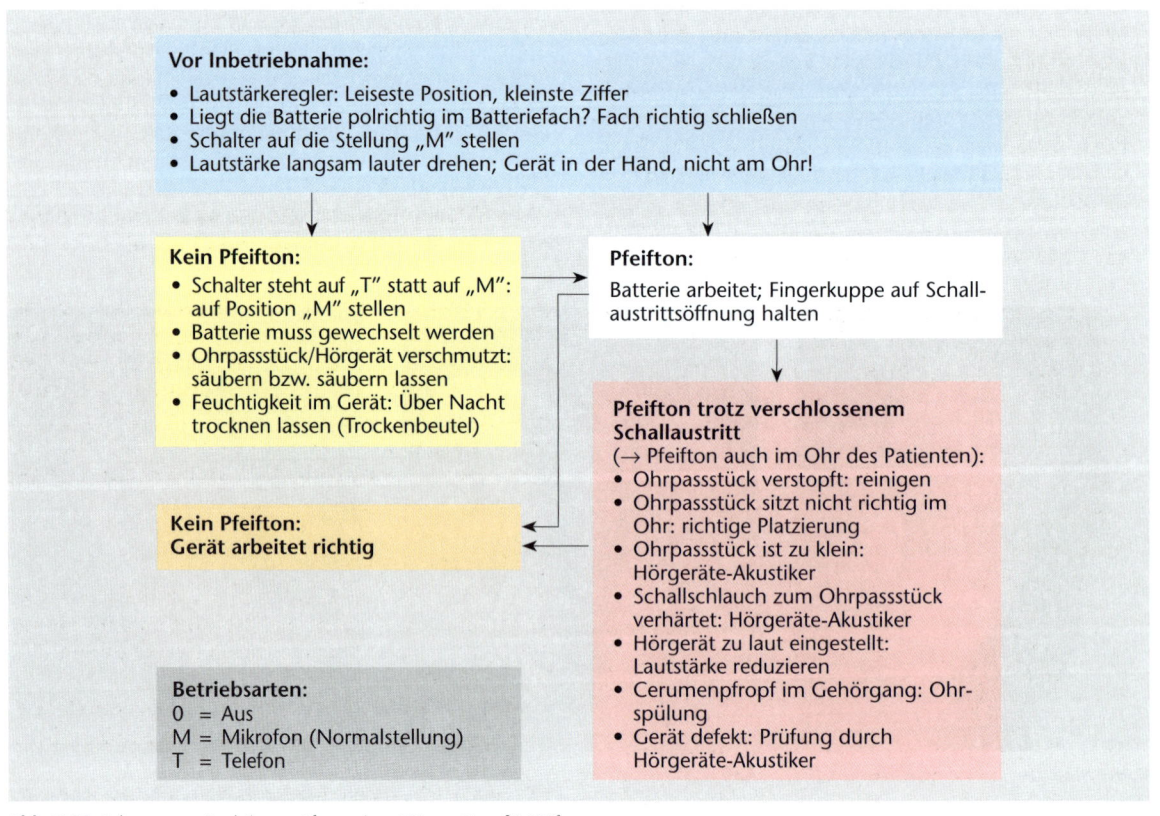

Vor Inbetriebnahme:
- Lautstärkeregler: Leiseste Position, kleinste Ziffer
- Liegt die Batterie polrichtig im Batteriefach? Fach richtig schließen
- Schalter auf die Stellung „M" stellen
- Lautstärke langsam lauter drehen; Gerät in der Hand, nicht am Ohr!

Kein Pfeifton:
- Schalter steht auf „T" statt auf „M": auf Position „M" stellen
- Batterie muss gewechselt werden
- Ohrpassstück/Hörgerät verschmutzt: säubern bzw. säubern lassen
- Feuchtigkeit im Gerät: Über Nacht trocknen lassen (Trockenbeutel)

Pfeifton:
Batterie arbeitet; Fingerkuppe auf Schallaustrittsöffnung halten

Pfeifton trotz verschlossenem Schallaustritt
(→ Pfeifton auch im Ohr des Patienten):
- Ohrpassstück verstopft: reinigen
- Ohrpassstück sitzt nicht richtig im Ohr: richtige Platzierung
- Ohrpassstück ist zu klein: Hörgeräte-Akustiker
- Schallschlauch zum Ohrpassstück verhärtet: Hörgeräte-Akustiker
- Hörgerät zu laut eingestellt: Lautstärke reduzieren
- Cerumenpfropf im Gehörgang: Ohrspülung
- Gerät defekt: Prüfung durch Hörgeräte-Akustiker

Kein Pfeifton:
Gerät arbeitet richtig

Betriebsarten:
0 = Aus
M = Mikrofon (Normalstellung)
T = Telefon

Abb. 2.56: Schema zur Funktionsprüfung eines Hörgerätes. [A400]

- Da Schmerzen die Beweglichkeit stark beeinträchtigen, können schmerzlindernde physikalische Maßnahmen (☞ 2.2.4) oder auch Analgetika vor Bewegungsübungen und Pflegemaßnahmen angezeigt sein
- Bei allen ATL ist darauf zu achten, dass die natürlichen Bewegungsabläufe ebenso wie die Fähigkeiten und Eigenaktivitäten des älteren Patienten gefördert werden. Dem Patienten dürfen nicht alle Tätigkeiten abgenommen werden, auch wenn es schneller geht. Hier gewinnen *kinästhetische Prinzipien* an Bedeutung. Immer mehr Pflegende orientieren sich an der Kinästhetik, um die Eigenbewegung und -aktivität des Patienten zu fördern (☞ unten)
- Viele ältere Menschen haben Angst zu stürzen, *fühlen* sich unsicher und vermeiden deshalb aktive Bewegung. Hier hilft es, die Bewegungsabläufe gemeinsam so lange zu üben, bis der Patient seine Unsicherheit nach und nach verliert (z.B. das Aufstehen aus dem Bett, das Gehen über den Flur, das Benutzen von Treppe oder Aufzug)
- Zusätzlich verbessern krankengymnastische und ergotherapeutische Maßnahmen die Beweglichkeit und Aktivität
- Spaziergänge, Seniorengymnastik, Schwimmen und Bewegungsübungen im Wasser sind besonders geeignet, die Beweglichkeit älterer Menschen zu erhalten und zu fördern. Ungünstig sind alle Sportarten mit hohem Verletzungsrisiko (z.B. Fußball, Reiten) oder solche, die schnelle Reaktionen erfordern
- Oft ermöglichen Hilfsmittel (z.B. Gehstock, Gehwagen, Rollstuhl) zumindest eine eingeschränkte Wiederherstellung der Beweglichkeit und Unabhängigkeit. Häufig schämen sich die Betroffenen anfangs, auf diese Hilfsmittel angewiesen zu sein. In dieser Phase ist es wichtig, das Selbstbewusstsein zu stärken. Gegenüber den Betroffenen sollte hier hervorgehoben werden, dass auch ein Mensch, der auf Hilfsmittel angewiesen sein mag, ein vollwertiges Mitglied der Gesellschaft und die Benutzung von Hilfsmitteln kein Grund zum Schämen ist
- Die Umgebung des Patienten sollte so „bewegungsfreundlich" und sicher wie möglich sein, z.B. mit Haltemöglichkeiten an den Wänden und breiten Gängen (☞ ATL Sicherheit).

🛏 Aktivierung und Mobilisation nach kinästhetischen Prinzipien

Kinästhetik ist die Lehre vom Bewegungsempfinden. Als Bewegungskonzept richtet sie sich zunächst an die Pflegenden. Schwerpunkt der Kinästhetik ist die Wahrnehmung der eigenen Bewegungsabläufe und Bewegungsempfindungen. In einem zweiten Schritt wird dieses persönliche Bewegungsempfinden bei der Interaktion Pflegende – Patient eingesetzt, z.B. bei der Mobilisation oder Lagerung. Ziele dieser Interaktion sind:

- Bewegungsabläufe gemeinsam zu gestalten, wodurch sich Pflegende und Patient sehr nahe kommen
- Den Patienten zu aktivieren, dabei die Angst vor der Mobilisation zu reduzieren
- Die Gesundheit des Patienten zu unterstützen und ihm bei der Rückgewinnung seiner Selbstständigkeit zu helfen
- Mit geringem Krafteinsatz und dadurch schonend zu arbeiten.

Die Mobilisation bewegungseingeschränkter, älterer Patienten nach kinästhetischen Prinzipien hat sowohl für die Pflegenden als auch für den Patienten Vorteile. Für einen harmonischen Bewegungsablauf zwischen Patient und Pflegenden sind gute Kenntnisse wichtig über:

- Funktionelle Anatomie: Einteilung des Körpers in Massen und Zwischenräume und ihr gezielter Einsatz in der Mobilisation („Massen fassen – Zwischenräume spielen lassen")
- Physiologische Bewegungsabläufe
- Anstrengung und Kraftaufwand: Zug und Druck als Mobilisations- und Kommunikationsmittel.

📖 Literaturtipp

Hatch, Frank; Maietta, Lenny (et al.): Kinästhetik – Gesundheitsentwicklung und menschliche Funktion. Ullstein Medical, Wiesbaden, 1999

🛌 Ruhen und schlafen

Ältere Menschen haben ein anderes Schlafverhalten als jüngere, viele leiden unter Schlafstörungen (☞ 2.3.3, 24.2.4).

Unabhängig davon lässt das Leistungsvermögen älterer Menschen nach, so dass sie hin und wieder eine Ruhepause (aber nicht unbedingt im Bett) benötigen, um sich zu erholen. Wird die Organisation diagnostischer, therapeutischer und pflegerischer Maßnahmen darauf abgestimmt (also z.B. nicht vier Untersuchungen an einem Tag), so wirkt sich das positiv auf den Heilungsprozess älterer Menschen aus.

📖 Sich waschen und kleiden

Viele ältere Menschen haben Schwierigkeiten bei der Körperpflege und beim Anziehen und sind hierbei auf die Hilfe anderer angewiesen. Dafür verantwortlich können sein:

- *Körperliche* Ursachen wie Schmerzen, Übergewicht, Bewegungseinschränkung, Tremor und vermindertes Sehvermögen
- *Geistige* Ursachen wie akute oder chronische Verwirrtheit

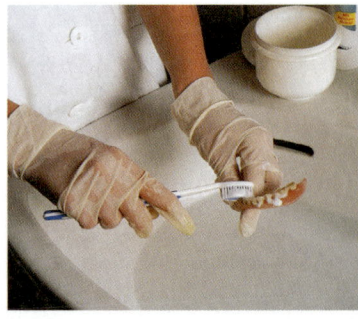

Abb. 2.57: Die Reinigung der Zahnprothesen gehört zum Alltag bei der Betreuung pflegebedürftiger alter Menschen. [K183]

• *Psychische* Ursachen wie Lebenskrisen oder Depressionen
• Eine ungünstig gestaltete *Umgebung*, etwa ein enges, nicht behindertengerechtes Badezimmer
• Ärztlich verordnete Bettruhe, z.B. nach einem diagnostischen Eingriff.

Bei der Körperpflege älterer Menschen werden verschiedene Pflegeziele verfolgt.

Pflegeziel: Hygiene und Hautpflege

Die Haut älterer Menschen verändert sich. Sie wird dünner, rau und schuppig, trocknet leichter aus und juckt oftmals. Elastizität und Belastbarkeit der Haut sind vermindert. Insgesamt ist die Haut empfindlicher, das Risiko einer Hautirritation erhöht und die Wundheilung verlangsamt. Begleiterkrankungen wie Diabetes mellitus oder Durchblutungsstörungen verschlechtern den Hautzustand zusätzlich. Bei Inkontinenz greifen Urin und Stuhl die Haut ebenso an wie die dadurch häufig notwendigen Waschungen.

Die Pflege richtet sich nach der Beschaffenheit der jeweiligen Hautpartie. Die Haut an den Extremitäten ist z.B. meist trockener als an anderen Körperstellen.

Reinigung und Pflege bei trockener Haut

• Keine Seifen benutzen, pH-neutrale synthetische Waschlotionen bevorzugen (Waschlotion nicht ins Waschwasser geben)
• Bädern rückfettende Substanzen (z.B. Öle) zusetzen. Keine Schaumbäder nehmen, da diese die Haut zusätzlich austrocknen
• Kein heißes Wasser zum Waschen verwenden, da es die Haut entfettet
• Nach austrocknenden Einreibungen, z.B. mit Franzbranntwein, Haut des Patienten eincremen
• Wasser-in-Öl-Emulsion zur Hautpflege verwenden.

Zahnprothesen, Brillen und **Hörgeräte** gleichen fehlende Körperfunktionen aus. Die Pflege dieser „Ersatzstücke", d.h. ihre Reinigung und Überprüfung der Funktionsfähigkeit, ist Teil der täglichen Körperpflege:
• Nicht gepflegte Zahnprothesen verursachen Entzündungen im Mund. Da sich der Kiefer bei Entfernung von Zahnprothesen sehr schnell verformt,

dürfen Zahnprothesen nie für längere Zeit herausgenommen werden
• Ein Mensch kann nur für sein gepflegtes Erscheinungsbild sorgen, wenn er ausreichend sieht. Deswegen sollten mitgebrachte Brillen nicht nur auf dem Nachttisch liegen, sondern auch getragen werden. Die Gläser der Brille sind je nach Verschmutzung ggf. mehrmals am Tag zu reinigen

Können Sehbehinderte trotz Brille nicht mehr ausreichend sehen, unterstützen die Pflegenden sie in ihren Bemühungen um ein gepflegtes Aussehen.

• Da Schwerhörigkeit einen erheblichen Einfluss auf die Kommunikation hat, muss ein Hörgerät immer auch *funktionieren*. Will der Patient sein Hörgerät nicht tragen, so muss nach den Ursachen gesucht werden, damit eventuelle Schwierigkeiten beseitigt werden können (Hörgeräte und ihre Bedienung ☞ oben).

Die **Fußpflege** wird beim alten Menschen besonders sorgfältig durchgeführt, da bei einigen Erkrankungen (z.B. Diabetes mellitus, Durchblutungsstörungen) nicht nur die Verletzungsgefahr erhöht ist, sondern selbst kleine Verletzungen schnell Komplikationen wie beispielsweise nicht heilende Wunden und Infektionen nach sich ziehen.

Die **Kleidung** älterer Menschen ist wie bei jüngeren von individuellen Gewohnheiten geprägt, die auch dann berücksichtigt werden sollten, wenn körperliche Bewegungseinschränkungen das An- und Auskleiden erschweren. Wohlbefinden, Gesundheits- und Selbstwertgefühl werden durch die gewohnte Alltagskleidung gefördert. Das Tragen von Nachtkleidung, insbesondere des „Flügelhemds", sollte daher am Tag nach Möglichkeit unterbleiben und nur mit Einverständnis des alten Menschen geschehen.

Hilfreich ist die behindertengerechte Umgestaltung gewohnter Kleidungsstücke. Bewegungseinschränkende Kleidungsstücke sollten im Einvernehmen mit

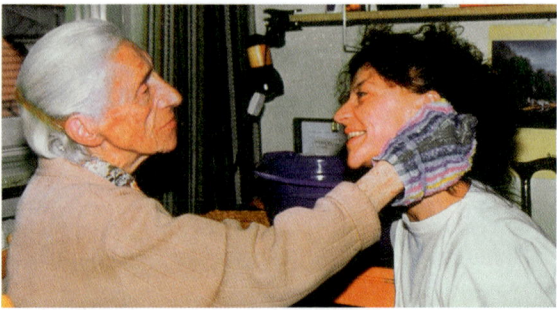

Abb. 2.58: Warum nicht einmal im Rollentausch herausfinden, wie es sich anfühlt, gewaschen zu werden? [N323]

dem alten Menschen gemieden werden, weil sie die Immobilität fördern und die Sturzgefahr erhöhen. Da ältere Menschen aus den verschiedensten Gründen sturzgefährdeter sind als jüngere (☞ 2.3.3), sind vor allem beim Aufstehen festsitzende Schuhe wichtig.

Pflegeziel: Mobilisation und Rehabilitation

> Vorhandene Ressourcen (z.B. selbstständiges Waschen und Ankleiden des Oberkörpers) erfassen und berücksichtigen.

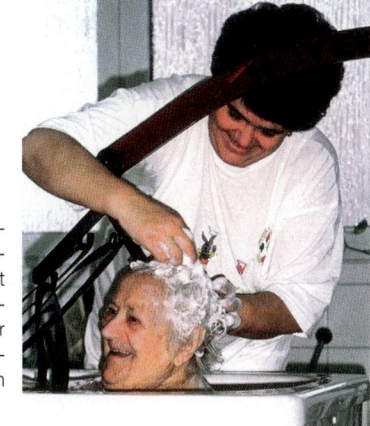

Abb. 2.59: Ein Wannenbad mit Kopfwäsche, gemischt mit humorvoller Unterhaltung, kann sich sehr entspannend auswirken und Schmerzen vergessen lassen. [N320]

- In die tägliche Körperpflege können gezielte Bewegungsübungen integriert werden. Nach und nach werden neue Fähigkeiten eingeübt, bis der ältere Mensch seine Ziele (z.B. selbstständiges Anziehen) erreicht hat
- Wasch- und Badezusätze sollten entsprechend dem Hauttyp aktivierend sein (z.B. ätherische Öle und Kräuterextrakte aus Pfefferminze, Eukalyptus oder Rosmarin)
- In aller Regel wirken Temperaturreize (kalt/warm) kreislaufanregend und damit aktivierend. Allerdings kann im Alter auch eine *paradoxe Wirkung* beobachtet werden: Die Haut erwärmt sich nach einem Kältereiz nicht, weil ein Gefäßspasmus ausgelöst wurde. Daher ist es wichtig, die Reaktionen älterer Menschen im Anschluss an den Kältereiz zu beobachten.

Pflegeziel: Verbesserte Wahrnehmung und Orientierung

> Über die Haut, das größte Sinnesorgan, werden von außen kommende Reize (Berührungen, Druck, Temperatur) wahrgenommen. Wer seine Haut als äußere Grenze des Körpers wahrnimmt, bewahrt seine Ich-Identität.

Wird ein älterer Mensch, dessen Sinneswahrnehmung oftmals schon durch ein vermindertes Seh- und Hörvermögen reduziert ist, bettlägerig, entsteht häufig ein Teufelskreis: Wegen einer Dekubitusgefährdung erfolgt eine Weichlagerung. Gleichzeitig ist die Fähigkeit, Druck von außen wahrzunehmen, oft eingeschränkt. Durch die Weichlagerung werden aktive Bewegungen erschwert. So kann der Patient einerseits nicht selber Sorge dafür tragen, dass er seine Körpergrenze durch Bewegung wahrnimmt, andererseits ist der Druck von außen durch die Weichlagerung reduziert. Durch die fehlenden Reize auf die Haut werden die körperlichen Orientierungspunkte nicht mehr ausreichend wahrgenommen, und der Patient verliert sein Selbstempfinden.

Darüber hinaus werden bettlägerige Patienten im Krankenhaus oftmals von zwei Pflegenden gleichzeitig gepflegt und berührt. Die Folgen können Irritationen, Orientierungsverluste, Sinnestäuschungen, Unruhe, Angst, depressive Verstimmungen bis hin zur Apathie sein.

Zur Förderung dieser (und anderer) Sinneswahrnehmungen während der Körperpflege bietet das Konzept der Basalen Stimulation die Möglichkeit, sowohl prophylaktisch als auch therapeutisch zu pflegen (☞ auch 3.1.5).

Pflegeziel: Entspannung und Schmerzlinderung

- Während der Körperpflege nehmen die Pflegenden Rücksicht auf die Bedürfnisse und Gewohnheiten des Patienten, zumal sich der Patient sonst vielleicht über das ungewohnte „Waschritual" ärgert und sich daher nicht entspannen und auch nicht wohlfühlen kann
- Viele ältere Patienten empfinden eine warme Umgebung und warmes Waschwasser als angenehm. Wärme trägt zur Entspannung bei und kann Schmerzen lindern. Nicht zuletzt deshalb achten die Pflegenden darauf, dass der ältere Patient nicht auskühlt
- Beruhigende ätherische Öle (z.B. Lavendel, Sandelholz) im Wasch- oder Badewasser oder für die anschließende Hautpflege fördern die Entspannung. Sandelholz und Lavendel eignen sich gleichzeitig auch zur Behandlung trockener Haut
- Die Waschbewegungen erfolgen zur Entspannung und Schmerzlinderung *in Richtung* des Haarwuchses
- Schmerzlindernde Einreibungen können im Anschluss an die Körperpflege das Wohlbefinden zusätzlich steigern.

Hilfsmittel bei der Körperpflege immobiler Patienten

Trotz täglicher Ganzkörperwaschungen fühlen sich sowohl jüngere als auch ältere Patienten meist wohler, wenn sie regelmäßig die Möglichkeit eines Wannen- oder Duschbades erhalten. Dies gestaltet sich je-

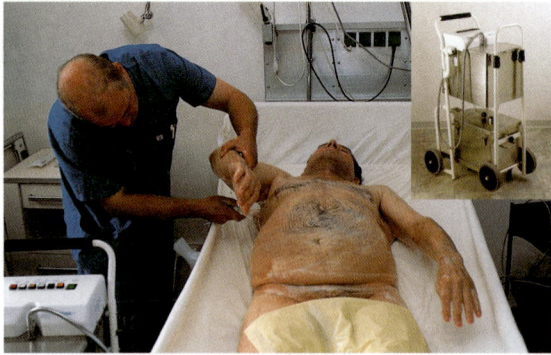

Abb. 2.60: Dieses Patientenduschsystem ermöglicht das Duschen bettlägeriger Patienten im eigenen Bett. Eine entsprechend geformte, wasserdichte Matratzenauflage dient als Wanne, ein fahrbarer Frischwasserbehälter macht von Wasserstellen im Patientenzimmer unabhängig. Über einen integrierten Abfluss fließt das Schmutzwasser in einen Abwasserwagen, der z.B. in einen Bodenauslass entleert werden kann. [T161] [V108]

doch gerade bei älteren Patienten z.B wegen hoher Wannenränder oft schwierig und erfordert bei der Unterstützung der Patienten – ohne technische Hilfsmittel – einen erheblichen Kraftaufwand von Seiten der Pflegenden, wobei sich die Patienten nicht selten dennoch unsicher fühlen.

Sind die Patienten körperlich nur mäßig eingeschränkt, empfiehlt sich ein Wannenlifter oder ein Duschstuhl.

Bei bettlägerigen Patienten können Ganzkörperduschsysteme eingesetzt werden, die ein Duschen im Patientenbett ermöglichen und somit für Patienten wie Pflegende belastende Transporte überflüssig machen.

Atmen

Ältere Menschen sind anfälliger für Erkrankungen der Atemwege als jüngere. Daher sind Maßnahmen der Pneumonieprophylaxe und ein angemessenes Raumklima von besonderer Bedeutung. Aufkeimende Infekte bedürfen einer raschen Behandlung durch Inhalationen, sekretlösende Arzneimittel und evtl. Antibiotika, da die Häufigkeit schwerer Komplikationen im Alter stark zunimmt.

Körpertemperatur regulieren

Die Fähigkeit zur Regulation der Körpertemperatur lässt bei älteren Menschen nach. Häufiges Frieren kommt ebenso vor wie ein eingeschränktes Kälteempfinden. Daher ist darauf zu achten, dass der Patient z.B. bei Spaziergängen oder Transporten zu Untersuchungen angemessen bekleidet ist und die Raumtemperatur nicht zu hoch und nicht zu niedrig ist.

Wünschenswert sind regelmäßige Temperaturreize, z.B. durch Wechselduschen an Beinen oder Armen. Dies fördert das Wohlbefinden und stärkt die Ab-

wehrkraft (*paradoxe Reaktion* ☞ ATL Sich waschen und kleiden).

Außerdem erfordert das herabgesetzte Temperaturempfinden älterer Menschen (☞ 2.3.1) einen sorgfältigen Umgang mit künstlichen Wärmequellen (z.B. Wärmflasche), um Verbrennungen zu vermeiden.

Durch die Funktionsabnahme des Immunsystems (☞ 2.3.1) reagieren ältere Menschen bei Infektionen seltener mit Fieber. So können akute Infekte, z.B. der Atemwege oder der Harnwege, lange Zeit unbemerkt bleiben. Daher ist es erforderlich, den älteren Patienten sorgfältig auf andere Infektionszeichen hin zu beobachten (z.B. Atemgeräusche, Husten, Auswurf, Urinveränderungen, Schmerzen).

Essen und trinken

Ältere Menschen benötigen rund 30 % weniger Kalorien als jüngere (☞ Abb. 2.61). Gleichzeitig bleibt der Bedarf z.B. an Eiweiß, Kalzium und anderen Mineralstoffen sowie Vitaminen unverändert. Dies bedeutet, dass der Bedarf an Kohlenhydraten und Fetten im Alter um 35 – 40 % sinkt.

Viele ältere Menschen berücksichtigen dies intuitiv. Einige, und hier insbesondere allein stehende ältere Männer, ernähren sich aber einseitig, so dass der Bedarf an Nährstoffen nicht gedeckt und gleichzeitig durch zu hohen Kohlenhydrat- und Fettzufuhr Übergewicht gefördert wird.

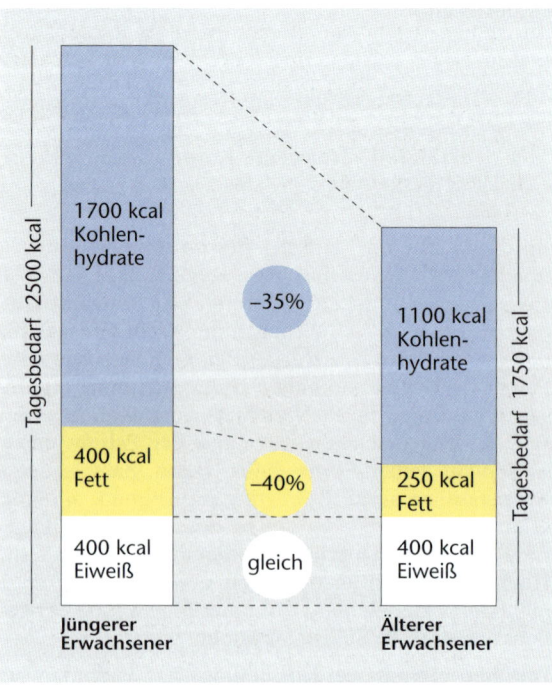

Abb. 2.61: Verschiebung des Nährstoffbedarfs des älteren Menschen (rechts) gegenüber einem jüngeren Erwachsenen.

⊡ Für ältere Menschen ist eine eiweißreiche, fettarme Mischkost am günstigsten. Ballaststoffe beugen er im Alter häufigen Obstipation vor, Milch und Milchprodukte sorgen für ausreichend Kalzium. Bei Neigung zu Bluthochdruck und Ödemen muss mit Salz gespart werden.

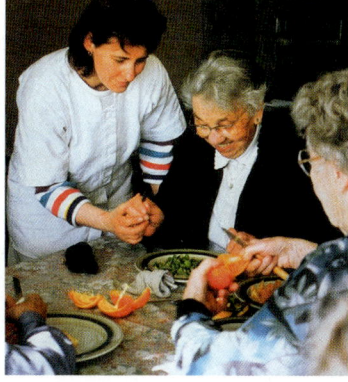

Abb. 2.62: In der Ernährung des älteren Menschen sind ausreichend frisches Obst und Gemüse von großer Bedeutung. Besonders sinnvoll ist es, wenn die Betroffenen im Rahmen der aktivierenden Pflege selbst bei der Zubereitung helfen. [N340]

Der ältere Mensch empfindet Durst meist nicht mehr so stark wie der jüngere. Er selbst bzw. seine Betreuer achten daher auf eine tägliche Trinkmenge von 1,5–2 l. Ausnahmen sind eine Herz- oder Niereninsuffizienz, wenn der Arzt eine Flüssigkeitsbeschränkung angeordnet hat. Zu geringe Flüssigkeitszufuhr kann nicht nur eine Obstipation, sondern durch eine Dehydratation mit *Hyponatriämie* (Natriummangel) auch einen akuten Verwirrtheitszustand hervorrufen.

Praktische Probleme bei der Ernährung

Trotz allen Bemühens um eine gesunde Ernährung darf nicht vergessen werden, dass jeder Mensch anders ist und isst und ein alter Mensch über Jahrzehnte entstandene Essgewohnheiten (auch wenn sie falsch sind) kaum von heute auf morgen zu ändern bereit ist („Ich habe schon immer so gegessen, was soll ich mich jetzt auf meine alten Tage und für die letzten paar Jahre meines Lebens noch umstellen"). Daher sind immer Kompromisse nötig, denn eine starre Haltung würde nur zu offener Ablehnung und Essverweigerung führen.

Der nachlassende Geruchs- und Geschmackssinn kann dazu führen, dass viele ältere Menschen wenig oder keinen Appetit haben. Mit gut gewürzten und appetitlich angerichteten Speisen kann dieser Appetitlosigkeit entgegengewirkt werden.

Das selbstständige und unabhängige Essen und Trinken älterer Menschen mit funktionellen Einschränkungen kann durch zahlreiche Ess- und Trinkhilfen erhalten werden.

Viele ältere Menschen haben Gebissprobleme. Sie reichen von geringen Einschränkungen beim Kauen harter Speisen bis zu starken Schmerzen wie z.B. durch entzündete Druckstellen infolge schlecht sitzender Prothesen. Sind die Probleme durch zahnärztliche Behandlung nicht zu bessern, bieten die Pflegenden den Betroffenen passierte Kost an.

☺ Ausscheiden

🖐 Die Harninkontinenz ist ein häufiges Problem älterer Menschen mit vielfältigen Ursachen. Folge sind nicht nur drohende (Selbst-) Isolation, sondern auch medizinische Probleme wie gehäufte Harnwegsinfekte.

Lässt sich die Harninkontinenz durch therapeutische Maßnahmen nicht beheben, ist eine der Inkontinenz und Bewegungsfähigkeit angepasste **Inkontinenzversorgung** wichtig:

- Bei leichter Harninkontinenz und vorhandener Bewegungsfähigkeit reichen in der Regel kleine *Einlagen* aus
- Für eine ausgeprägte Harninkontinenz stehen hochsaugfähige große Einlagen zur Verfügung, die zusammen mit einer *Netzhose* dem Inkontinenten Sicherheit geben. Viele Betroffene können die Einlage auch selbstständig wechseln
- *Inkontinenzhosen* sollten mit Bedacht gewählt werden, da sie die Selbstpflegefähigkeiten des Patienten meist verkümmern lassen. Der Kranke kann weder selbstständig die Toilette bzw. den Toilettenstuhl benutzen noch alleine die Inkontinenzhose wechseln. Gegebenenfalls ist eine kombinierte Lösung (tagsüber Einlage/nachts Inkontinenzhose) anzustreben
- Die Harninkontinenzversorgung älterer Männer kann in vielen Fällen durch das Tragen von *Urinalen* und *Beinbeuteln* verbessert werden
- Manchmal ist eine externe Urinableitung durch einen transurethralen oder suprapubischen *Blasenverweilkatheter* unvermeidbar. Vor allem der transurethrale Katheter ist allerdings keine Dauerlösung.

Die **Stuhlinkontinenz** tritt häufig im fortgeschrittenen Stadium von Demenzkranken auf, ist sonst jedoch eher selten.

Soziale Folgen der Inkontinenz

Inkontinenz kann zur Selbstisolation führen. Andere Menschen werden aus Angst vor peinlichen Situationen gemieden (z.B. Uringeruch, durchnässte Kleidung), Partnerschaften werden aus Scham nicht mehr eingegangen, weil in aller Regel auch eine sexuelle Beziehung erwartet wird.

Die Sexualität Inkontinenter setzt eine hohe Vertrauensbasis zwischen Partnern voraus, damit die mit der Inkontinenz verbundenen Probleme besprochen wer-

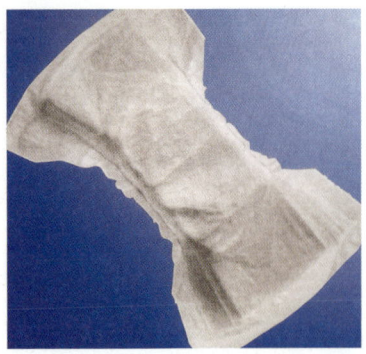

Abb. 2.63 (inks): Hochsaugfähige Einlage, die Gel-Bildner enthält, welche die Haut trocken halten und eine Geruchsbildung verhindern. Fixiert wird sie mittels selbstklebender Haftstreifen oder durch eine Netzhose. [U223]

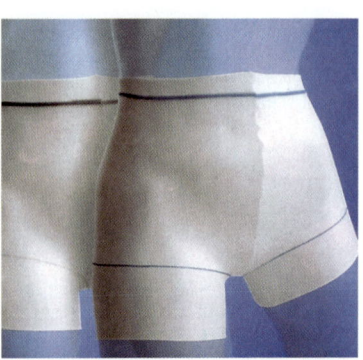

Abb. 2.64 (rechts): Unimed® Fixierhöschen für eine sichere und hygienische Fixierung von Inkontinenzeinlagen. Sie sind aus hoch elastischem Material, weich und luftdurchlässig. [U223]

den können. Pflegekräfte können helfen, indem sie aufmerksam zuhören, die individuellen Probleme bei Bedarf ansprechen und Lösungsmöglichkeiten aufzeigen (z.B. Optimieren der Inkontinenzversorgung; Training, um inkontinenzfreie Zeiten zu schaffen).

📖 **Literaturtipp**

Norton, Christine: Praxishandbuch – Pflege bei Inkontinenz. Urban & Fischer, München, 1999

✉ Für Sicherheit sorgen

Die Sicherheit älterer Menschen wird vielfach durch Mobilitätsprobleme beeinträchtigt. Die Angst vor Stürzen (☞ 2.3.3) verstärkt oftmals die Immobilität. Durch eine sichere Umgebung und die Versorgung mit sachgerechten Hilfsmitteln kann die Angst gemildert und dadurch die Mobilität gefördert werden, z.B. durch:

- Regelmäßiges Bewegungstraining, damit der Patient sich sicherer bewegen kann
- Haltemöglichkeiten an den Wänden in Zimmer, Bad und Flur

- Rutschfeste Matten im Badezimmer
- Haltegriffe im Bad, Toilettenerhöhung
- Gut angepasste Gehhilfen
- Eine der Bewegungseinschränkung und Körpergröße angepasste Betthöhe
- Ausreichende Beleuchtung, leicht erreichbare Lichtschalter
- Genug Sitzgelegenheiten (z.B. auf dem Weg zur Toilette)
- Geeignete Kleidung (nicht zu lange Nachthemden oder Bademäntel), feste Schuhe
- Korrekt angepasste Brille
- Leichte Erreichbarkeit der Klingel und häufig benutzter Gegenstände.

Unfallrisiken vermindern

Durch verlangsamte Reflexe, vermindertes Seh- und Hörvermögen und gehäufte Verwirrtheitszustände (☞ 2.3.3) sind ältere Patienten erhöht sturzgefährdet. Folgende Maßnahmen vermindern während des Krankenhausaufenthalts das Unfallrisiko:

- Veränderungen in der Umgebung des Patienten sollten möglichst behutsam erfolgen. Beispielsweise erleichtern die Anwesenheit einer vertrauten Person am ersten Tag und das Mitbringen von gewohnten Gegenständen dem älteren Patienten die Umstellung bei der Krankenhausaufnahme
- Im Krankenhaus selbst wirkt sich eine ruhige, freundliche Umgebung günstig aus (möglichst nicht sofort mit der Diagnostik beginnen, invasive Maßnahmen erst nach der Eingewöhnung)
- Die Orientierung in den ungewohnten Räumlichkeiten kann durch Hinweistafeln und Schilder erleichtert werden (☞ 2.3.3)
- Alte Menschen sollten nicht zu früh und nie unvorbereitet entlassen werden. Vor der Entlassung werden alle (noch) vorhandenen Pflegeprobleme dokumentiert. Soll die Familie den Patienten weiterpflegen, ist ein vorheriges Üben schwieriger Pflegehandlungen notwendig.

Sind aus Sicherheitsgründen Maßnahmen erforderlich, die die Autonomie und Unabhängigkeit des Patienten einschränken, so sind zunächst die am geringsten einschränkenden Maßnahmen zu ergreifen

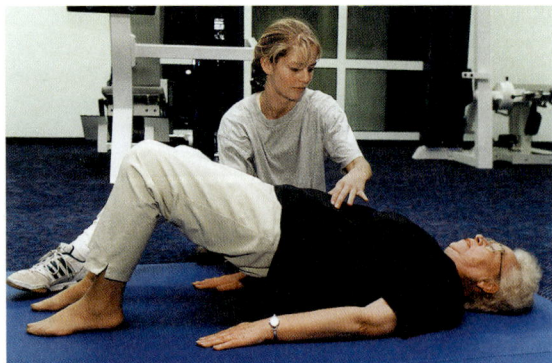

Abb. 2.65: Grundlage für Kontinenz ist unter anderem eine gut trainierte Beckenbodenmuskulatur. Die Beckenbodengymnastik ist ein Übungsprogramm, das die Beckenbodenmuskulatur kräftigt. Es erfordert die motivierte Mitarbeit des Patienten, ist aber sehr wirksam in der Behebung leichterer Inkontinenzformen, wie z.B. der Stressinkontinenz. [V220]

(z.B. Hilfsmittel, die einen Alarm auslösen, *vor* der körperlichen Fixierung).

> 📠 Bei der Fixierung eines Patienten handelt es sich nach § 239 StGB um eine Freiheitsberaubung, die nur bei Vorliegen eines Notstandes vorübergehend eingesetzt werden darf und vom zuständigen Arzt angeordnet und überwacht werden muss. Jede länger als 24 Stunden andauernde Fixierung ist von einem Vormundschaftsgericht und, sofern bestimmt, vom Betreuer des Patienten zu genehmigen.

🖼️ Sich als Frau oder Mann fühlen und verhalten

Sexualität im Alter ist auch in unserer „aufgeklärten" Gesellschaft immer noch ein Tabuthema. Sexualität wird vielfach gleichgesetzt mit Geschlechtsverkehr, und nur wenige jüngere Erwachsene können sich vorstellen, dass ältere Menschen noch sexuell aktiv sind (☞ auch 2.3.1).

Studien haben jedoch zum einen ergeben, dass beispielsweise mehr als die Hälfte der über 65-jährigen Verheirateten noch Geschlechtsverkehr hat. Nach Partnerverlust liegt die Rate allerdings erheblich niedriger. Zum anderen ist Sexualität keineswegs gleichbedeutend mit Geschlechtsverkehr: Versteht man Sexualität umfassender im Sinne von Zärtlichkeit, Geborgenheit, Vertrautheit und Liebe, so wird schnell deutlich, dass ältere Menschen keineswegs asexuell sind.

Ältere Menschen wünschen sich ebenso Zärtlichkeit, Körperkontakt und Nähe zu einem Partner wie jüngere, auch wenn die Funktion der Geschlechtsorgane nachlässt (☞ 2.3.1). Natürlich spielt auch die Biografie eine wesentliche Rolle: Für einige ältere Menschen hat die Sexualität große Bedeutung, eine zweite

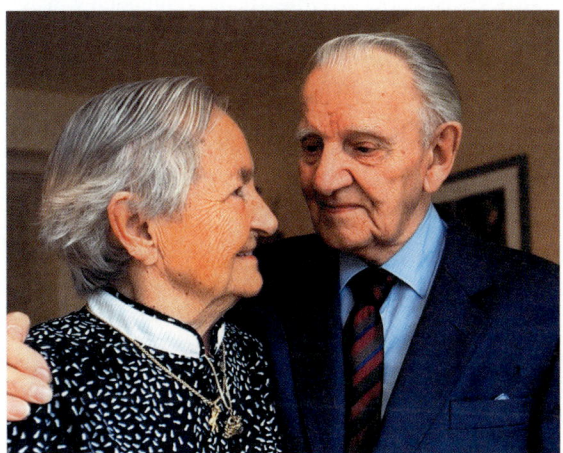

Abb. 2.66: Sichtbare Liebe zwischen Älteren ist für viele immer noch ein Tabuthema. [K157]

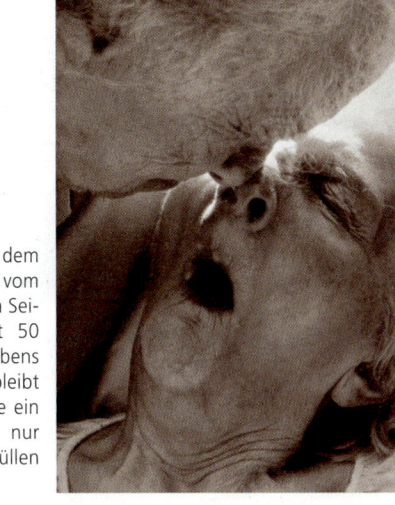

Abb. 2.67: Nach dem Abschiednehmen vom Partner, an dessen Seite man vielleicht 50 Jahre seines Lebens verbracht hat, bleibt oft eine Leere, die ein alter Mensch nur schwer wieder füllen kann. [N313]

Gruppe sieht sie als weniger wichtig an und manche sind auch froh, dass sie „darüber hinaus" sind.

Daher sollten älteren Menschen in stationären Einrichtungen prinzipiell die gleiche Privatsphäre und die gleichen Rückzugsmöglichkeiten zugestanden werden wie jüngeren. Pflegekräfte können älteren Menschen bereits durch kleine Gesten zeigen, dass sie ihre Privatsphäre achten. Hierzu gehört z.B., dass die Pflegenden immobilen Patienten helfen, für ein vertrautes Gespräch einen unbeobachtbaren Raum aufzusuchen oder sie einen Besuch in der Cafeteria oder den Außenanlagen des Krankenhauses ermöglichen.

Das Bedürfnis nach Zuwendung, Nähe und Geborgenheit kann auch in der täglichen Pflege berücksichtigt werden, z.B. bei der Körperpflege (☞ ATL Sich Waschen und Kleiden), durch Gespräche oder durch einfühlsame Körperkontakte (z.B. tröstendes Berühren am Arm).

Partnerschaft im Alter

Viele ältere Menschen leben in einer jahre- oder gar jahrzehntelangen stabilen Partnerschaft. Gerade im Alter ist diese Beziehung jedoch Krisen ausgesetzt: Etablierte Rollenmuster können sich z.B. durch Berentung, Krankheit, Pflegebedürftigkeit oder auch den Tod des Ehepartners verändern, auflösen oder verstärken. Hier kann es Aufgabe der Pflegenden sein, z.B. angesichts einer akuten Erkrankung Denkanstöße und Hilfestellungen zu geben, damit die Partnerschaft auch unter geänderten Bedingungen (weiter) den Bedürfnissen *beider* Partner gerecht wird.

🔲 Sich beschäftigen und 🔲 Sinn finden

Mit zunehmendem Alter leiden immer mehr Menschen an chronischen Erkrankungen. Auch wenn

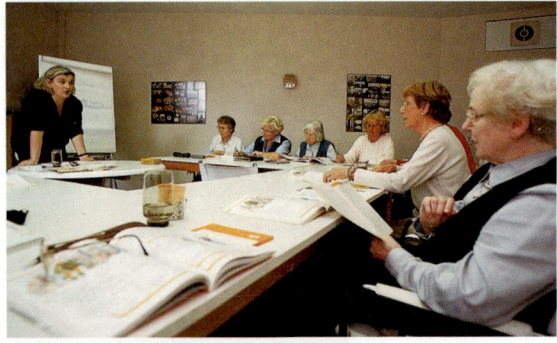

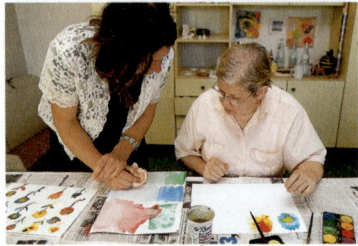

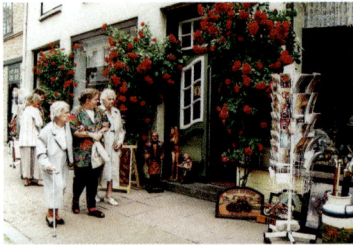

Abb. 2.68: Ob Seniorenakademie, Malen oder (mäßiger) Sport in einer Gruppe – wichtiger noch als die Art der Aktivität ist, dass der ältere Mensch überhaupt Interessen hat und aktiv bleibt. In jedem Fall können Angehörige und Pflegende versuchen, lenkend einzugreifen, damit sowohl Körper als auch Geist beweglich bleiben. [K157][W184]

diese nicht oder nicht unmittelbar lebensbedrohlich sind (z.B. eine Arthrose oder eine leichte Herzinsuffizienz), erinnern sie den Betroffenen durch immer wiederkehrende Beschwerden oder die Notwendigkeit einer regelmäßigen Tabletteneinnahme an sein Alter und seine Gebrechlichkeit.

Chronische Erkrankungen führen daher oft auch zu einer (ersten) Auseinandersetzung mit der eigenen Vergänglichkeit. Nicht wenige Patienten geraten dadurch in eine fundamentale Krise. Und ist ihnen nicht rechtzeitig gelungen, sich positiv auf ein Leben nach der Berentung einzustellen, konzentrieren sie sich nicht selten auf ihren Gesundheitszustand (oder evtl. den des Partners), wodurch sich im Extremfall tatsächlich vorhandene Krankheiten und subjektiv wahrgenommene Beschwerdebilder zu einem kaum entwirrbaren Knäuel pflegerisch-medizinischer Hilfsbedürftigkeit zusammenballen. Ein anderer Lebenssinn als die Bewältigung des gefährdeten Gesundheitszustandes scheint nicht mehr zu existieren.

Aufgabe pflegerischen (und ärztlichen) Handelns ist es dann, den Horizont für andere Lebensinhalte zu eröffnen, z.B. zu maßvollem Sport und damit positiver Lebenserfahrung anzuregen sowie zum Knüpfen neuer Kontakte zu ermuntern.

Mittlerweile gibt es von verschiedenen Trägern vielfältige (Freizeit-)Angebote speziell für ältere Menschen, auch Pflegeheime bieten zunehmend aktivierende Programme an. Hinzu kommen zahlreiche nicht-organisierte und organisierte Aktivitäten, die allen Altersgruppen (also auch Älteren) möglich sind. Wichtig ist, nicht nur auf die Ressourcen, sondern auch auf die Vorlieben des älteren Menschen einzugehen: Wer sein Leben lang keine schöpferische Ader hatte, der mag wahrscheinlich auch im Alter nicht gern töpfern; dem ist mit der Erforschung der eigenen Ahnen vielleicht besser gedient. Tätigkeiten, die dem alten Menschen Spaß machen, wirken am ehesten aktivierend und werden durchgehalten.

Prinzip Hoffnung

Ein entscheidender Faktor der Lebensaktivität „Sinn finden" ist die **Hoffnung.** Ohne Hoffnung wird das Leben als sinnlos und leer empfunden. Hoffnung richtet sich an die Zukunft und wirkt bei Bewältigungsprozessen entlastend. Vor allem jüngere Menschen glauben, dass ältere Menschen nicht mehr hoffen können. Sie können sich nicht vorstellen, dass Hoffnung bei unheilbaren Krankheiten oder angesichts einer nur noch kurzen Lebenserwartung noch möglich ist. Hoffnung ist aber nicht gleichbedeutend mit „Hoffnung auf Heilung". Hoffnung umfasst auch die Hoffnung, den Geburtsort noch einmal zu besuchen, die Geburt des nächsten Enkels zu erleben oder an einer Familienfeier teilnehmen zu können.

Die Fähigkeit zu hoffen wird durch verschiedene Faktoren beeinflusst, z.B. individuelle Erfahrungen oder religiöse, kulturelle und gesellschaftliche Einflüsse. Insbesondere Vorurteile haben einen negativen Einfluss auf die Hoffnungsfähigkeit des älteren Menschen. Es ist daher wichtig, die individuellen Einstellungen aller Teammitglieder, der Angehörigen und der alten Menschen selbst zu überprüfen und gegebenenfalls zu korrigieren. Positive Erfahrungen älterer Menschen bei der Bewältigung kritischer Lebensereignisse sollten erfragt und in der Pflege berücksichtigt werden.

> ⚠ **Vorsicht!**
> **Keine unberechtigten Hoffnungen wecken!**
> Hoffnungen zu wecken, die unerfüllbar sind (z.B. auf Heilung bei weit fortgeschrittenem Tumorleiden), ist dagegen falsch, denn die zwangsläufig folgende Enttäuschung untergräbt das Vertrauen zwischen dem Patienten und seinen Betreuern und kann den körperlichen und psychischen Verfall beschleunigen.

2.3.3 Medizinisch-pflegerische Hauptprobleme des alten Patienten

Schwindel ☞ *1.2.4, Tremor* ☞ *1.2.5*

Schwäche

> 🖑 (Plötzlich auftretende) **Schwächezustände** sind unabhängig vom Alter des Patienten als Hinweis auf körperliche oder psychische Erkrankungen zu werten. Bei jüngeren Menschen sind eher akute Erkrankungen die Ursache, bei älteren dagegen eher chronische. Schwäche ist nie belanglos!

Eine neu auftretende oder sich verstärkende **Schwäche** ist im Alter häufig erstes Symptom einer organischen Krankheit oder weist auf eine Verschlimmerung einer bereits bekannten (chronischen) Erkrankung hin. Häufige Ursachen sind etwa:

- Herzinsuffizienz
- Pneumonie
- Chronische Bronchitis
- Diabetes mellitus
- Dehydratation
- Schilddrüsenfunktionsstörungen
- Demenz (☞ 24.2.1)
- Depression
- Anämie.

Das diagnostische und therapeutische Vorgehen richtet sich nach der zugrunde liegenden Ursache.

Immobilität

> 🔳 **Mobilität:** Fähigkeit, sich in seiner Umgebung frei zu bewegen und die Aktivitäten des täglichen Lebens unabhängig auszuführen.
> **Immobilität:** Unfähigkeit, sich frei zu bewegen. Zwischen beiden Polen existieren viele Stufen von **Bewegungseinschränkungen.**

Es ist falsch, Immobilität mit der Unfähigkeit zu *gehen* gleichzusetzen. So kann z.B. ein Rollstuhlfahrer wesentlich mobiler als ein Fußgänger (mit Gehhilfen) sein, hingegen sich ein älterer Mensch, der plötzlich nicht mehr Auto fahren darf, trotz vorhandener Gehfähigkeit (zunächst) völlig immobil fühlen.

Zum anderen können Bewegungseinschränkungen auch Folge psychischer Probleme sein (☞ unten) oder durch eine „behindernde" Umgebung bedingt sein. Alle Formen der Immobilität bedrohen die Unabhängigkeit und damit die *Autonomie* (Selbstbestimmung) älterer Menschen.

Körperliche Ursachen für Immobilität

Die *körperlichen Ursachen* für Immobilität sind zahlreich:

- Zu den häufigsten Ursachen bei älteren Menschen gehören Veränderungen des Bewegungsapparates wie *Arthrose* (☞ 2.3.1), *Osteoporose* (☞ 2.3.1) oder Frakturen im Hüftbereich. Diese Erkrankungen beeinträchtigen die Beweglichkeit direkt (z.B. durch Versteifungen) oder indirekt (z.B. durch schmerzbedingte Schonung). Vielfach bestehendes Übergewicht wirkt sich zusätzlich ungünstig aus
- Durch die vornüber geneigte Körperhaltung vieler alter Menschen wird der Körperschwerpunkt nach vorne verlagert, was eine latente Gangunsicherheit verstärkt
- Im neurologischen Bereich sind insbesondere Störungen der Gehirndurchblutung (*TIA, Schlaganfall* mit Lähmungsfolgen ☞ 3.1), das *Parkinson-Syndrom* (☞ 6.2.1) sowie Gangunsicherheiten als Folge einer *Polyneuropathie* (Schädigungen der Nerven ☞ z.B. 5.5) zu nennen
- Auch eine Minderdurchblutung der Beine *(pAVK)* sowie ausgeprägte Beinödeme bei *Herzinsuffizienz* schränken die Beweglichkeit ein
- Schwere Herz- und Lungenerkrankungen vermindern die allgemeine Belastbarkeit des Patienten so sehr, dass er sich kaum noch bewegen kann
- Sehbehinderungen, z.B. durch ungeeignete Brillen, Linsentrübung *(grauer Star* ☞ auch 2.3.1)) oder als Folge eines Diabetes mellitus, erschweren die Orientierung im Raum und führen zu einer erhöhten Gefährdung
- Immobilität kann auch *iatrogen,* d.h. durch ärztliche Maßnahmen, bedingt sein. An erster Stelle steht hier die Einnahme von Beruhigungsmitteln, die – wie auch Alkohol – eine Gangunsicherheit auslösen können. Die von den Patienten zum abendlichen Einschlafen gewünschte Schlaftablette kann noch am Folgetag „nachhängen". Aber auch Arzneimittel gegen einen Bluthochdruck können über zu niedrigen Blutdruck und Blutdruckregulationsstörungen zu Schwindel und Problemen beim Stehen und Gehen führen.

Psychische Ursachen für Immobilität

Psychische Veränderungen, die eine Immobilität nach sich ziehen können, sind allgemeine Unsicherheit (z.B. Angst vor Stürzen), mangelndes Selbstvertrauen und Depressionen (z.B. nach Verlust des Partners), bei denen der Patient das Interesse gegenüber seiner Umgebung verliert und sich selbst vernachlässigt. Auch die psychische Grundhaltung des Patienten („schon immer bequem") und ein übertrieben besorgtes Verhalten von Familienangehörigen sind maßgebend dafür, wie schnell ein Kranker immobil wird.

Einfluss der Umgebung auf die Mobilität

Eine ungünstige Umgebung fördert die Immobilität ganz entscheidend:

- Der Patient kann das Zimmer nicht verlassen, weil er den Gehwagen nicht über die hohe Türschwelle heben kann
- Eine zu tiefe Badewanne oder die zu hohe Stufe des Duscheinstiegs behindern die selbstständige Körperpflege des Patienten
- Kleider mit Reißverschluss am Rücken sind ungünstig, weil viele ältere Patienten diesen nicht mehr alleine öffnen und schließen können
- Der Patient kann kaum oder gar nicht an geselligen Veranstaltungen oder Theaterbesuchen teilnehmen, weil die Treppenstufen ein (scheinbar) unüberwindbares Hindernis darstellen oder öffentliche Verkehrsmittel nicht benutzt werden können und Taxifahrten zu teuer sind.

Folgen der Immobilität

Immobilität wirkt sich auf alle Aktivitäten des täglichen Lebens aus:

- Immobilität (auch langes Sitzen) vergrößert das Risiko eines Dekubitus, einer Kontraktur, Thrombose oder Pneumonie
- Obstipation kann ebenfalls Folge einer Immobilität sein
- Oft ist die Sturzgefahr erhöht
- Immobilität bedeutet auch, dass viele freudebringende Beschäftigungen (z.B. Spazierengehen) nicht mehr möglich sind und Immobilität so zu einer Sinnfindungskrise führen kann. Die psychischen Reaktionen des Betroffenen reichen von aggressivem Verhalten gegenüber sich selbst oder anderen bis zu Passivität und einem Rückzug in kindliche Verhaltensmuster. Sehr häufig sind depressive Verstimmungen, die ihrerseits wieder die Immobilität fördern und das Entstehen eines Teufelskreises begünstigen.

> 📖 Die Folge einer Immobilität sind Selbstpflegedefizite, z.B. bei der Körperpflege, beim An- und Auskleiden, beim Ausscheiden, beim Essen und Trinken.

Aus diesen Gründen sollte unabhängig vom Alter des Patienten stets die Ursache der Immobilität gesucht und möglichst behandelt werden. Ganz wichtig sind in diesem Zusammenhang krankengymnastische Übungsprogramme und eine aktivierende Pflege (☞ 2.3.2).

Stürze

Mit eingeschränkter Mobilität sind oft **Stürze** verbunden, die – abgesehen von den Verletzungsfolgen – die Unsicherheit und Immobilität des Patienten weiter verstärken und häufig die Einweisung in ein Krankenhaus oder den Umzug in ein Altenheim begründen.

> ⚠ **Vorsicht!**
> **Die ersten Tage sind die riskantesten!**
> Im Krankenhaus ereignen sich die meisten Stürze in der ersten Woche nach der Aufnahme. Zu hohe oder zu niedrige Betten sowie übersteigbare Bettgitter erhöhen das Risiko.

Die Ursachen häufiger Stürze entsprechen im Wesentlichen denen der Immobilität. Darüber hinaus sind Schwindel (☞ 1.2.4), Synkopen (☞ 1.2.4), Blutdruckregulationsstörungen und der Wechsel in eine ungewohnte Umgebung hervorzuheben. Entscheidende Hinweise auf die Ursache des Stürzens gibt die Anamnese (Stolpern? Wegrutschen der Beine? Schwarzwerden vor den Augen?).

> 🔖 Stürze sind oft folgenschwer und/oder sind Ausdruck eines ohnehin schlechten Allgemeinzustandes des Patienten: Von jenen älteren Patienten, die zu Hause stürzen und ins Krankenhaus aufgenommen werden müssen, verstirbt die Hälfte innerhalb von zwölf Monaten, und von jenen, die vom Heim aus ins Krankenhaus verlegt werden, ist die Hälfte bereits nach sechs Monaten verstorben.

Verwirrtheit

> 📋 **Verwirrtheit:** Bewusstseinsstörung mit komplexem Symptombild aus **Desorientiertheit** (Störung des normalen Selbst-, Raum- und Zeitempfindens), **Denkstörungen** (z.B. verlangsamtes Denken, Wahnvorstellungen) und **Gedächtnisstörungen.**

Bei vielen älteren Patienten ist die **Verwirrtheit** das zentrale Problem, vor allem auch für Angehörige oder Pflegende. Leicht verwirrte Personen sind auf den ersten Blick unauffällig, können aber auf Nachfrage z.B. nicht das aktuelle Datum oder den Wochentag nennen. Schwer Erkrankte dagegen erkennen nicht einmal mehr die nächsten Angehörigen, laufen rast- und ziellos durch den Raum und zeigen ernste Störungen des Schlaf-Wach-Rhythmus mit nächtlicher Wachheit und langen Schlafperioden über Tag.

Besonders belastend ist es für die Pflegenden, wenn die verwirrten Patienten, z.B. aus Angst oder Wahnvorstellungen heraus, aggressiv werden und ihre Mitmenschen wiederholt beleidigen oder sogar mit Gegenständen bedrohen.

Leicht werden Patienten aber auch zu Unrecht als verwirrt bezeichnet, etwa wenn sie „nicht gehorchen", sich nicht in den Krankenhausalltag einfügen oder auf Grund einer Hörstörung unangemessen reagieren.

Akute Verwirrtheit

Setzt eine Verwirrtheit *plötzlich* ein, so spricht man von **akuter Verwirrtheit** *(akuter Verwirrtheitszustand, Delirium, Durchgangssyndrom).* Sie dauert oft nur Stunden oder Tage und wird meist durch ein Zusammenspiel *mehrerer* ungünstiger Faktoren hervorgerufen. Hier sind an erster Stelle zu nennen:

- *Medizinische Ursachen* wie Hormonstörungen oder Dehydratation (manchmal äußerlich nicht erkennbar), Störungen des Elektrolythaushaltes (insbesondere Natriummangel = *Hyponatriämie*), Sauerstoffmangel des Gehirns (z.B. bei TIA oder Schlaganfall ☞ 3.1), außerdem durch zu niedrigen Blutdruck, eine Herzschwäche oder Ateminsuffizienz bei Lungenentzündung oder Asthma, akute Infekte wie z.B. Atemwegs- oder Harnwegsinfekte (wobei die lokalen Symptome praktisch völlig fehlen können) oder Stoffwechselentgleisungen (z.B. bei Diabetes mellitus)
- *Iatrogene Ursachen* wie Arzneimittelnebenwirkungen oder längere Narkosen
- *Vergiftungen,* insbesondere durch Alkohol oder Arzneimittel
- *Soziale Ursachen,* z.B. ein Ortswechsel (Umzug in ein Altersheim oder Einweisung in ein Krankenhaus), Verlust enger Bezugspersonen (z.B. Tod des Ehepartners) oder Stress.

Diese Faktoren gilt es durch eine sorgfältige Anamnese (meist Fremdanamnese) sowie körperliche und technische Untersuchungen herauszufinden. Können die Ursachen beseitigt werden, verschwindet die akute Störung oft. Allerdings beruht ein großer Teil der akuten Verwirrtheitszustände auf einer bis dahin maskierten (unheilbaren) Demenz.

> ⊘ **Vorsicht!**
> **Akut verwirrte Menschen sind Notfallpatienten!**
> Akute Verwirrtheitszustände sind medizinische Notfälle, die sorgfältiger Klärung, Überwachung und Betreuung bedürfen. Nahrungsverweigerung, Unfähigkeit zur Kooperation, Weglauftendenzen und aggressive Handlungen sind häufig und gefährden den Patienten. Sie begründen ggf. eine Zwangseinweisung und -behandlung.

Akute Verwirrtheit als Folge einer Krankenhauseinweisung

Vielen älteren Menschen bereitet die Einweisung in ein Krankenhaus große Probleme. Als Reaktion auf die zur Einweisung führende Grundkrankheit *und* den Umgebungswechsel kommt es zu einer Phase akuter Verwirrtheit. Prophylaktisch empfehlen sich daher folgende Pflegemaßnahmen:

- Günstig sind wenige, konstante Bezugspersonen. Zimmerpflege ist der Funktionspflege also vorzuziehen. Die Pflegenden sollten sich dem Patienten nicht nur namentlich vorstellen, sondern auch ein Namensschild tragen und ihren Namen auf einen Zettel schreiben
- Je unruhiger die Umgebung, desto mehr „Stress" für den Patienten und desto höher das Risiko, dass eine gerade noch kompensierte Verwirrung manifest wird. Die Pflegemaßnahmen müssen gut geplant werden, um die Ruhephasen des Patienten nicht durch häufige, wenn auch kurz andauernde Pflegetätigkeiten unterbrechen zu müssen
- Die älteren Patienten sollten ihre Brille oder ihr Hörgerät immer bei sich haben und auch tragen, da der Umgebungswechsel bei unzureichendem Seh- oder Hörvermögen noch schwerer zu verkraften ist.

Chronische Verwirrtheit

Entsteht eine Verwirrtheit langsam und nimmt über Monate oder Jahre immer weiter zu, spricht man von **chronischer Verwirrtheit.** Ursache ist fast immer eine *Demenz* (☞ 24.2.1), weshalb viele Autoren den chronisch verwirrten Patienten mit dem dementen Patienten gleichsetzen.

Pflege bei Demenz ☞ *24.2.1*

Schlafstörungen

Die moderne Schlafforschung geht von einem stark veränderten Schlafverhalten im Alter aus:

- Die notwendige *Schlafdauer* nimmt leicht ab. Durchschnittlich reichen 6 – 7 Stunden, im Einzelfall schwankt sie zwischen 4 – 10 Stunden
- Die *Schlafqualität* ändert sich deutlich. Die Tiefschlafphasen sind verkürzt oder verschwinden, kurze Aufwachperioden *(micro arousals)* nehmen zu, so dass der Schlaf leichter störbar wird (z.B. durch Lärm, Spannungen oder Erkrankungen)
- Parallel zum kürzeren und fragmentierten Nachtschlaf kommt es tagsüber zu kurzen Schlafphasen.

Ein Drittel der über 60-jährigen klagt deshalb über **Schlafstörungen;** zum einen über **Einschlaf-** und **Durchschlafstörungen,** zum andern über Zustände ausgeprägter **Tagesschläfrigkeit,** wobei diese meist zusammen auftreten. Im Krankenhaus klagen sogar fast zwei Drittel der Patienten über Schlafstörungen, da sich bereits vorhandene Schlafprobleme durch die ungewohnte und nicht immer geräuscharme Umgebung sowie die Erkrankung verschlimmern.

> 🛏 **Ursachen von Schlafstörungen im Krankenhaus**
> Äußere Faktoren:
> - Lärm (Schnarchen des Bettnachbarn, Medizingeräte)
> - Licht (nächtliche Visiten mit Anschalten des Lichts)

- Raumtemperatur (zu kaltes oder zu warmes Krankenzimmer)
- Zeitverschiebung (durch Verlegung ins Krankenhaus).

Körperliche Faktoren:
- Zu hoher oder zu niedriger Blutdruck
- Schmerz (Arthrose, Tumor)
- Schlafapnoe
- Schilddrüsenhormonstörungen
- Herzerkrankungen
- Bewegungsmangel
- Arzneimittelnebenwirkungen (Herz-Kreislauf-Arzneimittel, ungeeignete Schlafmittel).

Psychische Faktoren:
- Spannungen (Geld, Ehe, Krankenhauspersonal, Bettnachbar)
- Ängste (unklare Diagnose)
- Lebenskrisen („life event")
- Unterforderung (im Krankenhaus)
- Psychiatrische Erkrankungen:
  – Depression (auch „larviert" = verdeckt), manische Zustände, Schizophrenie
  – Demenz (☞ 24.2.1).

Allerdings ist nicht jedes gestörte *Schlafempfinden* tatsächlich behandlungsbedürftig. Vielfach wachen die Patienten nachts mehrfach für kurze Zeit auf und haben am nächsten Morgen das Gefühl, „sie hätten die ganze Nacht wachgelegen", obwohl dies nur subjektiv der Fall war. Wichtig ist bei entsprechenden Klagen von Patienten, durch häufiges Nachsehen festzustellen, ob wirklich eine tief greifende Schlafstörung vorliegt.

> ☜ Eine tief greifende Schlafstörung ist anzunehmen, wenn die Schlafstörung die Dauer von drei Wochen übersteigt und situationsbedingte Einflüsse wie ein Krankenhausaufenthalt ausgeschlossen sind. Meist liegen psychische (häufig) oder körperliche (seltener) Probleme zu Grunde.

Therapiekonzepte bei Schlafstörungen

Als Erstes sollte versucht werden, die Ursache der Schlafstörung herauszufinden und zu beseitigen (z.B. Schmerzbehandlung, Besprechen von Problemen, Trennung vom Bettnachbarn). Ist keine eindeutige Ursache eruierbar, helfen oft Änderungen der Lebensgewohnheiten (**Schlafhygiene** ☞ Abb. 2.70), welche zum Teil bereits im Krankenhaus umgesetzt werden können. Arzneimittel sollten zuletzt und nur kurzzeitig eingesetzt werden, da die Gefahr der Gewöhnung und das Risiko nächtlicher Stürze (etwa beim Toilettengang) hoch sind und ein „Nachhängen" bis in den Folgetag hinein häufig ist.

✐ Pharma-Info 2.69 Hypnotika und Sedativa

25 % der alten Menschen, die sich noch selbst versorgen oder von ihren Angehörigen gepflegt werden, und 90 % der stationär untergebrachten Betagten, nehmen **Hypnotika** *(Schlafmittel)* oder **Sedativa** *(Beruhigungsmittel),* am häufigsten **Benzodiazepine.** Letztere gehören in Deutschland zu den meist verkauften Arzneimitteln überhaupt.

Benzodiazepine sind in der Psychiatrie kurzzeitig zur Behandlung von Angst, z.B. bei schwersten Depressionen, indiziert. Außerdem sind sie zur Therapie akuter Anspannung (z.B. vor einer Herzkatheteruntersuchung), als Antiepileptikum und zur Sedierung etwa des Herzinfarktpatienten geeignet.

Doch als Schlafmittel angewandt, ist ihr Nutzen fraglich: Zwar sind Benzodiazepine in aller Regel gut verträglich und ihre Toxizität ist relativ gering, doch besteht bei Langzeiteinnahme ein Suchtpotenzial, das auch heute noch vielfach unterschätzt wird. Viele Patienten brauchen immer höhere Dosen, einige von ihnen entwickeln Verwirrtheitszustände. Auch das (plötzliche) Absetzen, z.B. bei Krankenhausaufenthalt, ist nicht problemlos. Es kommt nicht selten zu Entzugssymptomen wie Schlaflosigkeit, Unruhe, Zittern, Angstzustände und Alpträume, in schweren Fällen z.B. zu zerebralen Krampfanfällen.

Daher sollten Benzodiazepine und andere Schlaf- und Beruhigungsmittel nur zeitlich begrenzt im Rahmen einer (angstbesetzten) Ausnahmesituation eingesetzt werden, etwa bei Schlafstörungen vor einer Gastroskopie.

Überblick über die Benzodiazepine (Auszug)	
Wirkdauer	**Substanz (Bsp. Handelsnamen)**
Kurz wirksame Benzodiazepine (unter 6 Std.)	Brotizolam (z.B. Lendormin®), Midazolam (z.B. Dormicum®), Triazolam (z.B. Halcion®)
Mittellang wirksame Benzodiazepine (6 – 24 Std.)	Bromazepam (z.B. Lexotanil®), Lorazepam (z.B. Tavor®), Oxazepam (z.B. Adumbran®, Noctazepam®, Sigacalm®)
Lang wirksame Benzodiazepine (über 24 Std.)	Clorazepat (z.B. Tranxilium®), Diazepam (z.B. Diazepam-ratiopharm®, Valiquid®, Valium®)

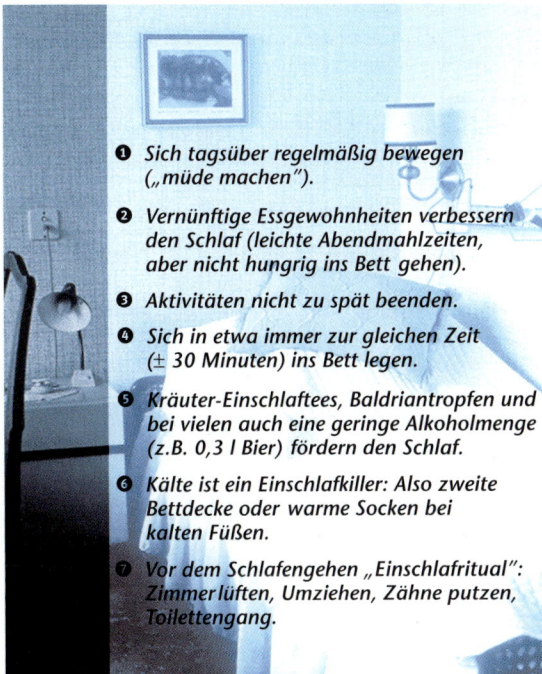

❶ Sich tagsüber regelmäßig bewegen ("müde machen").

❷ Vernünftige Essgewohnheiten verbessern den Schlaf (leichte Abendmahlzeiten, aber nicht hungrig ins Bett gehen).

❸ Aktivitäten nicht zu spät beenden.

❹ Sich in etwa immer zur gleichen Zeit (± 30 Minuten) ins Bett legen.

❺ Kräuter-Einschlaftees, Baldriantropfen und bei vielen auch eine geringe Alkoholmenge (z.B. 0,3 l Bier) fördern den Schlaf.

❻ Kälte ist ein Einschlafkiller: Also zweite Bettdecke oder warme Socken bei kalten Füßen.

❼ Vor dem Schlafengehen "Einschlafritual": Zimmer lüften, Umziehen, Zähne putzen, Toilettengang.

Abb. 2.70: Die Prinzipien gesunder Schlafhygiene lassen sich mit Einschränkungen auch auf den Alltag im Krankenhaus übertragen. [N326] [A400]

Einige wertvolle Ernährungstipps unterstützen den Schlaf. Abends sollte der Patient nur noch eine kleine, leicht verdauliche und nicht-blähende Mahlzeit zu sich nehmen. Da Nahrungsmittel mit hohem Gehalt der Aminosäure Tryptophan erfahrungsgemäß die Schlafqualität verbessern, ist es sinnvoll, Bananen, Milch und Milchprodukte, Eier und Sojaprodukte zu sich zu nehmen. Darüber hinaus ist der Zeitpunkt der letzten Mahlzeit wichtig: Sie sollte spätestens vier Stunden vor dem Schlafengehen eingenommen werden.

2.3.4 Diagnostik und Therapie bei alten Menschen

Diagnostik bei alten Menschen

Prinzipiell ist der Weg zur Diagnosefindung bei älteren Menschen der gleiche wie bei jüngeren. Allerdings wird bei stark eingeschränkter Lebenserwartung und/oder entsprechendem Willen des Patienten auf manche invasive Untersuchung verzichtet.

Die **Anamneseerhebung** erfordert bei älteren Patienten viel Zeit – manchmal braucht der Untersucher eine volle Stunde, um die vielen Vorerkrankungen und akuten Beschwerden zu ordnen und zu dokumentieren. Schwerhörige Patienten sollten ihr Hörgerät tragen. Wichtig ist, sich dem Patienten namentlich vorzustellen (Namen evtl. aufschreiben) und ihm zu erklären, was man vor hat und warum so viele Fragen nötig sind. Mangelnde Konzentrationsfähigkeit des Kranken darf nicht zu Ungeduld verleiten. Es ist dann besser, sich zunächst auf die aktuelle Anamnese zu beschränken und die frühere Anamnese später zu erheben oder einer alten Krankenakte zu entnehmen. Ausschweifende Erzählungen können taktvoll durch genaue Fragen beendet werden. Häufig muss die *Eigenanamnese* durch eine *Fremdanamnese* ergänzt werden.

Wichtige Inhalte der Anamnese bei älteren Patienten sind:
- Der körperliche Zustand des Patienten *vor* der aktuellen Erkrankung (hat er sich noch selbst versorgt oder war er schon länger kaum noch in der Lage zu gehen)
- Die soziale Situation (wohnt er alleine oder bei Angehörigen, ist überhaupt jemand da, der sich um ihn kümmert)
- Die bisher eingenommenen Arzneimittel (am besten mitbringen lassen).

Technische Untersuchungen sollten bei einem älteren Patienten nur angeordnet werden, wenn die Untersuchung für ihn zumutbar ist und angesichts der Gesamtsituation des Kranken Konsequenzen hat.

Angehörige bei der Aufklärung einbeziehen
Auch wenn insbesondere verwirrte ältere Patienten ärztlichen und pflegerischen Informationen und Aufklärungsgesprächen kaum zu folgen scheinen, ist bei ihnen genauso die Einwilligung zu invasiven Maßnahmen einzuholen wie bei anderen Patienten. Hier ist es sinnvoll, zur Aufklärung älterer Patienten Angehörige hinzuzubitten, die dem Patienten später alles noch einmal erklären können. Bestehen begründete Zweifel an der Geschäftsfähigkeit des Patienten, muss der behandelnde Arzt ggf. einen Antrag beim Vormundschaftsgericht auf Genehmigung der Maßnahme stellen *(Betreuungsgesetz)*.

Pharmakologische Therapie bei alten Menschen

Auf Grund ihrer höheren Erkrankungshäufigkeit und Multimorbidität nehmen alte Menschen durchschnittlich mehr Arzneimittel ein als jüngere, und zwar meist mehrere Präparate nebeneinander. Gleichzeitig reagieren Ältere nicht nur *quantitativ*, sondern auch *qualitativ* anders auf zahlreiche Arz-

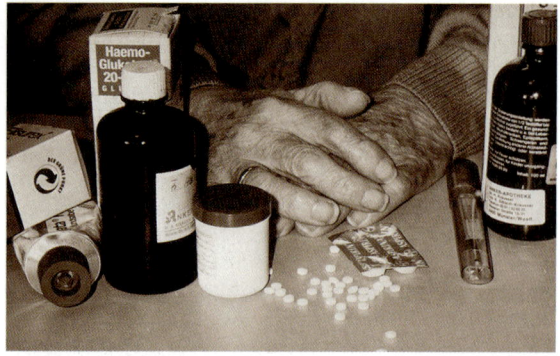

Abb. 2.71: Zum „Normalprogramm" vieler alter Menschen gehört die tägliche Einnahme verschiedener Arzneimittel. [N313]

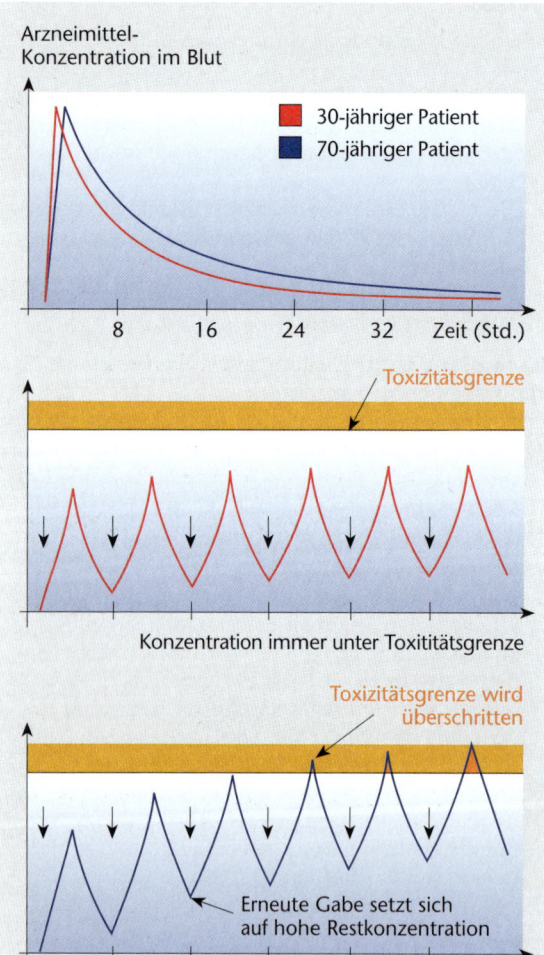

Abb. 2.72: Die verlängerte Ausscheidungszeit von Arzneimitteln bei älteren Menschen ist bei der einmaligen Gabe eines Arzneimittels unwichtig (oben). Gefährlich ist jedoch die Anreicherung des Arzneimittels, wenn regelmäßig Einzeldosen gegeben werden – beim jüngeren Menschen reicht das z.B. achtstündige Intervall, um die Substanz weitgehend abzubauen (Mitte), beim älteren jedoch nicht (unten). [A400]

neimittel, so dass sich die Probleme mit *Arzneimittelnebenwirkungen* und *Arzneimittelinteraktionen* (-wechselwirkungen) häufen.

> Gemäß einer Studie verbraucht ein Mensch 50 % seiner Lebensarzneimittelmenge in den letzten sechs Monaten seines Lebens.

Physiologische Einflüsse auf die Pharmakotherapie im Alter

Während beim gesunden Betagten die Resorption von Arzneimitteln aus dem Magen-Darm-Trakt nur bei wenigen Substanzen (z.B. Kalzium) beeinträchtigt ist, kann sie z.B. bei Rechtsherzinsuffizienz durch den Blutrückstau in den Körperkreislauf vermindert sein.

Bei den meisten alten Menschen ist der Anteil des Körperfettes höher und der Anteil des Körperwassers sowie der Muskelmasse niedriger als bei jüngeren Menschen vergleichbaren Körpergewichts. Arzneimittel mit ungleichmäßiger Verteilung in den Körpergeweben können also im Alter anders verteilt sein als in jungen Jahren und somit stärker oder schwächer wirken.

Viele Arzneimittel werden im Blut an Eiweiße gebunden. Bei alten Menschen sind weniger Eiweiße vorhanden als bei jüngeren. Deshalb kann es bei gleichzeitiger Gabe mehrerer Arzneimittel durch die „verschärfte" Konkurrenz um diese Eiweiße zu Wirkungserhöhungen kommen. Besonders typisch ist die Wirkungsverstärkung von „Blutzuckertabletten" wie Euglucon® mit nachfolgender Hypoglykämiegefahr.

Durch die Alterungsvorgänge der Nieren (☞ 2.3.1) werden nierengängige Arzneimittel verzögert ausgeschieden. Bei diesen Arzneimitteln ist die Gefahr einer Anreicherung *(Kumulation)* mit entsprechenden Nebenwirkungen bis hin zur Arzneimittelvergiftung erhöht. Auch die Stoffwechseltätigkeit der Leber lässt nach, was zu einem reduzierten Arzneimittelumbau *(Metabolismus)* führt. Dies ist jedoch insgesamt von geringerer Bedeutung.

Verzögerte Arzneimittelausscheidung

Die *Pharmakokinetik* ist beim älteren Menschen sowohl in Bezug auf die *Arzneimittelausscheidung* (Elimination) als auch in Bezug auf die erzielte klinische Wirkung (abgeschwächt oder – häufiger – verstärkt) verändert.

Manche Arzneimittel, z.B. Beruhigungsmittel, wirken nicht nur *stärker*, sondern bei einigen alten Menschen auch *qualitativ* anders. Es kann durchaus sein, dass die Gabe eines Schlafmittels (z.B. einer Valium®-Tablette) nicht zum Einschlafen, sondern zu Erregungszuständen führt. Als Ursache dieser **paradoxen Wirkungen** werden vor allem Veränderungen des Rezeptorengefüges im Gehirn vermutet.

Praktische Konsequenz: Besondere Vorsicht

Durch einige praktische Vorsichtsmaßnahmen kann meist verhindert werden, dass Arzneimittel dem älteren Patienten mehr schaden als nützen:

- Werden Arzneimittel neu verordnet oder ihre Dosierung erhöht, wird der Patient sorgfältig beobachtet, um unerwünschte Wirkungen frühzeitig zu erfassen. Günstig ist, immer nur ein Arzneimittel zu verändern, um den „Verursacher" besser feststellen zu können
- Bei vielen Arzneimitteln lässt sich die Blutkonzentration laborchemisch messen *(drug monitoring)*
- Werden einem Patienten „Schlafmittel" oder andere das ZNS beeinflussende Präparate abends gegeben (z.B. gegen Erbrechen), sollte der Patient nachts nicht alleine aufstehen, da die Sturzgefahr durch die Arzneimittelwirkung erheblich erhöht ist.

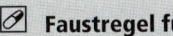

Faustregel für den Tagesplan
Möglichst wenige Arzneimittel zu möglichst wenigen Tageszeiten.

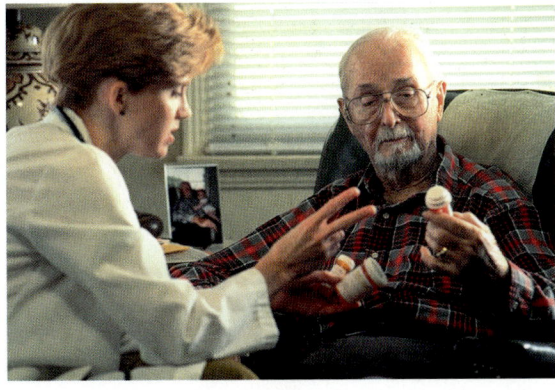

Abb. 2.73: Vor der Entlassung sollte geklärt werden, wie zu Hause eine zuverlässige Arzneimitteleinnahme erreicht werden kann. Evtl. müssen die Angehörigen des Kranken auf dieses Problem angesprochen werden. Mobile Hilfsdienste können z.B. morgens den Tagesbedarf in Dosierhilfen bereitstellen. Dosierhilfen, die einen kompletten Wochenbedarf enthalten, sind wegen der Gefahr einer übermäßigen Einnahme problematisch. Auf jeden Fall sollte ein schriftlicher Arzneimittelplan bei der Entlassung mitgegeben werden. [J520-229]

Wiederholungsfragen

1. Wie sieht die Überwachung eines Intensivpatienten aus? (☞ 2.1.2)
2. Welche Parameter dokumentieren die Pflegenden bei jeder Beatmungstherapie? (☞ 2.1.3)
3. Wie wird ein Tracheostoma gepflegt? (☞ 2.1.4)
4. Wie geht man bei plötzlicher Atemnot eines Tracheostomaträgers vor? (☞ 2.1.4)
5. Wie lässt sich die Ablaufgeschwindigkeit des Liquors bei externer Ventrikeldrainage beeinflussen? (☞ 2.1.6)
6. Welche verschiedenen Schmerzformen gibt es? (☞ 2.2.2)
7. Welchen Ängsten ist der Schmerzkranke ausgesetzt und wie kann pflegerisch darauf eingegangen werden? (☞ 2.2.2)
8. Welche Medikamente gehören zu den Nicht-Opioid-Analgetika? (☞ Pharma-Info 2.31)
9. Bei welchen Patienten ist die Gabe von Azetylsalizylsäure kontraindiziert? (☞ Pharma-Info 2.31)
10. Welche Wirkungen haben Opiate und Opioide? (☞ Pharma-Info 2.33)
11. Was versteht man unter Co-Analgetika? (☞ 2.2.4)
12. Wodurch unterscheidet sich die Therapie akuter und chronischer Schmerzen? (☞ 2.2.4)
13. Wodurch unterscheiden sich biographisches, biologisches und soziales Altern? (☞ 2.3.1)
14. Welche Besonderheiten sind Teil der geriatrischen Pflege? (☞ 2.3.2)
15. Welche Grundregeln sollten im Umgang mit schwerhörigen Patienten beachtet werden? (☞ 2.3.2)
16. Worauf ist vor dem Beginn körperlicher Bewegungsübungen beim alten Menschen zu achten? (☞ 2.3.2)
17. Welche Probleme können auf Grund der im Alter oft gestörten Körpertemperaturregulation auftreten? (☞ 2.3.2)
18. Welche Maßnahmen vermindern das Sturz- und Unfallrisiko bei alten Menschen? (☞ 2.3.2)
19. Welche Möglichkeiten gibt es, Schlafstörungen zu behandeln? (☞ 2.3.3)

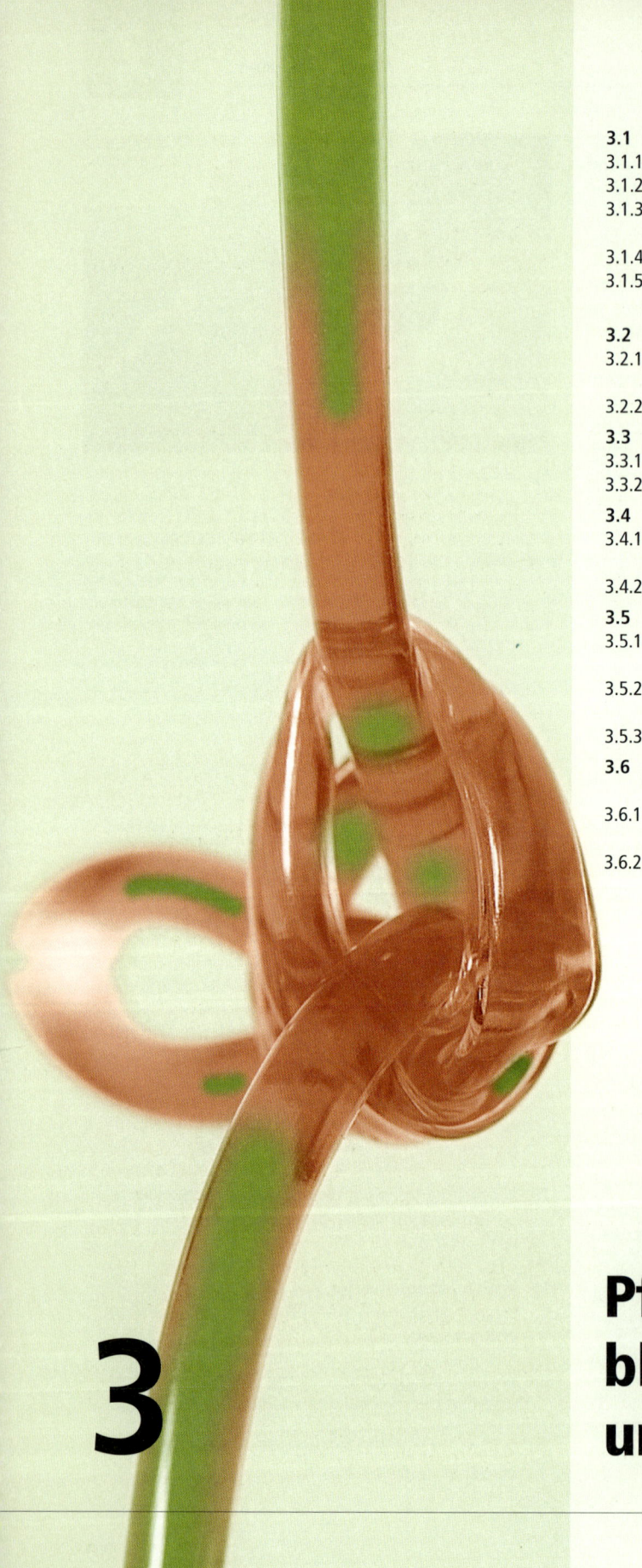

3

Pflege bei Durch-blutungsstörungen und Blutungen

3.1 Schlaganfall

> ⊡ **Schlaganfall** (*zerebraler Insult, Apoplex, Gehirnschlag,* engl. *stroke):* Akute Durchblutungsstörung des Gehirns mit neurologischen Ausfällen (Bewusstseinstrübung, Lähmungen, Sensibilitätsstörungen). Fast immer Folge arteriosklerotischer Prozesse der hirnversorgenden Arterien oder der Hirngefäße.
>
> **Zerebrovaskuläre Insuffizienz:** Sammelbegriff für alle Durchblutungsstörungen des Gehirns. Umfasst also nicht nur den Schlaganfall, sondern auch die „Vorstadien" TIA und PRIND (☞ 3.1.2) sowie die durch Durchblutungsstörungen bedingte Verwirrtheit und Gedächtnisverlust (☞ auch 3.1.2). Meist durch Arteriosklerose, seltener z.B. durch Gefäßentzündungen oder veränderte Blutzusammensetzung bedingt. Im klinischen Sprachgebrauch meint der Begriff vielfach nur die chronischen Durchblutungsstörungen.

Der Schlaganfall ist eine sehr häufige Erkrankung (15 % aller Todesfälle sind Folge eines Schlaganfalls). Sechs Monate nach einem Schlaganfall sind ca. 50 % der Patienten verstorben, und von den Überlebenden sind 30 % dauerhaft pflegebedürftig.

3.1.1 Krankheitsentstehung und Risikofaktoren

⇨ Krankheitsentstehung

Dem klinischen Bild eines Schlaganfalles liegt in ca. 80 % der Fälle eine verminderte Blutversorgung *(Ischämie)* des Gehirns zugrunde, die zum nekrotischen Untergang von Hirngewebe *(Hirninfarkt)* führt. Mögliche Ursachen einer Hirnischämie sind:

- Thrombotischer Gefäßverschluss einer Hirnarterie oder einer hirnversorgenden Arterie bei Arteriosklerose, gelegentlich auch erheblicher Blutdruckabfall bei hochgradiger (arteriosklerotischer) Arterienverengung
- Arterio-arterielle Embolie: Blutgerinnsel oder atheromatöses Material aus arteriosklerotisch geschädigten Arterien (häufig aus der A. carotis) können sich lösen, mit dem Blutstrom in das Gehirn verschleppt werden und dort Hirngefäße verstopfen
- Embolie aus dem Herzen, z.B. bei Vorhofflimmern, die ebenfalls zu einer Verlegung von Hirngefäßen führt
- Selten entzündliche Gefäßerkrankungen.

In ungefähr 15 % der Fälle ist der Schlaganfall Folge einer geplatzten Hirnarterie mit nachfolgender Blutung in das Gehirn *(intrazerebrale Blutung, Hirnmassenblutung* ☞ 3.2). Schätzungsweise 5 % der Schlaganfälle sind durch eine Subarachnoidalblutung (☞ 3.5) bedingt. Andere Ursachen wie etwa Gefäßentzündungen oder Hirnvenen- oder Sinusthrombosen sind demgegenüber weit seltener.

Risikofaktoren

Risikofaktoren für eine thrombotisch bedingte Hirnischämie sind:

- Arterielle Hypertonie
- Diabetes mellitus
- Rauchen
- Fettstoffwechselstörungen
- Ovulationshemmer („Pille").

Hauptrisikofaktor für einen Schlaganfall durch Gehirnblutung ist die arterielle Hypertonie.

> ≣☞ **Kontaktadresse**
> **Stiftung Deutsche Schlaganfall-Hilfe**
> **Pressestelle der Stiftung Deutsche Schlaganfall-Hilfe**
> Postfach 104
> 33311 Gütersloh
> Telefon: 0 52 41/97 70-0
>
> http://www.schlaganfall-hilfe.de

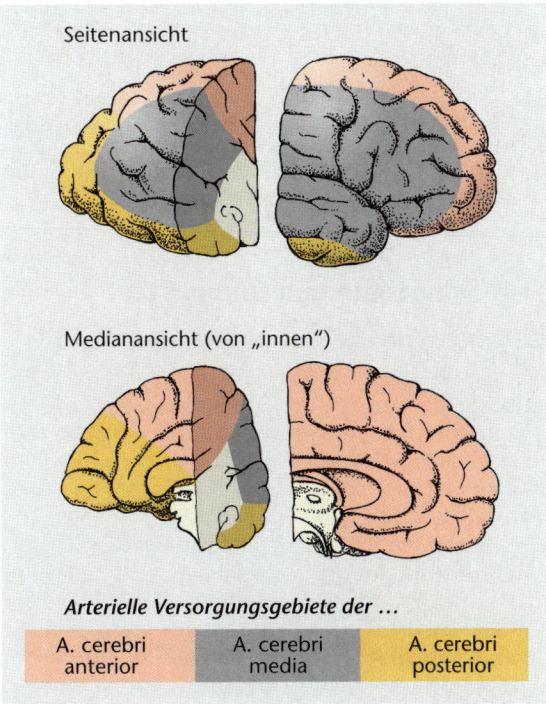

Seitenansicht

Medianansicht (von „innen")

Arterielle Versorgungsgebiete der …

| A. cerebri anterior | A. cerebri media | A. cerebri posterior |

Abb. 3.1: Arterielle Versorgung der Großhirnabschnitte. Während A. cerebri anterior und media von der A. carotis interna gespeist werden, erhält die A. cerebri posterior ihr Blut überwiegend aus der A. vertebralis. Entsprechend der Versorgungsgebiete der Hirnarterien bilden sich beim Verschluss der einzelnen Arterien ganz unterschiedliche neurologische Ausfallerscheinungen aus. [A400-190]

Betroffene Arterie	Dominierende neurologische Ausfälle*
A. cerebri media oder A. carotis interna	• Hemiparese/Hemiplegie, gesichts- und armbetont • Halbseitige Empfindungsstörungen • Auge: Halbseitiger Gesichtsfeldausfall • Bei Befall der linken** Arterie: Aphasie
A. cerebri anterior	• Hemiparese/Hemiplegie, beinbetont • Inkontinenz
A. cerebri posterior	• Halbseitiger Gesichtsfeldausfall • Bei Befall der linken** Arterie: Dyslexie (Unfähigkeit zu lesen)
A. basilaris	• Drehschwindel • Übelkeit und Erbrechen • Drop attacks (plötzliches Hinfallen) • Schluck- und Sprechstörungen, Sehstörungen • Bei komplettem Basilarisverschluss: Para- und Tetraparese (untere Extremität bzw. alle vier Extremitäten gelähmt)
A. cerebelli inferior posterior	**Wallenberg-Syndrom:** Drehschwindel, Erbrechen, Heiserkeit, Nystagmus, Trigeminusparese, Gaumensegelparese, Schmerz- und Temperaturempfindungsstörung

* Bei allen Gefäßen: Bewusstseinstrübung unterschiedlichen Ausmaßes, psychische Veränderung des Patienten

** Korrekter wäre, vom Befall der Arterie der dominanten Hirnseite zu sprechen, da dort in aller Regel das Sprachzentrum lokalisiert ist. Dies ist bei Rechtshändern meist die linke, bei Linkshändern meist die rechte Hirnhälfte

Tab. 3.2: Schlaganfall ist nicht gleich Schlaganfall. Die neurologischen Ausfälle unterscheiden sich stark, je nachdem, welches Gefäßversorgungsgebiet betroffen ist und welche Hirnleistungszentren ausfallen. Die Ausführungen im Text konzentrieren sich auf den häufigsten Typ, den Cerebri-media-Schlaganfall.

3.1.2 Symptome und Diagnostik

Symptome und Untersuchungsbefund

Typisch für einen Schlaganfall ist der plötzliche, „schlagartige" Ausfall von Hirnfunktionen. Die Kombination der Symptome kann sehr verschieden sein und ist abhängig davon, welche Hirnarterie betroffen ist und welche Hirnzentren deshalb ausfallen. Eine Übersicht gibt Tab. 3.2. Beim häufigsten Schlaganfall, dem Cerebri-media-Infarkt, sind zu erwarten:

• **Halbseitenlähmung:** Vollständige oder teilweise Lähmung der Muskulatur einer Körperseite. Der Patient kann z.B. nach dem Schlafen plötzlich nicht mehr aufstehen. Ist die Lähmung vollständig, spricht man von einer **Hemiplegie,** ist sie unvollständig, von einer **Hemiparese.** Beim Schlaganfallpatienten ist die Lähmung meist unvollständig, trotzdem spricht man in der Klinik üblicherweise vom „Hemiplegiker". Die Lähmung ist anfangs *schlaff* und wird nach Tagen bis Wochen *spastisch.* Der pathologische **Babinski-Reflex** (Anheben der Großzehe und Beugung der übrigen Zehen bei Be-

streichen des seitlichen Fußrandes) ist meist von Anfang an auslösbar.

• **Sensibilitätsstörungen** wie Taubheitsgefühl, Kribbelparästhesien („Ameisenlaufen")

• **Aphasie** (*Sprachstörung* durch Schädigung des ZNS) bei Verschluss der linken A. cerebri media: Störung des Sprachverständnisses und/oder der Sprachproduktion, die abzugrenzen sind von *Sprechstörungen* bei behinderter Artikulation durch Lähmungen

• **Apraxien** (Unfähigkeit zu zweckgerichteten Handlungen trotz erhaltener Beweglichkeit)

• **Bewusstseinstrübung** bis zu tagelanger Bewusstlosigkeit *(Koma)*

• Akute **Verwirrtheit** mit Orientierungsverlust und Teilnahmslosigkeit

• **Harninkontinenz** oder **-verhalt.**

Auf Grund der Kreuzung sowohl der (absteigenden) Pyramidenbahn als auch der (aufsteigenden) sensiblen Bahnen ist bei einem Verschluss der rechten A. cerebri media die linke Körperhälfte betroffen und umgekehrt.

Eine zuverlässige Unterscheidung von Hirninfarkt und Hirnblutung auf Grund der Symptome ist nicht möglich.

> Ein *„rechtshirniger"* Schlaganfall führt zur *linksseitigen* Lähmung und sensiblen Störung (und umgekehrt).

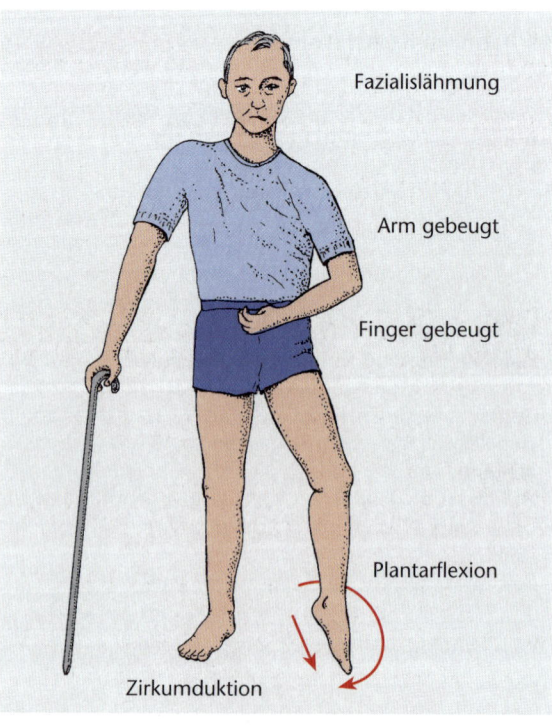

Abb. 3.3: Linksseitige Hemiparese nach Schlaganfall. [A400-190]

Labels in figure: Fazialislähmung, Arm gebeugt, Finger gebeugt, Plantarflexion, Zirkumduktion

Warnzeichen: TIA und PRIND

Bei nur kurzzeitig gestörter Hirndurchblutung zeigen sich die Schlaganfallsymptome (zunächst) lediglich stunden- bis tageweise (je nachdem, wie lange die Durchblutungsstörung anhält):

- Häufigstes und wichtigstes Warnzeichen für einen drohenden Schlaganfall ist die *transitorische ischämische Attacke* (**TIA**). Hierunter versteht man neurologische Ausfälle, die sich nach Minuten bis höchstens 24 Stunden völlig zurückbilden
- Bei einem *prolongierten ischämischen neurologischen Defizit* (**PRIND**) dauert die Rückbildung der Symptome länger als 24 Stunden, ist aber ebenfalls noch vollständig.

Häufige Ausfälle bei einer TIA sind beispielsweise Sehstörungen auf einem Auge für wenige Minuten *(Amaurosis fugax)*, aber auch Sensibilitätsstörungen (temporäres „Einschlafen" z.B. eines Armes) und kurzzeitige Lähmungen („gestern Morgen fiel mir irgendwie die Tasse aus der Hand, und kurz danach war wieder alles in Ordnung"). Diese Episoden werden vom Patienten oft in ihrer Bedeutung unterschätzt. Da aber knapp die Hälfte der Betroffenen innerhalb der nächsten fünf Jahre einen Schlaganfall erleiden wird, ist bei einer TIA eine weitergehende Diagnostik unbedingt angezeigt. Oft kann ein Schlaganfall durch eine Gefäßoperation oder durch die Gabe von Thrombozytenaggregationshemmern (☞ Pharma-Info 3.19) verhindert werden.

🔎 Diagnostik

Zur Erstdiagnostik bei Schlaganfallsymptomen gehören neben der (Gefäß-)Anamnese und neurologischen Untersuchung:

- BZ-Stix, da auch ein **hypoglykämisches Koma** zu Bewusstlosigkeit und Zeichen einer (vorübergehenden) Halbseitenlähmung führen kann und außerdem eine behandlungsbedürftige Hyperglykämie ausgeschlossen werden muss

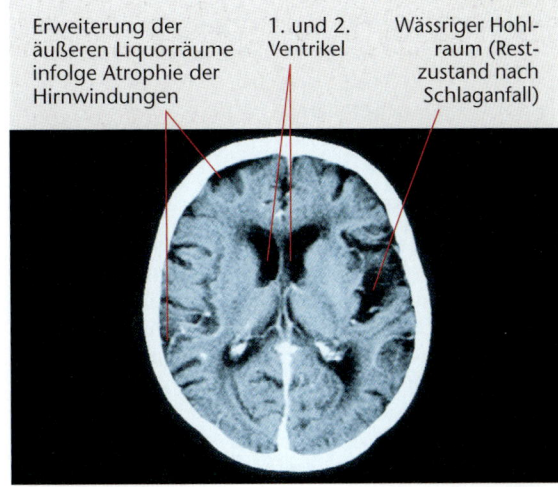

Erweiterung der äußeren Liquorräume infolge Atrophie der Hirnwindungen — 1. und 2. Ventrikel — Wässriger Hohlraum (Restzustand nach Schlaganfall)

Abb. 3.5: Ausgedehnter Schlaganfall im CCT. Die rechtsseitige dunkle „Höhle" entspricht abgestorbenem Hirngewebe infolge eines Schlaganfalls. Als weiterer Befund erkennt man eine Erweiterung der äußeren Liquorräume infolge einer Atrophie der Großhirnrinde. [B117]

- EKG, um z.B. Vorhofflimmern zu erkennen, das die Gerinnselbildung im Herzen begünstigt
- CT des Gehirns (**CCT,** *kraniales CT*) zum Ausschluss einer Hirnblutung (eine Blutung ist sofort als Bereich erhöhter Dichte im CCT erkennbar). Bei einem Hirninfarkt ist das sofort angefertigte CCT noch unauffällig. Erste Veränderungen sind nach wenigen Stunden zu beobachten, im weiteren Verlauf bildet sich im betroffenen Hirngebiet eine Zone verminderter Dichte (dunkle „Höhle") aus.

Die weiterführende Diagnostik besteht in:

- Langzeit-EKG, um eine Synkope bei Herzrhythmusstörungen auszuschließen
- Doppler- und Duplex-Sonographie (☞ 1.3.5) der hirnversorgenden Arterien, um Stenosen oder arteriosklerotische Plaques (Emboliequelle) festzustellen
- Ultraschall des Herzens *(Echokardiographie)*, um in den Herzhöhlen „schwimmende" Blutgerinnsel zu erfassen und
- Evtl. Angiographie (☞ 1.3.3).

3.1.3 Therapie des Schlaganfalls und Rezidivprophylaxe

> 🔺 **Notfall!**
>
> **Erstmaßnahmen bei Verdacht auf akuten Schlaganfall**
> - Vitalzeichen kontrollieren, Atmung sichern
> - Arzt verständigen (lassen)
> - Venösen Zugang legen (lassen), Infusion (z.B. Ringer®-Lösung) anhängen

Stadium	Symptome
I	Gefäßstenose ohne Beschwerden
II a	**TIA (transitorische ischämische Attacke):** Neurologische Ausfälle, die sich innerhalb von Minuten bis max. 24 Std. vollständig zurückbilden
II b	**PRIND (prolongiertes ischämisches neurologisches Defizit):** Neurologische Ausfälle, deren Rückbildung ≥ 24 Std. dauert, aber vollständig ist
III	**PS (progressive stroke):** Manifester, fortschreitender Hirninfarkt, neurologische Ausfälle teilweise reversibel
IV	**CS (complete stroke):** Schlaganfall mit nicht reversiblen neurologischen Defiziten unterschiedlicher Ausprägung

Tab. 3.4: Schweregrade der zerebralen Ischämie. Die Nomenklatur diesbezüglich ist jedoch nicht einheitlich.

- Notfall-Labor: Blutbild, BZ, Krea, E'lyte, Gerinnungsstatus (Quick, PTT); BZ-Stix auf Station
- EKG (Rhythmusstörungen?)
- CCT (CT des Gehirns)
- Rö-Thorax.

◾ Behandlungsstrategie

Die Therapie des ischämisch bedingten Schlaganfalls (auf den sich die folgenden Ausführungen konzentrieren) befindet sich zurzeit in einem fundamentalen Umbruch. Der therapeutische Nihilismus der letzten Jahrzehnte („wir müssen abwarten, man kann da medizinisch nicht viel machen") ist einer allgemeinen Aufbruchstimmung gewichen. Die Hoffnungen konzentrieren sich vor allem auf die verschiedenen Methoden der *Fibrinolysetherapie* (medikamentöse Auflösung von Blutgerinnseln). Prinzipiell muss jede Therapie so früh wie möglich, das heißt innerhalb der ersten drei Stunden nach Symptombeginn, eingeleitet werden, weil dies großen Einfluss auf die Überlebenschance des Patienten und die Rückbildung der neurologischen Ausfälle hat.

⏳ Jeder Schlaganfall ist ein Notfall!

Ein Schlaganfall ist stets als Notfall zu betrachten und erfordert die umgehende Einweisung des Patienten in eine (neurologische) Klinik mit CT oder eine spezielle Schlaganfallstation (**stroke unit**). Diese werden seit wenigen Jahren flächendeckend in Deutschland aufgebaut und gewährleisten rund um die Uhr die räumlichen, apparativen und personellen Voraussetzungen zur Durchführung einer Fibrinolysetherapie und intensiven Betreuung von Schlaganfallpatienten einschließlich der Frührehabilitation.

Basistherapie

Um das abgestorbene Hirngewebe herum gibt es eine Zone, in der die Minderdurchblutung zwar so erheblich ist, dass die Funktion der Nervenzellen binnen kurzer Zeit gestört ist, die Zellen aber noch nicht unwiderruflich geschädigt sind (*Periinfarktgebiet* oder **Penumbra**). Wird die Durchblutungsstörung rechtzeitig behoben, erholen sich diese Nervenzellen wieder, hält sie jedoch an, sterben sie ab. Demzufolge ist die Basistherapie insbesondere in den ersten 24 Stunden nach Symptombeginn für das Überleben dieser Nervenzellen und damit für die Prognose des Patienten ganz entscheidend.

- **Sicherung der Atmung:** Die Atmung des Patienten wird in den ersten Tagen engmaschig überwacht. Die Patienten erhalten in den ersten 24 Stunden Sauerstoff (2 l/Min.) über eine Sonde zur Verbesserung der Sauerstoffversorgung des Gehirns. Bei Ateminsuffizienz sind Intubation und Beatmung erforderlich

- **Sicherung der Herz- und Kreislauftätigkeit:** Herzinsuffizienz und Herzrhythmusstörungen müssen unbedingt behandelt werden, da sonst die Verschlechterung der Hirndurchblutung droht.
  Zu hohe Blutdruckwerte werden, falls keine anderen Begleiterkrankungen vorliegen, nur bei einem systolischen Druck über 200 – 220 mmHg oder diastolischen Werten über 100 – 120 mmHg langsam gesenkt, da eine abrupte Senkung des Blutdrucks die Hirndurchblutung ebenfalls verschlechtert und sich die Hypertonie vielfach innerhalb einer Woche von selbst wieder zurückbildet. Erst danach wird über eine antihypertensive Dauermedikation entschieden.
  Umgekehrt wirkt sich aber auch ein niedriger Blutdruck ungünstig auf die Zellen in den Infarktrandgebieten aus. Deshalb wird in der Akutphase ein systolischer Blutdruck von nicht weniger als 140 mmHg (in Einzelfällen auch mehr) angestrebt. Ursachenabhängig können hierzu beispielsweise Hydroxyäthylstärke (HAES) oder Dopamin (über Perfusor) infundiert werden

- **Regulation des Blutzuckers.** Da sich gezeigt hat, dass ein erhöhter Blutzuckerspiegel mit einer schlechteren Prognose verbunden ist, wird der Blutzuckerspiegel in den ersten drei Tagen engmaschig kontrolliert und durch (Alt-)Insulingabe auf Werte um 160 mg/dl eingestellt. Daher sollen Glucoseinfusionen zum Flüssigkeitsausgleich vermieden werden

- **Normalisierung der Körpertemperatur.** Fieber erhöht den Sauerstoffbedarf und wirkt sich ungünstig auf das Überleben der Zellen in den Infarktrandgebieten aus. Deshalb werden Temperaturen oberhalb ca. 38 °C (hausinterne Richtlinien beachten) durch Wadenwickel oder medikamentös (z.B. Paracetamol nach Arztanordnung) gesenkt. Gleichzeitig wird nach der Ursache der Temperaturerhöhung gesucht und diese möglichst beseitigt

- **Kontrolle des Wasser- und Elektrolythaushaltes, Sicherstellen der Ernährung:** Störungen des Wasser- und Elektrolythaushaltes werden ausgeglichen. Um diese zu erkennen, kann zur Flüssigkeitsbilanzierung das Legen eines Blasendauerkatheters nötig sein. In den ersten 24 Stunden werden mindestens 1 000 ml einer Elektrolytlösung infundiert (keine Glucose ☞ oben).
  Eine enterale Ernährung ist anzustreben. Bei Bewusstseinstrübung und/oder Schluckstörung wird der Kranke zunächst über eine Sonde oder durch Infusionen ernährt, bei einer länger dauernden Beeinträchtigung wird heute zumeist eine PEG (perkutane endoskopische Gastronomie) angelegt

- **Thromboseprophylaxe** durch Low-dose-Heparinisierung. Bei einem Teil der Patienten ist auch eine Vollheparinisierung angezeigt (☞ Pharma-Info 3.17)

- Ggf. **Hirndruckbehandlung:** Vor allem Patienten mit einem großen Hirninfarkt entwickeln ein Hirnödem mit nachfolgendem Anstieg des Hirndrucks. Dann wird der Oberkörper des Patienten um ca. 30° hochgelagert; dabei befindet sich der Kopf in Mittelstellung, um den venösen Rückfluss aus dem Kopf nicht zu behindern. Medikamentös können osmotisch wirksame Substanzen wie etwa Mannit oder Sorbit gegeben werden, die Wirksamkeit dieser Maßnahme ist aber nach wie vor umstritten. Auch eine Beatmung mit *kontrollierter Hyperventilation*, einem also absichtlichen Absenken des Kohlendioxidpartialdrucks im Blut, oder eine *kontrollierte Hypothermie*, ein absichtliches Senken der Körpertemperatur, können den Hirndruck senken. In schwersten Fällen kann eine neurochirurgische Dekompression zur Druckentlastung des Gehirns versucht werden (☞ 12.4.2)
- Ggf. **Gabe von Antiepileptika:** Im Rahmen eines Schlaganfalls können zerebrale Krampfanfälle auftreten, die zum Teil einer medikamentösen Therapie z.B. mit Phenhydan® bedürfen

- Ggf. **durchblutungsfördernde Infusionen:** Kommt ein Patient mit einem ischämisch bedingten Schlaganfall nicht für eine Lysetherapie in Frage (☞ unten), wird in manchen Kliniken versucht, durch Infusion von Hydroxyäthylstärke (HAES) die Durchblutung in den noch nicht irreversibel geschädigten Infarktrandgebieten zu verbessern. Wegen unzureichendem Wirksamkeitsnachweises wird diese früher übliche Therapie jedoch zunehmend verlassen
- **Intensive Frührehabilitation:** Ebenso wichtig wie die genannten medikamentösen Maßnahmen ist eine intensive Frührehabilitation des Patienten, die bereits kurz nach der Krankenhausaufnahme beginnt. Eine neurophysiologisch ausgerichtete Pflege, die sich an dem Bobath-Konzept orientiert (☞ 3.1.5), Krankengymnastik (ebenfalls auf neurophysiologischer Grundlage) sowie ggf. Logopädie und Ergotherapie sollen die bleibenden neurologischen Ausfälle und die spastische Tonuserhöhung der Muskulatur mit typischem Haltungsmuster (☞ Tab. 3.6) möglichst gering halten

Spastisches Muster	Typische Haltung
Kopf	
Lateralflexion	Kopf zur stärker betroffenen Seite geneigt
Rotation	Kopf zur weniger betroffenen Seite gedreht
Extension	Kopf gestreckt
Schulterblatt	
Retraktion	Schulterblatt der stärker betroffenen Seite nach hinten an die Wirbelsäule gezogen
Depression	Schulterblatt der stärker betroffenen Seite heruntergezogen
Schultergelenk	
Adduktion	Oberarm der stärker betroffenen Seite an den Körper herangezogen
Innenrotation	Oberarm der stärker betroffenen Seite nach innen gedreht
Flexion	Oberarm der stärker betroffenen Seite etwas nach vorne angebeugt
Ellenbogen	
Flexion	Unterarm der stärker betroffenen Seite gebeugt
Pronation	Unterarm der stärker betroffenen Seite zur Kleinfingerseite gedreht
Handgelenk	
Flexion	Hand der stärker betroffenen Seite gebeugt
Ulnarabduktion	Hand der stärker betroffenen Seite zur Kleinfingerseite abgeknickt
Fingergelenke	
Flexion	Finger der stärker betroffenen Seite gebeugt
Daumen	
Flexion	Daumen der stärker betroffenen Seite gebeugt

Spastisches Muster	Typische Haltung
Daumen	
Adduktion	Daumen der stärker betroffenen Seite zur Handinnenfläche gezogen
Rumpf	Verkürzt
Becken	
Retraktion	Becken der stärker betroffenen Seite nach hinten gedreht
Elevation	Becken der stärker betroffenen Seite hochgezogen
Hüftgelenk	
Adduktion	Oberschenkel der stärker betroffenen Seite an den Körper herangezogen
Innenrotation	Oberschenkel der stärker betroffenen Seite nach innen gedreht
Extension	Oberschenkel der stärker betroffenen Seite gestreckt
Knie	
Extension	Knie der stärker betroffenen Seite gestreckt
Sprunggelenk	
Plantarflexion	Fußspitze der stärker betroffenen Seite nach unten gestreckt
Inversion/Supination	Fußfläche der stärker betroffenen Seite nach innen gedreht
Zehen	
Flexion	Zehen der stärker betroffenen Seite gebeugt
Adduktion	Zehen der stärker betroffenen Seite zur Fußsohle gezogen

Tab. 3.6: Das typische spastische Muster bei Schlaganfall (Wernicke-Mann-Muster). Varianten sind häufig!

- **Verhinderung weiterer Komplikationen:** Vorgebeugt werden muss durch die entsprechenden Prophylaxen bzw. Therapiemaßnahmen insbesondere einer Pneumonie, einem Dekubitus und einer (bleibenden) Harninkontinenz.

Im Anschluss an den stationären Aufenthalt im Krankenhaus ist oft die Weiterbehandlung in einer Reha-Klinik angezeigt. Durch intensive Bewegungs- und Sprachübungen gelingt es häufig, die Fähigkeiten der Patienten so zu verbessern, dass eine Rückkehr nach Hause (evtl. mit Unterstützung durch ambulante Dienste oder Angehörige) möglich ist. Dem Patienten bleibt so die Einweisung in ein Pflegeheim erspart. Alternativ kommt auch eine Förderung im Rahmen einer geriatrischen rehabilitativen Tagesklinik in Wohnortnähe in Betracht.

Maßnahmen zur Wiederherstellung der Gehirndurchblutung

Seit langem forschen die Mediziner nach einer kausalen Behandlung der häufigsten Schlaganfallform, des ischämischen Hirninfarkts, dessen häufigste Ursache der thrombotische Gefäßverschluss einer hirnversorgenden Arterie ist. Sie suchen nach immer neuen Wegen, das verhängnisvolle Blutgerinnsel medikamentös aufzulösen (☞ Lysetherapie Pharma-Info 3.20) oder zu entfernen und so die Gefäßdurchblutung wieder herzustellen, zumal solche Verfahren beim Herzinfarkt bereits seit längerem gute Erfolge zeigen.

	Klinische Leitsymptome	Therapie
Zerebrale Ischämie	Neurologische Ausfälle, Bewusstseinsstörung	Konservativ (☞ Text)
Intrazerebrale Blutung	Neurologische Ausfälle, Bewusstseinsstörung, Kopfschmerzen. Auslöser oft körperliche Anstrengung (☞ 3.2)	Meist konservativ (Basismaßnahmen ähnlich denen bei zerebraler Ischämie), evtl. operative Hämatomausräumung (v.a. im Kleinhirnbereich)
Subarachnoidalblutung	Plötzliche stärkste Kopfschmerzen, Übelkeit, Erbrechen, Meningismus, Bewusstseinsstörung. Auslöser oft körperliche Anstrengung (☞ 3.5)	Möglichst Frühoperation zur Ausschaltung des Aneurysmas
Hirnvenen- oder -sinusthrombose	Sich in Stunden entwickelnde Kopfschmerzen, evtl. zerebrale Krampfanfälle, neurologische Ausfälle (☞ 3.6)	Konservativ (Vollheparinisierung)

Tab. 3.7: Krankheiten, die unter dem Bild eines „Schlaganfalls" verlaufen können. In der Diagnostik spielen in allen Fällen die im Text genannten bildgebenden Verfahren die Hauptrolle.

Lange Zeit war bei den Versuchen der medikamentösen Thrombusauflösung das Risiko durch Blutungskomplikationen höher als der Gewinn für den Patienten. Seit kurzer Zeit aber bietet die *Fibrinolysetherapie* zumindest einem Teil der Patienten reelle Chancen.

Nach heutigem Kenntnisstand kann die **Fibrinolysetherapie** mit rt-PA (☞ Pharma-Info 3.20) die Prognose eines ischämisch bedingten Schlaganfalls verbessern. Sie wird in Deutschland zurzeit im Rahmen klinischer Studien durchgeführt. Voraussetzungen sind ein sicherer Blutungsausschluss durch CT, ein rascher Therapiebeginn (die Behandlung muss bei Infarkten im Gebiet der A. carotis interna sechs Stunden nach Symptombeginn bereits beendet sein!) und fehlende Kontraindikationen von Seiten des Patienten wie etwa ein hohes Patientenalter oder eine nur kurz zurückliegende Operation. Auch Patienten, deren Zustand sich seit Symptombeginn fortlaufend bessert, werden nicht lysiert, da sie höchstwahrscheinlich eine gute Prognose haben. Unterschieden werden die **systemische Lyse** mit intravenöser Infusion von rt-PA (☞ Pharma-Info 3.20) und die **lokale Lyse,** bei der das Arzneimittel nach vorheriger Angiographie über einen Katheter in unmittelbare Nähe des Verschlusses gebracht wird. Beide Methoden haben Vor- und Nachteile, eine endgültige Wertung ist noch nicht möglich.

Nach der Lysetherapie wird der Patient auf einer neurologischen Intensivstation betreut und sein Zustand engmaschig kontrolliert. Wie nach anderen Lysetherapien auch, ist eine anschließende Vollheparinisierung erforderlich.

Eine Gefäßoperation ist im Akutstadium selten indiziert.

Verhütung von Rezidivschlaganfällen

Die konsequente Behandlung von Grunderkrankungen und die Beseitigung von Risikofaktoren vermindern das Wiederholungsrisiko erheblich:

- Um einer Thrombozytenaggregation und somit weiteren Durchblutungsstörungen entgegenzuwirken, erhalten nahezu alle Patienten Azetylsalizylsäure, meist 100 – 300 mg/Tag (z.B. Aspirin® 100). Bei ernsten Unverträglichkeitserscheinungen (z.B. Magenblutung) kann auf Ticlopidin (Tyklid®) ausgewichen werden
- Bei erhöhtem Blutdruck ist eine *Blutdrucksenkung* zwingend erforderlich, da eine Hypertonie einen erneuten Schlaganfall begünstigt
- Die Behandlung von Herzrhythmusstörungen verringert das Risiko der Gerinnselbildung in den Herzhöhlen
- Bestehen Blutgerinnsel in den Herzhöhlen, wird eine langfristige orale Hemmung der Blutgerinnung eingeleitet, z.B. mit Marcumar®

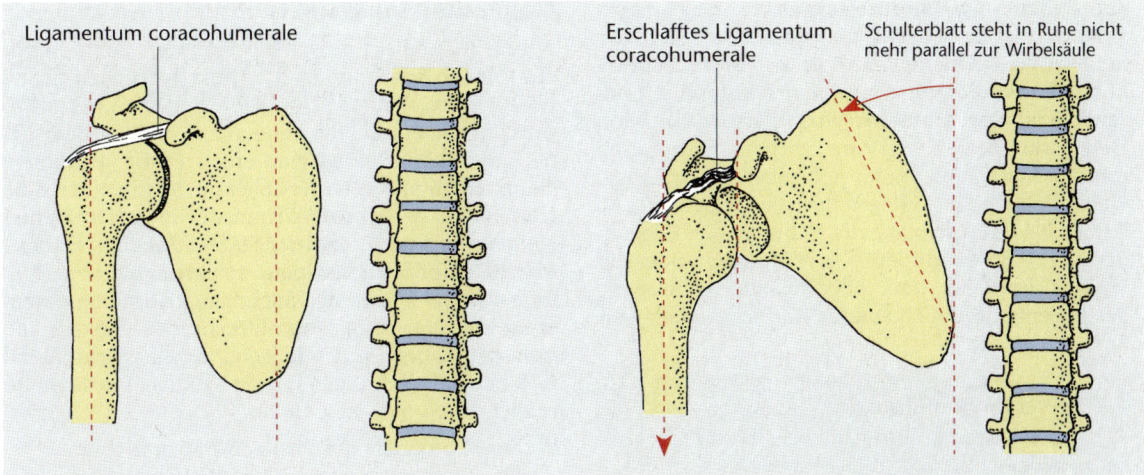

Abb. 3.8: Stellung von Schulterblatt und Humerus beim Gesunden (links) und bei einem hemiplegischen Schlaganfallpatienten mit Subluxation der Schulter (rechts). Bei einem Gesunden hält der Ruhetonus das Schulterblatt parallel zur Wirbelsäule, während bei dem Hemiplegiker der physiologische Muskelzug fehlt: Das Schulterblatt steht nicht mehr parallel zur Wirbelsäule, das Ligamentum coracohumerale erschlafft und die Schwerkraft zieht den Humeruskopf aus der Gelenkpfanne. [L190]

- Bei Carotisstenosen wird abhängig vom Ausmaß der Verengung und der aufgetretenen neurologischen Symptome sowie vom Allgemeinzustand des Patienten eine *perkutane transluminale Angioplastie der Carotis* (**Carotis-PTA**) oder eine *Carotis-Thrombendarteriektomie* (**Carotis-TEA**) vorgenommen.

3.1.4 Komplikationen

Durch den häufig weit reichenden Ausfall der Hirnfunktionen drohen eine Vielzahl schwerer und oft irreversibler Folgeprobleme, wie Ateminsuffizienz, Pneumonie, Harnverhalt und/oder -inkontinenz oder Dehydratation.

Die subluxierte Schulter

Beim Gesunden wird das Schulterblatt durch den Ruhetonus aller ansetzenden Muskelgruppen in seiner physiologischen Lage gehalten. Da bei einem Schlaganfall anfänglich auch die Schultergürtelmuskulatur (schlaff) gelähmt ist, fehlt dieser aktive Muskelzug: Das Schulterblatt steht nicht mehr parallel zur Wirbelsäule, das *Ligamentum coracohumerale* (Verstärkungsband der Schultergelenkskapsel) erschlafft, und der Humeruskopf rutscht unter Einwirkung der Schwerkraft teilweise aus der Gelenkpfanne (☞ Abb. 3.8). Dieses Phänomen heißt **subluxierte Schulter** und tritt bei ca. 80 % aller halbseitengelähmten Patienten auf der stärker betroffenen Seite auf. Sichtbar ist die subluxierte Schulter durch eine Abflachung des Oberarmes am Schulterdach, tastbar durch eine Lücke zwischen Schulterdach und Humeruskopf.

Die subluxierte Schulter ist im Allgemeinen nicht schmerzhaft. Werden die Richtlinien des Bobath-Konzeptes beachtet, bedarf sie keiner weiteren besonderen Therapie. Mit der Rückkehr von Hand- und Armfunktionen bildet sich die Subluxation meist zurück.

🔲 Pflege bei subluxierter Schulter

Pflegefehler und falsche Verhaltensweisen des Patienten können Mikrotraumen setzen und zu einer **schmerzhaften Schulter** führen.

Folgende Regeln sind bei der Pflege von Schlaganfallpatienten hinsichtlich der Schulter zu beachten:
- Den Arm einer subluxierten Schulter erst bewegen, wenn der Humeruskopf zentral in der Gelenkpfanne sitzt
- Den stärker betroffenen Arm in alle Bewegungsabläufe einbeziehen und den Patienten hierzu auch anleiten
- Um zu verhindern, dass der stärker betroffene Arm durch sein Eigengewicht der Schwerkraft entsprechend aus der Gelenkpfanne rutscht, den Patienten anleiten, den stärker betroffenen Arm beim Anheben am Ellenbogen zu unterstützen und ihn beim Sitzen z.B. auf einem Tisch aufzulegen. Für Rollstühle gibt es spezielle Rollstuhltische, die über die Armlehnen des Rollstuhls geschoben werden können
- Liegt der Patient auf der stärker betroffenen Seite im Bett, sollte er so gelagert werden, dass das Gewicht seines Oberkörpers nicht allein auf dem Schultergelenk lastet, sondern auch auf den Oberarmen und dem Schulterblatt, und dass sich die beiden Schulterdächer auf gleicher Höhe befinden. Beim Vorziehen der stärker betroffenen Schulter darauf achten, dass das Schulterblatt parallel zur Wirbelsäule über

den knöchernen Thorax gleitet und diesem plan aufliegt. Auf keinen Fall die Schulter so weit wie möglich vorziehen, da es sonst zu einer Überdehnung der Schultergürtelmuskulatur kommt mit anschließend eingeschränkter Stabilisierungsfunktion
- Den stärker betroffenen Arm nur in Außenrotation und mit Unterstützung im Achselbereich anheben. Gefährlich ist das Auflegen des stärker betroffenen Armes bei Transfers auf die Schulter der Pflegenden. Der Arm kann hierbei herunterfallen oder der Humeruskopf bei einer ungeschickten Bewegung des Patienten förmlich aus der Pfanne gehebelt werden.

> ### 📖 Bilaterale Armführung
>
> Die bilaterale Armführung in Form des Händefaltens findet im Pflegealltag keine Anwendung mehr, da es dabei zu abnormen Bewegungen etwa beim Aufstehen des Patienten kommt (der Oberkörper wird gebeugt statt gestreckt). Stattdessen lernt der Patient zur Vorbeugung von Schulterschmerzen oder einer Subluxation, den betroffenen Arm beim Anheben in der Achselhöhe, am Oberarm oder Ellenbogen zu unterstützen. Die bilaterale Armführung wird nur noch in der physio- oder ergotherapeutischen Behandlung eingesetzt.

Das Schulter-Hand-Syndrom

Die stärker betroffene Hand neigt aus noch nicht in allen Einzelheiten bekannten Gründen (Veränderungen von Muskeltonus und Innervation, Mikrotraumen?) zum ödematösen Anschwellen. Diese Schwellung bildet sich bei korrekter Lagerung des Armes am Tisch oder im Bett zurück. Unter ungünstigen Bedingungen entsteht ein **Schulter-Hand-Syndrom** mit irreversibler Schädigung der Hand. Gefährdet sind vor allem Patienten, die Schmerzen nicht mehr spüren.

📖 Pflege bei Schulter-Hand-Syndrom

Ein wichtiges Ziel bei der Pflege ist die Förderung des venösen und lymphatischen Rückflusses. Aus diesem Grund achten die Pflegenden darauf, dass
- Die Hand des Patienten nicht zur Handinnenfläche abgeknickt wird (Volarflexion)
- Die Kleidung des Patienten keine Gefäße einschnürt, z.B. durch zu enge Bündchen am Ärmel einer Bluse oder zu enge Kleidung im Achselbereich
- Am stärker betroffenen Arm keine Infusionen gelegt werden, da sie zu Paravasaten und Hämatomen führen können
- Es am stärker betroffene Arm nicht zu Verletzungen kommt, etwa durch das Herunterhängen des Armes im Rollstuhl mit Einklemmung in den Speichen.

Das Pusher-Syndrom

Bei ca. 30 % aller linksseitig gelähmten Patienten tritt das **Pusher-Syndrom** (engl. to push = drücken, schieben) auf. Die Patienten drücken sich mit ihrer weniger betroffenen rechten Seite auf die stärker betroffene linke Seite. Befragt man einen Pusher-Patienten, wann eine ihm gegenüberstehende Person einen Stab (Besenstiel) senkrecht hält, glaubt er erst bei einer Neigung von ca. 7°, dass der Stab senkrecht steht. Der Patient empfindet also eine objektiv aufrechte Haltung als schief und eine Neigung der Körperlängsachse um ca. 7° nach links als aufrecht. Deshalb drücken sich die Patienten im Liegen, Sitzen, Stehen und Gehen nach links, um ihre subjektive Vertikale zu erreichen.

Weitere Merkmale des Pusher-Syndroms sind:
- Überaktivität der weniger betroffenen rechten Seite. Der Kranke hält sich überall fest oder stößt sich mit der hyperaktiven Seite ab
- Häufiges Herausrutschen aus dem Rollstuhl, weil sich der Patient im Sitzen nach links (zur stärker betroffenen Seite) drückt
- Häufige Stürze, da der Kranke im Stehen das stärker betroffene linke Bein in Beugestellung anzieht, ohne das Gewicht mit dem rechten Bein zu übernehmen
- Unfähigkeit, im Liegen den Kopf abzulegen (der Patient liegt wie ein großes „C" im Bett). Durch das ständige Wegdrücken besteht die Gefahr eines Dekubitus an Trochanter, Knie und Fersen auf beiden Seiten.

> 👓 Pusher-Patienten haben in der Regel erhebliche neuropsychologische Störungen, die sich bemerkbar machen durch:
> - Fehlendes Wahrnehmen und Erkennen der stärker betroffenen linken Körperhälfte **(Neglect-Phänomen)**
> - Mangelnde Krankheitseinsicht **(Anosognosie)**
> - Gestörte Orientierung im Raum
> - Konzentrations-, Gedächtnis- und Planungsstörungen.

Rehabilitation des Pusher-Patienten

Die Rehabilitation eines Pusher-Patienten ist infolge der fehlenden Krankheitseinsicht und der Komplexität der Störungen schwierig. Am wichtigsten sind folgende Grundsätze:
- Beim Pusher-Patienten sind mehr noch als bei den übrigen Schlaganfallpatienten *beide* Seiten betroffen. Zu Beginn richten sich die therapeutischen Aktivitäten auf die weniger betroffene Seite: Reduktion der Hyperaktivität, Lernen der Gewichtsübernahme, z.B. durch Transfer über die weniger betroffene Seite. Später erfolgt die Hilfestellung dann wie bei den anderen Schlaganfallpatienten von der stärker betroffene Seite aus

- In der Anfangsphase ist ein tiefer Transfer (☞ 3.1.5) über die weniger betroffene Seite notwendig; sobald der Pusher-Patient in der Lage ist, kontrolliert Gewicht auf der weniger betroffenen Seite zu übernehmen, ist ein teil- bzw. auch aktiver Transfer möglich
- Zu Beginn benötigt der Patient insbesondere auf der weniger betroffenen Seite Hilfen zur Orientierung. Beispielsweise dient es seiner Orientierung, wenn er beim Sitzen auf der Bettkante mit seiner weniger betroffenen Hand mehrmals auf der Matratze entlang fährt, damit er Stück für Stück mehr Gewicht auf seine weniger betroffene Seite bekommt. Beim Sitzen im Stuhl wird die Orientierung gefördert, wenn er mit der weniger betroffenen Seite zur Wand sitzt. Noch besser ist es, wenn der Stuhl parallel zum Bett steht (weniger betroffene Seite zum Bett hin) und die Betthöhe so angepasst wird, dass der Kranke sich mit seinem weniger betroffenen Arm auf die Matratze aufstützen kann. Dagegen bringt es in aller Regel keinen Erfolg, dem Patienten auf der stärker betroffenen Seite ein Kissen anzubieten
- Kommandos wie 1 – 2 – 3 scheitern, weil der Patient durch seine Hyperaktivität und Planungsstörung die Handlung bereits bei 1 nach dem Alles-oder-Nichts-Prinzip startet, ohne die notwendigen Zwischenschritte zu berücksichtigen. Besser ist körpernahes, nonverbales Arbeiten in kleinen Schritten und mit kurzen Arbeitsaufträgen statt ausführlichen Erklärungen (Einzelschritte kann der Patient besser ausführen).

3.1.5 Pflege des Schlaganfallpatienten nach dem Bobath-Konzept

Bis in die 40er-Jahre bestand die Lehrmeinung, dass die sich beim Schlaganfall entwickelnde Spastik unvermeidlich sei. Dementsprechend wurde bei Schlaganfallpatienten kompensatorisch die weniger betroffene, „gesunde" Seite trainiert. Die Folge war, dass Schlaganfallpatienten häufig rollstuhlabhängig blieben, sich nicht selbstständig ankleiden konnten und bei den meisten täglichen Aktivitäten Hilfe benötigten.

Durch Zufall entdeckte die Krankengymnastin *Berta Bobath*, dass die Spastizität bei bestimmten Stellungen und Lagerungen nachließ oder ganz verschwand. Ihre Erfahrungen wurden durch ihren Ehemann, *Karel Bobath*, wissenschaftlich untermauert. Er lieferte als Neurologe die neurophysiologischen Grundlagen des inzwischen weltweit anerkannten **Bobath-Konzeptes.**

Bis Ende der 80er-Jahre stand die Spastizität beim Bobath-Konzept im Vordergrund. Heute bilden die physiologischen Bewegungen die Grundlage des Bobath-Konzeptes. Ziel ist es, dass der Patient wieder eine *normale* Haltung einnimmt und möglichst viele physiologische Bewegungsabläufe wieder erlernt.

Deshalb wird heute auch auf das Händefalten beim Aufstehen verzichtet, weil es nicht einer normalen Bewegung entspricht.

📧 Weltweit entwickeln die in der **IBITA** (*International Bobath Instructors/Tutors-Adult*) organisierten Bobath-Instruktoren das Bobath-Konzept weiter. In Deutschland haben sich Bobath-Instruktoren aus der Pflege in der **BIKA** (*Bobath-Initiative für Kranken- und Altenpflege e.V.*) zusammengeschlossen. Ihr Anliegen ist es, in enger Zusammenarbeit mit der IBITA insbesondere die pflegerischen Aspekte des Bobath-Konzeptes fortzuentwickeln.

📇 **Kontaktadresse**
BIKA (*Bobath-Initiative für Kranken- und Altenpflege e.V.*)
Kontakt: Gabriele Jacobs
Wikingerstraße 28
76307 Karlsbad-Langensteinbach
http://www.bika.de

Physiologische Grundelemente des Bobath-Konzeptes

Konzept der normalen Bewegung

Das **Konzept der normalen Bewegung** stellt einen wichtigen Grundpfeiler des Bobath-Konzeptes dar. Ohne das Wissen, wie sich ein gesunder Mensch bewegt, und ohne die Kenntnis um den physiologischen Muskeltonus sowie die ihn beeinflussenden Faktoren, ist es nicht möglich, zielgerichtet auf die Probleme, insbesondere die pathologischen Bewegungsmuster, eines Patienten mit erworbenen Hirnschädigungen einzugehen.

Unterstützungsfläche. Die Unterstützungsfläche ist meist mit der Kontaktfläche zwischen Körper und Umwelt identisch. Der Körper kann sich auch teilweise selbst Unterstützung geben, z.B. wenn der Kopf mit der eigenen Hand gestützt wird. Beim Gehen besteht die Unterstützungsfläche aus der Kontaktfläche der Füße zum Boden. Beim angelehnten Sitzen mit Bodenkontakt der Füße bilden die Kontaktflächen der Füße, der Oberschenkel, des Gesäßes (also die Sitzfläche) und Teile des Rückens die Unterstützungsfläche. Je größer die Unterstützungsfläche ist, desto weniger **Haltungstonus** ist notwendig. So ist beim Gesunden der Haltungstonus im Liegen in Rückenlage auf Grund der großen Unterstützungsfläche sehr niedrig, im Stand oder erst recht auf Zehenspitzen stehend jedoch sehr viel größer, um den Körper gegen die Schwerkraft aufzurichten und ihn über der Unterstützungsfläche im Lot zu halten.

Das Wissen um die tonusbeeinflussende Wirkung der Unterstützungsfläche wird im Pflegealltag vielfältig eingesetzt. Soll der Patient z.B. entspannen und zur Ruhe kommen, reduzieren die Pflegenden seinen Haltetonus, indem sie ihm eine größtmögliche Unterstützungsfläche bieten, ihn zum Beispiel im Bett lagern und darauf achten, dass alle Körperstellen der Matratze oder einem Kissen aufliegen. Möchten die Pflegenden den Patienten hingegen aktivieren und den Haltetonus des Patienten erhöhen, verringern sie die Unterstützungsfläche, indem sie den Patienten z.B. in einen Stuhl setzen oder einige Schritte mit ihm gehen.

Schwerkraft. Die Rolle der Schwerkraft ist vor allem dann von Bedeutung, wenn es darum geht, sich zwischen verschiedenen Ausgangspositionen für Pflegeaktivitäten zu entscheiden. Obwohl das Trinken im Bett in halb hoher Rückenlage genau dieselbe Bewegung darstellt wie das Trinken in aufrechter Sitzhaltung am Tisch, werden durch die Schwerkraft und die Ausgangsposition unterschiedliche Muskelgruppen beansprucht: Während das Trinken am Tisch eher leicht fällt, weil für diese Bewegung hauptsächlich die Nackenmuskulatur arbeitet, ist das Trinken im Bett anstrengender, weil der Kopf durch die vordere Halsmuskulatur angehoben werden muss. Die Spannung der vorderen Halsmuskulatur behindert das leichte Bewegen des Kehlkopfes, wodurch das Schlucken erschwert wird.

Schlüsselpunkte. Bei den Schlüsselpunkten handelt es sich um Körperzonen mit einer hohen Dichte von *Propriorezeptoren* (Press- und Mechanorezeptoren), die für die Wahrnehmung und Kontrolle der aktuellen Lage des Körpers im Raum zuständig sind. Sie beeinflussen den Haltetonus und bahnen physiologische Bewegungen an (☞ Abb. 3.9). Der **zentrale Schlüsselpunkt** befindet sich in der Region um und hinter dem Sternum, die **proximalen Schlüsselpunkte** werden jeweils von den beiden Schulterregionen sowie den beiden Beckenhälften gebildet.

Die proximalen Schlüsselpunkte sind beispielsweise bei der Lagerung eines Hemiplegikers von Bedeutung. Liegt ein Patient auf dem Rücken, liegen diese dorsal des Sternums; dies ist das Kennzeichen einer Streckung. Liegt der Hemiplegiker auf seiner stärker betroffenen Seite, befindet sich die stärker betroffene Schulter ventral des Sternums, was zu einer – in diesem Fall erwünschten – Beugung führt. Erfahrungsgemäß weisen die diagonal gegenüberstehenden proximalen Schlüsselpunkte denselben Tonus auf, entsprechend ist der Oberkörper des Patienten bzw. seine stärker betroffene Schulter insbesondere gegen das weniger betroffene Becken rotiert. Diese Rotation ist auf Grund ihrer tonusregulierenden Wirkung erwünscht und wird durch die Lagerung des Beckens zusätzlich gefördert.

Über die **distalen Schlüsselpunkte** Füße und Hände können ganze Muskelgruppen und Körperteile beeinflusst werden. Ein Reiz in der Handinnenfläche kann

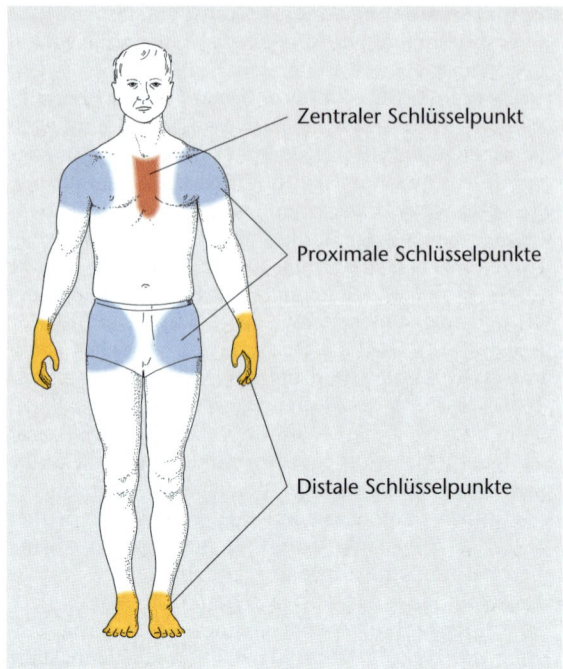

Abb. 3.9: Die verschiedenen Schlüsselpunkte. [A400-190]

zu einer (Beuge-)Spastik der Hand führen, die wiederum eine (Beuge-)Spastik des Ellenbogens und der Schulter provozieren kann. Deshalb ist z.B. ein Dauerreiz, den eine Binde in der Hand des Patienten auslöst, nicht sinnvoll. Zu vermeiden ist auch der Reiz, den eine Bettkiste den Füßen bietet. Durch diesen Reiz am Fuß(-ballen) kann eine (Streck-)Spastik des Fußes und nachfolgend der gesamten Extremität hervorgerufen werden. Zu empfehlen sind hingegen sich abwechselnde Reize wie sie beim Anheben des Beckens (**Bridging**) entstehen.

Ein Beispiel verdeutlicht, wie die verschiedenen Aspekte im Pflegealltag ineinander greifen: Das Aufstehen von einem Stuhl fällt dem Patienten leichter, wenn er vor dem Aufstehen sein Becken nach vorne kippt. Pflegende können ihn unterstützen, indem sie das Kippen nach vorne links und rechts am Becken *fazilieren* (erleichtern). Durch die Stimulation der proximalen Schlüsselpunkte des Beckens (ein nach vor gekipptes Becken führt zur Streckung) lässt sich die Bewegung vom Sitz in den Stand einleiten.

Nutzen Pflegende dieses Wissen beim Transfer eines Patienten vom Sitz in den Stand, indem sie diese Bewegung nach vorne fazilieren, so hat der Patient nicht nur weniger Mühe aufzustehen, sondern er vollzieht darüber hinaus die normale Bewegung nach, seine Mobilisation wird insgesamt beschleunigt. Gleichzeitig ist ein solches Vorgehen für die Pflegenden rückenschonender, weil die Unterstützung des Patienten weniger anstrengend ist.

Weitere physiologische Grundlagen

Das Bobath-Konzept geht weiter von folgenden Überlegungen aus:

- Die linke motorische Hirnrinde gibt Impulse für bewusste Bewegungen der rechten Körperseite, die rechte Hirnhälfte für Bewegungen der linken. Die Planung selbst einseitiger Bewegungen (z.B. linken Arm anheben) erfordert jedoch das Zusammenspiel *beider* Hirnhälften. Deshalb können Bewegungsabläufe in der weniger betroffenen Körperseite beeinträchtigt sein, auch wenn diese nicht „gelähmt" ist. Beispielsweise sind Mobilität und Stabilität gegensätzliche Zustände, die sich jedoch wechselseitig bedingen. Beim Gehen müssen z.B. Rumpf und Standbein ausreichende Stabilität geben, damit das Spielbein mobil ist – also einen Schritt machen kann. Da bei einer schweren Hemiplegie das betroffene Bein und die betroffene Rumpfseite keine ausreichende Stabilität geben können, ist auch das Spielbein nicht in der Lage, einen Schritt durchzuführen

> Der Schlaganfallpatient hat keine „gesunde" Seite. In der Regel wird die anfänglich *gelähmte Seite* als *stärker betroffene*, die andere als *weniger betroffene Seite* bezeichnet.

- Das Gehirn speichert Bewegungen als zusammengesetzte Information ab, wobei Motorik und Sensorik eine funktionelle Einheit bilden. So wird verständlich, dass ein Kranker mit Wahrnehmungsstörungen auch Schwierigkeiten hat, sich normal zu bewegen
- Das menschliche Gehirn ist nicht vollständig ausgenutzt und auch beim Erwachsenen noch innerhalb gewisser Grenzen „flexibel". Verloren gegangene Funktionen können zum Teil außerhalb der geschädigten Bereiche neu „angesiedelt" werden *(Plastizität des Gehirns)*
- Das Gehirn ist lebenslang lernfähig *(fortgesetztes neuronales Lernen).* Es unterscheidet jedoch nicht zwischen positiven und negativen Lerninhalten, also ausgewogenen, „günstigen" Bewegungsmustern und „ungünstigen", insbesondere spastischen Bewegungsmustern. Unter der Vorstellung, dass sich Gehirnstrukturen reorganisieren, indem neue synaptische Verbindungen entstehen, sollte der Patient möglichst häufig und gezielt ausgewogene (letztlich also die normalen) Bewegungsabläufe trainieren. Das Gehirn läuft ansonsten Gefahr, spastische Bewegungsmuster als „normal" zu erlernen und anzuwenden. Wie schnell und erfolgreich der Kranke lernt, hängt von Ausmaß und Lokalisation der Schädigung und dem Allgemeinzustand ab.

Weitere Elemente des Bobath-Konzeptes

Das Bobath-Konzept basiert aber nicht nur auf physiologischen Grundlagen, sondern auch auf folgenden Elementen:

- **Wahrnehmungsförderung** v.a. der stärker betroffenen Seite. Die wichtigsten Maßnahmen sind:
  - **Lagerung auf der stärker betroffenen Seite** (☞ unten)
  - **Regelmäßiger Lagerungswechsel:** Eine regelmäßiger Lagerungswechsel ist bedeutsam, weil gleichförmige Reize über eine längere Zeit dem Gehirn keinen Stimulus bieten
  - Durchführung der **Transfers** (Umlagerung, Lagewechsel) über die stärker betroffene Seite
- **Normalisierung des Muskeltonus** (insbesondere Hemmung der Spastizität)
- **Förderung der normalen Bewegung:** Jede Bewegung des Halbseitengelähmten wird unter Berücksichtigung des normalen, *beid*seitigen Bewegungsmusters durchgeführt. Das bedeutet, dass die stärker betroffene Seite in den Bewegungsablauf mit einbezogen wird, indem Bewegungen *faziliert* werden. Einseitige Bewegungen wie das Hochziehen am Bettbügel oder am Bettgitter werden vermieden
- **24-Stunden-Management:** Da Lernprozesse ununterbrochen stattfinden, wird das Bobath-Konzept rund um die Uhr angewendet. Die konsequente und kontinuierliche Anwendung des Bobath-Konzeptes hat maßgeblichen Anteil an der Gesundung des Patienten. Somit sind die Pflegenden die wichtigsten Therapeuten des Schlaganfallpatienten
- **Therapeutisches Team:** Eine optimale Wirkung kann nur erzielt werden, wenn alle Berufsgruppen das Konzept anwenden. So muss auch der Arzt darauf achten, dass er keine Infusionen an gelähmten Arm anlegt, da sonst ein *Schulter-Hand-Syndrom* (☞ 3.1.4) droht. Probleme und Fortschritte des Patienten sowie pflegerisch-therapeutische Maßnahmen werden in gemeinsamen Besprechungen des *therapeutischen Teams* erörtert, damit alle mit dem Patienten einheitlich umgehen. Auch die Angehörigen werden über den richtigen Umgang mit dem Patienten aufgeklärt, um nicht durch Fehlverhalten den Erfolg bisheriger Bemühungen zu gefährden
- **Frührehabilitation des Schlaganfallpatienten:** Die ersten Tage und Wochen entscheiden darüber, ob die in unmittelbarer Nähe des Infarktes funktionslos gewordenen, aber noch vitalen Nervenzellen reaktiviert werden können. Das „Erwecken" dieser Nervenzellen verkürzt die Dauer des Rehabilitationsprozesses entscheidend – das Neu-Einprägen von Funktionen in anderen Hirnarealen ist langwieriger als ihre Reaktivierung.

In der Pflegepraxis taucht immer wieder die Frage auf, ob bei Schlaganfallpatienten neben dem Bobath-Konzept auch weitere Pflegekonzepte wie beispielsweise das der *basalen Stimulation* oder der *Kinästhetik* angewandt werden können. Diese Frage kann so pauschal nicht beantwortet werden. Sobald eine solide Basis im Handling nach dem Bobath-Konzept erworben wurde, können im Einzelfall auch Elemente der anderen Konzepte sinnvoll genutzt werden. Dazu bedarf es aber fundierter Kenntnisse, in welchen Situationen die anderen Konzepte nicht greifen oder sogar kontraindiziert sind.

Lagerung nach dem Bobath-Konzept

Die **Lagerung des Schlaganfallpatienten** ist von größter Bedeutung. Dabei wird dem Weg zur Lagerung heute ebenso viel (therapeutische) Bedeutung beigemessen wie der Lagerung an sich.

Als oberstes Ziel der Lagerung (dem sich die übrigen Ziele unterordnen müssen) wird heute das Wohlbefinden des Patienten angesehen. Darüber hinaus verfolgt das Bobath-Konzept außer den allgemeinen Zielen der Lagerung (Dekubitus-, Pneumonie-, Kontrakturen- und Thromboseprophylaxe) besondere Ziele:
- Förderung der Wahrnehmung
- Regulierung des Muskeltonus
- Verhinderung der schmerzhaften Schulter und des Schulter-Hand-Syndroms
- Vorbereitung von normalen Bewegungen.

Bei *multimorbiden* Patienten kann es notwendig sein, von den beschriebenen Methoden abzuweichen.

> In der Akutphase wird der Patient alle 2 – 3 Stunden umgelagert. Die verschiedenen Lagerungsarten werden dabei je nach Toleranz und Belastbarkeit des Patienten unterschiedlich intensiv und häufig eingesetzt.

Ein Patient mit einem ischämischen Hirninfarkt kann bereits am Aufnahmetag in den Stuhl gesetzt werden, sofern es sein Allgemeinzustand erlaubt und keine Kontraindikationen wie etwa eine Herzinsuffizienz oder eine Kreislaufdysregulation bestehen. Dabei orientiert sich die Mobilisation an den Belastungsgrenzen des Patienten. Weil er in der Akutphase nur eingeschränkt belastbar ist, ermüdet er rasch. Er muss dann wieder ins Bett gebracht werden, da das Schlafen im Stuhl unbequem ist und einen abnormen Tonus und nachfolgend Fehlhaltungen fördert.

Als Lagerungsmaterial eignen sich 3 – 4 große Federkissen, weil sie gut modellierbar sind. Zur Beinlagerung ist eine zusammengelegte Steppdecke vorteilhaft. Im Bett soll der Patient annähernd parallel zur Bettkante liegen, um seine verminderte räumliche Orientierung zu verbessern. Es wird heute als normal angesehen, wenn der Oberkörper dabei leicht in Beugung kommt. Mit zunehmender Eigenaktivität lernt der Patient schließlich, sich selbst zu lagern. Dann weisen die Pflegenden ihn darauf hin, beim Hochziehen weder Bettbügel oder Gitter noch Strickleitern zu benutzen, da er auf diese einseitige Belastung mit Spastizität reagieren könnte. Außerdem würde er dadurch lernen, seine stärker betroffene Seite nicht einzusetzen *(erlernter Nichtgebrauch, learned nonuse)*.

Kontrakturenprophylaxe. Die distalen Schlüsselpunkte (☞ Abb. 3.9) kommunizieren mit der Umwelt, indem die Hände Gegenstände be-greifen und die Füße die Erde be-treten. Situationsabhängig wird der dafür notwendige Muskeltonus aufgebaut:
- Um Gegenstände in der Hand festhalten zu können, wird ein bestimmter Muskeltonus benötigt. Es wird vermutet, dass beim Hemiplegiker eine in die Hand gelegte Binde selbst in der schlaffen Phase sog. *Nervennetze* im ZNS in Richtung Festhalten vorprogrammiert. Spätfolge kann eine überschießende Fingerbeugung mit Problemen beim Loslassen sein. Heute wird es als notwendig erachtet, die ganze Hand einschließlich Finger und Handinnenfläche durch bewusste Berührung mit gezielter Spürinformation zu versorgen. So kann es im Einzelfall sinnvoll sein, einem Patienten mit spastisch geschlossenen Händen stundenweise größere Gegenstände in die Hand zu geben, wenn sich der Muskeltonus in der Hand daraufhin normalisiert
- Eine Kontrakturenprophylaxe im Bereich der Hüftbeuger wird bei auf der Seite liegenden, noch nicht gehfähigen Patienten dadurch erzielt, daß ihre Beine in unterschiedlichen Schrittstellungen gelagert werden
- Einer drohenden Verkürzung des M. pectoralis kann durch Außenrotation des Oberarmes bei der Lagerung im Bett vorgebeugt werden

Spitzfußprophylaxe ☞ unten

Spitzfußprophylaxe. Die normale Haltung des Fußes in entspannter Rückenlage ist ein Fallenlassen zur Fußsohle hin und nach außen. Schon auf Grund dieser Tatsache erscheinen passive Maßnahmen der Spitzfußprophylaxe im Bett wie z.B. das Einbringen einer Bettkiste oder eines Sandsackes fragwürdig. Außerdem ist ein verstärkter Reiz am Fußballen bei der normalen Bewegung verbunden mit dem Abheben der Ferse zum Zehenstand. Wird nun über längere Zeit ein passiver Reiz am Fußballen gesetzt, werden die Nervennetze auf Zehenstand programmiert – Folge kann ein ausgeprägter Spitzfuß sein. Deshalb sollte immer der ganze Fuß einschließlich Zehen und Fußsohle mit gezielter Spürinformation versorgt werden.

Bereits im Bett gibt es zahlreiche Gelegenheiten, Pflegemaßnahmen so zu modifizieren, dass der Fuß ohne größeren Zeitaufwand passiv durchbewegt und so eine Spitzfußprophylaxe durchgeführt wird:
- Beim Drehen auf die Seite stellen die Pflegenden die Beine auf bzw. unterstützen den Patienten darin, bevor er sich selbstständig oder mit Hilfe der Pflegenden über das Becken zur Seite dreht. Ein zusätzlicher, wenige Sekunden dauernder Druck auf die Knie verstärkt den spitzfußprophylaktischen Effekt beim Drehen
- Effektiv ist auch, wenn die Pflegenden in den Bewegungsablauf während des Drehens ein Bridging ein-

fließen lassen, indem sie den Patienten bitten, das Becken anzuheben oder ihn darin unterstützen

- Zum Waschen bitten die Pflegenden den Patienten, das Bein aufzustellen bzw. unterstützen ihn darin. Dies dient nicht nur der Spitzfußprophylaxe, sondern vermeidet zusätzlich ein Überstrecken des Kniegelenks und erfordert weniger Kraft von Seiten der Pflegenden.

Noch effektiver ist das Sitzen des Patienten im Stuhl, sofern die Füße großflächig auf dem Boden stehen. Bei kleinen Patienten werden die Füße entsprechend unterlegt. Sitzt der Patient in einem Rollstuhl, befinden sich seine Füße nur für die Dauer des Transportes auf den Trittbrettern. In der übrigen Zeit stehen die Füße auf dem Boden; das Abstellen der Füße auf den Trittbrettern belastet die Füße nicht gleichmäßig und würde die Spastizität fördern.

Lagerung auf dem Rücken

Nur wenige gesunde Menschen schlafen zu Hause auf dem Rücken: In **Rückenlage** liegt der Schultergürtel beidseitig auf der Unterstützungsfläche, das Becken kippt etwas nach vorne, so dass der zentrale Schlüsselpunkt Sternum hoch gestellt ist und der Rücken gestreckt wird. Um diese Lage gegen die Schwerkraft beizubehalten, muss ein großer Haltetonus aufgebaut werden. Deshalb stellen gesunde Menschen in Rückenlage ein oder beide Beine auf: Das Becken kippt dadurch etwas weiter nach hinten, die Rückenstreckung lässt nach, so dass die Unterstützungsfläche größer wird und die Körperspannung sich verringert. Daher bevorzugen die meisten Menschen zum bequemen Schlafen auch eher die Seiten- oder Bauchlage.

Ein Kranker mit einer erworbenen Hirnschädigung kann nicht wie ein Gesunder seine Lage adäquat verändern; er reagiert auf die Rückenlage evtl. mit einem erhöhten Strecktonus. Dieser zeigt sich durch einen hoch gestellten Rippenbogen, ein Hohlkreuz, das bis zur Brustwirbelsäule reichen kann und einen nach hinten (in Retraktion) gezogenen Schultergürtel, wodurch reflektorisch Schultergelenke, Arme und Hände in das spastische Muster ziehen. Der Kopf wird nach hinten überstreckt, das Becken noch mehr nach vorne gekippt mit der Folge, dass die Beine adduziert, innenrotiert und gebeugt werden.

Die Rückenlage bleibt bei Patienten mit erworbenen Hirnschädigungen daher auf das absolut notwendige Minimum beschränkt. Darüber hinaus führt sie leicht zu Dekubiti am Kreuzbein, an der Ferse und am Knöchel. Ist eine Lagerung auf dem Rücken dennoch notwendig, wird der Patient so gelagert, dass durch das beidseitige Anheben der Schultern das Sternum absinkt, das Becken in einer Mittelposition ruht, so dass sich die Unterstützungsfläche für den Patienten vergrößert.

- Zwei Kissen (80 x 40 cm) A-förmig übereinander legen. Dabei die Öffnung so gestalten, dass die Schul-

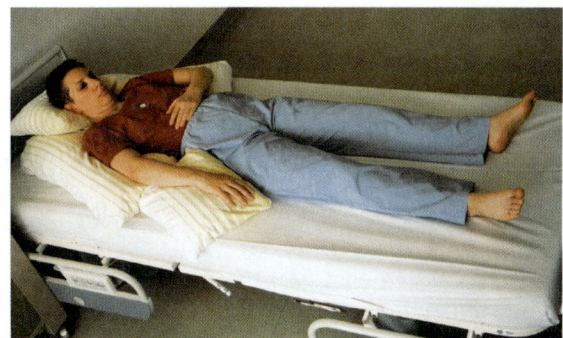

Abb. 3.10: Lagerung auf dem Rücken. [M159]

tern gut unterstützt werden und die Brustwirbelsäule gleichzeitig so viel Platz hat, dass sie nach unten sinken kann. Reicht die Überlappung der Kissen für eine Unterlagerung des Kopfes nicht aus (je nach Größe des Patienten), zusätzliches kleines Kissen für den Kopf benutzen

- Durch Aufstellen der Beine diese maximal beugen. In dieser Haltung kommt das Becken aus der Kippung nach vorne. Beine dann unter sachtem Zug in leichter Außenrotation ablegen.
Um dem Körper eine möglichst große Unterstützungsfläche zu bieten und damit eine Tonusreduktion zu erreichen, ggf. noch einmal jeweils beide Schultern und Hüften anheben und mit leichtem Zug nach außen erneut ablegen

- Stärker betroffenen Oberarm leicht außenrotieren und ihn so unterlagern, dass er vollständig auf einer Unterstützungsfläche aufliegt. Um einer Spastik vorzubeugen, empfiehlt es sich den Unterarm mit einem kleinen Kissen oder Handtuch leicht anzuheben, damit die Bizepssehne nicht stark angespannt ist (weiche Bizepssehne in der Ellenbeuge zur Kontrolle tasten)

- Wenn das stärker betroffene Bein in erhebliche Außenrotation fällt, zusätzliche Handtuchrolle seitlich vom Becken bis zum Trochanter major anlegen und dadurch das Bein schienen

- Stärker betroffenes Becken nicht routinemäßig unterlagern, da dies eine Kontraktur der Hüftbeuger begünstigt und weder die Wahrnehmung fördert noch die Spastizität hemmt. Müssen die Beine zur Entlastung der sichtbar gefährdeten Fersen unterlagert werden, gesamtes Bein großflächig unterlegen. Bestehen jedoch bereits Kontrakturen der Hüftbeuger, Beine mit großflächiger Unterpolsterung so weit hoch lagern, dass die Muskulatur entspannt ist, da durch eine ständige Haltearbeit der Muskulatur Spastizität gefördert wird.

Sitzen im Bett

Das **Sitzen im Bett** im Pilotsitz bzw. Langsitz ist eine Kompromisslösung, wenn der Patient noch nicht in den Stuhl oder Rollstuhl mobilisiert werden darf.

Auch wenn diese Lagerung die Atmung und das Schlucken erleichtert, fördert sie selbst bei korrekter Durchführung die Spastizität. Erst recht sind spastische Reaktionen vorprogrammiert, wenn sich der Patient in halb hoher Lage befindet, etwa wenn das Kopfteil nicht senkrecht steht oder der Patient tiefer gerutscht ist.

Bei vielen älteren Menschen ist die ischiokrurale Muskelgruppe verkürzt, so dass sie nicht die Beine im Bett ausstrecken und gleichzeitig aufrecht sitzen können **(Langsitz).** Kompensatorisch kippen sie das Becken zur Entlastung nach hinten, wodurch der Oberkörper in Beugung gebracht und der Kopf mit kurzem Nacken nach vorne gestreckt wird. In dieser Position ist das Schlucken erheblich beeinträchtigt. Abhilfe schafft hier der **Pilotsitz,** eine Abwandlung der Herzbettstellung. Der Pilotsitz eignet sich in der Akutphase zum Trinken und Essen oder auch zur Kommunikation (Besuche, Aufklärungsgespräche):

- Der Patient wird an das obere Kopfende bewegt
- Die Beine werden etwas gespreizt
- Das Fußteil des Bettes wird angehoben, so dass die Knie gebeugt sind; danach wird das gesamte Bett zum Fußende gekippt (*Anti*-Trendelenburg-Position) und das Kopfteil so weit angehoben, dass der Patient aufrecht sitzt
- Zur Stabilisierung wird ein Kissen im LWS-Bereich eingebracht, evtl. ist ein weiteres Kissen zum Stützen von BWS und Schultern notwendig
- Damit der Patient lernt, seinen Kopf selbst zu halten und zu kontrollieren, wird sein Kopf nicht abgestützt
- Zuletzt wird der Auszug des Nachttisches über das Bett geschoben und der stärker betroffene Arm in gestreckter Außenrotation darauf gelagert (auch im Sitzen gilt: stärker betroffenen Arm nicht herunterhängen lassen ☞ Schulter-Hand-Syndrom).

Lagerung auf der stärker betroffenen Seite

☐ Aus therapeutischer Sicht ist die **Lagerung auf der stärker betroffenen Seite** die beste Lagerung.

Die stärker betroffene Seite wird dabei durch den Auflagedruck stimuliert. Kopf, Schulter und Arm werden aus dem spastischen Muster herausgeholt. Die Gegenrotation von Oberkörper und Becken wirkt tonusregulierend. Durch die Schrittstellung der Beine wird im unten liegenden (stärker betroffenen) Bein eine Kontrakturenprophylaxe durchgeführt; dadurch lässt sich auch das spätere Gehen vorbereiten. Durch die Lagerung auf der stärker betroffenen Seite bleibt der Patient aktiv, da er die oben liegende, weniger betroffene Seite frei bewegen kann.

- Bevor der Patient von der Rückenlage auf die stärker betroffene Seite gedreht werden kann, muss er bei flach gestelltem Kopfteil so nah wie möglich an der Bettkante der weniger betroffenen Seite liegen, damit genügend Platz für die Lagerung des stärker betroffenen Armes bleibt. Um die Schulter bei der Drehung nicht zu verletzen, wird der stärker betroffene Arm bereits vor dem Drehen abgewinkelt (☞ Abb. 3.11)
- Das Kopfkissen wird jetzt so platziert, dass der Patient am Ende der Drehung immer noch auf dem Kissen liegt
- Die Pflegende hilft dem Patienten, das stärker betroffene Bein aufzustellen. Während sie mit der einen Hand das weniger betroffene Bein aufstellt bzw. den Patienten dabei unterstützt, stabilisiert sie mit der anderen durch Druck das Knie des stärker betroffenen Beines (Spitzfußprophylaxe)
- Die Drehung wird über die Beine eingeleitet, dann folgt der Oberkörper

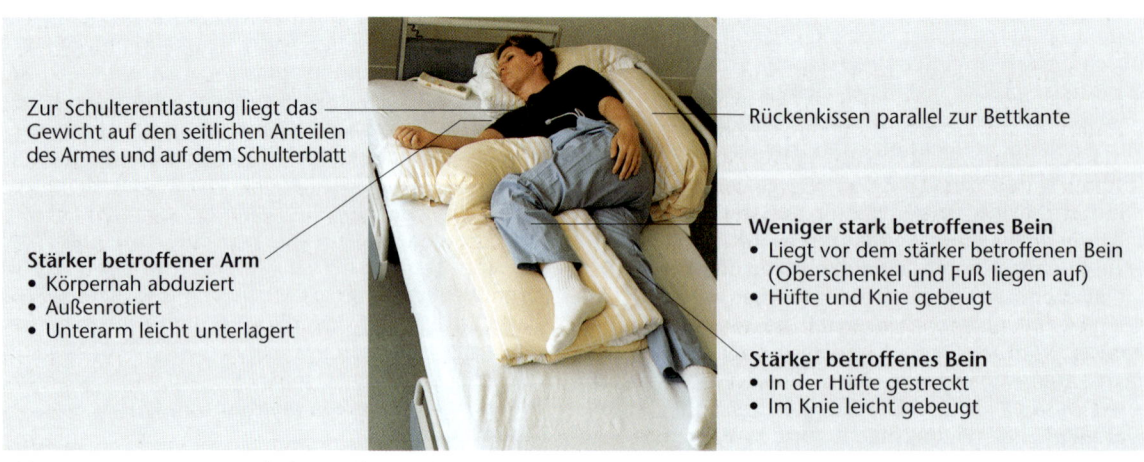

Zur Schulterentlastung liegt das Gewicht auf den seitlichen Anteilen des Armes und auf dem Schulterblatt

Rückenkissen parallel zur Bettkante

Stärker betroffener Arm
- Körpernah abduziert
- Außenrotiert
- Unterarm leicht unterlagert

Weniger stark betroffenes Bein
- Liegt vor dem stärker betroffenen Bein (Oberschenkel und Fuß liegen auf)
- Hüfte und Knie gebeugt

Stärker betroffenes Bein
- In der Hüfte gestreckt
- Im Knie leicht gebeugt

Abb. 3.11: Die Unterstützungsflächen sind am Rücken, die Schulter ist leicht nach vorne korrigiert, damit das Gewicht nicht direkt auf dem Humeruskopf liegt. Das Becken ist gegen den Oberkörper rotiert, das Bein wird nur so hoch unterlagert, bis eine bequeme Lage erreicht wird. [M159]

- Anschließend wird der Patient nochmals passiv bis nahe an die Bettkante zurückgezogen (ggf. Kissen noch einmal modellieren)
- Bei der Lagerung auf der stärker betroffenen Seite wird die Maxime der Schulterentlastung berücksichtigt (☞ Pflege bei subluxierter Schulter). Deshalb wird die stärker betroffene Schulter so gelagert, dass das Gewicht nicht auf dem Humeruskopf, sondern auf den seitlichen Anteilen des Armes und des Schulterblattes ruht. Kennzeichen einer entlasteten Schulter ist das Anliegen des Schulterblattes am Thorax und ein identischer Abstand zwischen Schulterdach und Ohr sowohl auf der stärker betroffenen als auch auf der weniger betroffenen Körperhälfte **(Alignment).** Variiert der Abstand, hilft häufig, das Schulterdach der stärker betroffenen Seite bauchwärts zu korrigieren. Dazu greift die Pflegende mit der einen Hand von der stärker betroffenen Körperhälfte aus unter die Schulter der stärker betroffenen Seite, während ihre andere Hand auf der Schulter der weniger betroffenen Seite ruht. Dann zieht sie die Schulter der stärker betroffenen Seite unter leichtem Gegendruck und durch Drehung des Oberkörpers bauchwärts. Anschließend achtet sie noch einmal auf die richtige Lage des Kopfkissens.

Die Lagerung des Armes in Außenrotation und Ellenbogenstreckung ist eine wichtige Maßnahme zur Kontrakturen- und Spastizitätsprophylaxe für den frühzeitig spastisch werdenden M. pectoralis. Dazu wird der Unterarm des Patienten mit einem kleinen Kissen oder Handtuch leicht angehoben, um Spannung von der Bizepssehne zu nehmen (Spastizitätsprophylaxe). Möchte der Patient seinen Arm bewegen, darf er seinen Unterarm mit dem weniger betroffenen Arm von Zeit zu Zeit nehmen und auf den Bauch legen. Dies erhöht das Körpergefühl des Patienten und seine Eigenverantwortung für den stärker betroffenen Arm und verhindert, dass der Arm „einschläft".

Solange der stärker betroffene Arm nicht das spastische Muster einnimmt, ist eine Abduktion von 90 – 100° nicht nötig, sondern kann der Arm körpernah gelagert werden. Bei einem spastisch innenrotierten und gebeugten Arm hingegen ist eine Abduktion von 90 – 100° sinnvoll, da sich in diesem Winkel die Schulter besser hervorziehen und dadurch die Spastizität reduzieren lässt. Wegen der häufig aufgetretenen Unfälle wird die früher favorisierte „Auslagerung" des stärker betroffenen Armes auf einen Stuhl oder ein Bettbrett heute nicht mehr angewandt. Stattdessen wird der Patient mit Bettgittern im Rücken an der Bettkante gelagert (Bettgitter sind einerseits aus Sicherheitsgründen und andererseits zur Stabilisierung des Lagerungskissens unabdingbar)

- Zur Kontrakturenprophylaxe wird die Hüfte des stärker betroffenen Beines gestreckt gelagert, das Knie darf leicht angewinkelt sein

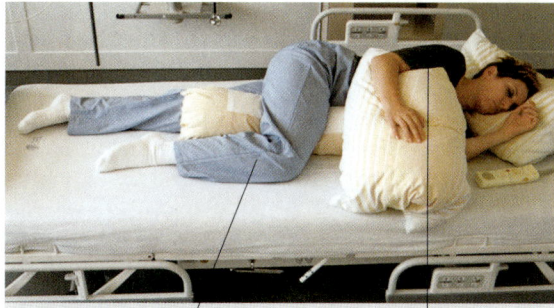

Stärker betroffenes Bein	Stärker betroffener Arm
• Mit zusammengefalteter Decke unterlagert	• Mit größerem Kissen unterlagert
• Liegt vor dem weniger stark betroffenen Bein	• Hand geöffnet
• In Hüfte und Knie gebeugt	• In Beugung gelagert

Abb. 3.12: Seitenbetonte Bobath-Lagerung auf der weniger betroffenen Seite. [M159]

- Zum Schluss wird der Patient aufgefordert, das weniger betroffene, oben liegende Bein bequem auf einer zusammengefalteten Decke abzulegen, die dem Bein eine komplette Unterstützungsfläche von den Zehen bis zur Leiste bietet. Die Höhe dieser Decke hängt von der Rotationsfähigkeit des Beckens und der Beweglichkeit im LWS- und Hüftbereich ab. So bevorzugen Patienten mit Rückenproblemen eher eine hohe Unterlagerung des oben liegenden Beines.

Die Lagerung auf der weniger betroffenen Seite

Auch die **Lagerung auf der weniger betroffenen Seite** wirkt Tonus regulierend. Da es sich um eine bauchbetonte Lagerung handelt, werden eher die vorderen Rumpfbereiche stimuliert. Bei dieser Lagerung ist der Patient jedoch hilflos, weil er auf seiner aktiven Seite liegt.

- Der Patient liegt so nah wie möglich an der Bettkante der stärker betroffenen Seite. Das Kopfkissen wird bereits so positioniert, dass der Patient am Ende der Drehung immer noch auf dem Kissen liegt
- Die Pflegende hilft dem Patienten, das stärker betroffene Bein aufzustellen. Während sie das weniger betroffene Bein aufstellt bzw. den Patienten dabei unterstützt, stabilisiert sie durch Druck das Knie des stärker betroffenen Beines (Spitzfußprophylaxe)
- Die Drehung wird über die Beine eingeleitet, anschließend folgt der Oberkörper
- Zur Vermeidung von Schulterverletzungen schützt der Patient seinen stärker betroffenen Arm beim Drehen selbst. Alternativ übernimmt die Pflegende den Schulterschutz, indem sie den Arm während der gesamten Drehung führt
- Der stärker betroffene Arm wird auf einem Kissen zwischengelagert

- Je nach Vorliebe des Patienten wird der Patient in eine eher seiten- oder eine eher bauchbetonte Lage gebracht. Die Beine werden in Schrittstellung gelagert:
  - Bei der *bauchbetonten Lagerung* ruht das vorne liegende, stärker betroffene Bein direkt auf der Matratze, Unterstützungsflächen werden durch ein Kissen gegeben, das vor dem Bauch liegt und unter dem Oberschenkel hindurchgeht. Bei dieser Lagerung wird der stärker betroffene Arm nicht so hoch, aber dennoch komplett bis in den Achselbereich hinein mit Kissen unterstützt
  - Möchte der Patient eher *seitenbetont* ruhen, wird zusätzlich eine zusammengefaltete Decke unter das vorne liegende, stärker betroffene Bein gelegt und ein größeres Kissen für den stärker betroffenen Arm verwandt
- Der stärker betroffene Arm wird in Beugung gelagert, weil er in Streckung in das spastische Muster der Innenrotation fallen würde
- Bei sehr unruhigen Patienten wird auch der Rücken mit Hilfe eines Kissens unterstützt.

Sitzen im Stuhl (am Tisch) und im Rollstuhl

> 🖼 Das Sitzen im Stuhl am Tisch vermittelt Normalität, fördert das Interesse des Patienten an seiner Umwelt und ist die effektivste Form der *Spitzfußprophylaxe*. Streckspasmen werden durch die Hüftbeugung gehemmt.

- Der Patient sitzt mit dem Gesäß möglichst an der Rückenlehne. Ein Kissen im Lendenwirbelsäulenbereich unterstützt die Aufrichtung
- Die Füße stehen hüftbreit nebeneinander und mit der ganzen Sohle auf dem Boden
- Bei kleinen Patienten werden die Füße mit einer festen Unterlage unterstützt
- Eventuell ist ein großes Kissen unter der Achsel der stärker betroffenen Schulter notwendig, das, geschickt modelliert, die betroffene Seite stabilisiert und gleichzeitig den Thorax gegen die Tischkante abpolstert. Meistens reicht es jedoch aus, den stärker betroffenen Arm so mit kleinen Kissen zu unterlagern, dass er genügend Unterstützungsfläche hat, auf der das Gewicht des Armes liegt
- Bei einem drohenden oder bestehenden *Schulter-Hand-Syndrom* (☞ 3.1.4) wird grundsätzlich der stärker betroffene Arm auf dem Tisch abgelegt oder mit einem Kissen unterlagert.

Der *Rollstuhl* ist in erster Linie ein Transportmittel. Im Alltag wird er jedoch besonders bei immobilen Patienten häufig zum Sitzen verwendet. Die meisten Rollstühle haben eine flexible Rückenlehne und eine durchhängende Sitzfläche. Dies führt zu ungünstigen Sitzpositionen und bei spastischen Patienten zum Herausrutschen aus dem Rollstuhl. Deshalb gilt:

- Der Patient hat seine Füße nur für Transporte auf den Trittbrettern da sie sonst nicht gleichmäßig belastet werden, was die Spastizität fördert. Ansonsten stehen sie auf dem Boden
- Um den Oberkörper bei flexiblen Rückenlehnen aufrecht zu halten, wird die Lendenwirbelsäule mit einem festen Kissen unterstützt
- Der Arm des Patienten wird vor dem Körper auf dem Rollstuhltisch gelagert, um Schulterproblemen vorzubeugen und durch die vorgezogene Schulter die Spastizität zu hemmen.

Bewegen und Bewegungsförderung nach dem Bobath-Konzept

Raumgestaltung

Die **Bewegungsförderung** und Mobilisierung des Schlaganfallkranken beginnt bereits mit der Raumgestaltung: Bett oder Stuhl des Patienten stehen so im Raum, dass die stärker betroffene Seite des Patienten zum Geschehen hin liegt, d.h. zur Tür und zum Zimmer. Auch der Nachttisch steht auf der stärker betroffenen Seite, ebenso wie jeder Kontakt über diese Seite erfolgen soll (Angehörige und Besucher informieren). Dadurch, dass sich dort „alles Interessante" abspielt, wird der Patient motiviert, den Kopf zur stärker betroffenen Seite zu drehen. Dies wirkt der Tendenz des Patienten entgegen, die hemiplegische Seite zu ignorieren.

Die genannten Maßnahmen stellen ein aktives Behandlungskonzept des Neglect-Phänomens (☞ 3.1.4) dar. Bei ausgeprägtem Neglect ist der Patient hierzu allerdings (noch) nicht in der Lage. Dann wird seine Aufmerksamkeit Schritt für Schritt auf seine stärker betroffene Seite gelenkt *(kompensatorischer Neglect-Behandlung)*. In diesem Sinne ist auch die bobathorientierte Ganzkörperwaschung (basal stimulierende Ganzkörperwäsche bei Hemiplegie ☞ unten) zu verstehen, bei der zuerst die weniger betroffene Seite bewusst gemacht wird, um die Aufmerksamkeit dann auf die stärker betroffene Seite zu lenken.

> 🖼 Die Pflegenden unterstützen den Patienten so, dass er mit ihrer Hilfe normale Bewegungen möglichst selbstständig durchführen kann.

Anheben des Beckens im Bett

Das **Anheben des Beckens** *(Bridging)* ist eine äußerst sinnvolle Möglichkeit, Bewegungen aktiv und als normale Bewegung zu gestalten, weil die stärker betroffene Seite in den Bewegungsablauf integriert ist. Außerdem ist das Anheben des Beckens eine sehr wirkungsvolle Maßnahme der Spitzfußprophylaxe.

Zudem lassen sich weitere Bewegungen und Pflegemaßnahmen anknüpfen:

- Bewegen an den Bettrand
- Hoch- und Tieferrutschen

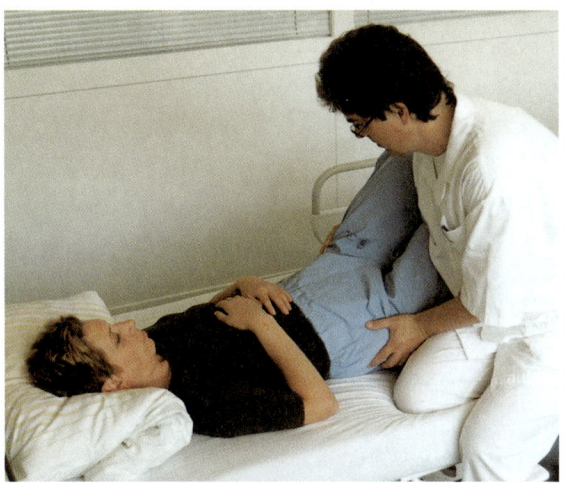

Abb. 3.13: Bewegen zur Seite durch Anheben des Beckens (bei fortgeschrittener Mobilität): Das Becken wird nur minimal angehoben. Das weniger betroffene Bein trägt mehr Gewicht. Die Pflegende übt mit ihrer Achsel Druck auf das Knie des stärker betroffenen Beines aus, die Hände sind zur Bewegungsinformation an Becken links und rechts angelegt. [M159]

- Drehen zur Seite und zum Sitz an den Bettrand
- Unterschieben des Steckbeckens
- Anziehen der Unterwäsche.

Durchführung:
- Der Patient liegt auf dem Rücken. Die Pflegende legt der stärker betroffenen Seite eine Hand auf den Fußrücken, die andere positioniert sie je nach Unterstützungsbedarf distal des Knies, bei schwerer Betroffenen eher seitlich und proximal der Kniekehle
- Dann fordert die Pflegende den Patienten auf, seine Beine aufzustellen. Dabei erspürt sie die Aktivität des Patienten in seinem stärker betroffenen Bein und gibt ihm gerade so viel Unterstützung wie der Patient benötigt. Beim Aufstellen achtet sie darauf, dass die Ferse nahe zum Gesäß gebracht wird
- Anschließend lehnt sich die Pflegende mit ihrer Achsel auf das knienahe Drittel des aufgestellten stärker betroffenen Oberschenkels, so dass der stärker betroffene Fuß belastet wird und nicht mehr wegrutschen kann. Mit dem patientennäheren Arm greift sie unter dem weniger betroffenen Bein hindurch und legt ihre Hand am Becken ab. Die patientenfernere Hand liegt an der stärker betroffenen Beckenseite
- Jetzt soll der Patient sein Becken aktiv anheben. Die Pflegende wartet die Patientenaktivität ab und lehnt sich in dem Moment, in dem der Patient die Bewegung einleitet, mit ihrem Körpergewicht nach hinten, so dass sie mit ihrer dem stärker betroffenen Bein aufgelegten Achsel nicht nur den Oberschenkel nach distal zieht, sondern auch gleichzeitig Druck auf den Fuß ausübt. Mit den Händen am Becken kann die Pflegende die Bewegung steuern.

Bewegen des Patienten an den Bettrand
- Der Patient hebt sein Becken an (☞ oben)
- Die Pflegende greift von oben flächig unter die Schulterblätter des Patienten
- Auf das Kommando „Kopf hoch" hebt der Patient seinen Kopf. Die Pflegende lehnt sich zurück und bewegt durch ihre eigene Gewichtsverlagerung den Oberkörper des Patienten. Gleichzeitig bewegt der Patient sein Gesäß zur gewünschten Seite
- Um möglichst rückenschonend zu arbeiten, werden bei schweren oder sehr inaktiven Patienten die Wege verkürzt. Die Bewegung wird dann mehrmals wiederholt.

Aufrichten des Patienten vom Liegen zum Sitzen auf der Bettkante
- Die Pflegende unterstützt den Patienten, sich mit aufgestellten Beinen über die stärker betroffene Körperhälfte auf die Seite zu drehen (☞ oben). Dabei dürfen seine Knie nur wenig über die Bettkante herausragen, damit der Patient beim Erreichen der Bettkante nicht aus dem Bett fällt
- Die Pflegende stellt das Bett tief. Diese Position bedeutet für sie zwar eine größere Belastung ihrer Knie, doch ist es sicherer und rückenschonender, wenn der Patient sofort Bodenkontakt hat
- Die Pflegende fordert den Patienten auf, das stärker betroffene Bein mit dem weniger betroffenen Bein aus dem Bett zu schieben. Gleichzeitig unterstützt sie den Patienten mit der einen Hand an der Schulter der weniger betroffenen Seite und mit der anderen Hand auf Höhe des Schulterblattes der mehrbetroffenen Seite beim Aufrichten des Oberkörpers
- Beim Aufrichten des Oberkörpers aus der Seitenlage verkürzt sich der Rumpf der weniger betroffenen Körperhälfte; Schulter und Hüfte nähern sich an. Diese Bewegung fazilitiert die Pflegende, indem sie bewusst stärkeren Druck am Schulterdach gibt
- Anschließend korrigiert sie die Haltung des Patienten so, dass er mit beiden Füßen komplett Bodenkontakt hat und beide Hände links und rechts auf der Matratze ruhen.

Transfer von der Bettkante in den Rollstuhl
Der **Transfer von der Bettkante** in den Rollstuhl verfolgt wichtige therapeutische Ziele. Der Patient soll mit Hilfe der Pflegenden eine normale Bewegung wiedererlernen. Dabei wird gleichzeitig die Wahrnehmung geschult und dem Spitzfuß vorgebeugt.

Bei schwer betroffenen Patienten wird der Transfer zuerst über das Schwenken durchgeführt **(tiefer Transfer)**. Setzt die Hüft- und Kniekontrolle wieder ein, kann zunehmend der **Transfer über den Stand** durchgeführt werden. Argument für den tiefen Transfer über die stärker betroffene Seite ist die Wahrnehmungsförderung und die Aktivierung der Muskelaktivität. Über die weniger betroffene Seite erfolgt der tiefe Transfer bei absolut schlaffen und verletzungsgefährdeten Beinen, wenn der stärker betroffene Fuß keine ausreichende Unterstützungsfläche hat (Spitzfuß) sowie beim Pusher-Patienten (☞ oben) zum Erlernen der Gewichtsübernahme auf der weniger betroffenen Seite.

> 📖 Bei halbseitengelähmten und somit wahrnehmungsgestörten Patienten keine Drehscheiben benutzen, da die Patienten dadurch stark verunsichert werden. Außerdem entsteht kein Lerneffekt, weil die Patienten die Bewegung nicht nachvollziehen können. Dieser Effekt wird auch als *Magie der Umwelt* bezeichnet: Es geschieht etwas mit dem Patienten, und er weiß nicht wie.

Durchführung des tiefen Transfers:

- Der Patient sitzt am Bettrand und hat vollständigen Fußsohlenkontakt zum Boden. Er hat vorzugsweise seine normalen Straßenschuhe an, weil diese dem häufig labilen Fuß Halt geben. Turnschuhe behindern wegen ihres Gummiprofils die Drehung. Transfers in Strümpfen sind äußerst gefährlich. Als Kompromiss kann der Transfer barfuß durchgeführt werden

- Der Rollstuhl steht mit angezogenen Bremsen im 90°-Winkel auf der Seite, über die der Transfer stattfinden soll. Die Seitenlehne ist herausgenommen und die Fußrasten entfernt oder zur Seite geklappt (Sturzgefahr!)

- Da der Schwerpunkt des Patienten bei diesem Transfer über die Unterstützungsfläche (Füße) gebracht werden muss, sind die Füße möglichst weit zurückgestellt. Sie müssen jedoch Bodenkontakt haben

- Die Pflegende steht vor dem Patienten

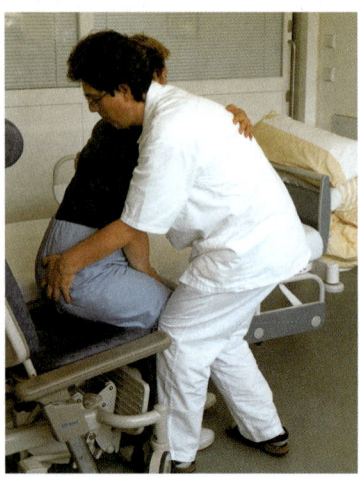

Abb. 3.14: Tiefer Transfer vom Stuhl ins Bett. Die Patientin findet mit ihrem weniger betroffenen Arm Halt auf dem Rücken der Pflegenden, der stärker betroffene Arm ruht auf dem Oberschenkel. [M159]

- Der stärker betroffene Arm des Patienten ruht am sichersten auf seinem Schoß

> 📖 Grundsätzlich wird immer das Drehbein stabilisiert. Wird über die stärker betroffene Seite tief transferiert, ist dies das stärker betroffene Bein, wird über die weniger betroffene Seite tief transferiert, ist es das weniger betroffene Bein. Bei schwerstbetroffenen Patienten kann auch die Stabilisierung beider Beine sinnvoll sein

- Die Pflegende steht in Schrittstellung so vor dem Patienten, dass ihr eines Bein das Drehbein von vorne und ihr anderes das Drehbein von der Seite stabilisiert. Durch die Schrittstellung behindert die Pflegende nicht die Vorwärtsbewegung des Patientenknies, und sie kann den gesamten Bewegungsablauf ohne Gleichgewichtsverlust bewältigen (☞ auch Abb. 3.14)

- Die Pflegende greift mit einer Hand unter die Achsel der weniger betroffenen Seite hindurch auf das Schulterblatt und hilft dem Patienten, sein Gewicht auf diese Seite zu verlagern. Mit der anderen Hand unterstützt die Pflegende die stärker betroffene Gesäßhälfte unterhalb des Sitzbeinhöckers (Tuber ischiadicum)

- Die Pflegende fordert den Patienten verbal wie taktil zum Aufstehen auf. Dabei verlagert der Patient seinen Oberkörper weit nach vorne über die Unterstützungsfläche Füße, die Pflegende gibt ihm die nötige Sicherheit. Pflegekraft und Patient bilden eine Bewegungseinheit

- Sobald die Pflegende die Patientenaktivität spürt, bittet sie den Patienten, sein Gesäß einige Zentimeter zur Seite Richtung Rollstuhl zu bewegen und dann wieder abzusetzen

- Dieser Vorgang wird 2 – 3-mal wiederholt, bis der Patient in einem weiteren Schwenk in den Rollstuhl gelangt

Gehen mit dem Patienten

Das Gehen mit dem Patienten ist erst dann sinnvoll, wenn der Patient sein stärker betroffenes Bein (mit Hilfe der Pflegenden) belasten kann.

- Die Pflegende stellt sich an die stärker betroffene Seite und stützt mit beiden Händen flächig den Thorax des Patienten (☞ Abb. 3.15).

- Das Gewicht wird auf das stärker betroffene Bein verlagert, worauf das weniger betroffene Bein vorangestellt wird (bei instabilem Kniegelenk stabilisiert eine zweite Person das stärker betroffene Bein während der Standbeinphase in Streckung). Mit leichtem Druck vom Thorax aus fazilieren die Hände der Pflegenden die Bewegung

- Danach wird das Gewicht auf das weniger betroffene Bein verlagert, und das andere Bein schwingt nach vorne.

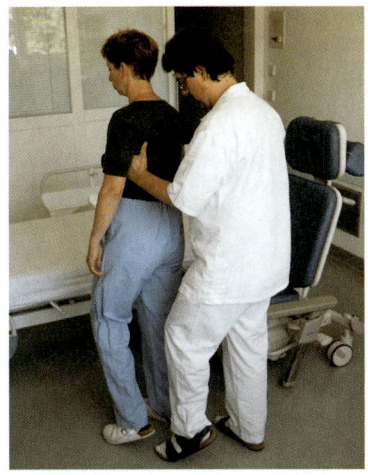

Abb. 3.15: Bei fortgeschrittener Mobilität und zurückgenommener Sicherheit nimmt die Unterstützung seitens der Pflegenden kontinuierlich ab. Hier fazilitert die Pflegende die Bewegung durch Druck beider Hände auf den Thorax. Die Bewegungen werden von Patientin und Pflegender simultan durchgeführt. [M159]

⊘ **Vorsicht! Keine vorzeitigen Gehversuche**

Nie den Patienten nur um des Gehens Willen mit je einer Pflegenden rechts und links in einem Gehwagen oder mit Gehstützen über den Flur „zerren"! Solche Versuche enden beim Patienten meist mit Frustration, spastischen Reaktionsmustern und Traumatisierung der stärker betroffenen Schulter.

Weitere pflegerische Unterstützung

🖾 Sich waschen und kleiden

Waschen und **Kleiden** haben einen hohen Stellenwert in der Rehabilitation des Schlaganfallpatienten. Die Rückkehr verloren gegangener Funktionen geschieht dabei nicht über das stupide Wiederholen von Einzelbewegungen, sondern durch das Einüben alltäglicher Handlungen wie Körperpflege und An- und Ausziehen. Deshalb sollte der Patient möglichst früh beginnen, diese Aktivitäten selbst auszuüben. Ziel ist jedoch nicht, dass er alles kompensatorisch mit der weniger betroffenen Seite durchführt. Im Gegenteil, er soll lernen, seine hemiplegische Seite in die Handlungsabläufe einzubeziehen. Nur dadurch ist *neuronales Lernen* (☞ oben) möglich. Kann der Patient die stärker betroffene Seite noch nicht mit einbeziehen, übernehmen die Pflegenden dies in Form des *therapeutischen Führens* (☞ unten). Soweit möglich, sollten kurze Selbsthilfesequenzen im Stehen erfolgen, weil dies die aktivierendste Form des Trainings darstellt.

Waschen. So früh wie möglich erfolgt das Waschen außerhalb des Bettes. Nicht selten dauert es allerdings einige Tage, bis eine Mobilisation an die Bettkante oder an das Waschbecken möglich ist. Die Zeit bis dahin kann aber auch für die Rehabilitation des Patienten genutzt werden, wenn Pflegende etwa nach Prinzipien der Basalen Stimulation den Patienten im Bett waschen oder ihn beim Waschen unterstützen (Ganzkörperwäsche bei Hemiplegie ☞ Pflegekasten).

Beim Waschen am Waschbecken liegt der stärker betroffene Arm dem Waschbeckenrand auf und wird in den Waschvorgang dadurch einbezogen, dass Pflegende Handfunktionen wie etwa das Halten einer Zahncremetube zum Öffnen therapeutisch führen. Wegen der Wahrnehmungsstörung sollte der Patient die Wassertemperatur immer zuerst mit der weniger betroffenen Hand kontrollieren.

Kleiden. Auf Grund der beeinträchtigten Gleichgewichtsreaktionen ist das Bett mit seiner weichen Matratze für das An- und Ausziehtraining ungeeignet. Die Übungen werden deshalb auf einem Stuhl sitzend durchgeführt (☞ Abb. 3.16).

Mehr als Lähmungen bereiten *Handlungs- und Planungsstörungen* (**Apraxien** ☞ 3.1.2) Schwierigkeiten bei der Körperpflege und beim Kleiden. So kann es z.B. sein, dass der Patient die Unterhose über den Kopf oder das Hemd mit der Innenseite nach außen anzieht. Deshalb sollte das Selbsthilfetraining jeden Tag gleich ablaufen. Vorlieben und Gewohnheiten des Patienten werden dabei berücksichtigt. Beim Anziehen wird immer mit der stärker betroffenen Extremität begonnen. Bei Pullovern oder T-Shirts lässt der Patient seinen stärker betroffenen Arm in die vorbereitete Mulde des Ärmels gleiten, streift den Ärmel bis zur Schulter hoch und schlüpft mit dem weniger betroffenen Arm in den anderen Ärmel. Dann wird das Kleidungsstück über den Kopf gezogen. Zum Anziehen von Unterhose, Hose, Strümpfen und Schuhen werden die Beine nach Möglichkeit übereinander geschlagen (spastikhemmend). Sind Unterhose und/oder Hose über die Knie gezogen, stellt sich der Patient hin und zieht die Kleidungsstücke hoch. Pflegende achten auf den korrekten Sitz der Kleidung, da einschnürende Kleidung im Achselbereich das Schulter-Hand-Syndrom fördert. Das Ausziehen erfolgt in umgekehrter Reihenfolge. Wegen der Rutschgefahr sollte der Patient nicht in Strümpfen, sondern immer barfuß oder mit Schuhen

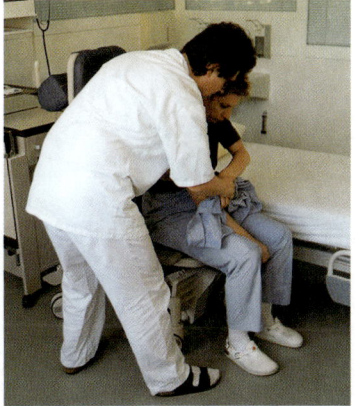

Abb. 3.16: Selbsthilfetraining zum Anziehen. Die Patientin sitzt auf einem stabilen Stuhl, die Füße haben flächig Bodenkontakt. Zuerst zieht sie das Kleidungsstück über den stärker betroffenen Arm. Die Pflegekraft unterstützt das Anziehtraining durch Führen der Bewegung. [M159]

stehen. Eine Antirutschfolie auf dem Boden verhindert das Ausrutschen in Strümpfen.

📖 **Literaturtipp**

Fröhlich, Andreas; Bienstein, Christel: Basale Stimulation in der Pflege. Verlag Selbstbestimmtes Leben, Düsseldorf, 1991

📺 Wegen der erhöhten *Ablenkbarkeit* braucht der Patient beim Selbsthilfetraining Ruhe und bekommt nur die absolut notwendigen Anweisungen.

🖐 Essen und trinken

In der Akutphase ist die ausreichende Versorgung des Schlaganfallpatienten mit Nahrung und Flüssigkeit ein großes Problem. Behinderungen im Gesichts-, Mund- und Rachenraum äußern sich in:

- Der Unfähigkeit den Mund zu schließen (u.a. bei Fazialisparese)
- Der fehlenden Zungenbeweglichkeit. Bei Gesunden bewegt sich die Zunge im Mund hin und her und transportiert die Nahrung in den Rachen
- Der Unfähigkeit zu kauen und zu schlucken.

Das Trinken bereitet größere Schwierigkeiten als die Einnahme von breiiger oder fester Nahrung. Dabei soll der Patient zur Erleichterung der Atmung und des Schluckens seine Mahlzeiten im Sitzen essen. In der Akutphase ist die Kontrolle von Ein- und Ausfuhr (*Flüssigkeitsbilanz* ☞ 2.1.8) wegen der Exsikkosegefahr zwingend notwendig. Kann der Patient trinken, wird ihm zwischen den Mahlzeiten immer wieder Flüssigkeit angeboten. Manchmal ist es auch notwen-

📺 Basal stimulierende Ganzkörperwäsche bei Hemiplegie

Die **Basale Stimulation** ist ein von A. Fröhlich und C. Bienstein entwickeltes Konzept zur Wahrnehmungsförderung wahrnehmungsgestörter Patienten. Ursprünglich wurde dieses Konzept für die Therapie und Betreuung Schwerstbehinderter erarbeitet; es hat sich aber bald schon gezeigt, dass sich die Prinzipien der Basalen Stimulation sehr gut in die Pflege somnolenter, beatmeter oder auch desorientierter Patienten übertragen lässt. Dabei lässt sie sich in die verschiedensten Pflegemaßnahmen integrieren, u.a. in die Ganzkörperwäsche.

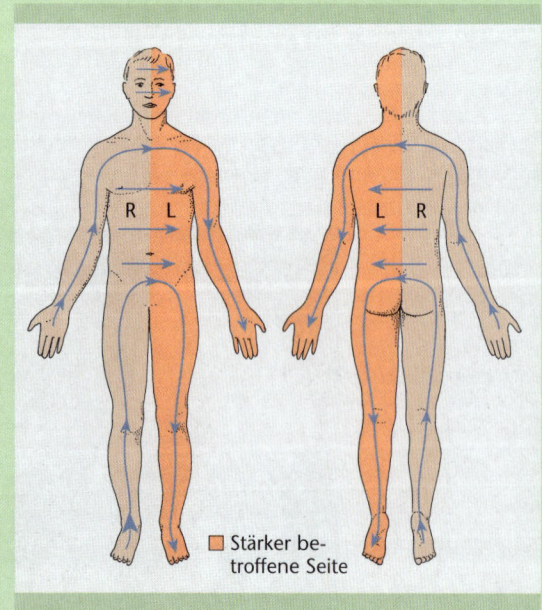

☐ Stärker betroffene Seite

„Die konsequente, geduldige und auf den Patienten zugeschnittene Stimulation bietet ihm die Chance, wieder mehr von dem wahrnehmen zu können, was ihm verloren gegangen ist. Wahrnehmung jedoch ist die Grundvoraussetzung für Entwicklung und Gesundung." (Fröhlich/Bienstein 1993).

Die Basale Stimulation und das Konzept nach Bobath sind zwei verschiedene Konzepte, allerdings lassen sich Aspekte der Basalen Stimulation sehr gut in die Pflege von Schlaganfallpatienten anwenden. Eine basal stimulierende Ganzkörperwäsche greift etwa einen zentralen Gedanken der Pflege nach Bobath auf, wenn das Waschen das Gefühl für die körperliche Symmetrie und das Zusammenspiel beider Körperhälften fördert: Zuerst soll der Patient die weniger betroffene Körperseite spüren, um diese Empfindung zu speichern und sie dann auf die stärker betroffene Seite zu übertragen. Dadurch lässt sich die verloren gegangene Wahrnehmung „wieder finden". Mag es in einem frühen Stadium der Erkrankung angezeigt sein, dass die Pflegenden die Ganzkörperwäsche vollständig durchführen, kann bei zunehmender Aktivität des Patienten das Waschen von den Pflegenden geführt werden. Durch geführte Waschbewegungen kann die Eigenaktivität und Rehabilitation des Patienten gezielt gefördert werden.

Zur **Ganzkörperwäsche** stehen die Pflegenden auf der stärker betroffenen Seite des Patienten, beginnen mit dem Waschen allerdings auf der empfindungsstärkeren, weniger betroffenen Seite. Um nachhaltige Reize zu setzen, bieten sich raue Waschlappen oder Handtücher an; darüber hinaus erfolgt das Waschen mit etwas Druck seitens der Pflegenden, damit der Patient seine Körperkonturen gut wahrnehmen kann.

dig, dass der Patient die fehlende Flüssigkeit über Infusionen oder eine PEG erhält, obwohl er essen und trinken kann. Damit sich der Patient nicht verschluckt, werden keine Speisen mit unterschiedlicher Konsistenz gleichzeitig verabreicht (Flüssigkeit zum Nachspülen der Speisen). Der Patient wird dazu angehalten, auch auf der stärker betroffenen Seite zu kauen. Auf Breikost wird so bald wie möglich verzichtet, weil sie das Kauen nicht fördert. Der Schluckakt kann durch Ausstreichen des Mundbodens vom Kinn zum Kehlkopf eingeleitet werden. Nach jeder Mahlzeit wird der Mund auf Speisereste in den Backentaschen inspiziert. Anschließende Mundpflege, möglichst mit Zähneputzen, ist unabdingbar.

🪑 Ausscheiden

Stuhl- und (viel häufiger) Harninkontinenz sind meistens nur in der Akutphase ein Problem. Ursachen sind lähmungsbedingte Immobilität, die Unfähigkeit, infolge der Wahrnehmungsstörungen die volle Blase bzw. den vollen Enddarm zu spüren oder bei Aphasie das Unvermögen, den Ausscheidungsdrang zu artikulieren. Durch frühzeitige Mobilisation bildet sich die Inkontinenz meist rasch zurück. Zusätzlich kann der Patient nach den Mahlzeiten auf die Toilette geführt werden. Besteht die Harninkontinenz länger als einige Tage, ist ein suprapubischer Dauerkatheter das geeignete Mittel zur vorübergehenden Harnableitung.

> 🖰 Der transurethrale Dauerkatheter als „Dauerlösung" gehört der Vergangenheit an, da er die Wahrnehmungsfähigkeit des Schlaganfallpatienten zusätzlich einschränkt.

Bei unzureichender Mobilisation, Breikost und nicht ausreichender Flüssigkeitszufuhr kommt es häufig zu einer Obstipation. Dagegen helfen reichliches Trinken oder intravenöse Flüssigkeitsgabe (mit Flüssigkeitsbilanz), ballaststoffreiche Kost und Mobilisation.

> ⚠ **Fehlerquellen bei der Pflege von Schlaganfallpatienten**
> - Erlauben oder ermuntern, dass der Patient sich am Bettbügel, Bettgitter oder an einer Strickleiter im Bett hochzieht
> - Erlauben oder ermuntern, dass der Patient sich beim Aufstehen mit der weniger betroffenen Seite abdrückt
> - Infusionen am stärker betroffenen Arm anlegen
> - Rautek-Griff zum Hochziehen des Patienten anwenden
> - Am stärker betroffenen Arm des Patienten ziehen
> - Patienten im Gehwagen gehen lassen oder ihn rechts und links untergehakt über den Gang schleifen
> - Binde oder Tennisball in die Hand geben
> - Patienten mit (nicht angepassten) Gehstock gehen lassen
> - Spitzfußprophylaxe mit Bettkiste, Sandsack, weichem Kissen, Turnschuhen oder Moonboots durchführen
> - Bettdecke unter den Füßen einrollen
> - Arm über dem Kopf in Rückenlage lagern
> - Becken in Rückenlage unterlagern.

> 📖 **Literaturtipp**
> Vohs, Martina; Winter, Ilse (Hrsg.): Fachpflege Rehabilitation. Urban & Fischer, München, 1999

> ⠿ **Antikoagulation:** Medikamentöse Gerinnungshemmung. Wird in der Klinik zur Vorbeugung der Entstehung von Thrombosen oder zur Verhinderung der Ausweitung bestehender Thrombosen eingesetzt. Spielt als Thromboseprophylaxe im täglichen Stationsablauf eine wichtige Rolle.

🖊 Pharma-Info 3.17 Heparine

Heparin bildet im Blut einen Komplex mit Antithrombin III, der dann die Blutgerinnung an mehreren Stellen der Gerinnungskaskade hemmt, vor allem aber die Umwandlung von Fibrinogen in Fibrin. Heparin ist ein körpereigener Stoff und besonders reichlich in Mastzellen und basophilen Granulozyten zu finden. In der therapeutischen Anwendung wird zwischen der niedrig dosierten prophylaktischen (Low-dose-) und der hoch dosierten therapeutischen (High-dose-)Heparinisierung unterschieden.

Low-dose-Heparinisierung

Die *prophylaktische Heparinisierung* (**Low-dose-Heparinisierung**) dient der Vorbeugung venöser Thrombosen nach Operationen oder bei (überwiegend) bettlägerigen Patienten auf internistischen Stationen. Eine weitere Indikation ist die Embolieprophylaxe z.B. bei Vorhofflimmern oder Herzklappenerkrankungen, falls keine Cumarine gegeben werden dürfen. Kontraindikationen sind eine

Heparinallergie oder ein heparininduzierter Thrombozytenabfall (HIT).

Bei **unfraktionierten Heparinen** (z.B. Liquemin®) müssen dreimal täglich 5 000 IE s.c. gespritzt werden (alternativ zweimal täglich 7 500 IE), bei Übergewicht des Patienten bis zu dreimal täglich 10 000 IE. **Niedermolekulare,** sog. *fraktionierte* **Heparine** (z.B. Fraxiparin®) erfordern dagegen nur eine Injektion täglich mit 2 500 – 5 000 IE. Beide Substanzen sind als Injektionslösung zum Aufziehen und als Fertigspritze erhältlich. Nachteilig sind die hohen Kosten der Fertigspritzen. Kontrollen der Blutgerinnung sind nicht erforderlich, da keine Blutungskomplikationen drohen, wenn vor der Therapie die Blutgerinnung intakt war. Wohl aber muss die Thrombozytenzahl anfangs überwacht werden (☞ unten). Insgesamt ist die prophylaktische Heparinisierung nebenwirkungsarm. Das Heparin wird am günstigsten subkutan in die Bauchdecke oder den Oberschenkel injiziert. Dabei wird ein Sicherheitsabstand von ca. 5 cm zum Bauchnabel eingehalten (dort ist die Gefahr, ein Gefäß zu treffen, größer).

> Die Low-dose-Heparinisierung ist die sicherste einzelne Vorbeugungsmaßnahme gegen Thrombosen bei Immobilisation. Sie ist deshalb bei allen Patienten indiziert, die täglich weniger als sechs Stunden das Bett verlassen.

High-dose-Heparinisierung

Die *therapeutische Heparinisierung* (**High-dose-Heparinisierung, Vollheparinisierung**) ist angezeigt z.B. bei thromboembolischen Erkrankungen (frische Venenthrombose, Lungenembolie), Herzinfarkt, Verbrauchskoagulopathie oder extrakorporaler Zirkulation (Dialyse, Herz-Lungen-Maschine).

Kontraindikationen für eine Vollheparinisierung sind beispielsweise eine Heparinallergie, ein heparininduzierter Thrombozytenabfall, eine Operation innerhalb der letzten zehn Tage, frische Verletzungen, manifeste Blutungen, akute Magengeschwüre, ein schwerer Bluthochdruck oder bestimmte Gehirnerkrankungen (etwa Schlaganfall vor weniger als sechs Monaten oder Hirnarterienaneurysmen).

In der Regel wird das Heparin intravenös (nur selten s.c.) appliziert. Zu Beginn wird meist ein Bolus von 10 000 IE unfraktioniertem Heparin (z.B. Liquemin®) gespritzt. Dann wird die Behandlung über eine Dauerinfusion mittels Perfusor fortgesetzt (z.B. 10 000 IE unfraktioniertes Heparin auf 50 ml NaCl 0,9 % entsprechend 200 IE/ml). Die Wirkung setzt praktisch sofort ein. Therapieziel ist eine Ver-längerung der PTT auf das 1,5 – 2fache (alternativ – je nach Labor – der Thrombinzeit [TZ] auf das 2 – 4fache) des Ausgangswertes. Daher müssen diese Gerinnungsparameter anfangs alle 4 – 8 Stunden und später 1 – 2-mal täglich kontrolliert werden. Bei einer zu starken Hemmung der Blutgerinnung ist eine Therapiepause von 1 – 2 Stunden mit nachfolgender Dosisreduktion erforderlich. Bei Blutungen kann als Antidot Protamin (z.B. Protamin Roche®) langsam i.v. gegeben werden.

> 🛏 Wichtigste Pflegeaufgabe: Achten auf Blutungen (auch Blut im Stuhl).

Die Blutproben für die 8-, 12- oder 24-stündlichen Gerinnungskontrollen dürfen nicht aus der Extremität mit dem Heparinperfusor und erst recht nicht aus dem Zugang selbst entnommen werden. Nach der Blutabnahme wird die Punktionsstelle wegen der Gerinnungshemmung über mehrere Minuten komprimiert. Bei Schmerzen darf kein ASS (z.B. Aspirin®) gegeben werden, da dies das Blutungsrisiko weiter steigert.

Komplikation: Heparininduzierte Thrombozytopenie

Bei beiden Formen der Heparinbehandlung kann es nach wenigen Tagen bis zwei Wochen zu einem heparininduzierten Abfall der Blutplättchen kommen. Während die nicht immunologisch bedingte **heparininduzierte Thrombozytopenie Typ I** *(HIT Typ I)* eine gute Prognose hat, sinken die Thrombozyten bei antikörperbedingter **heparininduzierter Thrombozytopenie Typ II** *(HIT Typ II)* auf unter 100 000/ml Blut (= 100/nl) bzw. 50 % des Ausgangswertes ab, und es besteht die Gefahr von Thrombosen und Gefäßverschlüssen (Thrombose „trotz" Antikoagulation) mit hoher Letalität. Daher sind in den ersten drei Wochen einer Heparinbehandlung regelmäßige Kontrollen der Thrombozytenzahl erforderlich.

Weitere, z.T. sehr seltene Nebenwirkungen sind allergische Reaktionen, (reversibler) Haarausfall, Hautnekrosen, Anstieg der Leberwerte sowie bei länger dauernder Anwendung eine Osteoporose. Bei der Vollheparinisierung ist außerdem die Blutungsgefahr erheblich erhöht (schwere Blutungen bei 2 – 7 % der Patienten).

✎ Pharma-Info 3.18 Cumarine

Wirkprinzip und Indikationen

Cumarine sind Vitamin-K-Antagonisten und hemmen die Synthese bestimmter Gerinnungsfaktoren in der Leber, indem sie das hierzu notwendige Vitamin K aus seiner Bindung verdrängen. Angezeigt sind sie ganz allgemein bei jeder *Langzeitantikoagulation*, z.B. bei Vorhofflimmern oder Thromben in den Herzhöhlen, nach Herzklappenersatz, bei dilatativer Kardiomyopathie, nach tiefen Bein- und Beckenvenenthrombosen oder nach Lungenembolien.

Kontraindikationen

Kontraindikationen sind neben den Gegenanzeigen der Vollheparinisierung (☞ oben) eine Verbrauchskoagulopathie, schwere Leberschäden mit Abfall des Quick-Wertes sowie Schwangerschaft (dann Ausweichen auf Heparin). Besondere Vorsicht ist außerdem bei solchen Patienten geboten, bei denen eine zuverlässige Tabletteneinnahme und regelmäßige Blutkontrollen nicht gewährleistet scheinen (z.B. verwirrte Patienten, Alkoholkranke), oder bei denen die Verletzungsgefahr hoch ist (z.B. nicht anfallsfreie Epileptiker).

Präparate und Dosierung

In Deutschland wird in erster Linie Phenprocoumon (z.B. Marcumar®) verwendet, in anderen Ländern wie den USA ist Warfarin (Coumadin®) gebräuchlicher. Die Wirkung setzt erst nach einigen Tagen ein, da zu Beginn der Behandlung noch genügend funktionsfähige Gerinnungsfaktoren im Blut vorhanden sind. In den ersten Tagen der Cumarintherapie kann die Blutgerinnbarkeit sogar gesteigert sein, weshalb in der Anfangsphase stets Heparin zusätzlich gegeben wird. Am ersten Tag werden vier Tabletten Marcumar® zu je 3 mg (also 12 mg Phenprocoumon), am zweiten drei Tabletten und am dritten Tag zwei Tabletten Marcumar® gegeben. Die weitere Dosierung richtet sich nach dem Quick-Wert (Zielbereich laborabhängig 20–25 %) bzw. INR-Wert (Zielwert je nach Grunderkrankung 2,0–4,5). Die Erhaltungsdosis liegt meist bei 1–2,5 Tabletten Marcumar® täglich.

℧ Patienteninformation: Leben mit Marcumar®

Die Blutungsgefahr ist unter Langzeitantikoagulation erhöht. Besondere Schutzmaßnahmen sind nötig:

- Hierzu gehören der Verzicht auf Sportarten mit hohem Verletzungsrisiko, aber auch die Trockenrasur statt der Nassrasur. Fernreisen in Länder, wo Blutkonservengaben nicht gewährleistet oder risikoreich sind, sind abzulehnen
- Schwarzer Stuhl kann durch Blut im Stuhl bedingt sein und erfordert eine sofortige Vorstellung beim Arzt. Auch gehäufte „blaue Flecke" können auf eine zu starke Hemmung der Blutgerinnung hinweisen
- Bei jedem (neuen) Arztkontakt muss der Arzt über die Medikation mit Marcumar® informiert werden. Dies gilt insbesondere auch für Zahnarztbesuche. Umgekehrt sollte der Arzt, der die Marcumarbehandlung steuert, über alle weiteren Erkrankungen und Arzneimittel informiert werden, da evtl. Gerinnungskontrollen notwendig sind
- Der Patient erhält noch im Krankenhaus einen **Marcumar®-Paß,** den er immer bei sich tragen sollte
- Der Patient soll seine Marcumar®-Tabletten immer zur gleichen Tageszeit nehmen. Hat er die Einnahme vergessen, darf er auf keinen Fall am Tag darauf die Dosis „nachholen", sondern soll seinen Arzt aufsuchen

- Da die Marcumarwirkung von dem Verhältnis zwischen Vitamin K und seinem Antagonisten Marcumar® abhängt, ist eine möglichst konstante Vitamin-K-Zufuhr wichtig. Dies bedeutet, die besonders Vitamin-K-haltigen grünen Gemüse und Salate sowie Kohl nur in Normalportionen zu verzehren. Eine besondere Diät ist aber nicht erforderlich
- Viele auch frei verkäufliche Arzneimittel beeinflussen die Wirkung des Marcumar®. Der Patient sollte keinerlei Arzneimittel eigenmächtig einnehmen, sondern auch bei scheinbar leichten Befindlichkeitsstörungen beim behandelnden Arzt anrufen und fragen, worauf er zu achten hat
- Ganz wichtig sind auch die regelmäßigen Kontrollen der Blutgerinnung mit nachfolgender individueller Dosierung der Tabletten nach dem aktuell gemessenen Quick- bzw. INR-Wert. In der Anfangszeit sind sie ca. zweimal pro Woche erforderlich, später wird das Intervall meist auf eine Kontrolle wöchentlich verlängert. Bei sehr stabilen Werten und zuverlässigen Patienten reichen Kontrollen alle zwei Wochen aus. Zunehmende Bedeutung insbesondere bei jüngeren Patienten erlangt die Selbstkontrolle der Blutgerinnung mit kleinen Testgeräten (z.B. CoaguCheck®), vergleichbar der Blutzuckerselbstkontrolle des Diabetikers
- Die „Pille" ist – für die gesamte Dauer der Therapie – kontraindiziert, da sie das Thromboserisiko erheblich erhöht.

Bei *Überdosierung* (oder z.B. vor geplanten Operationen) wird das Arzneimittel abgesetzt. Zusätzlich kann Vitamin K (z.B. 5 – 10 Tropfen Konakion® oral) gegeben werden. Die Wirkung setzt aber verspätet nach 6 – 12 Stunden ein, da die Gerinnungsfaktoren erst in der Leber synthetisiert werden müssen. Ist ein sofortiger Wirkungseintritt erforderlich (etwa bei schweren Blutungen oder einer Notfalloperation), muss PPSB (Prothrombinkomplex) i.v. gegeben werden. *Nebenwirkungen* der Cumarinbehandlung sind vor allem Blutungen, Allergien, „Marcumarnekrosen" (Hautnekrosen, meist in der ersten Woche der Cumarinbehandlung und vorzugsweise an Brüsten, Hüften, Gesäß und Oberschenkeln lokalisiert), Ikterus und Haarausfall.

> 📖 Für die Pflege von Patienten unter Marcumarbehandlung gelten folgende Richtlinien:
> - Wegen der Blutungsgefahr sind i.m. Injektionen kontraindiziert
> - Den Patienten informieren, dass er sorgfältig auf Blutungen achten und jede Blutung sofort den Pflegenden oder dem Arzt mitteilen muss
> - Der Patient wird noch während des Krankenhausaufenthaltes sorgfältig über die notwendigen Vorsichtsmaßnahmen bei Langzeitantikoagulation informiert, denn ein gut aufgeklärter Patient ist in der Regel kooperativer, und die Komplikationsgefahr ist geringer als bei einem unzureichend informierten Patienten.

📝 Pharma-Info 3.19 Thrombozytenaggregationshemmer

Thrombozytenaggregationshemmer hemmen die Zusammenballung von Thrombozyten mit nachfolgender Thrombusbildung und reduzieren das Risiko arterieller Thromben. Sie sind z.B. bei einem akuten oder abgelaufenen Herzinfarkt, Angioplastie oder koronarer Bypass-Operation, pAVK, TIA oder Schlaganfall (☞ 3.1.3) angezeigt. Zur Prophylaxe venöser Thrombosen eignen sie sich bei alleiniger Gabe *nicht*.

Gebräuchlichstes Präparat ist die als Schmerzmittel lange bekannte **Azetylsalizylsäure** (kurz *ASS*, z.B. Aspirin®). Meist werden zur Thrombozytenaggregationshemmung 100 – 300 mg täglich empfohlen.

Häufigste *Nebenwirkungen* sind Magen-Darm-Beschwerden bis hin zu Geschwüren oder Magen-Darm-Blutungen bei entsprechend Veranlagten, Allergien und Verengungen der Atemwege („ASS-Asthma" – deshalb Vorsicht bei Asthmatikern!).

Alternativpräparate sind Dipyramidol (z.B. Persantin®, in Kombination mit ASS in Asasantin®), Ticlopidin (z.B. Tiklyd®) und Clopidogrel (Plavix®), welche ebenfalls die Thrombozytenfunktion hemmen.

> 🔅 **Fibrinolysetherapie** (*Lysetherapie, Lyse =* Auflösung): Medikamentöse Wiederauflösung sowohl arterieller als auch venöser Blutgerinnsel, z.B. bei Herzinfarkt oder Gefäßverschlüssen im Extremitätenbereich.

📝 Pharma-Info 3.20 Fibrinolytika

Wirkprinzip und Indikationen

Fibrinolytika (*Thrombolytika*) aktivieren die *Fibrinolyse*, d.h. den Abbau von Fibrin. In der Medizin werden sie zur **Thrombolyse** (medikamentöse Auflösung eines Thrombus oder eines Embolus) vor allem bei einem Herzinfarkt, einer massiven Lungenembolie, einer tiefen Bein- oder Beckenvenenthrombose oder einem akuten Arterienverschluss eingesetzt.

Kontraindikationen

Bei Störungen der Blutgerinnung, manifesten Blutungen, einigen entzündlichen Erkrankungen und Infektionen (Sepsis, Endokarditis, Pankreatitis), fortgeschrittenen Tumorleiden, Aneurysmen, nach einem Schlaganfall oder kurz nach Operationen, größeren Verletzungen und bestimmten Punktionen darf eine Lyse nicht durchgeführt werden, da unbeherrschbare Blutungen drohen.

Präparate und Vorbereitung der Lysetherapie

Unterschieden werden:
- Die **systemische Lyse,** bei der das Arzneimittel i.v. gespritzt wird und seine Konzentration im ganzen Körper gleich hoch ist
- Die **lokale Lyse,** bei der das Arzneimittel mit einem Katheter direkt an den Thrombus gebracht wird und dort die höchste Konzentration erreicht.

Derzeit zugelassene Fibrinolytika sind:
- **Streptokinase** (z.B. Streptase®)
- **Urokinase** (z.B. Actosolv®)
- **rt-PA** (*recombinant tissue plasminogen activator, Gewebeplasminogenaktivator*, z.B. Actilyse®)
- **APSAC** (*azetylierter Plasminogen-Streptokinase-Aktivator*-Komplex, z.B. Eminase®).

Welches Fibrinolytikum verwendet wird, entscheidet der Arzt unter Berücksichtigung der Erkrankung (APSAC z.B. ist nicht für tiefe Beinvenenthrombose zugelassen), Vorerkrankungen des Patienten (Streptokinase nicht bei vorausgegangenem Streptokokkeninfekt) und hausinterner Verfügbarkeit (hohe Kosten). Wegen der Gefahr schwerwiegender Nebenwirkungen, v.a. Blutungen und Unverträglichkeitsreaktionen, erfordert die Lysetherapie die eingehende Aufklärung des Patienten durch den Arzt und sein (schriftliches) Einverständnis.

Vor Beginn der Lysetherapie:
- Blutbild, Blutgruppe und Gerinnungsstatus bestimmen
- Zwei Erythrozytenkonzentrate bereitstellen

Gesteuert wird die Lysetherapie nach den zweimal täglich bestimmten Gerinnungswerten. Die Lysetherapie wird möglichst auf einer Intensivstation durchgeführt.

Pflege bei Lysetherapie
- Arzneimittel in verordneter Verdünnung über Perfusor geben (hausinterne Richtlinien beachten)
- Patienten während der Infusion nicht alleine lassen und genau auf Nebenwirkungen beobachten. Dies sind besonders allergische Reaktionen (z.B. Hautrötung), Blutungen (Bewusstseinsstörungen als Zeichen einer Hirnblutung!) und Temperaturanstieg. Bei V.a. Nebenwirkungen sofort Arzt informieren
- Täglich Stuhl auf Blut untersuchen
- Wegen der Gefahr lebensbedrohlicher Blutungen keine i.m. Spritzen und keine nichtsteroidalen Antiphlogistika (z.B. Voltaren®) bei Schmerzen verabreichen!

3.2 Intrazerebrale Blutung

Intrazerebrale Blutung *(Hirnmassenblutung):* Massive Blutung in das Hirngewebe, meist *intraparenchymatös.* Ursache von etwa 15 % der Schlaganfälle, häufig auf der Grundlage einer zerebralen Arteriosklerose.

3.2.1 Krankheitsentstehung, Symptome und Diagnostik

Krankheitsentstehung

Intrazerebrale Blutungen sind zumeist Folge einer Hypertonie und entstehen durch die Zerreißung arteriosklerotisch vorgeschädigter Arterien. Typische Lokalisationen sind die Stammganglien, das Marklager und das Kleinhirn.

Andere Ursachen für eine intrazerebrale Blutung können sein:
- **Angiome,** *durch Gefäßsprossung entstandene, geschwulstartige Neubildungen von Gefäßgewebe*
- **Kavernome,** *gutartige Blutgefäßgeschwulste mit Hohlraum*
- Gefäßfehlbildungen
- Antikoagulantien-Therapie, z.B. mit Marcumar® oder Gerinnungsstörungen anderer Ursache
- Sinusthrombose (☞ 3.6)
- Aneurysmaruptur
- Einblutung in einen ischämischen Infarkt oder Tumor.

Als **Risikofaktoren** gelten entsprechend angeborene Gefäßfehlbildungen oder Gefäßwandschwächen, Gerinnungsstörungen und arterieller Hypertonus.

Symptome

Die Beschwerden und neurologischen Symptome einer intrazerebralen Blutung entsprechen oft denen einer *zerebralen Ischämie* (☞ 3.1.1). Infolge der raumfordernden Wirkung einer Blutung treten häufiger Kopfschmerz, Übelkeit und bei großer Blutung rasche Bewusstseinstrübung auf. Eine sichere Unterscheidung zwischen Ischämie und Blutung kann und darf aber klinisch nicht getroffen werden. Hierfür ist die Anfertigung eines CCT erforderlich.

Diagnostik und Differentialdiagnose

Nach der Primärversorgung des Patienten wird ein **CCT** durchgeführt, um zwischen Blutung und Ischämie zu unterscheiden und Lokalisation und Größe der Blutung auszumachen. Das Blut kann aber in den ersten Stunden nach Symptombeginn noch nicht sichtbar sein, ggf. muß das CCT später wiederholt werden.

Bei vorbestehendem Hypertonus und typischer Lokalisation der Blutung ist keine weitere Diagnostik zur Ursachenforschung erforderlich. Andernfalls wird eine Angiographie durchgeführt, um ein der Blutung zugrunde liegendes Angiom, ein Aneurysma, eine Gefäßwandanomalie, eine Sinusthrombose oder einen Tumor zu suchen. Insbesondere bei subarachnoidalen Blutanteilen (☞ 3.5) muss rasch eine Aneurysmablutung ausgeschlossen werden, die binnen 72 Stunden operiert werden sollte.

Ergibt die Angiographie keine eindeutige Ursache, kann ein **MRT** durchgeführt werden. Diese ist ggf. auch erst nach Resorption der Blutung sinnvoll, da sich z.B. Kavernome in CCT und Angiogramm nicht immer darstellen lassen.

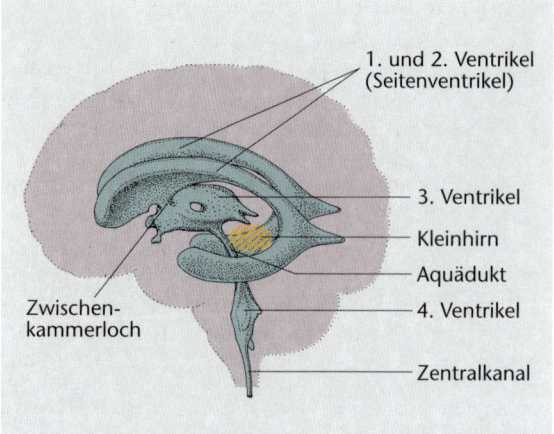

Abb. 3.21: Das Ventrikelsystem des Gehirns. Die beiden Seitenventrikel sind über Zwischenkammerlöcher mit dem 3. Ventrikel verbunden. Der Aquädukt verbindet den 3. mit dem 4. Ventrikel. Der Liquor durchfließt die Ventrikel und gelangt vom 4. Ventrikel in den Subarachnoidalraum. Nach Umspülen von Gehirn und Rückenmark wird er von den Subarachnoidalzotten resorbiert und in das venöse Blutsystem abgeleitet. [L190]

3.2.2 Behandlungsstrategie und Prognose

◢ Behandlungsstrategie

In Abhängigkeit von Lokalisation und Größe der Blutung sowie dem klinischen Zustand des Patienten entscheidet der Arzt, ob ein invasives Vorgehen notwendig ist. Da das Blut, das ins Hirngewebe ausgetreten ist, im Verlauf von Tagen bis Wochen wieder resorbiert wird, ist ein invasives Vorgehen daher nur indiziert bei:
- Primär raumfordernden Blutungen
- Sich verschlechternder Bewusstseinslage infolge zunehmender Schwellung
- Liquorzirkulationsstörungen.

Operative Blutungsausräumung

In Abhängigkeit vom Lebensalter und Allgemeinzustand des Patienten entscheidet der Arzt zusammen mit den Angehörigen, ob dieser Eingriff in Anbetracht des möglicherweise schlechten klinischen Zustandes des Patienten gerechtfertigt ist. Manchmal ist die **operative Blutungsausräumung** bei sekundärer Verschlechterung oder zunehmender Hirnschwellung, hier besonders im Bereich der hinteren Schädelgrube, zwingend erforderlich.

Blutungsdrainage

Bei größeren *supratentoriellen* (oberhalb des Kleinhirnzeltes liegenden) *Blutungen* kann die Blutung durch die Anlage einer **Drainage** in die Blutungshöhle entlastet werden (stereotaktische Eingriffe,

☞ 1.3.8). Noch flüssiges Blut kann hierüber abfließen, evtl. kann die Blutungshöhle mit Fibrinolytika (z.B. rt-PA) gespült werden.

Ventrikeldrainage

Bei Einbruch der Blutung ins Ventrikelsystem oder bei primär *infratentorieller* (unterhalb des Kleinhirnzeltes liegender) *Blutung* mit Kompression des 4. Ventrikels kommt es häufig zur Liquorzirkulationsstörung mit innerem Liquoraufstau. Der entstehende akute *Hydrocephalus internus occlusus* wird durch die Anlage einer **Ventrikeldrainage** in einen Seitenventrikel behandelt.

Bei dieser Drainage ist darauf zu achten, dass sie nicht zu viel Liquor fördert. Sie sollte nicht mehr als 150 – 200 ml/Tag ableiten und wird entsprechend der geförderten Liquormenge auf, über oder unter Augenniveau gehängt. Täglich wird der Liquor mikroskopisch untersucht und zur mikrobiologischen Untersuchung gegeben, damit eine Infektion sofort erkannt wird.

▣ Pflege bei Ventrikeldrainage und Nachsorge

Bei der Pflege des Patienten ist neben der genauen Bilanzierung der Liquormenge und exakten Anbringung der Drainage auf der richtigen Höhe eine absolut sterile Handhabung wichtig. Beim Lagern, Absaugen oder Drehen des Patienten wird die Drainage abgeklemmt, damit es z.B. nicht zu umgekehrtem Fluss von außen nach innen oder zum Eindringen von Luft kommt (Infektionsgefahr). Fördert die Drainage auf einem Niveau von 15 cm kaum noch Liquor, ist davon auszugehen, dass der natürliche Liquorabfluss wieder hergestellt ist. Die Drainage wird dann 24 Stunden abgeklemmt. Während dieser Zeit achten die Pflegenden engmaschig auf Bewusstseinsveränderungen oder Hirnstammsymptome (☞ 3.1.2).

Nach den 24 Stunden kann der **Liquordruck** gemessen werden. Meist erfolgt ein **Kontroll-CCT,** um die Ventrikelweite zu beurteilen. Über die Drainage können auch einige ml Kontrastmittel in den Seitenventrikel gegeben werden, die durch Schwenken und Lagern des Kopfes im Ventrikelsystem verteilt werden. Anschließend wird computertomographisch untersucht, ob das Kontrastmittel über den 4. Ventrikel in den Liquorraum um das Rückenmark herum abgeflossen ist. Fällt diese **Ventrikulographie** positiv aus, wird die Ventrikeldrainage entfernt (☞ 2.1.6).

Hirndrucktherapie und Blutdrucksenkung

Akute intrakranielle Druckerhöhung ☞ 12.4

Antiepileptika

Der prophylaktische Einsatz von **Antiepileptika** erfolgt nur bei einer Blutung infolge Sinusthrombose (☞ 3.6). Sonst erst nach dem ersten symptomatischen Krampfanfall (☞ 10.1).

Schmerzmittel

Infolge der raumfordernden Wirkung der Blutung leiden die meisten Patienten mit intrazerebraler Blutung unter starken **Kopfschmerzen** und Übelkeit. Deshalb achten Arzt und Pflegende auf ausreichende Analgesierung und evtl. Sedierung, sowie die Gabe von Antiemetika.

Antikoagulation

24 Stunden nach der Blutung wird bei den meisten Patienten mit einer **Low-dose-Heparinisierung** zur Thrombose- und Lungenembolie-Prophylaxe begonnen (☞ Pharma-Info 3.17).

Wird als Ursache für eine intrazerebrale Blutung eine Sinusthrombose nachgewiesen (☞ 3.6), kann keine 24 Stunden gewartet werden. In diesem Fall wird der Patient trotz Blutung sofort mit einer Bolusinjektion PTT-wirksam heparinisiert. Die Blutungen bei Sinusthrombose sind nämlich Stauungsblutungen, das heißt, dass es durch die thrombosierten Venen zu pathologischen erweiterten Lücken zwischen den Kapillarendothelien gekommen ist, durch die nun Blut austritt. Durch Heparinisierung muss daher umgehend einer weiteren Druckerhöhung durch Zunahme der venösen Thrombose entgegengewirkt werden.

Das übrige Vorgehen bei intrazerebraler Blutung entspricht dem der zerebralen Ischämie (☞ 3.1.3).

🗳 Pflege

Intensivpflege und postoperative Vorsichtsmaßnahmen ☞ 2.1, 9.1.3., 12.5

⚓ Prognose und Rezidivprophylaxe

Die **Prognose** einer intrazerebralen Blutung bezüglich der Rehabilitation ist etwas günstiger als bei einer Ischämie, da bei einer Blutung ein Teil der neurologischen Symptomatik durch die raumfordernde Wirkung des Blutes verursacht wird. Nach Resorption des Blutes erholt sich zumindest ein Teil des komprimierten Gewebes wieder.

Bei hypertensiv bedingter Hirnblutung ist eine dauerhafte wirkungsvolle **antihypertensive Therapie** einzuleiten. Bei Blutungen aus anderer Ursache ist diese nach Möglichkeit zu diagnostizieren und zu beseitigen (z.B. Operation einer Gefäßfehlbildung, immunsuppressive Therapie bei Vaskulitis, sofortige PTT-wirksame Heparinisierung bei Nachweis einer Sinusthrombose).

3.3 Epiduralblutung

> 🗒 **Epiduralblutung:** Blutung in den Epiduralraum. Meist Folge des Zerreißens einer *Meningealarterie* (Hirnhautarterie, meist Arteria meningea media) bei Schädelfraktur.

3.3.1 Symptome und Diagnostik

🔲 Symptome

Klassisch ist folgender Symptomverlauf:
- Nach der Verletzung folgt meist ein **symptomfreies Intervall** von wenigen Stunden; ein Intervall, in

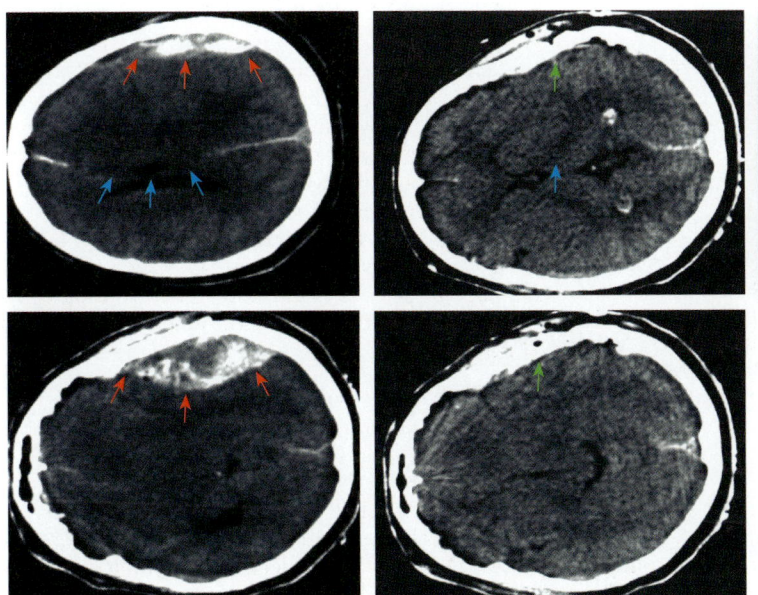

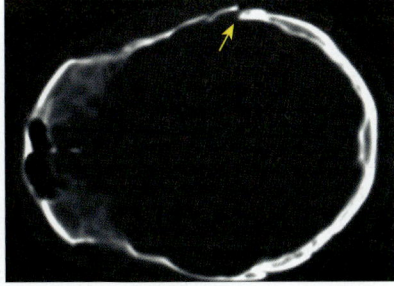

Abb. 3.22: Epidurales Hämatom. Rechts: Im initialen CCT (20-jähriger Pateint mit Schädel-Hirn-Trauma) erkennt man deutlich eine Kalottenfraktur (gelber Pfeil). Links: Großes Epiduralhämatom (rote Pfeile), das durch Zerreissung der A. meningea media entstanden ist und bereits eine deutliche Mittellinienverlagerung verursacht hat (blaue Pfeile). Mitte: Die unmittelbar postoperativ angefertigten CCT-Bilder zeigen die komplette Entfernung des Hämatoms (grüne Pfeile) und Rückbildung der Mittellinienverlagerung (blauer Pfeil). [0403]

dem der Patient sich in (trügerischer) Sicherheit wiegt, „noch einmal Glück gehabt" zu haben. Daher sollte der Patient unter stationären Bedingungen für mindestens 24 Stunden engmaschig kontrolliert werden (Pupillenreaktion, Bewusstseinslage) und nicht nach Hause gehen. Bei einer schweren Hirnverletzung kann dieses freie Intervall jedoch fehlen

- Innerhalb weniger Stunden trübt der Patient durch das mittlerweile entstandene **Hämatom** zunehmend ein. Bewusstseinslage und neurologischer Untersuchungsbefund verschlechtern sich also sekundär.

Bei der Untersuchung sind Halbseitenzeichen, je nach Schwere der Blutung evtl. auch Hirndrucksymptome feststellbar (☞ 12.2).

🔎 Diagnostik und Differentialdiagnose

Eine Epiduralblutung ist ein lebensbedrohlicher **Notfall,** der bereits beim geringsten Verdacht ohne Zeitaufschub ein sofortiges **CCT** erfordert. Bei Bestäti-

gung des Verdachts ist meist die sofortige operative Entfernung notwendig.

Differentialdiagnostisch muss eine **akute Subduralblutung,** eine venöse Blutung in den Subduralraum, abgegrenzt werden. Dabei kann ein Schädelhirntrauma fehlen! Die Therapie entspricht meist der des Epiduralhämatoms.

3.3.2 **Behandlungsstrategie und Prognose**

🔲 **Behandlungsstrategie**

Entscheidend sind die sofortige **Ausräumung des Hämatoms** sowie die Unterbindung der Blutungsquelle durch den Neurochirurgen. Eine konservative Behandlung ist meist nicht sinnvoll, da das Hirngewebe innerhalb des durch den Schädelknochen eng begrenzten Schädelinnenraumes durch die Blutmassen und die dadurch bedingte intrakranielle Druckerhöhung zu sehr komprimiert wird.

Behandlungsstrategie und Pflege bei akuter intrakranieller Druckerhöhung ☞ *12.4 und 12.5*

	Epiduralblutung	Chronische / akute Subduralblutung	Subarachnoidalblutung
Epiduralblutung — Dura mater — Subduralblutung — Schädelkalotte — Intrazerebrale Blutung	Arterielle Blutung in den Epiduralraum	Meist venöse Blutung in den Subduralraum	Arterielle Blutung in den Subarachnoidalraum
Risikogruppen	Patienten mit Schädelfraktur oder Unfall in der Anamnese	• Chronisch: – ältere – alkoholkranke – antikoagulierte Patienten • Akut: – Schädelhirntraumatisierte	• Traumatisch: Schädelhirntraumatisierte • Aneurysmatisch: Patienten mit Hirnarterien-Aneurysmen • Sonstige: Patienten mit Leukämie, Hirntumor oder Gerinnungsstörungen
Symptome	Möglich bereits direkt nach dem Unfall. Häufig nach Episode des Wohlbefindens über mehrere Stunden (freies Intervall): • Bewusstseinseintrübung • Halbseiten- und Hirndruckzeichen	• Chronisch: – langsam zunehmende Persönlichkeitsveränderungen – Bewusstseinstrübungen – Sprachstörungen – Halbseitensymptome • Akut: – Akute Bewusstseinseintrübung – Hirndruckzeichen	• Aneurysmatisch: Akutes Bild mit plötzlichem, stärkstem Kopfschmerz und Bewusstseinseintrübung • Traumatisch: starke Kopfschmerzen nach dem Trauma
Therapie	• Meist schnellst mögliche Operation • Symptomatische Hirndruckbehandlung	Je nach Befund Abwarten oder Operation (Hämatomentfernung)	• Symptomatisch • Bei aneurysmatischen Blutungen Angiographie • Bei Aneurysmanachweis Früh-OP (bis 3. Tag)

Tab. 3.23: Die wichtigsten Unterschiede zwischen Subarachnoidal-, Epidural- und chronischer Subduralblutung.

🛁 Prognose

Bei schneller Druckentlastung ist die **Prognose** sehr gut, bei zu langer Latenz (Zeitspanne) zwischen Eintreten von Hirndruckzeichen und Operation bleibt die Prognose jedoch häufig schlecht.

3.4 **Chronische Subduralblutung**

> 🔳 **Chronische Subduralblutung** *(chronisches Subduralhämatom):* Langsame venöse Blutung in den Subduralraum mit allmählicher Symptomentwicklung innerhalb von 2 – 3 Monaten.

3.4.1 **Krankheitsentstehung, Symptome und Diagnostik**

➡️ **Krankheitsentstehung**

Ein zumeist nur leichtes Trauma, an das sich der Patient evtl. gar nicht mehr erinnert (z.B. Anstoßen des Kopfes beim Einsteigen ins Auto), führt zu einer langsamen, venösen Sickerblutung in den Subduralraum (☞ Abb. 3.24). Das Subduralhämatom kann chronifizieren, wobei es immer wieder zu kleineren oder größeren venösen Sickerblutungen in Teile des vernarbten Hämatoms kommt.

▣ **Symptome und**
🔍 **Diagnostik**

Patienten mit einer chronischen Subduralblutung sind meist ältere Menschen oder Alkoholkranke, die sich durch Stürze immer wieder leichte Kopftraumen zuziehen (☞ Tab. 3.23). Typischerweise kommt es erst Wochen nach dem Trauma zu:
- Kopfschmerzen
- Persönlichkeitsveränderungen („Unserem Opa ist seit kurzem alles egal", „Sie war immer noch fit, aber hat in den letzten Wochen geistig so abgebaut")
- Bewusstseinstrübung (zunehmende Schläfrigkeit des Patienten)
- Halbseitenzeichen, z.B. Kraftminderung eines Armes
- Sprachstörungen.

> ⚠️ **Vorsicht!**
> Bei „leerer" Anamnese, ist es wichtig, die Veränderungen eines Patienten nicht einfach auf sein zunehmendes Alter zu schieben, sondern die Möglichkeit eines chronischen Subduralhämatoms in Betracht zu ziehen!

Der Schlüssel zur Diagnose ist das CCT. Typischerweise stellt sich eine chronische Subduralblutung im

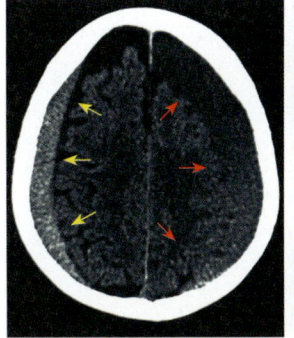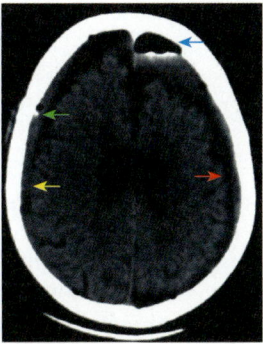

Abb. 3.24: Chronisches Subduralhämatom. Links: Der CCT-Schnitt wurde vor Therapie angefertigt (84-jähriger Patient mit starken Kopfschmerzen und Aphasie). Man sieht ein bilaterales chronisches Subduralhämatom (gelbe und rote Pfeile) bei ausgeprägter jedoch altersentsprechender Hirnatrophie. Rechts: Das zweite CCT zeigt denselben Patienten 2 Tage nach bilateraler Bohrlochtrepanation und Ablassen von 200 ml Blut in Lokalanästhesie (gelber und roter Pfeil: Das Subduralhämatom hat beidseits deutlich abgenommen). Die Beschwerden des Patienten hatten sich deutlich gebessert und der Patient begann wieder zu sprechen. Der grüne Pfeil zeigt die Stelle einer Trepanation mit einem kleinen Lufteinschluss, die blauen Pfeile zeigen ebenfalls Luft, die bei der Trepanation nach intradural gelangte. [0403]

CCT als schmaler halbmondförmiger hypodenser (dunklerer) Saum über einer Hemisphäre dar.

> ⚠️ **Vorsicht!**
> Unter **Antikoagulation** kann es zur akuten Einblutung in ein chronisches Subduralhämatom kommen. Das Krankheitsbild kann dann in Verlauf und Prognose der akuten Epiduralblutung (☞ 3.3) ähneln. Vor einer Antikoagulation wird daher bei Risikopatienten immer an die Möglichkeit einer chronischen Subduralblutung gedacht und diese im Zweifelsfall vorher durch ein CCT ausgeschlossen.

3.4.2 **Behandlungsstrategie und Prognose**

🔲 **Behandlungsstrategie**

Bei symptomlosen Blutungen kann abgewartet werden, ob es zur Spontanresorption kommt. Ansonsten ist trotz des oft höheren Alters der Patienten die neurochirurgische Operation angezeigt. Häufig reicht eine Punktion in Lokalanästhesie mit kleinen Bohrlöchern aus, über die das Hämatom abfließen kann. So kann den Patienten eine Intubationsnarkose erspart werden.

🛁 **Pflege**

Intensivpflege und postoperative Vorsichtsmaßnahmen ☞ *2.1, 9.1.3, 12.5*

Prognose

Nach anfänglicher postoperativer Zustandsverschlechterung erholen sich die Patienten häufig gut. Voraussetzung ist die rechtzeitige Operation.

3.5 Subarachnoidalblutung

Intrazerebrale Blutung ☞ 3.2

> 🔲 **Subarachnoidalblutung** (kurz *SAB*): Meist akute Blutung in den Subarachnoidalraum zwischen *Arachnoidea* und *Pia mater* (☞ 1.1.5).

3.5.1 Krankheitsentstehung, Symptome und Diagnostik

Krankheitsentstehung

Häufigste Ursache einer Blutung in den Subarachnoidalraum ist neben dem Schädel-Hirn-Trauma (☞ 9.1) die Ruptur eines **Hirnarterienaneurysmas** *(zerebrales Aneurysma)*. Dabei führt eine anlagebedingte Gefäßwandschwäche, meist im Bereich der Hirnbasis, zu einer Gefäßaussackung. Meist während einer Blutdruckspitze (z.B. während des Stuhlgangs oder Beischlafs) rupturiert das Aneurysma schließlich (☞ Abb. 3.25).

> 👆 Bevor ein Aneurysma blutet, können auf Grund der geänderten Druckverhältnisse im Schädelinnenraum Symptome wie Doppelsehen oder ähnliche Hirnnervenfehlfunktionen auftreten. Bei 20 % der heute operierten Aneurysmen handelt es sich um Zufallsbefunde, die wegen anderer Beschwerden (z.B. Tinnitus) im CT oder MRT gefunden worden sind.

Selten kann eine Sinusvenenthrombose bzw. die Blutung aus einem angeborenen *Angiom* (arterio-venöse Gefäßfehlbildung) oder Tumor zu einer Subarachnoidalblutung führen.

Symptome und Untersuchungsbefund

Typische Symptome und Untersuchungsbefunde sind:
- Plötzliches Auftreten stärkster, oft hinterkopfbetonter Kopfschmerzen („Solche Kopfschmerzen habe ich noch nie zuvor in meinem Leben gehabt")
- Übelkeit und Erbrechen
- Bewusstseinstrübung bis hin zur Bewusstlosigkeit (bei ca. 2/3 aller Patienten).
- Tachy- oder Bradykardie
- Arterielle Hyper- oder Hypotonie
- Ggf. Hirndruckzeichen.

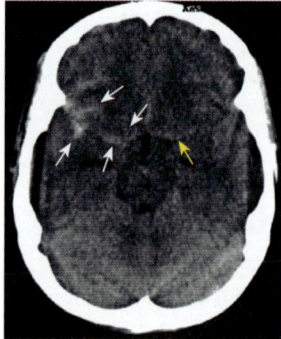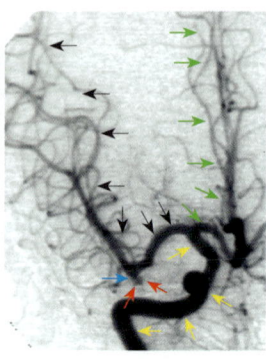

Abb. 3.25: Subarachnoidalblutung. Links: Initiales CCT einer 39-jährigen Patientin, die beim Beischlaf einen vernichtenden Kopfschmerz erlitten hatte (Stadium Hunt-Hess I bei Klinikeinlieferung ☞ unten). Die weißen Pfeile zeigen Blut in der Sylvischen Fissur der linken Seite und auf der Gegenseite (gelber Pfeil).
Rechts: Die unmittelbar angefertigte zerebrale Angiographie zeigt die A. carotis interna (gelbe Pfeile), die A. cerebri anterior (grüne Pfeile) und die A. cerebri media (schwarze Pfeile) links. Die roten Pfeile weisen auf das Aneurysma der A. cerebri media. Der blaue Pfeil zeigt den Hals des Aneurysmas. An dieser Stelle muss operativ ein Clip angelegt werden, um so die erneute Blutungsgefahr einzudämmen. [0403]

Der bewusstseinsklare Patient mit SAB wirkt schmerzgeplagt und schwer krank. Im neurologischen Untersuchungsbefund fällt ein **Meningismus** als Ausdruck einer Reizung der Hirnhäute auf (☞ 7.1). Beim Bewusstlosen kann der Meningismus jedoch auch fehlen. Bei schwereren Verläufen sind neben einer Bewusstseinstrübung besonders Hirnnervenausfälle zu erwarten. Evtl. besteht eine Hirndrucksymptomatik.

> ⚠ **Notfall!**
> Alle **akuten intrakraniellen Blutungen,** d.h. Blutungen in den Schädelinnenraum hinein, sind lebensbedrohliche Krankheitsbilder, weil jede größere Blutung wegen der Volumenbegrenzung des Schädels schnell einen starken Druck auf das empfindliche Gehirn ausübt. Außerdem führen intrakranielle Blutungen oft zu einem Hirnödem, das den Hirndruck weiter erhöht (☞ Kapitel 12).

Schweregrad	Symptome
I	Kopfschmerzen, leichter Meningismus
II	Schwerste Kopfschmerzen, deutlicher Meningismus, Hirnnervenausfälle
II	Somnolenz, Psychosyndrom, leichte Herdsymptome
IV	Sopor, Hemiparese/-plegie, vegetative Dysregulation
V	Koma

Tab. 3.26: Schweregrade der Subarachnoidalblutung nach Hunt und Hess.

🔍 Diagnostik und Differentialdiagnose

Der Verdacht auf eine SAB stellt eine Notfallsituation dar und zieht folgende sofortige Diagnostik nach sich:
- **CCT.** Die Computertomographie des Gehirns vermag die Blutung bei 95 % aller Patienten mit einer frischen Subarachnoidalblutung darzustellen (☞ Abb. 3.25)
- **Lumbalpunktion.** Eine Lumbalpunktion wird nur bei fehlendem Blutungsnachweis im CCT durchgeführt. Sie ergibt *blutigen Liquor* bei einer frischen Subarachnoidalblutung und *xanthochromen (gelblichen) Liquor* bei einer älteren Blutung (12 Stunden bis 14 Tage). Zur Differenzierung von einer artifiziellen Blutbeimengung wird die **Drei-Gläser-Probe** durchgeführt: Nach der Punktion des Subarachnoidalraumes wird Liquor in drei verschiedenen Gläsern aufgefangen. Ist der Liquor im dritten Glas deutlich weniger blutig als im ersten Glas, spricht das für eine artifizielle (künstliche) Blutbeimengung. Außerdem wird der Liquor unmittelbar nach Entnahme zentrifugiert. Ein wasserklarer Überstand spricht ebenfalls gegen eine SAB
- **Zerebrale Angiographie.** Sie ist bei Patienten der Stadien Hunt-Hess I – IV, bei Patienten unter 50 Jahren auch im Stadium V indiziert, und ermöglicht eine Darstellung der Blutungsquelle (Voraussetzung für eine Operation) in ca. 90 % der Fälle. Liegt eine SAB drei Tage zurück, müssen vor der Angiographie mittels transkranieller Dopplersonographie (☞ 1.3.5) Gefäßspasmen ausgeschlossen werden, da diese sowohl unter der Angiographie als auch bei der Operation das Risiko eines Gefäßverschlusses mit resultierendem ischämischen Infarkt (☞ 3.1) bedingen können. Beim Nachweis von Spasmen wird eine entsprechende Blutdruck- und antispasmische Therapie mit kontrollierter Hypertonie eingeleitet.

CCT und Angiographie erlauben auch die differentialdiagnostische Abgrenzung von venösen Thrombosen im Gehirn (☞ 3.6).

Differentialdiagnostisch kommen beim bewusstseinsklaren Patient alle akuten Kopfschmerzereignisse (vor allem akuter postkoitaler Kopfschmerz) in Betracht. Beim komatösen Patient muss an alle anderen Ursachen eines akut aufgetretenen Komas gedacht werden. Mittels CCT, Lumbalpunktion und ggf. Angiographie lassen sich Sinusthrombose (☞ 3.6), Basilar-Arterien-Thrombose und andere intrakranielle Blutungen differenzieren.

3.5.2 Behandlungsstrategie, Komplikationen und Prognose

📊 Behandlungsstrategie

In den Stadien **Hunt-Hess I – III/IV** bringt die frühzeitige Gefäßoperation meist die besten Erfolge. Dabei wird das Aneurysma neurochirurgisch freigelegt und durch spezielle Clips an seinem Gefäßabgang von der Blutzirkulation abgeschnitten, um so eine (erneute) Blutung zu verhindern. Bei breitbasig aufsitzenden oder operativ schlecht zugängigen Aneurysmen wird versucht, angiographisch über Katheter spezielle Metallspiralen in das Lumen des Aneurysmas einzubringen, um dieses zu thrombosieren (sog. *Coiling*).

In den Stadien **Hunt-Hess III – V** wird eine lumbale Liquordrainage angelegt, um den infolge mangelnder Resorption erhöhten Liquordruck zu senken. Besteht ein akuter Hydrocephalus internus occlusus (☞ 12.4) wird dieser durch eine **externe Ventrikeldrainage** (☞ 2.1.6) entlastet. Eine lumbale Liquordrainage ist in diesem Fall kontraindiziert, da die Gefahr einer Hirnstamm-Einklemmung besteht.

Oft verbessert das Senken des Liquordruck den klinischen Zustand des Patienten so dramatisch, dass eine operative Therapie möglich wird.

Nach einer Operation mit Ausschaltung des Aneurysmas ist die Behandlung mit *Kalziumantagonisten*, die Spasmen verhindern oder vermindern sollen (z.B. Nimodipin, etwa in Nimotop®), notwendig. Der zerebrale Blutfluss wird täglich mittels transkranieller Dopplersonographie kontrolliert. Beim Auftreten von Gefäßspasmen wird der Blutdruck medikamentös auf Werte angehoben, die den Spasmen entsprechend einen permanenten zerebralen Blutfluss garantieren. Blutdruckwerte von permanent über 180 mmHg sind dabei keine Seltenheit. Bis zum Abklingen der Gefäßspasmen – meist ca. 14 Tage nach dem Blutungsereignis – sollte jegliche körperliche und psychische Anstrengung vermieden werden. Die intensivmedizinische Betreuung auf einer neurochirurgischen Intensivstation mit strenger Bettruhe und permanenter invasiver Blutdruckmessung ist in dieser Zeit unbedingt notwendig.

⚙ Komplikationen und 🔧 Prognose

Die **Sterblichkeit** bei allen operierten Patienten liegt bei 8 – 15 %. Je besser der präoperative Status nach Hunt und Hess ist, desto günstiger ist die Prognose. Hauptgefahr für den Patienten mit SAB ist eine postoperative Nachblutung, sowie eine erneute Blutung eines noch nicht operativ versorgten Aneurysmas. Dies bedingt die strenge Indikation für eine möglichst frühzeitige Operation. Infolge Verklebung der Hirnhäute führt eine erneute Blutung oft zu Blutungen in das Hirngewebe mit entsprechenden Folgen (☞ 3.2).

Durch Verklebung der Hirnhäute und blockierter Liquorzirkulation kann durch einen langsam zunehmenden Liquoraufstau ein **Hydrocephalus** entstehen, der zu einer weiteren Verschlechterung des Bewusstseinszustandes führen kann (☞ 12.3.1). Wiederholte **Lumbalpunktionen** bringen dann in der Regel eine Besserung der Symptomatik.

Als **Spätkomplikation** nach SAB kann sich jedoch ein fortbestehender *Hydrocephalus malresorptivus* (☞ 12.3.1) infolge mangelnder Liquorresorption entwickeln, der dann durch einen ventrikulo-atrialen oder -peritonealen Shunt (☞ 12.3.1) behandelt werden muss. Bei vielen Patienten bleibt eine Hirnleistungsschwäche mit Leistungsminderung und Konzentrationsschwäche zurück.

3.5.3 Pflege bei Subarachnoidalblutung

🖼 Pflege bei noch unbehandelter SAB

Bei noch unbehandelter Subarachnoidalblutung steht die **Intensivüberwachung** des Patienten im Vordergrund. Für die Pflegenden bedeutet dies:

- Vitalzeichen (Blutdruck, Puls, Atmung) und Temperatur engmaschig zu kontrollieren
- Bewusstseinslage zu überwachen (Reaktionsvermögen, Glasgow-Koma-Skala ☞ Tab. 1.30) und außerdem auf Pupillendifferenzen, Nackensteifigkeit und vegetative Symptome zu achten
- Oberkörper hochzulagern (ca. 30°), um den Hirndruck zu senken
- Patienten auf Zeichen einer (erneuten) Blutung und auf Gefäßspasmen zu beobachten, z.B. auf eine Verschlechterung des Allgemeinbefindens, auf abermaligen Kopfschmerz, Übelkeit oder weitere neurologische Ausfälle
- Obstipationsprophylaxe kontinuierlich durchzuführen. Da der Patient beim Stuhlgang unter keinen Umständen pressen darf, ist diese von Beginn der Behandlung an unverzichtbar
- Patienten bei der Pneumonieprophylaxe nicht abzuklopfen, abzuklatschen oder zum Husten aufzufordern
- Auf ausreichende Analgesie zu achten
- Die Grundpflege des Patienten komplett zu übernehmen.

> 🖼 Bei operativ ungeklipptem Aneurysma muss jegliche körperliche Anstrengung vermieden werden, d.h. das Pflegepersonal übernimmt die Grundpflege komplett. Eine engmaschige Blutdrucküberwachung unter konsequenter Einhaltung der *oberen* Blutdruckgrenze vermindert das Nachblutungsrisiko für den Patienten.

🖼 Postoperative Pflege

Die Pflege nach der Operation umfasst:

- Nach einem Aneurysma-Clipping planen die Pflegenden die wegen der meist auftretenden Gefäßspasmen notwendige transkranielle Dopplersonographie (☞ 1.3.5) in den Tagesablauf mit ein

- Die Pflegenden stellen die kontinuierliche invasive Blutdrucküberwachung und Blutdruckbehandlung zur Aufrechterhaltung eines ausreichenden zerebralen Perfusionsdruckes bei Vasospasmen des Gehirns sicher. Dabei achten sie auf die strikte Einhaltung der ärztlich festgelegten *unteren* Blutdruckgrenze
- Ist eine hoch dosierte Katecholamingabe zur Erhöhung des Blutdrucks bei Gefäßspasmen notwendig, wird der Patient parenteral ernährt, da es durch Blutumverteilungen aus dem Magen-Darm-Trakt sonst zu zusätzlichen Komplikationen wie Erbrechen und Übelkeit mit daraus resultierenden Blutdruckabfällen und erneuter zerebraler Ischämie kommen kann
- Stündlich kontrollieren die Pflegenden den neurologischen Status (Bewusstseinslage, Pupillen, Sprachverständnis, Motorik), außerdem überprüfen sie regelmäßig die liegenden Liquordrainagen auf das vorgegebene Ablaufniveau, auf Durchgängigkeit, Ablaufmenge und Aussehen.

> 🖼 Da **psychischer Stress** den Blutdruck und damit das Nachblutungsrisiko erhöht, ist meist eine Besuchsbeschränkung sinnvoll. Auf Grund ihrer blutdruckerhöhenden Wirkung sollte der Patient außerdem auf koffeinhaltige Getränke verzichten (Besucher aufklären).

3.6 Sinusthrombose und andere venöse Thrombosen des Gehirns

> 🔲 **Sinusthrombose** *(Sinusvenenthrombose):* Thrombose eines venösen Hirnsinus.
>
> **Hirnsinus** *(Sinus durae matris):* Aus Durabindegewebe und Endothel bestehende nicht zusammenpressbare und klappenlose venöse Blutleiter der Dura (☞ 1.1.5); nehmen u.a. das venöse Blut des Gehirns und der Hirnhäute auf.
>
> **Hirnvenenthrombose:** Thrombose der Vv. cerebri, die in die venösen Hirnsinus münden, einschließlich der Blutleiter.

3.6.1 Krankheitsentstehung, Symptome und Diagnostik

⇨ Krankheitsentstehung

Weitaus am häufigsten sind sog. **blande** (nicht entzündliche) **Sinusthrombosen.** Ihre Ätiologie entspricht in etwa derjenigen anderer venöser Thrombosen. Als Risikofaktoren zu erwähnen sind insbesondere Schwangerschaft, Wochenbett, Hormonein-

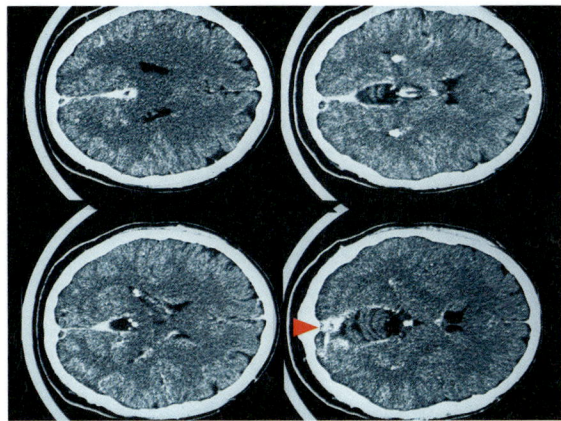

Abb. 3.27: Axiale CT-Untersuchung nach Kontrastmittelgabe bei Sinusthrombose. Im rechten unteren Quadranten erkennt man das sog. „empty-triangle"-Zeichen bei Thrombosen des Sinus sagittalis superior. [M203]

nahme bei Frauen (z.B. Ovulationshemmer insbesondere in Kombination mit Nikotinabusus oder Kortikosteroidtherapie) sowie Gerinnungsstörungen und Infekte in der Vorgeschichte.

Die klinischen Symptome variieren je nach Ausdehnung der Sinusthrombose. Schwerere neurologische Ausfälle sind vor allem durch sekundär bedingte Hirnschädigungen zu erklären.

Demgegenüber sind **septische Sinusthrombosen** heute eher selten. Sie entstehen als Folge lokaler Entzündungen im Kopfbereich und erfordern ein anderes therapeutisches Vorgehen. Häufige Ursache ist die Keimverschleppung infolge „Pickelausdrückens" bei Furunkeln oberhalb der Oberlippe, da das venöse Blut hier nach innen in den Sinus cavernosus abfließen kann.

Die **Hirnvenenthrombose** ist ein schweres Krankheitsbild, deren klinisches Bild an die Symptome eines dienzephalen Tumors (Tumor im Zwischenhirn) oder einer Thalamusblutung erinnert. Unbehandelt führt die Hirnvenenthrombose fast immer rasch zum Tod, hat aber behandelt eine sehr gute Prognose. Rasche Diagnosestellung und sofortige Therapie sind daher entscheidend für die Prognose dieser seltenen Erkrankung.

Symptome

Die Symptome einer Sinusthrombose entwickeln sich in der Mehrzahl der Fälle schleichend und fluktuieren im Verlauf der Erkrankung. Hauptsymptom sind meist starke, quälende Kopfschmerzen, die der Entwicklung neurologischer Ausfälle Tage bis Wochen vorausgehen können. Neben fokalen Störungen wie Halbseitenlähmungen und Sehstörungen können zerebrale Krampfanfälle, Verwirrtheit, Übelkeit und Erbrechen, psychotische Zustände sowie Bewusstseinsstörungen jeden Schweregrades auftreten.

Die primäre Thrombose eines großen Sinus führt meist zu diffuser neurologischer Symptomatik mit Bewusstseinsstörung. Die Thrombose einer Hirnvene zieht jedoch meist fokale neurologische Ausfälle nach sich.

In der neurologischen Untersuchung können neben fokalen Ausfällen manchmal auch Meningismus und Stauungspapillen gefunden werden.

> Das klinische Bild zerebraler Thrombosen ist sehr vielgestaltig. Daher wurden sie noch vor wenigen Jahren oft nicht diagnostiziert und in ihrer Häufigkeit unterschätzt.

Diagnostik

Das **CCT** kann bei **blanden Sinusthrombosen** ein völlig unauffälliges Bild zeigen. In Abhängigkeit von der Schwere der Thrombose findet sich ein **Hirnödem,** das fokal betont sein kann, sowie Stauungsblutungen *(Diapedeseblutung)* oder Stauungsinfarkte, die typischerweise keinem Gefäßterritorium zuzuordnen sind. Stellen sich im nativen CCT die Hirnsinus primär verdichtet *(hyperdens)* dar, wird Kontrastmittel gegeben. Oft lässt sich dann das so genannte **„empty-triangle"-Zeichen** feststellen, das durch den im Sinus befindlichen, von Kontrastmittel umflossenen Thrombus entsteht (☞ Abb. 3.27 – 3.28).

Diagnosebeweisend ist heute immer noch die zerebrale **Angiographie.** Die Kernspintomographie mit MR-Angiographie als nichtinvasive Diagnostik gewinnt zunehmend an Stellenwert.

Bei der Hirnvenenthrombose fällt im CCT ein Ödem sowie eine Dichteminderung (Hypodensität) im Bereich der Thalami und des Zwischenhirns auf. Infolge einer Liquorzirkulationsstörung kann ein Hydrocephalus internus (☞ 12.3.1) bestehen.

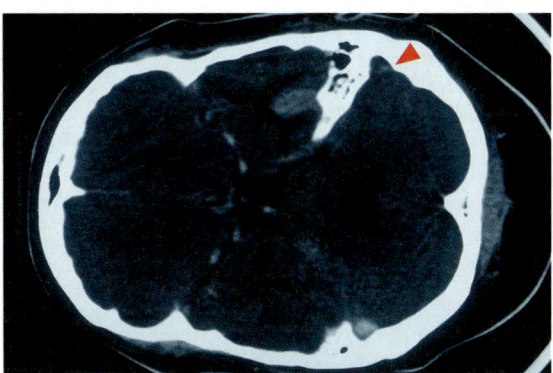

Abb. 3.28: Axiale CT-Untersuchung nach Kontrastmittelgabe bei Sinusthrombose. Fehlende Konvertierung des Sinus sigmoideus links bei Sinusthrombose (roter Pfeil). [M203]

3.6.2 Behandlungsstrategie und Prognose

Behandlungsstrategie

In den letzten Jahren hat sich die sofortige **Vollheparinisierung** des Patienten mit späterer Umstellung auf orale Antikoagulantien (☞ Pharma-Info 3.17 – 3.18) durchgesetzt. Eine Lysetherapie ist dagegen nicht angezeigt, da die Thrombose oft schon älter und die Erfolgschancen gering sind, das Risiko einer zerebralen Blutung hingegen hoch ist. Die Therapie mit Heparin i.v. kann keine bereits bestehenden Thromben auflösen. Allerdings wird die Entstehung neuer Thromben sowie der Verschluss bereits rekanalisierter Thromben verhindert. Der kapilläre Druck und damit das Risiko der Entstehung von Diapedeseblutungen (☞ oben) wird gesenkt.

> Patienten mit **Sinusthrombose** werden auch bei bestehenden intrazerebralen Stauungsblutungen sofort PTT-wirksam mit Heparin i.v. antikoaguliert.

Die Wiederherstellung des **venösen Blutstroms** wird vom Körper selbst durch Rekanalisierung geleistet. Zerebrale Krampfanfälle, Kopfschmerzen und eine eventuelle Hirndruckerhöhung werden symptomatisch behandelt.

Als **orale Antikoagulation** im Anschluss an die i.v. Heparintherapie hat sich die Einstellung auf Marcumar® bewährt. Die Umstellung sollte lückenlos erfolgen. Je nach Thromboseursache wird die Therapie für 6 – 12 Monate durchgeführt. Dabei wird ein Quick-Wert zwischen 25 % und 35 % angestrebt. Eine umfangreiche Ursachenforschung ist ebenso notwendig wie das Vermeiden von Risikofaktoren. Vor Absetzen der oralen Antikoagulation wird eine Kontrollangiographie oder -kernspintomographie durchgeführt.

Pflege

Intensivpflege ☞ *2.1, Pflege bei Schlaganfall* ☞ *3.1.5, Lysetherapie* ☞ *3.1.5*

Rezidivprophylaxe

Nach einer zerebralen Venenthrombose während einer Schwangerschaft oder unter der Einnahme von oralen Ovulationshemmern sollten die betroffenen Frauen auf die weitere Einnahme von Hormonpräparaten verzichten, da sie mit hoher Wahrscheinlichkeit ursächlich (mit-)beteiligt waren. Die Frage nach dem Rezidivrisiko während einer (erneuten) Schwangerschaft ist noch ungeklärt.

Prognose

Die Prognose ist besser als früher angenommen. Unter maximaler Therapie mit sofortiger Heparinisierung liegt die Sterblichkeit bei ca. 5 %. Das Vorhandensein zerebraler Blutungen verschlechtert die Prognose.

Wiederholungsfragen

1. Welche Symptome lenken den Verdacht auf einen Schlaganfall? (☞ 3.1.2)

2. Welche Maßnahmen fördern die Wahrnehmung eines Schlaganfallpatienten? (☞ 3.1.5)

3. Wie entsteht eine subluxierte Schulter und welche Konsequenzen ergeben sich daraus für die Pflege des Betroffenen? (☞ 3.1.4)

4. Welche Merkmale weist ein Pusher-Syndrom auf? Was können die Pflegenden zur Rehabilitation des Patienten beitragen? (☞ 3.1.4)

5. Beschreiben Sie die Maßnahmen zur Kontrakturen- und Spitzfußprophylaxe bei einem Hemiplegiker. (☞ 3.1.5)

6. Beschreiben Sie die verschiedenen Lagerungsmöglichkeiten eines Schlaganfallpatienten und nennen Sie die jeweiligen Vor- und Nachteile. (☞ 3.1.5)

7. Welches sind die Grundelemente des Bobath-Konzeptes? (☞ 3.1.5)

8. Was ist bei Gehübungen mit einem Schlaganfallpatienten zu beachten? (☞ 3.1.5)

9. Welche Warnzeichen eine Schlaganfalls kennen Sie? (☞ 3.1.2)

10. Welche Informationen geben Pflegende Patienten mit Marcumar®-Therapie? (☞ 3.1.5)

11. Welche intrakraniellen Blutungen kennen Sie? Worin unterscheiden sie sich? (☞ 3.2 – 3.5)

12. Bei welcher Erkrankung findet sich im CCT das „empty-triangle"-Zeichen? (☞ 3.6)

13. Wieviel Liquor soll eine Ventrikeldrainage täglich höchstens fördern? (☞ 3.2.2)

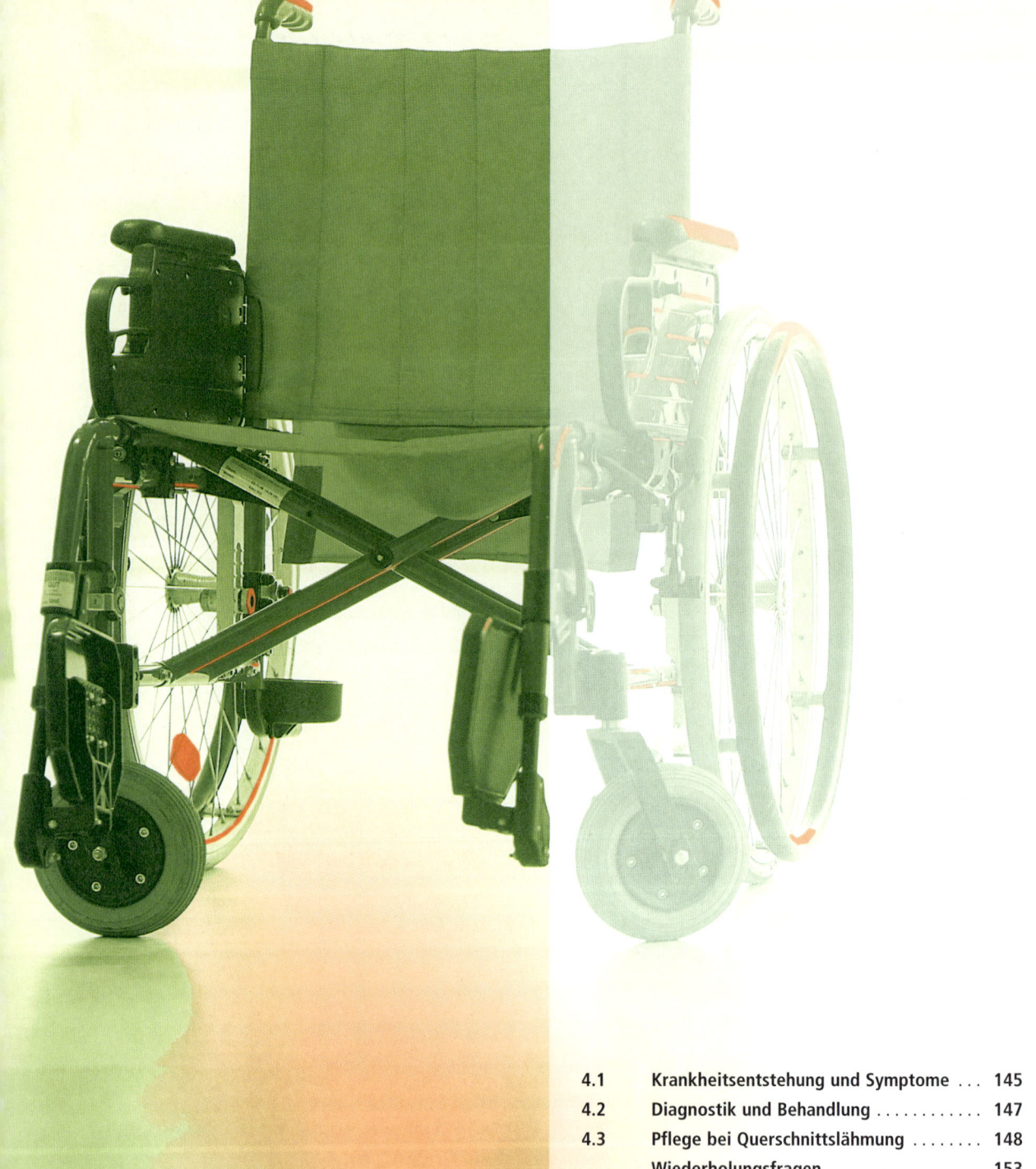

4

Pflege bei Quer-schnittslähmung

Motorische Lähmungen ☞ 1.2.1
Sensible Lähmungen ☞ 1.2.2

4.1 Krankheitsentstehung und Symptome

⇨ Krankheitsentstehung und Einteilung

Querschnittslähmungen werden eingeteilt nach:
• Ihrer Ursache in traumatische und nicht-traumatische Querschnittslähmungen
• Der Geschwindigkeit ihrer Entstehung in akute und chronische Querschnittslähmungen
• Nach dem Ausmaß der neurologischen Ausfälle in komplette und inkomplette Querschnittslähmungen. Eine komplette Querschnittslähmung ist meist Folge eines Traumas.

Traumatische und nicht-traumatische Querschnittslähmung

Die meisten Querschnittslähmungen (etwa 85 %) sind traumatisch bedingt. In Deutschland erleiden jährlich etwa 2 000 Menschen eine **traumatische Querschnittsläsion.** Diese ist meist Folge eines Verkehrs-, Arbeits- oder Sportunfalls. Selten sind Schuß- oder Stichverletzungen die Ursache. Über 60 % der Patienten mit einer traumatischen Querschnittsläsion haben Zusatzverletzungen, in ca. 50 % der Fälle besteht ein *Polytrauma* (Mehrfachverletzung).

Die selteneren **nicht-traumatischen Querschnittslähmungen** sind meist inkomplett. Häufige Ursachen sind:

• Rückenmark- und Wirbelsäulentumoren (☞ 8.2)
• *Degenerative Einengung* des Spinalkanals (zervikale Myelopathie)
• *Myelitiden* (Entzündungen des Rückenmarks) durch
  – Viren, z.B. Poliomyelitis (Kinderlähmung) oder Herpes zoster
  – Bakterien, z.B. bei Syphilis oder Tuberkulose, evtl. auch mit eitriger Einschmelzung (spinaler Abszess), oder Pilze
  – Multiple Sklerose (☞ 7.9)

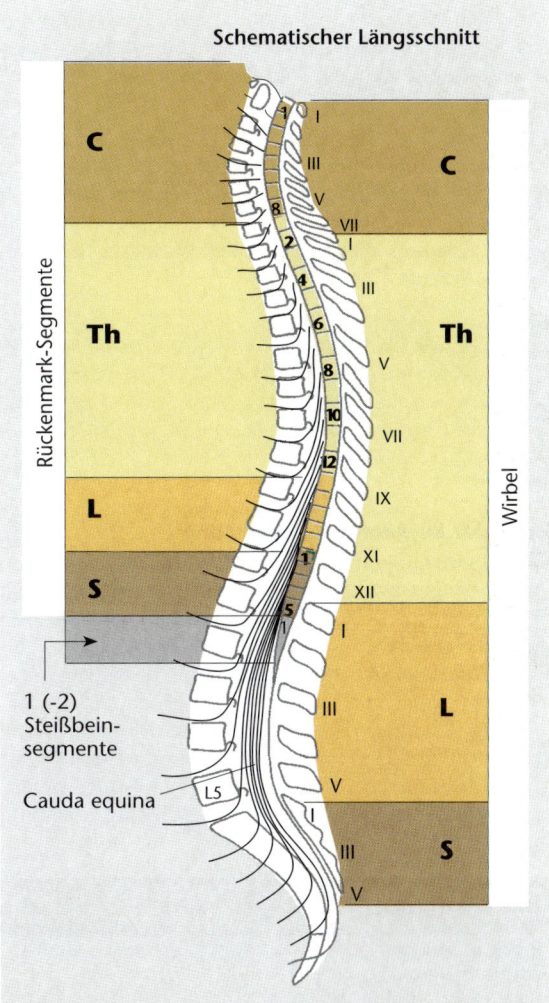

Schematischer Längsschnitt

Rückenmark-Segmente

Wirbel

C

Th

L

S

1 (-2) Steißbeinsegmente

Cauda equina

L5

Abb. 4.1: Die Wirbelsäule und das Rückenmark in der Seitenansicht. Das Rückenmark erstreckt sich im Wirbelkanal vom 1. Halswirbel bis zur Höhe des 2. Lendenwirbels. Darunter liegt die Cauda equina – ein Bündel von Spinalnerven, die zu ihrem jeweiligen Zwischenwirbelloch ziehen. Da das Rückenmark auf Höhe des 2. Lendenwirbels endet, sind alle Rückenmarkssegmente gegenüber den zugehörigen Wirbelkörpern nach oben versetzt. Beispiel: Bei einer Wirbelsäulenverletzung des 9. Brustwirbels ist nicht das 9. Brustwirbelsegment gefährdet, sondern das auf dieser Höhe liegende 1. Lendenwirbelsegment. [A300]

- *Blutungen* oder *spinale Ischämie* (Durchblutungsstörungen im Bereich des Rückenmarks).

Akute und chronische Querschnittslähmung

Bei der **akuten Querschnittslähmung** erfolgt die Schädigung des Rückenmarks plötzlich, während **chronisch verlaufende Querschnittslähmungen** mit einer zunehmenden neurologischen Symptomatik einhergehen, d.h. die Lähmungen und Sensibilitätsausfälle nehmen nach und nach zu.

🔲 Symptome und Untersuchungsbefund

Die Symptomatik hängt zum einen davon ab, ob es sich um eine komplette oder eine inkomplette Querschnittsläsion handelt, zum anderen von der Höhe der Läsion.

Bei Querschnittsläsionen, bei denen der gesamte Querschnitt des Rückenmarks auf einer bestimmten Höhe geschädigt ist, fällt die Rückenmarksfunktion ab der Läsionshöhe aus. Bei inkompletten Querschnittsläsionen bleibt die Rückenmarksfunktion teilweise erhalten.

> 🖐 Keine Querschnittslähmung ist wie die andere! Insbesondere bei inkompletten Querschnittssyndromen können Lähmungen und Empfindungsstörungen sehr unterschiedlich ausgeprägt sein.

Höhe der Rückenmarksschädigung

Die Auswirkungen einer Querschnittsläsion sind davon abhängig, in welcher **Höhe** des Rückenmarks die Schädigung lokalisiert ist. Dabei sind folgende Höhen zu unterscheiden:

- **Halsmarkverletzung.** Ist das Halsmark betroffen, spricht man von einer *hohen Querschnittslähmung*. Charakteristisch hierfür ist die **Tetraplegie** (komplette Lähmung beider Arme und Beine) bzw. die **Tetraparese** (inkomplette Lähmung beider Arme und Beine). Besonders bedrohlich ist eine hohe Querschnittslähmung, wenn die Läsion oberhalb von C4 lokalisiert ist, da dann der Plexus brachialis und damit der N. phrenicus mitbetroffen ist, der das Zwerchfell (Hauptatemmuskel) innerviert. Dann droht eine bleibende Ateminsuffizienz. Durch die massive Einschränkung der Bewegungsfähigkeit sind Patienten mit einer hohen Querschnittslähmung stark gefährdet, an Infektionen zu erkranken, z.B. einer Pneumonie wegen unzureichender Belüftung der Lunge
- **Brustmarkverletzung.** Charakteristisch hierfür ist die vollständig oder unvollständige Lähmung beider Beine (**Paraplegie** bzw. **Paraparese**). Die Betroffenen können Arme und Hände uneingeschränkt gebrauchen
- Verletzungen von **Lumbalmark**, **Konus** (Conus medullaris, d.h. unteres Ende des Rückenmarks) und **Kauda** (cauda equina ☞ Abb. 4.1). Verletzungen des Lumbalmarks führen zu peripheren Lähmungen beider Beine, wobei eine Konus- oder Kaudaläsion noch von einer *Reithosenanästhesie* begleitet wird (Sensibilitätsstörungen im Ano-Genitalbereich).

Verlauf traumatischer Querschnittsläsionen

Bei der traumatischen Querschnittsläsion durchläuft das klinische Erscheinungsbild – unabhängig von der Höhe der Verletzung – zunächst die Phase des spinalen Schocks, die einige Wochen andauern kann (☞ 9.2). Erst nach Abklingen des spinalen Schocks ist in der sich anschließenden Postprimärphase das wirkliche Ausmaß der Querschnittsläsion erkennbar. In dieser Phase kommt es u.a. zur Ausbildung von gesteigerten Muskeleigenreflexen und zum Babinski-Zeichen (☞ Abb. 1.25).

Leitsymptome

Die **Leitsymptome** einer Querschnittsläsion sind:
- Teilweiser oder kompletter *Ausfall der Nervenfunktionen* in dem von dem betroffenen Rückenmarkssegment versorgten Körpergebiet mit *schlaffen Lähmungen*

	Motorische Lähmung	Muskeleigenreflexe	Pyramidenbahnzeichen	Tiefensensibilität	Schmerz-/ Temperaturempfinden	Blasenstörung
Komplettes Querschnittssyndrom*	Ja	Auslösbar, meist gesteigert	Ja	Vermindert oder fehlend	Vermindert oder fehlend	Ja
Spinaler Schock (☞ 9.2)	Ja	Vermindert oder fehlend	Evtl.	Vermindert oder fehlend	Vermindert oder fehlend	Ja
Brown-Séquard-Syndrom	Ja (ipsilateral**)	Auslösbar, meist gesteigert (ipsilateral**)	Ja (ipsilateral**)	Vermindert oder fehlend (ipsilateral**)	Vermindert oder fehlend (kontralateral**)	Evtl.
Zentrales Rückenmarkssyndrom	Ja	Auslösbar	Ja	Meist vorhanden	Evtl. vermindert oder fehlend (kontralateral**)	Evtl.

* Ohne Konus-Kauda-Syndrom (Funktions- und Sensibiltätsstörungen im Urogenitalbereich und in den unteren Extremitäten)
** Ipsilateral = auf der gleichen Seite, kontralateral = auf der Gegenseite

Tab. 4.2: Überblick über die Leitsymptome wichtiger Querschnittssyndrome. Die Symptome beziehen sich jeweils auf die Körperregionen unterhalb des Verletzungsniveaus.

- *Sensibilitätsausfälle* und *spastische* Lähmungen in Körperregionen unterhalb des Verletzungsniveaus durch Schädigung der aufsteigenden sensiblen und absteigenden motorischen Bahnen
- *Trophische* Störungen (Stoffwechselstörungen) der Haut durch Beeinträchtigung vegetativer Rückenmarksnervenzellen und vegetativer Nervenbahnen
- Charakteristisches *Konus-Kauda-Syndrom* (Blasen-Darm-Störungen) je nach Höhe der Schädigung (☞ 5.2.1).

Einen Überblick über wichtige Leitsymptome verschiedener Querschnittssyndrome gibt Tab. 4.2.

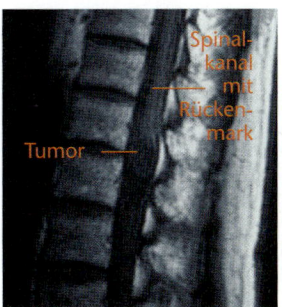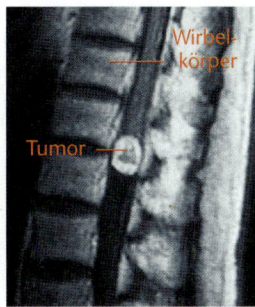

Abb. 4.3: MRT-Bilder der unteren Brust- und oberen Lendenwirbelsäule in der Seitenansicht. Links ohne, rechts mit Kontrastmittel. Im Spinalkanal sitzt ein rundlicher Tumor, der das Rückenmark komprimiert (abdrückt) und eine Querschnittssymptomatik erzeugt. [T170]

4.2 Diagnostik und Behandlung

> **⚠ Vorsicht!**
> Jede Querschnittsläsion ist ein neurologischer Notfall und bedarf der unverzüglichen diagnostischen Abklärung!

🔎 Diagnostik und Differentialdiagnose

Die **Diagnose** Querschnittsläsion ist bereits nach Erhebung der *Anamnese* und einer neurologischen Untersuchung zu stellen. Differentialdiagnostisch ist dann wichtig, die genaue Ursache der Querschnittsläsion zu finden, da abhängig davon unterschiedliche Behandlungsstrategien erforderlich sind.

Zur Bestimmung der **Schädigungshöhe** des Rückenmarks stehen neben der differenzierten neurologischen Untersuchung die *apparativen neurologischen Untersuchungen,* allen voran das MRT und das CT, an erster Stelle. Diese weisen nicht nur morphologische Veränderungen des Rückenmarks selbst nach, sondern stellen auch Veränderungen der umgebenden Weichteilstrukturen und der Wirbelsäule dar.

Falls das MRT ohne und mit Kontrastmittel keine Auffälligkeiten ergibt, wird eine Lumbalpunktion durchgeführt, um einen akut entzündlichen Prozess, wie z.B. eine Myelitis, aufzudecken.

Ergeben alle durchgeführten Untersuchungen keine positiven Befunde, könnte eine ischämische Läsion die Ursache sein.

🔲 Behandlungsstrategien

Therapie des traumatischen Querschnittssyndroms
Die Erstversorgung des Patienten am Unfallort sowie die Erstversorgung und Weiterbehandlung in der Klinik sind im Abschnitt 9.2.2 (Behandlungsstrategie bei Verletzungen des Rückenmarks) beschrieben.

Therapie des nicht-traumatischen Querschnittssyndroms
- Bei **spinalen Tumoren** entscheidet der Neurochirurg, ob eine operative Therapie (mit Dekompressi-

on des Rückenmarks, ggf. stabilisierenden Maßnahmen, z.B. Wirbelkörperersatz und evtl. anschließender Radio-/Chemotherapie) möglich ist oder der Patient konservativ behandelt wird, etwa mit Radiotherapie (Bestrahlung) und/oder Chemotherapie
- Bei **spinalen Entzündungen** steht die Antibiose, zunächst als Breitbandantibiose, nach Erreger- und Resistenzbestimmung dann als gezielte Antibiose im Vordergrund. Zusätzlich kann auch bei spinalen Entzündungen eine Operation erforderlich sein, etwa wenn infolge der Infektion eine Raumforderung entstanden ist, z.B. ein Abszess, oder die Infektion zu einer Instabilität der Wirbelsäule geführt hat
- **Einengungen des Spinalkanals** können evtl. konservativ behandelt werden (etwa mit Spasmolytika, entzündungshemmenden Medikamenten und intensiver Physiotherapie bei lumbaler Spinalkanalstenose). Eine Operation zur Dekompression ist indiziert bei hochgradiger Stenose, Blasen-/Mastdarmstörungen, zunehmender Symptomatik sowie Versagen der konservativen Therapie
- **Intraspinale Blutungen** und **spinale Subarachnoidalblutungen** werden konservativ behandelt, **sub-** oder **epidurale Hämatome im Spinalkanal** können innerhalb der ersten 24 Stunden nach Auftreten der Lähmungserscheinungen operativ ausgeräumt werden. Eine **Ischämie des Rückenmarks** infolge einer Embolie kann mit Vollheparinisierung und anschließender Marcumarisierung behandelt werden.

Zusätzlich sind – unabhängig von der Ursache der chronischen Querschnittsläsion – Maßnahmen zur Dekubitus-, Thrombose- und Stressulkusprophylaxe erforderlich. Bei Störungen der *Blasenentleerung* wird der Patient zunächst mit einem Blasenkatheter versorgt. Bei instabiler Wirbelsäule ist eine achsengerechte Lagerung im Spezialbett notwendig (z.B. im Strykerbett), um weitere Schädigungen des Rückenmarks zu verhindern.

☜ Komplikationen

Eine Querschnittslähmung gefährdet den Patienten auf vielerlei Weise. Geeignete Pflege- und Therapiemaßnahmen sollen diese Komplikationen von vornherein verhindern.

Frühkomplikationen

Wichtige Frühkomplikationen sind:
- Kreislaufstörungen (Hypotonie, Bradykardie), da das vegetative Nervensystem mitbetroffen ist. Grundsätzlich sind Kreislaufstörungen umso stärker ausgeprägt, je höher die Läsion lokalisiert ist
- Druckschäden der Haut
- Pneumonie
- Atelektasen (nicht belüftete Lungenbezirke)
- Harnwegsinfektionen
- Magen- und Duodenalulzera
- Paralytischer Ileus (Unterbrechung der Darmpassage infolge einer Darmlähmung).

Spätkomplikationen und Folgezustände
- Druckschäden der Haut. Bei Patienten im Rollstuhl sind vor allem das Gesäß und die Fersen dekubitusgefährdet
- Chronische, evtl. aufsteigende Harnwegsinfekte
- Kontrakturen
- Muskel- und Knochenatrophie, dadurch evtl. pathologische Frakturen
- Spastik
- Chronische Schmerzen, die therapeutisch oft schwer beherrschbar sind
- Ausbildung einer Skoliose oder Kyphoskoliose, insbesondere bei Para- oder Tetraplegie im Wachstumsalter.

4.3 Pflege bei Querschnittslähmung

☜ Pflege in der Akutphase

Querschnittgelähmte Patienten mit (drohender) Ateminsuffizienz, also insbesondere Patienten mit hoher Querschnittslähmung, werden anfangs auf der Intensivstation gepflegt. Ansonsten erfolgt die Pflege in der Akutphase meist in Überwachungseinheiten oder -zimmern. Diese sind in Querschnittszentren den Pflegestationen für Querschnittgelähmte zugeordnet.

> ### ☜ Krankenbeobachtung
> - Puls, Blutdruck, ggf. ZVD
> - Körpertemperatur
> - Bewusstseinslage
> - Atmung (Frequenz, Tiefe, evtl. Sauerstoffsättigung).

Überwachung von Kreislauf und Atmung

In der Akutphase können massive **Kreislaufstörungen** auftreten, insbesondere Bradykardie und Hypotonie. Diese sind meist umso ausgeprägter, je höher die Läsion lokalisiert ist, d.h. Patienten mit hoher Querschnittslähmung sind besonders stark betroffen. Bei hohen Querschnittsläsionen droht eine **Ateminsuffizienz**, bei Läsionen oberhalb C4 eine **Atemlähmung** mit Notwendigkeit der maschinellen Beatmung.

Pflege von Beatmungspatienten ☞ 2.1.3

> ☜ Klagen des Patienten über „zu wenig Luft" stets ernst nehmen. Den Patienten engmaschig auf Zeichen einer Ateminsuffizienz (infolge der Lähmungen und/oder einer Pneumonie) überwachen.

Lagerung

Insbesondere bei der traumatischen Querschnittsläsion kommt in der Akutphase der Lagerung des Patienten große Bedeutung zu. Besteht aufgrund der Verletzung oder Grunderkrankung eine Instabilität der Wirbelsäule, besteht bei jeder Lageveränderung die Gefahr einer Frakturverschiebung und damit einer zusätzlichen Rückenmarkschädigung. Um dies zu verhindern werden die Betroffenen in Spezialbetten gelagert, die eine Umlagerung des Patienten ohne Bewegung der Wirbelsäule ermöglichen.

Bis zum (Wieder)Einsetzen der Darmfunktion wird der Patient flach auf dem Rücken gelagert. Zur Hautkontrolle und zu Pflegemaßnahmen heben die Pflegenden den Patienten etwa 6-stündlich an (☞ Abb.

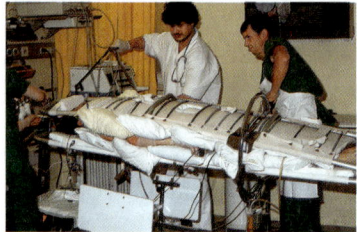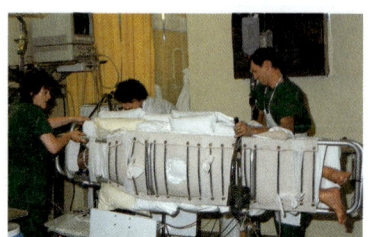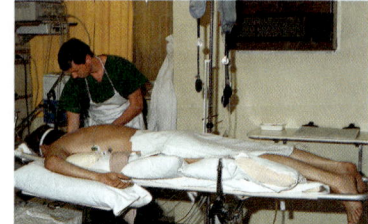

Abb. 4.4 a,b und c: Umlagern eines querschnittgelähmten Patienten im Stryker-Bett, einem Spezialbett mit Drehring. [M161]

9.8). Später wird der Patient alle 3 – 6 Stunden im Spezialbett gedreht (☞ Abb. 4.4).

Besteht keine Instabilität der Wirbelsäule, kann der Patient im normalen Klinikbett gelagert werden. Um Druckschäden der Haut zu verhindern, lagern die Pflegenden den Patienten regelmäßig um. Die erforderlichen Lagerungsintervalle können – abhängig vom Zustand des Patienten – unterschiedlich lang sein. Oft ist ein Lagewechsel alle zwei Stunden notwendig.

Das regelmäßige Umlagern dient gleichzeitig der Dekubitus-, Kontrakturen- und Pneumonieprophylaxe. Die Pflegenden achten darauf, alle Gelenke möglichst in Nullstellung zu lagern. Die Weichlagerung der Arme und Beine verhindert Dekubiti, die leichte Hochlagerung der Extremitäten dient der Ödem- und Thrombosephrophylaxe.

Bei extremer Dekubitusgefährdung oder bereits bestehenden Druckschäden der Haut kann der Patient vorübergehend auf Spezialmatratzen (☞ Abb. 4.5) oder in Luftkissenbetten gelagert werden. Darauf sollte dann jedoch sobald wie möglich wieder verzichtet werden, da diese Matratzen und Betten die für die Aufrechterhaltung und Wiedererlangung des Körperschemas notwendige Aufnahme von Reizen vermindern.

Körperpflege

Im Akutstadium ist evtl. eine völlige Ruhigstellung der Wirbelsäule erforderlich. Dann übernehmen in dieser Phase die Pflegenden die Körperpflege des Patienten vollständig. Ansonsten können paraplegische Patienten bald damit beginnen, die selbständige Körperpflege einzuüben.

Durch den Ausfall der Wärmeregulation droht eine rasche **Auskühlung** des Patienten. Manche Patienten mit hoher Querschnittsläsion leiden unter übermäßig starkem Schwitzen. Dann sind häufigere kühle Waschungen angenehm.

Ausscheidungen

Bei **Harninkontinenz** oder **Harnverhalt** wird die Blasenentleerung in der Akutphase meist durch Legen eines Blasenkatheters sichergestellt. Ein transurethraler Blasenkatheter wird baldmöglichst durch einen suprapubischen Blasenkatheter ersetzt, um Harnwegsinfektionen zu verhindern. Dann beobachten die Pflegenden die Kathetereintrittstelle an der Bauchhaut auf Anzeichen einer Infektion und führen regelmäßig sterile Verbandwechsel durch.

Auch die **Darmtätigkeit** kann gestört sein. Im Akutstadium droht infolge der Darmlähmung ein paralytischer Ileus. Die Pflegenden achten auf Zeichen eines Ileus (Stuhl- und Windverhalt, fehlende Darmgeräusche, Meteorismus, Übelkeit, Erbrechen, evtl. Zeichen des Volumenmangels) und führen nach Rücksprache mit dem Arzt Abführmaßnahmen durch.

Psychosoziale Betreuung

🖭 Insbesondere von der traumatischen Querschnittslähmung sind meist junge Menschen betroffen, deren Lebenspläne mit dem Unfall schlagartig zunichte gemacht wurden. Bis heute ist eine Querschnittslähmung nicht heilbar, weil sich das zentrale Nervensystem nicht regenerieren kann.

Vor allem nach einer traumatischen Querschnittsläsion erwacht der Patient manchmal erst Tage oder Wochen nach dem Unfallgeschehen auf der Intensivstation und ist dann mit der Tatsache „Querschnittslähmung" konfrontiert. Dies ruft bei den meisten Patienten tiefe Niedergeschlagenheit hervor. Viele der Betroffenen sind zunächst völlig verzweifelt angesichts ihrer Hilflosigkeit und der Aussicht auf ein Leben im Rollstuhl. In dieser Phase benötigen die Patienten neben sehr viel Verständnis und Einfühlungsvermögen von Seiten der Pflegenden Ermutigung und Unterstützung, um die Herausforderung anzunehmen und mit der Behinderung so „normal" wie möglich zu leben.

Unterstützung bei den ATL in der Postprimärphase

🖭 Behandlungsziel in der Postprimärphase ist das Erreichen der größtmöglichen Selbständigkeit des Patienten und seine soziale und berufliche Wiedereingliederung.

🏠 Sich bewegen

Lagerung. Sobald die Wirbelsäule stabil ist und damit keine Gefährdung für (zusätzliche) Rückenmarkläsionen besteht, kann der Patient im normalen Klinikbett gelagert werden. Eine regelmäßige Umlagerung alle 2 – 3 Stunden dient der Dekubitus- und Kontrakturenprophylaxe.

Mobilisation. So früh wie möglich (je nach Verletzungsmuster evtl. schon auf der Intensivstation) wird der Patient mobilisiert. Dies erfolgt durch langsames Aufrichten des flach auf dem Rücken liegenden Patienten im Bett oder auf dem Stehbrett (flache Liege, auf der der Patient mit Gurten fixiert wird und die senkrecht aufgerichtet werden kann). Der Grad der Aufrichtung wird täglich etwas gesteigert, bis der Patient am Ende in annähernd aufrechter Körperhaltung ist. Anfangs kommt es dabei häufig zu Kreislaufstörungen mit Tachykardie und Blutdruckabfall, da der Muskeltonus und die Gefäßregulation fehlen. Um dem entgegenzuwirken legen die Pflegenden dem Patienten in den ersten Tagen jeweils vor dem Aufrichten Kompressionsverbände an beiden Beinen an. Später erfüllen Antithrombosestrümpfe diesen Zweck.

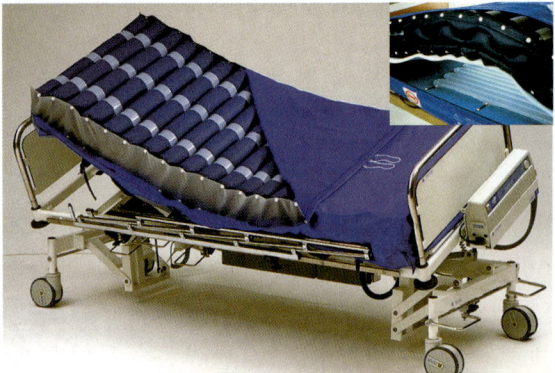

Abb. 4.5: Spezialmatratze Nimubs 2 der Firma HNE Healthcare. Die Detailaufnahme zeigt die unter der Matratze liegende Auto-Matt, die den Druck in den Luftkammern abhängig vom Gewicht und der Lage des Patienten steuert. [V303]

Abhängig von der Verletzung ordnet der Arzt evtl. zusätzliche Hilfsmittel zur äußeren Stabilisierung während der Mobilisation an, z.B. eine Zervikalstütze oder ein Korsett.

Rollstuhltraining. Im Rollstuhltraining erlernt der Patient den möglichst selbständigen Gebrauch des Rollstuhls. Dabei steht neben dem Fahren im Rollstuhl bei Patienten mit Lähmung der Beine anfangs das Erlernen des Transfers vom Bett in den Rollstuhl, vom Rollstuhl auf die Toilette und jeweils zurück im Vordergrund. Paraplegische Patienten sollen das Gesäß regelmäßig (etwa alle 15 Minuten) druckentlasten, indem sie sich mit beiden Armen auf den Armlehnen des Rollstuhls abstützen und den Körper für wenige Sekunden leicht nach oben drücken. Bei tetraplegischen Patienten übernehmen die Pflegenden die Druckentlastung, etwa indem sie den Patienten von hinten unter beiden Achseln fassen und den Oberkörper etwas nach oben ziehen, oder indem sie

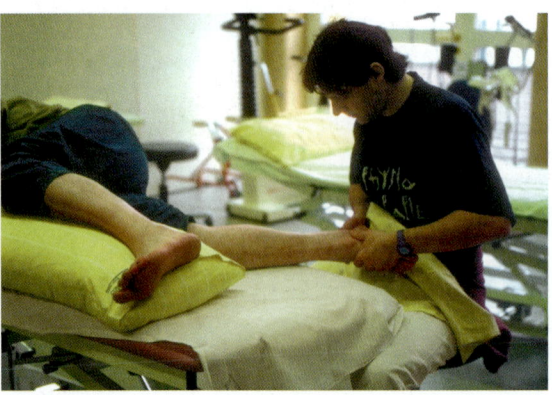

Abb. 4.6: Die intensive Physiotherapie ist unerlässlich, um die Gelenkbeweglichkeit sowie die Muskeldehnfähigkeit der betroffenen Muskeln und die Muskelkraft der nicht betroffenen Muskeln zu erhalten. [K199]

ihn für einige Sekunden auf die eine und danach auf die andere Körperseite kippen, so dass jeweils eine Gesäßhälfte druckentlastet ist. Alternativ stehen für tetraplegische Patienten spezielle Sitzkissen zur Verfügung, die den Druck gleichmäßig auf die gesamte Sitzfläche verteilen.

Ausscheiden

Blasenentleerungsstörungen stellen ein großes Problem für die Betroffenen dar. Je nach Höhe der Schädigung liegen charakteristische Symptome vor:
- Läsionen oberhalb des Miktionszentrums (dieses liegt in den Rückenmarksegmenten S2 bis S5) verursachen eine **spastische Blasenstörung** (auch *Reflexblase* oder *obere Blasenlähmung*). Dabei kommt es zum unwillkürlichen Abgang von Spontanurin ab einer bestimmten Blasenfüllung. Durch gezieltes Blasentraining in Form von rhythmischem Beklopfen der Bauchdecke oberhalb der Symphyse kann bei vielen Patienten eine Miktion ausgelöst werden. Der Patient wird dazu angehalten, dies ca. alle 4 Stunden durchzuführen. Anfangs kontrollieren die Pflegenden (auf Arztanordnung) öfter die Restharnmenge, um zu prüfen, wie vollständig sich die Blase auf das Beklopfen hin entleert. Bleibt die Restharnmenge unter 100 ml, kann der evtl. noch liegende suprapubische Blasenkatheter entfernt werden. Im weiteren Verlauf wird die Restharnmenge in festgelegten Zeitabständen sonographisch bestimmt
- Bei Läsionen unterhalb des Miktionszentrums kommt es zur Ausbildung einer **hypo-** oder sogar **atonen Blasenstörung** (auch *autonome Blase* oder *untere Blasenlähmung*). Hier zeigt eine reflektorische Blasenstimulation keinen Erfolg. Eine Alternative bietet die intermittierende Einmalkatheterisierung, zu der die Pflegenden den Patienten anleiten. Sobald der Patient die Technik erlernt hat, soll er sich im Abstand von ca. 4 – 6 Stunden selbst katheterisieren. Ist der Patient selbst dazu nicht in der Lage, können evtl. seine Angehörigen angeleitet werden.

Ähnlich wie die Blasenentleerung können manche querschnittgelähmte Patienten auch die **Darmentleerung** trainieren und damit eine regelmäßige Defäkation zu einem geplanten Zeitpunkt herbeiführen. Angestrebt wird eine Darmentleerung alle 2 – 3 Tage. Nach Anleitung durch die Pflegenden applizieren sich die Patienten Klistiere oder Suppositorien selbst und lösen damit einen Reiz auf die Darmschleimhaut aus, der eine Darmentleerung bewirkt. Unterstützt wird das Darmtraining durch ballaststoffreiche Kost und ausreichende Flüssigkeitszufuhr.

Atmen

Insbesondere Patienten mit hohem Querschnitt sind stark pneumoniegefährdet, deshalb ist auch nach der Akutphase eine regelmäßige Pneumonieprophylaxe

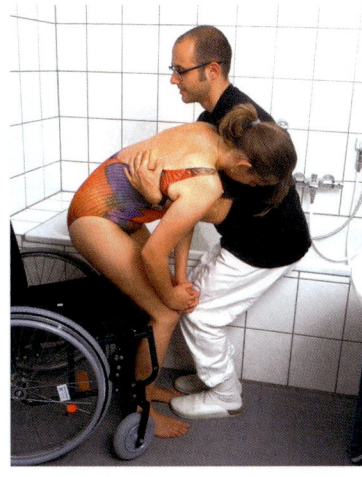

Abb. 4.7: Bei der täglichen Körperpflege sind Querschnittgelähmte oft auf Hilfe angewiesen. [K183]

erforderlich. Die dazu notwendigen Atemübungen kann der Patient evtl. selbstständig durchführen. Bei sehr hohem Querschnitt mit Zwerchfelllähmung ist meist eine dauerhafte maschinelle Beatmung erforderlich. Eine solche Beatmung kann auch in der häuslichen Umgebung des Patienten mit speziell dafür konzipierten Beatmungsgeräten durchgeführt werden *(Heimbeatmung)*.

Sich waschen und kleiden

Paraplegische Patienten können nach der Akutphase lernen, sich weitgehend selbstständig zu versorgen. Ob und inwieweit Hilfsmittel sinnvoll sind, hängt von der individuellen Situation des Patienten – insbesondere vom Ausmaß seiner Einschränkung – ab. Möglich sind z.B.:
- Spezielle Pflegeutensilien, z.B. gekrümmte Bürste mit Griff, überlanger Schuhlöffel
- Kippbarer Spiegel

- Höhenverstellbares Waschbecken
- Mit dem Rollstuhl befahrbare Dusche.

Im Rahmen der Körperpflege soll der Patient regelmäßig gefährdete Hautstellen auf Anzeichen eines Dekubitus kontrollieren. Die Pflegenden leiten den Patienten dazu an, diese Kontrolle mit Hilfe von Handspiegeln durchzuführen.

Sinnvoll sind leicht anzuziehende Kleidung und Schuhe, die wegen der Dekubitusgefahr nicht zu eng sein dürfen.

Tetraplegische Patienten sind bei der Körperpflege meist dauerhaft auf Hilfe angewiesen. Planen die Angehörigen des Patienten, die Pflege zu übernehmen, erfolgt baldmöglichst deren schrittweise Anleitung, so dass sie zum Zeitpunkt der Entlassung des Patienten umfassend über die notwendigen Pflegemaßnahmen und mögliche Komplikationen informiert sind.

Körpertemperatur regulieren

Die Regulation der Körpertemperatur kann dauerhaft gestört sein, d.h. der Patient kühlt evtl. rasch aus oder schwitzt übermäßig.

> **⚠ Vorsicht!**
> Vorsicht bei der Verwendung von Heiz- und Kühlelementen! In den Körperregionen mit fehlender Sensibilität können dabei Verbrennungen oder Kälteschäden entstehen.

Für Sicherheit sorgen

Durch die eingeschränkte Beweglichkeit und evtl. zusätzliche neurologische oder anderweitig bedingte Ausfälle wie Koordinations-, Seh- oder Wahrnehmungsstörungen besteht eine erhöhte Verletzungsgefahr, und der Patient fühlt sich oft unsicher.

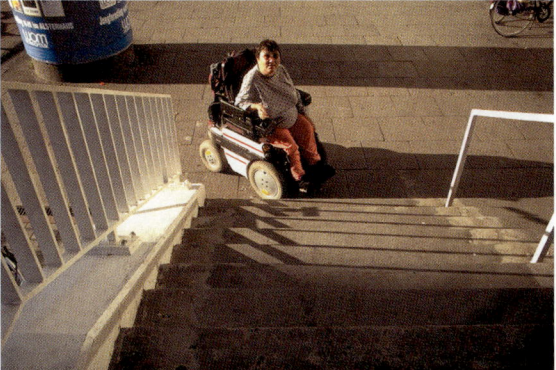

Abb. 4.8: Rollstuhlfahrer stoßen im täglichen Leben häufig auf unüberwindliche Hindernisse. Allein die rollstuhlgerechte Umgestaltung des Wohnraums stellt für Betroffene eine große Hürde dar; oft ist ein Umzug unumgänglich. [O134]

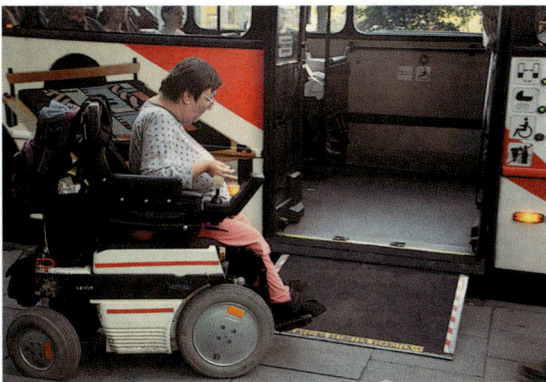

Abb. 4.9: Kann der Rollstuhlfahrer sich nicht mit dem eigenen, seiner Behinderung entsprechend umgebauten PKW bewegen, ermöglichen ihm behindertengerechte öffentliche Verkehrsmittel eine Erweiterung seines Bewegungsradius und damit ein Mehr an Lebensqualität. [O134]

Schutz und Sicherheit bieten:

- Festes Schuhwerk (keine offenen Pantoffeln oder lange Schnürsenkel)
- Stützmöglichkeiten (feste Tische, Haltegriffe) im (Bade-)Zimmer, Möbel mit abgerundeten Ecken, ausreichend Platz zum Manövrieren, bewegliche Möbelstücke blockieren
- Hinweise auf Gefahrenquellen
- Häufiges Training in Anwesenheit einer Vertrauensperson, falls sich der Patient in der Ausführung einer bestimmten Tätigkeit noch nicht sicher genug fühlt (z.B. ein abschüssiges Wegstück mit dem Rollstuhl bewältigen).

📇 Kontaktadressen

Bundesverband Selbsthilfe Körperbehinderter e.V.
Altkrautheimer Str. 17
74238 Krauheim/Jagst
Telefon: 0 62 94/6 81 10

Internet: www.bsk-ev.de

Internationaler Verband der körperbehinderten Menschen
Beethovenallee 56 – 58
53173 Bonn
Telefon: 02 28/9 56 41 30

e-mail: fimitic@t-online.de

Fördergemeinschaft der Querschnittsgelähmten in Deutschland e.V.
Silcherstr. 15
67591 Mölsheim
Telefon: 0 62 43/52 56

Internet: www.gff.de

🧩 Sich beschäftigen und
🧩 Sinn finden

Eine Querschnittslähmung bedeutet für die meisten Betroffenen das „Aus" für den bisher ausgeübten **Beruf** bzw. die Berufsausbildung oder das Studium. Dies ist ein gravierender Einschnitt ins Leben und die Zukunftspläne des Einzelnen und erfordert meist eine grundlegende berufliche Neuorientierung, die bereits in der Reha-Klinik beginnt: Zusammen mit dem Patienten versuchen die Therapeuten, den geeigneten neuen Beruf für den Betroffenen herauszufinden und leiten entsprechende Umschulungsmaßnahmen ein. Tetraplegische Patienten bleiben eventuell berufsunfähig.

Auch seine bisher ausgeübten **Hobbys** kann der querschnittgelähmte Patient meist nicht mehr wahrnehmen, d.h. auch die Möglichkeiten der Freizeitgestaltung sind plötzlich stark eingeschränkt. Dies ist für viele Betroffene äußerst schmerzlich, insbesondere wenn sie ein Hobby, etwa eine bestimmte Sportart, sehr intensiv betrieben haben. Analog zur beruflichen Rehabilitation zeigen die Therapeuten in der Reha-Klinik dem Patienten Möglichkeiten der Freizeitgestaltung auf, die seinen Neigungen und Möglichkeiten entsprechen.

🏠 Sich als Frau oder Mann fühlen und verhalten

Vor allem jüngere Patienten empfinden sich mit einer bleibenden Querschnittslähmung als nicht mehr attraktiv, oft als Belastung und wenig liebenswert. Hinzu kommen oft organische Probleme wie Gefühlsstörungen im Genitalbereich und die Beeinträchtigung der Erektion/Orgasmusfähigkeit bis hin zur Impotenz/Frigidität. Die Sexualität stellt ein sehr schwieriges und gleichzeitig wenig oder gar nicht angesprochenes Thema dar, da es einen sehr persönlichen und intimen Bereich betrifft, über den zu sprechen vielen

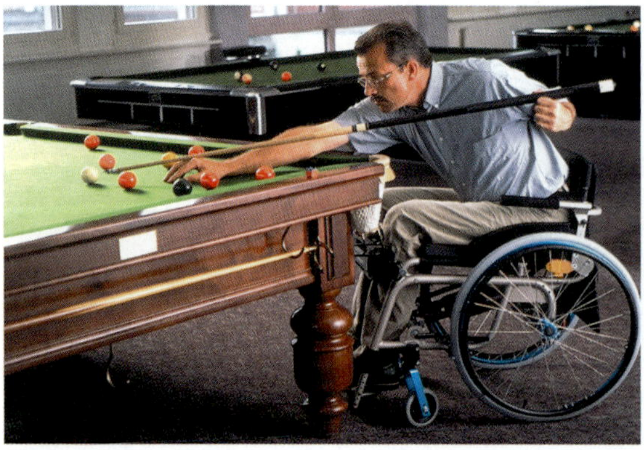

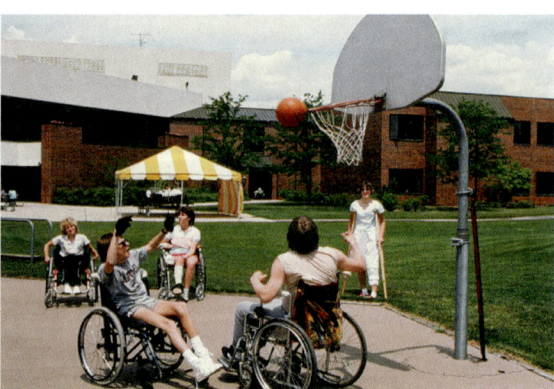

Abb. 4.10: Oft bedeutet eine Querschnittlähmung auch das „Aus" für den bisher ausgeübten Beruf und die Hobbys. Dann unterstützen die Therapeuten der Reha-Klinik den Patienten darin, neue Möglichkeiten der Freizeitgestaltung auszuprobieren, die seinen Interessen und Möglichkeiten entsprechen. [V306]

Abb. 4.11: Auch mit einer Querschnittslähmung sind sportliche Aktivitäten möglich und wünschenswert. Behindertensportgruppen erleichtern den Einstieg und fördern soziale Kontakte. [J666]

schwerfällt. Manche Patienten trauen sich nicht, ihre Ängste zu schildern, da sie fürchten missverstanden zu werden oder aber selbst Angst vor der Auseinandersetzung mit diesem Thema haben. Oft ergibt sich auch nicht die passende Situation bzw. fehlt die Vertrauensperson. Dennoch ist es vielen Patienten ein großes Anliegen, über die Veränderungen bezüglich ihrer Sexualität zu sprechen.

Hier können die Pflegenden und Ärzte helfen, indem sie sensibel und einfühlsam mit dem Patienten umgehen und auch kleine Hinweise und Andeutungen des Patienten zu seiner Sexualität ernst nehmen und ihm die Möglichkeit zu Gesprächen, evtl. auch mit Fachleuten, anbieten. Vielen Betroffenen hilft es auch, gleichgeschlechtliche Gesprächspartner zu haben und in einem geschützen Rahmen (keine Zuhörer, keine Störungen) über dieses heikle Thema zu reden. Auch der Erfahrungsaustausch mit in gleicher Weise Betroffenen z.B. in Selbsthilfegruppen oder eine psychotherapeutische Betreuung kann sehr hilfreich sein, um die Ängste des Patienten bezüglich seiner Sexualität nach und nach abzubauen.

Grundsätzlich ist es möglich, dass ein querschnittgelähmter Mann Kinder zeugt und eine querschnittgelähmte Frau ein Kind bekommt.

📖 Literaturtipp

Buck, Math u.a.: Querschnittslähmung. Ein Ratgeber für Betroffene und ihre Angehörigen – Hilfe zur Selbsthilfe. Springer, Berlin Heidelberg, 1996

Vohs, Martina und Winter, Ilse (Hg.): Fachpflege Rehabilitation. Urban & Fischer, München, 1999

🔖 Prognose

Die Prognose ergibt sich aus der Höhe der Querschnittsläsion und der dadurch bedingten Immobilisation. Besonders gefährdet sind Patienten mit einer Verletzung oberhalb von C4, da bei ihnen zusätzlich eine Zwerchfelllähmung auftritt, die in den meisten Fällen die Notwendigkeit einer maschinellen Beatmung und damit ein erhöhtes Infektionsrisiko zur Folge hat.

Zu Beginn des Querschnittssyndroms ist die endgültige Prognose nicht zu stellen, da in den ersten Monaten noch sehr viel klinische Veränderungen im neurologischen Befund möglich sein können.

Wiederholungsfragen

1. Wie werden Querschnittslähmungen eingeteilt? (☞ 4.1)

2. Was versteht man unter einer „hohen Querschnittslähmung"? (☞ 4.1)

3. Bei welcher Schädigungshöhe muss mit einer Lähmung des Zwerchfells gerechnet werden? (☞ 4.1)

4. Was ist eine „Paraplegie", was eine „Paraparese"? (☞ 4.1)

5. Wie verläuft eine traumatische Querschnittsläsion typischerweise? (☞ 4.1)

6. Welche Ursachen können einer nicht-traumatischen Querschnittsläsion zu Grunde liegen? (☞ 4.1)

7. Was ist eine spinale Ischämie? (☞ 4.1)

8. Welches sind die Leitsymptome einer Querschnittslähmung? (☞ 4.1)

9. Welche Komplikationen bedrohen den querschnittsgelähmten Patienten? (☞ 4.2)

10. Weshalb wird beim querschnittsgelähmten Patienten ein transurethraler Blasenkatheter baldmöglichst entfernt? (☞ 4.3)

11. Wie lagern die Pflegenden einen Patienten mit traumatischer Querschnittsläsion in der Akutphase? (☞ 4.3)

12. Welche Form der Blasenstörung erwarten Sie bei einer Läsion oberhalb des Miktionszentrums S2 bis S5? (☞ 4.3)

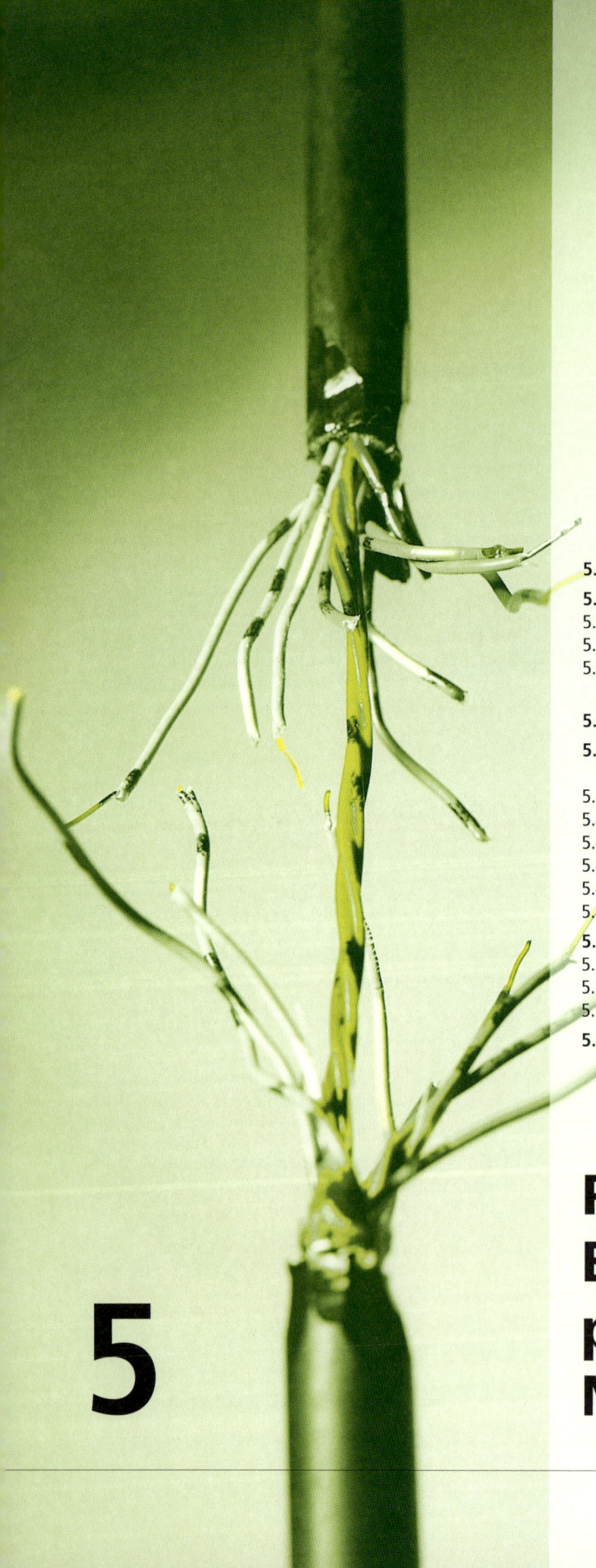

Pflege bei Erkrankungen des peripheren Nervensystems

5

Verschiedene Strukturen des peripheren Nervensystems können von Erkrankungen (☞ 1.1.3) betroffen sein:
- Hirnnerven, z.B. Fazialisparese (☞ 5.1)
- Motorische Vorderhornzellen, z.B. Poliomyelitis (☞ 7.6)
- Nervenwurzel, z.B. Bandscheibenvorfall (☞ 5.2)
- Nervenplexus, z.B. geburtstraumatisch (☞ 5.3)
- Peripherer Nerv, z.B. Peronaeusparese (☞ 5.4.6).

5.1 Erkrankungen einzelner Hirnnerven

Fazialisparese

> 🔅 **Fazialisparese:** Lähmung der vom N. facialis (VII) versorgten Muskeln einer Gesichtshälfte durch Schädigung des N. facialis. Je nach Lokalisation und Grad der Schädigung zusätzlich gesteigertes Hörempfinden (Hyperakusis), Geschmacksstörungen und Störungen der Tränen- und Speichelsekretion; häufigste isolierte Hirnnervenläsion.

Mit ca. 75 % ist die **idiopathische periphere Fazialisparese** *(Bell-Lähmung)* die häufigste Form der peripheren Fazialisparese, deren Ursache letztendlich nicht geklärt ist. Symptomatische Formen sind selten und können entzündlich (Zoster oticus, Otitis media, Borreliose), traumatisch, diabetisch oder tumorbedingt sein.

Innerhalb von Stunden stellt sich eine halbseitige Gesichtslähmung (☞ Abb. 5.2), z.T. mit begleitenden Geschmacksstörungen, gesteigertem Hörempfinden sowie Störung der Tränen- und Speichelsekretion ein. Stirnrunzeln ist nur noch einseitig möglich, der Lidschluss bleibt häufig unvollständig *(Lagophthalmus)*, so dass die Drehung des Augapfels nach oben sichtbar wird *(Bell-Zeichen);* auffällig ist auch ein Hängen des Mundwinkels.

Bei der **zentralen Fazialisparese** *(faziale Lähmung),* z.B. infolge eines Schlaganfalls, ist dem Patienten das Stirnrunzeln noch möglich, da der Stirnast nicht nur vom betroffenen gleichseitigen sondern auch vom gegenseitigen Fazialiskern im Hirnstamm Nervenfasern enthält.

Eine Sonderform der peripheren Fazialisparese kommt beim ätiologisch unklaren **Melkerson-Rosenthal-Syndrom** vor, zu dem eine faltige Zunge sowie eine gleichseitige Gesichtsschwellung gehört.

Nerv	Symptome	Ursachen (Beisp.)
N. olfactorius (I)	Riechstörung, Anosmie (Verlust des Geruchsinns)	Erkrankung der Nasenschleimhaut, Schädel-Hirn-Trauma, frontaler Tumor
N. opticus (II)	Visusverlust (Verlust des Sehvermögens), Stauungspapille	Ischämie, Kompression
N. oculomotorius (III)	Pupillenstörung, Doppelbilder; meist kombiniert mit Schädigung von IV und VI	Kompression
N. trochlearis (IV)	Doppelbilder; meist kombiniert mit Schädigung von III und VI	Diabetes mellitus, Infektion, Myasthenie, ophthalmoplegische Migräne
N. trigeminus (V)	Hypästhesie (herabgesetztes Empfindungsvermögen), Hypalgesie (herabgesetztes Schmerzempfinden) einer Gesichtshälfte	Selten isoliert, z.B. Kompression durch Tumor ☞ 11.4
N. abducens (VI)	Doppelbilder; meist kombiniert mit Schädigung von III und IV	Parainfektiös, Multiple Sklerose, erhöhter Hirndruck
N. facialis (VII)	Fazialislähmung (☞ Text)	(☞ Text)
N. vestibulocochlearis (VIII)	Hypakusis (Schwerhörigkeit), Schwindel	Kleinhirnbrückenwinkeltumor, Otitis media, Zoster oticus, Nebenwirkung von Aminoglykosiden
N. glossopharyngeus (IX)	Pharyngeale Hypästhesie, Würgreflex, Dysphagie (Schluckstörung)	Tumoren der hinteren Schädelgrube
N. vagus (X)	Heiserkeit	Tumor an der Schädelbasis
N. accessorius (XI)	Parese des M. trapezius und M. sternocleidomastoideus	Perioperative Läsion
N. hypoglossus (XII)	Zungenparese (weicht zur betroffenen Seite ab)	Perioperative Läsion, Tumorkompression, Trauma

Tab. 5.1: Überblick über die Hirnnerven und ihre wichtigsten Schädigungsmuster (siehe auch Anatomie des Nervensystems ☞ Abb. 1.14).

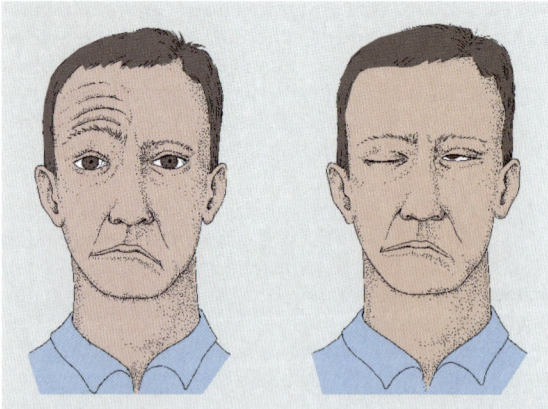

Abb. 5.2: Linksseitige periphere Fazialislähmung. Links wurde der Patient aufgefordert, die Stirn zu runzeln, rechts sollte er die Augen fest verschließen. Typisch sind unvollständiger Lidschluss, hängender Mundwinkel und fehlendes Stirnrunzeln auf der erkrankten Seite. [L190]

🔍 Diagnostik der Hirnnervenschädigungen

- Elektroneurographie und -myographie zur Diagnose und Abschätzung der Prognose
- Ausschluss symptomatischer Formen durch HNO-Untersuchung, ggf. bildgebende Diagnostik, Liquoruntersuchung, Borrelien-Antikörper.

Die idiopathische Fazialisparese wird mit Glukokortikoiden behandelt. Die Wirksamkeit ist aber umstritten, zumal kontrollierte Therapiestudien bislang fehlen.

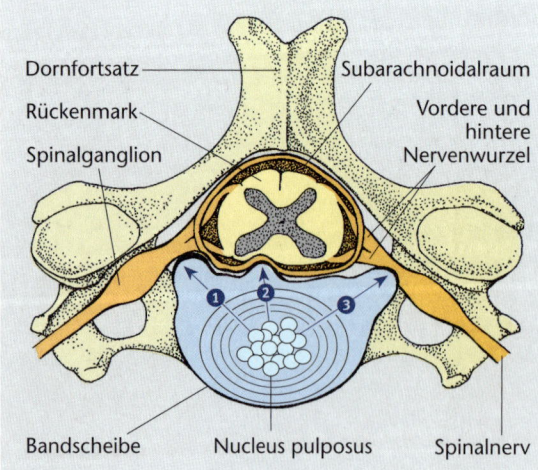

Abb. 5.3: Bandscheibenvorfall. Abhängig von der Richtung des Bandscheibenvorfalls (medial, medio-lateral, lateral) werden unterschiedliche Strukturen abgeklemmt und in ihrer Funktion beeinträchtigt. Die häufigen Vorfälle im Lendenwirbelbereich gefährden meist nicht mehr das Rückenmark, sondern die Cauda equina, da das Rückenmark bereits bei L2 endet. [A400-190]

📧 Pflege und
⚕ Prognose

Pflegerisch ist zu beachten, dass die Augenhornhaut durch Augentropfen und Uhrglasverband vor dem Austrocknen geschützt werden muss, falls der Lidschluss unvollständig ist. Die Patienten sollten auf Kosmetika und Rauchen verzichten, da beides zur Hornhautreizung führen kann. Außerdem sollte möglichst häufig unter physiotherapeutischer Anleitung vor dem Spiegel die mimische Muskulatur trainiert werden.

Die **Prognose** der Erkrankung ist gut. Bei 80 % der Patienten bleiben keine störenden Schäden zurück. In einem Teil der Fälle kommt es allerdings zu pathologischen Mitbewegungen durch *Fehlinnervationen*, d.h. dass z.B. beim Zähnezeigen gleichzeitig ungewollt der Lidschluss erfolgt.

5.2 Nervenwurzelsyndrome

> ⊡ **Nervenwurzelsyndrom** (*radikuläres Syndrom*): Gekennzeichnet durch Rückenschmerzen mit Ausstrahlung in das entsprechende *Dermatom* (Hautabschnitt) sowie sensomotorische Ausfälle in segmentaler Verteilung. Akut auftretende Nervenwurzelsyndrome sind meist Folge eines **Bandscheibenvorfalls.**

5.2.1 Krankheitsentstehung und Symptome
⇨ Krankheitsentstehung

> ⊡ **Bandscheibenvorfall** (*Bandscheibenprolaps, Diskusprolaps*): Vorwölbung bzw. Austritt von Bandscheibengewebe in die Zwischenwirbellöcher oder den Wirbelkanal und Kompression der Nervenwurzeln.

Durch ein Missverhältnis zwischen (Fehl-)Belastung und Belastbarkeit im Zusammenspiel mit Alterungsvorgängen der Bandscheibe kommt es zu einer **Vorwölbung** (*Protrusion*) oder zu einem **Vorfall** (*Prolaps*) der betroffenen Bandscheibe in den Wirbelkanal oder die Zwischenwirbellöcher. Es kann sich auch ein Teil der Bandscheibe ganz lösen (**Sequester**). Die Symptome sind Folge einer Kompression der betroffenen Nervenwurzel oder des Rückenmarks durch die vorgefallene Bandscheibe.

Am häufigsten ist der Lendenwirbelsäulenbereich zwischen L4 und L5 sowie L5 und S1 betroffen. Deutlich seltener sind Bandscheibenvorfälle im Halswirbelsäulenbereich (C7/C8 und C6/C7). Chronische

Formen sind meist Folge degenerativer knöcherner (osteochondrotischer) Veränderungen der Wirbelsäule.

▣ Symptome und Untersuchungsbefund

Ein akut auftretendes radikuläres Syndrom infolge eines **lateralen Bandscheibenvorfalls** ist gekennzeichnet durch:

- **Akut auftretende Rückenschmerzen** *(„Hexenschuss"):* Insbesondere nach ruckartigen Körperbewegungen oder schwerem Heben bei gebeugtem Rumpf Schmerzen in entsprechender Höhe mit Ausstrahlung in das Versorgungsgebiet der betroffenen Wurzel *(Dermatom),* z.B. bei Prolaps L5/L6: Außenseite des Unterschenkels, Fußrücken und Großzehe. Charakteristischerweise verstärken sich die Schmerzen bei Husten, Pressen oder Niesen, weil dabei durch den erhöhten intraspinalen Druck die Kompression der Wurzel zunimmt
- **Muskelhartspann** und **Schonhaltung der Wirbelsäule:** Entwickeln sich schmerzbedingt reflektorisch und vor allem bei lumbalen Vorfällen (☞ Abb. 5.5); bei Dehnung lumbaler Wurzeln (z.B. Handgriff nach Lasègue bei Diskusprolaps in Höhe L5/S1) kommt es zur Schmerzverstärkung
- **Hypästhesie** *(herabgesetztes Empfindungsvermögen)* bzw. **Dysästhesie** *(schmerzhafte Missempfindung)* im betroffenen Dermatom
- **Parese entsprechender Kennmuskeln:** Da die motorischen Fasern der Nervenwurzeln relativ unempfindlich gegenüber Druck sind, weisen Paresen von Muskeln, die von der betroffenen Wurzel versorgt werden, auf schwere, ggf. operationspflichtige Bandscheibenvorfälle hin. Da die meisten Muskeln

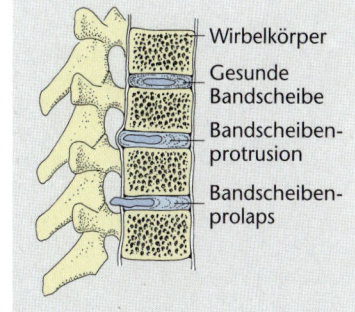

Abb. 5.4: Gesunde Bandscheibe (oben), Protrusion (Mitte) und Prolaps (unten). [A400-190]

von mehreren Nervenwurzeln versorgt werden, ist die Kenntnis bestimmter Kennmuskeln wichtig, um Hinweise auf die Höhe der betroffenen Bandscheibe zu erhalten
- Abschwächung oder Ausfall entsprechender **Muskeleigenreflexe** (☞ Abb. 5.6 und Tab. 5.7)
- **Konus-Kauda-Syndrom:** Mediale Massenvorfälle im unteren Lumbalbereich führen zur direkten Kompression des kaudalen Rückenmarks *(Conus)* und/oder der kaudalen lumbalen und sakralen Nervenwurzeln *(Cauda equina)* im Spinalkanal. Leitsymptom sind Blasen-Mastdarm-Störungen. Eine Sensibilitätsstörung sakraler Dermatome und fehlende Lähmungen deuten auf eine **Konusläsion.** Die sensomotorische Paraparese der Beine ist als Hinweis auf eine **Kaudakompression** zu werten. Es handelt sich dabei um einen Notfall, der sofortige Diagnostik und operative Therapie verlangt, da das Rückenmark sehr druckempfindlich ist und Ausfälle nach längerer Druckeinwirkung nur teilweise reversibel sind.

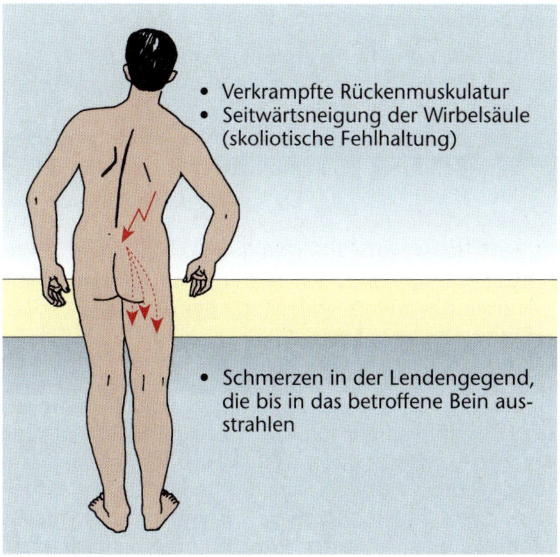

- Verkrampfte Rückenmuskulatur
- Seitwärtsneigung der Wirbelsäule (skoliotische Fehlhaltung)

- Schmerzen in der Lendengegend, die bis in das betroffene Bein ausstrahlen

Abb. 5.5: Typische Fehlhaltung bei lumbalem Bandscheibenvorfall. [A400-215]

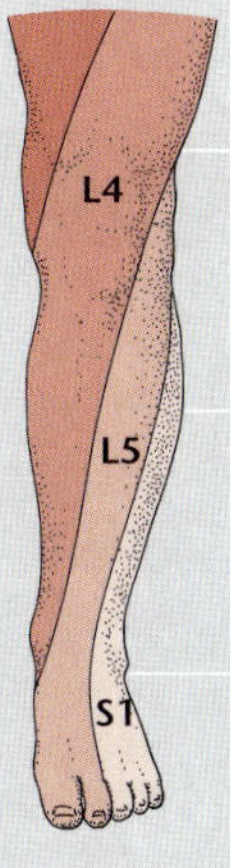

Sensibilitäts-störung	Befallene Nerven-wurzel	Abschwächung oder Ausfall von	Funktionsein-schränkung bei
L4	L4	Patellar-sehnenreflex	Hebung und Supination des Fußes, Fersenstand
L5	L5	Tibialis-posterior-Sehnenreflex	Großzehen-hebung gegen Widerstand, Fersenstand
S1	S1	Achilles-sehnenreflex	Zehenstand

Abb. 5.6: Neurologische Symptome bei Bandscheibenvorfall im LWS- und Kreuzbeinbereich in Abhängigkeit von der betroffenen Nervenwurzel. [A400-190]

Bei Schädigung der *Cauda equina* (☞ 1.1.2) entwickelt sich ein **Kaudasyndrom** mit Sensibilitätsstörungen in der Analregion und an der Oberschenkelinnenseite *(Reithosen-Dysästhesie)*, schlaffen Lähmungen der unteren Extremität, Blasen- und Mastdarm- sowie bei Männern Potenzstörungen. Diese Patienten müssen unverzüglich in eine neurochirurgische Klinik verlegt und innerhalb von sechs Stunden operiert werden, da die Schäden sonst irreversibel sind!

5.2.2 Diagnose und Behandlungsstrategie

🔎 Diagnostik und Differentialdiagnose

Auf **Röntgenübersichtsaufnahmen** der Wirbelsäule lassen sich degenerative Veränderungen, ggf. mit Einengung der Zwischenwirbellöcher (Foramina intervertebralia) erkennen, die zur Wurzelkompression führen können. Auch Knochenmetastasen können dabei weitgehend ausgeschlossen werden.

Der Bandscheibenvorfall selbst lässt sich meist durch **Computer-** oder **Kernspintomographie** nachweisen.

Zur Darstellung der Wurzeltaschen und präoperativ kann eine Kontrastmitteldarstellung des Wirbelkanals *(Myelographie)*, ggf. in Kombination mit CT *(Myelo-CT)* erforderlich werden.

Anhand **elektromyographischer** Befunde aus den Kennmuskeln lassen sich frühestens nach 10 Tagen Rückschlüsse auf die Höhe des Bandscheibenvorfalls sowie den Grad der Schädigung ziehen. Dabei lassen sich akute von chronischen Schädigungszeichen unterscheiden. Mit elektrophysiologischen Methoden können auch klinisch bisweilen kaum unterscheidbare periphere Nervenläsionen ausgeschlossen werden;

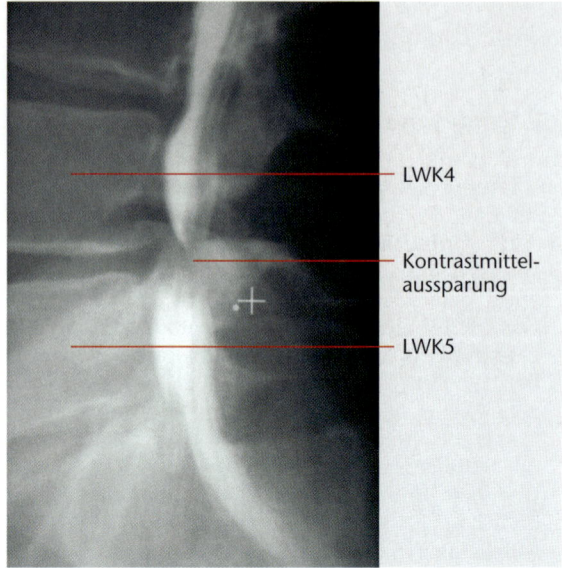

Abb. 5.8: Myelographie des 4. und 5. Lendenwirbelkörpers. Das Myelogramm zeigt eine deutliche Kontrastmittelaussparung in Höhe der Bandscheibe. [T195]

so kann häufig beispielsweise eine Peronaeusparese klinisch nur schwer von einer Wurzelläsion L5 abgegrenzt werden.

Differentialdiagnostisch sind Knochenmetastasen und andere Tumoren des Spinalkanals sowie Abszesse zu beachten.

Bandscheibenvorfälle im Brustwirbelsäulenbereich sind so selten, dass man bei dortigen Nervenwurzelsymptomen stets an einen Tumor denken sollte.

📋 Behandlungsstrategie

Falls keine oder nur geringfügige neurologische Ausfälle vorliegen, erfolgt die Behandlung **konservativ** mit:

- Schmerzmitteln, möglichst solchen mit gleichzeitiger entzündungshemmender Wirkung (in erster Linie nichtsteroidale Antiphlogistika, z.B. Voltaren®)
- Muskelentspannenden Medikamenten wie z.B. Tetrazepam (Musaril®). Chlormezanon (Trancopal®) wurde inzwischen vom Markt genommen
- Evtl. Lokalanästhesie
- Physikalischen Maßnahmen.

Bleibt die konservative Behandlung trotz konsequenter Durchführung erfolglos, wird **operiert.** Während bis vor wenigen Jahren Teile des Wirbelbogens entfernt werden mussten, was die Stabilität der Wirbelsäule deutlich beeinträchtigte, kommen heute für die Mehrzahl der Patienten weniger komplikationsträchtige **mikrochirurgische Operationsverfahren** in Betracht, etwa die mikrochirurgische Entfernung der

Nerven-wurzel	Reflexausfall	Motorische Ausfälle
C6	Bizeps-Sehnen-Reflex (BSR), Radius-Periost-Reflex (RPR)	Armbeugung, M. biceps brachii
C7	Trizeps-Sehnen-Reflex (TSR)	Armstreckung, M. triceps brachii
C8	(Trizeps-Sehnen-Reflex)	Kleine Handmuskeln, z.B. Kleinfingerabduktion
L4	Patellar-Sehnen-Reflex (PSR)	Hebung und Supination des Fußes, Fersenstand
L5	Tibialis-posterior-Sehnen-reflex	Großzehenhebung gegen Widerstand, Fersenstand
S1	Achillessehnenreflex (ASR)	Zehenstand (einbeinig)

Tab. 5.7: Neurologische Ausfälle bei Bandscheibenvorfall im LWS-Bereich in Abhängigkeit von der betroffenen Nervenwurzel.

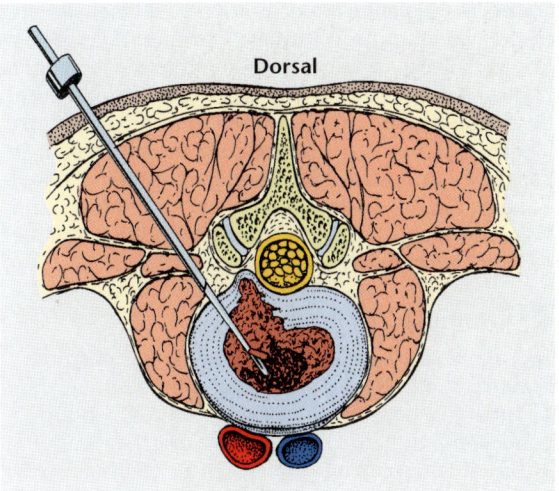

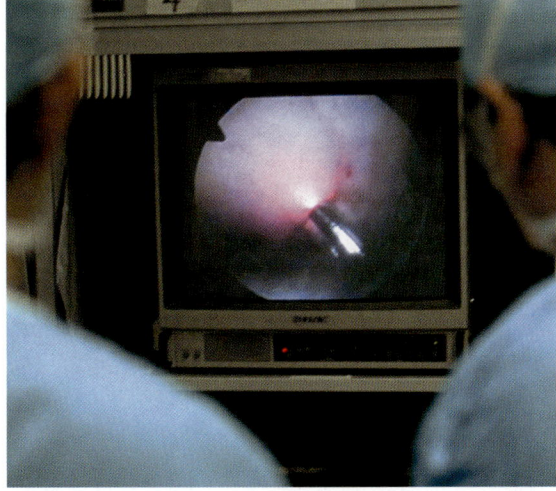

Abb. 5.9 und 5.10: Perkutane lumbale Nukleotomie: Wird über eine perkutan in die Bandscheibe eingeführte Fasszange mit Saugvorrichtung unter endoskopischer Sicht vorgenommen; mikrochirurgisches, wenig invasives Verfahren. [A300-190] [V226]

Bandscheibe *(perkutane Diskektomie)* oder das mikrochirurgische Abtragen von Bandscheibenmaterial über eine Spül-Saug-Drainage *(perkutane Nukleotomie)*. Ein Kaudasyndrom muss so rasch wie möglich operiert werden.

5.2.3 Spezielle Pflege bei Nervenwurzelsyndromen

🔲 Pflege bei konservativer Therapie

- Anfangs soll der Patient Bettruhe einhalten, wobei sich beim lumbalen Prolaps die konsequente Stufenbettlagerung (☞ Abb. 5.11) bewährt hat
- Je nach individueller Verträglichkeit werden Kälte- oder Wärmebehandlungen der betroffenen Rückenpartien nach Arztanordnung durchgeführt
- Initial können evtl. Massagen helfen. Mit Besserung des akuten Beschwerdebildes rückt die aktive Physiotherapie in den Vordergrund
- Im Verlauf des gesamten Krankenhausaufenthaltes sollten die Pflegenden den Patienten bei allen Tätigkeiten auf seine Bewegungen beobachten und ungünstige Bewegungsabläufe des Patienten (z.B. falsches Bücken) korrigieren
- Bei Verdacht auf medialen Bandscheibenvorfall ist auf Miktionsstörungen zu achten (regelmäßiges Wasserlassen? Überlaufblase?)
- Rückenschule.

> ⚠ **Vorsicht!**
> Wenn der Patient freudig berichtet, die Schmerzen seien plötzlich verschwunden, kann dies auch einen Sensibilitätsausfall durch Nervenschädigung anzeigen!

🔲 Pflege nach Bandscheibenoperation

- Nach Operationen im Wirbelsäulenbereich ist postoperativ vor allem auf Störungen der Blasenfunktion, der Sensibilität und der Motorik zu achten
- Nach einer **zervikalen** Bandscheibenoperation wird der Kopf des Patienten in der ersten postoperativen Nacht auf einem großen Kissen gelagert und der Hals mit zwei Sandsäcken stabilisiert. Ab dem ersten postoperativen Tag können sich die Patienten unter Schonung der Halswirbelsäule bewegen. Sie erhalten für 6 – 12 Wochen eine Halskrawatte *(Schanz-Krawatte)* zur Vermeidung extremer Halsbewegungen
- Im **Lendenwirbelbereich** operierte Patienten werden am Operationstag flach auf dem Rücken gelagert. Ab dem ersten postoperativen Tag ist auch eine kurzzeitige Seitlagerung erlaubt, falls der Patient

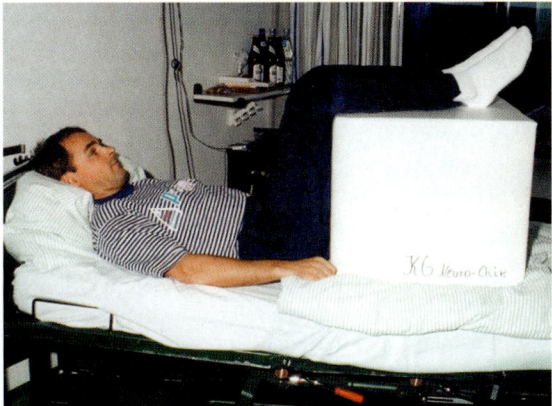

Abb. 5.11: Stufenbettlagerung bei lumbalem Bandscheibenvorfall. [K183]

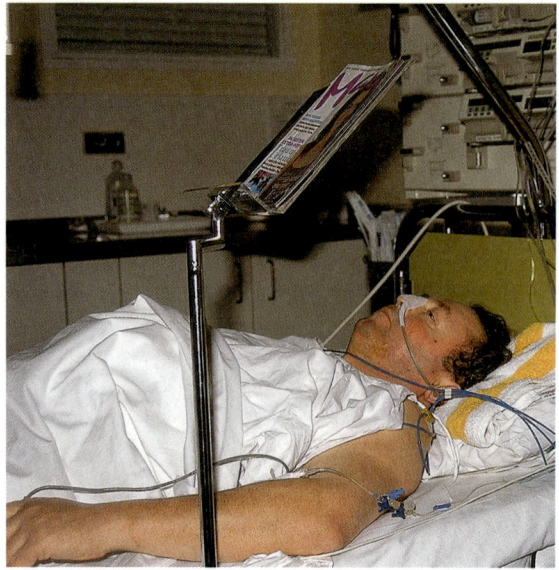

Abb. 5.12: Ein Lesetisch ermöglicht dem Patienten, der flach auf dem Rücken liegen muss, die Lektüre von Zeitungen, Zeitschriften und Büchern. [M161]

das „En-bloc-Drehen" beherrscht. Das Schlafen in Seitlage oder mit erhöhtem Oberkörper sollte in den ersten vier Wochen nach der Operation vermieden werden. Wann der Patient mobilisiert werden darf, hängt von der Operationsmethode ab und wird vom Arzt angeordnet. Insbesondere (längeres) Sitzen ist für mehrere Wochen nicht erlaubt. Stattdessen soll der Patient am hochgefahrenen Nachttisch im Stehen essen oder schreiben
*   Besonders wichtig ist die **Physiotherapie**, bei der dem Patienten neben rückenmuskelkräftigenden Übungen auch Bewegungen unter Geradehaltung des Rückens gezeigt werden. Die Aktivität wird langsam und ohne Schmerzen gesteigert. In vielen Fällen schließt sich ein Aufenthalt in einer Reha-Klinik an.

🖉 Patienteninformation

Auch nach der Krankenhausentlassung sollen die Patienten längeres Stehen oder Sitzen vermeiden. Sport ist frühestens sechs Wochen nach der Operation erlaubt, wirbelsäulenbelastende Sportarten (z.B. Tennis) erst nach sechs Monaten. Heben von Lasten über 5 – 10 kg ist nach etwa drei Monaten wieder möglich.

Viele Patienten haben ihr Leben lang „Probleme mit dem Rücken". Jede unvorsichtige Bewegung oder einseitige Belastung rächt sich durch Rückenschmerzen. Um solchen Patienten zu helfen und auch zur Vorbeugung werden mittlerweile vielerorts sog. **Rückenschulen** angeboten. In diesen Kursen lernen (Noch-)Gesunde und Patienten mit chronischen Rückenschmerzen, wie sie durch richtiges Heben und

spezielle Rückengymnastik die Rückenmuskulatur stärken und so die Wirbelsäulenstabilität verbessern können. Diese Übungen müssen allerdings auch zu Hause regelmäßig durchgeführt werden und erfordern daher eine hohe Motivation des Patienten. Grundregel für Patienten mit Rückenproblemen ist, dass Ruhe und Aktivität einander abwechseln sollten. Langes Sitzen, angespannte Körperstellungen und Hyperlordose („Durchdrücken") der LWS verstärken die Rückenschmerzen.

📌 Prognose

Das Bandscheibenleiden ist zumeist ein **chronisch-rezidivierendes** Geschehen. Durch konsequente konservative Therapie gelingt es oft, eine Operation zu vermeiden. Ist eine Operation indiziert, so ist bei ca. 90 % der Patienten mit einem sehr guten bis zufrieden stellenden Ergebnis der Operation zu rechnen.

5.3 Armplexusläsionen

Die **zervikalen** und **lumbo-sakralen Nervenwurzeln** vermischen sich in Nervengeflechten *(Plexus brachialis bzw. lumbalis)*, aus denen dann die größeren peripheren Nerven des Armes und Beines hervorgehen. Plexusschäden führen zu meist schmerzlosen, schlaffen Lähmungen und Sensibilitätsstörungen in überlappender *(polyradikulärer)* Verteilung mehrerer Wurzeln (Ausnahme: Plexusentzündung).

🔲 Symptome

Bei dem Armplexus unterscheidet man einen oberen Armplexus mit Anteilen aus den Wurzeln C5 – C6

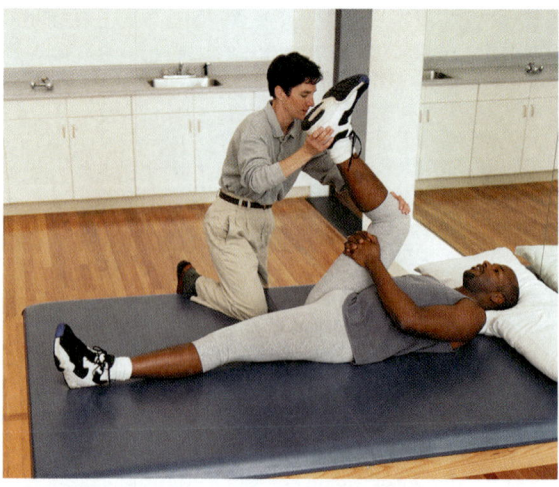

Abb. 5.14: Rückenschulen dienen der Vorbeugung und der Behandlung von Rückenproblemen. Die Übungen zielen auf eine Stärkung der Rückenmuskulatur und müssen vom Patienten auch zu Hause konsequent weitergeführt werden. [J666]

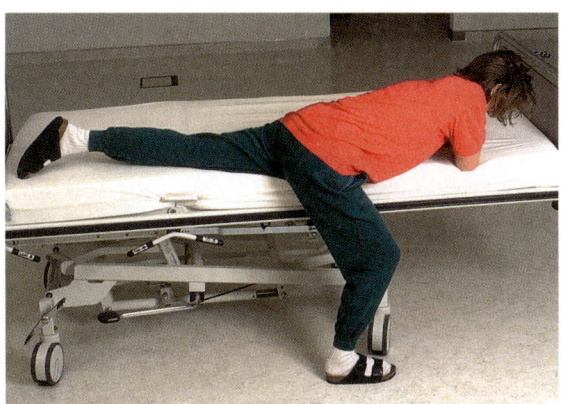

Abb. 5.13: Aufstehen über die Bauchlage: Besonders geeignet für Patienten mit Wirbelsäulenproblemen, z.B. nach Bandscheiben-OP. [K183]

(C7) von einem unteren Plexus (C8/Th1). Eine Läsion des **oberen Armplexus** führt zu einer Parese der Abduktoren, Außenrotatoren und Beuger des Oberarmes mit Abschwächung des Bizeps-Sehnen-Reflexes *(BSR)* sowie selten auch zu Sensibilitätsstörungen über dem lateralen Oberarm und radialen Unterarm.

Bei Schädigung des **unteren Armplexus** zeigt sich eine Parese der kleinen Handmuskeln und eine regelmäßige ulnar lokalisierte Sensibilitätsstörung des Armes. Ein *Horner-Syndrom* kann bei einer begleitenden Schädigung der sympathischen Fasern auftreten. Die typischen Symptome sind *Miosis* (Verengung der Pupille), *Ptosis* (Herabhängen des Oberlids), *Enophthalmus* (Zurücksinken des Augapfels in die Augenhöhle) und Schweißsekretionsstörung.

⇨ Krankheitsentstehung und
🢆 Prognose

Am häufigsten ist die **traumatische Plexusschädigung**, z.B. nach einem Motorradunfall mit Zug- oder Druckeinwirkung. Bei einer geburtstraumatischen Läsion unterscheidet man die häufigere **Erb-Duchenne-Lähmung** des oberen Plexus mit guter Prognose von einer **Klumpke-Lähmung** des unteren Plexus mit in der Regel schlechter Rückbildung.

Plexusläsionen durch chronische Druckschädigung treten insbesondere an anatomischen Engstellen auf. So kann z.B. eine zusätzliche Halsrippe am Durchtritt durch den M. scalenus anterior und medius zu einer Kompression des Plexus führen. Auch **Tumoren der Lungenspitze** *(Pancoast-Tumor)* manifestieren sich häufig mit einer Plexussymptomatik, insbesondere der unteren Anteile. Plexusparesen können auch Spätfolgen von z.T. Jahre zurück liegenden Bestrahlungen lokaler Lymphknotenmetastasen, besonders bei Mammatumoren sein.

Eine **Sonderform** der oberen Plexusschädigung ist die **neuralgische Schulteramyotrophie** *(„Plexusneuritis")*, bei der sich nach akut auftretenden Schulterschmerzen des Arbeitsarmes eine progrediente Schwäche der Schultergürtelmuskulatur mit teils ausgeprägten Atrophien einstellt, die in einem Teil der Fälle von Sensibilitätsstörungen in den Dermatomen C4 – C6 begleitet ist. Die Prognose ist gut. Während die Schmerzen ohne kausale Therapie rasch abklingen, bilden sich die Paresen und Atrophien in der Regel erst nach einigen Monaten zurück.

🛏 Pflege

Die Pflege bei Plexuslähmungen besteht in der Vermeidung von Kontrakturen und Dekubiti an der betroffenen Extremität, d.h. Lagern in Nullstellung, Weich- und Hochlagern. Später passive Bewegungsübungen in Absprache mit den Physiotherapeuten.

5.4 Schädigungen einzelner peripherer Nerven

> ⦂ **Neuralgie:** Schmerzsyndrome, die auf das Ausbreitungsgebiet *einzelner peripherer Nerven*, Nervenwurzeln oder Nervengeflechte beschränkt sind.

⇨ Krankheitsentstehung

Schädigungen **einzelner peripherer Nerven** sind meist auf anhaltenden **Druck, Dehnung, Quetschung** oder **Schnittverletzung** zurückzuführen. Die Symptome bestehen in sensiblen und motorischen

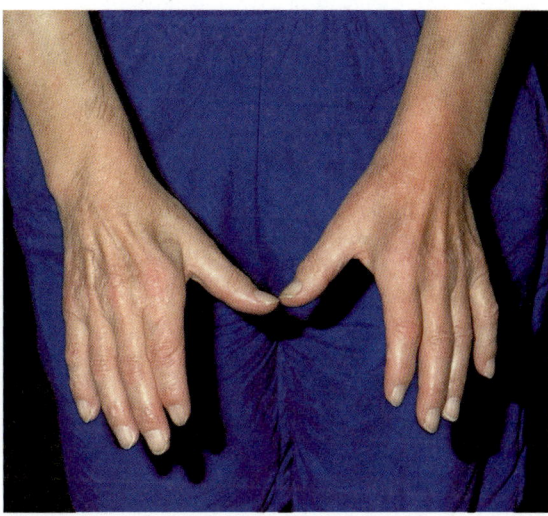

Abb. 5.15: Atrophie der kleinen Handmuskeln, besonders im Spatium interosseum. [K183]

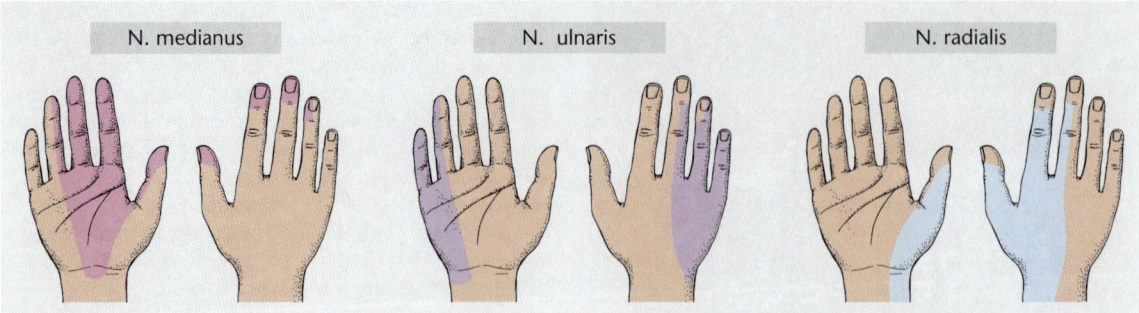

Abb. 5.16: Sensible Versorgungsgebiete der drei Handnerven N.radialis, N. ulnaris und N. medianus. [A300-190]

Ausfällen sowie vegetativen Störungen (z.B. Schweißsekretionsstörungen, trophische Störungen), evtl. auch Parästhesien und Schmerzen im Versorgungsgebiet des betroffenen Nerven. Elektroneurographische und -myographische Untersuchungen haben einen festen Stellenwert in der Zusatzdiagnostik peripherer Nervenläsionen. Die Ergebnisse ermöglichen Aussagen zur Lokalisation, zum Schädigungsgrad, zur Prognose, zur Differentialdiagnose und zur Operationsindikation.

Zu den bekanntesten Erkrankungen gehört die idiopathische Trigeminusneuralgie (☞ 11.4). Häufig – allerdings meist auf internistischen Stationen – ist die Zoster-Neuralgie (☞ 7.8) als Folge einer Gürtelrose anzutreffen.

Der **Phantomschmerz** kann nach Amputationen auftreten. Das nicht mehr vorhandene Körperteil wird vom Gehirn weiterhin als in vollem Ausmaß vorhanden wahrgenommen. Als Ursache gelten die bei der Amputation durchschnittenen Nerven, deren Endigungen z.B. durch Druck am Amputationsstumpf weiter gereizt werden. Das Gehirn projiziert gewissermaßen die erhaltenen Nervenimpulse zurück auf die früheren Gliedmaßenanteile, deren Schmerzsignal der zerschnittene Nerv zum Gehirn transportiert hat.

🖐 Prognose

Leichtgradige Nervenläsionen zeigen häufig eine spontane Rückbildung der Symptome unter konservativer Therapie (Ruhigstellung mittels Schienen und Physiotherapie), häufig auch noch nach einigen Monaten. Besonders bei akuten Schnittverletzungen und chronischen Engpass-Syndromen kann aber auch eine operative Therapie indiziert sein.

Pflegerische Maßnahmen stehen hier hinter physiotherapeutischen Übungen zurück.

5.4.1 **N. medianus**

Am häufigsten ist eine chronische Druckschädigung des **N. medianus** im Karpaltunnel am **Handgelenk** (**Karpaltunnelsyndrom,** *KTS*), das bei Patienten mit Diabetes oder Gicht sowie in der Schwangerschaft vermehrt auftritt. Typisch sind dabei zunächst nächtlich auftretende schmerzhafte Parästhesien besonders in den ersten drei Fingern, die sich nach Schütteln der Hand bessern. Im weiteren Verlauf entwickelt sich eine bleibende Hypästhesie der genannten Finger, eine Schwäche der Daumenabduktion und eine Atrophie der Daumenballenmuskulatur.

Schädigungen des N. medianus am Oberarm, z.B. bei Humerusfrakturen, führen zu Paresen der pronierenden Muskeln und zur Schwurhand.

5.4.2 **N. radialis**

Auf Grund der gut geschützten Lage des **N. radialis** am **Unterarm** wird dieser meist am Oberarm z.B.

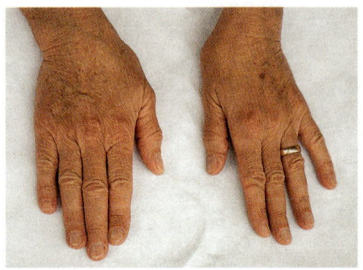 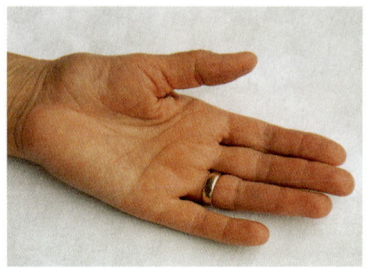 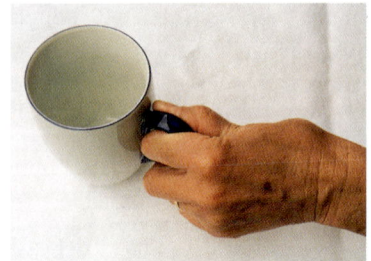

Abb. 5.17: Im Rahmen eines Karpaltunnelsyndroms kam es bei dieser 60jährigen Frau zu einer Schädigung des N. medianus und dadurch zu einer Atrophie der Daumenballenmuskulatur. Die Patientin ist in ihrem Alltag erheblich eingeschränkt. Bereits einfache Verrichtungen wie z.B. Gegenstände mit einer Hand halten, Dosen und Flaschen öffnen oder Brot schneiden, bereiten ihr erhebliche Mühe. [O179]

durch Druck („Parkbanklähmung") oder Fraktur geschädigt. Allerdings kann auch ohne direkte Schädigung ein Oberarmbruch im weiteren Verlauf durch knöcherne Ummauerung im Sulcus radialis den Nerven beeinträchtigen. Dabei besteht das klinische Bild der Fallhand (☞ Abb. 5.18 a) mit einer Sensibilitätsstörung über der volaren Seite des Daumens und über dem Daumenballen.

Eine Läsion in der Axilla führt zusätzlich zu einer Trizepsparese mit Ausfall oder Abschwächung des Trizeps-Sehnen-Reflexes (TSR).

Eine Schädigung am Ellenbogen ist selten und äußert sich in einem schmerzhaften, rein motorischen Syndrom mit Parese der Fingerstreckung.

5.4.3 N. ulnaris

Der **N. ulnaris** kann bei Schnittwunden am **Handgelenk** verletzt werden, wobei klinisch eine Parese der Fingerspreizung und Daumenadduktion im Vordergrund steht. Die sehr häufige chronische Druckschädigung des N. ulnaris im Sulcus ulnaris des Ellenbogens (knöcherne Veränderungen, rezidivierende Luxation) verursacht zusätzlich Hyp-/Parästhesien des 4. und 5. Fingers.

Läsionen des Nerven im Bereich des Oberarmes können durch eine Parese des M. flexor carpi ulnaris zusätzlich zur so genannten Krallenhand führen (☞ Abb. 5.18 b).

5.4.4 N. femoralis

Schädigungen des **N. femoralis,** z.B. durch Leistenhämatome oder bei der diabetischen Mononeuropathie, äußern sich in einer Schwäche der Rumpfbeugung, Kniestreckung sowie einer Sensibilitätsstörung am vorderen **Oberschenkel.** Der Patellar-Sehnen-Reflex (PSR) ist häufig abgeschwächt.

5.4.5 N. ischiadicus

Der **N. ischiadicus** kann bei intramuskulären Glutaealinjektionen oder Hüftgelenksoperationen betroffen sein. Eine hochgradige Schädigung zeigt sich in einer Lähmung des gesamten Fußes und Unterschenkels mit Abschwächung oder Ausfall des Achilles-Sehnen-Reflexes (ASR) und einer Sensibilitätsstörung des Beines mit Ausnahme des vom N. femoralis versorgten Gebietes.

5.4.6 N. peronaeus

Die sehr häufige Läsion des **N. peronaeus** ist meist durch eine Druckexposition am **Wadenbein,** z.B. nach längerem Übereinanderschlagen der Beine oder durch Lagerungsschaden im Rahmen von Operatio-

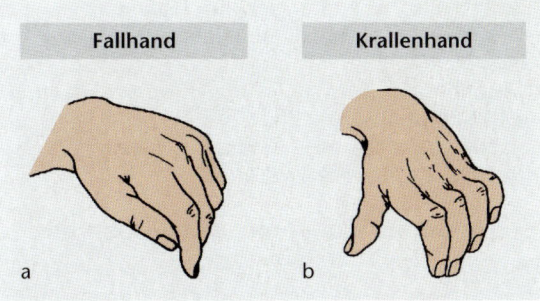

Fallhand   **Krallenhand**

a   b

Abb. 5.18 a: Bei einer Schädigung des N. radialis im Oberarmbereich kommt es zu Sensibilitätsstörungen im Versorgungsgebiet des Nerven und zur Fallhand, bei der der Patient die Hand nicht mehr gegen die Schwerkraft strecken kann. [M139]

Abb. 5.18 b: Die Krallenhand ist kennzeichnend für eine proximale Läsion des N. ulnaris. Ring- und Kleinfinger sind im Grundgelenk überstreckt und im Mittelgelenk gebeugt. Typischerweise ist die Sensibilität im Bereich der ulnaren Finger beeinträchtigt. [M139]

nen bedingt. Dabei entwickelt sich eine Fuß- und Zehenheberparese (Steppergang) ohne begleitenden Reflexausfall und eine Sensibilitätsstörung im Spatium interosseum der 1. und 2. Zehe. Bei Beteiligung des oberflächlichen Astes des N. peronaeus ist auch die Empfindung am lateralen Unterschenkel beeinträchtigt.

5.5 Polyneuropathie

> 🛈 **Polyneuropathie** (kurz *PNP*): Erkrankung mehrerer peripherer Nerven mit Beeinträchtigung sensibler, motorischer und vegetativer Funktionen; häufigste Ursachen sind Diabetes mellitus und Alkoholabusus.

5.5.1 Krankheitsentstehung und Symptome

⇨ Krankheitsentstehung

Die genauen Vorgänge bei der Entstehung einer **Polyneuropathie** sind noch unklar. Am häufigsten werden die Polyneuropathien nach ihrer (mutmaßlichen) Ursache eingeteilt. Die wichtigsten Ursachen sind:
- Diabetes mellitus (30 %)
- Alkoholabusus (30 %)
- 10 % bleiben ätiologisch ungeklärt.

Bei den restlichen 30 % der Patienten mit einer Polyneuropathie finden sich seltene Ursachen:
- Infektiös, z.B. Borreliose, Diphtherie, Typhus
- Toxisch, z.B. Drogen, Schwermetalle
- Medikamentös induziert (z.B. Zytostatika)
- Mangelernährung oder Resorptionsstörungen, z.B. Vitamin-B_{12}-, Folsäuremangel

- Stoffwechselerkrankungen, z.B. Urämie
- Hereditär *(erblich)*, z.B. hereditäre motorisch sensible Neuropathie
- Vaskulitisch *(durch Gefäßentzündung bedingt)*, z.B. Kollagenosen
- Paraneoplastisch *(mit einem Malignom einhergehend)*, z.B. Bronchialkarzinom.

Symptome und Untersuchungsbefund

Trotz verschiedener Ursachen und einzelner Unterschiede zwischen den verschiedenen Formen ähneln sich die Hauptsymptome der Polyneuropathien:

- **Sensibilitätsstörungen** und **Parästhesien** meist symmetrischer Ausprägung mit Betonung der körperfernen Abschnitte, wobei die untere Extremität stärker betroffen ist. Häufig ist eine socken- oder handschuhförmige Verteilung. Die Kranken sagen oft, es kribble überall an den Beinen, oder die Füße seien „taub" und „wie in Eis"
- Periphere, **schlaffe Lähmungen** mit Muskelatrophie und verminderten oder fehlenden **Reflexen** (☞ 1.1.2). Diese sind ebenfalls symmetrisch und beginnen an den unteren Gliedmaßen. Die motorischen Ausfälle sind insgesamt seltener und für den Patienten weniger störend als die sensiblen Störungen. Hirnnervenbeteiligungen sind ebenso möglich
- Bei Beteiligung des vegetativen Nervensystems **trophische Hautveränderungen** bis zum Ulkus, verminderte Schweißsekretion, Magen-, Blasen- und Darmentleerungsstörungen
- Eine **Ataxie** (☞ 1.2.6) findet sich nur bei schweren Sensibilitätsstörungen.

5.5.2 Diagnostik und Behandlungsstrategie

Diagnostik und Differentialdiagnose

- **Blutuntersuchungen** zur Klärung einer zugrunde liegenden Erkrankung: BSG und Blutbild (Entzündung?), Kreatinin, Harnstoff im Serum (Niereninsuffizienz?), Blutzuckertagesprofil, $Hb_{\alpha 1}$, ggf. Glukosebelastungstest (Diabetes mellitus?), γ-GT und Transaminasen im Serum (alkoholische Leberschädigung), Serumspiegel von Vitamin B_{12} und Folsäure (wichtig, weil behandelbar!), Immunelektrophorese, Autoantikörper, Rheumafaktoren (Kollagenosen), Tumorsuche (Rö-Thorax, Abdomensonographie, Tumormarker, Liquoruntersuchung)
- **Schilling-Test** zur Ursachenklärung eines etwaigen Vitamin-B_{12}-Mangels mittels radioaktiv markierten Vitaming-B_{12}-Präparaten
- Rheumaserologie
- Evtl. **Lumbalpunktion** zur Unterscheidung zwischen einer entzündlichen und einer tumorbedingten Ursache im zentralen Nervensystem
- Bei der **Elektroneurographie** finden sich elektroneurographisch deutlich amplitudengeminderte

Antwortpotentiale mit vergleichsweise gut erhaltener Nervenleitgeschwindigkeit (☞ 1.3.4)
- **Elektromyographisch** sind Zeichen einer neurogenen Schädigung insbesondere in den distalen Muskeln nachweisbar (☞ 1.3.4).

Beispiele für **axonale** Polyneuropathien sind toxisch bedingte, paraneoplastische und alkoholbedingte Formen. Bei Demyelinisierung der **Markscheiden** fällt hingegen elektroneurographisch in erster Linie eine Herabsetzung der Nervenleitgeschwindigkeit bei relativ gut erhaltener Amplitude auf. Die elektromyographischen Veränderungen sind meist eher diskret. Zum so genannten Markscheidentyp gehören stoffwechselbedingte (Diabetes mellitus, Niereninsuffizienz) und hereditäre Formen wie auch die Polyneuroradikulitis Guillain-Barré (☞ 5.6).

Bei ätiologisch unklarer, rasch fortschreitender Polyneuropathie ist zur Diagnoseklärung auch eine Muskel- und/oder Nervenbiopsie mit histologischer Befundung erforderlich.

Schwierig kann die Diagnosestellung bei Polyneuropathieformen sein, bei denen nur wenige Nerven betroffen sind (häufig bei Diabetes mellitus), da der Untersucher dabei oft zuerst an eine lokale Schädigung denkt.

Zudem ist bei der häufigsten Polyneuropathieform mit Bevorzugung der unteren Extremität auch an ein **Restless-legs-Syndrom** *(Syndrom der unruhigen Füße)* zu denken, bei dem die Patienten über eine Gefühlsstörung hinaus ein vorwiegend abends auftretendes, quälendes Unruhegefühl der unteren Extremität beschreiben.

Behandlungsstrategie

Die Behandlung richtet sich in erster Linie nach der **Grunderkrankung,** z.B. absolute Alkoholkarenz, Vitamin-B_{12}-Gabe oder optimale Einstellung eines Diabetes mellitus. Eine **symptomatische** medikamentöse Behandlung insbesondere sensibler Reizsymptome kann mit α-Liponsäure (z.B. Thioctazid®) oder Carbamazepin (z.B. Tegretal®) erfolgen. Insgesamt ist die Behandlung der Polyneuropathie sehr schwierig und langwierig, wobei die Patienten häufig auch unter medikamentöser Therapie nicht schmerzfrei werden.

5.5.3 Spezielle Pflege bei Polyneuropathie

Pflege

Die Anforderungen an die Pflege sind sehr unterschiedlich und abhängig davon, welche Nerven betroffen sind:

- Physiotherapie mit ständigem Üben der im häuslichen und beruflichen Alltag notwendigen Bewegungen, ggf. mit physiotherapeutischer Hilfe

- Ergotherapie v.a. zur Verbesserung der Feinmotorik und der Koordination
- Bei Magenentleerungsstörungen mehrere kleine Mahlzeiten statt weniger großer
- Bei orthostatischer Hypotonie langsames Aufstehen über das Sitzen, evtl. Wickeln der Beine oder Anziehen von Kompressionsstrümpfen
- Fußpflege wie bei Diabetikern
- Evtl. Blasentraining.

Bei bettlägerigen Patienten sind die Prophylaxemaßnahmen sorgfältig durchzuführen. Insbesondere ist die Dekubitusgefahr sehr hoch, da der Kranke nicht nur trophische Störungen hat, sondern zusätzlich – infolge der Sensibilitätsstörungen – Druckstellen oft nicht bemerkt.

Die Patienten müssen immer wieder zur Beseitigung der auslösenden Ursache motiviert werden. Dabei werden die Angehörigen möglichst mit einbezogen. Viele Patienten sind entmutigt, wenn sich nicht innerhalb kürzester Zeit Erfolge einstellen. Dann hilft es zu erklären, dass die Erholung eines geschädigten Nerven sehr lange dauern kann.

🠒 Prognose

Die Prognose hängt in erster Linie von der **Grunderkrankung** und dem **Grad der Schädigung** ab. Unter optimaler Therapie kommt es meist zu einer langsamen Besserung der Symptome über Wochen bis Monate, meist jedoch nicht zur vollständigen Rückbildung.

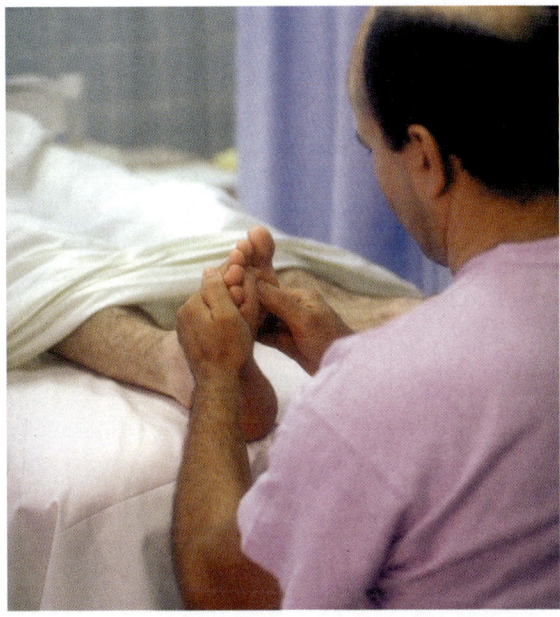

Abb. 5.19: Polyneuropathie. Die Fußmassage kann bei Beeinträchtigung der unteren Extremitäten therapeutisch unterstützend wirken. [K199]

5.6 Guillain-Barré-Syndrom

⊡ **Guillain-Barré-Syndrom** *(GBS, Landry-Paralyse, akute idiopathische Polyneuritis):* Ätiologisch ungeklärte Entzündung der peripheren Nerven *(Polyneuritis)* und der Nervenwurzeln *(Polyradikulitis)*. Ursache evtl. viral induzierte Autoimmunreaktion gegen periphere Nerven und Nervenwurzeln. Die Letalität beträgt heute unter 5 %, meist kommt es zu einer weitgehenden oder völligen Wiederherstellung des Patienten.

▨ Symptome

Die klinische Symptomatik ist durch eine rasch progrediente, häufig aufsteigende schlaffe Tetraparese **(Landry-Paralyse)** gekennzeichnet, die bein- und proximal betont ist. Die Muskeleigenreflexe erlöschen früh. Eine Hirnnervenbeteiligung, z.B. Fazialisparese, Dysphagie, Dysarthrie (Störung der Koordination des Sprachvollzugs), sowie diskrete Sensibilitätsstörungen in Form von Kribbelparästhesien und Hypästhesien besonders der Fingerspitzen können hinzutreten.

Sind vegetative Fasern betroffen, kann es zu vital bedrohlichen Herzrhythmusstörungen kommen. Eine mögliche Parese der Atemmuskeln kann eine akute respiratorische Insuffizienz mit Beatmungspflicht zur Folge haben.

Der typische **Verlauf** der Erkrankung gliedert sich in drei Phasen:
- Rasche Entwicklung der Symptome
- Plateau-Phase, die bis zu Wochen dauern kann
- Langsame, meist aber vollständige Erholung.

Bei dem **Fisher-Syndrom** handelt es sich um eine Unterform des GBS, bei der in erster Linie der Hirnstamm betroffen ist. Daraus resultieren häufig bilaterale Fazialisparesen, Schluck- und Sprechstörungen sowie Augenmuskelparesen und Ataxie.

🔍 Diagnostik und
📊 Behandlungsstratgie

Im Frühstadium der Erkrankung wird die **Diagnose** klinisch gestellt. Zu diesem Zeitpunkt lässt sich die Diagnose **elektroneurographisch** untermauern, wobei *pathologische F-Wellen* Hinweise auf eine motorische Polyneuropathie mit Betonung der Nervenwurzeln geben.

Erst nach einigen Tagen zeigt der **Liquor** die für diese Erkrankung so charakteristische Veränderung der sog. *zytoalbuminären Dissoziation* mit deutlich erhöhtem Eiweiß bei meist noch normaler Zellzahl.

Auf Grund der möglichen lebensbedrohenden kardialen und respiratorischen Komplikationen (Letali-

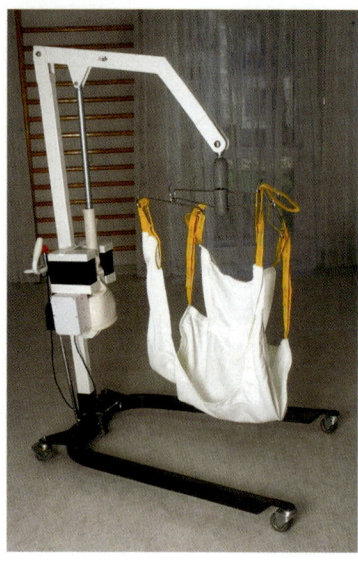

Abb. 5.20: Guillain-Barré-Patienten müssen mobilisiert werden, was auf Grund der vorliegenden Paresen oft äußerst schwierig ist. Ein Lifter kann hier hilfreich sein. [K183]

tät 5 %) bedarf jeder Patient mit akutem Guillain-Barré-Syndrom **intensivmedizinischer Überwachung.** Nicht selten ist eine Intubation mit nachfolgender Beatmungspflichtigkeit oder die Anlage eines passageren Herzschrittmachers erforderlich. Eine kausale Therapie ist bislang nicht bekannt, doch bilden sich in der Regel die Paresen innerhalb von einigen Monaten weitgehend zurück. Die intravenöse Gabe von Immunglobulinen über 5 Tage oder eine Plasmapherese können die Krankheitsdauer verkürzen. Bei hochgradigen Paresen ist die Vollheparinisierung zur Thromboseprophylaxe indiziert.

🛏 Pflege und
⚓ Prognose

👁 Krankenbeobachtung

* **Atmung:**
  – Auf Zyanose und Dyspnoe achten
  – Messung der Vitalkapazität: Wenn sie unter 800 ml beträgt, Patient nüchtern lassen, BGA veranlassen und O_2-Sättigung bestimmen, ggf. intubieren (☞ 2.1.3)
* **Haut:** Schwitzen auf Grund vegetativer Störungen
* **Vitalzeichen:**
  – Hypo-/Hypertonie
  – Herzfrequenz: Wenn eine Frequenzstarre durch Herzkreislaufdysregulation vorliegt, dann ggf. Anlage eines externen Herzschrittmachers
* **Ausscheidung:** Sphinkter-, Blasenfunktionsstörungen, ggf. Blasenkatheter-Anlage, gute Hautpflege bei Inkontinenz

* **Paresen:**
  – Bei aufsteigender Lähmung Gefahr der Ateminsuffizienz
  – Kontrolle der Handkraft zur Beurteilung des Verlaufs
  – Bei Kribbelparästhesien ggf. Analgetikagaben vor Physiotherapie oder Pflegemaßnahmen.

Weitere Pflegemaßnahmen

* **Lagerung** zur Pneumonie-, Dekubitusprophylaxe, evtl. Rotationsbett
* **Mobilisation:** Da die Patienten keine Kraft zum Stehen haben, müssen Hilfsmittel (z.B. Lifter) verwendet werden
* **Spezielle Pflege** bei Plasmapherese oder Gabe von Immunglobulinen: Besonders auf Schocksymptomatik und Anaphylaxie achten.

Je nach neurologischer Symptomatik sind Hilfestellungen bei allen **ATL** erforderlich. Oft können die Patienten nicht einmal die Rufanlage betätigen, so dass hier Alternativen gefunden werden müssen. Ein sorgfältig geführter Pflegeplan dokumentiert die Erfolge von Pflege und Physiotherapie und motoviert so alle Beteiligten. Die Physiotherapie hat bei der weitergehenden Behandlung eine zentrale Bedeutung.

Die Arbeit mit GBS-Patienten erfordert eine konsequente Zusammenarbeit aller beteiligten Berufsgruppen. Sie ist kleinschrittig und langwierig, jedoch oft von Erfolg gekrönt. Da die Patienten kognitiv nicht eingeschränkt sind, können sie durch Kooperation und persönliche Rückmeldung entscheidend zum Therapieerfolg beitragen.

> 📖 Die psychische Belastung des Patienten – sein Bewusstsein und seine Sensibilität sind trotz der hochgradigen Paresen vollständig erhalten – und seiner Angehörigen ist während der Zeit der Intensivpflege (☞ 2.1) enorm hoch.

Die **Prognose** ist verhältnismäßig gut. Bei den meisten Patienten kommt es innerhalb von 1 – 6 Monaten zur weitgehenden oder vollständigen Wiederherstellung, wobei die Rehabilitationsphase äußerst langwierig ist.

> ✉ **Kontaktadresse**
> **GBS (Guillain-Barré-Syndrom)-Selbsthilfegruppe**
> Kreuzäcker 103
> 74889 Sinsheim-Hilsbach
> Telefon: 0 72 60/15 84
>
> e-mail: GBS-Selbsthilfegruppe@t-online.de

Wiederholungsfragen

1. Welche pflegerischen Maßnahmen im Bereich der Augen sind bei Fazialisparese wichtig? (☞ 5.1)

2. Was ist charakteristisch für eine idiopathische Fazialisparese? (☞ 5.1)

3. Was ist das Konus-Kauda-Syndrom? (☞ 5.2.1)

4. Was ist eine Neuralgie? (☞ 5.4)

5. Wodurch entsteht Phantomschmerz? (☞ 5.4)

6. Was ist charakteristisch für eine proximale Schädigung des N. ulnaris? (☞ 5.4.3)

7. Welches sind die wichtigsten Ursachen der Polyneuropathie? (☞ 5.5.1)

8. Welches sind die wichtigsten Symptome bei einer Polyneuropathie? (☞ 5.5.1)

9. Was untersucht der Schilling-Test? (☞ 5.5.2)

10. Wie ist die Prognose des Guillain-Barré-Syndroms? (☞ 5.6)

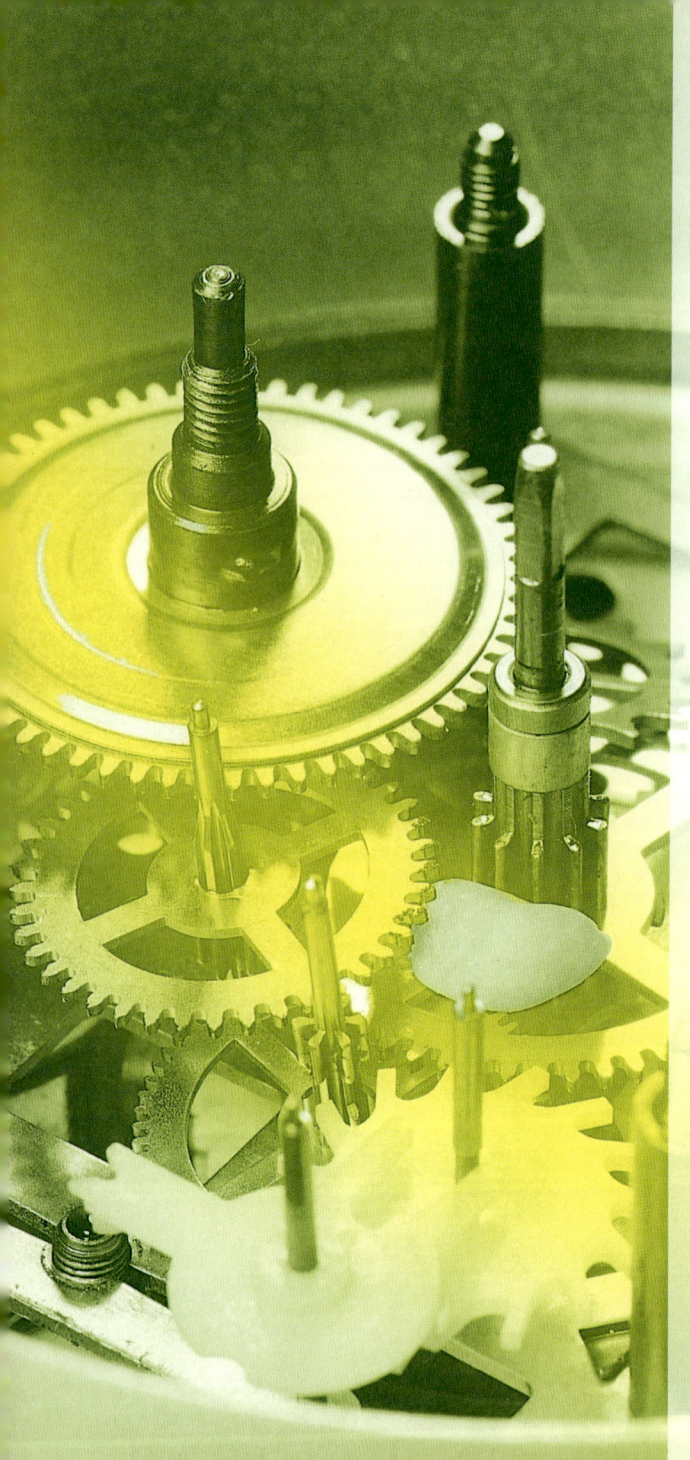

6

Pflege bei degenerativen Erkrankungen des Nervensystems

6.1 Demenz

Pflege i.d. Gerontopsychiatrie, Demenz ☞ 24.2.1

> ⊡ **Demenz:** Erworbene, organisch bedingte psychische Störungen mit fortschreitender Minderung intellektueller Leistungen.

In Abhängigkeit von der Ursache entwickeln sich in unterschiedlicher Ausprägung kognitive Störungen, wie z.B. Beeinträchtigung des Urteilsvermögens und des abstrakten Denkens, Gedächtnisstörungen, Desorientiertheit und Persönlichkeitsveränderungen mit Zuspitzung von Charakterzügen und affektiver Labilität.

> 📖 **Literaturtipp**
> Bergfoff, Ingrid: Förderpflege mit Dementen. Das Selbst-Erhaltungs-Therapie-Konzept (SET). Urban & Fischer, München, 1999

6.1.1 Alzheimer-Krankheit

> ⊡ **Alzheimer-Krankheit** *(präsenile Demenz, Morbus Alzheimer):* Maligne verlaufende, rasch progrediente Demenz unbekannter Ursache, die sich im 5. oder 6. Lebensjahrzehnt entwickelt. Bei späterer Entwicklung spricht man von einer *senilen Demenz vom Alzheimer-Typ* (SDAT). Betroffen sind bevorzugt Frauen. Gesamthäufigkeit 1 – 2 % der über 70-Jährigen.

Neuropathologisch findet sich ein temporal und frontal betonter Schwund der Nervenzellen mit Einlagerung von rundlichen *(Plaques)* und länglichen Verdichtungen *(Fibrillen)*, die ein bestimmtes Protein (Amyloid) enthalten. Bei einigen Patienten konnte ein autosomal-dominanter Erbgang mit einem Gendefekt auf dem Chromosom 21 nachgewiesen werden.

> 📖 **Literaturtipp**
> Fuhrmann, Ingrid: Abschied vom Ich. Stationen der Alzheimer-Krankheit. Herder, Freiburg, 2000

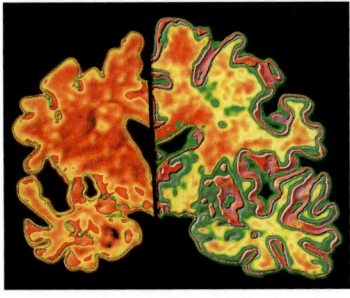

Abb. 6.1: Bei Alzheimer-Kranken kommt es zur degenerativen Veränderung des Gehirns. Deutlich ist der Unterschied zu erkennen: links das geschrumpfte Gehirn eines Alzheimer-Kranken, rechts das eines Gesunden. [J600-123]

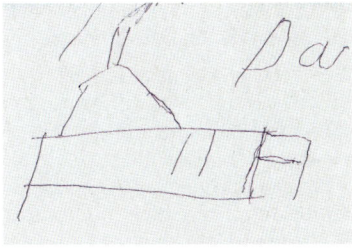

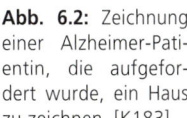

Abb. 6.2: Zeichnung einer Alzheimer-Patientin, die aufgefordert wurde, ein Haus zu zeichnen. [K183]

⚙ Symptome und Untersuchungsbefund

Die klinische Symptomatik beginnt schleichend mit Merkfähigkeitsstörungen. Hinzu treten räumliche Orientierungsstörungen und weitere neuropsychologische Herdsymptome wie Aphasie, Apraxie und Rechenstörungen. Die Persönlichkeit bleibt lange erhalten *(soziale Fassade)*.

Im weiteren Verlauf entwickeln sich schwere Beeinträchtigungen mit motorischen Stereotypien und sprachlichen Wiederholungen *(Perseverationen)*. Die sprachliche Kommunikationsfähigkeit geht verloren. Auch extrapyramidale Störungen *(Parkinson-Syndrom ☞ 6.2.1)*, zerebrale Anfälle sowie produktiv psychotische Symptome wie Wahnentwicklung und Halluzinationen gehören zum klinischen Bild.

🔍 Diagnostik und Differentialdiagnose

Das CCT zeigt in Abhängigkeit vom Krankheitsstadium eine unterschiedlich ausgeprägte, frontotemporal betonte globale **Hirnatrophie.** Das EEG und die Liquordiagnostik erbringen unspezifische Befunde.

Bei der neurologischen Untersuchung fallen Reflexdifferenzen und meist die Parkinson-Symptome Rigor oder Akinese (☞ 6.2.1) auf, die jedoch nicht richtungsweisend für die Diagnose sind.

Im Rahmen einer Depression kann gerade bei alten Menschen das Bild einer so genannten *Pseudodemenz* entstehen (☞ 18.1.2).

📊 Behandlungsstrategie

Im Vordergrund der Behandlung stehen pflegerische Maßnahmen zur Vorbeugung und Behandlung von Begleiterkrankungen. Eine kausale Therapie steht nicht zur Verfügung! Im Frühstadium kann die Einnahme von **nootropen** *(die Hirnfunktionen günstig beeinflussende)* Substanzen (z.B. Piracetam) versucht werden, die die Gedächtnisleistungen verbessern sollen. Bei produktiv psychotischer Symptomatik ist die Einnahme von Neuroleptika erforderlich.

🛏 Allgemeine Pflege dementer Patienten

Pflege von alten Menschen ☞ 2.3

Die Pflege dementer Patienten ist weniger vom Typ der Demenz (Morbus Alzheimer, Morbus Pick

☞ 6.1.2, vaskuläre Demenz ☞ 6.1.3) als vom **Stadium** abhängig, da sich die Verläufe sehr ähneln.

Bei **leichter Verwirrtheit** gibt die Pflegende dem Patienten Orientierungshilfen, die es ihm ermöglichen, möglichst selbstständig in seiner Umgebung zurecht zu kommen. Die Pflege soll aktivierend sein. Der Schwerpunkt liegt auf sozialer Unterstützung und Integration durch Selbsthilfetraining, Ergotherapie und Bewegungsförderung.

Bei **schwerer Verwirrtheit** übernimmt die Pflegende von einem bestimmten Stadium an alle ATL (z.B. waschen, anziehen, lagern, Essen anreichen), so dass hier der Schwerpunkt auf medizinisch-pflegerischen Maßnahmen liegt.

> 📖 **Literaturtipp**
> Gümmer, Martine und Joachim Döring: Im Labyrinth des Vergessens. Hilfen für Altersverwirrte und Alzheimer-Kranke. Psychiatrie-Verlag, Bonn, 1994

🖾 Pflege bei leichter Verwirrtheit

Verwirrtheit ☞ 2.3.3

Die Patienten sind in Orientierung und Gedächtnisleistung beeinträchtigt, können aber durch eine aktivierende Pflege in die Lage versetzt werden, sich in ihrer Umgebung zurecht zu finden. Entscheidende Maßnahme ist dabei ein strukturierter, fast stereotyper Tagesablauf, der zusammen mit anderen Hilfestellungen realitätsorientierende Wirkung hat (*Realitätsorientierungstraining* ☞ unten).

Ruhiger und strukturierender Umgang

Verwirrte Patienten sind oft unsicher und ängstlich und können aus Angst aggressiv reagieren. Die Pfle-

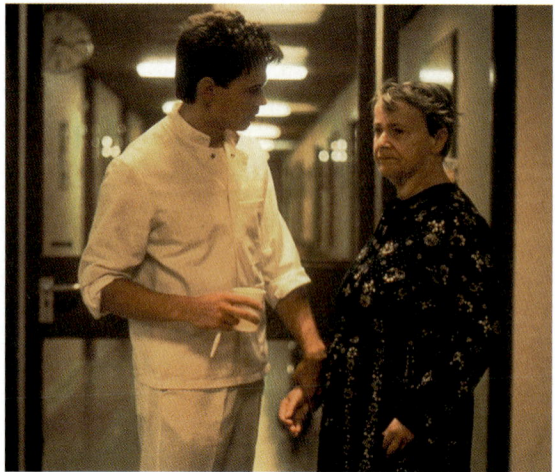

Abb. 6.3: Ruhe, Gelassenheit und Geduld sind wichtige Elemente im pflegerischen Umgang mit verwirrten Patienten. [K150]

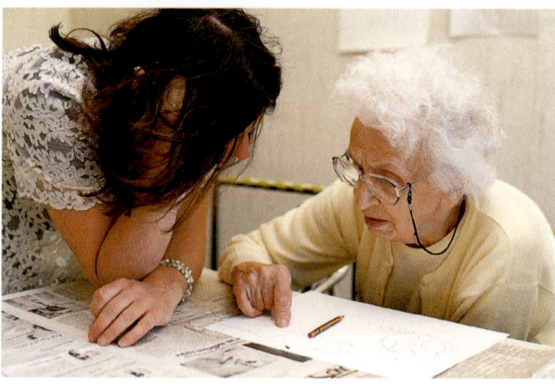

Abb. 6.4: Hirnleistungstraining, z.B. in Form von Gedächtnis- oder Konzentrationsspielen, können helfen, die noch verbliebenen Ressourcen der Patienten zu aktivieren. [K157]

gende wird deshalb für **Ruhe** sorgen, Gelassenheit ausstrahlen und keine Hektik verbreiten. Die Pflegemaßnahmen werden also von der Pflegenden gut geplant und auf den Tagesablauf abgestimmt, um eine strukturierende Routine zu erzeugen. Hilfreich ist es hier, feste Regeln – z.B. zu Mahlzeiten, Hygiene und Toilettengang – aufzustellen.

Allerdings stellt dies große Anforderungen an die Haltung der Pflegenden. Sie verhält sich zugewandt, aber trotzdem distanziert, bringt Geduld auf und stellt trotzdem Forderungen. Anschuldigungen und Beschimpfungen nimmt sie nicht persönlich, und sinnlose Diskussionen werden vermieden.

Bezugspflege

Wichtig für desorientierte Patienten ist eine feste **Bezugsperson.** Deshalb ist die Zimmer- oder Bereichspflege im Umgang mit dementen Patienten vorzuziehen. Außerdem kann eine überschaubare Raumaufteilung und die Einbeziehung persönlicher Gegenstände sehr zum Wohlbefinden und zur Orientierung beitragen und dem dementen Patienten Sicherheit bieten.

Selbsthilfetraining

Selbstständigkeits- und **Selbsthilfetraining** sind die Pfeiler im Umgang mit Dementen, dabei dürfen **Ressourcen** *(Tätigkeiten, die der Patient noch selbstständig durchführen kann)* nie unterschätzt werden. Die Patienten müssen gefordert, dabei aber weder über- noch unterfordert werden. Dies gilt sowohl für den geistigen als auch körperlichen Zustand.

Validation

Die aus den USA übernommene Methode der **Validation** kann als grundsätzliche Haltung im Umgang mit Dementen angesehen werden. Hier wird der emotionale Gehalt der Aussage aufgegriffen und „validiert" (für gültig erklärt), ohne zu analysieren, zu bewerten oder zu korrigieren. Wer die Validation anwendet, muss den Kommunikationsfluss trotz „falscher" Fakten aufrechterhalten. Die innere Realität verwirrter alter Menschen mit all ihren gefühlsmäßigen Anteilen als ganz persönliche Sicht- und Erlebnisebene zu akzeptieren, ist der Kern der Validation. Besonderes Gewicht erhält hierbei der Bezug auf die Biografie des Verwirrten. Dieser Ansatz kann als Grundhaltung andere Arbeitsformen unterstützen

Realitätsorientierungstraining (ROT)

Eine effiziente und bewährte Methode in der aktivierenden Pflege ist das **ROT** *(Realitätsorientierungstraining),* das besonders für den Langzeitpflegebereich und die häusliche Pflege geeignet ist, aber auch im Krankenhausbereich angewendet werden kann.

Das ROT-Programm ist ein 24-Stunden-Konzept, das desorientierten Patienten helfen soll, sich an Ort, Zeit, Situation und Person zu erinnern. Notwendig ist eine besondere Ausstattung der Räumlichkeiten. Dazu gehören:
- Uhren und Kalender, an denen sich die Patienten zeitlich orientieren können
- Farbliche oder piktographische Markierungen, z.B. für den Weg zwischen Zimmer, WC und Speisesaal
- Namensschilder an den Türen
- Namensschilder an der Kleidung aller Mitglieder des Teams.

Das ROT umfasst ebenso ergotherapeutische und kommunikative Maßnahmen, deren Ziel es ist, auf der Basis der verbliebenen Ressourcen Selbstständigkeit und Gruppenfähigkeit möglichst lange zu erhalten.

Weitere Bestandteile können Hirnleistungstraining (z.B. Gedächtnis- und Konzentrationsspiele) und soziales Training (z.B. Koch- oder Einkaufstraining, Gruppenspiele) sein.

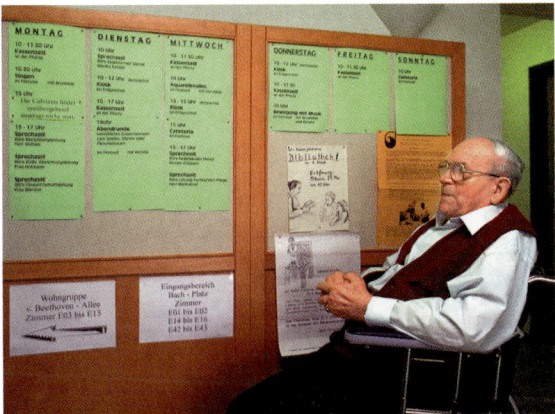

Abb. 6.5: Große Tafeln, auf denen die angebotenen Tagesaktivitäten eines Pflegeheims für alle Bewohner gut zu lesen sind, erleichtern die Orientierung. [K157]

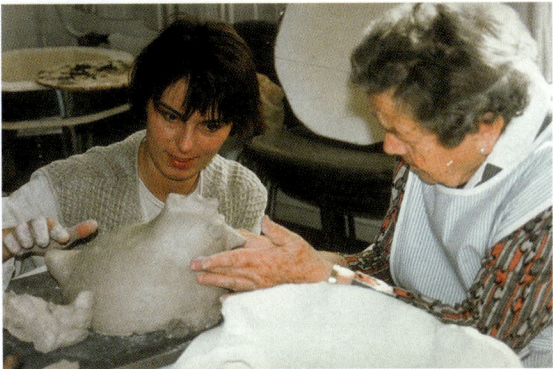

Abb. 6.6: Die Ergotherapie ist Bestandteil des Realitätsorientierungstrainings (ROT). [N339]

Unterstützung bei ATL

Sich waschen und kleiden

Diese für das Selbstwertgefühl wichtige ATL soll so lange wie möglich von den Patienten alleine ausgeführt werden. Wichtigste Aufgabe der Pflegenden ist die geduldige Anleitung und Hilfestellung zur Erhaltung der Selbstständigkeit, z.B. Kleidungsstücke in richtiger Reihenfolge zum Anziehen bereit legen. Kleidungsstücke mit Gummizug, Schuhe mit Klettverschluss o.Ä. können länger vom Patienten selbst gehandhabt werden.

Essen und trinken

Demente Patienten vergessen oft das Essen und Trinken, aber Flüssigkeitsmangel und schlechter Ernährungszustand verschlimmern die Symptome. Deshalb muss auf eine ausgewogene, ausreichende Ernährung geachtet werden. Auch hier gilt, dass die Patienten solange wie möglich alleine essen und trinken sollen. Kleckern beim Essen alleine ist noch kein Grund, die Patienten zu füttern, da dies zu Entmündigung führt. Angemessen erscheint stattdessen, abwaschbare Tischtücher und Untersetzer sowie Umhänge zum Schutz der Kleidung zu verwenden und geeignetes Geschirr und Besteck zur Verfügung zu stellen. Die Pflegende wird ferner einen übersichtlichen Ablauf der Mahlzeit gewährleisten und alle Speisen nacheinander servieren.

Oft stellt sich bei dementen Patienten die Frage nach einer Zwangsernährung. Hier ist eine **PEG** *(**p**erkutane **e**ndoskopische **G**astrotomie)* eher zu befürworten als eine nasale Magensonde.

Ausscheiden

Mit fortschreitender Erkrankung kann es zu Inkontinenz kommen, wobei jedoch geprüft werden muss, ob diese nicht durch äußere Umstände gebessert werden kann, wie z.B. ein konsequentes Toilettentraining/ Kontinenztraining (z.B. regelmäßiges Begleiten zur Toilette, Miktionsprotokoll).

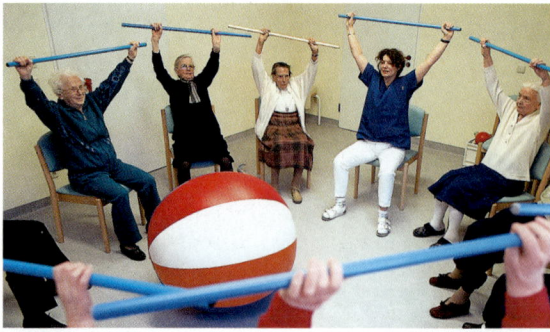

Abb. 6.7: Gymnastik fördert die körperliche Ausdauer und so die senso-motorische Kompetenz. Gymnastische Gruppenangebote erhöhen darüber hinaus auch die soziale Kompetenz. [K157]

Inkontinenz kann von verschiedenen Faktoren abhängen:
- Die Patienten vergessen zur Toilette zu gehen
- Der Harndrang ist zu groß
- Der Weg zur Toilette ist zu weit
- Die Geschwindigkeit, mit der sich der Patient zur Toilette begibt, ist zu langsam.

Diese Faktoren können durch eine aktivierende Pflege gut beeinflusst und eine drohende Inkontinenz lange kompensiert werden.

Sich bewegen und Für Sicherheit sorgen

Körperliche Betätigung und Bewegung sind wichtig zur Prophylaxe von Komplikationen, wie z.B. Thrombose, Pneumonie, Kontrakturen, Obstipation. Sie sind deshalb ein wichtiger Bestandteil der Pflege. Die Pflegende gewährleistet jederzeit die Sicherheit, denn Demente leiden oft unter Stand- und Gangunsicherheit und laufen ständig Gefahr zu stürzen. Deshalb sollten z.B. die Böden rutschfest und die Wände mit Geländern versehen sein. Auf Teppiche ist nach Möglichkeit zu verzichten. Unfallrisiko besteht außerdem durch Elektrogeräte, Streichhölzer und Haushaltschemikalien, die am besten außer Reichweite aufbewahrt werden.

Kommunizieren und Sich beschäftigen

Die Pflegende gibt einem dementen Patienten klare Anweisungen in kurzen Sätzen, d.h. sie sorgt für einen fürsorglichen aber bestimmten Umgang. Da sich das Denken meist in der Vergangenheit abspielt, versucht die Pflegende davon ausgehend zur Gegenwart überzuleiten. Demente brauchen feste Regeln und Orientierungshilfen, die den Tagesablauf strukturieren.

Fördern durch Fordern
Gemäß diesem Pflegegrundsatz wird jede sinnvolle selbstständige Aktivität unterstützt.

Ein wichtiger Bestandteil ist die Einbeziehung und Aufklärung der Angehörigen, die den Großteil der emotionalen und körperlichen Belastung bei der Pflege verwirrter Familienmitglieder tragen. Der Kontakt zu einer Selbsthilfegruppe für Angehörige kann eine große Hilfe sein.

Kontaktadresse
Alzheimer Gesellschaft München e.V.
Richard-Strauß-Str. 34
81677 München
Telefon: 0 89/47 51 85

Pflege bei schwerer Verwirrtheit
Verwirrtheit ☞ 2.3.3

Bei fortschreitender Demenz übernimmt die Pflegende zunehmend mehr **ATL,** z.B. waschen, Essen anreichen, künstliche Ernährung, Lagerung. Hier gelten alle Maßnahmen der **Grundpflege** sowie der **Prophylaxe,** z.B. von Dekubitus, Pneumonie, Thrombose, Soor und Parotitis, Intertrigo, Obstipation.

Prognose
Der Verlauf ist rasch progredient und führt in durchschnittlich acht Jahren zum Tode, meist durch wiederholte Infektionen.

6.1.2 Pick-Krankheit
Pflege dementer Patienten ☞ 6.1

Pick-Krankheit: Progrediente Atrophie des Stirn- und Schläfenlappens unklarer Ätiologie mit fortschreitender Demenz.

Symptome und Untersuchungsbefund
Zwischen dem 50. und 60. Lebensjahr kommt es zunächst zu Veränderungen des Sozialverhaltens und der **Persönlichkeit.** Die Patienten sind häufig enthemmt, neigen zu läppischen Bemerkungen und vernachlässigen Körperpflege und Sozialkontakte. Die Grundstimmung ist euphorisch oder mürrisch. **Intelligenz** und kognitive Leistungsfähigkeit bleiben im Gegensatz zur Alzheimer-Krankheit zunächst erhalten. Im weiteren Verlauf verwischen jedoch die klinischen Unterschiede, und es entwickelt sich das Vollbild der **Demenz.**

Diagnostik und Differentialdiagnose
Computertomographisch findet sich eine hochgradige **Atrophie** des Frontal- und Temporallappens (*„Walnussrelief“*). Zugleich wird dabei ein differentialdiagnostisch relevanter Stirnhirntumor ausgeschlossen.

Behandlungsstrategie und Prognose

Wie auch bei der Alzheimer-Krankheit steht keine kausale Therapie der Pick-Krankheit zur Verfügung. Sie führt nach ca. sieben Jahren zum Tode.

6.1.3 Vaskuläre Demenz

Pflege dementer Patienten ☞ 6.1

> ⊡ **Vaskuläre Demenz:** Sammelbegriff für dementielle Erkrankungen, deren Ursache in mikro- und/oder makroangiopathischen Veränderungen der Hirngefäße besteht.

⇨ Krankheitsentstehung

Mikroangiopathische Veränderungen in Form der **subkortikalen arteriosklerotischen Enzephalopathie** *(SAE)* oder ausgedehnte **Territorialinfarkte** können zu einer dementiellen Entwicklung führen. Diese vaskulären Erkrankungen sind nach der Alzheimer-Krankheit die zweithäufigste Ursache für eine Demenz.

Symptome und Untersuchungsbefund

Bei der SAE kommt es zu einer fortschreitenden Veränderung des Intellekts und der Persönlichkeit auf Grund einer **Demyelinisierung des Marklagers.** Dadurch werden kortikale Areale von subkortikalen Hirnstrukturen funktionell getrennt. Zudem finden sich bei den Patienten meist flüchtige Symptome kleiner Hirninfarkte **(Lakunen).**

Wie bei der Alzheimer-Krankheit kommt es – allerdings in schubweisem Verlauf – zu verschiedenen Symptomen:
- Störungen von Merkfähigkeit, Aufmerksamkeit und Konzentration
- Affektive Veränderungen mit depressiver Grundstimmung und Reizbarkeit

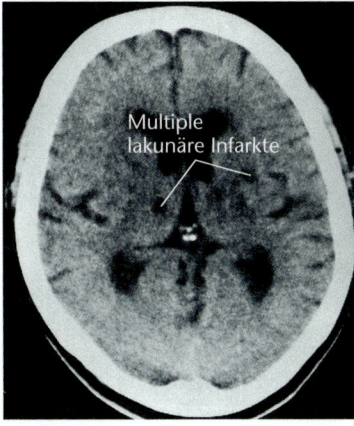

Abb. 6.8: Mikroangiopathie mit multiplen lakunären Infarkten der Stammganglien. [T117]

- Nächtliche Verwirrtheitszustände und Delirien
- Ausbildung eines Parkinson-Syndroms.

Embolisch bedingt treten **ausgedehnte Territorialinfarkte** auf, die zu weiteren Symptomen führen:
- Rezidivierende Verschlechterungen neuropsychologischer Störungen, z.B. Aphasie, Apraxie, räumliche Orientierungsstörung
- Kognitive Störungen und Veränderungen der Affektivität, z.B. depressive Grundstimmung und Affektlabilität.

Durch Kombination dieser Symptome entsteht das klinische Bild einer Demenz.

🔎 Diagnostik und Differentialdiagnose

Der klinische Verdacht auf eine vaskuläre Demenz lässt sich am besten im CCT oder MRT klären. **Infarkte** im Endstromgebiet oder Territorialinfarkte sind hier ebenso erkennbar wie kleine lakunäre Defekte und eine **Marklagerhypodensität** als Ausdruck der Demyelinisierung des Marklagers. Das MRT ermöglicht auch einen Blick auf kleine Defekte im Hirnstamm.

Dementielle Entwicklungen finden sich zudem u.a. bei folgenden Krankheitsbildern:
- Stirnhirntumoren (☞ 8.1.1)
- Parkinson-Plus-Syndrom (☞ 6.2.1)
- Hydrocephalus communicans (☞ 12.3.1)
- Chronischer Alkoholabusus (☞ 25.2.4)
- Ausgedehnte Schädel-Hirn-Traumen (☞ 9.1.2)
- Chorea Huntington (☞ 6.2.2)
- Lues im fortgeschrittenen Stadium (☞ 7.7).

Behandlungsstrategie und Prognose

Therapeutisch steht die Verbesserung der **Hirndurchblutung** im Vordergrund. Gegebenenfalls sind bei Patienten mit SAE **Hämodilutionen** indiziert. Pentoxyphyllin (Trental®) verbessert die Verformbarkeit der Erythrozyten und trägt nach Ansicht vieler Mediziner zur Besserung der Blutzirkulation bei, wenngleich der Einsatz dieser Substanzen kontrovers diskutiert wird.

6.2 Erkrankungen der Stammganglien

6.2.1 Parkinson-Krankheit

> ⊡ **Parkinson-Krankheit** *(Paralysis agitans, Schüttellähmung):* Erblich bedingte degenerative Stammganglienerkrankung mit Symptomkombination aus *Akinese, Rigor* (☞ 1.2.6) und *Tremor* (☞ 1.2.5). Betrifft ca. 1 % aller über 60-Jährigen, 10 % der Patienten erkranken vor dem 40. Lebensjahr.

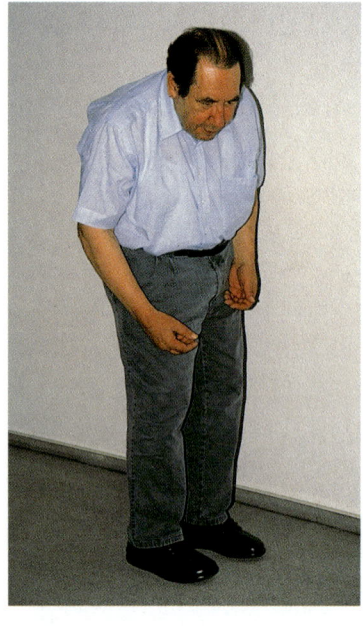

Abb. 6.9: Charakteristische Körperhaltung beim Morbus Parkinson. Typischerweise werden die Arme beim Gehen nicht mitbewegt. Der Gang ist schlurfend bei gebeugter Haltung, das Gesicht ausdruckslos. [T147]

⇨ Krankheitsentstehung

Ursächlich für die Symptomatik der **Parkinson-Krankheit** ist eine asymmetrische Degeneration **dopaminproduzierender Zellen** in der Substantia nigra des Hirnstammes, deren Neurone auf das Corpus striatum projizieren. Daraus folgt dort ein Mangel des Neurotransmitters Dopamin und ein relatives Übergewicht des Neurotransmitters Azetylcholin.

Von dem häufigen, erblich bedingten Morbus Parkinson sind symptomatische **Parkinson-Syndrome** unterschiedlicher Ursachen abzugrenzen. So können auch arteriosklerotische Veränderungen der Hirngefäße, Schwermetallvergiftungen (z.B. Mangan), virale Enzephalitiden und insbesondere die Einnahme von Neuroleptika zu einem Parkinson-Syndrom führen.

> 📖 **Literaturtipp**
>
> Thümler, Reiner: Die Parkinson-Krankheit. Antworten auf die 152 häufigsten Fragen. Trias, Stuttgart, 1999

⚙ Symptome

Entsprechend der Funktion der Stammganglien und des extrapyramidalen Systems kommt es bei Funktionseinschränkungen nicht zu Lähmungen, sondern zu Störungen der Bewegungsabläufe. Dabei treten drei charakteristische Symptome hervor:

- **Hypo- oder Akinese:** Bewegungsarmut mit reduzierter Mimik *(Maskengesicht),* Fehlen der normalen Mitbewegungen (Patient schwingt beim Gehen die Arme nicht mit), kleinschrittiger Gang (Patient trippelt ☞ 1.2.6). Häufig beobachtet man einen ver-

zögerten Beginn zielgerichteter Bewegungen (Start- und Stop-Hemmung), immer kleiner werdende Schrift *(Mikrographie)* und leise, monotone Stimme; oft ist der Körper nach vorn geneigt *(Propulsion)*
- **Rigor:** Erhöhter Muskeltonus mit wächsernem Widerstand beim passiven Durchbewegen, ggf. *Zahnradphänomen* (☞ 1.2.6)
- **Tremor:** Grobschlägiger, relativ langsamer Ruhetremor v.a. der Hände, 4 – 6/sec (sog. *Münzenzählertremor*), der bei zielgerichteten Bewegungen abnimmt (☞ 1.2.5); dieser kann fehlen.

Dabei werden Rigor und Akinese auch als **Minus-Symptome** (verminderte Aktivität), der Tremor dagegen als **Plus-Symptom** (gesteigerte Aktivität) bezeichnet.

Unter einer **akinetischen Krise** versteht man die erhebliche Zunahme des Rigors („bretthart") und der Akinese, so dass der Patient sich nicht mehr bewegen oder auf Grund der Schluckstörungen seine Medikamente nicht oral einnehmen kann.

> 🔯 **Notfall!**
>
> Patienten mit **akinetischer Krise** bedürfen einer sofortigen stationären Behandlung, da die Regulierung des Flüssigkeits- und Elektrolythaushaltes (vitalbedrohende Exsikkose, Hypokaliämie) sowie die intravenöse Amantadingabe erforderlich sind.

Weitere Anzeichen der Erkrankung bestehen in:
- **Vegetativen Störungen:** Speichelfluss, Schwitzen, abnorme Talgsekretion (sog. *Salbengesicht)*
- **Psychischen Störungen:** Depressive Verstimmung, Denkverlangsamung. Umstritten ist, ob die psychischen Störungen zum Krankheitsbild gehören oder eine Reaktion des Patienten auf seine zunehmende Invalidität darstellen.

Von einem **Parkinson-Plus-Syndrom** spricht man, wenn zusätzliche Symptome auftreten, die sich nicht auf eine Läsion der Stammganglien zurückführen lassen. So kommt es beispielsweise häufig zu dementiellen Entwicklungen oder zu Blickparesen.

🔍 Diagnostik

Die Diagnose wird anhand der **Anamnese** und des **klinischen Bildes** gestellt. Zum Ausschluss symptomatischer Formen ist insbesondere die sorgfältige Anamneseerhebung erforderlich.

Zur differentialdiagnostischen Abgrenzung eines Hydrocephalus communicans (☞ 12.3.1) oder eines vaskulär bedingten Parkinson-Syndroms kann die Durchführung eines CCT indiziert sein. Schwierigkeiten können die Anfangsstadien bereiten, wenn z.B. häufige Stürze infolge beeinträchtigter reflektorischer Ausgleichsbewegungen einziges Symptom der Erkrankung sind oder die Parkinson-Symptomatik nur einseitig ausgebildet ist *(Hemiparkinson)*.

Behandlungsstrategie

Zwar steht bislang keine kausale Therapie zur Verfügung, doch lässt sich medikamentös meist eine sehr gute Besserung der Symptome erreichen. Die **medikamentöse Therapie** hat zum Ziel, das Ungleichgewicht im Gehirn zwischen **Dopamin** und **Azetylcholin** zu bessern (☞ Pharma-Info 6.10).

Therapieresistente Formen des Morbus Parkinson wurden auch bereits erfolgreich **operativ** behandelt

(stereotaktische Subthalamotomie). Zudem liegen erste experimentelle Ergebnisse zur Transplantation dopaminerger Zellen vor.

Pflege

Die Unterscheidung zwischen den oben genannten Formen der Parkinson-Krankheit und des Parkinson-Syndroms ist für die Pflege des Patienten nicht bedeutsam. Daher wird im Folgenden vereinfachend nur von Parkinson-Krankheit gesprochen.

Die Pflege Parkinson-Kranker ist wegen der **Verlangsamung** der Patienten und der häufigen **depressiven**

Pharma-Info 6.10 Häufig eingesetzte Parkinson-Medikamente

Die **medikamentöse Therapie** des Morbus Parkinson ist oft eine Gratwanderung zwischen Wirkung und Nebenwirkung, d.h. zwischen Akinese und psychischen Störungen. Die Medikamentengabe ist deshalb häufig sehr fein abgestimmt. Dem Pflegepersonal kommt hier die wichtige Aufgabe zu, die Tabletteneinnahme zu überwachen, d.h. die Zeiten genau einzuhalten, aber auch sehr genau auf Wirkung und Nebenwirkung zu achten und den Arzt zu informieren.

Präparat	Handelsname (Bsp.)	Wirkmechanismus	Nebenwirkungen	Besonderes
MAO-B-Hemmmer (MAO = Enzym Monoaminooxidase)				
Selegilin	Movergan®	Verminderung des Dopamin-Abbaus	☞ L-Dopa	
Dopaminagonisten				
Bromocriptin Lisurid Ropinirol	Pravidel® Dopergin® Requip®	Angriff an Dopaminrezeptoren, bessern Rigor und Akinese	Magen-Darm-Beschwerden, Hypotonie, Unruhe Ropinirol: Einschlafattacken?	Einschleichende Dosierung
L-Dopa				
L-Dopa	Madopar®, Nacom®	Dopamin-Ersatz. Da Dopamin selbst nicht vom Blut ins Gehirn übertreten kann, wird die Vorstufe L-Dopa zugeführt	Dyskinesien*, Hypotonie, Herzrhythmusstörungen, Übelkeit, psychische Störungen, erhöhter Augeninnendruck	Einschleichende Dosierung
NMDA-Rezeptor-Antagonisten (NMDA = Rezeptor für bestimmte Aminosäuren im ZNS)				
Amantadin	PK-Merz®, Symmetrel®	Durch Blockierung von NMDA-Rezeptoren Verbesserung des Verhältnisses zwischen Hemmung und Stimulation cholinerger Nervenzellen	Psychische Störungen, Magen-Darm-Beschwerden. Wirkung lässt nach 2 – 3 Monaten nach	Einschleichende Dosierung
Budipin	Parkinsan®		Vor allem ☞ Anticholinergika	Deutliche anticholinerge Wirkung
COMT-Hemmer (COMT = Enzym Catechol-O-Methyltransferase)**				
Entacapon	Comtess®	Periphere Hemmung des L-Dopa-Abbaus, dadurch bessere Bioverfügbarkeit von L-Dopa	Dyskinesien, Diarrhoe, Leberfunktionsstörung?	Zusätzliches Arzneimittel
Anticholinergika				
Biperiden Metixen	Akineton® Tremarit®	Hemmung des (zu starken) cholinergen Systems	Mundtrockenheit, Obstipation, Harnverhalt, Herzrhythmusstörungen, psychische Störungen	

* Dyskinesien = unwillkürliche, nicht unterdrückbare Fehlbewegungen, z.B. Grimassenschneiden, Schmatzen, Kauen
** Der therapeutische Stellenwert der COMT-Hemmer kann auf Grund der noch fehlenden Langzeiterfahrungen nicht endgültig beurteilt werden. Das erste Präparat (Tolcapon = Tasmar®) ist nach dem Auftreten schwerer, teils tödlicher Nebenwirkungen (vor allem Leberfunktionsstörungen) in Europa wieder vom Markt genommen worden.

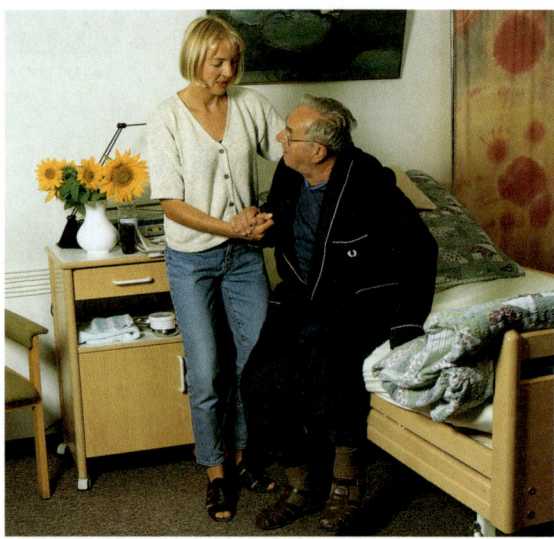

Abb. 6.11: Der Langsamkeit von Parkinson-Patienten muss mit Geduld begegnet werden, die jedoch niemals in Bevormundung münden sollte. [K102]

Verstimmungen nicht einfach. Auf Grund von Zeitmangel und Ungeduld seitens der Pflegenden werden den Patienten Tätigkeiten häufig abgenommen. Dabei ist gerade bei Parkinson-Kranken ein geduldiges **Selbsthilfetraining** besonders wichtig und oft die einzige Interventionsmöglichkeit. Physiotherapie und ständiges Üben sind für den Erhalt der Selbstständigkeit von herausragender Bedeutung, denn bei den meisten Kranken lässt die Wirksamkeit der Medikamente mit der Zeit nach.

- **Selbstständigkeit fördern.** Bewegungsabläufe, zu denen der Patient momentan nicht in der Lage ist, sollten von der Pflegenden geführt werden, so dass der Patient die Möglichkeit hat, aktiv beteiligt zu sein, um die eigenständige Bewegung zu erleichtern und wieder anzubahnen. Das bedeutet, dass dem Patienten nur so viel abgenommen wird, wie es sein momentaner Status erfordert und dass er zur selbstständigen Ausführung der ATL ermutigt werden soll
- **Loben und bestärken.** Die Pflegende setzt sich stets realistische Ziele, um den Patienten nicht durch (vorhersehbare) ständige Misserfolge zu frustrieren und zu demotivieren. Bei Erfolg bestärkt und lobt sie den Patienten, ohne „unehrliches“ und übertriebenes Verhalten an den Tag zu legen: Ermüdet der Patient während der ATL, wird eine Ruhepause eingelegt, bevor wieder begonnen wird. Bei Ablenkung unterbricht die Pflegende die Übung und setzt sie erst fort, wenn die Konzentrationsfähigkeit des Patienten wieder hergestellt ist
- **Stimmungsschwankungen auffangen.** Schwankungen im Befinden und Verhalten des Patienten erschweren seiner Umgebung eine richtige Einschätzung seines Zustandes und den angemessenen

Umgang mit ihm. Man darf nicht erwarten, dass er etwas, was er gestern oder vorhin noch konnte, auch heute oder in diesem Augenblick wieder können muss. Dem Patienten ein Nichtwollen zu unterstellen, wäre falsch
- **Ruhe und Geduld ausstrahlen.** Fast alle Parkinson-Kranken sind verlangsamt und vertragen zunehmend schlechter Zeitdruck und Hetze. Sie reagieren irritiert und mitunter völlig blockiert auf hektische Situationen und hektische Personen.
- **Langsamkeit akzeptieren.** Häufig spüren die Parkinson-Patienten auch, dass man sie ihrer Langsamkeit und ihrer krankheitsbedingten Verarmung in Mimik und Gestik wegen für geistig stumpf und minder bemittelt hält, was sie noch stärker verunsichert. Die Intelligenz der oft teilnahmslos aussehenden Patienten ist jedoch meist erhalten, daher wird die Pflegende den Patienten nie bevormunden. Häufige und angemessene Gespräche bessern auch die depressive Verstimmung
- **Angehörige einbeziehen.** Die Pflegende schult die Angehörigen ausführlich bezüglich des Bewegungs- und Kommunikationstrainings
- **Kontakte herstellen.** Vor Entlassung wird die Pflegende den Kontakt zu Selbsthilfegruppen herstellen bzw. vermitteln.

Kontaktadressen

Deutsche Parkinson Vereinigung – Bundesverband e.V.
Moselstr. 31
41464 Neuss
Telefon: 0 21 31/4 10 16

Club U 40 der Deutschen Parkinson Vereinigung e.V.
Eva Schmoeger
Friedrich-Naumann-Str.37
76187 Karlsruhe
Telefon: 07 21/7 14 39

Internet: www.selbsthilfetreff.net/parkinson
(Für Patienten unter 40 Jahren)

Unterstützung bei ATL
Sich waschen und kleiden

Wie bei allen Pflegemaßnahmen im Umgang mit Parkinson-Kranken gilt, dass der Patient alle nötige Hilfe erhält, aber trotzdem möglichst viel von ihm selbst gemacht oder zumindest entschieden werden sollte. Beim Waschen bezieht sich das sowohl auf die Ausführung als auch auf die Wahl der Körperpflege und der Pflegemittel. Hilfreich sind evtl. spezielle Pflegeutensilien. Die Pflegende achtet beim Waschen darauf, dass der Raum gut beheizt ist bzw. die nicht zu waschenden Körperteile abgedeckt sind, damit der Patient nicht auskühlt.

Die vorrangigen Probleme sind der Tremor, der jedoch bei der Ausführung von Tätigkeiten schwächer wird, und die Akinese, die die Bewegungsfähigkeit der Patienten enorm einschränken. Geduldige Anleitung und adäquate Hilfestellung sind beim Waschen notwendig.

Solange wie möglich wird die Körperpflege am Waschbecken oder Bad/Dusche durchgeführt werden, denn eine Immobilisierung durch Bettlägerigkeit erhöht das Komplikationsrisiko. Waschen und Anziehen stellen daher auch ein Mobilisationstraining dar.

👉 Sich bewegen

Akinese und Rigor schränken die Bewegungsfähigkeit der Patienten stark ein. Es entsteht das für die Erkrankung typische Gangbild (☞ Abb. 6.9). Dieses kann jedoch durch gezielte Physiotherapie und Förderung seitens der Pflegenden bedeutend verbessert werden.

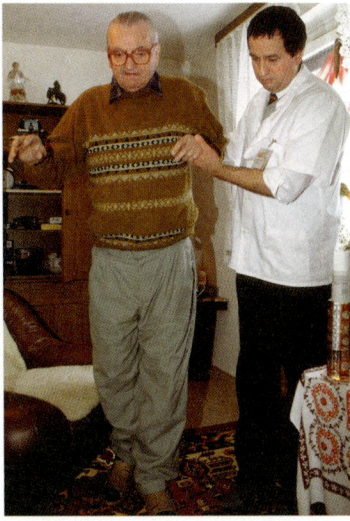

Abb. 6.13: Im Verlauf der Parkinson-Krankheit wird die Bewegungsfähigkeit durch Akines und Rigor zunehmend eingeschränkt. Regelmäßiges Gehtraining kann dem erheblich entgegenwirken. [K157]

> 🛏 Wichtig ist es, dem Patienten bei allen Bewegungsübergängen viel Sicherheit zu vermitteln. Oft reicht bei mobilen Patienten schon eine Hand als „psychische" Stütze.

Gehtraining

Der Patient soll aufrecht stehen, die Knie strecken und die Fersen fest auf den Boden setzen. Beim Laufen berühren die Fersen den Boden zuerst, die Beine sind leicht gespreizt. Der Patient soll nicht „schlurfen". Evtl. lässt die Pflegende den Bewegungsablauf mitsprechen oder gibt Kommandos („Eins, zwei, eins ...", „Links, rechts, links ...") um die Schrittfolge zu erleichtern.

Mobilisation von der Rückenlage an die Bettkante

Zur Erleichterung der Mobilisation kann man dem Patienten noch in der Rückenlage zu mehr Beweg-

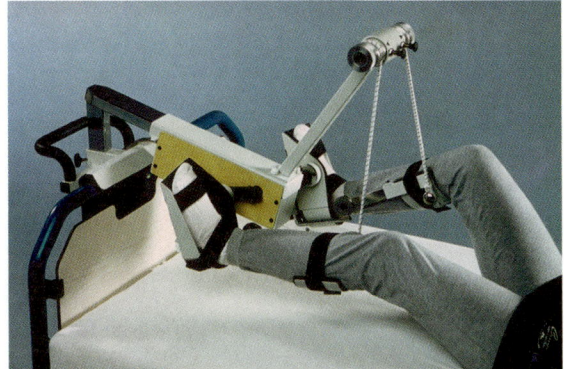

Abb. 6.12: Auch bettlägerige Patienten mit erheblichen Einschränkungen profitieren von körperlicher Betätigung. Dieses Übungsgerät mit stabiler Beinführung ist beispielsweise auch für Patienten mit Multipler Sklerose oder Morbus Parkinson geeignet. [V159]

lichkeit verhelfen, indem man seine Beine anstellt und diese langsam und zunächst passiv zu beiden Seiten bewegt *(Wirbelsäulenrotation)*. Diese Bewegung soll mit einer Dehnung des seitlichen Rumpfes verbunden sein und nicht schmerzen. Gegebenenfalls können die Arme seitlich neben dem Kopf abgelegt werden, um die seitliche Dehnung zu verstärken. Diese Vorbereitung verhilft dem Patienten häufig zu einer Lockerung des Rigors. Er kann deshalb leichter an die Bettkante gesetzt werden.

Mobilisation vom Sitzen zum Stand

Häufig haben Parkinson-Patienten die Tendenz, sich sowohl beim Sitzen als auch im Stehen nach hinten zu drücken *(Retropulsion)*. Hinzu kommt die Angst, hinzufallen. Diese beiden Gründe erschweren das Aufstehen erheblich, bzw. machen es oft unmöglich.

In diesem Fall ist es hilfreich, sich vor den Patienten zu setzen oder zu knien und die Rumpfbeugung nach vorne passiv oder mit Hilfe des Patienten einzuleiten. Das Kommando lautet dabei: „Nase geht in Richtung Boden".

Danach gibt man dem Patienten Unterstützung beim Aufstehen, indem man
- Seitlich neben ihm steht und ihn am Arm und an der Hand unterstützt
- Oder vor ihm steht und an der einen Seite unter der Achsel zum Schulterblatt durchgreift und an der anderen Seite am Sitzbein greift.

In beiden Fällen kann der Bewegungsübergang mit mehrmaligem Schwungholen und eventuellem Zählen („Eins und zwei und drei") initiiert werden.

Dabei muss auf die Oberkörpervorlage („Nase geht in Richtung Boden und dann nach vorne oben") geachtet werden.

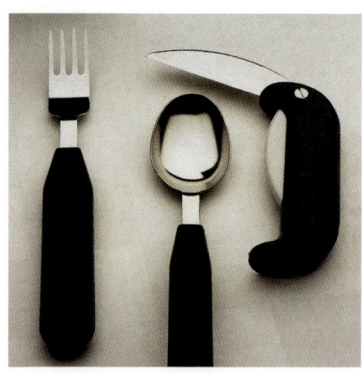

Abb. 6.14: Spezial-Essbesteck für Patienten mit herabgesetzter Kraft und Beweglichkeit der Hände. Die Griffe sind lang und kräftig, die Löffelmulde besonders tief. Das Messer ist abgewinkelt und kann mit der Faust umschlossen werden. [V121, K183]

🖾 Essen und trinken

Die Pflegende beobachtet beim Essen, bei welcher Kost sich der Patient am wenigsten verschluckt und welche ihm am besten schmeckt. Sie geht auf individuelle Wünsche ein, da die ausreichende Ernährung der Patienten schwer sicherzustellen ist. Auf Grund von Tremor und Akinese hat der Patient oft massive Probleme, die gefüllte Gabel zum Mund zu führen. Hier kann die Pflegende **Hilfsmittel** wie z.B. Warmhalteteller zur Verfügung stellen.

Sie achtet auch auf ausreichende **Flüssigkeitszufuhr.** Trinken bereitet oft noch mehr Schwierigkeiten als Essen, ist aber sehr wichtig, da eine Exsikkose die Symptomatik verschlimmert. Für den Krankenhausaufenthalt kann es sinnvoll sein, den Flüssigkeitsbedarf über Infusionen zu sichern. Evtl. kann auch zu Hause oder im Heim eine PEG notwendig sein.

Nach dem Essen führt die Pflegende eine sorgfältige **Mundpflege** durch.

🖾 Ausscheiden

Die Hilfestellung beim Gang zur Toilette wird gewährleistet. Im Übrigen ist auf eine ausgewogene Ernährung zu achten (ballaststoffreiche Kost, Weizenkleie), um Verstopfung vorzubeugen und die Darmflora zu erhalten. Wichtig ist ebenso eine ausreichende Trinkmenge.

☺ Kommunizieren

Die Pflegende übt mit dem Patienten täglich das Schreiben und achtet darauf, dass die Schrift des Patienten möglichst nicht immer kleiner wird.

Die Kommunikation mit Parkinson-Kranken ist auch deshalb schwierig, weil sie oft eine sehr schwache und leise Stimme haben und überdies verlangsamt antworten. Da die Patienten jedoch meistens nicht dement sind, ist es wichtig, angemessene Gespräche zu führen.

🖾 Prognose

Da die Therapiemaßnahmen eine weitere **Degeneration** nicht verhindern können, führt der Morbus Parkinson über Jahre zur steigenden Pflegebedürftigkeit der meist älteren Patienten.

Nach mehrjähriger medikamentöser Behandlung mit L-Dopa treten bei Dosissteigerung meist **Nebenwirkungen** in Form von unwillkürlichen Bewegungen *(Dyskinesien)*, starken Schwankungen der Akinese *(On-Off-Phänomen)* und Resistenz der Akinese gegen die medikamentöse Behandlung auf *(End-of-dose-Akinesie)*.

6.2.2 **Chorea Huntington**

> 🄳 **Chorea Huntington** (kurz *HC*): Autosomaldominant vererbte Erkrankung mit chronisch fortschreitendem Verlauf; führt zu hyperkinetischen Bewegungsstörungen, Persönlichkeitsveränderungen und zur Demenz. Manifestation im mittleren Erwachsenenalter, Häufigkeit ca. 5 auf 100 000 Einwohner.

🖾 Symptome und Untersuchungsbefund

Erstsymptome sind häufig zunächst diskrete Wesensveränderungen mit Reizbarkeit und Enthemmung. Im Laufe weniger Jahre bildet sich das Vollbild der Erkrankung aus.

- **Hyperkinetische choreatische Bewegungsstörungen:** Rasche, distal betonte, unwillkürliche, regel- und ziellose Bewegungen, Grimassieren; vermehrt bei psychischer oder physischer Anspannung, sistieren im Schlaf
- **Verminderter Muskeltonus:** Im späteren Stadium sind die Muskelreflexe abgeschwächt
- **Psychische Veränderungen**
- **Progressive Demenz** (☞ 6.1).

Die seltene akinetisch-rigide Form der Chorea Huntington (sog. **Westphal-Variante**) beginnt bereits in der Kindheit und führt zu einem rasch progredienten Verlauf mit Rigor, Dystonie, Okulomotorikstörungen, zerebralen Anfällen und Demenz.

🔎 Diagnostik und Differentialdiagnose

Computertomographisch ist eine beidseitige Atrophie des Nucleus caudatus nachweisbar. Bereits im Frühstadium ist die Hauptkomponente der SEP (☞ 1.3.4) amplitudenreduziert. Eine sichere Diagnose ist **gentechnisch** (Gendefekt auf Chromosom 4) bereits im klinisch asymptomatischen Krankheitsstadium möglich.

Differentialdiagnostisch abzugrenzen sind in erster Linie choreatische Bewegungsstörungen, die im Kindesalter im Rahmen eines rheumatischen Fiebers (*Chorea minor*) oder während der Schwangerschaft (*Chorea gravidarum*) im 3. – 5. Monat passager auftreten können und sich spontan zurückbilden.

🔲 Behandlungsstrategie

Eine kausale Therapie steht nicht zur Verfügung. Die Bewegungsstörungen können initial symptomatisch mit Tiaprid (Tiapridex®) beeinflusst werden. So liegen auch bei dieser degenerativen Erkrankung die Schwerpunkte in Physiotherapie, Ergotherapie und aktivierender Pflege. Wichtig für die Pflegenden ist es, im fortgeschrittenen Stadium das 24-Stunden-Management aufrecht zu erhalten.

🛏 Pflege

🥄 Essen und Trinken

Bei der *akinetisch-rigiden* Form entspricht die Pflege in etwa dem Vorgehen bei Parkinson-Patienten (☞ 6.2.1), bei der *choreatischen* Form müssen Hilfestellungen besonders bei den ATL Sich waschen und kleiden sowie ATL Essen und trinken gegeben werden, z.B. geeignetes Besteck und Geschirr (☞ Abb. 6.14 – 6.16), Becher nicht ganz voll machen, da die Patienten sonst den Inhalt verschütten.

In späten Stadien kann eine **künstliche Ernährung** über PEG notwendig werden, um ausreichende Nahrungsaufnahme und Flüssigkeitszufuhr zu gewährleisten.

🛌 Ruhen und Schlafen

Da mit fortschreitender Erkrankung eine Demenz eintritt, müssen die Prinzipien der Pflege bei Demenz (**ROT** ☞ 6.1.1) beachtet werden. Hier richtet sich die Aufmerksamkeit außerdem auf die ATL Ruhen und schlafen (☞ 2.3.3), da demente Patienten oft einen gestörten Tag-Nacht-Rhythmus haben.

🚽 Ausscheiden

Inkontinenz liegt häufig vor. Die üblichen pflegerischen Hilfestellungen (☞ 6.2.1) wie Toilettentraining und Anwendung von Inkontinenzeinlagen müssen gewährleistet werden.

🛏 Vollständige Pflege

Mit fortschreitender Erkrankung muss die Pflege vollständig übernommen werden. Die Pflegende achtet auf Grundsätze der Dekubitus-, Pneumonie-, Thrombose- und Kontrakturprophylaxe. Ferner kümmert sie sich um eine sorgfältige Anleitung und Begleitung der pflegenden Angehörigen und ermöglicht den Kontakt zu einer Selbsthilfegruppe.

> ✉ **Kontaktadresse**
> **Deutsche Huntington – Hilfe e.V.**
> Börsenstr. 10
> 47051 Duisburg
> Telefon: 02 03/2 29 15
> e-mail: dhh-ev@t-online.de

♿ Prognose und
📄 Patienteninformation

Der **chronisch progrediente Verlauf** führt ca. 15 – 20 Jahre nach Diagnosestellung zum Tode.

Die Möglichkeit, den Gendefekt frühzeitig zu erkennen, bietet Kindern betroffener Patienten Gelegenheit zu erfahren, ob sie Träger des Gendefektes sind. Aus ethischen und psychologischen Gründen ist eine vorhergehende **humangenetische Beratung** und psychologische Untersuchung sowie anschließende Betreuung erforderlich, um zu gewährleisten, dass die betreffende volljährige Person die damit verbundenen Konsequenzen bewältigen kann.

6.2.3 Dystone Bewegungsstörungen

Pflege bei Chorea Huntigton ☞ 6.2.2

Bei den **dystonen Bewegungsstörungen** handelt es sich um eine Gruppe von ätiologisch bislang nicht geklärten Erkrankungen mit unwillkürlichen, stereotyp auftretenden Bewegungen, die sich unter psychischer Anspannung verstärken und im Schlaf sistieren. Ursächlich ist eine Funktionsstörung der Stammganglien. Die Bewegungsstörungen können aber auch als extrapyramidale Nebenwirkungen der Neuroleptika auftreten.

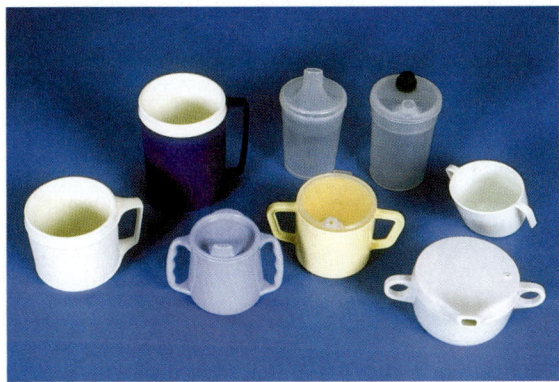

Abb. 6.15: Spezialgeschirr bei Bewegungs- und Koordinationsstörungen: Trinkgefäße. [K183]

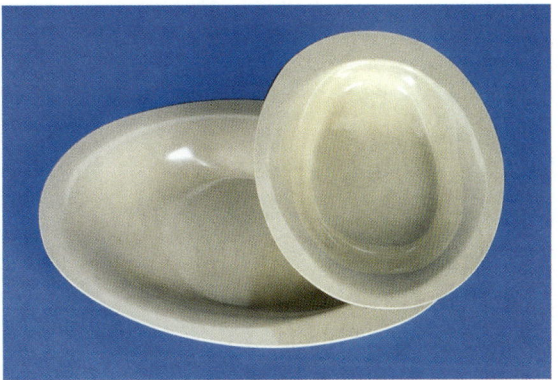

Abb. 6.16: Spezialgeschirr bei Bewegungs- und Koordinationsstörungen: Teller. [K183]

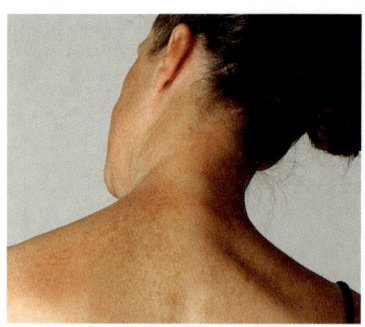

Abb. 6.17: Der muskuläre Schiefhals (Torticollis spasticus) kommt im Rahmen der dystonen Bewegungsstörungen vornehmlich bei Frauen vor und kann zu dauerhaften Haltungsschäden führen. [K102]

- Beim **Torticollis spasticus** *(muskulärer Schiefhals),* der bevorzugt bei Frauen vorkommt, führen Spasmen der Hals- und Nackenmuskulatur zu unwillkürlicher Drehung und Neigung des Kopfes, die häufig von Patienten mit Hilfsgriffen (z.B. Anlegen des Fingers an die gegenseitige Wange) durchbrochen werden können
- Der **Blepharospasmus** ist charakterisiert durch einen immer wiederkehrenden oder anhaltenden krampfartigen beidseitigen Lidschluss (in erster Linie durch Spasmus des M. orbicularis oculi), der zu Hornhautschäden führen kann
- Beim **dystonen Schreibkrampf** kommt es während des Schreibvorganges zu Spasmen der Fingermuskeln und zu deutlichen Fehlhaltungen
- Der seltene **Ballismus** ist eine Bewegungsstörung, die meist einseitig nach einem gegenseitigen Infarkt im Bereich des Nucleus subthalamicus auftritt. Sie besteht aus plötzlich einsetzenden unwillkürlichen ausfahrenden und schleudernden Bewegungen des Armes und Beines durch Kontraktionen im Schulter- und Beckengürtel. Dabei findet sich ein herabgesetzter Muskeltonus und meist eine begleitende leichte Hemiparese. Die Prognose ist meist gut, und die ballistischen Bewegungen bilden sich komplett zurück. Sie können medikamentös auch mit Tiaprid behandelt werden
- Die meist nach perinataler Hirnschädigung auftretende **Athetose** äußert sich in unwillkürlichen wurmartigen, distal betonten Bewegungen der Arme und Beine mit bizarren Fehlstellungen der Finger und Zehen. Ursächlich ist eine Läsion des Corpus striatum und des Pallidum. Die Bewegungsstörung, die meist von spastischen Lähmungen begleitet ist, lässt sich durch physiotherapeutische Übungen nach der Bobath-Methode (☞ 3.1.5) beeinflussen, eine kausale Behandlungsmöglichkeit besteht nicht.

Kontaktadresse
Deutsche Dystonie Gesellschaft e.V.
Bockhorst 45 a
22589 Hamburg
Telefon: 0 40/8 70 21 33
Internet: www.dystonie.de

Behandlungsstrategie

Neben der medikamentösen Therapie mit L-Dopa und Anticholinergika (Artane®) hat sich als Therapie der Wahl in den letzten Jahren beim **Blepharospasmus** und beim **dystonen Schreibkrampf** die Injektion von hoch verdünntem Botulinustoxin in die betreffenden Muskeln durchgesetzt. Durch die damit erreichte örtliche toxische Denervierung können so überaktive Muskeln symptomatisch gehemmt werden.

6.3 Neurodegenerative Systemerkrankungen

Bei den **neurodegenerativen Systemerkrankungen** handelt es sich um eine Gruppe von ätiologisch ungeklärten, meist erblich bedingten Erkrankungen, die zur chronischen Degeneration bestimmter Nervenbahnen und Kerne führen. Sie manifestieren sich häufig in einem bestimmten Lebensalter. Eine kausale Therapie ist für sie nicht bekannt. Es stehen nur symptomatische Behandlungsmaßnahmen, wie z.B. Physiotherapie, zur Verfügung.

Zu den häufigsten Erkrankungen zählen:
- Amyotrophe Lateralsklerose (☞ 6.3.1)
- Spastische Spinalparalyse (☞ 6.3.2)
- Spinale Muskelatrophie (☞ 6.3.3)
- Spino-ponto-zerebelläre Atrophien (☞ 6.3.4)
- Funikuläre Myelose (☞ 6.3.5).

6.3.1 Amyotrophe Lateralsklerose

Amyotrophe Lateralsklerose (kurz *ALS, myatrophische Lateralsklerose*): Progrediente degenerative Systemerkrankung mit Befall des ersten und zweiten motorischen Neurons; häufigste neurologische Systemerkrankung mit ca. 5 auf 100 000 Einwohner, betrifft Männer häufiger als Frauen.

Krankheitsentstehung

Die Ätiologie ist bislang nicht geklärt. Studien erbrachten Hinweise auf eine neurotoxische Einwirkung erhöhter Konzentrationen der Aminosäure Glutamat. Bei ca. 5 % der Patienten findet sich eine familiäre Häufung.

Symptome und Untersuchungsbefund

Im 40. – 50. Lebensjahr entwickelt sich zunächst meist eine asymmetrische Muskelschwäche mit *handbetonten Muskelatrophien* und *Faszikulationen* (Zuckungen einzelner Skelettmuskeleinheiten ohne Bewegungserfolg).

Innerhalb von Monaten kommt es zum **Vollbild** der Erkrankung bei gleichzeitigem Bestehen von spastischen Lähmungen, Pyramidenbahnzeichen und Muskelatrophien. Muskelkrämpfe sind häufig, während eine spastische Tonuserhöhung selten beobachtet wird. Durch Hirnstammbeteiligung kommt es zu verwaschener Sprache, Schluck- und Atemstörungen **(Bulbärparalyse).**

🔎 Diagnostik und Differentialdiagnose

Die Diagnose kann meist erst im Verlauf der Erkrankung sicher gestellt werden. Für die Diagnose einer amyotrophen Lateralsklerose entscheidend ist die **elektromyographisch** nachweisbare Spontanaktivität in Form von Faszikulationen in Muskeln mehrerer Extremitäten und der Zungenmuskulatur. Die Potentiale motorischer Einheiten (PmE) sind auf Grund des Umbaus sehr groß *(Riesenpotentiale)*. Da die sensiblen Fasern nicht betroffen sind, ergibt die Bestimmung der sensiblen Nervenleitgeschwindigkeit normale Werte. Die histologische Untersuchung des N. suralis ist unauffällig. Die Muskelbiopsie zeigt eine neurogene Muskelatrophie. Die Kreatinkinase *(CK)* ist meist normal oder leichtgradig erhöht.

📊 Behandlungsstrategie

Eine kausale Therapie gibt es nicht. Symptomatische Maßnahmen und sorgfältige Pflege, einschließlich der Pneumonie- und Dekubitusprophylaxe, vermögen krankheitsbedingte Komplikationen hinauszuzögern. 1996 wurde der Glutamat-Antagonist Riluzol (z.B. Rilutek®) eingeführt, der das Fortschreiten der Erkrankung zu verlangsamen scheint.

🦽 Pflege

Die Pflege richtet sich nach Stadium und Schweregrad der Erkrankung:
- **Muskelschwäche** und **-atrophie** steht meist im Vordergrund. Die Patienten brauchen Hilfestellungen, z.B. beim Waschen, Essen, Umblättern der Seiten eines Buches, da sie mit den Händen keine feinen Bewegungen mehr ausführen können
- **Spastizität** tritt erst sehr spät auf oder bleibt diskret. Sie erfordert Pflege nach Bobath (☞ 3.1.5) und fachgerechte Lagerungen zur Dekubitus- und Kontrakturprophylaxe
- Die **Bulbärparalyse** erschwert die Kommunikation, da die Sprache zunehmend verwaschen wird. Ferner besteht eine Schluckstörung, die sehr vorsichtiges Darreichen des Essens erfordert.

> 🦽 Patienten mit amyotropher Lateralsklerose sind wegen Aspirationsgefahr und Schwäche der Atemmuskulatur hochgradig Pneumonie gefährdet.

Bei fortschreitender Erkrankung und zunehmender Pflegebedürftigkeit müssen immer mehr **ATL** übernommen werden.

Auf Grund der Eigenreflexe der Gesichtsmuskulatur kommt es bei ALS-Patienten auch zu Zwangslachen und -weinen. Dies darf nicht mit Affektlabilität verwechselt werden, macht die Verständigung dennoch schwierig.

Häufig übernehmen die Pflegenden – wegen der schlechten Krankheitsprognose – die Aufgabe eines Sterbebegleiters und begleiten auch die Angehörigen.

🪦 Prognose

Der Patient erlebt seinen fortschreitenden Verfall bei **vollem Bewusstsein;** eine Demenz gehört nicht zum Krankheitsbild. Die Krankheit verläuft in der Regel **rasch progredient,** wobei die Patienten infolge des Befalls der Atemmuskulatur an einer Ateminsuffizienz oder Aspirationspneumonie versterben. Die durchschnittliche verbleibende Lebenserwartung beträgt vier Jahre, 10 % der Patienten überleben allerdings mehr als zehn Jahre.

6.3.2 Spastische Spinalparalyse

Bei der **spastischen Spinalparalyse** kommt es zu einer fortschreitenden Degeneration ausschließlich des ersten Motoneurons. Bei 75 % der Fälle findet sich eine positive Familienanamnese.

Bereits im Kindesalter entwickelt sich eine rein motorische Symptomatik, beginnend mit einer Paraspastik der Beine, wobei die **spastische Tonuserhöhung** und weniger die Lähmung klinisch im Vordergrund steht. Im weiteren Verlauf sind zunehmend auch die Arme betroffen. Differentialdiagnostisch muss eine zervikale Raumforderung ausgeschlossen werden, weshalb meist ein MRT durchgeführt wird.

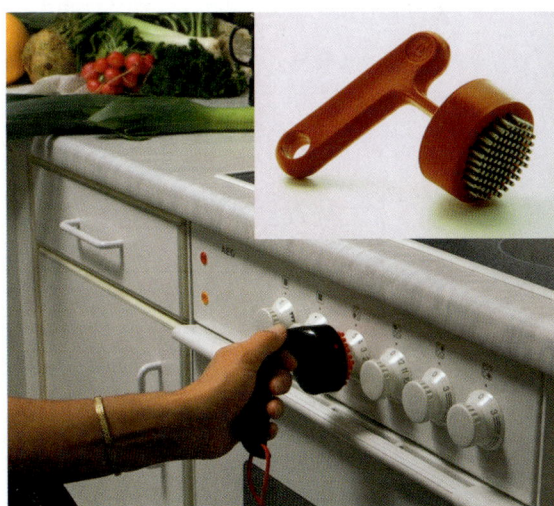

Abb. 6.18: Universalhalter mit dicht stehenden Kunststoff- oder Metallstiften ersetzen die Greiffunktion der Finger und reduzieren den Kraftaufwand für Drehbewegungen. [V121]

6.3.3 Spinale Muskelatrophie

Die **spinale Muskelatrophie** äußert sich in rein schlaffen Lähmungen mit einer asymmetrischen Verteilung, denen eine progrediente Degeneration der motorischen Vorderhornzellen zugrunde liegt.

Es werden verschiedene Formen unterschieden, von denen die infantile, rasch progrediente **Werdnig-Hoffmann-Erkrankung** sowie die im Erwachsenenalter auftretende, langsam fortschreitende **Kugelberg-Welander-Erkrankung** die häufigsten sind.

6.3.4 Spino-ponto-zerebelläre Atrophien

Bei der Gruppe der **spino-ponto-zerebellären Atrophien** kommt es zu einer progredienten Degeneration der Kleinhirnbahnen und dessen Afferenzen. Hierzu zählen u.a. die **Friedreich-Ataxie,** die sich im Kindesalter mit einer sensiblen Ataxie (Hinterstrangbeteiligung) und zunehmender Kleinhirnsymptomatik manifestiert. Im weiteren Verlauf führt sie auch zu einem Zerfall der Pyramidenbahn.

Die zweitwichtigste Form ist die **olivo-ponto-zerebelläre Atrophie,** die sich im mittleren Lebensalter mit einer zunehmenden Kleinhirnsymptomatik und einem Parkinson-Syndrom äußert. Beide Formen führen zur Demenz.

6.3.5 Funikuläre Myelose

> **⊡ Funikuläre Myelose:** Degenerative Entmarkungserkrankung mit Befall der Hinterstränge, der Pyramiden- und Kleinhirnbahn sowie der peripheren Nerven auf Grund eines Vitamin-B_{12}- oder Folsäuremangels.

⇨ Krankheitsentstehung

Ursächlich für den **Vitaminmangel** sind meist Magen- oder Darmerkrankungen, die die ausreichende Resorption der Vitamine verhindern. Eine Mangelernährung ist in den westlichen Ländern nur selten die Ursache.

▣ Symptome und Untersuchungsbefund

Die klinische Symptomatik besteht zu Beginn meist in schmerzhaften Parästhesien der Beine und einer sensiblen Ataxie. In der Regel entwickeln sich schlaffe, beinbetonte Paresen, meist im Rahmen einer elektrophysiologisch nachweisbaren Polyneuropathie. Auf Grund der Pyramidenbahnbeteiligung kann es aber auch zu gesteigerten Muskeleigenreflexen und positivem Babinski-Zeichen kommen.

℘ Diagnostik und Differentialdiagnose

Diagnostisch ist die Labor-Bestimmung der **Vitamin-B_{12}-** oder **Folsäure-Spiegel** im Serum von Bedeutung. Zudem findet sich meist, nicht immer, eine begleitende Anämie mit erhöhtem Erythrozytenvolumen. Die Vitamin-B_{12}-Aufnahme kann mit dem **Schilling-Test** überprüft werden, bei dem die Ausscheidung von zuvor radioaktiv markiertem Vitamin-B_{12} gemessen wird. Häufig ist eine endoskopische Beurteilung der Magen- und Darmwand in Verbindung mit einer Biopsie erforderlich.

◪ Behandlungsstrategie

Im Vordergrund der kausalen Therapie steht die Behandlung der **Grunderkrankung.** Eine parenterale Vitamin-B_{12}-Gabe führt in der Regel zur Besserung der Symptomatik. Je nach Krankheitsstadium sind die Symptome jedoch nicht vollständig reversibel.

Wiederholungsfragen

1. Wie verändert sich die Persönlichkeit eines Alzheimer-Patienten? (☞ 6.1.1)

2. Was sind Lakunen? (☞ 6.1.3)

3. Wie verändern sich die intellektuellen Fähigkeiten bei einem Patienten mit Morbus Parkinson? (☞ 6.2.1)

4. Was sind Ursachen eines Morbus Parkinson? (☞ 6.2.1)

5. Wie erfolgt das Gehtraining eines Parkinson-Patienten? (☞ 6.2.1)

6. Welches Ziel verfolgt die medikamentöse Therapie des Morbus Parkinson auf der Ebene der Neurotransmitter? (☞ 6.2.1)

7. In welchem Alter manifestiert sich die Chorea Huntington meistens? (☞ 6.2.2)

8. Was ist ein Torticollis spasticus? (☞ 6.2.3)

9. Was ist eine Bulbärparalyse? (☞ 6.3.1)

10. Welche Strukturen sind bei einer amyotrophen Lateralsklerose betroffen? (☞ 6.3.1)

11. Was ist die Ursache einer funikulären Myelose? (☞ 6.3.5)

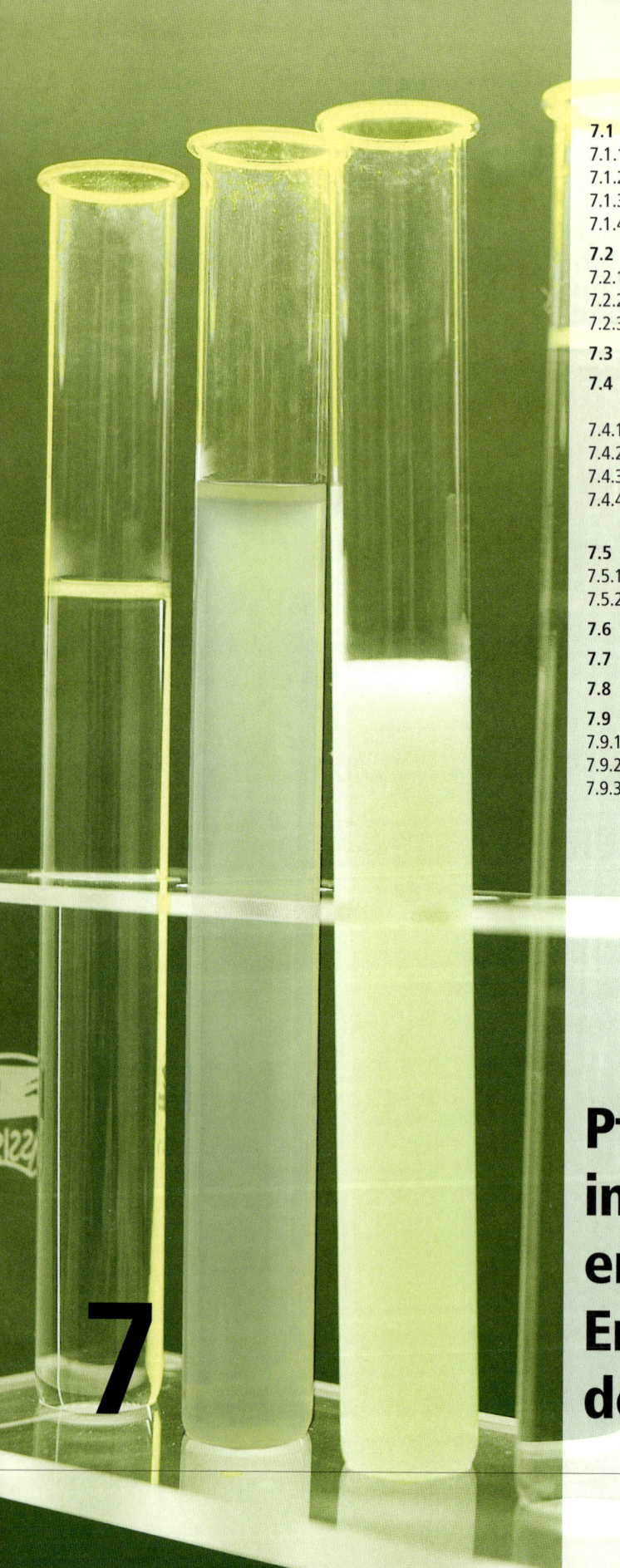

7

Pflege bei infektiösen und entzündlichen Erkrankungen des ZNS

> ⊡ **ZNS-Infektion:** Infektion des Gehirns und/ oder des Rückenmarks einschließlich ihrer Hüllen.

Eine **Infektion** des Zentralnervensystems ist meist Teilerscheinung einer systemischen Infektion (z.B. Gehirnentzündung bei Masern). Infiziert sein können das Gehirns und/oder das Rückenmarks einschließlich ihrer Hüllen.

Im klinischen Alltag sind am häufigsten
- **Meningitis** (*Hirnhautentzündung* ☞ 7.1)
- **Enzephalitis** (*Gehirnentzündung* ☞ 7.2).

Dabei ist eine strenge Trennung praktisch nicht möglich, da es sich fast immer um Mischformen handelt. Beide Erkrankungen gehören je nach Erreger zu den meldepflichtigen Infektionskrankheiten.

Außerdem gibt es eine Reihe von **entzündlichen** Erkrankungen, die insbesondere in ihren fortgeschrittenen Stadien, das ZNS betreffen. Dazu gehören:
- AIDS und Lues (☞ 7.4 und 7.7)
- FSME und Borreliose (☞ 7.5)
- Polio (☞ 7.6)
- Herpes zoster (☞ 7.8)
- Multiple Sklerose (☞ 7.9).

7.1 Meningitis

> ⊡ **Meningitis** *(Hirnhautentzündung):* Infektion des ZNS mit vorwiegendem Befall der Hirnhäute (*Meningen* ☞ 1.1.5); je nach Erreger vielfach lebensbedrohlich.

7.1.1 Krankheitsentstehung und Symptome

➥ Krankheitsentstehung

Die Erreger gelangen zumeist im Rahmen einer **generalisierten Infektion** (z.B. Pneumokokken-Pneumonie, Tuberkulose) mit dem Blutstrom in das Gehirn. Sie werden aber auch aus benachbarten Entzündungsprozessen, z.B. bei Mastoiditis oder Sinusitis, fortgeleitet oder gelangen über offene Verbindungen zwischen Gehirn und Außenwelt ins zentrale Nervensystem, etwa bei einer Verletzung oder einer Fistel. Oft besteht eine Immunsuppression (alter Patient, HIV-Infektion, Tumorerkrankung, nach Milzentfernung, medikamentöser Immunsuppression, z.B. nach Organtransplantation).

Grundsätzlich ist zwischen **viraler** und **bakterieller** Meningitis zu unterscheiden. Während virale Meningitiden für den Patienten zwar unangenehm, aber in Verlauf und Prognose auch ohne spezifische Thera-

pie meist gutartig sind, stellen bakterielle Meningitiden ein ernstes, auch unter sofortiger spezifischer Therapie oft noch lebensbedrohliches Krankheitsbild dar.

Bakterien

Die häufigsten Erreger einer **bakteriellen** Meningitis sind:
- Bei Erwachsenen insbesondere Pneumokokken und Meningokokken
- Bei Kindern hauptsächlich Meningokokken
- Bei Kleinkindern hauptsächlich Haemophilus influenzae
- Bei Säuglingen gramnegative Enterobakterien, v.a. E. coli.

Viren

Der Erreger einer **viralen** Meningitis bleibt in der Großzahl der Fälle unbekannt. Unabhängig vom Alter der Patienten sind vor allem beschrieben: Coxsackie-, Echo- und Mumpsviren. Bei enzephalitischer Beteiligung kommen zum Beispiel Herpessimplex-Virus Typ I, Arboviren und Masernviren in Betracht.

Andere Ursachen

Seltene Ursachen einer Meningitis sind Protozoen oder Pilze. Als **Mollaret-Meningitis** (nicht-infektiöse Meningitis) wird ein meningitischer Symptomenkomplex ohne verursachenden Erreger bezeichnet. Bei Hirnnervenbefall und schleichendem Verlauf (basale Meningitis) muss an eine **tuberkulöse** Meningitis oder an eine Infektion mit **Borrelia burgdorferi** gedacht werden. Weitere nicht-infektiöse Ursachen sind z.B. Sarkoidose, Meningeosis carcinomatosa oder leucaemica.

▣ Symptome und Untersuchungsbefund

Meist setzen die Symptome der bakteriellen Meningitis rascher ein und sind heftiger als bei viraler Meningitis. Oft kommt es innerhalb von Stunden bei einem harmlos erscheinenden Infekt zu einem schweren Krankheitsbild:
- Hohes Fieber
- Übelkeit und Erbrechen
- Kopfschmerzen im ganzen Kopf, u.U. unerträglich
- Lichtempfindlichkeit
- Geräuschüberempfindlichkeit
- Nackensteife, Opisthotonus (Rückwärtsbeugung des Kopfes mit Überstreckung von Rumpf und Extremitäten)
- Bewusstseinsveränderungen bis zum Koma.

Diese Symptomenkombination, die typisch für Erkrankungen der Hirnhäute ist, wird als **meningitisches Syndrom,** oft nicht ganz korrekt auch als Meningismus bezeichnet.

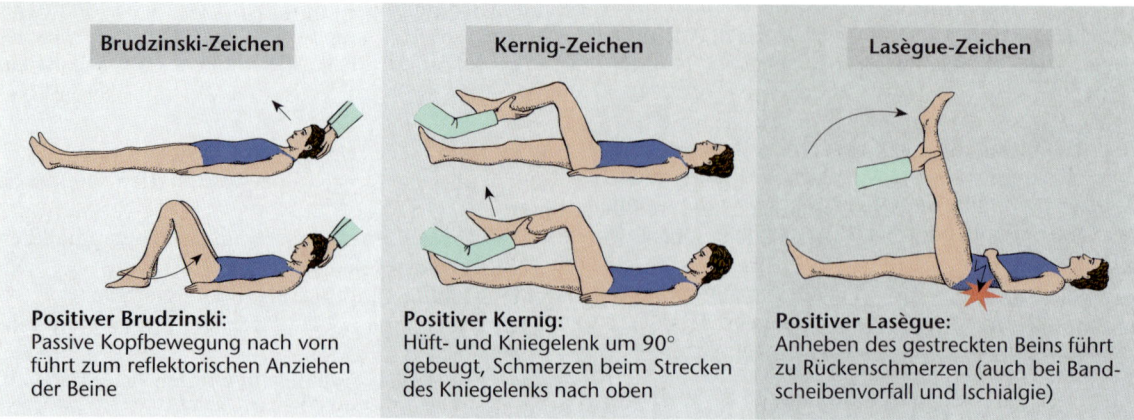

Brudzinski-Zeichen	Kernig-Zeichen	Lasègue-Zeichen
Positiver Brudzinski: Passive Kopfbewegung nach vorn führt zum reflektorischen Anziehen der Beine	**Positiver Kernig:** Hüft- und Kniegelenk um 90° gebeugt, Schmerzen beim Strecken des Kniegelenks nach oben	**Positiver Lasègue:** Anheben des gestreckten Beins führt zu Rückenschmerzen (auch bei Bandscheibenvorfall und Ischialgie)

Abb. 7.1: Klinische Meningitiszeichen: Brudzinski- (links), Kernig- (Mitte) und Lasègue-Zeichen (rechts). [A400-157]

> ⚠ **Vorsicht!**
> Das typische **meningitische Syndrom** kann bei Kindern und alten Patienten sowie bei schwerem, raschem Verlauf einer bakteriellen Meningitis fehlen!

Zu den zentralnervösen Erscheinungen treten die Symptome der jeweiligen Grunderkrankung. In schweren Fällen bakterieller Meningitis entwickelt sich rasch eine Sepsis mit Verbrauchskoagulopathie und Multi-Organversagen.

7.1.2 Diagnostik und Differentialdiagnose

Besteht der Verdacht auf bakterielle Meningitis, werden zunächst folgende Untersuchungen durchgeführt:
- Kontrolle der **Vitalparameter**
- **Blutabnahme** mit ausführlicher Gerinnungsdiagnostik (Verbrauchskoagulopathie?)
- **Abstriche** aus Nase, Rachen und ggf. Ohren
- Liquoruntersuchung (☞ unten)
- **Kraniale Computertomographie** (Hirnödem, vaskulitische Infarkte, Abszess oder Empyem, freie Luft als Hinweis auf eine Fistel?). Nasennebenhöhlen und Mastoide werden in der schichtweisen Darstellung des knöchernen Schädels auf einen etwaigen infektiösen Fokus hin untersucht
- **EEG** zur Diagnosesicherung zweitrangig, es zeigt lediglich unspezifische Allgemeinveränderungen. Es erlaubt im Verlauf jedoch Aussagen z.B. hinsichtlich Entwicklung erhöhter Krampfbereitschaft.

Liquoruntersuchung

Entscheidend für die Diagnose ist die **Liquoruntersuchung** (☞ 1.3.2). Durch Lumbalpunktion gewonnener frischer Liquor wird optisch beurteilt und dann sofort gefärbt und mikroskopisch begutachtet. Für Meningitis sprechen:

- Trübes oder eitriges **Aussehen** des ungefärbten Liquors
- Erhöhter **Liquordruck**
- **Zellvermehrung**
- **Eiweißerhöhung**
- evtl. Glukoseerniedrigung und Erhöhung des Liquorlaktats.

Das **Liquorzellbild** ist bei bakterieller Meningitis überwiegend granulozytär, bei viraler Meningitis lymphozytär, bei Tuberkulose oder Listerien-Meningitis liegt ein Mischbild vor. Für einen schweren Verlauf mit schlechter Prognose sprechen wenige Zellen bei gleichzeitigem Vorliegen von vielen Bakterien. Der Mikrobiologe führt entsprechende Schnelltests zum Nachweis auf Pneumokokken oder Meningokokken durch.

Blut- und Liquorkulturen

Zum **Erregernachweis** muss unbedingt *vor* Therapiebeginn eine **Liquorkultur** angelegt werden, da sich anbehandelte Keime oft nicht anzüchten lassen. Ebenso werden mehrere **Blutkulturen** angelegt.

Bei Verdacht auf virale Meningitis oder Infektion mit Borrelien können zusätzlich serologische Untersuchungen zum indirekten Erregernachweis angezeigt sein. Dabei ist, um den diagnostisch maßgeblichen Titeranstieg zu beweisen, die Untersuchung evtl. nach 2 – 3 Wochen zu wiederholen.

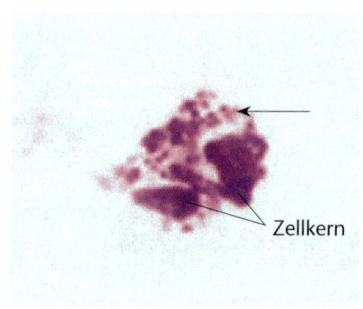

Abb. 7.2: Meningokokken im Liquor. Der Pfeil markiert die intrazelluläre Lagerung der Bakterien in einem Leukozyten. [B109]

Zellkern

🔎 Im Verlauf der Diagnostik ist auch die Suche nach abwehrschwächenden Grunderkrankungen (AIDS, malignes Tumorleiden), nach Liquorfisteln, z.B. nach Verletzungen, oder Infektionsherden angezeigt.

Differentialdiagnostisch ist die Abgrenzung gegenüber einem **Meningismus** notwendig. Dies ist ein meningitisches Syndrom ohne infektiöse Erreger und kommt z.B. bei starker Sonneneinstrahlung, Subarachnoidalblutung (☞ 3.5), aber auch bei metastasierendem Karzinom oder bei granulomatösen Entzündungen (z.B. Sarkoidose) vor.

7.1.3 Behandlungsstrategie

🔎 Für die Meningokokken-Meningitis und alle anderen **bakteriellen** Meningitiden mit Erregernachweis besteht nach dem Bundesseuchengesetz **Meldepflicht.** Virale Meningitiden sind nicht meldepflichtig.

Bei **bakteriellen** Meningitiden ist eine frühzeitige, hoch dosierte intravenöse Antibiotikabehandlung oft lebensrettend. Falls die Erreger nicht mikroskopisch oder im Schnelltest aus dem Liquor zu identifizieren sind, wird die Antibiotikabehandlung kalkuliert – unter Berücksichtigung der häufigsten Erreger in Abhängigkeit vom Alter des Patienten – begonnen und später entsprechend dem Ergebnis der Liquorkultur oder Blutkultur korrigiert. Bei Nachweis eines Entzündungsherdes *(Mastoiditis, Sinusitis)* oder einer Liquorfistel wird notfallmäßig eine *operative Sanierung* durchgeführt.

Die **virale** Meningitis bedarf meist keiner spezifischen Therapie. Herpes- und Varizellen-Viren sind gegenüber dem Virostatikum Aciclovir (z.B. Zovirax®) empfindlich.

Die zusätzliche symptomatische Behandlung umfasst:
• Evtl. Hirndruckbehandlung (☞ 12.4.2)
• Ggf. medikamentöse Unterdrückung von Krampfanfällen (☞ 10.1), insbesondere bei i.v. Therapie mit Penicillin.

Isolierung und Prophylaxe

📋 **Isolierung der Patienten**

Isoliert werden alle Patienten mit Verdacht auf **bakterielle** Meningitis und bis zum Erregernachweis oder bis 24 Stunden nach systemischer antibiotischer Therapie.

Patienten mit Pneumokokken-Meningitis oder **viraler** Meningitis brauchen nicht isoliert zu werden.

Für enge **Kontaktpersonen** von Patienten mit Meningokokken- oder Haemophilus-Meningitis besteht gegenüber der Allgemeinbevölkerung ein ca. 200 bis 1 000fach höheres Risiko ebenfalls an Meningitis zu erkranken.

Zu diesem Personenkreis zählen:
• Mitglieder desselben Haushaltes
• Personen, die in der Woche vor Krankheitsbeginn täglich mehr als 4 Stunden Kontakt zum Patienten hatten
• Krankenhauspersonal, das potenziell Kontakt mit Sekreten des Respirationstraktes des Patienten vor Therapiebeginn hatte.

Zur oralen **Chemoprophylaxe** werden derzeit Rifampicin (nicht bei Schwangerschaft!) oder Ciprofloxacin empfohlen (ggf. Rücksprache mit Gesundheitsamt). Die Einnahme dient der Entfernung von potenziellen Meningitis-Keimen aus dem Nasen-Rachen-Raum. Sie ist nicht verpflichtend!

⊛ Komplikationen

Die bakterielle Meningitis ist ein schweres Krankheitsbild und muss meist intensivmedizinisch versorgt werden. Es können verschiedenste Komplikationen auftreten, deren Behandlung ein interdisziplinäres Vorgehen erfordert.

Als **internistische** Komplikationen treten auf:
• Sepsis
• Verbrauchskoagulopathie
• Schwere Elektrolytstörungen
• Rhabdomyolyse (Auflösung quergestreifter Muskelfasern)
• Nebennierennekrose *(Waterhouse-Friderichsen-Syndrom* bei Meningokokken-Sepsis)
• Multi-Organversagen.

Zu den **intrakraniellen** Komplikationen gehören:
• Hirnödem (Vorsicht bei Liquorpunktion, Einklemmungsgefahr!)
• Veränderungen an den arteriellen Gefäßen, die zu ischämischen Infarkten oder Autoregulationsstörungen führen können. Bei Verdacht auf *Vaskulitis* (Gefäßentzündung) wird die antibiotische Therapie ggf. durch systemische Kortikosteroidgabe ergänzt
• Hirnabszess (☞ 7.3) oder Eiteransammlungen an den Hirnhäuten (z.B. subdurales oder parafalxiales Empyem, ggf. neurochirurgische Intervention), diffuse Hirnentzündung
• Septische Sinusthrombose (☞ 3.6)
• Hydrozephalus (☞ 12.3.1) infolge Verklebung der Hirnhäute und mangelhafter Liquorresorption (ggf. Entlastungspunktionen oder Anlage eines Shunts)
• Beteiligung von Hirnnerven
• Symptomatische Krampfanfälle, besonders unter hoch dosierter intravenöser Penicillingabe.

7.1.4 Spezielle Pflege bei Meningitis

📟 Intensivmedizinische Pflege

Patienten mit Meningitis und Enzephalitis sind schwer krank und benötigen intensivmedizinische Betreuung (☞ 2.1).

- Engmaschige Kontrolle von Vitalfunktionen, Temperatur, Bewusstsein und Symptomenverlauf (z.B. Kopfschmerz, Nackensteife, Hirndruckzeichen, ☞ 12.2)
- Bei Verwirrtheit: Bettgitter bzw. Fixierung (Fixierung nur auf Arztanordnung)
- Bei Lichtempfindlichkeit: Abdunkeln des Raumes, bei Geräuschempfindlichkeit Schaffen einer ruhigen Umgebung
- Übernahme der kompletten Grundpflege
- Durchführung aller notwendigen Prophylaxen
- Ausreichende Flüssigkeitszufuhr (Infusionen), besonders wichtig bei hohem Fieber
- Isolierung des Patienten je nach Grunderkrankung, evtl. bereits bei Verdacht auf Ansteckungsgefahr (v.a. bei Meningokokken).
- Aufklärung der Angehörigen über die Ansteckungsgefahr (Aufgabe des Arztes).
- Bei Kopfschmerzen: Analgetikagabe
- Bei starker motorischer Unruhe: Leichte Sedierung nach ärztlicher Anordnung.

> ⚠ **Vorsicht!**
> Auf Grund der hoch dosierten Antibiotikagabe muss immer mit einer **Anaphylaxie** gerechnet und auf entsprechende Symptome geachtet werden (Hauterscheinungen, Kreislaufschock).

Schutz vor Ansteckung

Bei der Pflege von Meningitispatienten achtet die Pflegende auf geeignete Maßnahmen zum **Eigenschutz** (Handschuhe, Schutzkittel, Mund-Nasen-Schutz). Sind die Erreger noch nicht identifiziert, geht man in der Pflege von *dem* Erreger aus, der die strengsten Maßnahmen erfordert. Nach Beginn der antibiotischen Therapie lässt die Ansteckungsgefahr rasch nach. Bei Meningokokken-Meningitis wird die Isolierung deshalb schon 24 Stunden nach der ersten Antibiotikagabe aufgehoben.

🏊 Prognose

Durch den Einsatz wirksamer **Antibiotika** konnte die Prognose der bakteriellen Meningitis erheblich gebessert werden. Sie ist abhängig von Erreger, Abwehrlage, Schwere des Krankheitsbildes und Beginn der Therapie.

Unter erfolgreicher antibiotischer Therapie beträgt die **Sterblichkeit** (Letalität) heute etwa durchschnittlich:

- 10 – 15 % bei Haemophilus-influenzae-Meningitis
- 5 – 30 % bei Meningokokken-Meningitis
- 20 – 40 % bei Pneumokokken-Meningitis.

In Abhängigkeit von der Schwere des Verlaufs muss mit bleibenden neurologischen oder **neuropsychologischen Schäden** gerechnet werden. Hierunter fallen zum Beispiel:

- Hemiparesen
- Hörstörungen (v.a. bei Pneumokokken-Meningitis)
- Hydrocephalus malresorptivus (☞ 12.2)
- Gedächtnis- oder Konzentrationsstörungen.

7.2 Enzephalitis

> 🔆 **Enzephalitis** *(Gehirnentzündung):* Infektion des ZNS mit überwiegendem Befall des Gehirns; je nach Erreger vielfach lebensbedrohliche Erkrankung.

Viele im Kapitel Meningitis (☞ 7.1) besprochene Erkrankungen gehen ebenfalls mit einer Beteiligung des

Notwendigkeit spezieller Pflege	Maßnahmen
Nach Stichinzision des Trommelfells zur Fokussanierung (Parazentese)	Steriler Verbandwechsel, genaue Wundinspektion und besonders auf Infektion oder Liquorrhoe achten
Nach Fokussanierung der Nasennebenhöhlen	Wie bei Parazentese, zusätzlich Vernebler; nach Tamponadenentfernung regelmäßige Gabe von Nasentropfen und -salbe
Nach offenem Schädel-Hirn-Trauma (☞ 9.1)	Entsprechende Lagerung des Patienten, damit der infizierte Liquor ablaufen kann
Bei Hirnabszess	Anlage einer Wunddrainage (intraoperativ), anschließend steriler Verbandwechsel, ggf. Anspülen (durch den Arzt)
Bei DIC (disseminierte intravasale Koagulation, Verbrauchskoagulopathie)	Genaue Beobachtung der Haut auf Petechien und Achten auf verlängerte Blutungszeit; intensivmedizinische Behandlung und Pflege erforderlich (engmaschige Gerinnungskontrollen)
Bei Herpes-zoster-Enzephalitis	Bei gleichzeitiger Hautmanifestation (Rumpf, Gesicht, Auge, Ohr) gute Beobachtung der Haut (Bindehautverfärbung, Hautblasen); Achten auf Schmerzen, Behandlung mit Virostatika (lokal, i.v., oral) und Analgetika

Tab. 7.3: Hinweise zur Pflege bei speziellen Ursachen.

Gehirns einher. Dennoch gibt es auch erregerbedingte Erkrankungen, die hauptsächlich das Gehirn schädigen.

7.2.1 Krankheitsentstehung und Symptome

⇨ Krankheitsentstehung

Häufigste Ursache für Enzephalitiden sind **Virusinfektionen.** Für den Erregernachweis, der häufig schwierig ist, muss Material (Liquor und Serum) aus den ersten Erkrankungstagen untersucht werden. Nach 3 – 4 Wochen kann dann bei serologischen Proben evtl. ein Anstieg des Erregertiters nachgewiesen werden.

Man unterteilt die Enzephalitiden in zwei klinische Gruppen:
- **Para-** und **postinfektiöse Enzephalitis.** Sie ist eine immunologische Reaktion des ZNS auf eine virale Allgemeinerkrankung. Die häufigsten Ursachen sind Masern, Röteln, Windpocken, Pfeiffer-Drüsenfieber, Pockenschutzimpfung und die Tollwutimpfung
- Enzephalitis durch **direkten Virusbefall des ZNS.** Wichtigster Erreger ist das Herpes-simplex-Virus Typ I *(HSV I; Herpes-simplex-Virus Typ I, Erreger des genitalen Herpes).*

In den meisten Fällen gelangen die Viren durch die Blutbahn in das Gehirn.

Symptome und Untersuchungsbefund

Die Diagnose einer Enzephalitis ist sehr schwierig zu stellen und erfolgt in der Regel durch Ausschluss anderer behandelbarer Erkrankungen, wie z.B. der Meningitiden.

Häufig geht der Erkrankung ein Prodromalstadium mit allgemeinen Krankheitssymptomen voraus. Danach folgt ein kurzes Intervall, das vom Ausbruch der **enzephalitischen Symptome** gefolgt ist:
- **Psychische Veränderungen** (Bewusstseinstrübungen, Unruhe, Erregungszustände, Verwirrtheit, exogene Psychosen)
- **Epileptische Anfälle** (fokal oder generalisiert)
- **Neurologische Ausfälle** (abhängig vom Schwerpunkt des entzündlichen Geschehens, z.B. Lähmungen oder Sensibilitätsstörungen in verschiedenen Körperteilen)
- **EEG-Veränderungen** (häufig Allgemeinveränderungen).

> Häufig handelt es sich bei der Enzephalitis um eine **Mischform** von Meningitis und Enzephalitis, so dass zu den wichtigen Symptomen der Enzephalitis auch Symptome der Meningitis, wie z.B. Fieber, hinzukommen können.

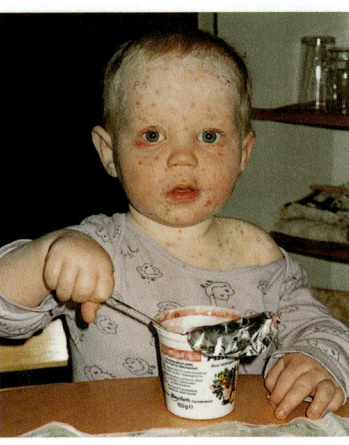

Abb. 7.4: 2-jähriger Junge mit Windpocken. Typisch ist das Nebeneinander von Bläschen und Krusten ("Sternenhimmel"). Die Hauterscheinungen sind besonders stark ausgeprägt, da der Junge an Neurodermitis leidet. [F113]

7.2.2 Diagnostik und Differentialdiagnose

🔎 Diagnostik

Die Diagnose wird in erster Linie **klinisch** gestellt und durch eine **Liquoruntersuchung** sowie **serologische Untersuchungen** erhärtet. Letztere können jedoch unauffällig sein. Bei der Liquoruntersuchung kann sich evtl. eine leichte Zellzahlerhöhung mit vorwiegend lymphozytärem Zellbild zeigen.

MRT und **CCT** zeigen in den ersten Tagen meist keine Veränderungen, sodass sich diese Untersuchungen im Anfangsstadium eher zum Ausschluss anderer Ursachen als zur Diagnosestellung eignen. Würde man die Veränderungen in den bildgebenden Verfahren abwarten, käme die Behandlung viel zu spät. Das **EEG** kann im initialen Stadium vollkommen unauffällig sein, aber auch Allgemeinveränderungen zeigen.

Bei der Verlaufskontrolle kommt dem MRT große Bedeutung zu.

Differentialdiagnose

Im Rahmen der Differentialdiagnostik Gründen müssen **Blutzuckertest** und **Laborwertkontrollen** durchgeführt werden, da es auch durch Hypoglykämien oder metabolische Entgleisungen zu zerebralen Anfällen und Bewusstseinsveränderungen kommen kann.

Bei akutem Beginn sind ischämische Ursachen durch *Embolien* auszuschließen. Eine *Sinusvenenthrombose* (☞ 3.6) ist bei Anfällen und Bewusstseinstrübung immer mit in Erwägung zu ziehen und z.T. nur durch einen entsprechenden **MRT-Befund** oder ggf. eine **Angiographie** auszuschließen.

Eine *Intoxikation* kann ebenfalls mit schweren **EEG-Veränderungen** einhergehen.

Bei Patienten, bei denen vor allem die psychischen Symptome im Vordergrund stehen, ist eine *psychiatrische Erkrankung* schwer zu differenzieren.

Schnelle Diagnose und rascher Therapiebeginn können lebensrettend sein. Viele Enzephalitis-Formen können zwar nicht spezifisch therapiert werden, doch ist z.B. die Herpes-simplex-Enzephalitis behandelbar. Im Stadium der Behandelbarkeit ist sie allerdings nicht von anderen Enzephalitisformen zu unterscheiden.

Sonderformen der Enzephalitis

Eine **nicht-virale Enzephalitis** ist zwar selten, kann jedoch die Klinik der viralen Enzephalitis imitieren. Viele der nicht-viralen Enzephalitisformen benötigen ebenfalls ein rasches therapeutisches Vorgehen.

Erregerart	Beispiele
Pilze	z.B. Kryptokokken, Kokzidien, Histoplasmen, Candida
Parasiten	z.B. Toxoplasmen, Zystizerkien, Echinokokken
Bakterien	z.B. Leptospiren, Listerien

Tab. 7.5: Nicht-virale Enzephalitiden.

Die **embolische Herdenzephalitis** ist Folge vieler kleiner septischer Embolien, z.B. bei bakterieller Herzklappenentzündung. Dabei werden die Bakterien an den Herzklappen vom Blutstrom losgelöst und in alle Organe, auch das Gehirn, getragen, wo sie viele kleine Entzündungsherde hervorrufen.

Bei der **Hirnstamm-Enzephalitis** *(Bickerstaff-Enzephalitis)* kommt es nach einem Stadium mit uncharakteristischem Krankheitsgefühl (z.B. Müdigkeit, Kopfschmerzen) über 2 – 3 Wochen zur Bewusstseinstrübung und zu Lähmungen der Hirnnerven (Doppelbilder, Ptose, Nystagmus, Sprechstörungen, Zungenlähmungen). Selten treten zentrale Lähmungserscheinungen an den Extremitäten hinzu. Diese Symptome bilden sich in der Regel über Wochen oder selten über Monate zurück.

Die **Herpes-simplex-Enzephalitis** wird in den meisten Fällen durch das Herpes-simplex-Virus Typ I *(HSV I)* verursacht. Die Symptome unterscheiden sich nicht von denen anderer viraler Enzephalitiden, allerdings sind zerebrale Anfälle und Sprachstörungen *(Aphasie)* häufig. Die bildgebenden Verfahren, wie CCT und MRT, liefern während der ersten 3 Tage auch hier meist keine pathologischen Befunde! Das EEG kann verändert sein: Charakteristisch ist ein einseitiger, später beidseitiger temporaler *(schläfenseitiger)* Herdbefund mit langsamen Wellen. Mit der Therapie sollte bei bestehendem Verdacht sofort begonnen werden, da bei sicheren Veränderungen im CCT eine Behandlung verspätet ist. Die Behandlung erfolgt mit Aciclovir i.v. (z.B. Zovirax®).

7.2.3 Behandlungsstrategie

Generell werden alle Patienten mit einer Enzephalitis zur Überwachung und Versorgung auf eine **Intensivstation** aufgenommen.

Behandlungsstrategie

Antibiotika sind bei Virus-Enzephalitiden wirkungslos, werden jedoch oft gegeben, wenn (noch) unklar ist, ob die Erkrankung durch Bakterien oder Viren verursacht ist. Bei Verdacht auf Herpes-simplex-Enzephalitis ist die *sofortige* intravenöse Gabe des **Virostatikums** Aciclovir (Zovirax®) angezeigt.

Prophylaktisch werden während der akuten Krankheitsphase mit Unruhe und Bewusstseinstrübung oft Antiepileptika gegeben, um einer Verschlechterung und Gefährdung durch zerebrale Anfälle vorzubeugen.

Pflege

Spezielle Pflege bei Meningitis ☞ 7.1.4

Prognose

Die **Prognose** ist je nach Erreger unterschiedlich. Während die **parainfektiösen** Enzephalitiden im allgemeinen milde verlaufen und nur selten Dauerschäden wie etwa geistige Behinderungen zurückbleiben, beträgt z.B. die Sterblichkeit der **Herpes-Enzephalitis** ohne Behandlung etwa 70 % und mit Aciclovir immer noch 25 %.

7.3 Hirnabszess

Pflege ☞ 7.1.4

Hirnabszess: Umschriebene, teils abgekapselte bakterielle Entzündung im Gehirn. Sterblichkeit bei ca. 15 %.

Ein **Hirnabszess** entsteht, wenn eine bakteriell bedingte Gehirnentzündung eitrig einschmilzt, so dass sich ein mit Eiter gefüllter Hohlraum ausbildet.

Krankheitsentstehung und Symptome

Hirnabszesse entstehen:
- Durch Fortleitung der Erreger nach parameningealen Entzündungen (Otitis media, Mastoiditis)
- Durch Fortleitung der Erreger aus dem Gesichtsbereich über Drainage venösen Blutes ins Gehirn, z.B. Gesichtsfurunkel oberhalb der Lippen (oft berichten Patienten, sie hätten einen „Pickel ausgedrückt")

• Durch Verschleppung über das Blut bei einem eitrigen Entzündungsherd im Körper (meist pulmonal)
• Nach offenen Schädelhirnverletzungen (Trauma, OP).

Als **Erreger** kommen v.a. Streptokokken, Enterobakterien, Staphylokokken und selten Pilze in Betracht. Bei immunsupprimierten Patienten (HIV, Tumorleiden, medikamentös induziert) muss auch an seltene Keime wie Mykoplasmen, Tuberkel, Listerien und Kryptokokken als Erreger gedacht werden.

Die **Symptome** eines Hirnabszesses sind vielgestaltig. Sie entsprechen häufig denen einer Raumforderung (☞ Kapitel 8). Im Gegensatz zu einem Tumor bestehen oft zusätzlich Zeichen einer allgemeinen Infektion. Das klinische Bild kann aber auch dem einer Meningitis oder Enzephalitis zum Verwechseln ähnlich sein. Die typische Trias mit Kopfschmerzen, Fieber und fokalen neurologischen Defiziten findet sich nur in einem kleinen Teil der Fälle.

Finden sich mehrere Abszesse unterschiedlichen Entwicklungsstadiums im Gehirn, besteht der Verdacht auf eine *metastatische Herdenzephalitis* bei Endokarditis mit embolischer Streuung von Bakterien.

🔍 Diagnostik

Diagnostisch steht an erster Stelle das **CCT.** Typischerweise stellt sich ein Abszess als dunklere *(hypodense)* rundliche Struktur dar, die nach Kontrastmittelgabe in der Kapsel ringförmig Kontrastmittel aufnimmt. Selten findet sich im Abszess ein Flüssigkeitsspiegel. Nicht selten sind Abszesse von einem erheblichen raumfordernden Ödem umgeben.

Zu diagnostischen Zwecken kann CCT-gesteuert eine **stereotaktische Feinnadelpunktion** (☞ 1.3.8) des Abszesses durchgeführt werden. Der gewonnene Eiter wird mikroskopisch analysiert. Der verursachende Keim wird angezüchtet, um ein Antibiogramm für die spezifische antibiotische Therapie zu erstellen.

Der Liquorbefund ist uneinheitlich und auch abhängig davon, ob der Abszess tief im Inneren des Gehirns oder an der Oberfläche nahe den Hirnhäuten liegt.

Differentialdiagnostisch kommen primäre Hirntumoren, Metastasen und untypische Schlaganfälle in Betracht.

📋 Behandlungsstrategie

Die **Therapie** besteht in Abhängigkeit von Lokalisation und Größe des Abszesses in hoch dosierter langdauernder systemischer **Antibiotikagabe** oder/und in **neurochirurgischer Intervention** (Totalentfernung des Abszesses mit Kapsel, Abszessdrainage).

Bei erheblichem perifokalen Ödem wird eine **antiödematöse Therapie** durchgeführt, bei der auch kurzzeitig hoch dosiert **Kortison** gegeben wird. Die Suche nach dem primären Entzündungsherd, von

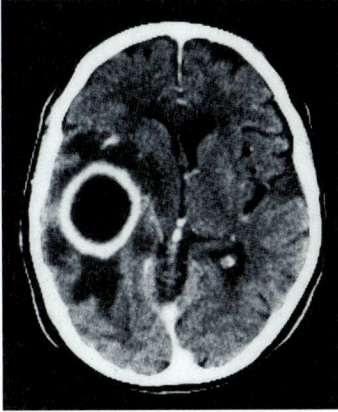

Abb. 7.6: CCT eines Patienten mit Hirnabszess. Das CCT zeigt im typischen Fall eine ringförmige Formation mit zentraler Einschmelzungshöhle. [T113]

dem aus sich die Bakterien ins Gehirn abgesetzt haben, und dessen Sanierung sind immer Bestandteil der Therapie.

Sonderfälle sind das *subdurale Empyem*, bei dem sich Eiter zwischen harter und weicher Hirnhaut findet und der *epidurale Abszess*, bei dem sich der Eiterherd außerhalb der harten Hirnhaut gebildet hat. Im Bereich des Rückenmarks kann ein solcher epiduraler Abszess Ursache einer Querschnittsläsion sein.

7.4 Neurologische Manifestationen bei AIDS

> 📋 **AIDS** (engl. *a*cquired *immuno*deficiency *syndrome*): Erworbenes Immunschwäche-Syndrom durch Infektion mit dem HI-Virus (engl. *h*uman *immuno*deficiency *virus*).

1981 bemerkten Ärzte in den USA bei ansonsten gesunden jungen Homosexuellen ein gehäuftes Auftreten von sonst seltenen opportunistischen (nur bei geschwächter Immunabwehr auftretenden) Infektionen und Neubildungen. Dazu gehörten v.a. eine Art der Lungenentzündung mit dem Erreger Pneumocystis carinii und das Kaposi-Sarkom. Die Untersuchung dieser Patienten führte zur Entdeckung einer neuen Viruserkrankung: **AIDS.**

Das die Krankheit hervorrufende **HI-Virus,** von dem mittlerweile mehrere Unterformen bekannt sind, gehört in die Gruppe der Retroviren. Dies sind Viren, die das Enzym „Reverse Transkriptase" enthalten. Dieses Enzym erlaubt die Herstellung von DNS *(Desoxyribonukleinsäure)* aus der RNS *(Ribonukleinsäure)* des Virus. Dieser Vorgang ist entscheidend für die Erzeugung neuer genetischer Information, die in die Zellen der infizierten Person eingeschleust wird. Im Falle des HI-Virus bewirkt sie eine Veränderung der Zellen des Immunsystems und ruft somit die Immunschwäche hervor.

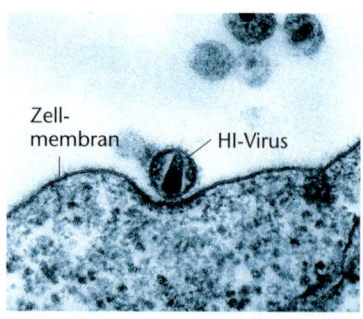 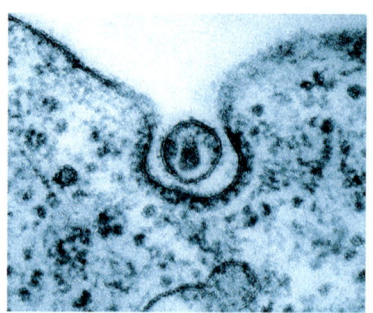 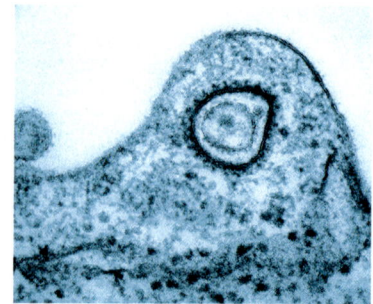

Zell-
membran   HI-Virus

Abb. 7.7: Elektronenmikroskopische Bilder eines HI-Virus, das in eine menschliche Zelle eindringt. [T178]

Über die Infizierung dieser Zellen kommt es zur:
- Schädigung des Immunsystems durch Zerstörung von lebenswichtigen Zellen der Immunabwehr
- Direkten Schädigung des Zentralnervensystem.

7.4.1 Krankheitsentstehung und Symptome

⇨ Krankheitsentstehung

Das Virus dringt durch kleinste Haut- oder Schleimhautverletzungen in den Körper ein. Als Überträgersubstanz kommen potenziell alle Körperflüssigkeiten eines Infizierten in Frage, neben Blut und Sperma also auch Stuhl, Urin, Speichel, Sputum, Tränenflüssigkeit und Muttermilch. Allerdings sind Blut und Sperma besonders virushaltig.

Die wichtigsten **Infektionswege** sind:
- Sexualkontakt
- Infizierte Blutprodukte oder Kontakt mit infizierten Körperflüssigkeiten intravenös oder über epitheliale Schranken (z.B. *needle sharing* der Fixer)
- Übertragung von der Mutter auf das Kind bereits in der Gebärmutter.

> Ausgeschlossen ist eine HIV-Infektion durch alltägliche **Sozialkontakte** wie Händeschütteln oder Umarmung.

Es besteht ein Unterschied zwischen **HIV-positiven** Patienten und Patienten, die an **AIDS erkrankt** sind. Der HIV-positive Patient kann klinisch symptomfrei sein. Dieser Zustand kann Monate bis Jahre andauern. Wenn ein Patient an AIDS erkrankt ist, zeigt er klinische Symptome, z.B. Gewichtsverlust, Nachtschweiß, Fieber. Häufig treten neurologische Symptome sowie opportunistische Infektionen hinzu.

> Zu beachten ist, dass bei einem Patienten mit einer **HIV-Infektion** fast alle klinischen Zeichen ausbleiben können und der Patient dennoch an einer lebensbedrohlichen Erkrankung leidet.

🔲 Symptome und Untersuchungsbefund

Die Symptome der mit HIV in Verbindung zu bringenden Erkrankungen sind sehr vielfältig. Dies ist v.a. dadurch bedingt, dass einige Erkrankungen direkt durch das **HI-Virus** selbst hervorgerufen werden, andere jedoch auf Grund der **Immunschwäche** entstehen.

Erkrankungen, die **direkt** durch das HI-Virus hervorgerufen werden:
- Enzephalopathie
- Myelopathie
- Periphere Neuropathie.

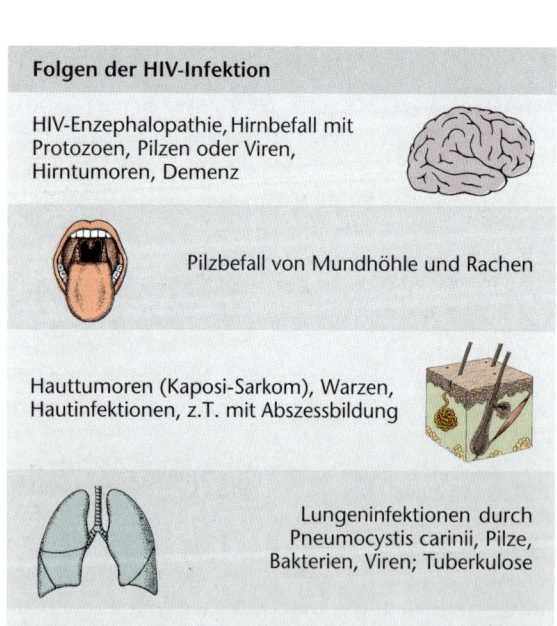

Folgen der HIV-Infektion

HIV-Enzephalopathie, Hirnbefall mit Protozoen, Pilzen oder Viren, Hirntumoren, Demenz

Pilzbefall von Mundhöhle und Rachen

Hauttumoren (Kaposi-Sarkom), Warzen, Hautinfektionen, z.T. mit Abszessbildung

Lungeninfektionen durch Pneumocystis carinii, Pilze, Bakterien, Viren; Tuberkulose

Darminfektionen durch Salmonellen, Staphylokokken, Viren, Hefepilze

Thrombozytopenie, Leukopenie und Anämie durch Anti-HIV-Therapie

Abb. 7.8: Die häufigsten AIDS-Manifestationen. [A300]

Erkrankungen, die **indirekt** mit der HIV-Erkrankung in Zusammenhang stehen:

- Opportunistische Infektionen, z.B. durch Zytomegalievirus, Toxoplasmen, Kryptokokken, Herpessimplex-Virus, Mycobacterium tuberculosis u.a.
- Tumoren, z.B. ZNS-Lymphome, Hauttumoren wie Kaposi-Sarkom
- Vaskuläre Erkrankungen, wie z.B. zerebraler Insult, zerebrale Blutung auf Grund einer Thrombozytopenie
- Subakute HIV-Enzephalitis mit Hirnatrophie. Als Folge Gedächtnis- und Konzentrationsstörungen, motorische Verlangsamung, psychische Veränderungen und Demenz
- ZNS-Befall mit (schweren) psychischen und neurologischen Störungen. Bei 10 % der AIDS-Patienten sind neurologische Symptome das Erstsymptom der Erkrankung.

> 📖 **Literaturtipp**
> Block, Bertold: HIV-Infektion und AIDS. Ein Ratgeber für Betroffene, Angehörige und Betreuer. Urban & Fischer, München, 1993

7.4.2 Diagnostik und Behandlungsstrategien

🔎 Diagnostik

Der Nachweis der HIV-Infektion erfolgt meist über einen indirekten Antikörper-Test im Serum, der einige Wochen nach der Infektion positiv ist. Aber auch der direkte Virusnachweis ist inzwischen mit gentechnischen Methoden möglich (PCR).

Der klinische Untersuchungsbefund muss nicht wegweisend sein. Umso wichtiger ist eine umfangreiche Diagnostik. Das Spektrum der Differentialdiagnosen ist bei HIV-Patienten auf Grund des gehäuften Auftretens atypischer Keime und opportunistischer Infektionen sehr breit.

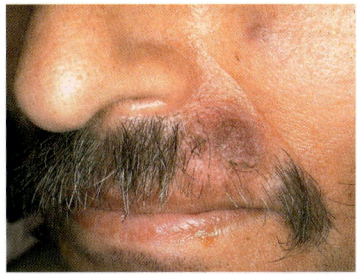
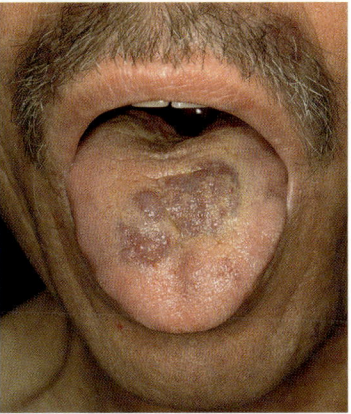
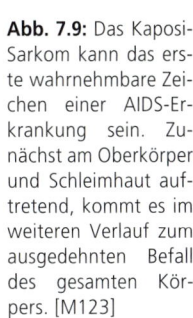

Abb. 7.9: Das Kaposi-Sarkom kann das erste wahrnehmbare Zeichen einer AIDS-Erkrankung sein. Zunächst am Oberkörper und Schleimhaut auftretend, kommt es im weiteren Verlauf zum ausgedehnten Befall des gesamten Körpers. [M123]

Da die Symptome von Bewusstseinsveränderungen bis zu neurologischen Ausfällen reichen können, liegt auf **neurologisch-diagnostischen** Möglichkeiten ein besonderer Schwerpunkt. Im Rahmen neurologischer Untersuchungen kann ein CCT und/oder ein MRT erforderlich sein, um entzündliche Veränderungen, Neubildungen usw. zu erkennen und ggf. behandeln zu können.

Handelt es sich um eine entzündliche Erkrankung, wird eine **Lumbalpunktion** mit Bestimmung des Liquordrucks durchgeführt, sofern es die Thrombozytenzahlen noch erlauben (häufig sind sie sehr niedrig).

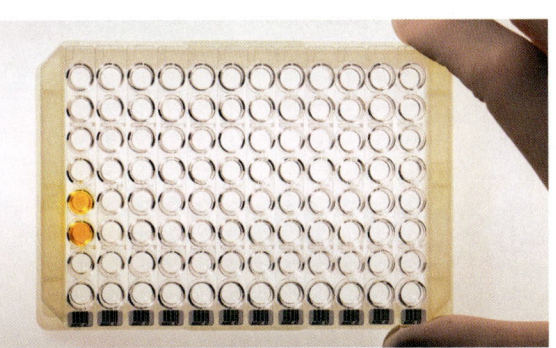
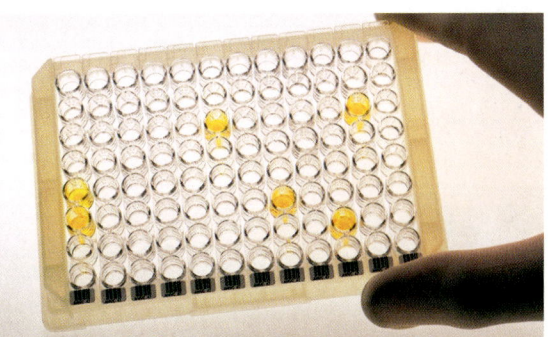

Abb. 7.10: Mikrotiterplatten, in deren Näpfchen der ELISA-Test zum Nachweis von HIV-Antikörper durchgeführt wird. Die Gelbfärbungen in der linken Platte zeigen an, dass Kontrollseren, die in diese beiden Näpfchen gegeben wurden, HIV-Antikörper enthalten. In der rechten Platte befinden sich zusätzlich Serumproben von Patienten. Die Gelbfärbung in den Näpfchen mit Serum von vier Patienten bedeutet die folgenschwere Diagnose HIV-positiv. [T125]

Dabei ist es wichtig, genügend Liquor für mikrobiologische Untersuchungen zu gewinnen. Tuschepräparate zeigen Pilzinfektionen, Kulturen lassen atypische Erreger (z.B. Mycobacterium tuberculosis) erkennen.

■ Behandlungsstrategien

Je nachdem welche Erkrankungen auftreten, werden **verschiedene Behandlungskonzepte** eingesetzt. Schwierig ist die Behandlung bei einer entzündlichen Erkrankung, da man bei den Patienten einerseits ein breites Erregerspektrum abdecken muss, andererseits bei einer Erstinfektion mit der Wahl der Antibiotika sehr selektiv sein sollte.

> ☞ Die Frage der **antiviralen Therapie** (z.B. Azidothymidin) bei AIDS im allgemeinen sollte nicht während einer akuten neurologischen Erkrankung, sondern erst nach deren Ausheilen geklärt werden.

⊛ Komplikationen

Komplikationen ergeben sich häufig auf Grund der **Mehrfachdiagnose.** Durch die HIV-Infektion kommt es bei den Patienten zu geschwächter Immunabwehr mit deutlich verändertem Blutbild. Das **Infektionsrisiko** ist stark erhöht.

Bei einem Krankenhausaufenthalt mit Immobilisation sind HIV-positive Patienten durch die multiresistenten Krankenhauskeime noch stärker gefährdet als andere Patienten.

Patienten sollten in der Klinik vor allem zu ihrem eigenen Schutz isoliert werden.

⚑ Prognose

Die Prognose des Patienten ergibt sich aus dem **Grad** der bestehenden Immunschwäche und der Art der neu erworbenen Erkrankung. Dennoch sollten HIV-positive Patienten nicht zu schnell als nicht therapierbar eingestuft werden. Etwa 10 % der HIV-Infizierten gelten als Langzeitüberlebende, bei denen auch nach einem Zeitraum von über 10 Jahren trotz nachgewiesener Infektion keine Krankheitssymptome ausgebrochen sind.

7.4.3 Spezielle Pflege von AIDS-Kranken

Die Pflege von HIV-Positiven und AIDS-Kranken stellt hohe Anforderungen an die Pflegenden. Nicht zuletzt deswegen, weil sie zwangsläufig zur Auseinandersetzung mit der Todesfurcht des Patienten, aber auch mit dem eigenen Sterben(müssen) führt. Gespräche über dieses Thema dürfen dem Patienten jedoch niemals aufgezwungen werden. Die pflegerischen Maßnahmen richten sich nach der individuellen Pflegebedürftigkeit des Patienten und dem vorherrschenden Krankheitsbild.

Psychische Belastung der Pflegenden

Die Pflege eines AIDS-Kranken belastet die Pflegenden ganz besonders stark, wie eine Umfrage unter Pflegenden ergab. Viele der Befragten gaben an, es berühre sie besonders, dass viele AIDS-Patienten etwa gleichaltrig seien. Durch die lange Behandlungszeit entwickelt sich häufig eine tiefe emotionale Beziehung zwischen Patient und Pflegenden. Auf Grund der sozialen Isolation stehen Pflegende einem AIDS-Patienten an dessen Lebensende oft näher als dessen Angehörige und (frühere) Freunde.

> 📖 **Literaturtipp**
> Ewers, Michael und Winnie Weicht: Menschen mit AIDS pflegen. Mabuse, Frankfurt, 1995

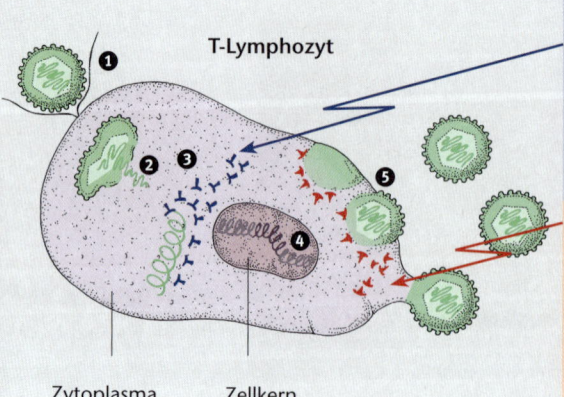

❶ Das HI-Virus dockt am T-Lymphozyten an,

❷ dringt in ihn ein und setzt sein Erbgut, die Virus-RNS, frei.

❸ Die Virus-RNS wird vom Enzym *Reverse Transkriptase* in DNS umgeschrieben.

❹ Im Zellkern wird die DNS in die DNS des T-Lymphozyten eingebaut

❺ und zwingt den T-Lymphozyten unter dem Einfluss des Enzyms *HIV-Protease* zur massenhaften Produktion neuer HI-Viren.

T-Lymphozyt

Zytoplasma

Zellkern

Nukleosid-Analoga, z.B. AZT, DDC und DDI, hemmen die Reverse Transkriptase und erschweren dadurch die Neuinfektion von Zellen.

Proteinase-Hemmer, z.B. Saquinavir oder Ritonavir, hemmen die HIV-Protease, dadurch bilden sich **nicht-infektiöse** Virusteile, und Neuinfektionen von Zellen werden verhindert.

Abb. 7.11: Medikamentöse Strategien gegen das HI-Virus. [A400-190]

Allgemeine Hinweise

- Die **Schweigepflicht,** auch gegenüber neugierigen Mitpatienten, muss beachtet werden. Dies ist u.a. für ein gutes Vertrauensverhältnis zwischen Patient und Pflegenden – und damit auch für ehrliche Gespräche – unabdingbar
- Erhält der Patient **Besuch,** sollte er sich mit seinem Besucher ungestört unterhalten können. Gespräche werden nur in Ausnahmefällen unterbrochen. Evtl. kann ein separater kleiner Raum auf der Station für Patient und Besucher zur Verfügung gestellt werden
- Die Gespräche mit dem Patienten sollten sich nicht nur auf die Probleme beschränken. Die **Bezugspflegende,** die sich der Patient nach Möglichkeit selbst aussucht, sollte ihm sensibel zuhören und bei passender Gelegenheit an Aussagen anknüpfen, die den Patienten aus dem ständigen gedanklichen Kreisen um seine Erkrankung herausführen. Gemeinsam gilt es zu überlegen, was das Leben lebenswert macht. Gibt es noch Ziele, auf deren Erfüllung der Patient hinarbeiten, auf die er sich freuen kann?
- Die Pflegende beachtet, dass bei einigen Patienten zusätzlich **Suchtprobleme** (☞ 25.1) bestehen.

> ☐ Beim Umgang mit HIV-Infizierten sind Maßnahmen der Pflegenden zum Selbstschutz zwar unumgänglich, doch besteht bei normalen **alltäglichen Kontakten** *keine* Ansteckungsgefahr! Für die Patienten ist es wichtig, dass sie „normal" behandelt werden. Sie registrieren sehr genau, wenn sich jemand aus Angst vor Ansteckung kaum in ihre Nähe wagt.

Hilfe bei ATL
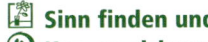 Sinn finden und
☺ Kommunizieren

Patienten mit einer HIV-Infektion sind meist jung, d.h. in einem Alter, in dem sie „das ganze Leben" noch vor sich wähnten. Das Wissen um die unheilbare HIV-Infektion bedeutet, dass der ganze Lebensplan in Frage gestellt wird. Spätestens beim ersten Klinikaufenthalt kann der Patient die Erkrankung nicht mehr verdrängen.

Im Mittelpunkt stehen daher **psychische Probleme.** Auch wenn die Patienten noch relativ beschwerdearm sind, fühlen sie sich „wie eine Zeitbombe". Sie haben nicht nur Angst vor dem Tod, sondern auch vor der Zeit davor. Gesellschaftliche Isolierung, Partnerschaftsprobleme und langes, einsames Siechtum drohen. Gesprächsbereitschaft der Pflegenden und der Ärzte ist für diese Patienten und auch ihre Angehörigen ganz wichtig. Hilfreich sind oft soziale Dienste, Psychologen und Seelsorger oder Pfarrer.

Coping ☞ *16.8.4*

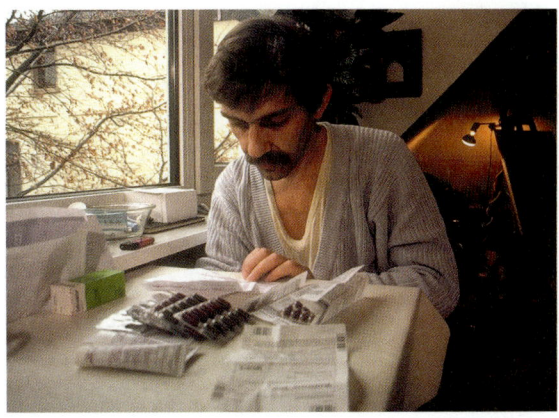

Abb. 7.12: Bei einigen AIDS-Patienten bestehen zusätzlich Suchtprobleme. [K165]

✉ **Kontaktadressen**
Aids-Aufklärung e.V.
Ludwig-Landmann-Str. 7
60488 Frankfurt
Telefon: 0 69/76 29 33 (Telefonberatung)
Internet: www.aidsauf.org

Deutsche AIDS-Stiftung
Markt 26
53111 Bonn
Telefon: 02 28/60 46 90

🖼 Sich waschen und kleiden
- Alle Pflegemaßnahmen, einschließlich der Körperpflege und den Prophylaxen, richten sich nach der individuellen Pflegebedürftigkeit
- Zur Vorbeugung von Hautinfektionen bei der oft sehr trockenen Haut der Patienten ist die Haut sorgfältig zu pflegen (Bäder mit rückfettenden Substanzen, Fettsalben, Intimhygiene, sorgfältiges Abtrocknen)
- Die Mundpflege beugt Schleimhautinfektionen vor. Der Patient soll den Mund nach jeder Mahlzeit spülen, damit keine Speisereste im Mund-/Rachenraum verbleiben, die das Bakterienwachstum begünstigen
- Wegen der Blutungs- und Infektionsgefahr achten Patient und Pflegende besonders darauf, dass Verletzungen bei der Körperpflege, etwa durch Zahnbürsten oder Rasierklingen, vermieden werden.

🌡 Körpertemperatur regulieren
Zur Früherkennung von Infektionen sind regelmäßige Temperaturkontrollen erforderlich.

🍽 Essen und trinken
- Die Ernährung soll vitamin-, eiweiß- und kalorienreich sein, dabei aber nicht zu scharf oder zu süß

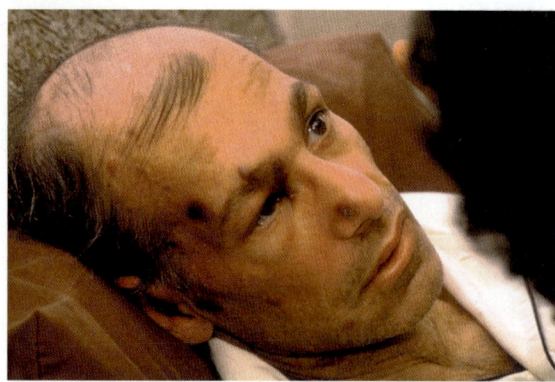

Abb. 7.13: Dieser Patient mit AIDS wird zu Hause gepflegt und kann so die letzte Zeit seines Lebens in seiner gewohnten Umgebung verbringen. In seinem Gesicht sind mehrere Kaposi-Sarkome erkennbar. [J500-205]

(begünstigt Pilzinfektionen). Bei kachektischen Patienten können Kompromisse nötig sein, um eine (weitere) Auszehrung der Patienten zu verzögern

- Auf besondere Vorlieben oder Abneigungen des Patienten wird nach Möglichkeit eingegangen, z.B. durch Wunschkost oder Mitbringen von Speisen durch Angehörige
- Haben die Patienten z.B. infolge einer Soor-Ösophagitis Probleme beim Essen, kann passierte oder flüssige Kost helfen
- Mehrere kleine Mahlzeiten werden in der Regel besser vertragen als wenige große
- Magert der Patient trotz dieser Maßnahmen weiter ab, kann die zusätzliche Gabe von Sondennahrung (z.B. Meritene®) erwogen werden
- Alle Patienten sollten regelmäßig gewogen werden
- Generell ist auf eine ausreichende Flüssigkeits- und Elektrolytzufuhr zu achten, da der Flüssigkeits- und Elektrolytbedarf durch Durchfälle, Erbrechen und Fieber höher ist als beim Gesunden.

Für soziale Absicherung sorgen

Auf Grund ihrer Krankheit verlieren viele HIV-Infizierte und AIDS-Kranke ihren Arbeitsplatz und/oder werden schwer pflegebedürftig. Deshalb kann die soziale Absicherung des Patienten – zusammen mit Ärzten und sozialen Diensten – Aufgabe der Pflegenden sein. Sie kümmern sich um:
- Finanziellen Unterhalt
- Rentenantrag
- Schwerbehindertenausweis
- Ambulante Betreuung/Krankenpflege.

Auf Wunsch werden Kontakte zur Hospizbewegung oder zu Selbsthilfegruppen geknüpft, u.U. ist die Versorgung von Kindern zu regeln. Manche HIV-Infizierte und AIDS-Kranke verbringen viel Zeit mit der Planung ihrer eigenen Beerdigung und mit dem Verfassen eines Testaments.

Ausscheiden

Ist der Allgemeinzustand stark beeinträchtigt, brauchen die Patienten evtl. einen Nachtstuhl am Bett. Häufig haben gerade jüngere Patienten bei Diarrhoe Hemmungen, um Hilfe zu bitten.

Sich als Frau oder Mann fühlen und verhalten

Häufig muss der Betroffene zum Zeitpunkt der Diagnose seinen Eltern oder seinem Partner gestehen, dass er homosexuell oder bisexuell ist *(Outing)*. Dies kann zu Konflikten führen. Die Angehörigen fühlen sich vielleicht betrogen und/oder ziehen sich vom Ehepartner bzw. vom Kind zurück.

Schon in den Frühstadien der HIV-Infektion ist das Sexualleben durch die Infektion stark eingeschränkt. Durch jeden ungeschützten Geschlechtsverkehr, d.h. Sex ohne Kondom, kann das Virus an den Sexualpartner weitergegeben werden. Wurde der Partner bereits infiziert, führen Schuldgefühle einerseits und Zorn andererseits zu einer Beziehungskrise, an der die Partnerschaft zerbrechen kann.

Kontaktadresse
Deutsche Aids-Hilfe e.V.
Dieffenbachstr. 33
10967 Berlin
Telefon: 0 30/6 90 08 70

Internet: www.aidshilfe.de

7.4.4 Hygienemaßnahmen und Infektionsschutz im Umgang mit AIDS-Kranken

Hygiene- und Desinfektionsmaßnahmen

Die erforderlichen **Hygiene- und Desinfektionsmaßnahmen** gleichen denen bei anderen hoch infektiösen Erkrankungen (v.a. Hepatitis B):
- Spülen des Essensgeschirrs in der Spülmaschine bei 90 °C
- Entsorgung der Wäsche des Patienten in den als infektiös gekennzeichneten Wäschesack (möglichst ein Doppelsack)
- Bevorzugung von Einmalmaterial, alternativ streng patientenbezogene Verwendung medizinischer Geräte und tägliche Sterilisation von Therapiegegenständen aus Kunststoff (z.B. Giebel-Rohr)
- Regelmäßige Desinfektion von Bad und Toilette. Reinigung und Desinfektion von Steckbecken oder Urinflasche nach jedem Gebrauch
- Flächendesinfektion mit Aldehyden/Aldehydgemischen, Händedesinfektion mit 70 – 80 %iger alkoholischer Lösung
- Vor Neubelegung des Zimmers übliche Schlussdesinfektion.

Infektionsschutz des Patienten

Die Unterbringung des AIDS-Patienten in einem Einzelzimmer verringert die **Infektionsgefahr durch Mitpatienten.** Besucher und Pflegende tragen bei Erkältungen einen Mundschutz, Besucher mit schweren Infekten sollten auf einen Besuch verzichten und lieber anrufen.

Infektionsschutz des Personals

Das Risiko, sich durch Pflegemaßnahmen mit HIV zu infizieren, ist insgesamt gering. Bis Ende 1991 waren zwar *weltweit* 7 600 Fälle bekannt, bei denen sich Pflegende mit dem Virus infiziert hatten, aber nur bei 29 Pflegenden galt es als gesichert, dass die Infektion berufsbedingt war. Im Vergleich dazu ist die Ansteckung mit dem Hepatitis-B- und -C-Virus, z.B. bei Verspritzen von Blut ins Auge oder Nadelstichverletzungen, ca. 25-mal wahrscheinlicher.

Die häufigste Ursache von HIV-Infektionen im Pflegebereich waren versehentliche **Nadelstiche** beim Zurückstecken von Kanülen in ihre Schutzkappen *(Recapping).* Dann folgten Infektionen über die Schleimhäute bzw. über rissige Haut.

Trotz dieses relativ geringen Risikos müssen die Pflegenden im Umgang mit HIV-Infizierten die gleichen **Vorsichtsmaßnahmen** treffen wie bei Patienten mit Hepatitis B, die ebenfalls über Blutkontakt und Geschlechtsverkehr übertragen wird. Für die Pflege bedeutet dies:

- Bei Kontakt mit Blut, Ausscheidungen und Sekreten sowie beim Waschen des Patienten und beim Verbandwechsel Latex-Handschuhe verwenden und Hände regelmäßig desinfizieren. Evtl. zusätzlich Schutzkittel tragen, z.B. beim Verbandwechsel stark nässender Wunden. Bei Patienten mit unkontrollierbarem Hustenreiz Mundschutz anlegen
- Material, das mit erregerhaltigen Körpersekreten in Berührung gekommen ist, sorgfältig entsorgen (Sondermüll). Hierzu gehört auch die Kennzeichnung als infektiös. Verschüttetes Blut (oder andere Körperausscheidungen) aufwischen und die Fläche anschließend desinfizieren
- Verletzungen durch benutzte Skalpelle, Infusionsbestecke, Kanülen etc. vermeiden. Kanülen noch im Patientenzimmer in geeignete Behälter entsorgen und nicht wieder in die Schutzhülle zurückstecken
- Bei Endoskopien oder beim Absaugen intubierter Patienten Mundschutz und Schutzbrille anlegen
- Bei Operationen zwei Paar Handschuhe tragen
- Die Hände regelmäßig eincremen, um rissiger Haut vorzubeugen. Hautrisse sind potenzielle Eintrittspforten! Bei bestehenden Verletzungen an den Händen ist ein gut schließender, wasserundurchlässiger Verband anzulegen (bei zu erwartendem Kontakt mit Blut eines infizierten Patienten sollte die Maßnahme von einer anderen Pflegenden durchgeführt werden)

Infektionswahrscheinlichkeit	Hep. B	Hep. C	HIV
Bei Kontakt mit viruspositivem Blut	1 : 3	1 : 10	1 : 250
Bei Kontakt mit Blut unbekannter Infektiosität	1 : 600	1 : 5 000	1 : 250 000

Tab. 7.14: Schätzwerte für die Wahrscheinlichkeit, dass nach einmaligem Kontakt mit infektiösem oder fraglich infektiösem Patientenblut eine Infektion eintritt.

- Vor jeder Untersuchung das durchführende Personal über die Infektionsgefahr informieren
- Laborproben entsprechend den Vorschriften des Hauses als infektiös kennzeichnen. Transport- und Versandgefäße für Blut und andere Proben (z.B. Urin) mit Warnaufklebern versehen und möglichst doppelt verpacken. Auch auf dem Begleitschein das erhöhte Risiko vermerken
- Für funktionsfähige Beatmungsgeräte (inkl. Zubehör wie z.B. Masken) sorgen, um eine Mund-zu-Mund-Beatmung zu vermeiden.

> 🩺 Hauptpfeiler der Infektionsprophylaxe:
> - Tragen von *Latex*-Handschuhen bei jedem Kontakt mit Körperflüssigkeiten (Handschuhe aus anderem Material bieten keinen ausreichenden Schutz)
> - Vermeiden von Verletzungen mit gebrauchten Instrumenten, insbesondere Kanülen.

Erstmaßnahmen bei Verletzungen mit HIV-kontaminiertem Material

- **Chirurgische Ambulanz:** Hat sich eine Pflegeperson verletzt, so sollte sie **sofort** die chirurgische Ambulanz oder einen niedergelassenen D-Arzt (☞ unten) aufsuchen. Das gilt sowohl für die Verletzung mit einer (evtl.) HIV-kontaminierten Kanüle als auch eine größere Verletzung, beispielsweise mit einem Skalpell oder einer Verbandsschere
- **Wundversorgung:** Auf dem Weg zum D-Arzt sollte die Pflegende die Wunde ausbluten lassen. Der Arzt wird sie dann chirurgisch versorgen. Sollten Blutspritzer ins Auge oder in den Mund gelangt sein, ist sorgfältig zu spülen
- **Blutabnahme:** Zum Beweis, dass die Pflegeperson bisher HIV-negativ war, wird der D-Arzt Blut abnehmen und es untersuchen lassen (Kontrolle nach 6 Wochen sowie nach 3, 6 und 12 Monaten). Dem Patienten, dessen Blut das Instrument kontaminiert hat, wird ebenfalls Blut abgenommen und auf HIV-Antikörper untersucht
- **Medikamentöse Prophylaxe:** Die prophylaktische Gabe von AZT bei Kontakt mit kontaminiertem Material ist (wieder) umstritten. Auf jeden Fall sollte die erste Dosis innerhalb von 30 min i.v. gespritzt werden. Frauen sollten während der Therapie eine

Schwangerschaft vermeiden, Männer keine Kinder zeugen
- **Hepatitis-Test:** Wegen der Gefahr einer Hepatitis-B-Übertragung sollte außerdem die Hepatitis-Serologie bestimmt werden. Bei entsprechendem Risiko schließt sich eine simultane aktive und passive Impfung an.

🖼 Bis zum Ausschluss einer HIV-Infektion durch die Verletzung sollte sich die Pflegende so verhalten, als wenn sie infiziert wäre, also beispielsweise kein Blut spenden und keinen ungeschützten Geschlechtsverkehr haben. Die psychische Belastung während dieser mehrmonatigen Wartezeit ist für sie und ihre Angehörigen enorm.

Bei einer Verletzung, die sich ein Arbeitnehmer am Arbeitsplatz zuzieht, handelt es sich um einen **Betriebsunfall.** Kosten, die mit einem Betriebsunfall verbunden sind, z.B. Operationen, Medikamente, Kuren, Rente, trägt entweder die Krankenkasse oder die Unfallversicherung. Wer von beiden zahlen muss, entscheidet ein vom Unfallversicherungsträger (Berufsgenossenschaften) beauftragter Arzt, der Durchgangsarzt *(D-Arzt).*

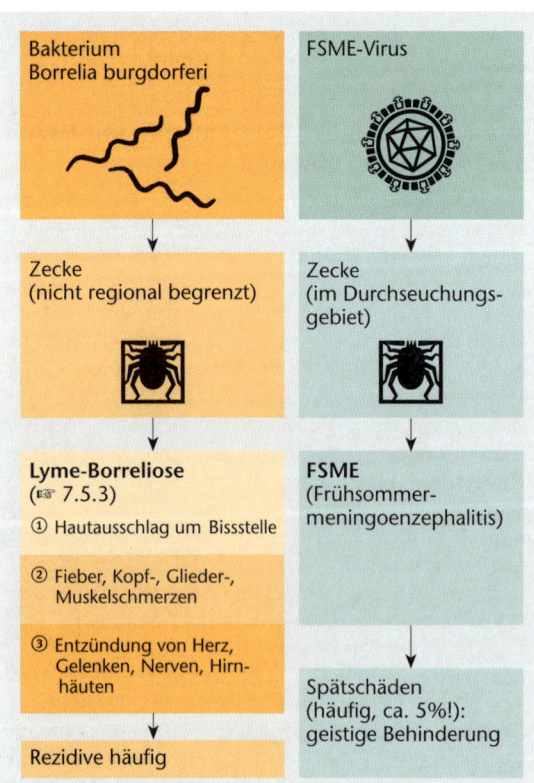

Abb. 7.15: Die beiden häufigsten zeckenübertragenen Krankheiten sind die Lyme-Borreliose und die FSME. [A400]

Handelt es sich um einen Betriebsunfall, für den die Berufsgenossenschaften zahlen müssen, muss der Durchgangsarzt den Unfall innerhalb von acht Tagen dort melden.

7.5 Zeckenbedingte ZNS-Infektionen

🔲 **Zeckenbedingte ZNS-Infektionen:** Im engeren Sinne bakterielle oder virale ZNS-Infektionen, die durch den Biss einer Zecke übertragen worden sind. In (Mittel-)Europa von Bedeutung sind:
- **Frühsommer-Meningoenzephalitis** (Kurzform *FSME*) – viral bedingt
- **Lyme-Borreliose** *(Lyme-Disease, Bannwarth-Syndrom)* – bakteriell bedingt.

7.5.1 FSME

Die unter Laien bekannteste durch Zecken übertragene Erkrankung ist die virale **FSME.** Die Zecken bilden das Reservoir für das FSME-Virus und übertragen es bei ihrem Biss auf den Menschen.

Der typische **Krankheitsverlauf** ist zweiphasig: Etwa eine Woche nach dem Zeckenbiss beginnt die Krankheit mit grippeähnlichen Symptomen. Nach mehrtägiger Beschwerdefreiheit folgen die Symptome der ZNS-Beteiligung. In der Mehrzahl der Fälle entwickelt sich eine Meningoenzephalitis mit relativ guter Prognose. Die seltenere Meningomyelitis mit Lähmungen hat eine Sterblichkeit von bis zu 20 %. In Deutschland ist die Gesamtletalität mit etwa 3 % vergleichsweise gering.

Pflege bei Meningitis ☞ *7.1.4*

Die **Diagnose** erfolgt durch Liquor- und Blutuntersuchung.

Die **Therapie** ist rein symptomatisch.

Eine aktive **Impfung** ist prinzipiell möglich. Da die Zecken aber nur in bestimmten Gegenden (z.B. Teile von Süddeutschland, Österreich, Schweiz, Südosteuropa) in höherer Zahl von dem Virus befallen sind und der Impfung neurologische Komplikationen folgen können, ist die aktive Impfung lediglich bei erhöhter Gefährdung, z.B. für Förster oder Waldarbeiter, angezeigt. Nach Zeckenbiss in einem Endemiegebiet ist innerhalb der ersten 96 Stunden auch eine passive Impfung möglich.

7.5.2 Lyme-Borreliose

Wesentlich häufiger, aber weniger beachtet als die FSME, ist die **Lyme-Borreliose.** Erreger dieser ebenfalls durch Zecken übertragenen Infektionskrankheit ist das Bakterium Borrelia burgdorferi.

Die Krankheitsstadien

Der typische Krankheitsverlauf besteht in drei Stadien. In allen drei Stadien können neurologische Symptome auftreten:

- **Stadium I:** 3 – 30 Tage nach Infektion bildet sich um die Zeckenbissstelle das so genannte *Erythema chronicum migrans*, eine flächenhafte, sich zirkulär ausbreitende Hautrötung, die spontan nach Tagen bis Monaten wieder verschwindet. Parallel werden grippeähnliche Allgemeinsymptome beobachtet. Neben Kopfschmerzen kann auch Meningismus (☞ 7.1.1) auftreten, der Liquor ist jedoch nicht entzündlich verändert
- **Stadium II:** Etwa 3 – 4 Wochen nach Infektion entwickeln 15 % der Betroffenen neurologische Symptome mit Hirnnerven-Ausfällen (z.B. Fazialisparese ☞ 5.1), radikulären Schmerzen und peripheren Paresen vom Mononeuritis-multiplex-Typ, also asymmetrische Paresen einzelner Nerven durch die Entzündung der Nervenwurzeln mit den umgebenden Häuten. Selten kommt es zu einer rein lymphozytären Meningitis oder einer Enzephalitis. Im Liquor findet sich neben einer Eiweißerhöhung und spezifischen IgM- und IgG-Antikörpern gegen Borrelia burgdorferi eine lymphozytäre Pleozytose
- **Stadium III:** Monate bis Jahre später entwickelt ein Teil der Betroffenen neurologische Spätsymptome. Dazu gehören: Chronisch fortschreitende Polyneuropathie oder Enzephalitis und chronische Vaskulitis. Parallel treten trophische Störungen an den betroffenen Extremitäten auf.

🔍 Diagnostik und Therapie

Die **Diagnostik** besteht aus genauer Anamnese (Zeckenbiss, Erythem), Liquorpunktion mit Serologie (spezifische IgG- und IgM-Antikörper gegen Borrelia burgdorferi) und ggf. Elektrophysiologie (axonal denervierende Polyneuropathie).

Differentialdiagnostisch müssen vor allem entzündliche Erkrankungen anderer Genese, Polyneuropathien anderer Genese, Guillain-Barré-Syndrom und Meningitiden anderer Genese ausgeschlossen werden.

In der **Therapie** der Neuroborreliose steht heute die systemische Gabe von Cephalosporinen der dritten Generation wie Ceftriaxon (z.B. Rocephin®) im Vordergrund. Bei besonders schwer verlaufenden Erkrankungen wird die Antibiotikatherapie mit Kortikosteroiden (bei Verdacht auf Vaskulitis) und Plasmapherese oder Immunglobulingabe kombiniert. Zusätzlich sind Physiotherapie und symptomatische Schmerztherapie wichtig.

Pflege bei Meningitis ☞ 7.1.4

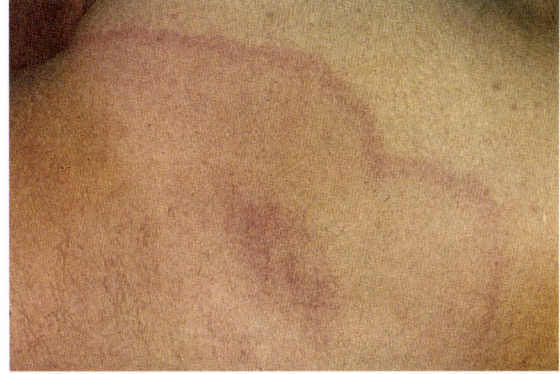

Abb. 7.16: Lyme-Borreliose Stadium I: Großflächiges Erythema migrans über dem rechten Gesäß, 1 – 3 Wochen nach dem Zeckenbiss. [M123]

📛 Prognose

In der Mehrzahl der Fälle bilden sich die neurologischen Defizite unter spezifischer antibiotischer Therapie relativ rasch und meistens vollständig zurück. Bei Guillain-Barré-Syndrom-ähnlichen Verläufen kommt es zu rasch aufsteigenden Paresen, Lähmung der Atemmuskulatur und schwerer denervierender Polyneuropathie. Defektzustände sind nicht selten. Die chronischen Syndrome im Stadium III der Erkrankung haben eine schlechte Prognose.

7.6 Poliomyelitis

> 📋 **Poliomyelitis** (*Poliomyelitis epidemica anterior acuta*, kurz *Polio*, Spinale Kinderlähmung): Akute virale Infektionskrankheit, die bei einem geringen Teil der Infizierten zu schweren Lähmungen führt und lebensbedrohlich sein kann. In den Industrieländern durch Impfungen aller Kinder stark zurück gegangen.

⇨ Krankheitsentstehung und 🔲 Symptome

Erreger der Polio sind **Poliomyelitis-Viren Typ I –III.** Sie werden fäkal-oral, meist durch Schmierinfektion, übertragen.

Die für die Erkrankung typischen Lähmungen werden hervorgerufen durch direkte Schädigung der grauen Substanz, insbesondere der motorischen Vorderhornzellen des Rückenmarks.

Die Erkrankung hat sehr unterschiedliche Verläufe:

- Ca. 90 – 95 % aller Infizierten merken überhaupt nichts von der Infektion **(inapparente Infektion).**
- Ca. 5 % bekommen lediglich unspezifische Beschwerden unterschiedlicher Ausprägung. Diese

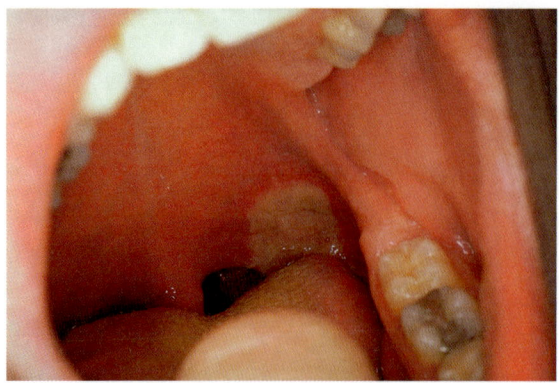

Abb. 7.17: Ein Befall der Mundschleimhaut erfolgt bei Lues meist im Sekundärstadium und kann oft andere Schleimhauterkrankungen imitieren. [M123]

abortive Verlaufsform wird in der Regel als Grippe verkannt.

• Ca. 0,1 – 1 % der Infizierten entwickelt die schwere und gefürchtete **paralytische Verlaufsform.** Der Krankheitverlauf ist typischerweise biphasisch. Nach einem grippeähnlichen Prodromalstadium mit meningealen Reizerscheinungen entwickeln die Betroffenen nach 1 – 4 Tagen oft innerhalb weniger Stunden Muskelschmerzen, Meningismus und schlaffe, asymmetrische Lähmungen. Sensibilitätsstörungen treten nicht auf. Lebensbedrohlich sind rasch aufsteigende Lähmungen mit Beteiligung der Atemmuskulatur.

Die **Diagnose** wird durch Klinik, Virusnachweis im Stuhl (bis drei Wochen nach Krankheitsausbruch) oder im Rachenabstrich und durch serologische Blutuntersuchungen gestellt. Im Liquor findet sich bei mäßiger Eiweißerhöhung eine zunächst granulozytäre und später lymphozytäre Pleozytose.

Eine kausale **Therapie** ist nicht möglich. Die Behandlung beschränkt sich auf symptomatische Maßnahmen und Physiotherapie.

Pflege bei Meningitis ☞ *7.1.4*

🔧 Prognose

Oft beginnt schon nach wenigen Tagen die **Rückbildungsphase,** in der die Lähmungen häufig gut zurückgehen. Besonders bei Kindern in der Wachstumsphase kommt es oft zu bleibenden **Paresen** und **Muskelatrophien.** Die betroffenen Extremitäten bleiben im Wachstum zurück. Bei Befall der Rumpfmuskulatur entstehen erhebliche Wirbelsäulenverkrümmungen. Bei Hirnnervenbeteiligung oder Atemstörungen beträgt die Sterblichkeit bis zu 60 %.

Defektzustände mit einer ausgeprägten **Behinderung** sind häufig. Daher sollten alle Kinder und Erwachsenen gegen Polio geimpft sein. Die Schluckimpfung mit lebenden Impfstämmen ist gut verträglich und hat in vielen Ländern zum fast völligen Verschwinden der Erkrankung geführt. Neuerdings ist auch in Deutschland die i.m. Impfung mit Totimpfstoff zugelassen.

7.7 **Neurolues**

🔲 **Neurolues** *(Neurosyphilis):* Infektion mit *Treponema pallidum.* Zu den typischen Symptomen der Geschlechtskrankheit Syphilis kommt ein neurologischer Symptomkomplex hinzu.

➮ Krankheitsentstehung

Nur etwa 10 % der infizierten und unbehandelten Patienten entwickeln eine **Neurolues** mit fortschreitender neurologischer Symptomatik. Diese entsteht dadurch, dass die Bakterien ins Gehirn und ins Rückenmark gelangen. Eigenartigerweise werden ganz unterschiedliche Krankheitsbilder beobachtet.

Asymptomatische Neurolues
Etwa 30 % der Infizierten entwickeln im Verlauf von Wochen bis Jahren eine **asymptomatische Neurolues,** die sich lediglich in entzündlichen **Liquorveränderungen,** nicht aber klinisch äußert. Oft ist eine Spontanheilung nach Wochen bis Monaten mit Normalisierung der Liquorbefunde zu beobachten. Als *asymptomatische Neurolues mit später Latenz* wird ein Syndrom bezeichnet, bei dem über Jahre hinweg pathologische Liquorbefunde ohne entsprechende neurologische Symptomatik erhoben werden. Dieses Syndrom wird als Risikofaktor für die Entstehung typischer spätluetischer Syndrome gewertet, die sich jedoch nur bei fehlender spezifischer Therapie entwickeln.

Beteiligung von Mesenchym und Parenchym
Im **Sekundär- und Tertiärstadium,** 8 Wochen bis Jahre nach Infektion – in diesem Zeitraum ist Treponema pallidum über den Blutweg in alle Körperorgane verbreitet worden – kommt es bei etwa 10 % der Infizierten zu einer Beteiligung des **Mesenchyms** (Bindegewebe und Blutgefäße) oder des **Parenchyms** (Hirnzellen).

Als Ausdruck einer **mesenchymalen** Reaktion treten auf:
• **Akute frühluetische Meningitis.** In ihrem Verlauf finden sich neben entsprechenden entzündlichen Liquorveränderungen klinische Symptome wie Hirnnervenausfälle, meningitische Reizerscheinungen und erhöhter Hirndruck. Betrifft der Prozess die Rückenmarkshäute, so sind auch radikuläre Symptome, z.B. Reflexverlust, periphere Lähmungen, zu beobachten
• **Lues cerebrospinalis.** Hierbei werden die mesenchymalen Strukturen von Gehirn und Rückenmark

befallen. Je nach Lokalisation der Entzündungsherde kommt es zu meningealen, zerebralen oder spinalen Symptomen. Entsprechend werden bunte Bilder mit Hirnnervenausfällen, Sehnervenbefall, psychoorganische Syndrome, Demenz, Kopfschmerzen, Schlaganfälle (Mikroangiopathie), Pupillenstörungen, epileptische Anfälle und Querschnittsläsionen beobachtet.

Erst etwa 8–20 Jahre nach Infektion treten Syndrome des **parenchymatösen** Befalls auf. Hierzu gehören:
- **Tabes dorsalis.** Untergang der Hinterwurzeln und Hinterstränge im Rückenmark. Das führt zur Abschwächung bzw. zum Verlust der Muskeleigenreflexe, insbesondere der Beine, und zur Störung des Lage- und Vibrationsempfindens. Aus dieser Störung resultiert in Kombination mit Muskelatonie und einer zusätzlichen Störung des Oberflächenempfindens die klassische Hinterstrangataxie. Weiter gehören zur Tabes dorsalis lanzierende (einschießende) Schmerzen durch Störung der Schmerzempfindung, trophische Störungen, Blasenstörungen, Atrophie des N. opticus sowie klassischerweise die reflektorische Pupillenstarre (direkte und indirekte Pupillenreaktion der oft entrundeten Pupille erloschen, Konvergenzreaktion jedoch erhalten, *Argyll-Robertson-Phänomen*)
- **Progressive Paralyse.** Subakute bis akute Meningoenzephalitis besonders des Stirnhirns mit chronisch fortschreitender Psychose und Demenz. Oft kombiniert mit Pupillenstörungen und Dysarthrie.

Auch Kombinationen tabischer und paralytischer Symptome werden beobachtet. Entsprechend wird dieses Syndrom als *Taboparalyse* bezeichnet.

Pflege bei Meningitis ☞ 7.1.4

🔎 Diagnostik

In der **Diagnostik** ist neben der klinischen Untersuchung die Serologie entscheidend. Verschiedene Tests geben darüber Auskunft, ob eine Infektion mit Treponema pallidum vorliegt und wie deren Aktivität ist. Für den Nachweis einer aktiven Neurolues ist der Nachweis spezifischer IgM-Antikörper im Liquor entscheidend. Leider sind die verschiedenen serologischen Tests nicht immer zuverlässig.

Da eine Neurolues je nach Symptombild nahezu jede andere neurologische Erkrankung imitieren kann, umfasst die **Differentialdiagnostik** nahezu alle neurologischen Krankheitsbilder und ist oft mit erheblichem Untersuchungsaufwand verbunden.

▮ Behandlungsstrategie

Die **Therapie** der Neurolues entspricht der jeder anderen Form von Lues und besteht in der systemischen Gabe von hoch dosiertem **Penicillin** über 14 Tage. Entscheidend ist, dass während der Therapie konstant hohe Serumspiegel erzielt werden. Alternativ

kann dies durch tägliche i.m. Injektionen über 3–4 Wochen erfolgen.

Therapieziel ist die Sanierung des Liquors über mindestens zwei Jahre. Im Verlauf sind daher regelmäßige Liquorpunktionen und ggf. erneute Penicillin-Kuren erforderlich. Neben der spezifischen antimikrobiellen Therapie werden die verschiedenen Krankheitssymptome symptomatisch behandelt.

⚕ Prognose

Der **Verlauf** einer Neurolues unter Therapie hängt wesentlich von der Erkrankungsdauer und dem klinischen Symptomenkomplex zum **Zeitpunkt des Therapiebeginns** ab. Infolge der erfolgreichen und konsequenten Penicillin-Therapie werden heute Spätstadien einer Neurolues mit Defektheilung praktisch nicht mehr beobachtet.

7.8 Herpes zoster

> **Herpes zoster** *(Zoster-Radikulits, Gürtelrose, Gesichtsrose):* Hervorgerufen durch Reaktivierung von *Varizella-zoster-Viren,* die nach einer Windpockeninfektion in den Spinalganglien sensibler Nerven latent vorhanden sind. Typisch sind neben Hauterscheinungen (Bläschen auf entzündlich geröteter Haut) die oft unerträglich starken Schmerzen.

⇨ Krankheitsentstehung und
🖧 Symptome

Nach überstandener **Windpocken**-Erkrankung – meist in der Kindheit – überdauern Varizella-zoster-Viren unbemerkt in den Spinalganglien und Ganglien sensibler Hirnnerven. Durch verschiedene Reize, wie z.B. Malignom, Immunsuppression, Infektion, UV- und Röntgenstrahlen oder Traumata kommt es zu einer Reaktivierung des Virus. Es wandert entlang der Nerven zur Hautoberfläche und ruft dort entsprechende Hautveränderungen mit Rötung und flüssigkeitsgefüllten Bläschen hervor. Typischerweise finden sich die Hautveränderungen nur im Versorgungsgebiet *eines* sensiblen Nerven. Im Fall eines **Spinalnerven** entsteht **Gürtelrose,** bei **N. trigeminus Gesichtsrose.** Im Verlauf der Erkrankung treten Allgemeinsymptome mit Fieber sowie heftigste stechend-reißende Schmerzen im Versorgungsgebiet des betroffenen Nerven auf. Diese Schmerzen können den Hauterscheinungen vorausgehen.

Sonderfälle:
- Bei Befall des **ersten Trigeminusastes** *(N. ophthalmicus)* kann die Hornhaut des Auges betroffen sein *(Zoster ophthalmicus)*

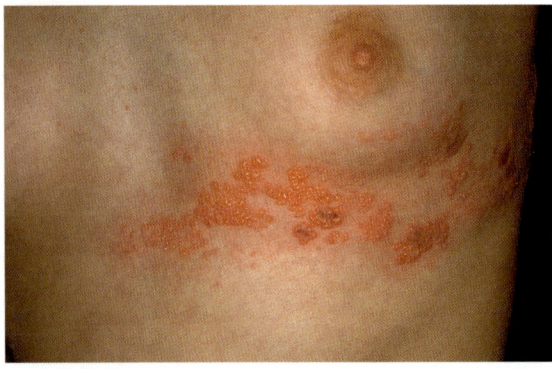

Abb. 7.18: In der Regel manifestieren sich die Hauterscheinungen des Herpes Zoster gürtelartig im Brustkorb- oder Lendenwirbelbereich (Gürtelrose). [M123]

- Bei Befall des **Ganglion geniculi** treten die Schmerzen um und im Ohr auf. Oft finden sich die typischen Bläschen nur im Gehörgang oder auf dem Trommelfell *(Zoster oticus).* Da bei dieser Zosterform oft eine periphere Fazialisparese als Begleit-

symptomatik auftritt, muss umgekehrt bei Patienten mit schmerzhafter peripherer Fazialisparese immer auch an einen Zoster oticus als therapierbare Ursache gedacht werden

- Insbesondere bei immunsupprimierten Patienten kann es zu einer Ausbreitung des Zoster auf den ganzen Körper kommen *(Zoster generalisatus).* Dieses Krankheitsbild ist ernst und prognostisch ungünstig.

◪ Behandlungsstrategie

Die frühzeitige **Therapie** eines Zosters ist wichtig, um Superinfektionen der Hauterosionen zu vermeiden und die Entstehung hartnäckiger, schwer zu therapierender postherpetischer **Schmerzsyndrome** zu verhindern. Bei immunsupprimierten Patienten muss unter allen Umständen eine Generalisierung der Erkrankung verhindert werden.

Die spezifische Therapie besteht in der frühzeitigen systemischen Gabe des Virostatikums Aciclovir (Zovirax®) über 10 Tage. Dies ist aber nur bei immunsupprimierten Patienten und bei besonders schweren

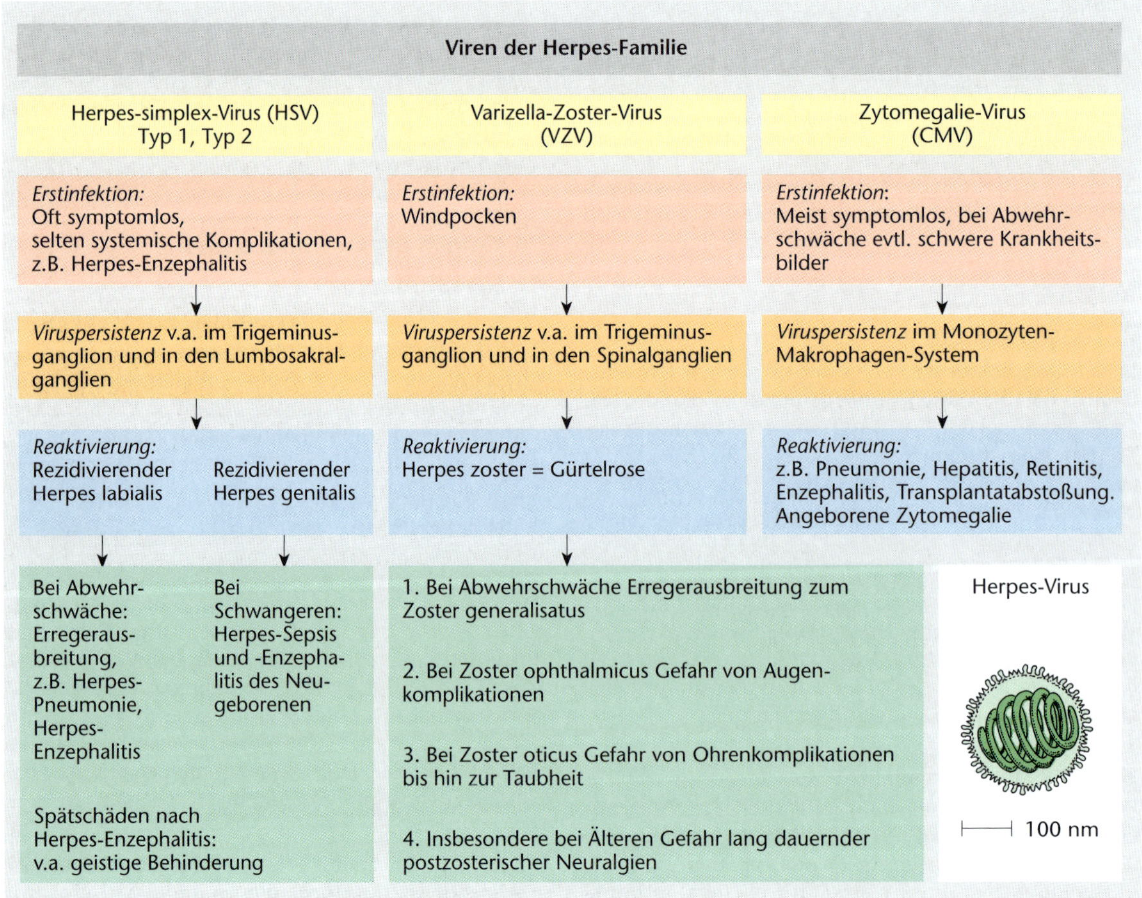

Viren der Herpes-Familie		
Herpes-simplex-Virus (HSV) Typ 1, Typ 2	**Varizella-Zoster-Virus (VZV)**	**Zytomegalie-Virus (CMV)**
Erstinfektion: Oft symptomlos, selten systemische Komplikationen, z.B. Herpes-Enzephalitis	*Erstinfektion:* Windpocken	*Erstinfektion:* Meist symptomlos, bei Abwehrschwäche evtl. schwere Krankheitsbilder
Viruspersistenz v.a. im Trigeminusganglion und in den Lumbosakralganglien	*Viruspersistenz* v.a. im Trigeminusganglion und in den Spinalganglien	*Viruspersistenz* im Monozyten-Makrophagen-System
Reaktivierung: Rezidivierender Herpes labialis / Rezidivierender Herpes genitalis	*Reaktivierung:* Herpes zoster = Gürtelrose	*Reaktivierung:* z.B. Pneumonie, Hepatitis, Retinitis, Enzephalitis, Transplantatabstoßung. Angeborene Zytomegalie
Bei Abwehrschwäche: Erregerausbreitung, z.B. Herpes-Pneumonie, Herpes-Enzephalitis / Bei Schwangeren: Herpes-Sepsis und -Enzephalitis des Neugeborenen Spätschäden nach Herpes-Enzephalitis: v.a. geistige Behinderung	1. Bei Abwehrschwäche Erregerausbreitung zum Zoster generalisatus 2. Bei Zoster ophthalmicus Gefahr von Augenkomplikationen 3. Bei Zoster oticus Gefahr von Ohrenkomplikationen bis hin zur Taubheit 4. Insbesondere bei Älteren Gefahr lang dauernder postzosterischer Neuralgien	Herpes-Virus ⊢——⊣ 100 nm

Abb. 7.19: Durch Viren der Herpes-Familie verursachte Erkrankungen. [A400]

und schmerzhaften Verläufen erforderlich. Bei einfachen Verläufen wird symptomatisch mit Zinkpaste, feuchten Kompressen, Analgetika und bei Superinfektion ggf. antibiotikahaltigen Pasten behandelt.

📣 Prognose

Bei frühzeitiger Therapie heilt die Mehrzahl der Erkrankungen folgenlos ab. Allerdings entwickeln bis zur Hälfte der Zoster-Patienten eine hartnäckige, Monate bis Jahre anhaltende, sehr schmerzhafte **postherpetische Neuralgie** in den betroffenen Dermatomen. Diese wird mit Carbamazepin, Phenytoin, Amitriptylin ggf. in Kombination mit Neuroleptika behandelt (☞ 2.2.4).

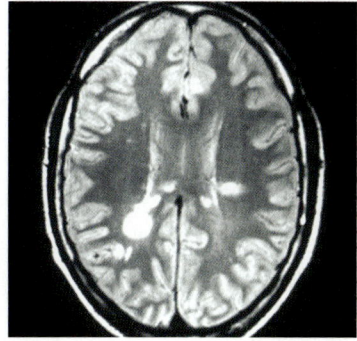

Abb. 7.20: CCT bei Multipler Sklerose: Typisch ist die herdförmige Zerstörung der Markscheiden. [T197]

> ⚠ **Vorsicht!**
>
> Bei immunsupprimierten Patienten stellt ein **generalisierter Herpes zoster** ein lebensbedrohliches Krankheitsbild dar.

7.9 **Multiple Sklerose**

> 🔲 **Multiple Sklerose** (kurz *MS;* auch *Encephalomyelitis disseminata,* kurz *ED*): Ätiologisch ungeklärte entzündliche ZNS-Erkrankung, die zur herdförmigen Zerstörung der Markscheiden führt. Mit einer Häufigkeit von 50 auf 100 000 Einwohnern eine der häufigsten neurologischen Erkrankungen in unseren Breiten. Die Erstmanifestation erfolgt v.a. im 20.–40. Lebensjahr. Frauen sind häufiger betroffen als Männer.

7.9.1 **Krankheitsentstehung und Symptome**

➡ **Krankheitsentstehung**

Bei der Multiplen Sklerose kommt es in der weißen Substanz des ZNS zu multiplen Entzündungsherden **(Plaques)** mit **Demyelinisierung** (Zerstörung der Markscheiden, *Entmarkung*) und nachfolgender Narbenbildung. Besonders betroffen ist die Nachbarschaft der Hirnventrikel, Sehnerv, Hirnstamm und Kleinhirn. Die Nervenzellaxone bleiben in der Regel intakt. Die neurologischen Ausfälle sind Folge der durch den Verlust der Markscheiden verlangsamten oder sogar unterbrochenen Erregungsleitung.

Demyelinisierung, d.h. ein Verlust der Markscheiden, tritt bei vielen neurologischen Erkrankungen auf. Erkrankungen, bei denen sie den Hauptbefund darstellen, heißen entsprechend **demyelinisierende Erkrankungen.** Die bekannteste demyelinisierende Erkrankung ist die Multiple Sklerose.

Die genaue Ursache der Erkrankung ist noch unklar. Es handelt sich wahrscheinlich um eine **Autoimmunerkrankung** mit genetischer Disposition (Bevorzu-

gung des weiblichen Geschlechts, der genetische Marker HLA-DR2 ist in 70 % der Patienten positiv. Dabei scheint die Exposition eines pathogenen Faktors bis zum 15. Lebensjahres von Bedeutung zu sein.

Die Bedeutung der Umwelt zeigte sich durch Studien unter Auswanderern, die ergaben, dass bei Auswanderung vor dem 15. Lebensjahr das Erkrankungsrisiko dem des Einwanderungslandes entspricht, während bei älteren Auswanderern das Risiko aus dem alten Heimatland „mitgenommen" wird.

🔲 **Symptome und Untersuchungsbefund**

Grundsätzlich können Entmarkungsherde überall im ZNS auftreten. Die klinische Symptomatik ist mannigfaltig und von Lokalisation, Anzahl und Größe der Plaques abhängig. Kleinere Herde können klinisch asymptomatisch bleiben.

- **Augensymptome:** Sehnervenentzündungen treten sehr häufig auf und stellen oftmals Erstsymptome dar. Der Patient klagt über verschwommenes Sehen. Bei Beteiligung der Papille findet sich bei der Augenspiegelung ein Papillenödem. Bei der **Retrobulbärneuritis** ist der Spiegelbefund unauffällig. Nach der Rückbildung der Sehkraftminderung entwickelt sich häufig eine *temporale* (schläfenseitige) Abblassung der Papille. Störungen der *Okulomotorik* (Augenmuskelbewegungen) mit der Wahrnehmung von Doppelbildern treten bei Beteiligung des Hirnstammes auf
- **Sensibilitätsstörungen:** Sowohl Missempfindungen („Ameisenlaufen" oder „pelziges Gefühl") als auch vermindertes Berührungs-, Temperatur- und Schmerzempfinden sind möglich. Charakteristisch ist auch das Lhermitte-Zeichen als sensibles Reizsyndrom: Beim Kopfnicken gibt der Patient einen „Stromstoß" entlang der Wirbelsäule an
- **Zentrale Paresen:** Sie bestimmen in erster Linie das klinische Bild im weiteren Verlauf. Meist sind sie distal und beinbetont. Die Muskeleigenreflexe sind in der Regel beidseits gesteigert, auch finden sich häufig Pyramidenbahnzeichen und eine spastische Tonuserhöhung. Schon früh kommt es zum Ausfall der Bauchhautreflexe
- **Kleinhirnsymptome:** Besonders typisch sind Sprechstörungen (d.h. die Wörter werden undeut-

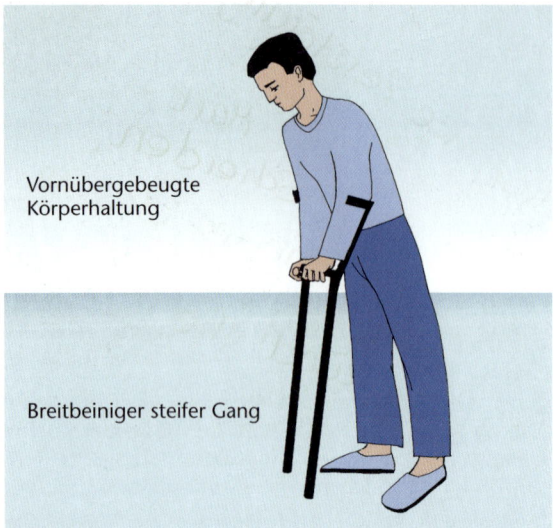

Vornübergebeugte
Körperhaltung

Breitbeiniger steifer Gang

Abb. 7.21: Typische Gangstörung eines Patienten mit Multipler Sklerose. Die spastische Lähmung der Beine und die Koordinationsstörungen führen zu einem charakteristisch steifen Gangbild mit breiter Beinstellung. [A400-215]

lich artikuliert, häufig skandierendes Sprechen), zerebellare Ataxie und Intentionstremor. Die Kombination aus Koordinationsstörungen und spastischer Lähmung führt zu einem typisch veränderten, breitbeinig-steifen Gangbild. Als zerebelläre Okulomotorikstörungen finden sich u.a. eine ruckartige *(sakkadierte)* Blickfolge und ein Nystagmus (☞ 1.2.4)

- **Gesichtsschmerzen:** Selten kommt auch eine Trigeminusneuralgie (☞ 11.4) vor
- **Querschnittslähmung:** Eine Rückenmarksbeteiligung manifestiert sich häufig als querschnittsförmige Paraparese der Beine oder Blasenstörung (20 % der Patienten). Anfänglich kommt es zur Restharnbildung. Im weiteren Verlauf kann sich eine Inkontinenz einstellen, wodurch die meist jungen Patienten psychisch stark belastet sind und sich verstärkt sozial isolieren. Bei schweren Verlaufsformen können auch Mastdarmstörungen hinzutreten
- **Psychische Störungen:** Häufig findet sich eine zur körperlichen Verfassung kontrastierende euphorische Stimmung, die hirnorganisch bedingt ist. Als Reaktion auf die Erkrankung können aber auch depressive Verstimmungen auftreten
- Häufige **Symptomenkombinationen** sind Dysarthrie und Ataxie sowie Nystagmus, skandierendes Sprechen und Intentionstremor *(Charcot-Trias)*.

Bei 80 % der Patienten findet sich ein **schubförmiger Verlauf** mit kompletter oder inkompletter Rückbildung *(Remission)* meist innerhalb von 8 Wochen. 20 % der Patienten haben dagegen eine chronisch-progrediente Form, insbesondere bei später Manifestation der Erkrankung. Nur selten kommt es dabei zu

einer malignen Verlaufsform mit nach wenigen Jahren zum Tode führender Symptomatik.

> **📖 Literaturtipp**
> Krämer, Günter und Roland Besser: Multiple Sklerose. Antworten auf die häufigsten Fragen. Hilfreiche Erstinformation für Betroffene und Interessierte. Trias, Stuttgart, 2000

7.9.2 Diagnostik und Behandlungsstrategie

🔍 Diagnostik

Keine diagnostische Methode allein kann die Diagnose MS beweisen. Erst durch die **Kombination** verschiedener Untersuchungsverfahren unter besonderer Berücksichtigung des neurologischen Untersuchungsbefundes und des klinischen Verlaufs lässt sich die Diagnose stellen. Wichtig für die eindeutige Diagnosestellung ist der Nachweis multipler *(an vielen Orten im ZNS lokalisierter)* Herde sowie mehrerer Schübe. Dabei helfen insbesondere:

- Sorgfältige **Anamnese:** Mit ausdrücklichen Fragen nach früheren, auch Jahre zurückliegenden Lähmungen, Sensibilitätsstörungen, Sehverschlechterungen oder Doppelbildern
- **Neurophysiologische Untersuchungen:** Damit lassen sich symptomatische Läsionen – auch zur Verlaufsbeurteilung – objektivieren und klinisch asymptomatische Läsionen aufdecken. Die **VEP** *(visuell evozierte Potenziale* ☞ 1.3.4) können auch eine lange zurückliegende Sehnervenentzündung nachweisen. Pathologische **AEP** *(akustisch evozierte Potenziale* ☞ 1.3.4) sprechen für Herde im Hirnstammbereich. Läsionen der langen sensiblen und motorischen Bahnen führen häufig zu pathologischen Befunden der **SSEP** *(somatosensibel evozierte Potenziale* ☞ 1.3.4)
- **Kernspintomographie** *(MRT):* Das CCT hat seit Einführung der Kernspintomographie an Bedeutung verloren. Das MRT ist die Methode der Wahl zum Nachweis der besonders periventrikulär gelegenen Entmarkungsherde *(Dichteminderungen).* Sie kann aber auch im Gegensatz zum CCT spinale Herde nachweisen. Insgesamt besitzt sie eine hohe Sensitivität von etwa 90 %, wobei die Befunde jedoch nicht spezifisch für MS sind, d.h. auch bei anderen Erkrankungen vorkommen
- **Liquorstatus:** Kann häufig normal sein. Im akuten Schub findet sich meist eine leichte Zellzahlerhöhung *(lymphozytäre Pleozytose)* von bis zu 30 Lymphozyten und/oder eine leichte Eiweißerhöhung. Auch Plasmazellen können nachweisbar sein. 80 % der Patienten weisen eine intrathekale *(im Liquor selbst und nicht im Serum ablaufende)* IgG-Erhöhung auf. Als Maß hierfür gilt der **Del-**

pech-Lichtblau-Quotient *(D/L)*, der Werte über 0,8 aufweist. Da die Antikörper von einer Gruppe bestimmter aktivierter B-Lymphozyten gebildet werden, lassen sich bei 95 % der Patienten in der Elektrophorese oligoklonale Banden gleichartiger Antikörper nachweisen, die auch bei anderen Erkrankungen auftreten können

• **Sonographie:** Bei jedem Patienten sollte nach der Miktion *(Blasenentleerung)* eine Ultraschalluntersuchung zum Ausschluss einer erhöhten Restharnmenge erfolgen. Bei Patienten mit anamnestischen Hinweisen auf Blasenstörungen ist eine urodynamische Untersuchung angezeigt.

Differentialdiagnose

Differentialdiagnostisch ist ein Hirn- oder Rückenmarkstumor abzugrenzen, der meist eine langsam progrediente Symptomatik aufweist, die sich auf *eine* Läsion zurückführen lässt. Die Darstellung erfolgt mit bildgebenden Verfahren wie CCT oder MRT.

Die Abgrenzung der MS von einer zerebralen Vaskulitis kann besonders bei erstmalig aufgetretener Symptomatik schwierig sein. Zur Klärung tragen hier die Dopplersonographie (☞ 1.3.5), das MRT (☞ 1.3.3) und die zerebrale Angiographie (☞ 1.3.3) bei.

Parästhesien, Ataxie und Pyramidenbahnzeichen gehören auch zur Klinik der funikulären Myelose (☞ 6.3.5). Dabei ist allerdings der Vitamin-B_{12}-Spiegel im Serum vermindert. Auch der Schilling-Test fällt oft pathologisch aus. Mit neurophysiologischen Methoden lässt sich auch eine Polyneuropathie feststellen.

Behandlungsstrategie

Eine ursächliche Therapie ist bisher nicht möglich. Da die Entzündung wahrscheinlich autoimmun bedingt ist, werden insbesondere **Medikamente** eingesetzt, die entzündungshemmend wirken und/oder das Immunsystem unterdrücken:

• Im **akuten Schub** werden **Glukokortikoide** oral oder intravenös anfangs hoch dosiert als Stoßtherapie und dann ausschleichend gegeben (z.B. Prednison 500 mg i.v. über 5 Tage, danach 100 mg oral über einige Wochen ausschleichend unter Magenschutz). Hierdurch wird die Rückbildung der Symptome beschleunigt, der Krankheitsverlauf insgesamt aber nicht beeinflusst. Daher ist eine Dauerbehandlung mit Glukokortikoiden nicht angezeigt

• Die umstrittene und nur bei schweren Verläufen durchgeführte Immunsuppression erfolgt mit **Azathioprin** (z.B. Imurek® 2 mg/kg Körpergewicht)

• Seit 1996 ist das β-**Interferon 1b** (z.B. Betaseron®) verfügbar, das Schubdauer und -frequenz vermindern kann. Es handelt sich dabei um ein gentechnisch hergestelltes Protein mit antiviralen und immunmodulierenden Eigenschaften. Es wird nur prophylaktisch im **Intervall** und nicht im akuten

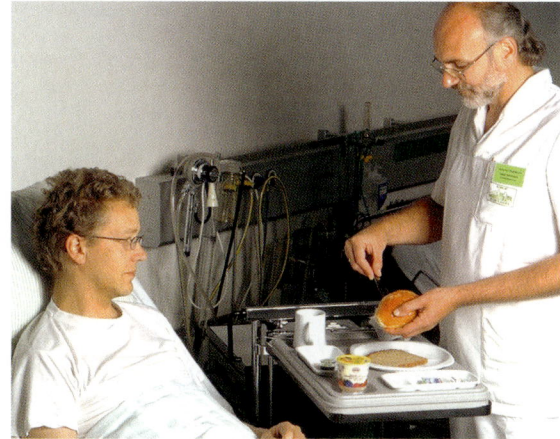

Abb. 7.22: Der Pfleger gibt nur soviel Hilfestellung wie nötig [K183]

Schub eingesetzt. Die Verabreichung erfolgt subkutan (0,26 mg). Bislang wird es nur bei jungen, gehfähigen Patienten zwischen 18 und 50 Jahren angewendet.

Außerdem ist eine **symptomatische Behandlung** einzelner Erscheinungen erforderlich, so beispielsweise:

• Gabe von Baclofen (z.B. Lioresal®) gegen die Spastik

• Psychotherapeutische Behandlung bei Depression (☞ 18.1.3); evtl. auch Einsatz von Antidepressiva

• Carbachol (z.B. Doryl®) bei Blasenentleerungsstörungen

• Carbamazepin (z.B. Tegretal®) bei Trigeminusneuralgie (☞ 11.4).

7.9.3 Spezielle Pflege bei Multipler Sklerose

Da es bei der Multiplen Sklerose keine regelmäßig auftretenden einheitlichen Symptome gibt, muss die Pflege auf den **individuellen Verlauf** zugeschnitten sein. Patienten mit mild verlaufender und komplikationsloser *(blander)* Symptomatik brauchen eher psychosoziale Betreuung als Pflege.

Bei schweren Verläufen oder irreversiblen Beeinträchtigungen kann eine sorgfältige Pflege Komplikationen vorbeugen, die Selbstständigkeit erhalten helfen und so die Prognose der Krankheit verbessern. Verschiedene ATL können beeinträchtigt sein und müssen – im akuten Schub vorübergehend oder bei progredienten Verläufen permanent – vom Pflegepersonal übernommen werden.

> ### Literaturtipp
> Bauer, Helmut und Jürg Kesselring: Medizinische Rehabilitation und Nachsorge bei Multipler Sklerose. Urban & Fischer, München, 1995

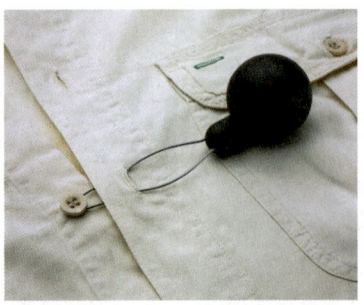

Abb. 7.23: Mit der Zuknöpf-Hilfe können Patienten, die unter Ataxie oder Intentionstremor leiden, selbst Knopfverschlüsse schließen. Der Knopf wird mit der Metallschlinge, die zuvor durch das Knopfloch gesteckt wurde, erfasst und durch das Knopfloch gezogen. [V121]

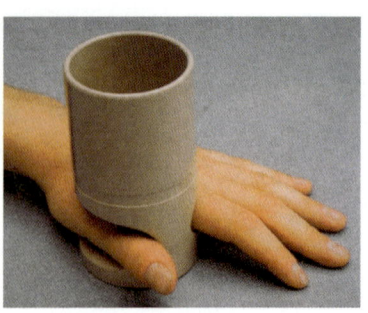

Abb. 7.24: Trinkbecher mit spezieller Griffmulde. [V143]

Hilfen bei ATL

Sich waschen und kleiden

Vor allem durch Ataxie und Intentionstremor kann das selbstständige Pflegen und Kleiden teilweise oder vollständig eingeschränkt sein, so dass die Körperpflege übernommen werden muss. Eine sorgfältige Einschätzung der Situation und die Krankenbeobachtung müssen zu einer flexiblen Pflegeplanung führen, bei der die Ressourcen des Patienten immer wieder neu erfasst und Pflegeziele und -maßnahmen ständig neu auf seinen Zustand abgestimmt werden müssen. Aktivierende Pflege – hier besonders durch Anziehtraining und Tipps bezüglich leicht zu handhabender Kleidung – ist nötig.

Essen und trinken

Auf Grund von Ataxie und Intentionstremor kann die Nahrungsaufnahme erheblich erschwert sein. Es kann vorkommen, dass es den Kranken nicht möglich ist, einen Becher oder eine Gabel an den Mund zu führen, ohne alles zu verschütten. Hier muss einfühlsame Hilfestellung geleistet werden: Entweder bei der Nahrungsaufnahme, z.B. durch Bereitstellen von geeigneten technischen Hilfsmitteln (☞ Abb. 7.24), oder sogar durch das Anreichen von Essen.

Eine ausgewogene Ernährung und ausreichende Flüssigkeitszufuhr tragen entscheidend zum allgemeinen Wohlbefinden bei und dienen zusätzlich der Obstipations- und Infektionsprophylaxe.

Sich bewegen und
Für Sicherheit sorgen

Selbstständiges Gehen aber auch der Transfer vom Bett in einen Sessel oder Rollstuhl können durch Ataxie und Spastik erheblich beeinträchtigt sein. Vor allem einschießende Spastiken in den Beinen und Intentionstremor in den Armen erschweren die Mobilisation sowohl für den Patienten als auch für die Pflegende, so dass ein erhöhtes Unfallrisiko besteht. Hier muss vor allem für rutschfesten Bodenkontakt und Sicherung des Patienten gesorgt werden.

Bei Bettlägerigen erfolgt gegen Spastiken die **Bobath-Lagerung** (☞ 3.1.5). Vom Patienten nicht selbstständig bewegte Gelenke werden zur Kontrakturprophylaxe passiv durchbewegt.

Bei Immobilität werden außerdem die Prinzipien der Dekubitus-, Thrombose- und Kontrakturprophylaxe und besonders der Pneumonie- und Infektionsprophylaxe beachtet, da vor allem bei der Akuttherapie – durch hohe Glukokortikoiddosen – die Infektgefahr groß ist. Hierzu gehört auch, dass der Patient den Kontakt zu Personen mit akuten Infekten vermeidet.

Ausscheiden

Blasenentleerungsstörungen sind häufiger als Harninkontinenz und können in leichten Stadien durch Techniken des rhythmischen Beklopfens der Blase (*„triggern"*) kompensiert werden.

Im weiteren Verlauf kann **Blasen- und Darmtraining** analog zum Vorgehen bei Querschnittslähmung (☞ Kapitel 4) durchgeführt werden. Wegen der Infektionsgefahr sollte möglichst kein Dauerkatheter gelegt werden, sondern der intermittierenden Einmalkatheterisierung der Vorzug gegeben werden. Von kooperativen und in der Bewegung nicht zu sehr eingeschränkten Patienten kann sie auch selbst durchgeführt werden. Die Anleitung obliegt der Pflegenden. Außerdem ist eine Aufklärung des Patienten über das erhöhte Risiko von Harnwegsinfekten und eine Betonung der Prophylaxe durch reichliches Trinken notwendig.

Ergänzende Therapien

Physiotherapie und **Ergotherapie** sowie die Bereitstellung geeigneter technischer Hilfen sind die wichtigsten Maßnahmen, um die Selbstständigkeit so lange wie möglich zu erhalten. Bei den chronisch kranken Patienten ist die psychische Führung jedoch oftmals schwierig. Die häufige (unangemessene) Euphorie und die später evtl. eintretende Demenz erleichtern dem Patienten zwar die Krankheit, führen aber oft dazu, dass das für den Erhalt der Selbstständigkeit notwendige Training unterbleibt. Daher müssen die Patienten immer wieder zu physiotherapeutischen Übungen angehalten werden. Dabei soll aber Muskel- ermüdung vermieden werden. Nach Möglichkeit werden auch die Angehörigen mit einbezogen.

Auch nicht-schulmedizinische Behandlungsmethoden können zur allgemeinen Befindlichkeitsverbesserung des Patienten führen, z.B. bestimmte Diätformen wie gelegentliches „Heilfasten".

Prinzipiell sollte der Patient – so lange es geht – normal leben. Meist ist es sinnvoll, die **Berufstätigkeit** des Patienten (Berentung hinauszögern), Hobbys und Unternehmungen zu fördern. Überforderung sollte allerdings vermieden werden. Vielen Patienten hilft der Kontakt zu Selbsthilfegruppen (☞ 27.1.3).

> **Kontaktadressen**
> **Deutsche Multiple Sklerose Gesellschaft – Bundesverband e.V.**
> Vahrenwalder Str. 205 – 207
> 30165 Hannover
> Telefon: 05 11/96 83 40
>
> Internet: www.dmsg.de
>
> **Multiple Sklerose Selbsthilfe**
> Teltower Damm 43 – 45
> 14167 Berlin
> Telefon: 0 30/3 95 31 35
>
> Internet: www.snafu.de/msk.lvblnbrbg

Prognose

Die Diagnose einer Multiplen Sklerose ist nicht mit langjährigem Siechtum und schwerer Behinderung gleich zu setzen. Insgesamt ist die Prognose der primär schubförmigen Verlaufsform besser als die der

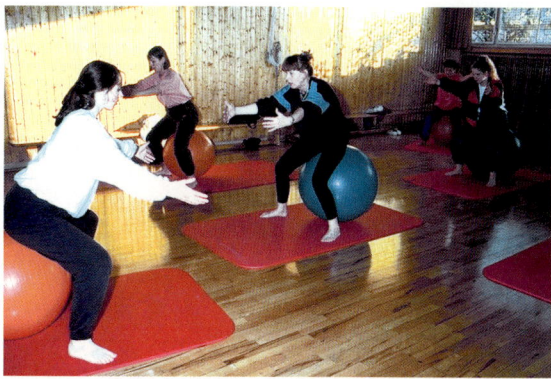

Abb. 7.25: Körperliches Training hat auch positive Wirkung auf die Seele und kann zur Entspannung beitragen. [K183]

chronisch-progressiven Form, bei der es kaum zur Rückbildung der Symptome kommt. Bei sehr **günstigen Verlaufsformen** haben die Patienten nur ein oder zwei Schübe, und es bleiben keinerlei Restsymptome zurück.

Der **mittlere Krankheitsverlauf** beträgt heute mehr als 25 Jahre. Fünf Jahre nach Krankheitsbeginn sind 70 %, nach 20 Jahren noch 36 % der Patienten berufstätig. 20 % der Kranken sind zu diesem Zeitpunkt bereits verstorben. Todesursache ist meist nicht die Multiple Sklerose selbst, sondern Komplikationen, wie z.B. Infektionen, insbesondere unbehandelte Harnwegsinfekte und Urosepsis.

Wiederholungsfragen

1. Was ist Nackensteife? (☞ 7.1.1)

2. Was sollten Angehörige von Patienten mit bakterieller Meningitis beachten? (☞ 7.1.3)

3. Welcher ist der wichtigste virale Erreger der Enzephalits? (☞ 7.2.1)

4. Wie kommt es zu einem Hirnabszess? (☞ 7.3)

5. Welches sind die wichtigsten neurologischen Manifestationen einer AIDS-Erkrankung? (☞ 7.4.1)

6. Welche Erkrankungen können durch einen Zeckenbiss übertragen werden? (☞ 7.5)

7. Wie wird die Poliomyelitis übertragen? (☞ 7.6)

8. Was bedeutet Demyelinisierung? (☞ 7.9.1)

9. Welche epidemiologische Besonderheit besteht für die Multiple Sklerose? (☞ 7.9.1)

10. Was ist die Charcot-Trias? (☞ 7.9.1)

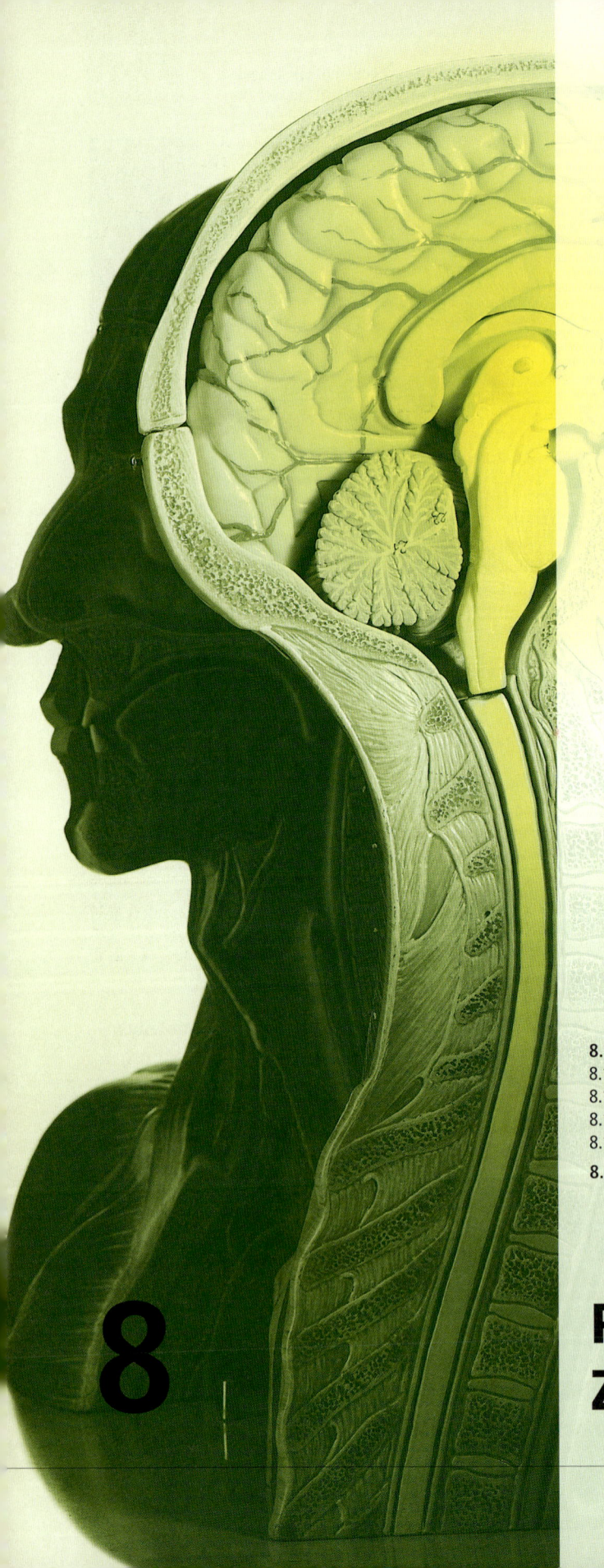

8

Pflege bei ZNS-Tumoren

8.1 Gehirntumoren

> 📋 **Hirntumoren** *(intrakranielle Tumoren; Ge-hirntumoren):* Vom Gehirngewebe selbst oder seinen Hüllen ausgehender Tumor **(primärer Hirntumor),** oder Metastasen von außerhalb des Gehirns entstandene Tumoren **(sekundäre Hirntumoren).** Die Neuerkrankungsrate primärer Hirntumoren liegt bei ca. 8/100 000 Einwohner jährlich.

8.1.1 Symptome verschiedener Hirntumoren

Die klinischen Zeichen eines Hirntumors resultieren zum einen aus der Schädigung des Nervengewebes am Ort des Tumors selbst. Zum anderen sind sie Folge der chronischen intrakraniellen Druckerhöhung durch den Tumor oder durch das ihn umgebende Hirnödem.

Herdsymptome

Die Symptome durch den Tumor selbst können Hinweise auf die Lokalisation des Tumors geben. Sie werden deshalb auch **Herdsymptome** genannt.

- **Frontallappentumor:** Tumoren im Frontallappen zeigen sich z.B. durch Lähmungen, Verhaltensänderungen (Patient wird oberflächlich und gleichgültig) oder motorische Aphasie (☞ 1.2.9)
- **Scheitellappentumor:** Bei Tumorlokalisation im Scheitellappen treten insbesondere Sensibilitätsstörungen und Werkzeugstörungen auf (☞ 1.2.9)
- **Schläfenlappentumor:** Tumoren im Schläfenlappen können z.B. zu sensorischer Aphasie (☞ 1.2.9) führen
- **Hypophysentumor:** Tumoren der Hypophyse führen durch Druck auf den Sehnerven häufig zu Gesichtsfeldausfällen. Einige Tumoren der Hypophyse sind hormonaktiv, d.h. sie produzieren z.B. Wachstumshormone, was zu *Akromegalie* (☞ Abb. 8.4) führen kann, oder Prolaktin mit den Leitsymptomen Milchfluss aus der Brustdrüse und Unfruchtbarkeit
- **Hirntumoren allgemein:** Bei etwa einem Drittel der Hirntumoren kommt es zu epileptischen Anfällen, die auch einziges Symptom der Erkrankung sein können.

Allgemeinsymptome

Kommt es auf Grund der sehr brüchigen Tumorgefäße zu einer Tumorblutung oder entwickelt sich ein Hirnödem *(Anschwellen des Hirngewebes)* entweder durch den Tumor selbst oder durch den erhöhten Liquordruck, ist das Gehirn durch die rasche Drucksteigerung akut gefährdet (☞ 12.4).

> 🖐 Insgesamt ist das klinische Bild eines Gehirntumors sehr variabel. Es kann sein, dass der Patient lediglich wegen lästiger Kopfschmerzen oder unerklärlicher Depression zum Arzt geht. Es kann sich im Falle einer Tumorblutung aber auch um ein dramatisches, schlaganfallähnliches Bild handeln.

Im Untersuchungsbefund ist neben den neurologischen Ausfällen als Zeichen des chronischen Drucks auf den Sehnerven oft eine **Stauungspapille** bei der Spiegelung des Augenhintergrunds nachweisbar.

> 📖 **Literaturtipp**
> Wittekind, C. und E. Wagner: TNM-Klassifikation maligner Tumoren. Springer, Berlin-Heidelberg, 1997

8.1.2 Diagnostik

Die bedeutsamste Methode ist das **CCT,** sowohl nativ als auch mit Kontrastmittel. Sie stellt die überwiegende Mehrzahl der Tumoren dar und erlaubt erste Aussagen über die mutmaßliche Dignität des Tumors (☞ Abb. 8.1). Bei zweifelhaftem CCT wird ein **Kernspintomogramm** angefertigt.

Eine **Angiographie** ist dann präoperativ erforderlich, wenn eine Lagebeziehung des Tumors zu den großen Gefäßen besteht bzw. wenn für die OP-Planung eines Tumors die Gefäßversorgung dargestellt werden muss.

Besteht der Verdacht auf eine Gehirnmetastase, wird außerdem nach dem **Primärtumor** gesucht; oft handelt es sich dabei um ein Bronchial- oder Mammakarzinom.

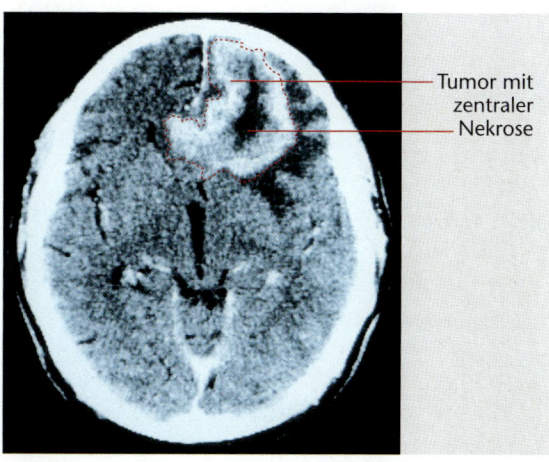

Tumor mit zentraler Nekrose

Abb. 8.1: Gliazelltumor im Gehirn. Dieser bösartige Tumor wächst verdrängend und infiltrierend: Er hat schon die Hirnmittellinie überschritten. [X113]

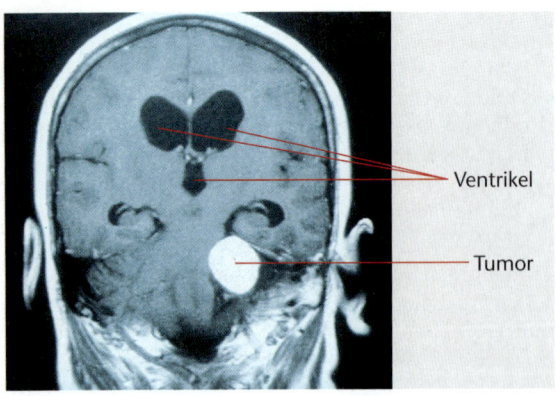

Ventrikel

Tumor

Abb. 8.2: Neurinom, von den Myelinscheiden ausgehender Tumor. Das *Akustikusneurinom* ist der häufigste Tumor, der einen Hirnnerven befällt. Er ist zwar gutartig, kann aber enorme Größen erreichen, wie auf dem abgebildeten Kernspintomogramm zu erkennen. Die Patienten leiden unter Hörstörungen, Ohrensausen (Tinnitus) und (selten) Schwindelattacken. [X113]

Die **Gewebeart des Tumors** lässt sich allein durch bildgebende Verfahren nicht bestimmen. Daher wird meist versucht, mit Hilfe einer offenen neurochirurgischen Operation mit intraoperativer Schnellschnittuntersuchung oder – bei unzugänglichem Tumor – mit Hilfe einer stereotaktischen Biopsie (☞ 1.3.8) Tumorgewebe zur histologischen Untersuchung zu ge-

winnen. Die häufigsten im Gehirn auftretenden Tumortypen zeigt Tabelle 8.3.

8.1.3 Behandlungsstrategie

Benigne Tumoren

Bei **gutartigen Tumoren,** beispielsweise dem Meningeom oder dem niedrig gradigen Astrozytom (Grad I – III ☞ Tab. 8.3) steht die Operation im Vordergrund. Bei nicht vollständig entfernten gutartigen sowie allen bösartigen Tumoren sind Rezidive möglich.

Patienten nach Hypophysektomie benötigen meist eine lebenslange medikamentöse Substitutionstherapie der fehlenden Hormone.

Maligne Tumoren

Maligne Tumoren verursachen häufig ein ausgeprägtes Hirnödem, das sehr effektiv durch hoch dosierte Kortikosteroidgabe (z.B. 6 x 8 mg Fortecortin®) behandelt werden kann. Dies ist präoperativ von großem Nutzen und führt bereits vor der Operation häufig zur Besserung der Symptomatik (Patient kann plötzlich wieder Gehen oder Sprechen), da das perifokale Hirnödem und damit die zerebrale Herdsymptomatik unter dieser Therapie abnimmt. Das Tumorwachstum wird jedoch durch diese Medikamente nicht beeinflusst. Da die Kortikosteroidgabe zu gastrointestinalen Blutun-

Histologischer Tumortyp	Ausgangszellen	Malignitätsgrad, Verlauf, Prognose
Gliome:		
• Astrozytom Grad I	Gliazellen	Benigne, langsam wachsend; nach kompletter Entfernung ggf. dauerhafte Heilung
• Astrozytom Grad II	Gliazellen	Semibenigne, Überlebenszeit 5 – 15 Jahre; Gefahr der Progression in einen Grad-III- oder -IV-Tumor
• Astrozytom Grad III	Gliazellen	Bösartig, schlechte Prognose; häufig Umwandlung in ein Astrozytom Grad IV, mittlere Überlebenszeit 2 – 3 Jahre
• Astrozytom Grad IV (Glioblastoma multiforme)	Gliazellen	Sehr bösartig, rasch wachsend; sehr schlechte Prognose, mittlere Überlebenszeit 1/2 – 1 Jahr
• Oligodendrogliom Grad II oder III	Gliazellen	Benigne oder maligne bis mäßig maligne; Prognose abhängig vom Grad; z.T. chemotherapeutisch zu behandeln, mittlere Überlebenszeit 2 – 20 Jahre
Medulloblastom (Auftreten v.a. bei Kindern)	Wahrscheinlich embryonale Zellen	Sehr bösartig mit früher Metastasierung innerhalb des ZNS; jedoch gute Möglichkeiten der Strahlen- und Chemotherapie, daher mehr als 50 % Langzeitüberlebende
Meningeom	Hirnhäute	Benigne, langsam wachsend; nach OP gute Prognose
Neurinom	Myelinscheide	Gutartig, langsam wachsend; nach OP gute Prognose
Metastasen	Extrakranielle Organtumoren	Bösartig, bei Diagnose oft schon multipel; schlechte Prognose
Lymphom	Lymphatisches Gewebe	Bösartig, sehr rasch und infiltrierend wachsend; häufig bei immunsupprimierten Patienten (z.B. HIV); gute Ansprechbarkeit auf Kortikosteroide und Bestrahlung
Hypophysenadenom	Hypophyse	Gutartig, langsam wachsend; nach OP meist gute Prognose

Tab. 8.3: Übersicht über die häufigsten Hirntumortypen und ihre Dignität.

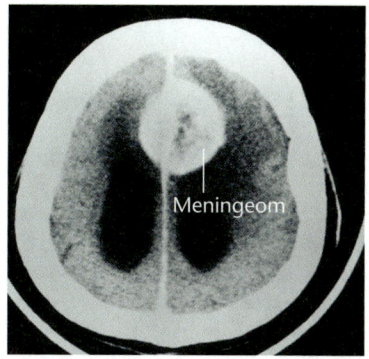

Abb. 8.5: Meningeom, ein von der harten Hirnhaut *(Dura)* ausgehender Tumor, der sich mit Kontrastmittel angereichert hat. [T117]

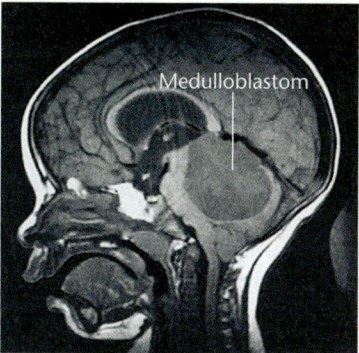

Abb. 8.6: Kernspinaufnahme eines rasch wachsenden Medulloblastoms bei einem Kind. Die Symptome sind relativ unspezifisch: Wesensänderung, Kopfschmerzen, Erbrechen, Koordinationsstörungen, Nystagmus, Ataxie. [E102-001]

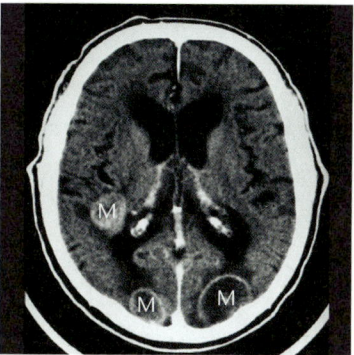

Abb. 8.7: Multiple Hirnmetastasen (auf diesem Bild mit einem „M" gekennzeichnet). Die Prognose ist abhängig von der Anzahl der Metastasen und der Malignität des Primärtumors. [T117]

gen führen kann, muss sie unbedingt unter medikamentösem Magenschutz erfolgen.

Meist kommen **Kombinationsbehandlungen** aus Operation, Strahlen- und Chemotherapie zum Einsatz. Voraussetzung hierfür ist die histologische Untersuchung des Tumorgewebes, da die verschiedenen Gewebe unterschiedlich auf Strahlen- oder Chemotherapie reagieren.

Sind die Tumoren zum Zeitpunkt der Diagnosestellung bereits so ausgebreitet, dass eine Tumormassenverminderung das Leben des Patienten auch bei günstiger Tumorlokalisation nicht verlängern würde (z.B. beim schnell wachsenden Astrozytom Grad IV) wird meist noch versucht, mit Strahlen- oder Chemotherapie eine Besserung der Beschwerden und eine Erhöhung der Lebensqualität zu erreichen. Dabei müssen die Nebenwirkungen der Behandlung sorgfältig abgewogen werden. Spricht der Hirntumor weder auf die Strahlen- noch die Chemotherapie an oder würden die Nebenwirkungen den Nutzen der Behandlung überdecken, wird versucht, durch symptomatische Behandlung des erhöhten Hirndrucks (☞ 12.4), eine medikamentöse Unterdrückung epileptischer Anfälle (☞ 10.2.4) und ausreichender Schmerztherapie die Beschwerden des Patienten zu lindern.

8.1.4 Pflege und Prognose bei Hirntumoren

Bereits bei Verdacht auf einen Hirntumor fühlt sich der Patient zu Recht existenziell bedroht. Verständnis und Gespräche, ohne nicht gerechtfertigte Hoffnungen zu wecken, helfen dem Patienten, seine Situation zu akzeptieren.

Coping ☞ 16.8.4

📖 **Literaturtipp**

Anderson, Grey: Diagnose Krebs – 50 erste Hilfen. Rowohlt, Reinbek, 1996

König, Walter: Krebs – Ein Handbuch für Betroffene, Angehörige und Betreuer. Springer, Wien, 1999

🛏 Pflege

Da das klinische Bild bei Hirntumoren äußerst unterschiedlich ist, richtet sich die pflegerische Unterstützung nach den vorherrschenden **Symptomen** des Patienten:

- Bei Hemiparese und Aphasie wie bei Schlaganfall (☞ 3.1.5)
- Bei erhöhtem Hirndruck (☞ 12.4.2)
- Bei Epilepsie (☞ 10.2.4)

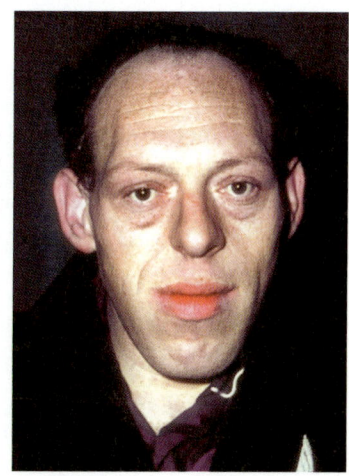

Abb. 8.4: Der **Akromegalie** liegt ein *STH (somatotropes Hormon)-produzierendes Hypophysenadenom* zugrunde, bei der im Erwachsenenalter die *„Körperspitzen"* **(Akren)** wie Nase, Ohren, Kinn, Hände und Füße, aber auch innere Organe erneut wachsen, was zu dem typischen klinischen Bild führt. [T127]

- Bei Kortisontherapie Infektionsprophylaxe und Verminderung der Verletzungsgefahr
- Bei Strahlentherapie Pflege der Haut mit Puder, Haut nicht waschen
- Bei Chemotherapie Gabe von Antiemetika.

Bei allen Maßnahmen beachten die Pflegenden, dass es sich bei den Hirntumoren um lebensbedrohliche, oft sogar tödliche Erkrankungen handelt, die einer einfühlsamen Gesprächsführung bedürfen und im fortgeschrittenen Stadium auch die Sterbebegleitung sowie die Begleitung der Angehörigen erfordert.

≣⨅ Kontaktadressen

Krebsinformationsdienst am Deutschen Krebsforschungszentrum

Im Neuenheimer Feld 280
69120 Heidelberg
Telefon: 0 62 21/41 01 21

Internet: www.krebsinformation.de

Psychosoziale Beratungsstelle für Krebskranke und Angehörige – Selbsthilfe e.V.
Albrecht-Achilles-Str. 65
10709 Berlin
Telefon: 0 30/8 91 40 49

Krebs-Krisen-Telefon: 0 30/89 09 41 19

▣ Pflege nach Operationen

Bei **neurochirurgisch operierten** Patienten kommen weitere Aufgaben hinzu:
- Intensivüberwachung unter besonderer Beachtung der Bewusstseinslage (☞ 2.1 und 12.5)
- Vorsichtsmaßnahmen gegen Hirndruckerhöhung: halbsitzende Lagerung, Vermeiden von Husten, Niesen und Pressen
- Schmerzbekämpfung und Sedierung nach Arztanordnung
- Bei hoher Stressulkusgefahr frühzeitiger Nahrungsaufbau sowie Prohylaxe mit Antazida und evtl. H_2-Blocker nach Arztanordnung; bei Gabe von Glukokortikoiden gegen Hirnödem
- Bei Auftreten von Lähmungen oder Sprachstörungen Einleitung von Physiotherapie, später Sprechübungen und Logopädie.

Dem Patienten wird zu einem Aufenthalt in einer Rehabilitationsklinik nach Entlassung aus dem Krankenhaus geraten.

▣ Prognose

Während die Prognose der *außerhalb* des Gehirns lokalisierten Tumoren v.a. von der Histologie des Tumorgewebes abhängt, sehen die prognostischen Kriterien für Gehirntumoren anders aus. So sind einige histologisch gutartige Tumoren allein auf Grund ihrer Lokalisation im Gehirn inoperabel (das Risiko, durch die Operation lebenswichtige Zentren zu verletzen, wäre zu groß). Dies ist zum Beispiel bei Schädelbasismeningeomen der Fall.

Lässt die Lokalisation eines benignen Tumors eine Operation zu und kann er vollständig entfernt werden, ist die Prognose gut. Verhältnismäßig günstig ist auch der Verlauf bei operablen *niedrigmalignen* Tumoren, da bis zum Auftreten eines (evtl. wieder operablen) Rezidivs Jahre vergehen können.

Bei allen malignen Tumoren ist die Prognose meist schlecht (☞ 8.1.3). Konnte der Tumor (noch) operiert werden bleiben nach seiner Entfernung manchmal Dauerschäden zurück, die von leichten, kaum störenden Lähmungen bis zu schwersten körperlichen und geistigen Behinderungen reichen können. Besonders schlecht ist die Prognose bei Astrozytomen Grad IV. Die Überlebensdauer nach Diagnosestellung beträgt durchschnittlich meist nur wenige Monate.

8.2 Spinale Tumoren

⊡ Spinale Tumoren *(Rückenmarkstumoren)*: Vom Rückenmark selbst, seinen Hüllen *(Meningeom)* oder anderen Strukturen innerhalb des Wirbelkanals, z.B. der Schwann-Scheide sensibler Nervenfasern *(Neurinome)* ausgehende, meist gutartige Tumoren. Wesentlich seltener als Hirntumoren.

▣ Symptome und
⌀ Diagnostik

Die meist langsam wachsenden **spinalen Tumoren** komprimieren das Rückenmark oder die Nervenwurzeln. Die folgenden Symptome sind charakteristisch:
- Lähmungen (je nach Lokalisation periphere Lähmung, Para- oder Tetraparese) mit oft vom Patienten nicht bemerkten Sensibilitätsstörungen
- Gürtelförmige oder ins Bein ausstrahlende Schmerzen, die von vielen Patienten als „Ischias" bezeichnet und oft als „Bandscheibenvorfall" fehldiagnostiziert werden
- Blasen-Darm(Rektum)-Störungen
- Vegetative und trophische Störungen.

Bei Verdacht auf eine spinale Raumforderung wird stets ein **Kernspintomogramm** angefertigt. Möglich ist auch die Kombination aus **CT** *und* **Myelographie** (☞ 1.3.3).

Bei **gutartigen** Tumoren wird eine Operation angestrebt. Dann kommt es manchmal vorübergehend zu einer kompletten Querschnittslähmung (☞ 4.1). Die neurologischen Ausfälle bilden sich unter konsequenter physiotherapeutischer Behandlung jedoch oft wieder zurück. Abhängig von der Dignität des Tumors ist die weitere Prognose meist gut.

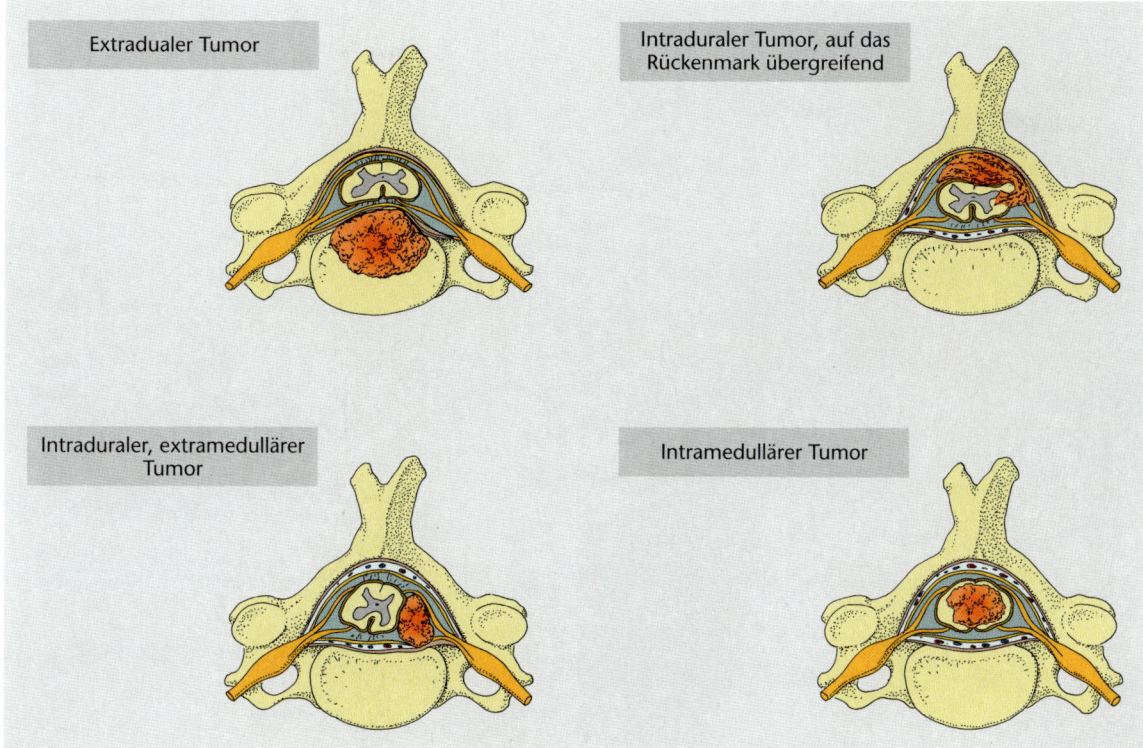

Extraduraler Tumor

Intraduraler Tumor, auf das Rückenmark übergreifend

Intraduraler, extramedullärer Tumor

Intramedullärer Tumor

Abb. 8.8: Tumoren des Spinalkanals. Die Tumoren gehen von verschiedenen anatomischen Strukturen aus, führen aber letztendlich zu den gleichen Symptomen. [A400-190]

Bei Metastasen oder den seltenen bösartigen Tumoren des Rückenmarks, v.a. Astrozytome und andere Gliome, ist die Prognose ungünstiger.

> **Notfall!**
> Ein beginnendes Querschnittssyndrom (☞ 4.1) stellt einen Notfall dar und bedarf sofortiger diagnostischer Abklärung und Therapie.

Pflege

Die Pflege bei spinalen Tumoren richtet sich nach dem Schweregrad der neurologischen Ausfallserscheinungen.

Pflege bei Querschnittssyndrom (☞ 4.3)
Pflege bei ZNS-Verletzungen (☞ 9.2.2)
Pflege bei Bandscheibenvorfall (☞ 5.2.3)

Wiederholungsfragen

1. Wie kommt eine Akromegalie zustande? (☞ 8.1.1, Abb. 8.4)

2. Was ist ein Herdsymptom? (☞ 8.1.1)

3. Welche Störung tritt besonders bei Tumorlokalisation im Scheitellappen auf ? (☞ 8.1.1)

4. Welche Tumoren zählt man zu den Gliomen? (☞ 8.1.1)

5. Wie ist die Prognose eines Meningeoms? (☞ 8.1.4, Tab. 8.3)

6. Wie ist die Prognose eines Glioblastoms? (☞ 8.1.4, Tab. 8.3)

7. Warum können auch gutartige Tumoren bösartig sein? (☞ 8.1.4)

8. Welches sind die charakteristischen Symptome spinaler Tumoren? (☞ 8.2)

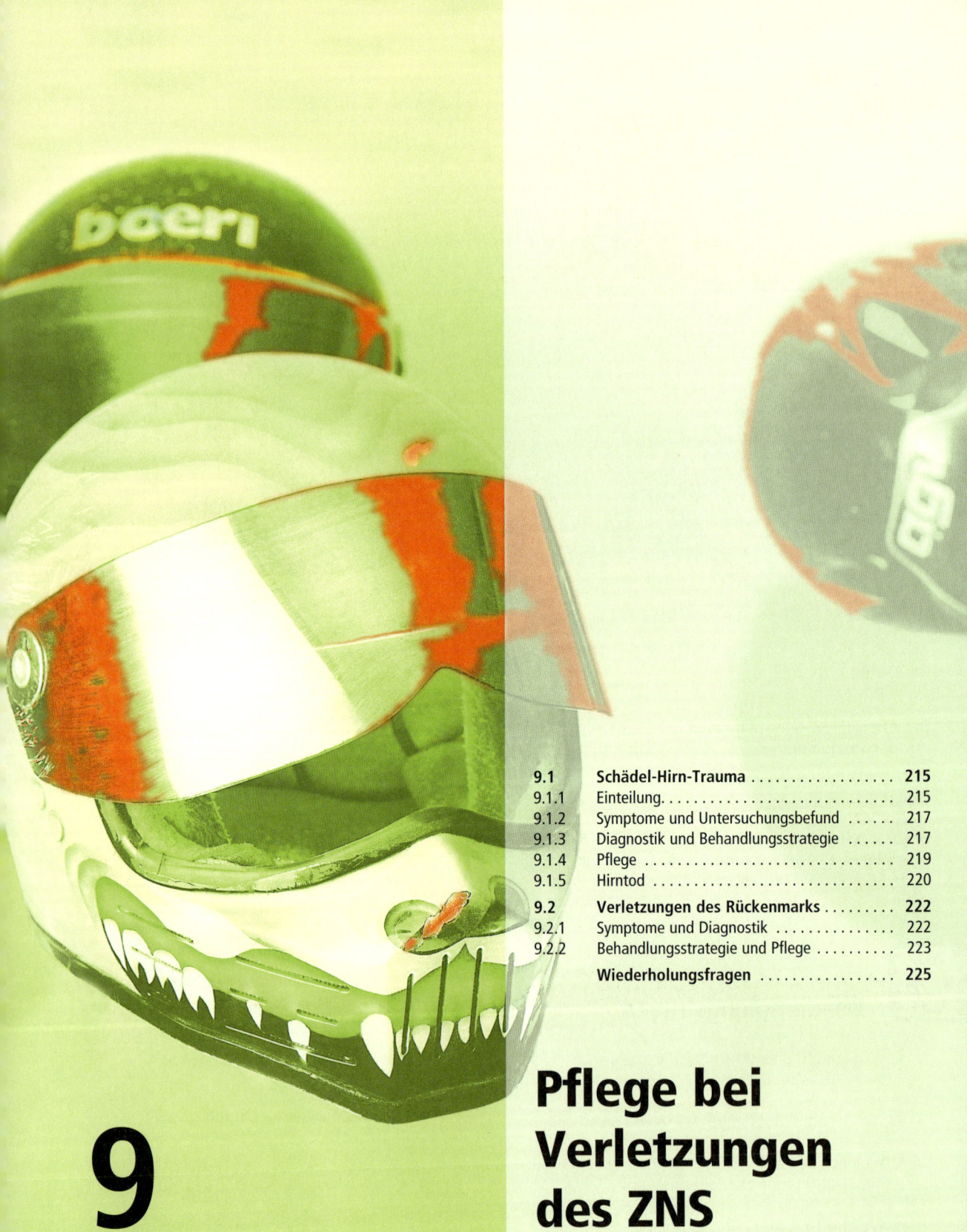

9

Pflege bei Verletzungen des ZNS

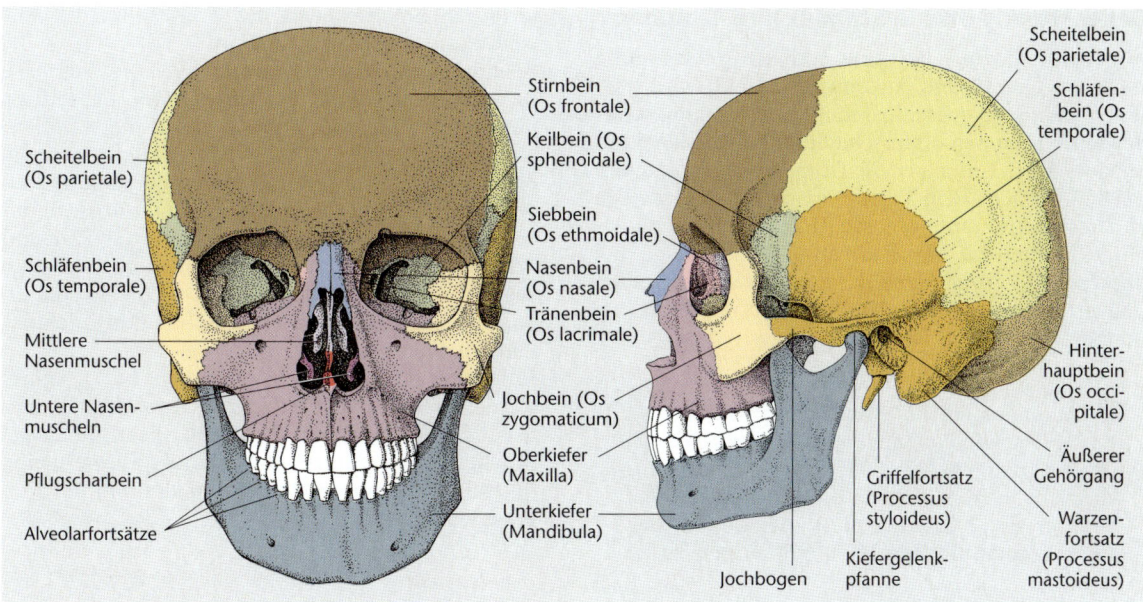

Abb. 9.1: Schädel in der Vorder- und in der Seitenansicht. Die farbige Unterlegung macht deutlich, aus wie vielen verschiedenen Knochen der menschliche Schädel zusammengesetzt ist. [A300-190]

9.1 Schädel-Hirn-Trauma

> **Schädel-Hirn-Trauma** (kurz *SHT*): Sammelbezeichnung für alle Schädelverletzungen mit Gehirnbeteiligung. Hauptursache sind Verkehrsunfälle. Gehört zu den häufigsten Todesursachen bei Patienten unter 40 Jahren.

In Deutschland erleiden jährlich schätzungsweise 250 000 – 300 000 Menschen ein Schädel-Hirn-Trauma. Die überwiegende Zahl der Betroffenen erleidet das SHT im Rahmen eines *Polytraumas*, d.h. es liegt eine Mehrfachverletzung vor, bei der eine der Verletzungen oder die Kombinationen mehrerer Verletzungen lebensbedrohlich ist. Bei polytraumatisierten Pa-

tienten ist das SHT meist die Einzelverletzung mit der größten prognostischen Bedeutung.

9.1.1 Einteilung

Schädel-Hirn-Traumen werden eingeteilt anhand des Schweregrads der Verletzung in drei **Schweregrade** und anhand eventueller Mitverletzungen der *Dura mater* (harte Hirnhaut) in **geschlossene und offene Schädel-Hirn-Traumen.**

Schweregrade

Die Einteilung von Schädel-Hirn-Traumen in **drei Schweregrade** erfolgt nach der Glasgow-Coma-Scale (kurz *GCS* ☞ 1.2.7) und der klinischen Symptomatik. Tab. 9.2 zeigt diese Einteilung.

Schweregrad	Bezeichnung	Dauer der Bewusstlosigkeit	Symptomatik	Häufigkeit
Grad I (GCS 13 – 15)	**Leichtes SHT** (Commotio cerebri, Gehirnerschütterung)	< 5 min.	Amnesie (= Erinnerungslücke), vegetative Störungen (Kopfschmerzen, Schwindel, Übelkeit, Erbrechen), vollständige Rückbildung aller Symptome innerhalb von 5 Tagen	80 %
Grad II (GCS 9 – 12)	**Mittelschweres SHT** (leichte Contusio cerebri, d.h. leichte Hirnprellung)	5 – 30 min.	Nachweisbar leichte organische Hirnschäden, völlige funktionelle Rückbildung innerhalb von 30 Tagen oder Defektheilung mit geringen bleibenden Störungen	10 %
Grad III (GCS < 9)	**Schweres SHT** (schwere Contusio cerebri, d.h. schwere Gehirnprellung bzw. Compressio cerebri, d.h. Gehirnquetschung)	> 30 min.	Substanzschädigung des Gehirns, teils schwere neurologische Störungen, evtl. Störungen der Vitalfunktionen durch Hirnstammbeeinträchtigung, stets Defektheilung mit bleibenden Funktionsstörungen, evtl. apallisches Syndrom (☞ 12.6)	10 %

Tab. 9.2: Einteilung der Schädel-Hirn-Traumen nach Tönnis und Löw (GCS = Glasgow-Coma-Scale ☞ 1.2.7).

Gedeckte und offene Schädel-Hirn-Traumen

Abhängig davon, ob eine direkte Verbindung zwischen Gehirn und Außenwelt besteht, wird zwischen **gedeckten** (geschlossenen) und **offenen Schädel-Hirn-Traumen** unterschieden. Beim gedeckten Schädel-Hirn-Trauma ist die Dura mater intakt, beim offenen Schädel-Hirn-Trauma ist sie mitverletzt. Die Unterscheidung in gedeckte und offene Schädel-Hirn-Traumen ist klinisch von Bedeutung, da bei offenem SHT durch die Verbindung zwischen Gehirn und Außenwelt die Gefahr von ZNS-Infektionen besteht.

Patienten mit mittelschwerem oder schwerem SHT sowie Patienten mit offenem SHT sollten in Kliniken versorgt werden, die über neurochirurgische Abteilungen verfügen und damit in der Lage sind, nicht nur die Verletzung an sich, sondern auch mögliche Komplikationen zu behandeln.

Einteilung der Schädelfrakturen

Die bei einem SHT oft gleichzeitig vorhandenen Schädelfrakturen werden unterteilt in:

- **Gesichtsschädelfrakturen.** Die wichtigsten Knochen des Gesichtsschädels sind Nasen- und Jochbein, Ober- und Unterkiefer. Zentrale Mittelgesichtsfrakturen verlaufen meist in typischen Frakturlinien. Entsprechend des Frakturlinienverlaufs werden sie eingeteilt in Le Fort I – III
- **Schädelbasisfrakturen** (*Schädelbasis* ☞ Abb. 9.3). Sie gehen häufig mit Blutungen oder Liquorfluss aus Mund, Nase oder Ohr, Monokel- oder Brillenhämatom (☞ Abb. 9.4) einher. Schließt sich die pathologische Verbindung zwischen Gehirn und Außenwelt nicht, entsteht eine *Liquorfistel* mit hoher Infektionsgefahr für das Gehirn (☞ 7.1 und 7.2). Eine unbedingte Operationsindikation zum Verschluss des Lecks ist gegeben, wenn sich die Liquorfistel unter antibiotischer Behandlung nicht innerhalb einer Woche spontan verschließt
- **Kalottenfrakturen.** Diese bedürfen meist keiner speziellen Therapie. Sind jedoch Knochenfragmente durch die Wucht des Aufpralls nach innen gedrückt worden **(Impressionsfraktur),** ist meist eine operative Therapie mit Anhebung des imprimierten Fragments erforderlich.

⊘ **Vorsicht!**
Kalottenfrakturen können zu einer Verletzung der A. meningea media und damit zu einem epiduralen Hämatom führen. Deshalb werden Patienten mit rissförmigen, geschlossenen Kalottenfrakturen, die zunächst keine Anzeichen einer Hirnverletzung zeigen, für mindestens 24 Stunden stationär überwacht. Zeigt der Patient Zeichen einer intrakraniellen Blutung (☞ 3.2 – 3.5), wird umgehend ein CCT angefertigt.

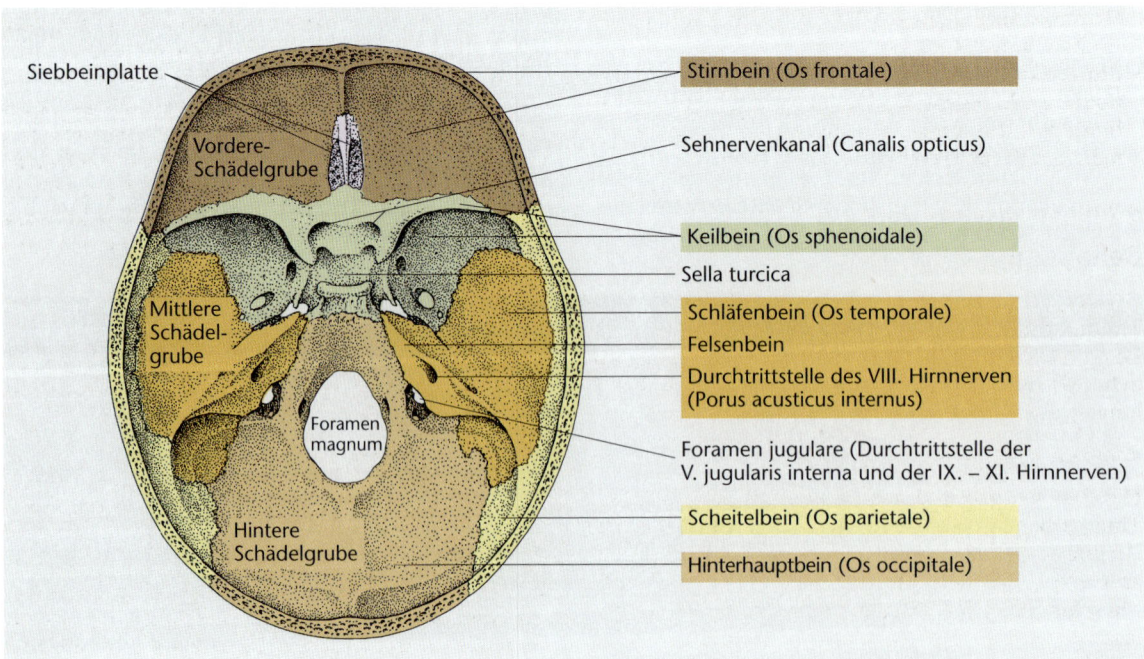

Abb. 9.3: Blick von oben auf die innere Schädelbasis nach Entfernung der Kalotte. [A400-190]

9.1.2 Symptome und Untersuchungsbefund

Die Leitsymptome des Schädel-Hirn-Traumas sind:

- **Unspezifische Symptome.** Dazu zählen Kopfschmerz, Schwindel, Übelkeit, Erbrechen oder Hörstörung. Sie sind sehr häufig, können aber auch auf andere Ursachen, z.B. auf eine gleichzeitige Innenohrschädigung, zurückzuführen sein
- **Bewusstseinsstörung.** Sie ist das Kardinalsymptom des SHT und weist auf eine *diffuse* Störung der Hirnfunktion hin
- **Amnesie.** Hierunter versteht man eine Erinnerungslücke für die Zeit kurz vor dem Unfall **(retrograde Amnesie)** und die Zeit kurz nach dem Unfall **(anterograde Amnesie)**
- **Neurologische Ausfälle.** Dazu zählen z.B. Halbseitensymptome, Pupillenfunktionsstörungen (☞ 1.3.1) oder Hirnnervenausfälle, die oft Folge einer umschriebenen Hirnschädigung sind
- **Verletzungen,** z.B. Prellmarken, Hämatome, offene Wunden
- **Krampfanfälle** (☞ 10.1)
- Zeichen der **intrakraniellen Druckerhöhung** (*Hirndruckzeichen* ☞ 12.2). Nach einem SHT handelt es sich meist um eine **akute** (d.h. innerhalb kurzer Zeit entstehende) intrakranielle Druckerhöhung, oft bedingt durch Blutungen oder Hirnödem infolge der Hirnverletzung. Die rasche Steigerung des Hirndrucks führt zunächst zu einer Verlagerung des Gehirns *(Massenverschiebung)* mit typischer Mittellinienverschiebung. Nimmt der Hirndruck weiter zu, kann es zur **Einklemmung** verschiedener Hirnanteile kommen (Zeichen einer drohenden Einklemmung ☞ 12.2)
- **Liquorrhoe.** Bei offenem SHT Ausfluss von Liquor über eine Liquorfistel, d.h. eine pathologische Verbindung zwischen Liquorräumen und Außenwelt, meist im Bereich von Nase oder Ohren.

9.1.3 Diagnostik und Behandlungsstrategie

Bei der Versorgung des Patienten mit Schädel-Hirn-Trauma gehen Diagnostik und Behandlung Hand in Hand. Deshalb ist die ansonsten in diesem Buch übliche Abgrenzung zwischen Diagnostik und Behandlungsstrategie hier nicht eingehalten.

Erstversorgung am Unfallort

Die Erstversorgung des Patienten mit Schädel-Hirn-Trauma beginnt am Unfallort durch Mitarbeiter des Rettungsdienstes. Sobald ein Notarzt am Unfallort anwesend ist, übernimmt er die Koordination aller Maßnahmen. Die Erstversorgung am Unfallort umfasst:

- Sicherung der Vitalfunktionen, ggf. Intubation und Beatmung

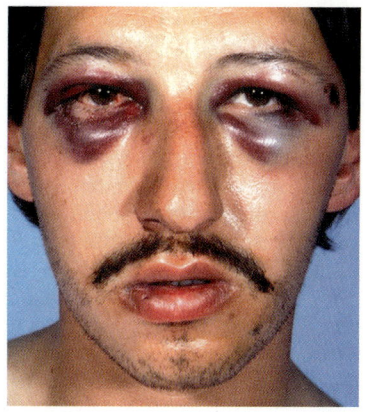

Abb. 9.4: Patient mit Brillenhämatom, ein häufiges Anzeichen der Schädelbasisfraktur. [M117]

- Einschätzung der Bewusstseinslage und des Verletzungsmusters
- Stabilisierung der HWS
- Soweit möglich Erhebung und Dokumentation des Unfallhergangs
- Anmeldung des Patienten entsprechend seiner Verletzungen über die Rettungsleitstelle in einer geeigneten Klinik, Transport des Patienten und Übergabe an die weiterbehandelnden Ärzte.

Alle erhobenen Befunde und durchgeführten Maßnahmen werden im Einsatzprotokoll (Notarzteinsatz- oder Rettungsdienstprotokoll) dokumentiert. Ein vollständiger Satz aller Einsatzprotokolle verbleibt beim Patienten.

Erstversorgung in der Klinik

Unmittelbar nach Ankunft des Patienten in der Notaufnahme der Klinik ergreifen die Ärzte und Pflegenden zunächst alle erforderlichen Maßnahmen, um die Vitalfunktionen des Patienten zu stabilisieren sowie eventuelle Blutungen zu stillen. Bewusstseinsgetrübte oder bewusstlose Patienten werden an einen Überwachungsmonitor angeschlossen, der die Herzfrequenz, den Blutdruck und die Sauerstoffsättigung kontinuierlich misst. Parallel zu diesen Maßnahmen beginnt so bald wie möglich die weitere Diagnostik.

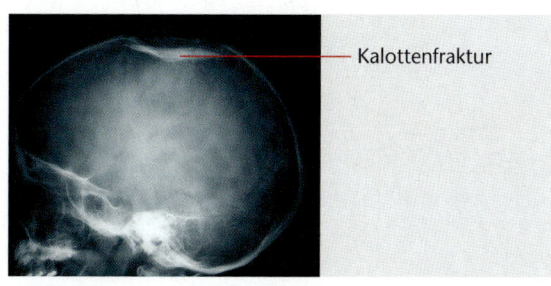

Kalottenfraktur

Abb. 9.5: Impressionsfraktur der Schädeldecke (Kalotte). Durch die Wucht des Aufpralls wurde ein Fragment der Kalotte nach innen gedrückt. Das eingedrückte Fragment muss operativ angehoben werden. [M203]

Anamnese

Die (Kurz-)**Anamnese** wurde meist bereits durch den Notarzt erhoben und an den verantwortlichen Arzt weitergegeben. Ist dies nicht der Fall, erfragt der Arzt den genauen Unfallhergang, Begleitumstände oder Begleiterkrankungen, z.B. Alkohol- oder Drogenabusus, Diabetes mellitus oder Krampfleiden sowie den Zustand des Patienten beim Auffinden und während des Transports (Verbesserung oder Verschlechterung?). Bei schwerem Schädel-Hirn-Trauma ist meist nur eine Fremdanamnese möglich. Aber auch wenn der Verunglückte selbst antworten kann, erhebt der Arzt wegen der Amnesie und der versicherungsrechtlichen Folgen zusätzlich möglichst eine Fremdanamnese.

Sofortdiagnostik in der Notaufnahme

Die **Sofortdiagnostik** dient der unmittelbaren Zustandsbeurteilung und der Ursachenklärung.

- **Körperliche Untersuchung** durch Chirurgen: Untersuchung der Extremitäten (Weichteilverletzungen, Frakturen?), des Thorax und des Abdomens (ggf. mit Ultraschall auf z.B. Hämato-/Pneumothorax, freie Flüssigkeit), um Begleitverletzungen auszuschließen
- **Neurologische Basisuntersuchung** durch Chirurgen oder Neurochirurgen: Genaue Beobachtung und Dokumentation von
  – Bewusstsein (Glasgow-Koma-Skala ☞ 1.2.7)
  – Augenmotorik (Fixation?, Pendeln?)
  – Pupillenreaktionen (☞ 1.3.1)
  – Motorik, Sensibilität und Reflexe
  – Zeichen einer Liquorrhoe (positive Reaktion bei Blutzuckerstix, heller Hof um Blut?)
- Ggf. EKG, Blutzuckerstix, Temperatur
- **Notfalllabor.** Dies umfasst Blutbild, Gerinnung, Elektrolyte, Blutzucker, Blutgruppe, Kreuzprobe (je nach mutmaßlichen Begleitverletzungen für bis zu

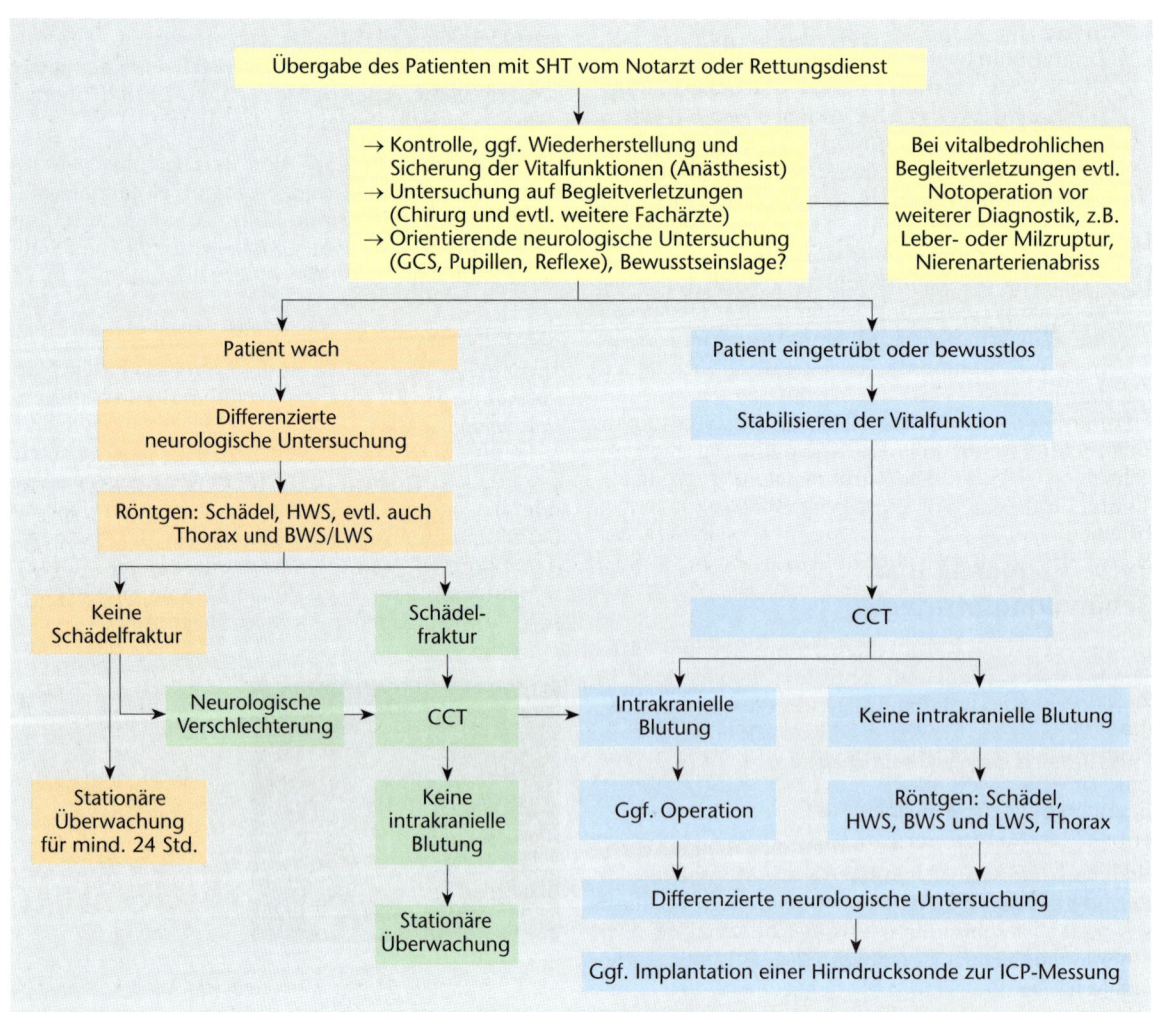

Abb. 9.6: Überblick über die Erstversorgung eines Patienten mit Schädel-Hirn-Trauma in der Klinik.

10 Erythrozytenkonzentrate), Blutgasanalyse, Serumosmolarität.

Bildgebende Notfalldiagnostik

An apparativen Untersuchungen stehen in der Notfalldiagnostik **Röntgennativaufnahmen** des Schädels und der Wirbelsäule sowie das **CT** im Vordergrund. Bei Patienten mit leichtem SHT ist ein CCT meist nur bei Vorliegen einer Schädelfraktur, Amnesie, neurologischen Ausfällen oder Zeichen einer beginnenden Hirndruckerhöhung indiziert. Bei allen Patienten mit mittelschwerem oder schwerem SHT wird grundsätzlich ein CCT angefertigt, sobald die Vitalfunktionen des Patienten gesichert sind. Bei polytraumatisierten Patienten erfolgen dringend notwendige operative Maßnahmen (z.B. Versorgung einer offenen Fraktur) möglichst erst *nach* der Durchführung des CCT, um intra- und extrakranielle Verletzungen ggf. simultan versorgen zu können.

> ⚠ **Vorsicht!**
> Ein initial unauffälliges CCT schließt eine sekundäre intrakranielle Blutung nicht aus. Deshalb wird bei bewusstseinsgetrübten oder bewusstlosen Patienten nach spätestens 6 Stunden, im Fall einer neurologischen Verschlechterung auch schon früher, ein Kontroll-CCT durchgeführt.

Die Röntgendiagnostik des gesamten Achsenskeletts (Wirbelsäule und Schädelknochen) erfolgt erst nach Stabilisierung der Vitalfunktionen und Versorgung intrakranieller Verletzungen.

Weiterbehandlung

SHT Grad I

Beim Schädel-Hirn-Trauma **Grad I** ist neben einer regelmäßigen Kontrolle der Bewusstseinslage über 24 – 48 Stunden oft eine symptomatische Behandlung von Übelkeit und Erbrechen notwendig. Eine kurzzeitige Bettruhe ist in Abhängigkeit vom subjektiven Empfinden des Patienten bzw. nach ärztlicher Anordnung angebracht.

SHT Grad II – III

Zeigt das CCT eine operationsbedürftige intrakranielle Blutung, wird der Patient umgehend zur Notoperation vorbereitet und in den (neurochirurgischen) OP transportiert. Danach bzw. wenn keine operationsbedürftige intrakranielle Blutung vorliegt, erfolgt die Weiterbehandlung des Patienten auf der Intensivstation.

Die intensivmedizinische Behandlung umfasst:
- Anlage eines möglichst 3-lumigen **zentralen Venenkatheters** *(ZVK):* Bevorzugt in die V. subclavia, da der zerebrale Abfluss behindert wird, wenn die V. jugularis punktiert wird oder der ZVK dort liegt. Der ZVK sollte 3-lumig sein, da er zur ZVD-Mes-

sung und zur medikamentösen Hirndrucktherapie (☞ 12.4.2) verwendet wird, bei der die unterschiedlichen Medikamente meist nicht über einen Zugang gegeben werden können
- Gewährleistung einer invasiven **arteriellen Druckmessung** (☞ 12.4.1)
- Anlage von Dauerkatheter und Magensonde zur genauen **Bilanzierung** (☞ 2.1.8)
- Nach der Stabilisierung des Patienten auf der Intensivstation erhebt der Neurologe oder Neurochirurg einen differenzierten neurologischen Status. Eventuell erfolgen von der Intensivstation aus auch noch weiterführende diagnostische Maßnahmen, z.B. Röntgenaufnahmen der Extremitäten
- Bei Patienten mit schwerem SHT und pathologischem CCT (z.B. Kontusionsherde und/oder Hirnödem) ist meist eine **Hirndruckmessung** *(ICP-Messung* ☞ 12.4.1) indiziert. Diese Messung erfolgt über spezielle **Hirndrucksonden** (☞ Abb. 12.8), die operativ implantiert werden. Die Messung des ICP ermöglicht die Berechnung des CPP (zerebraler Perfusionsdruck), der mindestens 70 mmHg betragen sollte, damit eine ausreichende Durchblutung des Gehirns sichergestellt ist. Der CPP errechnet sich aus dem mittleren arteriellen Druck *(MAP)* und dem gemessenen Hirndruck (MAP – ICP = CPP).

> 📖 **Literaturtipp**
> Schädel-Hirn-Trauma. Pflege und Rehabilitation. Kohlhammer, Stuttgart, 2000

9.1.4 Pflege

Spezielle Pflege bei intrakranieller Druckerhöhung ☞ 12.5
Intensivpflege ☞ 2.1

Die Pflegenden kontrollieren in regelmäßigen, vom Arzt festgelegten Zeitabständen die Bewusstseinslage des Patienten sowie die Pupillenweite und -lichtreaktion. Zusätzlich beobachten sie den Patienten engmaschig auf weitere Anzeichen einer Hirndruckerhöhung (Details ☞ 12.5).

> 🛏 Nach einem Schädel-Hirn-Trauma tritt manchmal für Stunden oder Tage ein *Durchgangssyndrom* auf, in dem der Patient desorientiert, äußerst unruhig und evtl. auch aggressiv sein kann. In dieser Phase überwachen die Pflegenden den Patienten engmaschig, um zu vermeiden, dass er sich selbst gefährdet, z.B. durch Entfernung von venösen oder arteriellen Zugängen.

Rehabilitation

Abhängig vom Ausmaß der Hirnschädigung werden Patienten nach Schädel-Hirn-Traumen unmittelbar nach der Krankenhausbehandlung in speziellen Rehabilitationszentren weiterbehandelt. Ziel der Rehabilitation ist die Wiedereingliederung des Patienten in sein soziales und berufliches Umfeld. Bleiben auch nach der Rehabilitation noch Beeinträchtigungen bestehen, können der Patient und seine Angehörigen Rat und Hilfe in einer der zahlreichen Selbsthilfegruppen für Schädel-Hirn-Verletzte finden.

🐟 Prognose

Während ein Schädel-Hirn-Trauma **Grad I** innerhalb weniger Tage abklingt, bleiben bei den Schädel-Hirn-Verletzungen **Grad II** und **III** u.U. Spätfolgen, z.B. Lähmungen, rezidivierende epileptische Anfälle oder psychische Veränderungen zurück.

Ist eine bestehende Liquorfistel nicht erkannt worden, so kommt es gehäuft zu Hirnhaut- oder Gehirnentzündungen, die wiederum selbst zu Defektzuständen führen können.

> ### ≋☞ **Kontaktadresse**
> **Schädel-Hirn-Patienten in Not e.V.**
> Bayreuther Str. 33
> 92224 Amberg
> Notruftelefon: 0 96 21/6 48 00
>
> Internet: www.dfx.de/schaedel-hirn

9.1.5 Hirntod

> ### ⊡ **Hirntod:** Irreversibler Ausfall aller Gehirnfunktionen. Häufigste Ursache sind Schädel-Hirn-Traumen infolge von Verkehrsunfällen.

Wenn das Gehirn alle Funktionen eingestellt hat, würde ohne intensivmedizinische Therapie auch der Kreislauf versagen, was den *Individualtod* nach sich zieht. Durch entsprechende Massnahmen können die Kreislauffunktionen für eine gewisse Zeit aufrecht erhalten werden, obwohl alle Hirnzellen abgestorben sind. Eine intensivmedizinische Therapie zur Aufrechterhaltung des Kreislaufs bei hirntoten Patienten wird nur dann durchgeführt, wenn eine *Organspende* vorgesehen ist.

🔎 Hirntoddiagnostik

> ### ☞ Die Ärzte diagnostizieren den Hirntod eines Patienten nach genauen, von der Bundesärztekammer festgelegten Richtlinien.

Bevor der Arzt mit der Hirntoddiagnostik beginnt, müssen Krankheitszustände ausgeschlossen sein, die einen Hirntod zeitweilig vortäuschen könnten, z.B. starke Unterkühlung oder Vergiftungen. So müssen beispielsweise bestimmte Medikamentenspiegel, etwa von Barbituraten, unter einen gewissen Grenzwert abgesunken sein.

Die eigentliche **Hirntoddiagnostik** wird dann von zwei voneinander unabhängigen Ärzten durchgeführt, die beide über mehrjährige Erfahrung in der Behandlung Schädel-Hirn-Kranker verfügen und nicht dem Transplantationsteam angehören. Die Ärzte führen eine Reihe von festgelegten Untersuchungen durch, deren Ergebnisse im Hirntodprotokoll (☞ Abb. 9.7) dokumentiert werden. Beim Erwachsenen müssen die Ärzte diese Untersuchungen nach 12 Stunden wiederholen. Alternativ können apparative Untersuchungen (evozierte Potentiale, EEG ☞ 1.3.4) eingesetzt werden. Um die Organentnahme möglichst bald durchführen zu können, führen viele Ärzte ein halbstündiges EEG durch.

> ### ☞ Ein Nulllinien-EEG gilt als sicheres Zeichen für den Ausfall aller Gehirnfunktionen.

> ### 📖 **Literaturtipps**
> Firnkorn, Hans-Jürgen: Hirntodkonzept als Todeskriterium. Schattauer, Stuttgart, 2000
> Mayer, Gabriele: Der andere Tod. Die Kontroverse um den Hirntod. Mabuse, Frankfurt, 1998

Organspende

Eine Organentnahme ist nur dann zulässig, wenn der Hirntod des Organspenders einwandfrei festgestellt wurde und der Organspender zu Lebzeiten in die Organentnahme eingewilligt hat (dokumentiert im *Organspendeausweis*). Hat der Betreffende einer Organentnahme widersprochen, so ist eine Organentnahme unzulässig.

In den meisten Fällen liegen aber weder eine schriftliche Einwilligung noch ein Widerspruch des Hirntoten vor. Dann führt der Arzt mit den nächsten Angehörigen des Patienten ein ausführliches Aufklärungsgespräch und weist darauf hin, dass sie im Sinne des Hirntoten über die Organspende entscheiden müssen. Dies ist eine enorme psychische Belastung für die Familienangehörigen. Sie sind plötzlich mit dem (Hirn-)Tod ihres Angehörigen konfrontiert, gleichzeitig ist es für sie sehr schwer zu begreifen, dass die gesamte Intensivtherapie lediglich den Kreislauf ihres Angehörigen aufrechterhält, das Gehirn jedoch alle Funktionen eingestellt haben soll. Diese Situation erfordert sehr viel Geduld und Einfühlungsvermögen von den Ärzten und Pflegenden, um angemessen auf die Trauer und Zweifel der Angehörigen eingehen zu können und es ihnen zu ermöglichen, trotz der umfangreichen intensivmedizinischen Maßnahmen Abschied von ihrem Familienmitglied zu nehmen.

⊟ Pflege

Die Pflege eines hirntoten Patienten dient in erster Linie der Aufrechterhaltung vitaler Funktionen, um eine optimale Durchblutung der zur Transplantation vorgesehenen Organe zu gewährleisten:

- Kontrollierte Beatmung unter ständiger Überwachung von Blutgasen und Säure-Basen-Haushalt
- Überwachung, ggf. Unterstützung der Vitalzeichen (Volumenzufuhr, Katecholamine)
- Kontrolle der Ausscheidung, ggf. Unterstützung der Nierenfunktion

- Ausgleich von Elektrolytstörungen
- Temperaturregulation, bei Fieber physikalische Maßnahmen, bei Hypothermie Heizdecke oder Infusionswärmer
- Laborkontrollen z.B. Blutbild, Gerinnung, Nieren-, Leberwerte u.a., und mikrobiologische Untersuchungen z.B. Abstriche von Nase, Rachen, Urethra, Proben von Urin und Trachealsekret.

Für die Pflegenden kann die Versorgung eines hirntoten Patienten sehr belastend sein. Meist ist die Pflege wegen der instabilen Kreislaufsituation des Patienten

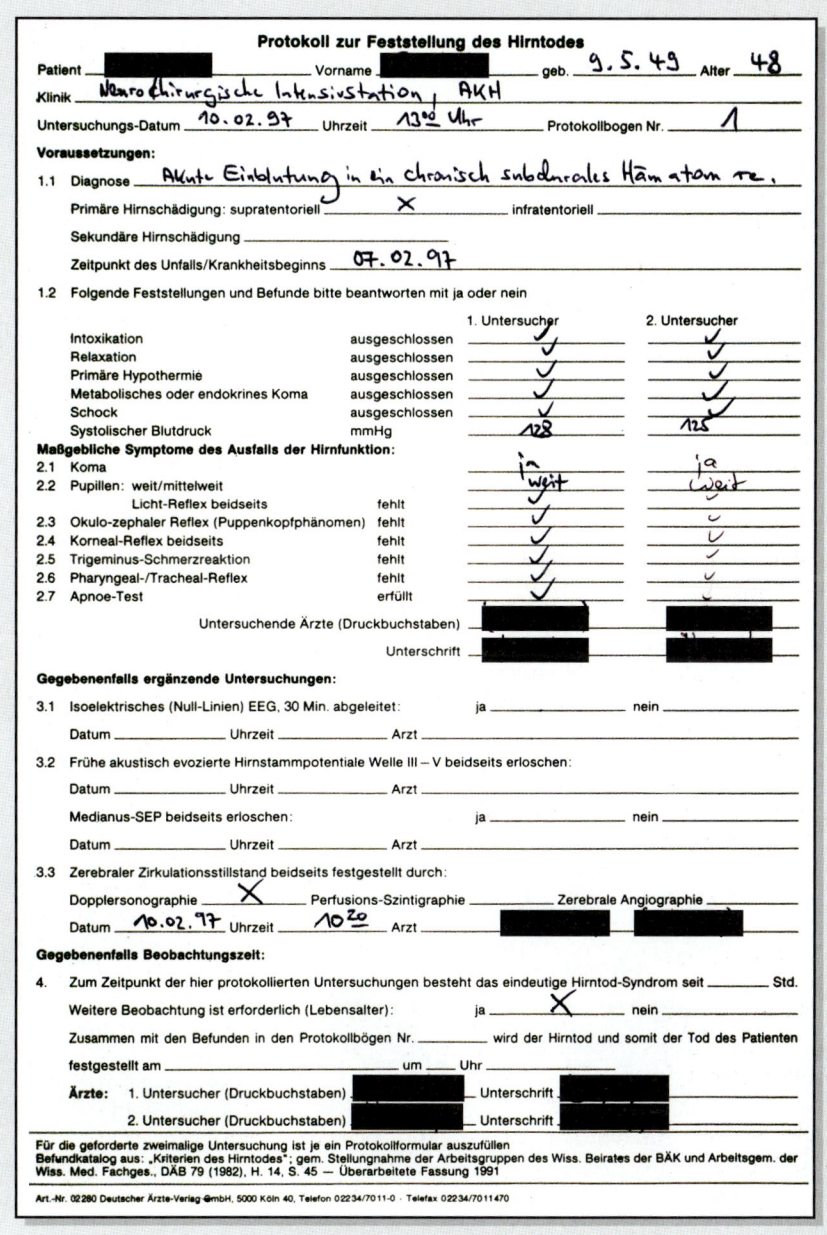

Abb. 9.7: Im Hirntodprotokoll dokumentieren zwei voneinander unabhängige Ärzte die Ergebnisse der für die Hirntoddiagnostik vorgeschriebenen Untersuchungen. Hier das Protokoll der ersten Untersuchung, die nach 12 Stunden wiederholt und in einem weiteren Protokoll dokumentiert werden muss. [K183]

sehr aufwendig und anstrengend, gleichzeitig ist immer das Wissen präsent, dass dieser Patient nur noch bis zum Tag der Organentnahme „leben" wird. Das scheint auf den ersten Blick sinnlos. Hier hilft es, sich bewusst zu machen, dass ein oder meist mehrere andere Kranke, die eventuell nur noch kurze Zeit zu leben hätten, dank einer Organspende ein großes Maß an Lebensqualität gewinnen bzw. überhaupt weiterleben können.

9.2 Verletzungen des Rückenmarks

> ▪ **Querschnittsläsion: Komplette** *(vollständige, totale)* oder **inkomplette** *(partielle, unvollständige)* Schädigung eines oder mehrerer Rückenmarksegmente.
>
> **Querschnittssyndrom:** Komplexe neurologische Symptomkombination mit komplettem oder inkomplettem Ausfall der Rückenmarkfunktion ab der Höhe der Querschnittsläsion.
>
> **Brown-Séquard-Syndrom:** Seltene halbseitige Rückenmarkschädigung.
>
> **Zentrale Rückenmarksläsion:** Schädigung der inneren Rückenmarkanteile, z.B. durch Einblutungen.
>
> **Konussyndrom:** Schädigung des *Conus medullaris,* d.h. des unteren Endes des Rückenmarks in Höhe des 1. oder 2. Lendenwirbels.
>
> **Kaudasyndrom:** Schädigung der *Cauda equina* (Nervenfaserbündel im untersten Teil des Wirbelkanals).

Pflege bei Querschnittslähmung ☞ 4.3

Verletzungen des Rückenmarks sind wie auch Schädel-Hirn-Traumen meist durch Verkehrs- oder Sport-

unfälle verursacht. Seltene Ursachen sind Schuss- oder Stichverletzungen. Meist liegt eine kombinierte Verletzung der knöchernen Wirbelsäule und des Rückenmarks vor. Eine traumatische Schädigung des Rückenmarks kann jedoch auch ohne gleichzeitige Wirbelsäulenfraktur auftreten, z.B. durch Überdehnung des Rückenmarks oder traumatisch bedingte Einblutungen in den Spinalkanal.

9.2.1 Symptome und Diagnostik

▣ Symptome und Untersuchungsbefund

Bei schweren Rückenmarksverletzungen besteht **anfangs** ein **spinaler Schock,** der Tage bis Wochen dauern kann. Erst nach Abklingen des spinalen Schocks ist in der **Postprimärphase** das eigentliche Verletzungsausmaß erkennbar.

Spinaler Schock

Der Begriff spinaler Schock hat nichts mit hämodynamischen Messwerten zu tun (z.B. Tachykardie, Bradykardie), sondern beschreibt den Zustand nach dem Trauma, auf welches das Rückenmark mit einem (vorübergehenden) völligen Funktionsverlust unterhalb der Läsion reagiert.

Der spinale Schock ist gekennzeichnet durch:
- Komplette schlaffe Lähmung und völligen Sensibilitätsausfall unterhalb des verletzten Niveaus (Patient spürt z.B. beide Beine nicht mehr)
- Ausfall der Reflexe
- Ausfall der Wärme- und Gefäßregulation (Blutdruckabfall)
- Lähmung von Blase (Harnretention) und Mastdarm (Subileus oder Ileus).

Je nach Höhe der Rückenmarksverletzung kommen Störungen der Atmung durch Lähmung der Interkostalmuskulatur hinzu, bei Läsionen oberhalb C 4 kommt es zur teilweisen oder vollständigen Lähmung des Zwerchfells, was meist eine künstliche Beatmung erforderlich macht.

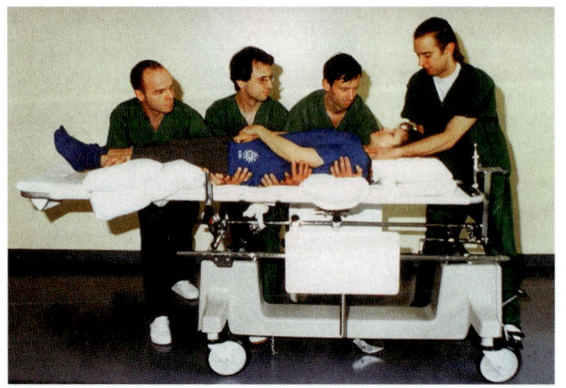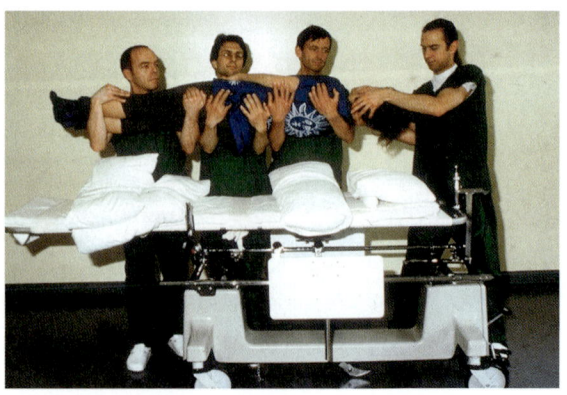

Abb. 9.8 a und b: Anheben einer Patientin mit einer frischen Rückenmarkverletzung. Drei Pflegende heben die Patientin gleichzeitig an, während ein vierter den Kopf unter leichtem Zug festhält und mitführt.

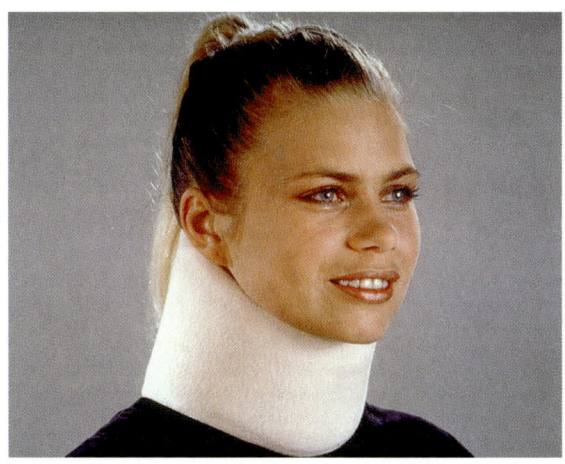

Abb. 9.9: Patientin mit einer Zervikalstütze. Diese dient der Immobilisation, der Wärmewirkung und der Entlastung. Um eine Gewöhnung zu verhindern wird sie maximal zwei Wochen getragen und danach rasch „abtrainiert". [V163]

Postprimärphase

Nach Tagen bis Wochen klingt der spinale Schock ab, und die Nervenzellen des Rückenmarks, die nicht irreversibel geschädigt sind, können ihre Funktion teilweise wiedererlangen, d.h. das Symptombild kann sich bessern. Deshalb ist erst in der **Postprimärphase** das genaue Ausmaß der Schädigung erkennbar.

Die Postprimärphase zeigt sich durch:
- Beidseitige schlaffe Lähmungen *auf Höhe* des Verletzungsniveaus
- Beidseitige spastische Lähmungen und Sensibilitätsstörungen *unterhalb* des Verletzungsniveaus, da die im Rückenmark absteigenden Pyramidenbahnen geschädigt oder zerstört sind (☞ 1.2.1)
- Wiederkehr (und später Steigerung) der Muskeleigenreflexe unterhalb des Verletzungsniveaus und Auftreten von Pyramidenbahnzeichen
- Trophische Störungen v.a. der Haut infolge Beeinträchtigung der vegetativen Zentren und Fasern
- Blasen-, Mastdarm- und Sexualstörungen in Abhängigkeit von der Höhe der Läsion, da die Reflexzentren im Rückenmark je nach Verletzungshöhe entweder zerstört oder von den höheren Zentren abgeschnitten sind.

Sind nur Teile des Rückenmarksquerschnitts geschädigt, können Teilfunktionen des Rückenmarks erhalten bleiben und – evtl. erst nach Monaten – wiederkehren *(unvollständige Querschnittsläsion)*.

Commotio und Contusio spinalis

Von einer **Commotio spinalis** spricht man, wenn sich anfänglich vorhandene neurologische Funktionsstörungen innerhalb von 72 Stunden völlig zurückbilden. Klinisch ist die Commotio spinalis nicht vom oben genannten spinalen Schock bei schweren Rückenmarksverletzungen zu unterscheiden.

Bei einer **Contusio spinalis** ist eine morphologische Rückenmarksschädigung z.B. durch Knochenfragmente oder Blutungen nachweisbar. Die Rückbildung der neurologischen Störungen ist verzögert und oft unvollständig.

🔍 Diagnostik

Die sorgfältige neurologische Untersuchung wird bei der Diagnosestellung ergänzt durch:
- Röntgennativaufnahmen der Wirbelsäule (Frakturen?)
- CT, Myelographie und MRT (heute Mittel der Wahl)
- Evtl. elektrophysiologische Untersuchungen.

9.2.2 Behandlungsstrategie und Pflege

Erstversorgung am Unfallort

> **⚠ Vorsicht!**
> Beim Patienten mit Wirbelsäulenfraktur kann die Rückenmarkverletzung beim Bergen des Patienten an der Unfallstelle verschlimmert werden oder überhaupt erst entstehen, z.B. wenn sich durch ungeeignete Lagerungsmaßnahmen Frakturfragmente Richtung Rückenmark verschieben und dieses (weiter) schädigen. Bei Verdacht auf Wirbelsäulenfraktur kommt daher der Erstversorgung des Patienten am Unfallort größte Bedeutung zu. Die HWS wird umgehend mit einem *stiff neck* (steife Halskrawatte, z.B. Stifneck®) stabilisiert und der Patient unter leichtem axialem Zug auf die Vakuummatratze gelagert. Bei allen Lagerungsmaßnahmen achten die Ersthelfer darauf, den Rumpf des Patienten (und damit seine Wirbelsäule) nicht zu verdrehen.

Bei dringendem Verdacht auf eine Rückenmarkverletzung injiziert der Notarzt dem Patienten noch am Unfallort **Glukokortikoide** intravenös nach einem festgelegten Schema. Die initiale Glukokortikoidgabe sollte für genau 24 Stunden nach dem Unfallereignis fortgeführt werden. Dann wird der Patient möglichst erschütterungsfrei (Schonung vor Schnelligkeit) in eine Klinik, idealerweise ein Querschnittszentrum, transportiert, in dem chirurgische Eingriffe an der Wirbelsäule und am Rückenmark möglich sind.

Erstversorgung in der Klinik

In der Klinik entscheiden die Ärzte nach der gründlichen neurologischen Untersuchung und der bildgebenden Diagnostik ob eine Operation indiziert ist. Während der Diagnostik und der evtl. Operationsvorbereitung achten die Ärzte und Pflegenden darauf, die Immobilisation der Wirbelsäule beizubehalten (Wirbelsäule keinesfalls drehen oder beugen).

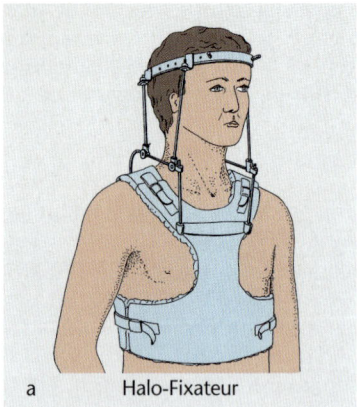

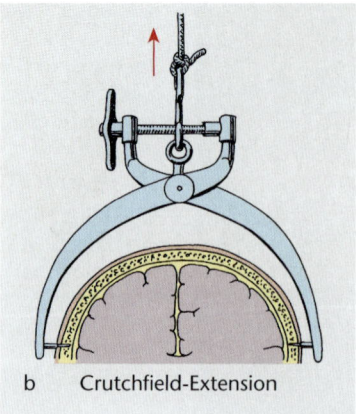

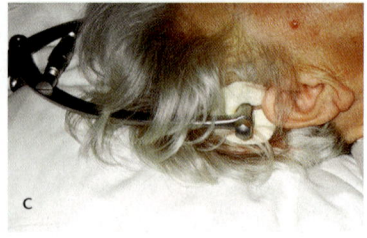

a Halo-Fixateur

b Crutchfield-Extension

Abb. 9.10 a: Halo-Fixateur zur Stabilisierung der HWS.

Abb. 9.10 b und c: Crutchfield-Extension. Links das Funktionsprinzip, rechts Patient mit liegender Crutchfield-Extension.

Frakturbehandlung

Bei den Wirbelfrakturen werden stabile Frakturen (mit intakter Wirbelkörperhinterkante) von instabilen Frakturen (mit verletzter hinterer Wirbelkörperkante und Gefahr der Rückenmarkschädigung) unterschieden.

Stabile **Frakturen der Halswirbelsäule** werden je nach Frakturform mit einer Zervikalstütze oder einem Minerva-Gips (kleiner Kopf-Brust-Gips ☞ Abb. 9.12) für einige Wochen behandelt. Instabile oder Luxationsfrakturen werden ggf. zunächst mit einer *Crutchfield-Extension* (mit zwei Stahlstiften an der Schädelkalotte befestigte Klammer, über die Zug ausgeübt wird ☞ Abb. 9.10 b und c) reponiert und ruhiggestellt, und anschließend im *Halo-Fixateur* ruhiggestellt. Der Halo-Fixateur besteht aus einem am Schädelknochen fixierten Metallring, der über Metallstäbe fest mit einem Thoraxkorsett verbunden ist und dadurch Bewegungen der HWS unmöglich macht (☞ Abb. 9.10 a). Eine Operation zur Stabilisierung der HWS (Plattenosteosynthese) ist indiziert bei instabilen Frakturen mit neurologischen Ausfällen.

Instabile **Frakturen der Brust- und Lendenwirbelsäule** werden operativ stabilisiert mittels Plattenosteosynthese oder einem *Fixateur interne* (☞ Abb. 9.11)

Weiterbehandlung und Rehabilitation

In der weiteren Behandlung stehen die korrekte Lagerung der gelähmten Körperteile (evtl. Lagerung im Spezialbett ☞ 4.3), physiotherapeutische Maßnahmen sowie die Dekubitus-, Thrombose- und Streßulkusprohpylaxe im Vordergrund.

Blasenentleerung bei Querschnittsyndrom ☞ 4.3

So früh wie möglich beginnt dann die **Rehabilitation**, die eine weitestmögliche berufliche und soziale Integration des Patienten zum Ziel hat. Hier erlernt der Patient beispielsweise den intermittierenden Selbstkatheterismus oder die Handhabung des Rollstuhls.

☰ Pflege

Die Pflege des Patienten mit inkompletter oder kompletter Querschnittslähmung ist in Kapitel 4 detailliert dargestellt.

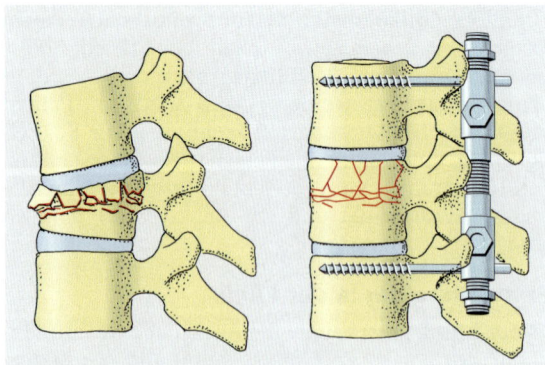

Abb. 9.11: Instabile Wirbelkörperfraktur, links vor, rechts nach der Stabilisierung mit einem Fixateur interne. Der Fixateur interne ist völlig von Weichteilen bedeckt und von außen nicht sichtbar. Ist die Fraktur nach Einbringen des Fixateur intere stabil, kann der Patient bereits nach wenigen Tagen mobilisiert werden. [A400-190]

☎ Prognose

Die **Prognose** ist um so schlechter, je höhergradig die Verletzung ist. Überlebt der Patient eine hohe Verletzung des Halsmarks etwa oberhalb des 4. Halssegments, ist er danach auf jeden Fall tetraple-

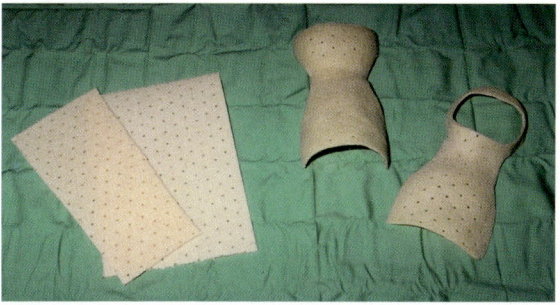 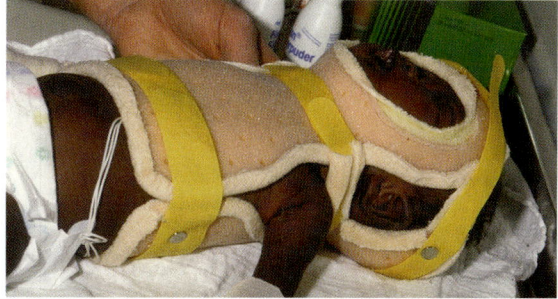

Abb. 9.12 a und b: Minerva-Schalenverband aus thermoplastischem Material (Turbocast®). Für den Verband werden zwei minimal perforierte Schalen verwendet, die ca. 4 Minuten lang im 80 °C-Dampfgerät eingelegt und anschließend patientengerecht modelliert werden. Anschließend werden die Schalen ausgepolstert und mit Hilfe von Klettverschlüssen befestigt. [T153]

gisch, d.h. an beiden Armen und Beinen gelähmt, ggf. kann er nicht selbständig atmen.

Anfangs ist es sehr schwierig, eine Prognose abzugeben, da sich die Symptome des spinalen Schocks und schwerer struktureller Rückenmarksschädigung gleichen. Prognostisch ungünstig sind aber vollständige Lähmungen ohne Rückbildungstendenz innerhalb der ersten drei Tage.

Wiederholungsfragen

1. Wie unterscheiden sich gedeckte (geschlossene) von offenen Schädel-Hirn-Traumen? (☞ 9.1.1)

2. Welches sind die Leitsymptome eines Schädel-Hirn-Traumas? (☞ 9.1.2)

3. Was versteht man unter einer retrograden Amnesie, was unter einer anterograden Amnesie? (☞ 9.1.2)

4. Schildern Sie den Ablauf der innerklinischen Erstversorgung eines Patienten mit Schädel-Hirn-Trauma! (☞ 9.1.3)

5. Was versteht man unter dem Begriff „Hirntod"? (☞ 9.1.5)

6. Welche Symptome charakterisieren den spinalen Schock? (☞ 9.2.1)

7. Wie unterscheiden sich Commotio spinalis und Contusio spinalis? (☞ 9.2.1)

8. Worauf achten Ersthelfer bei der Bergung eines Verletzten mit Verdacht auf Wirbelsäulenfraktur? (☞ 9.2.2)

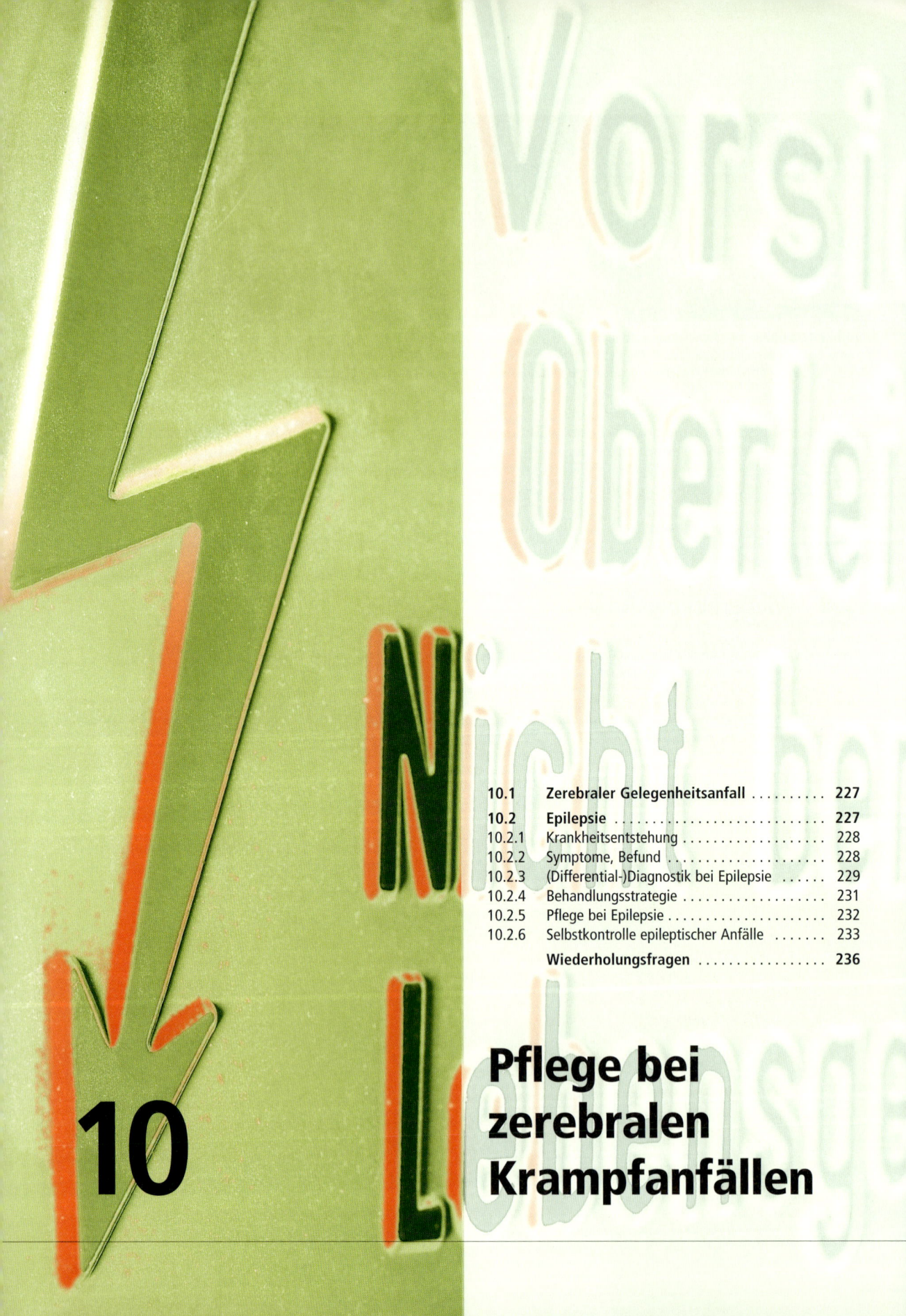

10

Pflege bei zerebralen Krampfanfällen

> **Zerebraler Krampfanfall:** Abnorme synchronisierte Aktivitätssteigerung zentraler Neurone mit unwillkürlichen Spontanentladungen und mangelnder Erregungsbegrenzung, die auf einer Funktionsstörung der Nervenzellen im Gehirn beruht.

Je nach betroffener Hirnregion sind die Symptome sehr vielgestaltig. Neben motorischen können auch sensible, vegetative und psychische Symptome auftreten.

Unterschieden werden der zerebrale Gelegenheitsanfall (☞ 10.1), bei dem immer ein anfallsauslösender Faktor zu Grunde liegt, und die **Epilepsie** (☞ 10.2) bei der die zerebralen Krampfanfälle auch spontan auftreten.

> 🖐 In Abhängigkeit von der individuellen Krampfschwelle vermag jedes Gehirn unter bestimmten Bedingungen mit einem zerebralen Anfall zu reagieren.

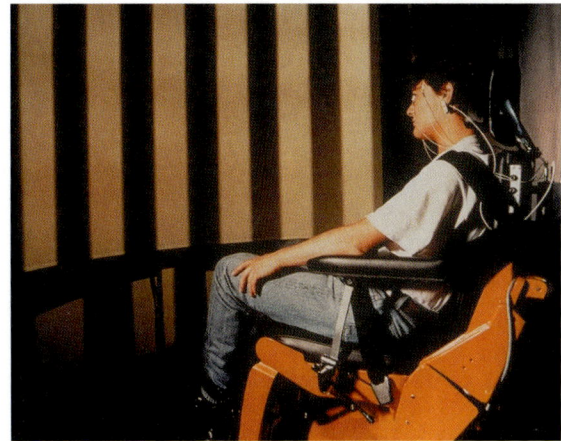

Abb. 10.1: Flackerlicht kann einen zerebralen Gelegenheitskrampf auslösen. Ein Provokationstest mit Flackerlicht während des EEGs kann diagnostisch aufschlussreich sein. [N343]

10.1 Zerebraler Gelegenheitsanfall

> 📋 **Zerebraler Gelegenheitsanfall** (*Okkasionskrampf*): Tonisch oder myoklonischer Krampfanfall, der während einer Gehirnerkrankung oder einer außergewöhnlichen Belastung des Gehirns auftritt. Meist ein einmaliges Ereignis, das nach Heilung oder Wegfall des Auslösers verschwindet. Häufigkeit ca. 5 % der Gesamtbevölkerung.

Zerebrale Gelegenheitskrämpfe treten nur unter **außergewöhnlichen Belastungen** auf. Als Auslöser sind insbesondere zu nennen:

- Schwere Infektionen, z.B. Enzephalitis (☞ 7.2)
- Stoffwechselentgleisungen, z.B. Hypoglykämie
- Fieber, bei Kindern als sog. *Fieberkrampf*
- Alkoholismus, besonders im Entzug
- Drogen oder Medikamente, z.B. Neuroleptika
- Schlafentzug
- Flackerlicht
- Laute rhythmische Musik.

🗨 Symptome, Untersuchungsbefund und 🔍 Diagnostik

Definitionsgemäß handelt es sich bei einem zerebralen Gelegenheitsanfall um einen generalisierten **tonisch-klonischen Krampfanfall.** Symptome und Untersuchungsbefund sind zunächst von den tonisch-klonischer Krampfanfällen bei Epilepsie nicht zu unterscheiden (☞ 10.2.2). Die Diagnose ergibt sich aus dem klinischen Bild, dem Vorliegen von Auslösefaktoren sowie unauffälliger Zusatzdiagnostik.

📊 Behandlungsstrategie

Ein einzelner Gelegenheitskrampf bedarf meist keiner Behandlung. Nur lang andauernde Anfälle (bei Erwachsenen über 10 – 15 min, bei Kindern über 5 min) müssen medikamentös durchbrochen werden. Ansonsten reicht es aus, den Betroffenen vor Verletzungen zu schützen.

Eine medikamentöse Dauerbehandlung ist nicht angezeigt. Der Patient sollte aber die Auslösefaktoren in Zukunft meiden.

Pflege bei Epilepsie ☞ 10.2.5

🦴 Prognose

Die überwiegende Mehrzahl der Patienten mit einem zerebralen Gelegenheitskrampf erleidet keine weiteren Anfälle mehr. Ein geringer Teil der Betroffenen, insbesondere solche mit Risikofaktoren (z.B. Auftreten von Epilepsie oder Fieberkrämpfen bei nahen Verwandten) entwickelt später eine Epilepsie.

10.2 Epilepsie

> 📋 **Epilepsie** (*zerebrales oder hirnorganisches Anfallsleiden*, früher *Fallsucht*): Wiederholtes Auftreten zerebraler Krampfanfälle. Häufigkeit ca. 0,8 % der Gesamtbevölkerung. Für nahe Verwandte von Epileptikern ist das Erkrankungsrisiko leicht erhöht, die Epilepsie ist jedoch keine Erbkrankheit!

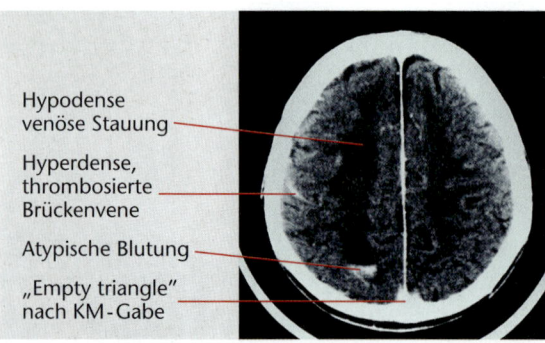

Abb. 10.2: Sinusvenenthrombose im CT. Eine Sinusvenenthrombose kann Ursache zerebraler Krampfanfälle sein. [T117]

Die Epilepsie ist wahrscheinlich bereits seit Jahrtausenden bekannt. Früher wurde sie als „dämonische" Erkrankung mit den Göttern in Verbindung gebracht, und auch heute glauben viele noch fälschlicherweise, die Epilepsie sei eine Geisteskrankheit.

10.2.1 Krankheitsentstehung

Heute geht man davon aus, dass bei allen Epilepsieformen **exogene Schädigungen** (z.B. Traumen) und **endogene Faktoren** *(erbliche Veranlagung)* zusammenwirken.

Trotzdem wird nach wie vor unterschieden zwischen der **genuinen Epilepsie** ohne erkennbare Ursache, die sich meist bis zum 20. Lebensjahr manifestiert, und der **symptomatischen Epilepsie,** bei der eine – evtl. behandelbare – Hirnschädigung zugrunde liegt.

Epileptische Anfälle sind häufiges Symptom folgender Erkrankungen:
• Tumor, Abszess, Gefäßmissbildung im Gehirn (☞ 8.1.1, 7.3, 3.5.1)
• Enzephalitis, Meningitis (☞ 7.2, 7.1)
• Zustand nach Apoplex bei etwa 20 % aller Epileptiker (☞ 3.1.2)
• Hirnvenen-/Sinusvenenthrombose (☞ 3.6)
• Entzugssyndrom (☞ 25.1.4, 25.2.3)
• Metabolische Entgleisungen (Hypoglykämie, Leber- oder Nierenversagen).

> 📖 **Literaturtipp**
> Krämer, Günter: Epilepsie – Antworten auf die häufigsten Fragen. Hilfreiche Information für Betroffene und Interessierte. Trias, Stuttgart, 1998

10.2.2 Symptome, Befund

Epileptische Anfälle laufen nicht immer gleich ab. Je nach Ausmaß und Lokalisation der Funktionsstörung der Nervenzellen im Gehirn und Dauer des Krampfanfalls werden *Petit-mal-Epilepsie, Grand-mal-Epilepsie* und *fokale Anfälle* unterschieden.

Petit-mal-Epilepsie

Petit-mal-Epilepsien sind nur für Sekunden anhaltende **Bewusstseinsstörungen,** sog. *Absencen,* die sich vornehmlich im Kindes- und Jugendalter ereignen. Sie können mit schwachen motorischen Phänomenen einhergehen, etwa **Reklination** *(Zurückbeugen)* des Kopfes, Mundbewegungen oder Nesteln mit den Händen. Treten die Anfälle mehrfach in der Stunde auf, werden sie wegen ihrer kurzen Dauer oft als Konzentrationsstörung verkannt.

Grand-mal-Epilepsie

Bei der **Grand-mal-Epilepsie** *(generalisierte Epilepsie)* stürzt der Patient, evtl. mit einem Schrei *(Initialschrei)*, bewusstlos zu Boden.

Zunächst kommt es zur **tonischen Phase** mit steif gestreckten Gliedmaßen, Zyanose und geöffneten Augen mit weiten, lichtstarren Pupillen. Nach Sekunden folgen **tonisch-klonische Krämpfe** (rhythmische Zuckungen am ganzen Körper), oft mit Schaum vor dem Mund, Zungenbiss, Urin- und Stuhlabgang. Nach wenigen Minuten hört der Anfall meist von selbst auf, dabei können die Pupillen des Patienten anfangs noch weit sein.

Kurze Zeit nach dem Anfall kommt es zu einer längeren Schlafphase **(Terminalschlaf)** mit anschließender, unterschiedlich langer Reorientierungsphase. Später erinnert sich der Patient nicht an den Anfall, klagt jedoch häufig über Muskelkater. Eine Bindung der Anfälle an eine bestimmte Tageszeit, häufig an die Aufwachphase *(Aufwach-Epilepsie)*, ist möglich.

Fokale Anfälle

Fokale *(partielle)* **Anfälle** gehen zunächst von einer bestimmten Stelle des Gehirns aus. Die abnorme Nervenzellerregung kann sich aber über das ganze Gehirn ausbreiten *(sekundäre Generalisation)*.

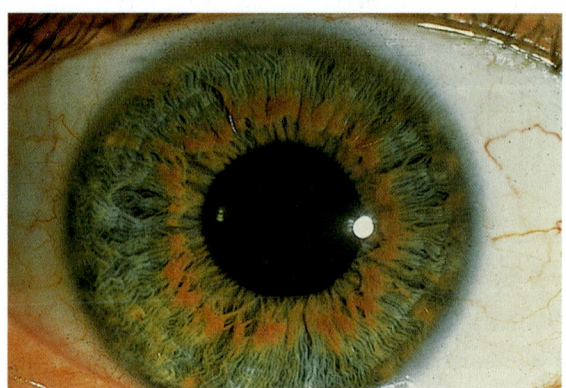

Abb. 10.3: In der tonischen Phase des epileptischen Anfalls hat der Patient weite, lichtstarre Pupillen. [T210]

🖐 Findet diese Generalisierung sehr schnell statt, kann das klinische Bild dem eines Grand-mal-Anfalls entsprechen.

Hinweis auf den fokalen Ursprung gibt das Vorhandensein einer **Aura,** beschrieben als „sonderbare Empfindungen" des Patienten unmittelbar vor dem Anfall, z.B. das Sehen von Lichtblitzen, Geruchsempfindungen, abdominelles Unwohlsein, traumhafte Erlebnisse. Die wichtigsten fokalen Anfallsformen sind:

- **Fokal motorische** oder **sensible Jackson-Anfälle:** Dabei treten motorische Entäußerungen (z.B. Zuckungen) und Taubheitsgefühl oder Missempfindungen *(Parästhesien)* ohne Bewusstseinsstörung auf. Sie beginnen je nach betroffenem Gehirnbezirk in einer bestimmten Körperregion und breiten sich dann – bei erhaltenem Bewusstsein – von distal nach proximal aus *(march of convulsion)*. So können sie z.B. von den Fingern über die Hand auf den Arm übergreifen. Nicht selten ist anschließend eine passagere *(vorübergehende)* Parese der betroffenen Extremität *(Todd-Lähmung)* zu beobachten. Meist liegt den Anfällen eine Läsion der Zentralregion (☞ 1.1.2) zugrunde
- **Adversiv-Anfälle** äußern sich in einer für Sekunden anhaltenden Seitwärtsbewegung und einer tonischen Drehung des Kopfes *(Fechterstellung)* bei erhaltenem Bewusstsein. Meist sind sie Ausdruck einer Läsion in der supplementär-motorischen Region (☞ 1.1.2)
- **Komplexe fokale Anfälle** *(psychomotorische Anfälle, Dämmerattacken):* Nach einer Aura folgt eine Bewusstseinsstörung von ca. 1 min, wobei orale Automatismen auftreten können. Im Anschluss daran folgt eine Reorientierungsphase.

🖐 Jeder **fokale Anfall** kann durch Ausbreiten der abnormen Nervenzellerregung *sekundär* generalisieren. Findet diese **Generalisation** sehr schnell statt, entspricht das klinische Bild dem einer (primären) Grand-mal-Epilepsie. Hinweise auf einen fokalen Ursprung kann dann der Anfallsbeginn geben, z.B. das Vorhandensein einer **Aura** oder die Beobachtung, dass die Zuckungen in einer bestimmten Körperregion angefangen haben.

10.2.3 (Differential-)Diagnostik bei Epilepsie

Anamnese

Für die Diagnose einer Epilepsie und deren Zuordnung zu einem bestimmten Anfallstyp sind **Anamnese** und die **Fremdanamnese** häufig von entscheidender Bedeutung. Dabei fragt der Arzt insbesondere

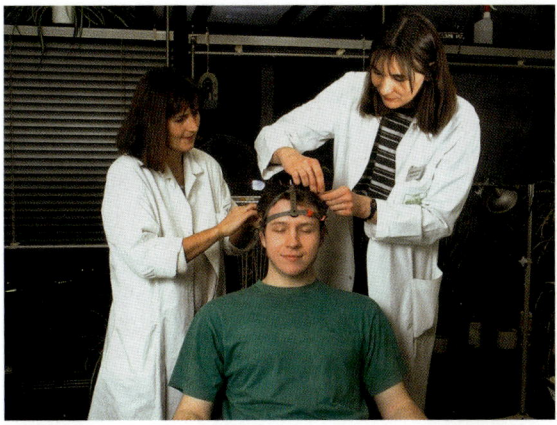

Abb. 10.4: Vorbereitung des Patienten auf ein EEG: Anlegen der Elektroden. [K183]

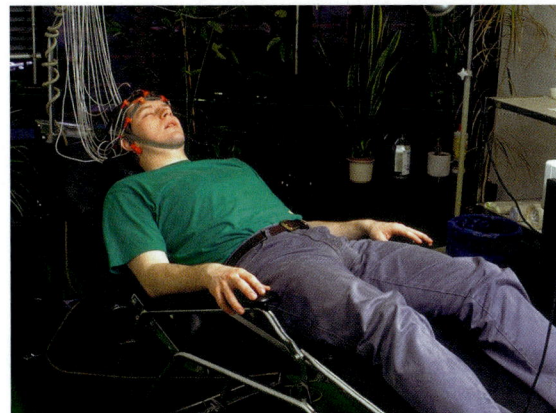

Abb. 10.5: Patient beim Ruhe-EEG. [K183]

nach Familienanamnese, Alter beim ersten Anfall, Tageszeit, Frequenz, Dauer und Beschreibung des Anfalls, außerdem nach auslösenden Faktoren, die die Krampfschwelle senken (Alkohol, Schlaf- oder Sauerstoffmangel).

🖐 Das erstmalige Auftreten eines zerebralen Krampfanfalls im Erwachsenenalter weist dringend auf eine Gehirnerkrankung hin, z.B. eine Gefäßmissbildung oder einen Gehirntumor *(symptomatische Epilepsie).*

🔎 Apparative Diagnostik und Differentialdiagnose

Wegen der Möglichkeit eines Krankheitsgeschehens im Gehirn wird jeder erstmalig auftretende Anfall beim Erwachsenen diagnostisch abgeklärt.

- **EEG:** Das EEG ist zur Beurteilung der Anfallsbereitschaft, zur Ursachenabklärung **(Fokussuche)** und zur Differenzierung verschiedener Anfallsformen (insbesondere Petit-mal-Epilepsien) von Bedeutung. Allerdings ist der Befund zwischen den Anfällen häufig normal; im Anfall finden sich je nach Anfallsart, teils erst unter Provokationsmethoden (Flackerlicht oder Schlafentzug) typische Veränderungen (☞ 1.3.4)

- **CCT,** evtl. auch **MRT,** mit und ohne Kontrastmittelgabe (☞ 1.3.3): Sie dienen der Unterscheidung zwischen genuiner und symptomatischer Epilepsie und der Suche nach möglichen Ursachen wie Tumor, Gefäßfehlbildung, Zeichen einer frühkindlichen Hirnschädigung oder Narben nach Verletzung
- **Angiographie** (☞ 1.3.3): Eine Angiographie kann zur weiteren diagnostischen Klärung bei Verdacht auf Tumor oder Gefäßfehlbildung und präoperativ, z.B. vor einer geplanten Tumorentfernung, angezeigt sein
- **Blutuntersuchungen:** Sie sind z.B. bei Verdacht auf Niereninsuffizienz oder Alkoholmissbrauch erforderlich, die Ursache einer Epilepsie sein können. Nach einem Grand-mal-Anfall steigt im Gegensatz zu einem psychogenen Anfall (☞ unten) die Kreatinkinase *(CK)* im Serum an.

Differentialdiagnostisch berücksichtigt werden müssen insbesondere:
- **Synkopen:** *Kurze Bewusstlosigkeit,* z.B. im Rahmen von Herzrhythmusstörungen, die ebenfalls mit

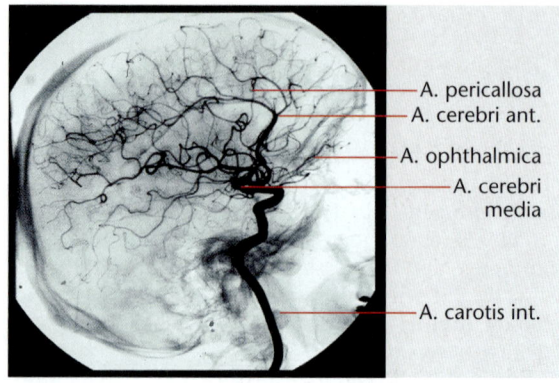

Abb. 10.7: Durch eine Karotisangiographie (hier: Normalbefund) können Tumoren und Gefäßfehlbildungen oder -erkrankungen ausgeschlossen werden. [M139]

motorischen Phänomenen, z.B. leichten Armzuckungen *(konvulsive Synkope),* einhergehen können
- **Hypoglykämien**
- **Psychogene Anfälle** (☞ 21.4.3): Sie zeichnen sich vor allem dadurch aus, dass sie auch vom geübten Beobachter keiner der bekannten Anfallsformen zugeordnet werden können, sich oft vor Publikum ereignen und demonstrativ verlaufen. Ferner sind

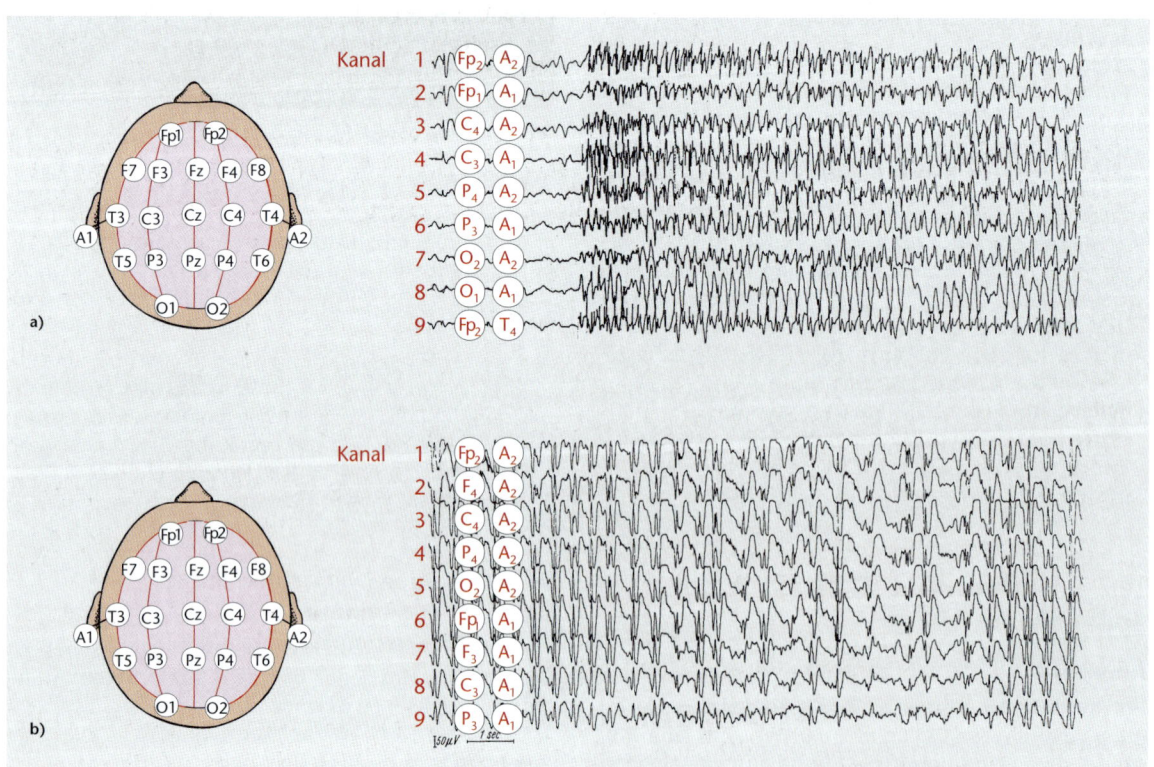

Abb. 10.6 a und b: EEG-Ableitungen während eines Grand-mal-Anfalls (a) und während einer Absence (b). [A300-157]

beim epileptischen Anfall die Augen geöffnet und lichtstarr, beim psychogenen hingegen meist geschlossen.

10.2.4 Behandlungsstrategie

Ein **einzelner hirnorganischer Anfall** bedarf im allgemeinen keiner Behandlung, sondern lediglich der diagnostischen Abklärung.

Bei einer **genuinen Epilepsie** mit mehr als zwei Anfällen jährlich ist in der Regel eine medikamentöse Behandlung mit Antiepileptika (☞ Pharma-Info 10.8) angezeigt, die über mindestens zwei Jahre, oft aber auch lebenslang fortgeführt werden muss.

Ergibt die Diagnostik eine **symptomatische Epilepsie,** steht die Behandlung der Ursache im Vordergrund. Falls dies nicht möglich ist, z.B. bei einem Defekt nach Gehirnverletzung oder einem inoperablen Tumor,

---

🖉 Pharma-Info 10.8: Antiepileptika

> **⊡ Antiepileptika** *(Antikonvulsiva):* Medikamente zur Unterdrückung zerebraler Krampfanfälle.

Indiziert sind **Antiepileptika** bei symptomatischer Epilepsie, elektroenzephalographischen Zeichen einer erhöhten Anfallsbereitschaft, einem Status epilepticus oder bei mehr als zwei epileptischen Anfällen in einem Jahr.

Es sollte immer versucht werden, mit einer **Monotherapie,** d.h. mit nur einem Präparat, auszukommen. Erst wenn die Dosis des Medikaments infolge starker Nebenwirkungen nicht mehr erhöht werden kann und der Patient immer noch nicht anfallsfrei ist, wird das Medikament gewechselt oder – bei

Versagen mehrerer Monotherapien – eine Medikamentenkombination versucht.

Ansetzen, Umstellen oder Absetzen der Medikation dürfen nie abrupt geschehen, sondern müssen immer schrittweise erfolgen („Einschleichen" und „Ausschleichen"). Eine Kontrolle des Medikamentenspiegels (Blutentnahme morgens nüchtern) kann bei der **Dosisfindung** helfen. Sie ist auch bei Verdacht auf Einnahmefehler oder Überdosierung angezeigt.

Ist ein Patient mit einem Blutspiegel unterhalb des „normalen" therapeutischen Spiegels anfallsfrei, wird die Dosis nicht erhöht. Umgekehrt kann bei einem nicht anfallsfreien Patienten, dessen Blutspiegel im oberen Bereich liegt, die Dosis noch weiter gesteigert werden, solange er noch keine Nebenwirkungen zeigt.

Häufig eingesetzte Antiepileptika

Substanz Handelsname (Bsp.)	Nebenwirkungen*	Besonderheiten
Carbamazepin Tegretal®, Timonil®	Meist gut verträglich, anfänglich Müdigkeit; Leberschäden, Anämie, Schwindel, Leukopenie, Allergien	Mittel der 1. Wahl bei Grand-mal- und fokalen Anfällen
Ethosuximid Petnidan®	Magenbeschwerden, Schluckauf, Kopfschmerzen, Schlafstörungen, psychotische Symptome, Anämie	Zur besseren Magenverträglichkeit Tabletten mit dem Essen einnehmen
Phenobarbital Luminal®	Schwindel, Ataxie, psychische Störungen (v.a. bei Kindern), Schultersteife	–
Phenytoin Epanutin®, Phenhydan®, Zentropil®	Zahnfleischhyperplasie, Hypertrichose (verstärkte Behaarung). Bei Überdosierung: Schwindel, Ataxie, Tremor, Doppeltsehen, Kleinhirnatrophie	I.v. Gabe möglich; gut steuerbar
Primidon Liskantin®	Nebenwirkungen von Phenobarbital	Verstoffwechselung zu Phenobarbital
Valproinsäure Convulex®, Ergenyl®	Gewichtszunahme, Haarausfall, Tremor; selten, aber oft tödlich: Leberkoma (v.a. bei Kleinkindern)	Mittel der 1. Wahl bei Grand-mal- und fokalen Anfällen; i.v. Gabe möglich
Vigabatrin Sabril®	Gewichtszunahme, Psychose	Nur zur Kombinationstherapie bei Grand-mal- und fokalen Anfällen
Lamotrigin Lamictal®	Exantheme, Psychose, Depression, Allergien	

* Alle Antiepileptika können zu allergischen Reaktionen (selten, aber gefährlich: Agranulozytose) und – wie alle auf das ZNS wirkenden Medikamente – zu Müdigkeit und eingeschränktem Reaktionsvermögen führen. Bei Überdosierung treten Doppelbilder, Schwindel, Ataxie und Nystagmus auf. Außerdem beschleunigen fast alle Antiepileptika den Östrogenabbau und vermindern so die Wirksamkeit der „Pille".

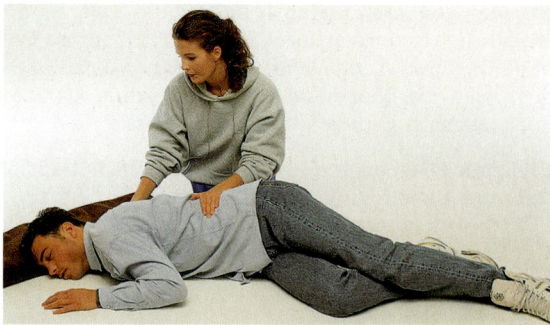

Abb. 10.9: Die stabile Seitenlage während des epileptischen Anfalls dient der Aspirationsprophylaxe. Eine Decke unter dem Kopf verhindert, dass sich der Patient während des Krampfes verletzt. [K102]

wird versucht, durch eine medikamentöse Behandlung zumindest Anfallsfreiheit zu erreichen, da häufige Anfälle zentrale Neurone schädigen, was zu einer frühen kognitiven Leistungsminderung führen kann.

Bei einer schweren, therapieresistenten, insbesondere symptomatischen Epilepsie können **operative Maßnahmen** zur Ausschaltung des Epilepsieherdes angezeigt sein. Diese sind jedoch nur an wenigen Zentren möglich und erfordern eine umfangreiche Diagnostik mit MRT, **S**ingle-**P**hoton-**E**missionscomputertomographie *(SPECT ☞ 1.3.3)* oder **P**ositronenemissionstomographie *(PET ☞ 1.3.3)* sowie invasiven EEG-Ableitungen zur möglichst sicheren Lokalisation des Herdes.

🔲 Behandlungsstrategie beim Status epilepticus

> 🔳 **Status epilepticus:** Serie von Anfällen über mehr als 20 Minuten, in der sich der Patient zwischenzeitlich nicht erholt. Er ist mit einer Letalität von 5 – 10 % behaftet und tritt häufig bei Frontalhirnläsionen auf.

Notfallmaßnahmen beim Status epilepticus:
- Pflegerische Erstmaßnahmen (☞ 10.2.5)
- Gabe von Sauerstoff (anfangs 4 – 6 l/min)
- Durchführung einer Blutgasanalyse
- Legen eines venösen Zugangs
- I.v. Injektion von Clonazepam (z.B. Rivotril®, bei Erwachsenen 1 Ampulle = 2 mg langsam i.v., Vorsicht: Atemdepression). Falls eine i.v. Medikation nicht möglich ist, Verabreichung einer Diazepam-Rektiole. Bei Therapieresistenz erneute Verabreichung von Clonazepam bzw. Diazepam, bei Erfolglosigkeit Gabe von Phenytoin (z.B. Phenhydan®, 1 Ampulle i.v. über 10 min! Vorsicht: Bradykardie). Bei weiterer Anfallspersistenz Infusion von 750 mg Phenytoinkonzentrat über 8 h unter intensivmedizinischen Bedingungen

- Bei anhaltender Anfallsserie Thiopentalnarkose (Gabe von Trapanal® nach Intubation und Beatmung des Patienten).

> ⚠ **Notfall!**
> Ein Status epilepticus muss immer medikamentös unterbrochen werden!

10.2.5 Pflege bei Epilepsie

📠 Pflegerische Erstmaßnahmen
Pflege während eines Anfalls
- Besonders bei noch unklarer Diagnose Arzt sofort benachrichtigen (lassen), Patienten möglichst nicht alleine lassen
- Sicherheit des Patienten gewährleisten, z.B. Stühle oder scharfkantige Gegenstände aus der Umgebung des Patienten entfernen, Patienten von naher Treppe wegziehen. Das Schieben eines Gummikeils o.Ä. zwischen die Zähne wird heute nicht mehr empfohlen, da der Zungenbiss meist schon ganz am Anfang stattfindet, und das Einschieben nur eine zusätzliche Gefahr von Mundhöhlenverletzungen birgt
- Keine Flüssigkeiten oder Medikamente oral einflößen (Aspirationsgefahr)
- Evtl. Medikamente nach ärztlicher Anordnung verabreichen
- Für den Fall eines Status epilepticus Braunülenset, Clonazepam- und Phenytoin-Ampullen, Guedel-Tubus, Ambu-Beutel und Intubationsbesteck richten und bereithalten
- Pupillenkontrolle zu Anfallsbeginn und im Verlauf
- Während der ganzen Zeit Anfallstyp, -verlauf und Pupillenreaktion beobachten, da dies von erheblicher diagnostischer und therapeutischer Bedeutung sein kann. Uhrzeit zu Beginn und am Ende des Anfalls notieren

Pflege nach dem Anfall
- Patienten nach dem Anfall bis zur vollständigen Wiedererlangung des Bewusstseins in stabile Seitenlage bringen (Aspirationsprophylaxe)
- Hat der Patient während des Anfalls erbrochen, anschließend Mund auswischen.

> 📖 **Literaturtipp**
> Ried, Sibylle und Schüler, Gisela: Epilepsie – Vom Anfall bis zur Zusammenarbeit. Für Patienten, Angehörige, Freunde und Helfer. Blackwell, Berlin, 1996

Patientenberatung
Zunächst ist die Beratung des Patienten bezüglich der allgemeinen Lebensführung Aufgabe des Arztes. Vie-

le Patienten wenden sich mit Fragen aber auch an die Pflegenden. Je nach Ausmaß und Art der Fragen können die Pflegenden die Arztinformation weiter erläutern oder bitten den Arzt um ein abermaliges Gespräch mit dem Patienten.

- Dem Patienten wird geraten, **anfallsauslösende Faktoren** wie Schlafentzug, flackernde Lichtreize (Diskothek, Bildschirmarbeit, Fernsehen) und Alkohol zu vermeiden
- Der **Beruf** muss mit Rücksicht auf die Erkrankung ausgewählt werden. Berufe mit erhöhter Selbst- und Fremdgefährdung (z.B. Dachdecker, Busfahrer) sowie Berufe mit unregelmäßiger Lebensführung (Schichtarbeit) sind ungeeignet
- Das Lenken eines **Kraftfahrzeugs** wird erst nach zweijähriger Anfallsfreiheit und bei Fehlen epilepsiespezifischer EEG-Veränderungen erlaubt
- Gegen viele **Sportarten** ist nichts einzuwenden, solange der Patient sie nicht bis zur körperlichen Erschöpfung betreibt. Einige Sportarten, darunter auch Schwimmen, dürfen nur mit besonderen Vorsichtsmaßnahmen ausgeübt werden, da es im Falle eines Krampfanfalls zu einer erheblichen Selbst- und/oder Fremdgefährdung kommt
- **Familiengründung** ist in der Regel möglich. Auch bei Frauen ist gegen eine Schwangerschaft meist nichts einzuwenden. Bei einer geplanten Schwangerschaft sollte die Frau schon vorher mit dem behandelnden Arzt sprechen, da sich evtl. ein Medikamentenwechsel empfiehlt. Die Frau sollte wissen, dass die Fehlbildungsrate zwar erhöht ist, dies aber nur z.T. auf die Medikamente zurückzuführen ist. Auf jeden Fall ist ein Grand-mal-Anfall der Schwangeren für das Ungeborene gefährlicher als die Medikamenteneinnahme mit Anfallsfreiheit
- Dem Patient wird geraten einen **Anfallskalender** zu führen und darin auch besondere Vorkommnisse und Belastungen einzutragen

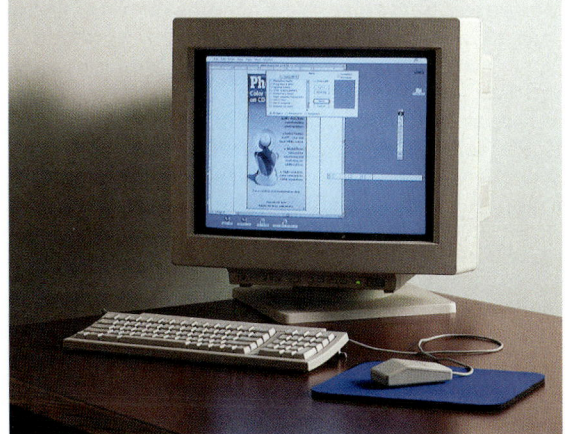

Abb. 10.10: Epileptiker sollten beruflich und privat nur wenig am Bildschirm arbeiten, da das Flimmern Anfälle auslösen kann. [J666]

- Zur Sicherheit des Patienten wird diesem empfohlen, stets ein Merkblatt mit **Erste-Hilfe-Maßnahmen** bei sich zu tragen, damit Nichtinformierte bei einem Anfall in der Öffentlichkeit wissen, wie sie helfen können
- Der Patient darf die **Antiepileptika** nie eigenmächtig und abrupt absetzen, da dies zu gehäuften Anfällen führen kann. Bevor er andere Medikamente nimmt, sollte er seinen Arzt fragen, da Wechselwirkungen häufig sind.

Trotz der Einschränkung, die ein Anfallsleiden mit sich bringt, sollte die Selbstständigkeit des Patienten unter Einbeziehung der Familie erhalten bzw. gefördert werden. Selbsthilfegruppen (☞ 27.1.3) können hier große Dienste leisten.

Kontaktadressen

Informationszentrum Epilepsie
Herforder Str. 5 – 7
33602 Bielefeld
Telefon: 05 21/12 41 17
http://www.izepilepsie.de

Stiftung Michael – Stiftung für Epilepsiekranke
Münzkamp 5
22339 Hamburg
Telefon: 0 40/53 88 54
http://www.stiftung michael.de

Prognose

Ungefähr zwei Drittel der Patienten sind unter medikamentöser Behandlung anfallsfrei, ca. 10 % zeigen unter dieser Therapie gar keine Besserung. Bei diesen 10 % hilft in ca. 25 % eine operative Behandlung.

Je nach Häufigkeit und Schwere der Anfälle kann es über einen längeren Zeitraum zu **hirnorganischen Schädigungen** (Sauerstoffmangel, Demenz) kommen, was zur Verlangsamung im Denken und Handeln sowie zu Verstimmungszuständen wie Depression und Reizbarkeit führen kann.

10.2.6 Selbstkontrolle epileptischer Anfälle

Selbstbeobachtung

Eine noch wenig verbreitete, neue Methode ist die **Selbstkontrolle epileptischer Anfälle.** Patienten, deren Anfälle von einer **Aura** (☞ 10.2.1) eingeleitet werden, bemerken die Vorboten ihrer Anfälle. Der therapeutische Ansatz besteht darin, diesen nur kurzen, aber bewusst erlebten Zeitraum vor einem Anfall zu nutzen, um das Durchbrechen eines Grand-mal-Anfalls zu verhindern (☞ unten).

Aber auch Patienten ohne solche Vorboten können durch intensive **Selbstbeobachtung** das Nahen eines

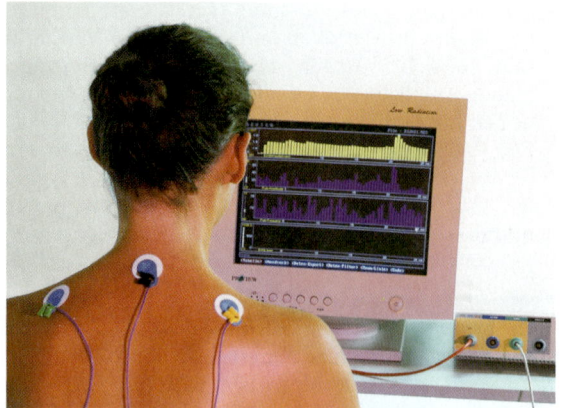

Abb. 10.11: Biofeedback bietet die Möglichkeit, vegetative Körperfunktionen willentlich zu beeinflussen: Patienten mit chronischen Rückenschmerzen können z.B. auf dem Bildschirm An- und Entspannung der Rückenmuskulatur verfolgen. [K103]

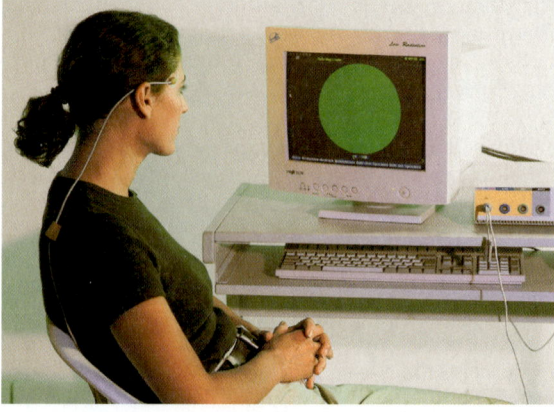

Abb. 10.12: Der Bildschirm zeigt den Durchmesser der Schläfenarterien. Die Patientin kann beobachten, wie sich durch Konzentration der Durchmesser verändert. Ähnlich verläuft das Biofeedback-Training zur Beeinflussung der Hirnströme. [K103]

Anfalls rechtzeitig bemerken und ihm dann auf die gleiche Weise entgegenwirken.

Die letzten Gedanken, Gefühle, körperliche Empfindungen und Ereignisse vor einem Anfall werden in einem **Anfallstagebuch** präzise notiert und dann ausgewertet. So kann z.B. festgestellt werden, ob Anfälle besonders häufig in Entspannungsphasen oder in Anspannungsphasen und Stress-Situationen auftreten. Es gilt, diese Regelmäßigkeiten zu benennen und ihnen entsprechend entgegenzuwirken, sei es durch Vermeidung dieser Situationen oder durch ein verändertes Handeln oder Denken in diesen Momenten.

Biofeedback

Eine zusätzliche Möglichkeit der Selbstkontrolle bietet sich für manche Patienten durch die Methode des **Biofeedback.** Diese bereits in vielen Bereichen der Rehabilitation angewandte Methode zur Verbesserung der eigenen Körperwahrnehmung lässt sich auch auf die Selbstkontrolle bei Epilepsie übertragen. Das Prinzip des Biofeedback besteht darin, körperliche Reaktionen visuell oder akustisch erfahrbar zu machen. So lässt sich die *Steuerung* zahlreicher *vegetativer Funktionen* des Körpers über diese Methode erlernen. Beispielsweise kann ein Patient mit funktionellen Herzbeschwerden vor einem Monitor sitzen, der seine Herzfrequenz als Säulendiagramm darstellt.

Der Patient versucht willentlich diese Frequenz zu senken, indem er verschiedene Gedanken und/oder Gefühle aufruft. Die unmittelbare Auswirkung auf seinen Herzschlag kann er augenblicklich kontrollieren und sein Vorgehen fortsetzen oder sich anderer Gedanken/Gefühle bedienen. Nach einiger Zeit wird er in der Lage sein, den Herzschlag in bestimmten Grenzen bewusst zu steuern.

Auf die gleiche Weise kann ein Patient lernen, seine *Hirnstromaktivität* zu steuern. Statt eines Diagramms wird dem Patienten z.B. auf dem Monitor ein Spiel vorgeführt, bei dem er etwa einen Ball auf dem Bildschirm durch alleinige Veränderung seiner Hirnaktivität bewegen lernt und schließlich in einen Korb legt.

Für diese Behandlungsform kommen nicht alle Epileptiker in Frage, aber ein Teil der heute betroffenen könnte – und das belegen die bisherigen Untersuchungsergebnisse – von einem derartigen **Verhaltenstraining** im Sinne einer Verringerung ihrer Anfallsfrequenz erheblich profitieren. Allerdings erfordert dieser Ansatz einen erheblichen Trainingsaufwand, und die Patienten müssen mit einer Behandlungsdauer von 2 Jahren rechnen. Immerhin bedeutet diese Methode aber einen Schritt fort von der bisher herrschenden Vorstellung, ein Patient sei einem epileptischen Anfall absolut hilflos ausgeliefert.

Wiederholungsfragen

1. Was sind häufige Auslöser eines Gelegenheits-anfalls? (☞ 10.1)

2. Was versteht man unter einer Aura? (☞ 10.2.1)

3. Was sind Absencen? (☞ 10.2.2)

4. Was ist die wahrscheinlichste Ursache eines Jackson-Anfalls? (☞ 10.2.2)

5. Was bedeutet Terminalschlaf? (☞ 10.2.2)

6. Was ist ein psychogener Anfall? (☞ 10.2.3)

7. Welche wichtigen Differentialdiagnosen gibt es für einen epileptischen Anfall? (☞ 10.2.3)

8. Was ist ein Status epilepticus? (☞ 10.2.4)

9. Was ist die wichtigste Maßnahme bei einem epi-leptischen Anfall? (☞ 10.2.5)

10. Was ist bei Epilepsie im Zusammenhang mit Schwangerschaft zu beachten? (☞ 10.2.5)

11. Was versteht man unter Biofeedback? (☞ 10.2.6)

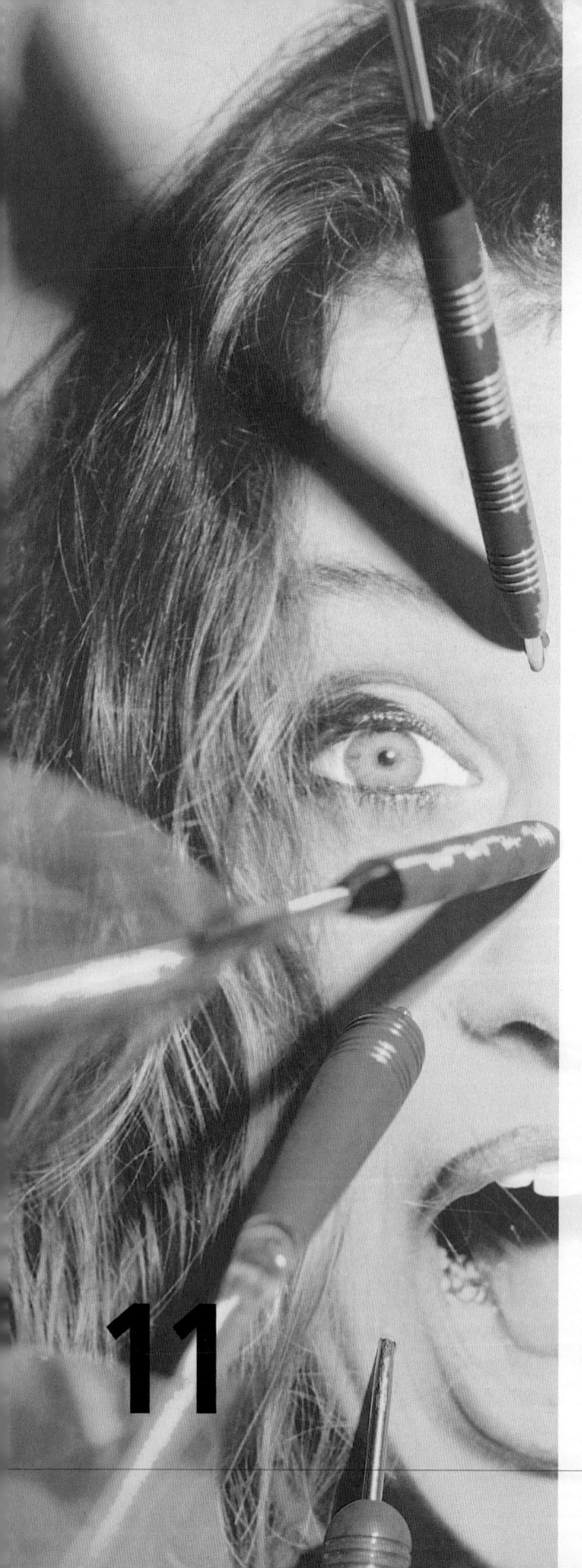

11

Pflege bei Kopf- und Gesichtsschmerz

11.1 Migräne

> :: **Migräne:** Periodisch und anfallsweise, meist halbseitig auftretender Kopfschmerz mit vegetativen Symptomen. Neurologische Herdsymptome sind möglich. Bei einer Häufigkeit von ca. 5 % der Bevölkerung sind Frauen häufiger betroffen als Männer. Die Erstmanifestation liegt meist um das 20. Lebensjahr.

11.1.1 Krankheitsentstehung, Symptome und Diagnostik

⇨ Krankheitsentstehung

Die Ursache der Migräne ist unklar. Sicher spielt eine erblich bedingte Veranlagung bei der Entstehung eine Rolle.

Zu Beginn des Migräneanfalls kommt es durch Vermittlung des Neurotransmitters Serotonin zu einer Konstriktion intrakranieller Gefäße. Die Hypoxie kann zu Reizerscheinungen (*Aura* ☞ unten) führen. Anschließend folgt die schmerzauslösende Gefäßerweiterung, verbunden mit einer aseptischen perivaskulären Entzündung.

Es gibt unterschiedliche **Auslöser** für Migräneattacken:
- Bestimmte Nahrungsmittel, z.B. Rotwein, Käse
- Psychische Faktoren, z.B. Belastung, aber auch Entlastung, etwa am Wochenende
- Physikalische Einflüsse, z.B. Lärm, Flackerlicht
- Menstruation.

> 📖 **Literaturtipp**
> Soyka, Dieter: Kopfschmerz und Migräne.
> Urban & Fischer, 1993

🔲 Symptome

Die Patienten leiden rezidivierend unter meist halbseitigen **Kopfschmerzanfällen.** Dabei gibt es zwar eine Seitenbevorzugung, die Seite kann jedoch im Verlauf wechseln. Die Dauer der Kopfschmerzen beträgt Stunden bis Tage. Der Charakter der Kopfschmerzen wird meist als klopfend oder hämmernd angegeben, im Gegensatz zum *Spannungskopfschmerz,* der als drückend, bohrend und „den Kopf wie einen Ring umklammernd" erlebt wird.

Unterschieden werden:
- **Migräne ohne Aura** (früher *einfache Migräne*), bei der es nur zu vegetativen Begleitsymptomen wie Übelkeit und Erbrechen sowie Licht- und Geräuschüberempfindlichkeit kommt
- **Migräne mit Aura** (früher *klassische Migräne, Migraine accompagnée*). Vor dem Kopfschmerz tre-

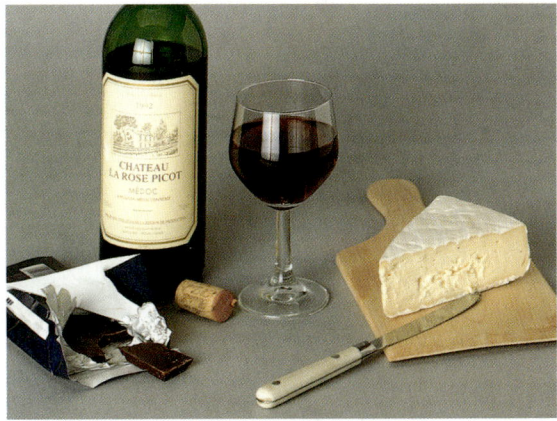

Abb. 11.1: Rotwein, Käse und Schokolade, die die Aminosäure Tyramin enthalten, zählen zu den häufigsten Migräneauslösern unter den Nahrungsmitteln. [K102]

ten kurzzeitige neurologische Reizsymptome auf, z.B. Sehstörungen wie *Flimmerskotom* (Flimmerwahrnehmung in fleckförmigen oder gezackten wandernden Leerstellen des Gesichtsfeldes). Begleitend zum Kopfschmerz sind auch neurologische Herdsymptome wie Lähmungen, Sprachstörungen oder sensiblen Ausfällen möglich. Letztere sind durch anhaltende fokale Vasokonstriktion erklärbar. Nur sehr selten entwickelt sich ein Hirninfarkt mit bleibenden Ausfällen

- **Basilarismigräne,** ein häufig durch die Menstruationsblutung ausgelöster periodischer Hinterkopfschmerz. Er wird von Symptomen des Hirnstammes, z.B. Doppelbildern, Sensibilitätsstörungen der Zunge und des Gesichtes, Schwindel, Ataxie und Dysarthrie, begleitet
- **„Migraine sans Migraine".** Dabei handelt es sich um periodisch auftretende isolierte Migräneäquivalente wie z.B. passagere Flimmerskotome, Sprachstörungen, sensible oder motorische Herdsymptome ohne begleitenden Kopfschmerz.

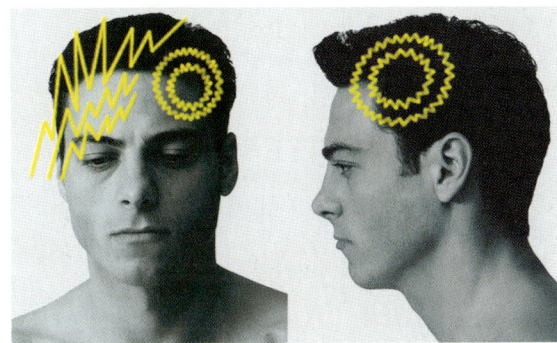

Abb. 11.2: Der Schmerz bei Migräne geht meist von einer Kopfhälfte aus, strahlt jedoch zur anderen hin aus. [K102]

🔍 Diagnostik

Die Diagnosestellung erfolgt anhand von Anamnese und Klinik. Die Familienanamnese ist in 50 % der Fälle positiv. Die Diagnose einer Migräne mit Aura wird durch einen unauffälligen computertomographischen Befund in Verbindung mit einem Herdbefund im EEG erhärtet.

Bei periodisch, meist auf der gleichen Seite auftretender Migräne – insbesondere in Verbindung mit neurologischen Herdsymptomen – muss eine Gefäßfehlbildung durch bildgebende Verfahren (CCT, MRT, ggf. zerebrale Angiographie) ausgeschlossen werden.

11.1.2 Behandlungsstrategie

Die medikamentöse Behandlung des **akuten Anfalls** besteht in:

- Medikamenten gegen die Übelkeit zu Beginn der Attacke, z.B. Metoclopramid (z.B. in Paspertin®), das gleichzeitig die Resorption oraler Medikamente verbessert
- Schmerzmitteln wie Azetylsalizylsäure (z.B. Aspirin®) in schnell resorbierbarer Form (Brausetabletten, keine Retardtabletten)
- Der Applikation von 500 mg Azetylsalizylsäure i.v. (Kontraindikation: Magenulkus), Ergotamin-Abkömmlingen (z.B. Dihydergot® s.c.) oder Serotonin-Antagonisten (z.B. Sumatriptan® s.c.) bei schweren Anfällen

Bei häufigen Migräneattacken mit regelmäßiger Einnahme von Analgetika entwickelt sich bei vielen Patienten ein **Analgetikakopfschmerz.** Schon 8 g Paracetamol oder Azetylsalizylsäure monatlich können ausreichen (zum Vergleich: die Einzeldosis liegt bei 0,5 – 1 g).

Bei sehr häufigen Attacken ist eine **prophylaktische Behandlung** angezeigt. In diesem Fall muss das Medikament über ca. drei Monate konsequent eingenommen werden, anschließend kann seine Wirksamkeit beurteilt werden. Zum Einsatz kommen:

- Beta-Blocker, z.B. Beloc®, Dociton® Flunarizin oder z.B. Sibelium® (ein Kalzium-Antagonist)
- Serotonin-Antagonisten, z.B. Sandomigran®.

Gute Erfolge werden auch mit Akupunktur (☞ 2.2.4) erzielt.

📠 **Kontaktadresse**

Deutsche Migräne- und Kopfschmerzgesellschaft e.V.
Elztal-Klinik
Pfauenstr. 6
79215 Elzach
Telefon: 0 76 82/80 51 13
Internet: www.dmkg.org

11.1.3 Pflege bei Migräne

Die pflegerischen Maßnahmen bestehen vor allem in der **Reizabschirmung,** z.B. der Unterbringung in einem dunklen, ruhigen Raum. Bei vielen Patienten ist Schlaf hilfreich, auch kann eine lokale Kältebehandlung, z.B. mit einem Eisbeutel, analgetisch wirksam sein.

Arzt und Pflegende versuchen, die Auslöser der Anfälle zusammen mit dem Patienten herauszufinden. Außerdem raten sie ihm zu einer geregelten Lebensweise. Als sehr hilfreich für Patient, Pflegende und Ärzte hat sich das Führen eines Kopfschmerzkalenders erwiesen, in dem Zeitpunkt, Dauer und Stärke

Kopfschmerz	Lokalisation	Prädisposition	Dauer/Zeitpunkt	Intensität	Auslöser	Begleitsymptome
Cluster-Kopfschmerz (☞ 11.2)	Einseitig temporal	Männer zwischen 20. und 40. Lebensjahr	1 – 3 Uhr nachts	Heftig stechend	Alkohol	Augentränen, Miosis
Arteriitis temporalis	Erst ein- dann beidseitig temporal	> 50. Lebensjahr	Dauernd	Dumpf		BSG, Fieber, Erblindung möglich
Trigeminusneuralgie (☞ 11.4)	Einseitig, 2. und/oder 3. Trigeminusast	> 40. Lebensjahr, w > m	Sekunden, tagsüber	Sehr heftig, „Nadelstiche"	Triggerbar durch Berührung, Mundbewegung (Sprechen, Essen)	Gewichtsverlust
Glaukomanfall	Einseitig periorbital		Dauernd	Bohrend		Mydriasis
Kopfschmerz bei Hypertonie	Diffus		Episodenhaft	Dumpf pochend		Übelkeit
Spannungskopfschmerz (☞ 11.3)	Diffus	w > m	Tagsüber	Dumpf drückend	Psychische Belastungen, „Stress", Spannung	Schlafstörungen Schwindel

Tab. 11.3: Differentialdiagnose der Migräne: Anderere Formen des Kopf- und Gesichtsschmerzes.

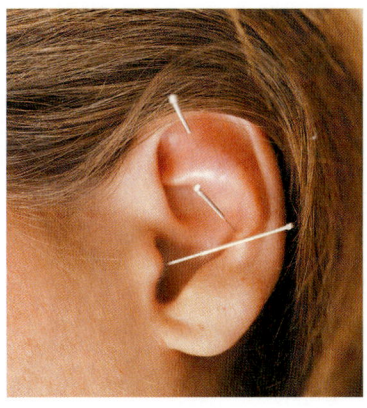

Abb. 11.4: Bei Migräne ohne klinischen Befund kann die Ohrakupunktur eine sinnvolle Therapie darstellen. [J666]

des Kopfschmerzes sowie begleitende Ereignisse und eingenommene Medikamente eingetragen werden.

⌂ Sich bewegen

Der Patient ist in seinen Aktivitäten eingeschränkt. Hilfreich für den Patienten ist es, wenn er seine Tätigkeit während der Kopfschmerzattacke unterbrechen und eine bequeme, entspannende Lage einnehmen kann. Der Patient sollte sich dabei nicht unter Druck setzen und diese Techniken im schmerzfreien Intervall durchführen. Hilfreich können auch Frischluftzufuhr und kalte Umschläge auf Stirn und Nacken sein.

Leidet der Patient öfter unter Migräne, raten ihm die Pflegenden zum Einüben spezieller *Entspannungstechniken* (☞ 16.4)

Liegt zusätzlich zu den Kopfschmerzen **Schwindel** vor, wird der Blutdruck des Patienten insbesondere vor dem Aufstehen kontrolliert; ggf. wird er auf die Toilette begleitet.

⊞ Essen und trinken

Meist hat der Patient während der Schmerzattacke keinen Appetit. Im schmerzfreien Intervall erhält er Wunschkost, ggf. auch nur Tee und Zwieback. Bei Übelkeit können ihm Antiemetika gegeben werden.

☙ Ruhen und schlafen

Der Patient sollte regelmäßige Schlaf- und Ruhephasen einhalten. Hilfreich können ausreichende Frischluftzufuhr vor dem Schlafengehen (Zugluft vermeiden), Entspannungsübungen (☞ 16.4), Beruhigungstees und Entspannungsbäder sein.

☺ Kommunizieren

Während des Schmerzintervalls sehnen sich die Patienten nach Ruhe und lehnen Gespräche oft ab. Entsprechend stören Telefonate, Gespräche und Besuche in dieser Zeit eher.

11.2 Cluster-Kopfschmerz

> ⊡ **Cluster-Kopfschmerz** *(Erythroposopalgie, Bing-Horton-Kopfschmerz):* Überwiegend nachts auftretende einseitige Kopf-/Gesichtsschmerzen. Häufig bei Männern zwischen dem 20. und 40. Lebensjahr.

Die Krankheit bezieht ihren Namen von der typischen zeitlichen Häufung der Anfälle (engl. cluster = Haufen).

▣ Symptome und Untersuchungsbefund

Die **Kopf-/Gesichtsschmerzen** äußern sich in heftigsten halbseitigen Attacken, die meist in der Augen- oder Schläfenregion lokalisiert sind. Sie setzen rasch ein, dauern etwa eine Stunde an und treten gewöhnlich in Perioden von Tagen oder Wochen regelmäßig um die gleiche Zeit auf, vornehmlich nachts. Oft wird der Schmerz im Liegen schlimmer.

Die Schmerzen gehen einher mit:
• Rötung des Gesichts
• Hyperämie der Augenschleimhaut
• Tränenfluss sowie evtl. Nasensekretion
• *Ptosis* (Herabhängen des Oberlides) und *Miosis* (Engstellung der Pupillen).

Lichtscheu, Übelkeit und Erbrechen gehören nicht zu den typischen Begleiterscheinungen.

▣ Behandlungsstrategie und Pflege

Konventionelle Migränepräparate helfen oft nicht, eher die Anwendung von Ergotamin-Aerosol. Oft kann durch **Sauerstoffgabe** (8 l O_2 für 10 min) über eine Nasensonde eine Besserung herbeigeführt werden.

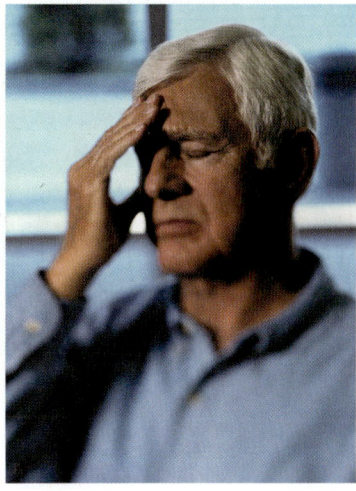

Abb. 11.5: Kopfschmerzen haben sehr oft psychische Ursachen und resultieren aus einer generellen Überlastungssituation. Allerdings darf eine solche Diagnose erst gestellt werden, wenn andere Ursachen ausgeschlossen wurden. [J666]

Alternativ kann im Anfall das Einträufeln oder Einsprühen von Lokalanästhetika (z.B. Lidocain 1 %) versucht werden. Eine Prophylaxe wird mit Lithium oder Beta-Blockern durchgeführt.

Die Pflege beim Cluster-Kopfschmerz entspricht der Pflege bei Migräne (☞ 11.1).

✍ Patienteninformation

Arzt oder Pflegende weisen den Patienten auf mögliche Attackenauslöser, z.B. Alkohol, hin und ermuntern ihn zu einem für ihn gesunden Lebensstil.

11.3 Spannungskopfschmerz

> ⊡ **Spannungskopfschmerz** *(vasomotorischer Kopfschmerz):* Chronisch-rezidivierender, meist dumpfer Kopfschmerz im gesamten Kopf. Er ist mit einer Häufigkeit von 5 – 10 % bei den ausgeprägten Formen mindestens ebenso häufig wie die Migräne.

⇨ Krankheitsentstehung

Über die Ursachen des Spannungskopfschmerzes ist nur wenig bekannt. Wahrscheinlich sind Stress und

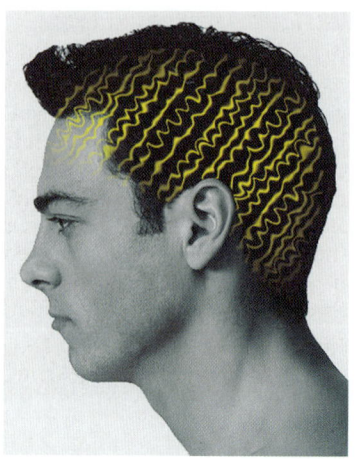

Abb. 11.7: Die Schmerzen beim Spannungskopfschmerz verteilen sich dumpf drückend gleichmäßig über dem gesamten Kopf. [K103]

Anspannung die entscheidenden Auslöser, obwohl dies bislang nicht wirklich belegt ist. Vermittelt wird der Schmerz über eine Störung der perikranialen Muskulatur oder eine Störung der zentralen Schmerzmechanismen.

> 📖 **Literaturtipp**
> Göbel, Hartmut: Kopfschmerzen und Migräne. Leiden, die man nicht hinnehmen muß. Springer, Berlin Heidelberg, 1998

▣ Symptome und Untersuchungsbefund

Der dumpfe Schmerz ist im ganzen Kopf zu spüren. Er wird meist als drückend oder bohrend beschrieben. Die Patienten haben das Gefühl, einen Helm oder einen Ring auf dem Kopf zu tragen. Begleiterscheinungen wie bei der Migräne oder bei Kopfschmerzen als Anzeichen einer Allgemeinerkrankung bestehen meist nicht. Übelkeit kann vorkommen.

🔎 Diagnostik und Differentialdiagnose

Aus der Anamnese lässt sich der Spannungskopfschmerz meist recht gut von der Migräne als wichtigste Differentialdiagnose abgrenzen. Ein organisch bedingter Kopfschmerz, z.B. im Rahmen von Gehirntumoren oder Gefäßverschlüssen, wird zuvor ausgeschlossen.

Ferner wird der Spannungskopfschmerz gegen den häufigen **vertebragenen** *(halswirbelsäulenbedingten)* **Kopfschmerz** abgegrenzt, einen chronischen Kopfschmerz mit Betonung im Hinterkopfbereich, der insbesondere bei bestimmten Kopfstellungen auftritt. Die Röntgenaufnahme der Halswirbelsäule zeigt dann typische „Verschleißerscheinungen" der Wirbel. Heftige Nackenschmerzen treten auch bei Verschluss der A. cerebri posterior auf oder bei Dissektion der A. vertebralis *(Einriss in die Gefäßwand mit Stenose oder Verschluss).* Die Diagnose wird per Ultraschall gestellt.

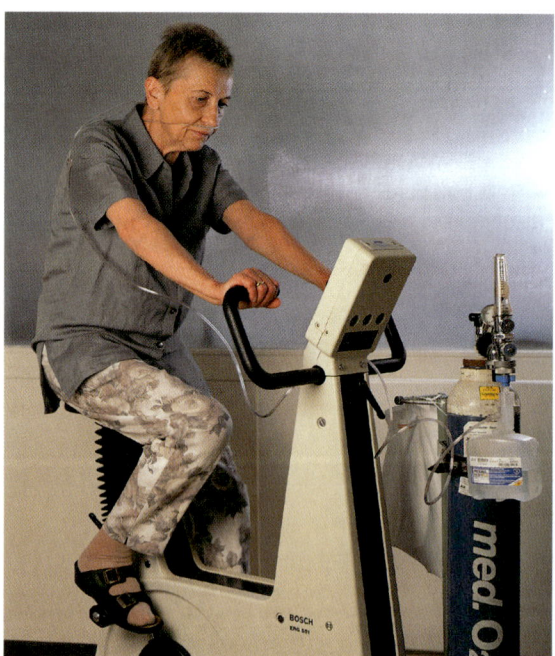

Abb. 11.6: Die Sauerstoff-Mehrschritt-Therapie dient der verbesserten Sauerstoffaufnahme in den Kapillaren. Der Patient atmet ein Sauerstoff-Luft-Gemisch über eine Nasensonde ein, während er gleichzeitig Bewegungsübungen am Ergometer durchführt. [K103]

Behandlungsstrategie

Bei starken Kopfschmerzen können einfache Analgetika wie z.B. Paracetamol oder Azetylsalizylsäure gegeben werden. Kombinationspräparate, die darüber hinaus z.B. Koffein oder Barbiturate enthalten sind obsolet, da sie erfahrungsgemäß oft zum Schmerzmittelmissbrauch und Analgetikakopfschmerz führen. Bei sehr häufigen Kopfschmerzen sollte eine psychotherapeutische Untersuchung erfolgen, um zugrunde liegende Spannungen oder Schwierigkeiten bei der Stressverarbeitung besser aufdecken zu können.

Entspannungstechniken (☞ 16.4) und Massagen können zumindest vorübergehend große Erleichterung bringen.

> Entspannungstechniken wirken meist nicht so schnell wie Medikamente. Dem Patienten trotzdem zum Erlernen dieser Techniken Mut machen.

Gelegentlich sprechen die Spannungskopfschmerzen auf trizyklische Antidepressiva (z.B. Saroten®) gut an, allerdings müssen deren übliche Nebenwirkungen sehr sorgfältig gegen den Nutzen abgewogen werden.

11.4 Trigeminusneuralgie

> **Trigeminusneuralgie:** Ursächlich ungeklärte Schmerzerkrankung im Versorgungsgebiet des N. trigeminus. Betrifft fast ausschließlich Menschen über 50 Jahre.

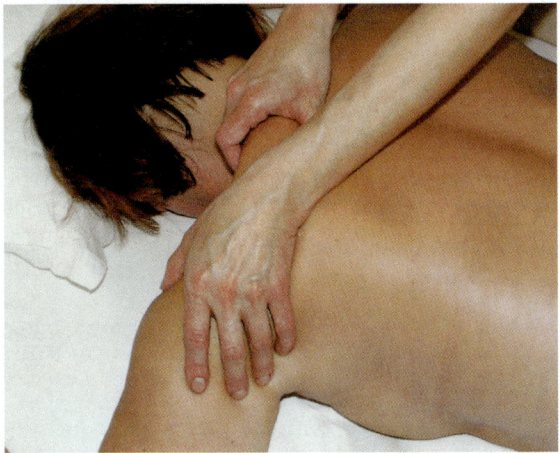

Abb. 11.8: Bei Patienten mit vertebragenen Kopfschmerzen liegen meist erhebliche Muskelverspannungen *(Myogelosen)* vor, die durch sanfte Massagen des Schulter-Nacken-Bereichs gelöst werden können. [T213]

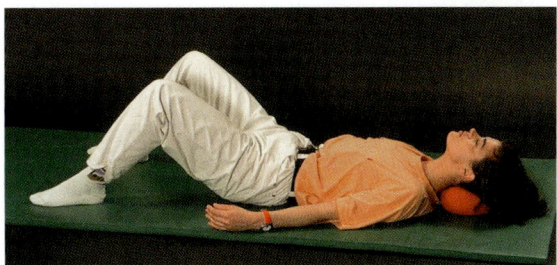

Abb. 11.9: Wenn Stress die Ursache von Spannungskopfschmerzen ist, wird dem Patienten zu Entspannungstechniken wie Autogenes Training oder Muskelrelaxation geraten. [K152]

Krankheitsentstehung und Symptome

Heute nimmt man an, dass die **idiopathische** *(ursächlich ungeklärte)* **Trigeminusneuralgie** Folge einer hirnstammnahen Kompression der sensiblen Trigeminuswurzel durch ein Gefäß ist, also letztlich eine organische Ursache hat. Trotzdem wird diese Form der Trigeminusneuralgie weiterhin als „idiopathisch" bezeichnet.

Trigeminusschmerzen infolge Tumoren, Entzündungen oder Multipler Sklerose (☞ 7.9) werden abgrenzend als **symptomatische Trigeminusneuralgie** bezeichnet.

Meist sind der Ober- oder Unterkieferast betroffen. Die Patienten leiden unter blitzartig einsetzenden, reißenden Schmerzen, ausgelöst durch bestimmte Bewegungen wie Kauen oder Sprechen, aber auch durch leichte Berührung bestimmter Gesichtspartien. Die Schmerzen dauern nur wenige Sekunden an, können sich aber alle paar Minuten wiederholen. Viele Patienten vermeiden schließlich wegen der quälenden Schmerzen das Essen und magern ab.

Diagnostik und Differentialdiagnose

Der neurologische Untersuchungsbefund ist normal.

Differentialdiagnostisch sind Trigeminusschmerzen infolge Tumoren, Entzündungen oder Multipler Sklerose zu erwägen. In diesen Fällen weisen ein veränderter Schmerzcharakter, z.B. ein Dauerschmerz, und zusätzliche neurologische Auffälligkeiten wie z.B. Sehminderung oder Sensibilitätsstörungen in die richtige Richtung.

Behandlungsstrategie

Die **medikamentöse** Behandlung der Trigeminusneuralgie erfolgt in erster Linie mit Carbamazepin (z.B. Tegretal®), bei Erfolglosigkeit auch mit anderen Antiepileptika.

Bei Versagen der Medikamente kann mit Hilfe verschiedener **invasiver Verfahren** (z.B. Thermokoagulation) versucht werden, das sensorische Ganglion

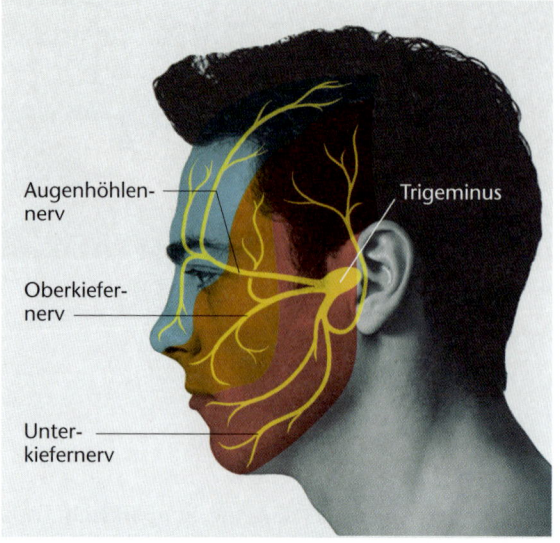

Augenhöhlen-
nerv

Trigeminus

Oberkiefer-
nerv

Unter-
kiefernerv

Abb. 11.10: Die drei Äste des Trigeminus-Nervs versorgen unterschiedliche Bereiche des Gesichts. [K102]

des N. trigeminus im Bereich der Felsenbeinspitze selektiv zu zerstören. In seltenen Fällen wird offen operiert, um eine evtl. bestehende Gefäßschlinge um den Nervenstamm zu beseitigen *(OP nach Janetta)*.

📖 **Literaturtipp**

Wessely, Peter: Praktischer Umgang mit Kopf- und Gesichtsschmerzen. Systematik, Ätiologie und Therapie. Springer, Wien, 2000

🛏 Pflege

Die Nahrungsaufnahme (v.a. das Kauen) wird oft vermieden, weil es zu einem erneuten Schmerzschub führen kann. Deshalb ist in schweren Fällen flüssige oder breiige Nahrung angebracht.

Auch besteht aus dem gleichen Grund oft ein Unwillen zu sprechen, was nicht als Unfreundlichkeit interpretiert werden darf. Zudem sind Berührungen des Gesichts und kühler Luftzug unbedingt zu vermeiden.

Die Pflegenden berücksichtigen bei allen pflegerischen Maßnahmen, dass der Patient von den teils seit Jahren bestehenden, fast unerträglichen Schmerzen völlig zermürbt ist. Manchmal besteht sogar Suizidgefahr.

📠 **Kontaktadresse**
Bundesverband Deutsche Schmerzhilfe e.V.
Sietwende 20
21729 Grünendeich
Telefon: 0 41 42/81 04 34

Wiederholungsfragen

1. Was sind häufige Auslöser einer Migräne? (☞ 11.1.1)

2. Welcher Mechanismus wird als Ursache der Migräne angesehen? (☞ 11.1.1)

3. Unter welchen Begleitsymptomen leidet häufig ein Migräne-Patient? (☞ 11.1.1)

4. Wodurch lässt sich die Migräne am besten von einem Spannungskopfschmerz unterscheiden? (☞ 11.1.1)

5. Wann tritt der Cluster-Kopfschmerz meistens auf? (☞ 11.2)

6. Welches Geschlecht ist bevorzugt vom Cluster-Kopfschmerz betroffen? (☞ 11.2)

7. Welche Behandlungsstrategie wird bei einem Spannungskopfschmerz verfolgt? (☞ 11.3)

8. Wie ist der Schmerzcharakter der Trigeminusneuralgie? (☞ 11.4)

9. Wie sieht die operative Behandlung der Trigeminusneuralgie aus? (☞ 11.4)

10. Was löst die neuralgischen Attacken einer Trigeminusneuralgie aus? (☞ 11.4)

11. Wie können Pflegende Patienten mit Kopfschmerzen helfen? (☞ 11.1.3, 11.3)

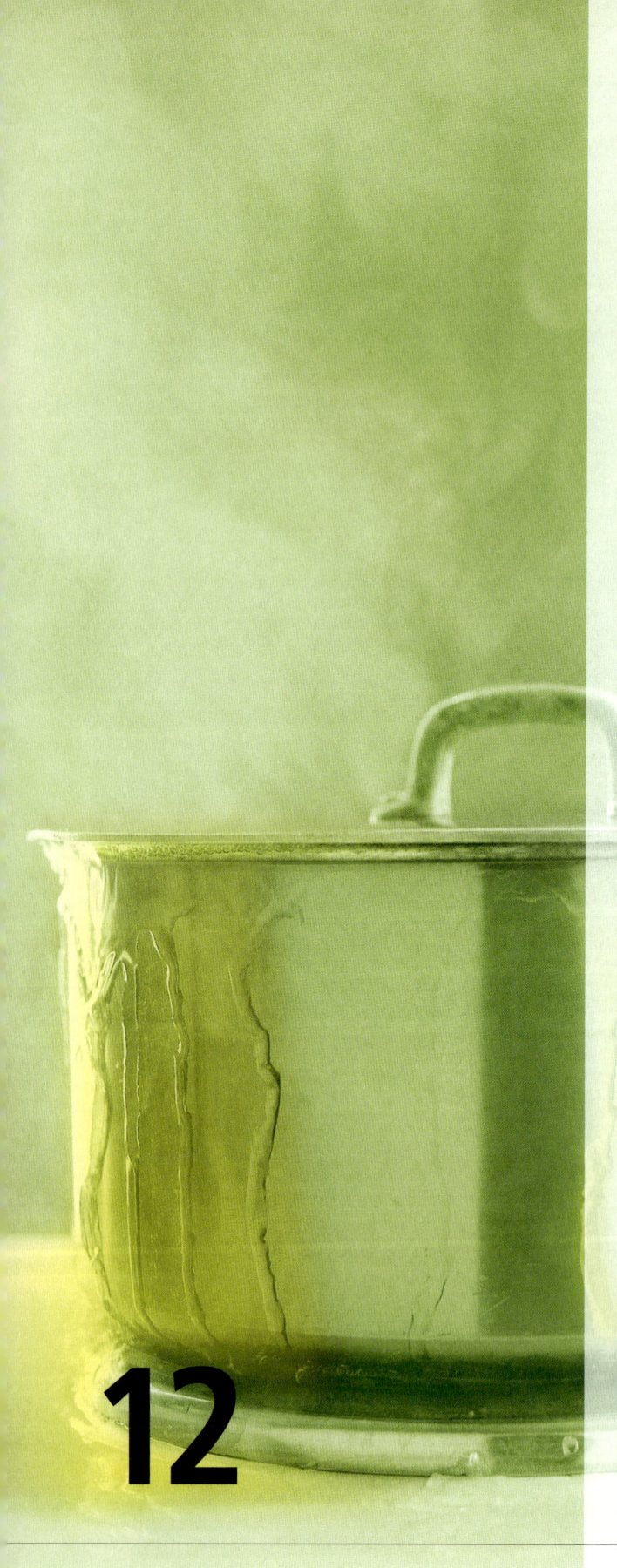

12

Pflege bei intrakranieller Druckerhöhung

Intrakranielle Druckmessung ☞ 1.3.6

12.1 Pathophysiologie der intrakraniellen Druckerhöhung

> **⊡ Intrakranieller Druck** (*Hirndruck*, engl. *intracranial pressure*, kurz *ICP*): Druck innerhalb des Schädels. Normal < 15 mmHg.
>
> **Intrakranielle Druckerhöhung** (engl.: *increased intracranial pressure*, kurz *IICP*): Pathologischer Anstieg des Hirndrucks. Kann durch eine Vielzahl von Ursachen bedingt sein.

Nach dem Verschluss der Fontanellen in den ersten Lebensjahren des Kindes stellt der Hirnschädel einen nahezu geschlossenen Hohlraum dar, dessen Rauminhalt im wesentlichen von drei Kompartimenten ausgefüllt wird: Gehirn (ca. 88 %), Liquor (ca. 9 % bei Erwachsenen, ca. 6 % bei Kindern) und Blut (ca. 3 – 5 %).

Während die meisten anderen Körperorgane im Fall einer Läsion relativ problemlos anschwellen können, ist dies im Schädelinnern nur sehr begrenzt möglich. Treten Krankheitszustände auf, die zusätzlich Platz im Schädelinnern beanspruchen, z.B. Hirntumoren, Blutungen, Hirnödeme (Hirnschwellungen), Blut- oder Liquorstau, so kann dies zunächst kompensiert werden, vor allem indem Liquor aus dem Schädelinnern in den spinalen Raum ausgepresst wird. Dadurch steigt der Hirndruck trotz Volumenzunahme im Schädelinnern zunächst kaum an. Nimmt die intrakranielle Raumforderung trotz leergepresster Liquorräume weiter zu, steigt der Hirndruck ab diesem „break point" rasch an (☞ intrakranielle Druck-Volumen-Kurve Abb. 12.1).

Pathologische Hirndruckwerte
Grundsätzlich gilt: Je höher der Hirndruck, desto bedrohlicher die Situation des Patienten.

Der Hirndruck ist bei:
- 15 – 19 mmHg leicht erhöht
- 20 – 29 mmHg deutlich pathologisch
- 30 – 39 mmHg hochgradig pathologisch
- > 40 mmHg meist vital bedrohlich.

Gefahren durch erhöhten Hirndruck
Erhöhter intrakranieller Druck gefährdet den Patienten auf zweierlei Weise:
- Durch den erhöhten Druck kann sich das Gehirn innerhalb des Schädelknochens verschieben und an bestimmten anatomischen Engstellen *einklemmen* (☞ Abb. 12.2)
- Der erhöhte Hirndruck vermindert die Hirndurchblutung.

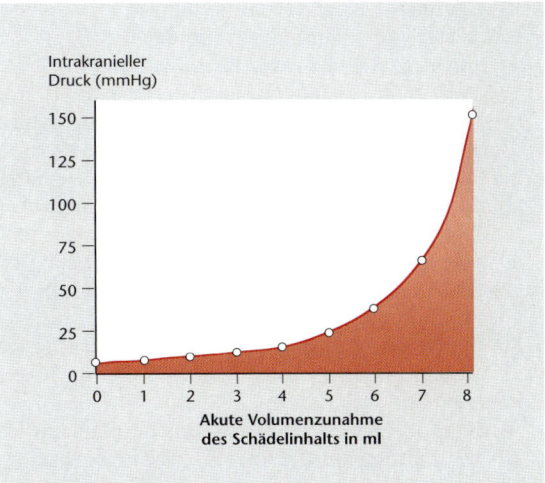

Abb. 12.1: Intrakranielle Druck-Volumen-Kurve. Bei beginnender Zunahme des intrakraniellen Volumens, z.B. durch ein Hirnödem, bleibt der Hirndruck zunächst nahezu konstant, da die Volumenzunahme durch Auspressen von Liquor ausgeglichen wird. Sind die Liquorräume leergepresst, führt jede weitere Raumforderung, z.B. leichte Zunahme eines Hirnödems, zu einem massiven Anstieg des Hirndrucks.

Wechselwirkung Hirndruck – Hirndurchblutung
Der Druck, mit dem das Gehirn durchblutet wird (*intracerebraler Perfusionsdruck*, engl. *cranial perfusion pressure*, kurz *CPP*) ergibt sich aus dem arteriellen Mitteldruck (MAD) minus dem Hirndruck (ICP):

CPP = MAD – ICP

Das heißt, je höher der Hirndruck ansteigt, desto schlechter wird das Gehirn durchblutet. Schlimmstenfalls kommt es bei extrem hohem Hirndruck zu einem intrakraniellen Kreislaufstillstand, d.h. das Gehirn wird überhaupt nicht mehr durchblutet.

12.2 Symptomatik und Einteilung der intrakraniellen Druckerhöhung

🔲 Symptome und Untersuchungsbefund
Die ersten Anzeichen für eine Hirndruckerhöhung sind unspezifisch:
- Zunehmende Kopfschmerzen
- Schwindel
- Übelkeit, Erbrechen
- Psychische Veränderungen, z.B. Unruhe, Verwirrtheit oder auch Antriebslosigkeit, Gedächtnisstörungen, allgemeine Erschöpfung)
- Sehstörungen durch Druck auf den Sehnerven.

Mit steigendem Hirndruck treten hinzu:
- Bewusstseinseintrübung bis zum Koma
- Atemstörungen bis hin zur Atemlähmung
- Vegetative Störungen durch die Hirnstammkompression, z.B. Störungen der Temperaturregulation, therapieresistente Hypertonie (der Körper versucht bei akuter Hirndrucksteigerung oft, eine ausreichende Hirndurchblutung durch eine Blutdruckerhöhung zu erzwingen. Dieser Mechanismus heißt *cushing reflex*) und Entwicklung eines **Druckpulses** (Pulsverlangsamung infolge Reizung des N. vagus durch den erhöhten Hirndruck)
- Pupillenveränderungen, insbesondere Pupillenerweiterung mit verminderter oder fehlender Pupillenreaktion
- Paresen, Lähmungen durch Hirnnervenausfälle oder Pyramidenbahnschädigung, Krampfanfälle.

> ⚠ **Vorsicht!**
> Die Zeichen einer Einklemmung sind:
> - Hypertonie und Tachyarrhythmie
> - Atemstillstand
> - Streckkrämpfe
> - Weite, lichtstarre Pupillen.

Einteilung

Klinisch wird je nach der Geschwindigkeit des Hirndruckanstiegs zwischen **chronischer** intrakranieller Druckerhöhung (☞ 12.3) und **akuter** intrakranieller Druckerhöhung (☞ 12.4) unterschieden. Die Grenzen sind jedoch fließend. Zudem kann jede chronische intrakranielle Druckerhöhung bei Versagen der Therapie, Fortschreiten der Grunderkrankung oder zusätzlichen Komplikationen (z.B. Einblutung in einen Tumor) akut entgleisen, was dann einen raschen (akuten) Anstieg des Hirndrucks zur Folge hat.

12.3 Chronische intrakranielle Druckerhöhung

> 🔲 **Chronische intrakranielle Druckerhöhung:** Langsames Ansteigen des Hirndrucks, oft über Monate. Die Prognose ist abhängig von Höhe und Dauer der Hirndrucksteigerung und der ursächlichen Erkrankung.

Die wichtigsten Erkrankungen, die einer chronischen intrakraniellen Drucksteigung zugrunde liegen, sind der **Hydrozephalus** (☞ 12.3.1) und der **Pseudotumor cerebri** (☞ 12.3.2).

12.3.1 Hydrozephalus

> 🔲 **Hydrozephalus** (umgangssprachlich auch *Wasserkopf*): Erweiterung der Liquorräume im Gehirn. Im engeren Sinne nur solche Erweiterungen der intrazerebralen Liquorräume, die durch eine Erhöhung des Liquordrucks (nicht aber z.B. durch eine Gehirnatrophie) bedingt sind. Zwei Formen:
> - **Hydrozephalus occlusivus** (*Verschlusshydrozephalus*)
> - **Hydrozephalus communicans** (Normaldruckhydrozephalus).

⇔ Krankheitsentstehung und Symptomatik

Bei behindertem Liquorabfluss, z.B. durch Tumoren, bei entzündungsbedingten Verklebungen oder bei angeborenen Verschlüssen der liquorableitenden Wege oder – wesentlich seltener – bei erhöhter Liquorproduktion, wird das empfindliche Gleichgewicht zwi-

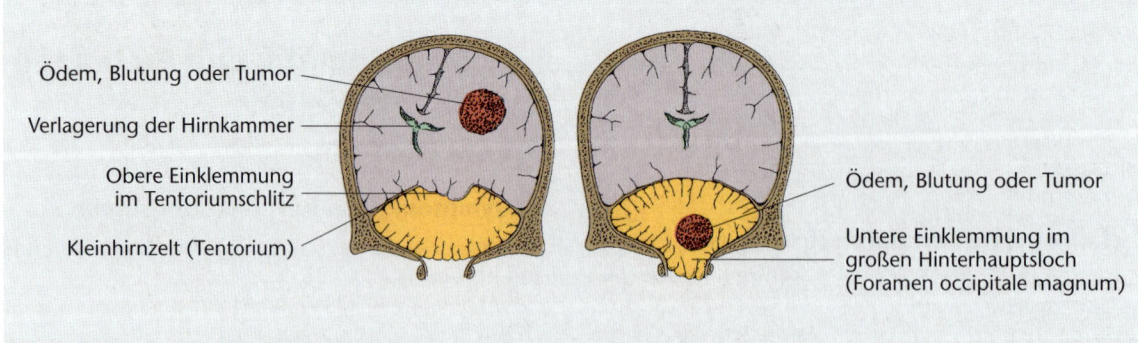

Abb. 12.2: Formen der Einklemmung bei intrakranieller Druckerhöhung. Eine intrakranielle Volumenzunahme kann zur Verschiebung von Hirnanteilen (Massenverschiebung) und zur Einklemmung (Herniation) von Hirngewebe in anatomische Engstellen führen. Bei der oberen Einklemmung werden Anteile des Großhirns in den Tentoriumschlitz (Öffnung im aus harter Hirnhaut bestehenden Tentorium) gepresst, bei der unteren Einklemmung verlagern sich Kleinhirnanteile ins Foramen occipitale magnum (großes Hinterhauptsloch). Durch eine Einklemmung entstehen Liquorabflußbehinderungen, die wiederum den Hirndruck weiter ansteigen lassen.

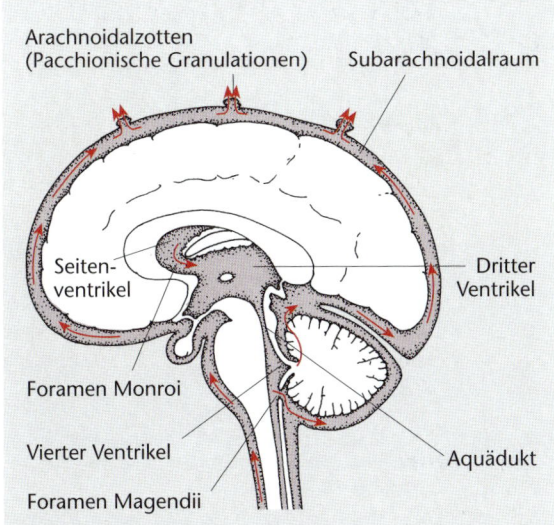

Abb. 12.3: Im Sagittalschnitt durch Gehirn und Rückenmark sind die Liquorräume sichtbar (rosa). Der in den Seitenventrikeln und im IV. Ventrikel gebildete Liquor umspült das Gehirn und das Rückenmark. Über Arachnoidalzotten tritt er ins Venensystem über. [A300-190]

schen Liquorproduktion und Liquorabfluss (☞ 1.1.5) gestört. Die Liquorräume innerhalb des Gehirns erweitern sich.

Hydrocephalus occlusivus

Dem **Hydrocephalus occlusivus** (auch *Hydrocephalus occlusus* oder *Verschlusshydrozephalus*) liegt eine Behinderung des Liquorabflusses zu Grunde. Dieser kann *angeboren* sein, z.B. durch Fehlbildungen des Gehirns, oder *erworben* werden, z.B. durch:

• Tumoren des 3. Ventrikels, dadurch Blockade der Foramina Monroi
• Auswirkungen einer *Ependymitis* (Entzündung des Epithels, das die Hohlräume des ZNS auskleidet) oder einer subarachnoidalen Blutung (☞ 3.5)
• Raumforderungen (Tumor, Blutungen, Ödeme) in der hinteren Schädelgrube. Dadurch Kompression des Aquäduktes.

Beim **kongenitalen** *(angeborenen)* **Hydrocephalus occlusivus** kommt es – da die Schädelnähte des Säuglings noch nicht verschlossen sind – zur einer Aufweitung der Schädelnähte und einer Vorwölbung der Stirn und der Fontanellen. Dadurch nimmt der Schädelumfang des Kindes im Verhältnis zu seiner Körpergröße unproportional zu. In Extremfällen wirkt der Schädel wie ein Ballon. Die psychomotorische Entwicklung der Kinder ist verzögert, viele haben eine Spastik oder leiden unter epileptischen Anfällen. Später zeigen diese Kinder das sog. *Sonnenuntergangsphänomen*, d.h. sie können die Augen aufgrund einer Lähmung nicht nach oben richten.

✉ **Kontaktadresse**
Arbeitsgemeinschaft Spina bifida und Hydrocephalus e.V.
Münsterstr. 13
44145 Dortmund
Telefon: 02 31/8 61 05 00
Internet: www.asbh.de

Hydrocephalus communicans

Ursache des **Hydrocephalus communicans** *(Normaldruckhydrozephalus)* ist eine verzögerte Liquorresorption. Diese kann degenerativ oder durch Verklebung der basalen Zisternen bedingt sein. Ein Hydrocephalus communicans findet sich in 10 % der Fälle nach einem schweren Schädel-Hirn-Trauma.

Ein Hydrocephalus communicans zeigt sich durch psychomotorische Verlangsamung des Patienten und Nachlassen seiner Merkfähigkeit und Konzentration, was teilweise wie ein dementieller Prozess erscheinen kann. Das Gangbild ist kleinschrittig, so dass die Füße am Boden „kleben zu bleiben" scheinen. Es bestehen dabei keine Lähmungen. Ferner kommt es frühzeitig zur Blaseninkontinenz.

🔎 Diagnostik und Differentialdiagnose

Die Anamnese und eine neurologische Untersuchung geben oft schon wichtige Hinweise auf die mögliche Erkrankungsursache. Im **CCT** oder **MRT** sind die aufgeweiteten inneren Liquorräume sichtbar, darüber hinaus oft auch die Ursachen des Hydrozephalus, z.B. ein Tumor der hinteren Schädelgrube. Mit dem **EEG** lassen sich Allgemeinveränderungen nachweisen.

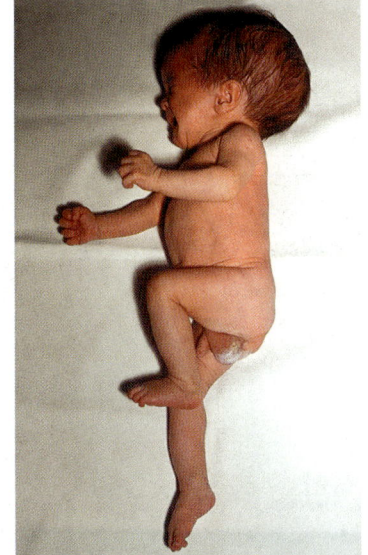

Abb. 12.4: Hydrozephalus bei einem Säugling, der bereits zu einer deutlich sichtbaren Vergrößerung des Schädels geführt hat. [T112]

Bei Verdacht auf einen Normaldruckhydrozephalus sollte nach dem CCT eine Lumbalpunktion zur Liquorentnahme erfolgen. Falls sich der klinische Befund des Patienten nach einer solchen Lumbalpunktion bessert, spricht das für einen Normaldruckhydrozephalus.

Da bei einem Normaldruckhydrozephalus bestimmte Schwankungen des intrakraniellen Liquordrucks festzustellen sind, sollte eine spinale Liquordruckmessung über 24 h zur Diagnosesicherung erfolgen, bevor ein dauerhafter Shunt (☞ unten) angelegt wird.

▪ Behandlungsstrategie

Im Notfall, also bei massiv erhöhtem Hirndruck, wird in einer neurochirurgischen Operation eine Bohrlochtrepanation angelegt und über diese eine **externe Ventrikeldrainage** (☞ 2.1.6) gelegt, über die Liquor nach außen in ein geschlossenes System abgeleitet wird.

Ansonsten steht beim Hydrocephalus occlusivus die Behandlung der zugrundeliegenden Erkrankung an erster Stelle, z.B. die Entfernung eines Tumors. Bleibt der Hydrozephalus trotz der Behandlung bestehen *(persistierender Hydrocephalus)* oder liegt ein Hydrocephalus communicans vor, der trotz wiederholter Liquorpunktionen persistiert, ist die Anlage eines **Shunts** (Kurzschlussverbindung) erforderlich.

Ventrikulo-atrialer und ventrikulo-peritonealer Shunt

Shunts zur Entlastung eines Hydrocephalus bestehen aus drei Bauteilen: Dem Ventrikelkatheter, dem Ventil und dem Herz- oder Peritonealkatheter (☞ Abb. 12.6).
- Der *Ventrikelkatheter* wird über ein Bohrloch im Schädelknochen ins Ventrikelsystem eingeführt. Sein äußeres Ende ist mit dem Ventil verbunden
- Der *Herz-*oder *Peritonealkatheter,* dessen oberes Ende mit dem Ventil verbunden ist, leitet den Li-

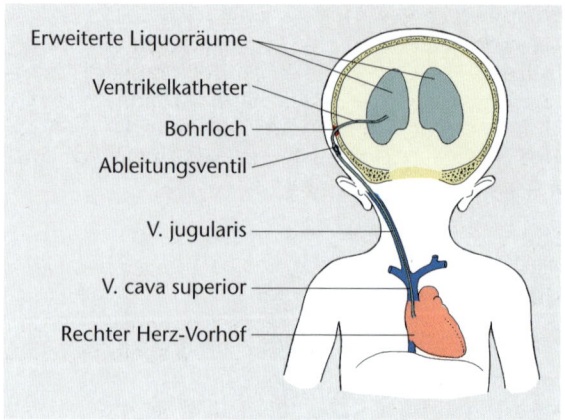

Abb. 12.6: Ventrikulo-atrialer Shunt. Der überschüssige Liquor fließt über den Katheter in den rechten Vorhof und damit in den Blutkreislauf ab (Details ☞ Text). [A400-190]

quor in den rechten Vorhof bzw. den Peritonealraum ab
- Das *Ventil* ist zwischen Ventrikelkatheter und Herz-/Peritonealkatheter geschaltet. Am Ventil ist die Höhe des Drucks einstellbar, ab dem der Liquor aus dem Ventrikelsystem abfließen kann (manche Ventile sind so konstruiert, dass der Ablassdruck später von außen mit einem Magnet eingestellt werden kann). Das Ventil verhindert ein Zurückfließen von Liquor ins Gehirn und die Entstehung eines Unterdrucks im Ventrikelsystem.

Manche Shunts verfügen zusätzlich über einen Reservoirballon. Diese Shunts werden so eingepflanzt, dass das Reservoir gut tastbar unter der Haut zu liegen kommt, z.B. hinter dem Ohr. Der Reservoirballon ermöglicht zum einen Liquorpunktionen, etwa zur bakteriologischen Untersuchung (dazu wird der Ballon anpunktiert), zum anderen erlauben sie eine Funktionskontrolle des Ventils: Nach dem Ausdrücken muss sich der Reservoirballon schnell wieder füllen.

Der Shunt wird in einer neurochirurgischen Operation komplett unter die Haut eingepflanzt.

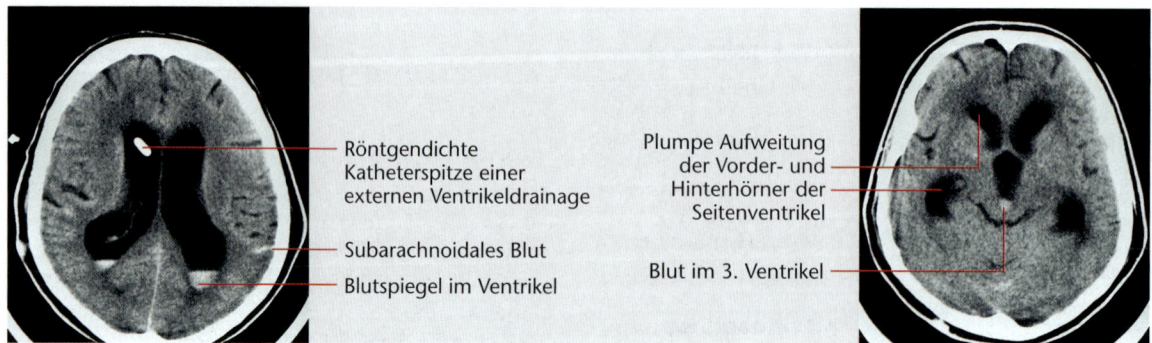

Röntgendichte Katheterspitze einer externen Ventrikeldrainage

Subarachnoidales Blut

Blutspiegel im Ventrikel

Plumpe Aufweitung der Vorder- und Hinterhörner der Seitenventrikel

Blut im 3. Ventrikel

Abb. 12.5: Ausgedehnter Hydrozephalus mit Aufweitung der Ventrikelsysteme infolge einer Subarachnoidalblutung (☞ 3.5) mit Einblutung in die Ventrikel. Zur Behandlung wurde eine externe Ventrikeldrainage gelegt (☞ Text). [T117]

Shuntnachsorge

Um Fehlfunktionen oder Entzündungen des Shunts frühzeitig zu erkennen, sind postoperative Nachuntersuchungen erforderlich. Die erste Kontrolluntersuchung erfolgt ca. 6 Wochen nach dem Eingriff, die zweite nach weiteren 6 Monaten. Danach wird der Patient einmal jährlich untersucht.

Shuntkomplikationen

Die wichtigsten Komplikationen bei liegendem Shunt sind:

- Verstopfung des Shuntlumens. In diesem Fall stellen sich sämtliche Symptome des ansteigenden Hirndrucks ein (☞ 12.2)
- Katheterdislokation, insbesondere bei Kindern und Jugendlichen während des Längenwachstums
- Infektion, z.B. als Ventrikulitis, Meningitis, Endokarditis
- Shuntabriß. Der Liquor fließt dann bis zur Abrissstelle, tritt dort in die Weichteile über und kann sonographisch dargestellt werden. Evtl. ist an der Abrissstelle auch ein Liquorkissen tastbar
- Zu rascher Liquorabfluss durch Ventilfehlfunktion oder zu häufiges Betätigen des Reservoirballons. Dadurch entsteht ein Unterdruck im intrakraniellen Liquorraum, der Kopfschmerzen verursachen, eine Hirnblutung oder die Bildung von subduralen **Hygromen** *(Wassergeschwulst)* verursachen kann.

12.3.2 **Pseudotumor cerebri**

> 🔲 **Pseudotumor cerebri** *(benigne intrakranielle Druckerhöhung):* Seltene Erkrankung mit Hirnödem und Hirndrucksteigerung unklarer Genese. Betrifft vor allem übergewichtige Frauen im mittleren Lebensalter.

🔁 Krankheitsentstehung

Die Ursache der Erkrankung ist nicht geklärt. Es wird eine Resorptionsstörung des Liquors vermutet, der zu einer Zunahme des Liquorvolumens führt.

🔲 Symptome und Untersuchungsbefund

- Häufig Kopfschmerzen, z.T. mit Übelkeit und Erbrechen
- Sehstörungen mit verschwommenem Sehen.

Weitere neurologische Symptome sind selten. Beidseits wird auf Stauungspapillen untersucht. Teilweise kann es auch zu Lähmungen des VI. Hirnnerven *(N. abducens)* kommen.

🔍 Diagnostik und Differentialdiagnose

Das EEG ist meist unauffällig. CCT und MRT werden durchgeführt, um eine Raumforderung auszuschlie-

ßen. Gelegentlich findet sich im CCT eine **„empty sella"**, d.h. es kommt zu einer Ausdehnung des Subduralraumes in die Sella-Region mit Kompression der Hypophyse. Dadurch wird im CCT scheinbar eine leere Sella dargestellt.

Bei der Lumbalpunktion finden sich stark erhöhte Liquordrücke (bis 40 cmH$_2$O). Bildgebende Verfahren, evtl. auch mit zerebraler Angiographie kombiniert, können eine Sinusvenenthrombose, die ebenfalls mit Kopfschmerzen und Sehstörungen einhergehen kann, ausschließen.

📊 Behandlungsstrategien

Es können wiederholt Lumbalpunktionen durchgeführt werden (anfangs jeden 2. – 3. Tag), wodurch evtl. der Liquordruck auf einem niedrigeren Niveau stabilisiert werden kann. Patienten, bei denen wiederholte Lumbalpunktionen keinen Erfolg zeigen und die durch einen Sehverlust bedroht sind, sollten einen Shunt erhalten. Dies kann beispielsweise ein **lumboperitonealer Shunt** sein, der den Liquor vom spinalen Subarachnoidalraum in die Bauchhöhle ableitet. Evtl. muss bei fortschreitendem Sehverlust eine weitere Operation mit *Fenestrierung* (Einschneidung) der Hirnhaut um den N. opticus herum erfolgen, um diesen von dem erhöhten Liquordruck zu befreien.

🔄 Prognose

Bezüglich der Lebensdauer ist die **Prognose** gut. Allerdings kann es durch Optikusschädigung zu bleibender Blindheit kommen.

12.4 **Akute intrakranielle Druckerhöhung**

> 🔲 **Akute intrakranielle Druckerhöhung:** Sich rasch entwickelnde Druckerhöhung im Schädelinnenraum, oft innerhalb weniger Stunden. Stets lebensgefährlicher neurologisch-neurochirurgischer Notfall.

12.4.1 **Krankheitsentstehung und Diagnostik**

🔁 Krankheitsentstehung

Die wichtigsten Ursachen einer akuten intrakraniellen Druckerhöhung sind:

- Intrazerebrale Blutungen (☞ 3.2), z.B. infolge eines Schädel-Hirn-Traumas (☞ 9.1) oder eines Hirntumors (☞ 8.1)
- Hirnödem (Hirnschwellung), z.B. durch Trauma, Tumoren, Entzündungen oder ischämischen Insult (☞ 3.1)

- Venöse Abflussbehinderung, z.B. infolge einer Sinusvenenthrombose (☞ 3.6)
- Hirntumor, -metastase oder -abszess.

Kommt es durch die Blutung oder einen Tumor zum Verschluss des 4. Ventrikels oder des Aquaeductus cerebri, entsteht akut ein Hydrocephalus occlusivus (☞ 12.3.1) mit isolierter Aufweitung der inneren Liquorräume. Dadurch steigt der Hirndruck rasch an und es kann zur Einklemmung kommen (☞ 12.1). Kann diese nicht rasch behoben werden, droht ein apallisches Syndrom (☞ 12.6).

Symptome und Untersuchungsbefund

Im Gegensatz zur chronischen intrakraniellen Druckerhöhung folgen die Symptome rasch aufeinander. Insbesondere nach einem Schädel-Hirn-Tauma sind die unspezifischen Zeichen einer beginnenden Hirndruckerhöhung evtl. nur an der Unfallstelle beobachtbar, und der Patient zeigt bei der Aufnahme in die Klinik bereits Zeichen eines massiv erhöhten Hirndrucks.

Diagnostik

Nicht-invasive Diagnostik
Bei der nicht-invasiven Diagnostik stehen die **bildgebenden Verfahren,** allen voran CCT und MRT, im Vordergrund. Diese ermöglichen neben der Diagnostik der Ursache auch eine Einschätzung des Hirndrucks, die allerdings nicht immer verlässlich ist. So können in seltenen Fällen z.B. die intrazerebralen Liquorräume leergepresst (aufgebraucht) sein, obwohl der Hirndruck noch normal ist. Umgekehrt kann ein normal erscheinendes CCT mit erhöhtem ICP einhergehen. Zudem zeigen bildgebende Verfahren insbesondere in der Phase des akuten Hirndruckanstiegs immer nur „Momentaufnahmen", die z.B. durch eine Zunahme der intrakraniellen Raumforderung wenig später schon überholt sein können. Sowohl die transkranielle Dopplersonographie als auch das EEG und evozierte Potentiale lassen keine zuverlässigen Rückschlüsse auf die Höhe des Hirndrucks zu.

> Bis heute gibt es kein nicht-invasives Diagnoseverfahren, das eine zuverlässige Bestimmung der Hirndrucks ermöglicht.

Hirndruckmessung
Die Messung des Hirndrucks wird meist dann durchgeführt, wenn aufgrund der Erkrankung und des Verlaufs Schädigungen der Hirnsubstanz durch den erhöhten Hirndruck zu erwarten sind. Dies ist z.B. bei großen oder multiplen Kontusionsherden (nach Schädel-Hirn-Trauma ☞ 9.1) oder hochgradigem diffusem Hirnödem der Fall.

Grundsätzlich kann der Hirndruck epidural, subdural, ventrikulär oder im Hirngewebe gemessen werden. Während die subdurale Messung wegen überwiegender Nachteile kaum noch praktiziert wird, gewinnt die ICP-Messung im Hirnparenchym zunehmend an Bedeutung. Zur Implantation der Messsonde ist immer ein (neuro)chirurgischer Eingriff erforderlich mit Trepanation (Aufbohren der Schädelkalotte):

- Bei der **epiduralen Messung** wird der Messfühler in den Epiduralraum (zwischen Schädelknochen und Dura mater) eingebracht, bei der **subduralen Messung** in den Subarachnoidalraum
- Bei der **ventrikulären Messung** bringt der Operateur die Messsonde in einen Seitenventrikel ein. Vorteil dieser Methode ist, dass über die Sonde Liquor abgelassen und damit der Hirndruck gesenkt werden kann. Ventrikuläre Messungen werden daher vor allem bei Patienten eingesetzt, bei denen ohnehin aus therapeutischen Gründen eine Ventrikelpunktion indiziert ist. Nachteilig ist das im Vergleich zur epiduralen Messung relativ hohe Infektionsrisiko. Bei den konventionellen Messsystemen wird der intrazerebrale Druck über einen flüssigkeitsgefüllten Katheter auf einen außerhalb des Schädels gelegenen Druckaufnehmer übertragen (dieser ist auf Höhe des äußeren Gehörgangs angebracht). Neuere Tip-Katheter (z.B. Spiegelberg Typ III oder Camino) vermeiden hydrostatische Messfehler und können auch bei kollabierten Ventrikeln korrekt weiter messen.

Die Messsonde bzw. der Transducer werden über Verbindungskabel an den Überwachungsmonitor angeschlossen, auf dem der Hirndruck dann als Messwert (absolut und *Trend*, d.h. Darstellung des Messwerts im zeitlichen Verlauf) angezeigt und als Hirndruckkurve dargestellt wird. Die Hirndruckkurve lässt Rückschlüsse auf das noch vorhandene Kompensationsvermögen des Gehirns zu.

Eine sinnvolle Ergänzung der Hirndruckmessung ist die **Messung des pO_2 im Hirngewebe,** die, in Kombination mit der Hirndruckmessung, weitere Rückschlüsse auf die Hirndurchblutung erlaubt. Die Messung kann z.B. mittels Licox®-Sonde erfolgen, die – ähnlich wie die Hirndrucksonde – über ein Bohrloch eingeführt wird.

12.4.2 Behandlungsstrategie

> **Notfall!**
> Die akute intrakranielle Drucksteigerung ist ein lebensbedrohlicher Notfall, der unbedingt auf der Intensivstation behandelt werden muss.

Ziel der **Hirndrucktherapie** ist die Senkung des erhöhten Hirndrucks und die Aufrechterhaltung einer ausreichenden Hirndurchblutung (*CPP, cerebraler*

Perfusionsdruck ☞ 12.1). Der CCP darf nicht unter 50 mmHg absinken und soll zur Sicherheit mindestens 70 mmHg betragen. Sofern möglich werden die Ursachen der Hirndruckerhöhung vorrangig beseitigt, z.B. intrazerebrale Hämatome.

Maßnahmen zur Hirndrucksenkung sind indiziert bei einem ICP > 20 mmHg. Auch bei Patienten, deren Hirndruck noch nicht bekannt ist (etwa weil sie sich noch in der Diagnostik befinden), deren CCT jedoch auf einen erhöhten Hirndruck schließen lässt oder die klinischen Zeichen einer drohenden Einklemmung (☞ 12.2) zeigen, werden Maßnahmen zur Hirndrucksenkung ergriffen.

Basismaßnahmen

- 30° **Oberkörperhochlagerung** (bei instabilen Kreislaufverhältnissen ist die 30° Oberkörperhochlagerung evtl. kontraindiziert. Bei Begleitverletzungen der Wirbelsäule oder des Beckens ggf. gesamtes Bett kippen). Achtung: Eine übertriebene Oberkörperhochlagerung vermindert die Hirndurchblutung. **Kopf in Mittelstellung** lagern (nicht beugen, drehen, kippen oder überstrecken) um venöse Abflussbehinderung zu vermeiden
- **Ausreichende Oxygenierung** (Sauerstoffversorgung) und **Vermeiden einer Hyperkapnie** (CO_2-Anstieg im Blut). Hypoxie und Hyperkapnie steigern den Hirndruck und müssen deshalb vermieden werden. Um dies sicherzustellen, ist häufig eine frühzeitige Intubation und maschinelle Beatmung des Patienten indiziert
- **Analgosedierung.** Stress und Schmerzen steigern den Hirndruck. Daher sollten alle Situationen, die mit Stress oder Schmerzen verbunden sind, möglichst vermieden werden. Dies ist jedoch meist weder während der Erstversorgung des Patienten noch bei der anschließenden Intensivbehandlung immer möglich. Deshalb erhält der Patient eine individuell angepasste Analgosedierung und ggf. Bolusgaben vor Manipulationen, die mit Stress und Schmerzen verbunden sind
- **Kreislaufstabilisierung.** Um eine ausreichende Durchblutung des Gehirns sicherzustellen, soll der CPP (zerebraler Perfusionsdruck ☞ 12.1) mindestens 70 mmHg betragen. Um dies zu errreichen muß der Blutdruck ausreichend hoch sein. Bei Hypotonie aufgrund eines Volumenmangel werden Infusionslösungen verabreicht, um den Blutdruck zu stabilisieren. Reicht dies alleine nicht aus, können Katecholamine eingesetzt werden. Auch eine Hypertonie schadet dem Patienten, da sie ein Hirnödem verstärken kann. Meist ist eine Hypertonie Ausdruck einer unzureichenden Analgosedierung, daher werden hohe Blutdruckwerte zunächst mit Sedativa und Analgetika behandelt. Nur wenn dies nicht ausreicht, kommen Blutdrucksenkende Medikamente zum Einsatz.

Zusatzmaßnahmen

Liquordrainage

Liegt eine ventrikuläre Hirndrucksonde (☞ 2.1.6), kann der Arzt zur kurzfristigen Hirnddrucksenkung Liquor über diese Drainage ablassen.

Osmotherapie

Bei der Osmotherapie erhält der Patient osmotisch wirksame Infusionslösungen verabreicht (z.B. Mannitlösung 20 %), meist als Kurzinfusion. Diese erhöhen die Serumosmolarität und entziehen dadurch dem Gehirn Wasser, wodurch der Hirndruck sinkt. Die Wirkung der Kurzinfusion setzt nach etwa 10 – 15 Minuten ein und hält bis zu vier Stunden an. Reicht die Wirkung der Osmotherapie alleine nicht aus, um den Hirndruck zu senken, können zusätzlich Diuretika verabreicht werden, z.B. Furosemid in Lasix®.

Wichtig ist die engmaschige Kontrolle der Serumosmolarität, die nicht über 320 mosmol/l ansteigen soll, und das Vermeiden einer Hypovolämie durch zu starkes Ausschwemmen, die wiederum die Hirndurchblutung verschlechtern würde.

Therapeutische Hyperventilation

Reichen die oben genannten Maßnahmen nicht aus, um den Hirndruck zu senken, kann die **therapeutische Hyperventilation** helfen, der folgendes Wirkprinzip zugrunde liegt:

- Eine Hyperkapnie (pCO_2 > 44 mmHg) führt zur Erweiterung der Blutgefäße im Gehirn. Dadurch nimmt das Kompartiment „Blut" (☞ 12.1) im Schädelinnern zu und der Hirndruck steigt
- Eine Hypokapnie (pCO_2 < 36 mmHg) führt zur Verengung der zerebralen Blutgefäße und dadurch zum Absinken des Hirndrucks.

Diese Wirkung der Hyperkapnie macht man sich in der Hirndrucktherapie zunutze und stellt das Beatmungsgerät so ein, dass der Patient hyperventiliert wird. Dabei besteht allerdings die Gefahr der Mangeldurchblutung des Gehirns. Dieses Risiko ist umso größer je stärker der pCO_2 absinkt. Außerdem hält die hirndurcksenkende Wirkung nur wenige Tage an. Deshalb wird die therapeutische Hyperventilation nur mäßig (angestrebter pCO_2 30 – 35 mmHg) und zeitlich begrenzt eingesetzt.

Hypothermie

Eine mäßig Hypothermie (36,5 – 34 °C) kann den Hirndruck senken, birgt jedoch zahlreiche Gefahren, z.B. Infektionen oder Wundheilungsstörungen. Deshalb werden in den meisten Kliniken bei Patienten mit normaler Körpertemperatur keine Maßnahmen zur Kühlung angewendet. Kommt der Patient jedoch bereits leicht unterkühlt in die Klinik, z.B. nach einem Unfall, wird die niedrige Körpertemperatur toleriert. Unbedingt vermieden werden sollten jedoch Kältezittern und eine Hyperthermie über 37,5 °C, da beides den Hirnstoffwechsel und damit den Sauerstoffbedarf und den Hirndruck steigert.

Kortikosteroide

Kortikosteroide haben eine ausgeprägte resorbierende Wirkung auf perifokale Ödeme von Hirntumoren (Ödem in der unmittelbaren Umgebung des Tumors) und werden bei diesen Patienten zur Hirndrucksenkung eingesetzt.

Barbiturate

Zur Hirndrucksenkung wird das Barbiturat Thiopental (Trapanal®) eingesetzt. Es wird entweder in Form von Bolusinjektionen verabreicht oder als Dauerinfusion.

Bolusinjektionen dienen dazu, den Hirndruck kurzfristig senken. Verabreicht werden solche Bolusinjektionen vor allem vor diagnostischen, therapeutischen oder pflegerischen Maßnahmen, wenn die Analgosedierung alleine nicht ausreicht, um Hirndruckanstiege zu verhindern.

Eine hochdosierte Barbiturattherapie (Dauerinfusion) gilt als „ultima ratio" (letzte Möglichkeit) bei ansonsten nicht beherrschbar hohem Hirndruck. Voraussetzung ist eine kontinuierliche EEG-Ableitung, da das Dosismaximum beim sog. *Burst-suppression-Muster* erreicht ist (Verhältnis EEG-Aktivität zur EEG-Nulllinie von 1 : 2).

Hemikallotektomie

In einigen Zentren wird neben den beschriebenen Maßnahmen zur Hirndrucksenkung bei infarktbedingten Hirndrucksteigerungen die zur Zeit noch umstrittene vorübergehende Entfernung der Schädelkalotte über dem abgestorbenen Hirngewebe durchgeführt *(Hemikallotektomie)*. Dabei wird auch die Dura mater (harte Hirnhaut) eröffnet *(Schlitzung* oder *Dura-Plastik)*. Das schwellende Gewebe hat dadurch die Möglichkeit, sich nach außen auszudehnen, ohne auf gesundes Hirngewebe zu drücken. Der entfernte Knochen wird tiefgefroren und später wieder eingesetzt.

🐘 Prognose

Die Prognose der akuten intrakraniellen Druckerhöhung ist abhängig von der Grunderkrankung sowie von der Dauer und vom Ausmaß der Hirndrucksteigerung. Überlebt der Patient eine Einklemmung, tritt danach nicht selten ein **apallisches Syndrom** auf (☞ 12.6).

> **⊞ Kontaktadresse**
> **Bund Deutscher Hirngeschädigter e.V.**
> Humboldstr. 32
> 53115 Bonn
> Telefon: 02 28/65 10 12

12.5 **Pflege bei intrakranieller Druckerhöhung**

Patienten mit intrakranieller Druckerhöhung müssen auf der Intensivstation gepflegt werden. Meist ist eine Beatmungstherapie notwendig, oft liegt eine Hirndrucksonde zur kontinuierlichen Überwachung des Hirndrucks.

> 🖾 Bei Patienten mit liegender Hirndrucksonde beobachten die Pflegenden den Hirndruck während aller Pflegemaßnahmen. Steigt der Hirndruck während einer Pflegemaßnahme an, unterbrechen sie die Maßnahme und ergreifen – falls der Hirndruck nicht unmittelbar danach wieder auf den Ausgangswert absinkt – Maßnahmen zur Hirndrucksenkung (ggf. nach Arztrücksprache). Vor Pflegemaßnahmen, die zu einer Hirndruckerhöhung führen könnten, etwa weil sie mit Schmerzen oder Stress einhergehen, prüfen die Pflegenden, ob die Analgosedierung des Patienten ausreichend ist und verabreichen ggf. zusätzlich Medikamente (nach Arztrücksprache oder aus der Bedarfsmedikation), um Hirndruckspitzen zu vermeiden.

Lagerung

Bei erhöhtem Hirndruck kommt der Lagerung des Patienten größte Bedeutung zu: Die korrekte Lagerung kann den Hirndruck senken, eine falsche Lagerung kann den Hirndruck rasch ansteigen lassen.

Oberkörperhochlagerung

Die optimale Lage eines Patienten mit erhöhtem Hirndruck ist die **30°-Oberkörperhochlagerung.** Ein steileres Aufrichten des Oberkörpers verschlechtert die Hirndurchblutung und soll daher vermieden werden. Eine herzbettähnliche Lagerung vermeidet Herunterrutschen des Patienten. Solange der Hirndruck erhöht ist soll der Patient möglichst immer in 30°-Oberkörperhochlage und so wenig wie möglich in einer anderen Lage liegen.

Lagerung des Kopfes

Grundsätzlich lagern die Pflegenden den Kopf des Patienten in Mittelstellung, da hier der venöse Abfluss am besten gewährleistet ist. Insbesondere solange der Hirndruck nicht kontinuierlich gemessen wird, achten die Pflegenden darauf, dass der Kopf nicht überstreckt, gebeugt oder zur Seite gekippt liegt. Sobald der Hirndruck dann kontinuierlich gemessen wird, kann die Lagerung des Kopfes individuell erfolgen, d.h. sie orientiert sich am gemessenen Hirndruck: Die Lage des Kopfes ist dann optimal, wenn der Hirndruck am niedrigsten ist.

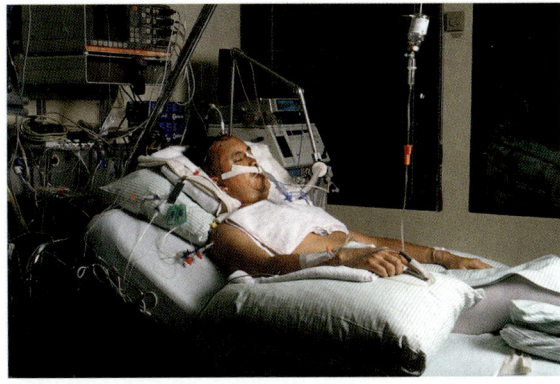

Abb. 12.7: Oberkörperhochlagerung bei erhöhtem Hirndruck. [K183]

Diese bestmögliche Position stabilisieren die Pflegenden mit geeigneten Hilfsmitteln, z.B. einem Kopfring oder zusammengefalteten Handtüchern.

Dekubitusprophylaxe

Da ein regelmäßiges Umlagern des Patienten zur Dekubitusprophylaxe bei erhöhtem Hirndruck nicht möglich ist, ist die regelmäßige Inspektion dekubitusgefährdeter Körperstellen sehr wichtig. Dazu drehen die Pflegenden den Patienten unter Stabilisierung seines Kopfes kurzzeitig leicht auf die Seite und betrachten die Haut an Rücken und Gesäß. Bei stark erhöhtem Hirndruck erfolgt diese Insepektion anfangs immer im Beisein des Arztes, der dann beim Auftreten von Hirndruckspitzen sofort geeignete Maßnahmen einleiten kann. Bei ersten Hinweisen auf einen beginnenden Dekubitus bzw. bei hohem Dekubitusrisiko wird der Patient meist vorbeugend in ein Low-Flow-Bett gelagert.

Da der Patient mit erhöhtem Hirndruck möglichst wenig zur Seite gedreht werden soll, achten die Pflegenden darauf, alle Pflegemaßnahmen, die ein Drehen des Patienten erfordern, zeitlich zu bündeln.

⊟ Pflege beatmeter Patienten

Pflege bei Beatmung ☞ 2.1.3

Meist werden Patienten mit erhöhtem Hirndruck frühzeitig intubiert und beatmet, um eine ausreichende Sauerstoffversorgung sicherzustellen und eine Hypoventilation (mit Anstieg des pCO_2 und damit des Hirndrucks) zu vermeiden.

- Ein erhöhter intrathorakaler Druck kann einen Blutdruckabfall mit Verminderung des CPP bewirken. Deshalb sollen durch eine individuell angepasste Beatmungsform der **Beatmungsdruck** sowie der **PEEP** (*positiv endexspiratory pressure*, endexspiratorischer Atemwegsdruck) bzw. das **CPAP-Niveau** (*continuous positive air-way pressure*, kontinuierlicher Atemwegsdruck) möglichst niedrig gehalten werden. Dies steht jedoch evtl. im Widerspruch zur notwendigen Atelektasenprophylaxe bzw. -behandlung, die mit dem PEEP bzw. CPAP-Niveau erreicht wird
- Der arterielle pO_2 sollte bei Patienten mit erhöhtem Hirndruck immer über 100 mmHg liegen. Zur Kontrolle eignet sich die kontinuierliche Messung der peripheren Sauerstoffsättigung über spezielle Fingerclips
- Wird mittels therapeutischer Hyperventilation versucht, den Hirndruck zu senken, sind engmaschige Kontrollen des pCO_2 erforderlich
- Das **endotracheale Absaugen** erfolgt nach Bedarf (☞ 2.1.5). Bei zähflüssigem Trachealsekret ist ggf. ein Anspülen mit 1 – 2 ml NaCl 0,9 % vor dem Absaugen hilfreich. In jedem Fall achten die Pflegenden auf eine ausreichende Präoxygenierung (Beatmung mit 100 % Sauerstoff für ca. drei Minuten) vor jedem Absaugvorgang. Nach Absprache mit dem Arzt können zusätzlich Bronchodilatatoren und Mukolytika vernebelt werden.

Kreislauf- und Temperaturüberwachung

Auf der Intensivstation werden die Kreislaufparameter und ggf. auch die Körpertemperatur des Patienten mit erhöhtem Hirndruck kontinuierlich über den Monitor überwacht. Insbesondere der Blutdruck des Patienten und hier der mittlere arterielle Druck (MAP) ist ein wichtiger Überwachungsparameter, der – zusammen mit dem gemessenen Hirndruck – Aussagen über den **CPP** (*cerebraler Perfusionsdruck,* Druck, mit dem das Gehirn durchblutet wird) zulässt: CPP = MAD – ICP (☞ 12.1).

Puls und Blutdruck

- **Hypertonie** (hoher Blutdruck): Das Auftreten einer Hypertension ist meist reflektorisch durch einen Anstieg des Hirndrucks bedingt (*Cushing-Reflex;* d.h. der Körper versucht bei akuter Hirndrucksteigerung eine ausreichende Gehirndurchblutung durch eine Blutdruckerhöhung sicherzustellen) oder Zeichen einer zu geringen Analgosedierung. Hier ist zwingend eine *ursächliche* Behandlung erforderlich und keine symptomatische Behandlung mit Antihypertensiva

> ⚠ **Vorsicht!**
> Ohne genaue Kenntnis des zerebralen Perfusionsdrucks (CPP) kann eine **antihypertensive Therapie,** egal mit welcher Wirkstoffklasse, zu einer lebensbedrohlichen Senkung der Hirndurchblutung führen.

- **Hypotonie** (niedriger Blutdruck): Der zu niedrige Blutdruck entsteht meist durch Hypovolämie und Analgosedierung. Die Behandlung erfolgt insbesondere bei Hypovolämie (niedriger ZVD) durch Volumengabe (Infusionen), reicht dies alleine nicht aus, werden blutdruckerhöhende Medikamente (z.B. Katecholamine) eingesetzt

- **Tachykardie:** Zur Tachykardie kann es bei zu geringer Analgosedierung (dann hat der Patient z.B. Schmerzen), Fieber und bei Katecholamin- und Barbituratgaben unter hypovolämischen Bedingungen kommen
- **Bradykardie:** Eine Bradykardie kann auf ansteigenden Hirndruck oder auf eine beginnende Einklemmung hinweisen (*Druckpuls,* d.h. langsamer Puls infolge Hirndrucksteigerung), jedoch auch Zeichen einer zu tiefen Analgosedierung sein.

Körpertemperatur

Fieber steigert den zerebralen Sauerstoffbedarf, deshalb sollte die **Körpertemperatur** des Patienten mit erhöhtem Hirndruck nicht über 37,5 °C ansteigen. Um eine Temperaturerhöhung rechtzeitig zu erkennen kontrollieren die Pflegenden die Körpertemperatur des Patienten engmaschig. Eine evtl. notwendige Temperatursenkung erfolgt bei nicht kreislaufzentralisierten Patienten mit physikalischen Maßnahmen (z.B. Wadenwickel oder Eis-Elemente), ansonsten bzw. wenn dies nicht ausreicht auch medikamentös (z.B. Paracetamol, Novalgin; Vorsicht: RR-Abfall!). Bei raschem Temperaturanstieg ist ein mikrobiologischer Keimnachweis und eine gezielte i.v. Antibiose erforderlich.

Kontrolle von Bewusstsein und Pupillen

> 📺 Die Pflegenden überwachen den Patienten mit erhöhtem Hirndruck sorgfältig auf Symptome eines weiteren Hirndruckanstiegs, etwa Pupillenveränderungen oder Krampfanfälle.

Anfänglich weisen Veränderungen der **Bewusstseinslage** auf einen ansteigenden Hirndruck hin (☞ 12.2). Die Pflegenden beobachten und dokumentieren die Bewusstseinslage des Patienten regelmäßig und informieren bei Zeichen eines ansteigenden Hirndrucks den Arzt. Bei Patienten unter Analgosedierung ist die Bewusstseinslage nicht zu beurteilen. Hier kommt dann der **Pupillenkontrolle** große Bedeutung zu. Die Pflegenden kontrollieren die Pupillen regelmäßig auf Größe, Seitengleichheit und Lichtreaktion (☞ Tab. 1.33). Unter Analgosedierung sind sie eng und möglicherweise ohne Lichtreaktion (eher selten). Bei der Pupillenkontrolle achten die Pflegenden auch auf die Bulbusstellung (Divergenz?).

> ⚠️ **Vorsicht!**
>
> Eine plötzlich auftretende Seitendifferenz *(Anisokorie)* bzw. beidseitig plötzlich weite, entrundete Pupillen weisen auf einen akuten Hirndruckanstieg mit drohender Einklemmung hin.

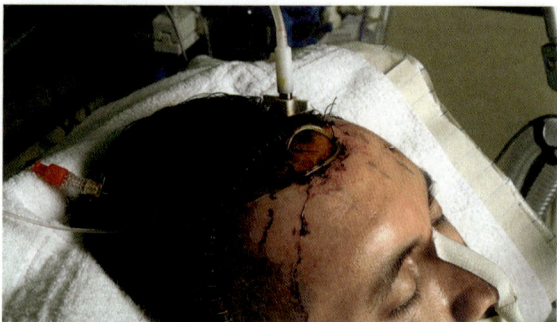

Abb. 12.8: Patient mit implantierter Hirndrucksonde (Licox®-Sonde). [K183]

📺 Pflege bei liegender Hirndrucksonde

Hirndruckmessung ☞ *12.4.1*
Pflege bei externer Ventrikeldrainage ☞ *2.1.6*

Die Eintrittstelle der **Hirndrucksonde** wird täglich steril verbunden und dabei auf Infektionszeichen hin inspiziert. Liegt eine Ventrikeldrainage, beobachten und dokumentieren die Pflegenden Menge, Farbe und Konsistenz des evtl. abgelassenen Liquors. Außerdem achten sie darauf, dass der Transducer auf der richtigen Höhe fixiert ist (meist äußerer Gehörgang).

Der gemessene Hirndruck wird zusammen mit den anderen Überwachungsparametern in der Patientenkurve dokumentiert.

Überwachung von Wasser- und Elektrolythaushalt

Die **Flüssigkeitsbilanzierung** erfolgt im akuten Stadium evtl. stündlich, später werden die Abstände dann meist auf dreimal pro Tag (einmal pro Schicht) gestreckt. Ziel der Therapie ist eine ausgeglichene bis leicht negative Flüssigkeitsbilanz. Eine zu starke Dehydratation fördert eine Tachykardie und Hypotonie und ist daher zu vermeiden.

Zur Steuerung der Flüssigkeitszufuhr ist die häufige Kontrolle des zentralen Venendruckes (ZVD ☞ 2.1.9) in Kombination mit einer Hämatokritbestimmung sehr hilfreich.

> 📺 Bei Patienten mit erhöhtem Hirndruck auch während der ZVD-Messung die 30°-Oberkörperhochlage beibehalten!

> ⚠️ **Vorsicht!**
>
> Abweichungen des **Natriumspiegels** vom Normwert, die über einen längeren Zeitabschnitt entstanden sind, müssen ebenfalls über einen längeren Zeitraum (über Tage!) ausgeglichen werden, da sonst ein Ödem entstehen könnte.

12.6 Sonderfall Apallisches Syndrom

> **⊡ Apallisches Syndrom** *(Dezerebrationssyndrom, persistant vegetativ state, Coma vigile, Enthirnungsstarre, Wachkoma):* Funktionsausfall des Neocortex (Pallium) der Großhirnrinde bei noch funktionierendem Stammhirn; häufige Folge einer zerebralen Einklemmung (☞ 12.1). Führt bei dem Patienten zum Fehlen jeglicher Reizbeantwortung bei geöffneten Augen.

In Deutschland erleiden jährlich etwa 100 000 Menschen ein schweres Schädel-Hirn-Trauma. Etwa 40 000 davon behalten bleibende Hirnschädigungen. Ca. 10 % dieser Patienten – also etwa 4 000 pro Jahr – bleiben apallisch. Neben Traumen sind Narkosezwischenfälle und Zustand nach Reanimation weitere (seltenere) Ursachen für ein apallisches Syndrom.

12.6.1 Symptome und Diagnostik

🖳 Symptome

Der apallische Patient ist meist **wach,** d.h. er liegt mit geöffneten Augen da, ist jedoch nicht kontaktfähig. Der Blick geht ins Leere oder die Bulbi wandern ohne zu fixieren. Im Gegensatz zum Koma liegt hier keine Bewusstseinseintrübung vor. Der Schlaf-Wach-Rhythmus ist erhalten, er entspricht jedoch nicht immer dem tageszeitlichen Ablauf.

Der Patient zeigt **keine emotionale Reaktion** auf Berührung oder Ansprache. Allerdings können durch sensible Reize Zuckungen und durch Schmerzreize Massenbewegungen oder Strecksynergismen hervorgerufen werden.

Motorische **Primitivreaktionen** wie Schmatz- und Kaubewegungen (orale Automatismen) sind erhalten, meist auch der Schluckreflex. Der **Muskeltonus** ist meist erhöht, und es kommt zur Spastik.

Die **vegetativen Störungen** sind oft massiv: Hypertonie, Tachykardie, starke Schweißausbrüche, vermehrter Speichelfluss und Hyperventilation. Die Infektionsanfälligkeit ist durch die schlechte Immunabwehr recht groß und wird zusätzlich durch invasive Maßnahmen (z.B. Blasenkatheter, zentraler Venenkatheter, Tracheostoma) erhöht.

> **📖 Literaturtipp**
> Schwörer, Christa: Der apallische Patient. Urban & Fischer, München, 1995

🔎 Diagnostik

In der Diagnostik des apallischen Syndroms stehen die differenzierte neurologische Untersuchung und das EEG, das häufig schwere Allgemeinveränderung zeigt, an erster Stelle.

12.6.2 Behandlungsstrategie

In der Akutphase stehen die Behandlung der Grunderkrankung und die Vermeidung von Sekundärschäden, etwa Infektionen, im Vordergrund. So früh wie möglich nimmt der behandelnde Arzt Kontakt mit einer geeigneten Reha-Klinik auf, in welcher dann die spezielle Weiterbehandlung erfolgt.

⚕ Prognose

Das apallische Syndrom kann unverändert über Jahre bestehen, es kann aber auch eine „Zwischenstation" beim Erwachen aus einem tiefen Koma sein. Am häufigsten sind unvollständige Rückbildungen mit bleibenden neurologischen Störungen.

Grundsätzlich gilt: Eine weitere Rückbildung ist umso unwahrscheinlicher, je länger ein Zustandsbild unverändert bestehen bleibt.

12.6.3 Pflege von Apallikern

Auch bei der Pflege steht während des Krankenhausaufenthalts des Patienten das Vermeiden von Sekundärschäden im Vordergrund. Konsequent durchgeführte prohylaktische Maßnahmen schaffen gute Ausgangsbedingungen für die Rehabilitation des Patienten.

- **Kontrolle der Vitalzeichen:** Blutdruck, Puls (Hinweis auf Schmerzen?), Fieber (z.B. infolge bronchopulmonaler Infektionen oder Kathetersepsis)
- **Vermeidung von Reizüberflutung:** Der Patient reagiert darauf in Form von vegetativen Extremzustände wie starkes Schwitzen, Hypertonie, Tachykardie, gehetzter Blick
- **Pflege der Haut:** Vermeiden von feuchtem Milieu mit Gefahr von Pilzinfektionen (axillar, genital, pedal), sorgfältige Inspektion, ggf. mehrmals täglich Ganzkörperpflege mit hautfreundlichen Substanzen
- **Spezielle Mundpflege:** Falls notwendig mit Antimykotika; bei erhöhtem Speichelfluss ggf. medikamentöse Hemmung des Sympathikus z.B. mit Atropin
- **Dekubitusprophylaxe:** Durch häufiges Umlagern, Weichlagern, ggf. Spezialbett, Förderung der Hautdurchblutung (Massage) und Frühmobilisation (in den Sessel setzen)
- **Ernährung:** Eiweiß- u. kalorienreich
- **Kontraktur- und Pneumonieprophylaxe:** Frühzeitige intensive Physiotherapie.

> **🔖** Der apallische Patient ist durch die Immobilität, das meist feuchte Hautmilieu und den oft reduzierten körperlichen Zustand stark dekubitusgefährdet.

Ebenso wichtig wie die körperliche Pflege ist die aufmerksame **Krankenbeobachtung** sowie die Förderung der Wahrnehmung durch äußere Reize (basale Stimulation, Lagerung nach Bobath ☞ 3.1.5, Musiktherapie ☞ 16.5.3). Oft sind es die Pflegenden, die – weil sie relativ viel Zeit am Patientenbett verbringen – erste minimalste Reaktionen des Patienten erkennen. Das Erfassen dieser kleinsten Regungen ist wichtig, weil sich daraus eventuell Anknüpfungspunkte für gezielte Fördermaßnahmen ableiten lassen. Die Förderung der Wahrnehmung fließt schon bei grundpflegerischen Tätigkeiten mit ein, z.B. Förderung des Körpergefühls beim Waschen (haptische Reize) oder Mundpflege mit Pfefferminztee (olfaktorische Reize).

Die **Kommunikation** mit dem Patienten ist kaum möglich und sehr schwierig, da er auf Ansprache nicht reagiert und seine Bedürfnisse nicht äußern kann. Trotzdem ist davon auszugehen, dass der apallische Patient wahrnimmt und empfindet. Deshalb informieren die Pflegenden den Patienten über anstehende Maßnahmen und betreuen ihn so einfühlsam und individuell wie möglich. Dies beinhaltet auch die Einbeziehung von Familienangehörigen und Freunden des Patienten, die dem Betroffenen vertraute Reize vermitteln können.

Die oft langjährige Therapie und Betreuung des Apallikers stellt eine große psychische Belastung insbesondere für die Angehörigen dar, da sich enorme Veränderungen in ihrem eigenen sozialen Umfeld ergeben. Das einfühlsame Gespräch mit den Angehörigen und der Hinweis auf Hilfestellungen (Selbsthilfegruppen, sozialer Dienst, ambulante Pflege) können sehr hilfreich sein.

> **≡≡ Kontaktadresse**
> **Verein Patienten im Wachkoma – PIW e.V.**
> Am Heshahn 4
> 51702 Bad Neustadt
> Telefon: 0 22 61/94 94 44

Neuere Untersuchungen weisen darauf hin, dass ein Großteil der als Apalliker eingestuften Patienten tatsächlich unter einem **Locked-in-Syndrom** leiden, also bei vollem Bewusstsein sind. Diese Patienten können, soweit es ihre Grunderkrankung erlaubt, sehen und hören, sind jedoch zu keiner Kommunikation mit der Außenwelt fähig. Manchmal gelingt es, über den meist erhaltenen Lidschluss oder die Augenmotorik eine Verbindung auf einer „Ja-Nein-Ebene" mit dem Patienten herzustellen. Im Zweifel gehen die Pflegenden immer von einem Locked-in-Syndrom aus.

Wiederholungsfragen

1. Wie hoch ist der Hirndruck normalerweise? Wann spricht man von erhöhtem Hirndruck? (☞ 12.1)

2. Weshalb ist ein erhöhter Hirndruck so gefährlich? (☞ 12.1)

3. Was versteht man unter dem zerebralen Perfusionsdruck? (☞ 12.1)

4. Welches sind die ersten Anzeichen für eine Hirndruckerhöhung? Welche Symptome zeigt ein Patient mit steigendem Hirndruck? (☞ 12.2)

5. Was versteht man unter einer Einklemmung? Wie zeigt sie sich? (☞ 12.2)

6. Was ist ein Hydrozephalus? (☞ 12.3.1)

7. Wie wird ein Hydrozephalus behandelt? (☞ 12.3.1)

8. Welche Komplikationen können bei einem Patienten mit einem Shunt zur Liquorableitung auftreten? (☞ 12.3.1)

9. Was ist ein Pseudotumor cerebri? (☞ 12.3.2)

10. Welches sind häufige Ursachen für eine akute intrakranielle Druckerhöhung? (☞ 12.4.1)

11. Welche Möglichkeiten zur Hirndruckmessung gibt es? (☞ 12.4.1)

12. Wie wird ein Patient mit erhöhtem Hirndruck gelagert? (☞ 12.5)

13. Was versteht man unter einem apallischen Syndrom? Wie zeigt es sich? (☞ 12.6)

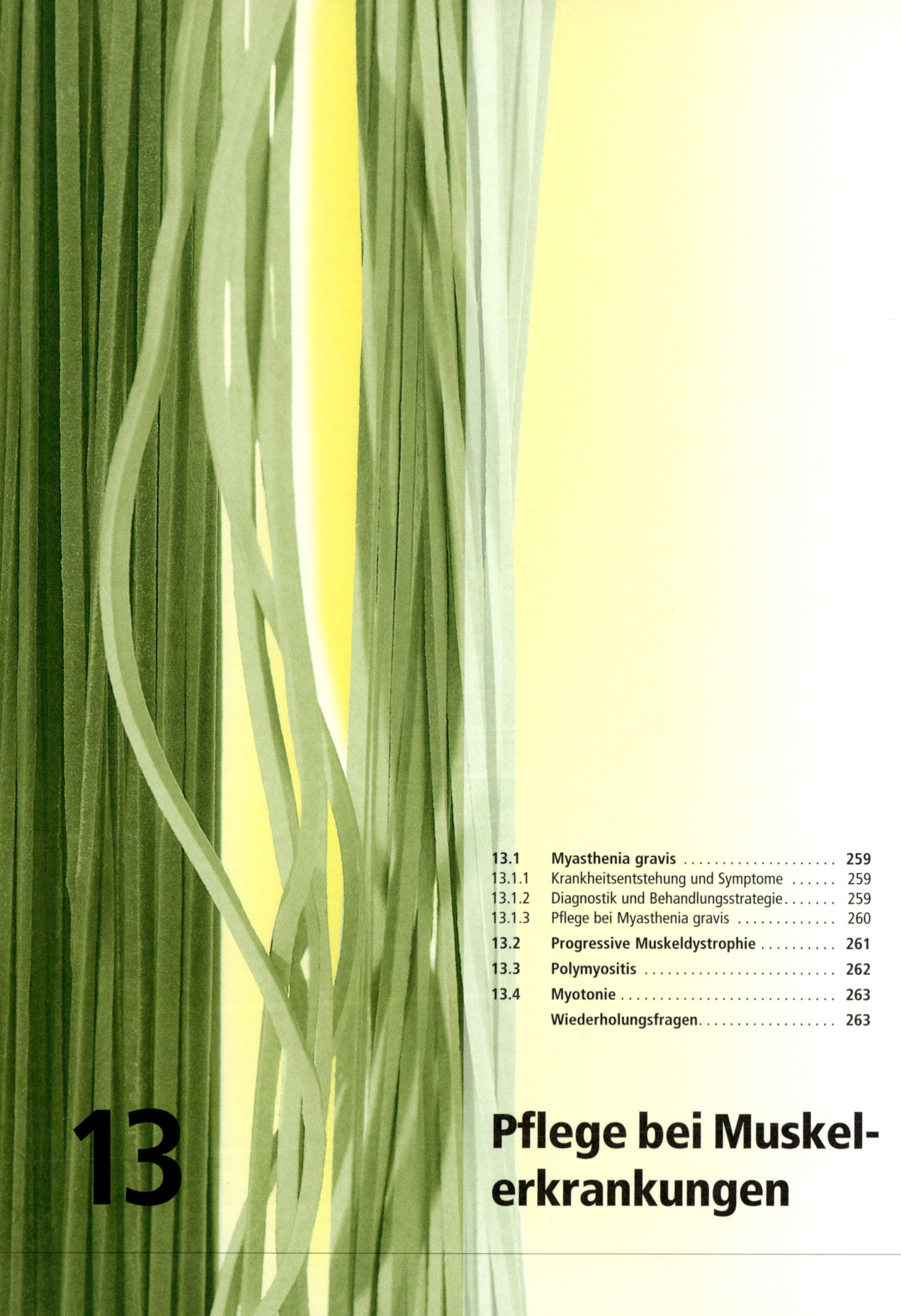

13

Pflege bei Muskel-erkrankungen

Muskelerkrankungen äußern sich meist in einer langsam progredienten schlaffen Lähmung, die aber im Gegensatz zu peripheren Nervenläsionen proximal betont ist und sich keinem Versorgungsgebiet zuordnen lässt. Die Muskeleigenreflexe können normal oder abgeschwächt auslösbar sein.

13.1 Myasthenia gravis

> 🔅 **Myasthenia gravis** *(Myasthenia gravis pseudoparalytica):* Belastungsabhängige Muskelschwäche infolge einer Störung der neuromuskulären Übertragung an der motorischen Endplatte. Häufigkeit ca. 5 – 10/100 000 Einwohner, Frauen sind häufiger als Männer betroffen; Manifestation zwischen dem 20. und 40. Lebensjahr.

13.1.1 Krankheitsentstehung und Symptome

⇨ Krankheitsentstehung

Es handelt sich um eine **Autoimmunerkrankung** mit Autoantikörperbildung gegen Azetylcholinrezeptoren an der postsynaptischen Membran der motorischen Endplatte (☞ 1.1.1). Dadurch wird die Anzahl der freien Rezeptoren vermindert, an die das Azetylcholin zur Erregungsübertragung vom Nerv auf den Muskel binden kann.

🔆 Symptome und Untersuchungsbefund

Leitsymptom der Erkrankung ist eine abnorme Ermüdung der Muskulatur unter Belastung. Im frühen Krankheitsstadium ist nach einer längeren Ruhepause (z.B. Nachtruhe oder Mittagsschlaf) die Muskelkraft wieder normal. Prinzipiell können alle Muskeln beteiligt sein. Im Anfangsstadium ist jedoch der vorwiegende Befall kleiner Muskeln typisch.

Charakteristische Symptome sind:
- **Ptosis:** Herunterhängen des Oberlides
- **Dysarthrie** und **Dysphagie:** Sprach- und Schluckstörungen.

Die Patienten berichten z.B. über eine näselnde Sprache bei längerem Reden oder über Doppelbilder gegen Abend.

Im weiteren Krankheitsverlauf sind zunächst proximale, dann auch distale Muskeln in unsystematischer Verteilung betroffen.

Bei ca. 10 % der Betroffenen kommt es im fortgeschrittenen Stadium zur **myasthenen Krise** (☞ Tab. 13.4) mit lebensbedrohlicher Funktionseinschränkung der Atemmuskulatur, die intensivmedizinische Betreuung ist dann erforderlich.

13.1.2 Diagnostik und Behandlungsstrategie

🔍 Diagnostik

Zur Diagnose und Differentialdiagnose der Myasthenie werden folgende Untersuchungen durchgeführt:
- In der **Elektromyographie** findet sich eine Amplitudenreduktion der Muskelpotentiale (Dekrement) nach rasch aufeinander folgender *(repetitiver)* Stimulation (☞ 1.3.4)
- Nachweis von vermehrten **Antikörpern** gegen Azetylcholinrezeptoren im Blut
- **Tensilon®-Test:** Das Enzym Cholinesterase baut Azetylcholin ab. Deshalb führt die Gabe des Cholinesterasehemmers Tensilon® zu einer kurzzeitigen deutlichen Symptombesserung und zur Rückbildung des elektromyographisch nachweisbaren Dekrements

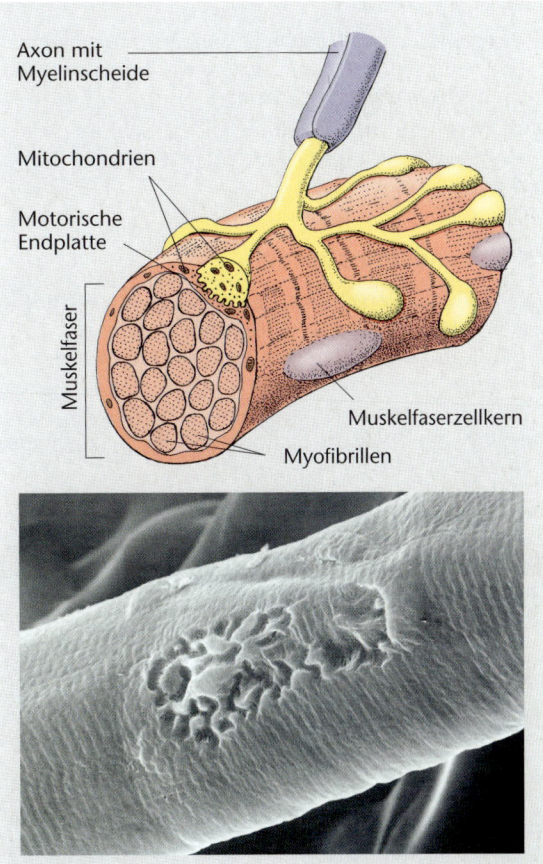

Abb. 13.1: Die motorische Endplatte. Oben: Ein motorischer Nerv verzweigt sich in mehrere synaptische Endköpfe, die mit einer Muskelfaser eine motorische Endplatte bilden. Unten: Motorische Endplatte im Rasterelektronenmikroskop (durch Vorbehandlung wurden die knopfförmigen Axonendigungen vom Muskel abgelöst). [A400-190, C160]

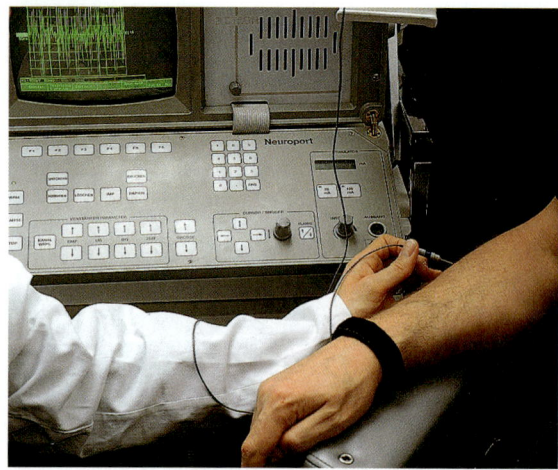

Abb. 13.2: Elektromyographie. Zur Aufzeichnung der Muskelströme wird die Elektrode durch die Haut direkt in den zu untersuchenden Muskel gestochen. [K102]

- **Thorax-CT** zum Nachweis retrosternaler Thymustumoren, die mit dem Autoimmunprozess in Zusammenhang gebracht werden
- Weitere **Labordiagnostik** zum Ausschluss assoziierter Erkrankungen, z.B. Hyperthyreose, Lupus erythematodes.

Behandlungsstrategie

Die Krankheitserscheinungen werden durch **Cholinesterasehemmer** (z.B. Mestinon®) gebessert. Mit Glukokortikoiden, Immunsuppressiva und evtl. Entfernung des Thymus wird versucht, in den Krankheitsprozess selbst einzugreifen. Die Antikörperentfernung durch Plasmaseparation wird v.a. bei lebensbedrohlichen Zuständen angewendet.

> **⚠ Vorsicht!**
> Bei falscher Dosierung des **Cholinesterasehemmers** besteht die Gefahr einer myasthenen oder cholinergen Krise:
> - **Myasthene Krise** (Atemlähmung) durch Unterdosierung des Cholinesterasehemmers
> - **Cholinerge Krise** (Muskelkrämpfe) durch Überdosierung des Cholinesterasehemmers.

Vorgehen bei myasthener und cholinerger Krise ☞ *13.1.3*

13.1.3 Pflege bei Myasthenia gravis

Fieberhafte Infektionen und zu viele Medikamente erhöhen die Gefahr einer myasthenen Krise. Der Patient sollte keine Medikamente eigenmächtig einnehmen, da sie u.U. myasthene Symptome verstärken können.

Eine sorgfältige Krankenbeobachtung ist besonders wichtig, um eine myasthene von einer cholinergen Krise zu unterscheiden bzw. eine optimale medikamentöse Einstellung zu ermöglichen.

Die klinische Unterscheidung ist in einer Notfallsituation häufig nicht einfach; bei fehlender Besserung der klinischen Symptome nach Tensilon®-Gabe ist eine myasthene Krise ausgeschlossen und damit die sofortige Atropingabe indiziert.

> **⚠ Notfall! Myasthene oder cholinerge Krise**
> Vorgehensweise in beiden Fällen:
> - Oberkörperhochlagerung mit Unterstützung der Atemhilfsmuskulatur
> - i.v. Injektion von Tensilon® bei myasthener Krise
> - i.v. Injektion von Atropin bei cholinerger Krise
> - Atemgymnastik je nach körperlicher Verfassung

	Induzierend	Verstärkend	Alternativpräparate
Antibiotika	Colistin, Neomycin, Streptomycin, Kanamycin, Gentamycin, Clindamycin	Tetracyclin, Erythromycin	Cephalosporine, Chloramphenicol, Chinolone
Antikonvulsiva	Phenytoin, Trimethadion	Barbiturate, Primidon	Carbamazepin
Psychotrope Substanzen		Thioridazin, Promethazin, Lithium, Chlorpromazin, Benzodiazepin, trizyklische Antidepressiva	Tetrazyklische Antidepressiva, Chlordiazepoxid (nur mit Überwachung)
Herz-Kreislauf-Substanzen	Practolol, Oxprenolol	Propranolol, Timolol, Nifedipin, Procainamid, Lidocain, Ajmalin	Verapamil, Tocainid, Digitalis
Antirheumatika	D-Penicillamin, Chloroquin	Chinin	Aminosalicylat, Paracetamol, Indometacin
Verschiedene		Kortikosteroide, Insulin, magnesiumhaltige Medikamente, Muskelrelaxanzien, Amantadin, jodhaltige Kontrastmittel, Schilddrüsenhormone	

Tab. 13.3: Auswahl von Substanzen, die eine Myasthenie induzieren oder verstärken können sowie mögliche Ausweichsubstanzen.

- Vibrax, Abklopfen
- Unterstützung bei der Nahrungsaufnahme (Medikamente zerkleinern, passierte Kost)
- Ggf. parenterale Ernährung
- BGA, ggf. Intubation (☞ 2.1.3).

▣ Patienteninformation

Noch während des Krankenhausaufenthaltes wird der Kontakt zu Selbsthilfegruppen hergestellt. Der Patient erhält außerdem einen Notfallausweis und wird angehalten, diesen immer bei sich zu tragen. Eine wesentliche Verhaltensmaßregel für den Patienten ist das regelmäßige Einlegen von Ruhepausen.

▤ Kontaktadresse
Deutsche Gesellschaft für Muskelkranke
Im Moos 4
79112 Freiburg
Telefon: 0 76 65/9 44 70

Internet: www.dgm.org

▣ Prognose

Die Gesamtletalität konnte inzwischen auf unter 5 % gesenkt werden. Bei ca. 10 % der Patienten kommt es zur Spontanremission. Die meisten Patienten können weitgehend normal leben und berufstätig sein. Umschulungen sind nur bei Berufen mit hoher körperlicher Belastung erforderlich.

13.2 Progressive Muskeldystrophie

> ▣ **Progressive Muskeldystrophie:** Gruppe erblicher Erkrankungen mit unterschiedlichem Erbgang, die zu fortschreitender Muskelfaserdegeneration führt.

▣ Krankheitsentstehung

Die häufigste Form ist die **progressive Muskeldystrophie** vom **Typ Duchenne.** Auf Grund ihrer geschlechtsgebundenen Vererbung werden nur Jungen betroffen. Bei 30 % der Patienten handelt es sich um spontane Erkrankungen ohne familiäre Belastung. Die Krankheit beginnt bereits im Kleinkindalter.

▣ Literaturtipp
Speer, Astrid: Muskeldystrophien im Kindesalter. Urban & Fischer, München, 1991

Symptome der myasthenen Krise	Symptome der cholinergen Krise
• Muskelschwäche (besonders Atemmuskulatur) • Unruhe • Bewusstseinstrübung (in schweren Fällen)	
• Schluckstörungen • Aspirationsgefahr	• Bronchokonstriktion • Vermehrte Speichel- und Bronchialsekretion • Faszikulationen der Gesichtsmuskulatur (unwillkürliche Kontraktionen kleiner Muskelfasergruppen) • Bauchkrämpfe und Darmbeschwerden • Wadenkrämpfe • Übelkeit • Erbrechen • Bradykardie • Enge Pupillen

Tab. 13.4: Symptome der lebensbedrohlichen myasthenen oder cholinergen Krise.

▣ Symptome und Untersuchungsbefund

Typisch für die progressive Muskeldystrophie ist, dass die Kinder motorische Fähigkeiten, z.B. das Gehen, wieder „verlernen". Ausgehend von einer Schwäche des Beckengürtels, die später auch auf den Schultergürtel und den Rumpf übergreift, entwickelt sich ein typischer Watschelgang mit beidseitigem **Trendelenburg-Zeichen** (Hüfthinken infolge Schwächung der Oberschenkelmuskulatur). Die Waden scheinen auf Grund vermehrter Fetteinlagerung verdickt *(Pseudohypertrophie)*. Es kommt rasch zur Invalidität, und die Kinder sterben meist vor dem 20. Lebensjahr an wiederholten Infekten oder an einer möglichen Herzmuskelbeteiligung.

Andere Formen, wie z.B. die **Becker-Kiener-Muskelatrophie,** zeigen einen gutartigen Verlauf mit Manifestation im jungen Erwachsenenalter und normaler Lebenserwartung.

▣ Diagnostik und Differentialdiagnose

Hinweise auf eine Muskelerkrankung ergeben sich durch die Erhöhung bestimmter **Enzyme** im Blut (z.B. Kreatinkinase, Aldolase), die **Elektromyographie** mit typischem myopathischen Muster und eine unauffällige Neurographie. Häufig kann die genaue Diagnose nur mittels **Muskelbiopsie** gestellt werden. Dabei sind enzymhistochemische und gentechnische Untersuchungen von entscheidender Bedeutung.

Differentialdiagnostisch sind neben der Mononeuritis multiplex und der Myositis auch vor allem die **spinalen Muskelatrophien** zu berücksichtigen (☞ 6.3.3). Sie beruhen auf einer fortschreitenden Degeneration der Motoneurone *(„Bewegungsnervenzellen")* im Rückenmark und im Hirnstamm und sind ebenfalls oft erblich bedingt.

▣ Behandlungsstrategie und
▤ Pflege

Eine kausale Therapie gibt es bislang nicht. Zur Vermeidung frühzeitiger Bettlägerigkeit ist eine eiweißreiche Nahrung und intensive **Physiotherapie** indiziert. Die Aufgabe der Pflegenden besteht auch in psychischer Begleitung des Patienten und seiner Angehörigen.

In den Spätstadien mit Immobilität müssen die komplette **Grundpflege** übernommen sowie sämtliche prophylaktischen Maßnahmen durchgeführt werden. Evtl. wird eine Heimbeatmung erforderlich.

Bei belasteten Familien mit Kinderwunsch ist eine genetische Beratung hilfreich.

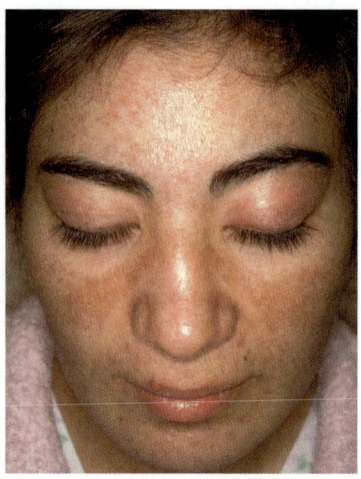

Abb. 13.6: Polymyositis. Typisch ist das rötlich-livide Ödem um die Augen. Die Patientin fühlt sich schwach, müde und kraftlos. Sie klagt über muskelkaterartige Schmerzen im Schulter- und Beckenbereich. [M123]

13.3 **Polymyositis**

> ▣ **Polymyositis:** Autoimmunbedingte entzündliche Muskelerkrankung, die in 40 % der Fälle mit Malignomen assoziiert ist. Manifestation meist zwischen dem 40. und 60. Lebensjahr; Männer häufiger als Frauen.

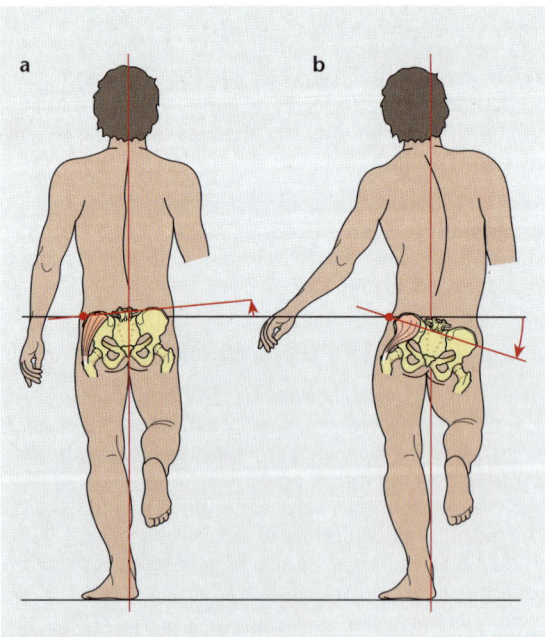

Abb. 13.5: Positives Trendelenburg-Zeichen mit kompensatorischer Neigung des Rumpfes zur erkrankten Seite (Duchene-Zeichen). a: Normaler Einbeinstand, das Becken wird auf der Gegenseite leicht angehoben. b: Kippt das Becken im Einbeinstand zur Seite ab, ist das Tendelenburg-Zeichen auf der Standbeinseite positiv, d.h. der M. gluteus medius ist auf dieser Seite geschädigt. [S001]

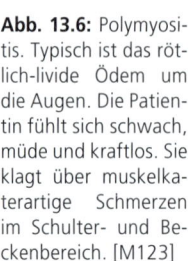 Symptome und Untersuchungsbefund

Bei der **akuten** Polymyositis entwickelt sich subakut eine schmerzhafte proximal betonte Muskelschwäche, häufig begleitet von subfebrilen Temperaturen. Im weiteren Verlauf werden insbesondere auch die Nackenmuskeln und die bulbären Muskeln betroffen (Dysarthrie, Dysphagie). Bei der Dermatomyositis, die insbesondere Kinder befällt, besteht zudem ein lilafarbenes Gesichtsödem.

Die **chronische** Form ist dagegen durch einen schmerzlosen und rezidivierenden Verlauf gekennzeichnet.

◌ Diagnostik und Differentialdiagnose

Laborchemisch findet sich eine mittelgradig erhöhte BSG, CK und LDH. Antikörper gegen Muskelfasern im Serum können positiv sein.

Die **Elektromyographie** *(EMG)* zeigt ein überwiegend myopathisches Muster mit kleinen polyphasischen Potentialen. Allerdings ist besonders bei der akuten Polymyositis meist auch eine pathologische Spontanaktivität nachweisbar.

Die Diagnose wird meist durch den **histologischen** Befund entzündlicher Infiltrate und Plasmazellen sowie Kaliberunregelmäßigkeiten der Muskelfasern im Muskelbiopsat gestellt. Da mit der Polymyositis in 40 % der Fälle maligne Erkrankungen assoziiert sind, muss diagnostisch auch eine Tumorsuche erfolgen.

Differentialdiagnostisch müssen in erster Linie die Polymyalgia rheumatica (Muskeldruckschmerz, BSG > 100, unauffälliges EMG und CK), andere systemische Bindegewebserkrankungen (z.B. Lupus erythematodes) und die Myasthenia gravis abgegrenzt werden.

▣ Behandlungsstrategie und
▤ Prognose

Die Therapie der Wahl besteht in der **Immunsuppression** mit Prednisolon und ggf. Azathioprin.

Die Prognose ist sehr ungünstig. Die akute Form der Polymyositis endet in ca. 50 % der Fälle letal, die chronische Form hat eine Lebenserwartung von ca. 10 Jahren.

13.4 Myotonie

> 🔅 **Myotonie:** Erblich bedingte Muskelerkrankung mit verzögerter Erschlaffung nach Kontraktion *(Dekontraktionshemmung)*.

Am häufigsten ist die dystrophische Myotonie **Curshmann-Steinert,** die besonders Männer um das 25. Lebensjahr befällt. Die armbetonte Myotonie ist begleitet von anderen Symptomen, wie Stirnglatze, Hodenatrophie, Oligophrenie und Katarakt.

Häufiges Symptom ist eine sog. **Perkussionsmyotonie:** Nach einem leichten Schlag auf den Daumenballen zeigt sich eine anhaltende tonische Kontraktion der Daumenballenmuskeln. Für die Diagnose und die Abgrenzung von anderen seltenen Myotonieformen sind **elektrophysiologische** Untersuchungen entscheidend.

Wiederholungsfragen

1. Woher kommt eine Myasthenia gravis? (☞ 13.1.1)

2. Wie bezeichnet man das Herunterhängen des Augenlides? (☞ 13.1.1)

3. Worauf basiert der Tensilon®-Test? (☞ 13.1.2)

4. Was ist eine cholinerge Krise? (☞ 13.1.2)

5. Was sind die Merkmale einer myasthenen Krise? (☞ 13.1.2)

6. Was ist das Leitsymptom der Myasthenie? (☞ 13.1.1)

7. Welche Besonderheit weist die erbliche Muskeldystrophie vom Typ Duchenne auf? (☞ 13.2)

8. Wodurch verdicken die Waden bei der Muskeldystrophie vom Typ Duchenne? (☞ 13.2)

9. Mit welcher Erkrankung ist eine Polymyositis häufig verbunden? (☞ 13.3)

10. Welche medikamentöse Behandlungsstrategie wird bei der Polymyositis verfolgt? (☞ 13.3)

11. Was ist das Kennzeichen einer Myotonie? (☞ 13.4)

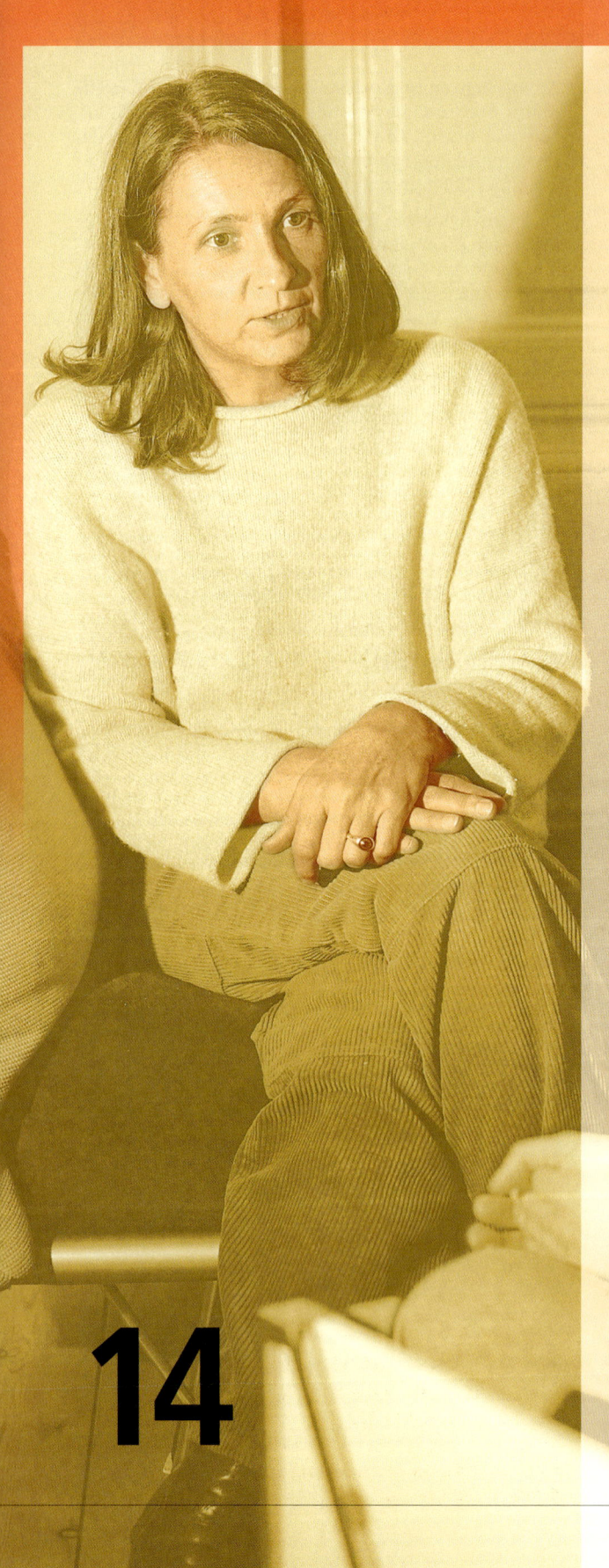

14

Der Weg zur Diagnose in der Psychiatrie

14.1 Das medizinische Fachgebiet

> :|: **Psychiatrie:** Fachgebiet der Medizin, das sich mit Prophylaxe, Diagnose und Therapie psychischer Erkrankungen einschließlich der Rehabilitation des psychisch Kranken befasst.
>
> **Psyche** (griech. *Hauch, Atem, Seele*): Gesamtheit des Erlebens, Denkens, Fühlens, Handelns und Wollens eines Menschen. Als psychologischer Begriff umstritten.

Die **Psychiatrie** ist ein Teilbereich der Medizin, der an viele andere medizinische Fachgebiete angrenzt. Jeder Psychiater muss heute über eingehende Kenntnisse der *Neurologie* verfügen, da manche neurologisch-organischen Erkrankungen in ihrem klinischen Bild einer primär psychiatrischen Erkrankung sehr ähneln, jedoch eine völlig andere Behandlung erfordern.

Die **Kinder- und Jugendpsychiatrie** (☞ Kapitel 23) ist ein eigenes Teilgebiet der Medizin im Schnittpunkt zwischen *Psychiatrie, Kinderheilkunde* und *Entwicklungspsychologie.*

Die **Psychosomatik** (☞ Kapitel 22) befasst sich mit Krankheiten, die psychisch (mit-)bedingt sind, aber körperliche Symptome und Veränderungen hervorrufen. Ihre zentrale Behandlungsmethode ist die **Psychotherapie** (☞ 16.3), die seit kurzem auch eine eigene Facharztbezeichnung ist. Die Psychosomatik ist heute ein von der Psychiatrie getrenntes Fachgebiet, obwohl es natürlich Überschneidungen gibt.

Grundlage der bisher genannten Gebiete ist die **Psychologie,** die Lehre vom (normalen) Erleben und Verhalten des Menschen. Ein Teilgebiet der *angewandten Psychologie* ist die **klinische Psychologie.** Sie befasst sich unter anderem mit der Persönlichkeitsdiagnostik (psychologische Tests) und der psychologischen Beratung von Menschen in Krisensituationen (z.B. Eheberatung, Drogenberatung).

> ◡⃝ Körper und Psyche beeinflussen sich wechselseitig: Körperliche Krankheiten führen auch zu psychischen Störungen und umgekehrt.

Spezialisierung in der Psychiatrie

Die zahlreichen Aufgaben haben in der Psychiatrie zu folgenden Spezialisierungen geführt:
- Die **Gerontopsychiatrie** *(Alterspsychiatrie)* (☞ Kapitel 24) stellt den alten Menschen mit psychischen Störungen in den Mittelpunkt und ist zu einem *Schwerpunkt* innerhalb der Psychiatrie geworden
- Die **forensische Psychiatrie** (☞ 27.2) befasst sich mit rechtlichen Fragen der Psychiatrie und mit der Betreuung psychisch kranker Straftäter
- Die **Behandlung Suchtkranker** (☞ 25.1) dient dem Entzug und der Entwöhnung von Suchtstoffen (Drogen, Alkohol usw.)

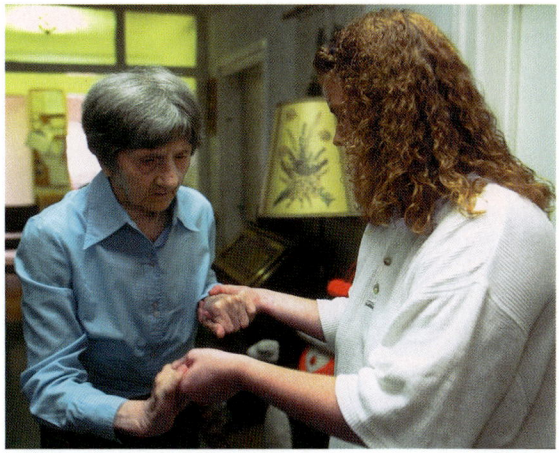

Abb. 14.1: Die Gerontopsychiatrie ist zu einem Schwerpunkt der Psychiatrie geworden. Auf Grund der Veränderung der Alterspyramide wird die Zahl alter Menschen mit psychischen Störungen in unserer Gesellschaft in den nächsten Jahrzehnten immer größer werden. [L157]

- Die **Sozialpsychiatrie** beschäftigt sich mit den gesellschaftlichen und familiären Entstehungsbedingungen und Behandlungsmöglichkeiten psychischer Krankheiten. Sie untersucht beispielsweise die Bedeutung von zwischenmenschlichen Beziehungen sowie Arbeits- und Wohnverhältnissen für den Kranken.
  Bei psychischen Störungen handelt es sich im Fachgebiet der Sozialpsychiatrie um *Beziehungsstörungen;* der psychisch Kranke ist in der Beziehung zu sich und seinem Körper, zu seinen Gefühlen und zu anderen Menschen gestört.
- Die **Psychopharmakotherapie** (*Pharmakopsychiatrie,* griech. pharmakon = Arzneimittel) bezeichnet die medikamentöse Behandlung psychischer Krankheiten (☞ 16.1).

14.2 Bewertung psychischer Krankheiten durch die Gesellschaft

Psychische Krankheiten verändern psychische Funktionen. Der psychisch Kranke fühlt sich beispielsweise niedergeschlagen oder erlebt die Welt anders, z.B. hört er Stimmen, die die Mitmenschen in seiner Umgebung nicht wahrnehmen. Dies hat Auswirkungen auf sein Verhalten, seine Kommunikation und seine Beziehungen zu Mitmenschen.

Häufig ist es nicht einfach zu sagen, wann Wahrnehmung, Erleben, Denken, Fühlen und Verhalten normal, anormal oder krankhaft sind. Solche Entscheidungen hängen in erheblichem Maße vom Standpunkt des Betrachters ab, der beeinflusst ist von den aktuellen, allgemeingültigen, gesellschaftlichen Werten und Normen. Beispielsweise war die Homosexualität im Lauf der Jahrhunderte ganz unterschiedlichen Bewertungen ausgesetzt. Sie wurde bei den Römern vor 2 000 Jahren moralisch zwar nicht gebilligt, doch in ihrer aktiven Form geduldet. Noch vor 60 Jahren kamen unter der Herrschaft der Nationalsozialisten etwa 10 000 Homosexuelle in Konzentrationslagern um. Heute hat man sich weitestgehend von der Krankheitsvorstellung der Homosexualität verabschiedet und betrachtet sie mehr und mehr als Normvariante ohne Krankheitswert.

> 🖐 Zu beurteilen, was (noch) normal ist und wann eine psychiatrische Erkrankung einsetzt *(psychiatrischer Krankheitsbegriff)* ist problematisch und hängt stark vom kulturell geprägten Menschenbild ab.

Der psychiatrische Krankheitsbegriff kann einerseits missbraucht werden, um „nicht fügsame Menschen" (z.B. Dissidenten = von der offiziellen Meinung abweichende politische Widersacher) oder gesellschaftliche Randgruppen aus der Gesellschaft zu entfernen. Ein Beispiel dafür ist die Behandlung politischer Dissidenten in psychiatrischen Kliniken der ehemaligen Ostblock-Staaten.

Andererseits bietet der psychiatrische Krankheitsbegriff jedoch den tatsächlich betroffenen Menschen auch staatlichen Schutz: Sie erhalten beispielsweise Pflege, Behandlung, Krankengeld oder Rente und sind bei kriminellen Handlungen manchmal sogar vor Strafe geschützt. Oft erhalten sie gerichtlich ernannte Betreuer zur Seite, die ihre Interessen wahrnehmen, z.B. die Vermögensverwaltung.

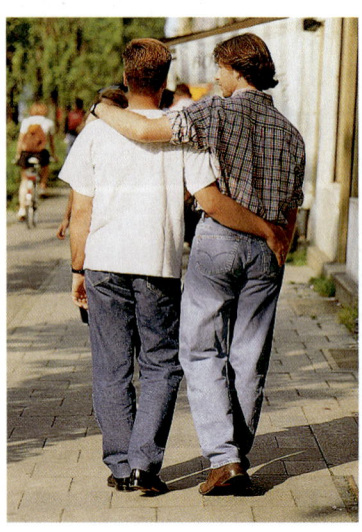

Abb. 14.2: Heute gehören schwule Paare in den Städten zum normalen Straßenbild. Dass es sich bei Homosexualität um eine Normvariante und nicht um eine behandlungsbedürftige Krankheit handelt, wird allmählich von immer mehr Menschen akzeptiert. [K103]

14.3 Theorien zur Krankheitsentstehung

Psychiatrie und Psychotherapie sind medizinische Fachgebiete, in denen Anhänger verschiedenster Schulen und Denkrichtungen arbeiten. Im Vergleich zu anderen medizinischen Fachdisziplinen gibt es weniger gesichertes Wissen. Das hat Folgen: Gleiche Krankheiten tragen unterschiedliche Namen und gleiche Namen bezeichnen unterschiedliche Krankheiten. Außerdem werden je nach Denkrichtung verschiedene Therapien befürwortet.

Auch die Frage, warum Menschen eigentlich psychisch erkranken, ist letztlich immer noch offen und wird stetig diskutiert. Es gibt verschiedene Theorien:

- **Biologisches Modell.** Hiernach sind psychische Krankheiten durch Veränderungen der Nervenzellen, der Neurotransmitterübertragung (☞ 1.1.1), des Stoffwechsels, der Hirnstrukturen oder der Erbanlagen bedingt
- **Psychoanalytisches Modell,** nach dem psychische Krankheiten die Folge unbewältigter frühkindlicher Konflikte sind
- **Verschiedene psychologische Modelle.** Ihnen ist gemeinsam, dass sie traumatische Ereignisse für ursächlich halten. Dazu zählen Erlebnisse aus der Kindheit, z.B sexueller Missbrauch
- **Lerntheoretisches Modell.** Hier wird die psychische Erkrankung als falsch erlerntes Verhalten angesehen
- **Gesellschaftskritisches Modell.** Nach diesem Modell entstehen psychische Erkrankungen als Folge gesellschaftlicher Bedingungen, die für den Einzelnen unerträglich sind
- **Systemisches Modell.** Dieses lenkt den Blick von Einzelvorgängen im Individuum auf ganze Systeme, denen das Individuum angehört. Es bezieht die Umgebung in Entstehung und Therapie einer psychischen Erkrankung mit ein, z.B. in der Familientherapie (☞ 16.3.5), in der der Patient als Symptomträger des Systems Familie angesehen wird.

> 🖐 Alle Theorien zur Krankheitsentstehung enthalten das berühmte „Körnchen Wahrheit". Keines der Modelle vermag aber die Entstehung psychischer Erkrankungen alleine zu erklären. Sie betrachten von vielen Problembereichen immer nur *einen* und werden dem Menschen in seiner Gesamtheit nicht gerecht. Heute geht man davon aus, dass immer verschiedene Faktoren zusammenspielen. Psychiater sprechen deshalb auch von einem *multifaktoriellen Geschehen* als Ursachenkomplex einer psychischen Störung.

Psychische Erkrankungen sind wahrscheinlich so alt wie die Menschheit selbst, und ebenso alt sind die Versuche, sie zu erklären und zu behandeln.

Bei vielen Naturvölkern werden Krankheiten auch heute noch auf den Eingriff übernatürlicher Mächte, z.B. Dämonen, zurückgeführt.

In der griechisch-römischen Heilkunst erklärte man psychische Krankheiten durch körperliche Einflüsse, der Besessene wurde zum somatisch Kranken. Die Melancholie (griech. melan = schwarz; chole = Galle) beispielsweise galt als Erkrankung der „schwarzen Galle" oder der Speiseröhre.

Im Mittelalter fiel die Psychiatrie in die Hände priesterlicher Hexenverfolger. Der Teufel war für Sinnestäuschungen und Schwermut ebenso verantworlich wie für Impotenz, Sterilität oder Missernten.

Im 18. Jahrhundert ging der Hexenglaube zurück, dafür erhielten Geisteskranke den Stempel des Asozialen. Entsprechend wurden sie mit anderen Randgruppen (Armen, Arbeitslosen, Bettlern, Alten, Prostituierten) ausgegrenzt und zunächst in Armen- oder Arbeitshäusern, später in Irrenanstalten eingesperrt.

Im 19. Jahrhundert entwickelte sich die Psychiatrie zu einer selbstständigen Wissenschaft. Viele Wissenschaftler hofften, durch die Erforschung des Gehirns alle psychischen Krankheiten erklären zu können – eine Hoffnung, die sich bei psychisch definierten Krankheiten und einer wachsenden Anzahl psychischer Störungen nur langsam zu erfüllen scheint. Diese Entwicklung ermöglicht jedoch, dass die Psychiatrie als eigenständiges Fachgebiet der Medizin überhaupt anerkannt wurde.

Im 20. Jahrhundert lieferten neue psychologische Theorien und die Entwicklung der Psychopharmakotherapie (seit 1952) entscheidende Impulse für die Behandlung in der Psychiatrie. Jedoch ist auch unser Jahrhundert nicht nur von Fortschritten geprägt. Zu einer Katastrophe in der Geschichte der Psychiatrie kam es im Nationalsozialismus: Psychisch Kranke wurden als lebensunwert betrachtet, verfolgt und auf grausame Weise umgebracht. Medizinische Menschenversuche wurden an ihnen vorgenommen (z.B Gehirnoperationen). Psychisch Kranke und ihre Kinder wurden zwangssterilisiert.

Mit der Einführung der Psychopharmaka wurden auch andere medizinische Behandlungsmethoden auf ihre Wirksamkeit für die Therapie psychischer Erkrankungen erprobt. Elektrokrampftherapie, Insulinschocktherapie und *Lobotomien* (operative Durchtrennung von Gehirnlappen) wurden an vielen psychisch Kranken durchgeführt. Heute ist nur noch die Elektrokrampftherapie von Bedeutung (☞ 16.2.1).

In den letzten Jahrzehnten entstand ein neues Psychiatrieverständnis in dem es nicht mehr darum geht, psychisch Kranke in abgeschlossenen Institutionen zu verwahren, sondern sie wieder in den normalen Lebensalltag zurückzuführen.

14.4 **Pflege psychisch Kranker**

Die Arbeit in der Psychiatrie unterscheidet sich in manchen Punkten von der Arbeit auf somatisch orientierten Stationen. Die Patienten wirken oft seltsam, verhalten sich auffällig und haben mit vielen alltäglichen Dingen Schwierigkeiten, ohne dass hierfür ein Grund ersichtlich wäre. Sie wollen z.B. nichts essen, obwohl sie Hunger haben, da sie glauben, dass man sie vergiften möchte. Andere Patienten liegen an-

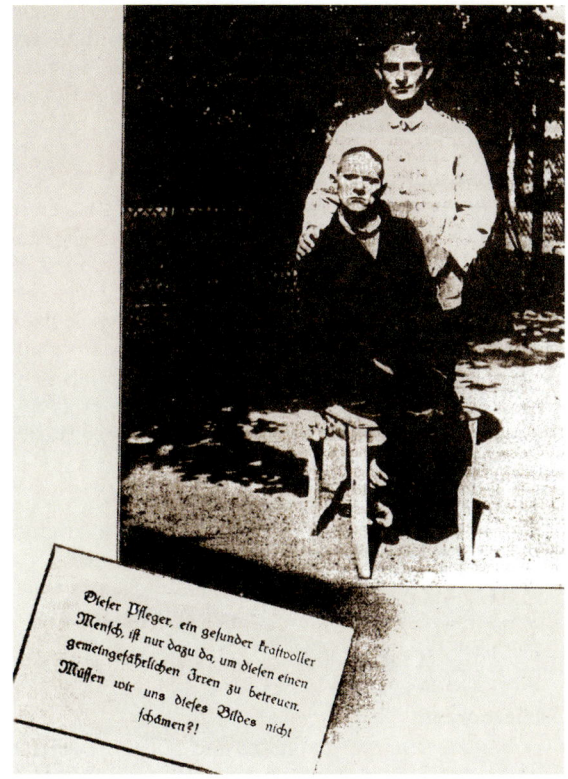

Abb. 14.3: Psychiatrie im Nationalsozialismus. Dieses Bild stammt aus der Zeitschrift „Neues Deutschland" aus dem Jahr 1934. [E110]

triebslos im Bett. Es scheint unverständlich, warum die Kranken nicht durch ein paar vernünftige Worte wieder auf den Boden der Tatsachen zu bringen sind. Oft fällt es schwer herauszufinden, was zu tun ist.

Ziel: Soziale Kompetenz

Ziel der modernen Psychiatrie ist es, die **soziale Kompetenz** *(soziale Heilung)* des Patienten aufzubauen, zu erhalten und zu fördern, so dass er wieder in die normale Lebenswelt eingegliedert werden kann. Hierzu gehört:

- das Vermögen, sich selbst und seine Umgebung realistisch einschätzen zu können
- die Verantwortung für das eigene Leben übernehmen zu können
- die Fähigkeit, unter möglichst normalen Bedingungen weiterleben zu können.

Ganzheitliche Pflege

Heutzutage gehen die Pflegenden in der Psychiatrie von einem **ganzheitlichen Ansatz** aus. Dabei wird der Patient als Ganzheit von *Körper, Geist und Seele* betrachtet und nicht auf sein behandlungsbedürftiges Symptom reduziert. Alles ist wichtig, das Milieu, aus dem er stammt ebenso wie seine Lebensgeschichte und seine genetische Veranlagung.

Entsprechend gehört zur psychiatrischen Pflege nicht nur die reine Krankenpflege, sondern auch die Hilfe zur Selbstpflege. Die Pflegenden leiten den Patienten zur Selbstständigkeit an, und helfen ihm dabei, sein Leben wieder selbst in die Hand zu nehmen.

Beziehungsaufbau

Damit die Pflegenden dem Patienten helfen können, muss zuvor ein Vertrauensverhältnis zwischen Pflegenden und dem Patienten geschaffen worden sein. Dafür ist wiederum eine gute Beziehung zwischen Pflegenden und Patienten notwendig. Da psychisch Kranke aber oft in ihrer **Beziehungsfähigkeit** zu anderen Menschen, zu sich selbst, ihrem eigenen Körper und ihren Gefühlen gestört sind, ist eine Hauptaufgabe der Pflegenden in der Psychiatrie der **Beziehungsaufbau.**

> Im Zentrum der Pflege eines psychisch Kranken steht in erster Linie die **Beziehungsgestaltung** zum Patienten (☞ 15.3). Erst in zweiter Linie geht es um körperliche Grundpflege und Behandlungspflege.

Soziotherapie

Ein weiterer Schwerpunkt in der Pflege psychisch Kranker ist die **Soziotherapie** (☞ 16.8), die sich auf die zwischenmenschlichen Beziehungen und die soziale Umgebung des Patienten konzentriert. Denn obwohl viele psychische Erkrankungen endogen bedingt sind, beeinflussen exogene Faktoren wie die Umgebung des Kranken den Krankheitsverlauf in hohem Maße.

Zur Soziotherapie gehören:
• Milieugestaltung und Millieutherapie (☞ 16.8.1)
• Training der Alltagsbewältigung (☞ 16.8.2)
• Sozialarbeit (☞ 16.8.3).

In der Anwendung soziotherapeutischer Maßnahmen werden drei **Sozialformen** unterschieden:
• *Einzelkontakte* zwischen Bezugspflegekraft und Patient
• Pflegerisch-psychiatrische *Kleingruppen* mit max. 12 Patienten
• Pflegerisch-psychiatrische *Großgruppen* wie z.B. die Patientenvollversammlung.

Die Bezugspflegenden entscheiden gemeinsam mit dem Team, welche Sozialform für den Patienten in seiner momentanen Situation am besten geeignet ist.

Pflegen im Team

Heutzutage ist in der Psychiatrie die Zusammenarbeit der Pflegenden mit anderen Berufsgruppen zum Alltag geworden. Alle Berufsgruppen arbeiten eng zusammen. Nur so kann eine **therapeutische Gemeinschaft** *(therapeutisches Team)* entstehen, die dem Patienten als Einheit aus Körper, Geist und Seele gerecht wird und ihn auch sozio- und milieutherapeutisch behandelt.

Folgende Berufsgruppen finden sich auf einer psychiatrischen Station:

Ziel	Alltagsbewältigung, Förderung lebenspraktischer Fähigkeiten und Fertigkeiten: Erlangen sozialer Kompetenz	Dem Patienten eine hilfreiche Umgebung schaffen: Milieugestaltung	Den Patienten unterstützen: Hilfe zur Selbsthilfe	Mit dem Patienten gemeinsam etwas erledigen: Modellwirkung
Maßnahme	Den Patienten auf den Sozialdienst und dessen Funktionen hinweisen. Ist er interessiert, mit ihm die verschiedenen Wege besprechen, wie ein Kontakt zum Sozialdienst hergestellt werden kann (z.B. schriftlich, telefonisch)	Die Nummer des Sozialdienstes für alle sichtbar, groß und fett geschrieben, über dem Telefon aufhängen	Patienten nach vorbereitendem Gespräch zum Telefon begleiten. Ihm helfen, die Nummer des Sozialdienstes zu wählen	Den Sozialdienst über ein Problem des Patienten informieren

Tab. 14.4: Es gibt unterschiedliche Wege, dem Patienten zu helfen. Wieviel Eigenständigkeit man dem Kranken zutrauen und welche Ansprüche man an ihn stellen darf, hängt von der Persönlichkeit des Patienten sowie Art und Schwere der Erkrankung ab. Was der eine Patient ohne große Mühe bewältigt, kann den anderen völlig überfordern. [K183]

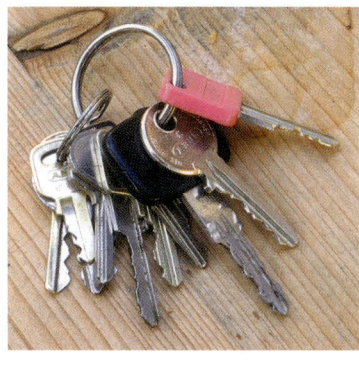

Abb. 14.5: Symbol für die Kontrollfunktion der Pflegenden sind die Schlüssel, die sie zu Beginn ihrer Tätigkeit in einer psychiatrischen Klinik ausgehändigt bekommen. [K183]

- Pflegende
- Ärzte
- Psychologen
- Ergotherapeuten (☞ 16.7)
- Sozialarbeiter/Sozialpädagogen (☞ 16.8.3)
- Physiotherapeuten
- Musik-, Tanz- und Kunsttherapeuten (☞ 16.5).

Die verschiedenen Berufsgruppen verstehen sich als ein Team, das zum Wohl des Patienten zusammenarbeitet. Alle verfolgen ein gemeinsames Ziel: Sie wollen den Patienten so unterstützen, dass er wieder in die Lage versetzt wird, sein Leben selbstständig zu organisieren und möglichst frei von Symptomen zu sein. Für das Gelingen des Behandlungsprozesses sind regelmäßige Therapiekonferenzen oder Teambesprechungen unerlässlich.

Teamsitzungen

In der Regel finden einmal wöchentlich so genannte **Teamsitzungen** *(Therapiekonferenzen)* statt, in denen die Informationen und Beobachtungen aller an der Behandlung beteiligten Berufsgruppen über die einzelnen Patienten zusammengetragen werden. Jede Wahrnehmung und Meinung ist gleichberechtigt. Auf diese Weise werden alle beteiligten Mitarbeiter auf

denselben Wissensstand gebracht. Sie erfahren, wie der Patient sich in den Stationsalltag eingelebt hat, was er evtl. seit der letzten Woche dazugelernt hat, ob es ihm besser geht oder er sich einigermaßen wohl fühlt. Auf diese Weise entsteht ein *Gesamtbild des Patienten*, aus dem heraus jede Berufsgruppe für ihren Aufgabenbereich realistische Teilziele und Therapiemaßnahmen erarbeiten kann, die aufeinander abgestimmt werden.

Häufig gibt es Überschneidungen des Zuständigkeitsbereiches, oft z.B. zwischen Sozialarbeitern und Pflegenden. Dann wird in der Therapiekonferenz festgelegt, wer für die Ausführung zuständig ist. In einem guten Team werden zudem Fähigkeiten und Stärken des Einzelnen für die Behandlung der Patienten genutzt. So kann z.B. eine Pflegende, die früher Floristin war, eine Patientengruppe zur Dekoration der Station ins Leben rufen und leiten.

14.5 Erhebung des psychopathologischen Befundes

> ⊡ **Psychopathologie:** Lehre von den seelischen Vorgängen, unter denen der Mensch sich selbst und seine Umwelt krankhaft erlebt und sich ihr gegenüber pathologisch verhält. Sie liefert Begriffe zur Beschreibung psychischer Auffälligkeiten.

🔎 Diagnostik und Differentialdiagnose

Die Diagnose von psychischen Erkrankungen stützt sich weitgehend auf die Befunde aus Gesprächen, Beobachtungen und psychologischen Tests *(psychopathologische Befunde)*.

Auf Grund der engen Beziehung zwischen Psyche und Körper können körperliche Erkrankungen nahe-

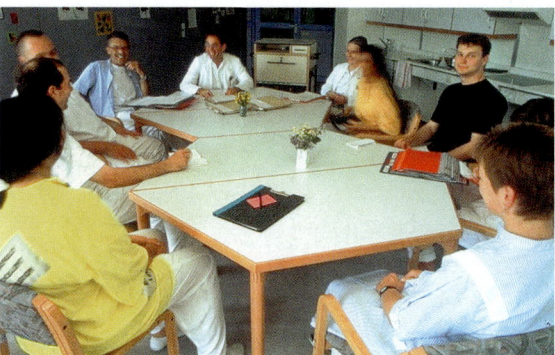

Abb. 14.6: In den regelmäßig stattfindenden Therapiesitzungen kommen alle Teammitglieder zu Wort. Beobachtungen werden ausgetauscht und diskutiert, so dass alle Stationsmitarbeiter über jeden Patienten aktuell informiert sind. [K150]

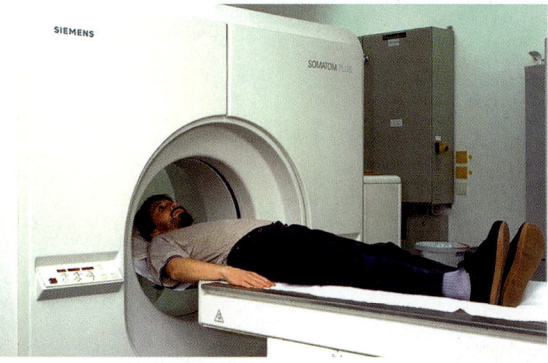

Abb. 14.7: Zur Diagnostik in der Psychiatrie gehören heute zunehmend auch technische Verfahren wie z.B. die Computertomographie. [K183]

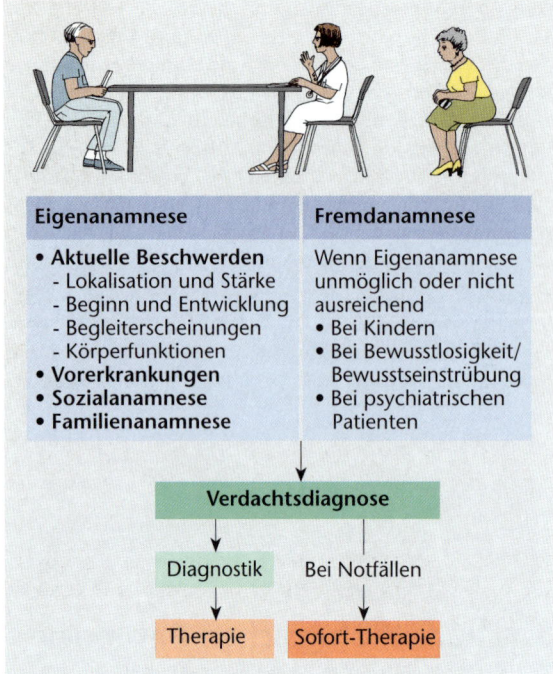

Eigenanamnese	Fremdanamnese
• **Aktuelle Beschwerden** - Lokalisation und Stärke - Beginn und Entwicklung - Begleiterscheinungen - Körperfunktionen • **Vorerkrankungen** • **Sozialanamnese** • **Familienanamnese**	Wenn Eigenanamnese unmöglich oder nicht ausreichend • Bei Kindern • Bei Bewusstlosigkeit/ Bewusstseinstrübung • Bei psychiatrischen Patienten

Verdachtsdiagnose

Diagnostik — Bei Notfällen

Therapie — Sofort-Therapie

Abb. 14.8: Bei der Fremdanamnese wird ein Dritter, meistens ein Angehöriger, hinzugezogen. Dieser Schritt bedarf der Einwilligung des Patienten. [A400-215]

zu jedes psychiatrische Krankheitsbild *imitieren*, d.h. eine scheinbar psychiatrische Erkrankung ist in Wirklichkeit durch eine somatische Erkrankung hervorgerufen. Wird die körperliche Erkrankung behandelt, verschwinden in gleichem Maße die psychiatrischen Symptome.

Außerdem können im Rahmen psychischer Krankheiten zahllose somatische Beschwerden auftreten. Charakteristische und häufige Beschwerden sind Schlafstörungen, Kopfdruck, Appetitlosigkeit, Heißhunger, Magenbeschwerden, Obstipation, Schwindel, Herzklopfen, Zyklusstörungen und sexuelle Störungen. Diese gilt es abzuklären durch:
• Anamnese
• Körperliche Untersuchung und Krankenbeobachtung
• Technische Diagnostik.

Anamnese
Während der Erhebung der Anamnese versucht der Arzt, etwas über den Lebenslauf des Patienten zu erfahren *(biographische Anamnese)* und ein Bild von seiner Persönlichkeit zu gewinnen. Kann der Patient selbst wenig zu seinen Problemen sagen, ist die **Fremdanamnese** von besonderer Bedeutung.

Im Rahmen der Anamnese werden insbesondere auch Drogenkonsum, Alkohol- oder Medikamentenmissbrauch angesprochen.

Technische Diagnostik
Die technische Diagnostik umfasst in der Regel:
• EEG
• EKG
• Laboruntersuchung mit Prüfung der Schilddrüsenfunktion
• CT des Kopfes, ggf. auch SPECT (= Single-Photon-Emissions-Computertomographie)
• Ggf. Liquorpunktion
• Ggf. Kernspintomographie.

Mit diesen Methoden werden neurologische oder somatische Grunderkrankungen ausgeschlossen.

> Die psychiatrische Diagnose stützt sich neben Gesprächen, Beobachtungen und psychologischen Tests zunehmend auch auf neurologische Untersuchungen. Immer häufiger stößt man heute bei psychisch Kranken durch moderne apparative Untersuchungsmethoden (☞ 1.3) auch auf körperliche, meist neurologische Befunde.

📖 Literaturtipp
Dörner, Klaus und Ursula Plog: Irren ist menschlich. Lehrbuch der Psychiatrie und Psychotherapie. Psychotherapie-Verlag, Bonn, 1996

👁 Krankenbeobachtung
Die Pflegenden sind den ganzen Tag auf der Station. Sie leisten durch Beobachtung der körperlichen und psychischen Verfassung der Patienten einen unerlässlichen Beitrag zur Diagnosefindung. Beurteilt werden u.a. Bewusstsein und Orientierung, Aufmerksamkeit und Gedächtnis. Beim Denken sind einerseits die *Denkvorgänge* und andererseits die *Gedankeninhalte* bedeutsam. Wichtig sind außerdem Wahrnehmung, Ich-Erleben, Stimmung, Antrieb und Psychomotorik sowie eine grobe Beurteilung der Intelligenz.

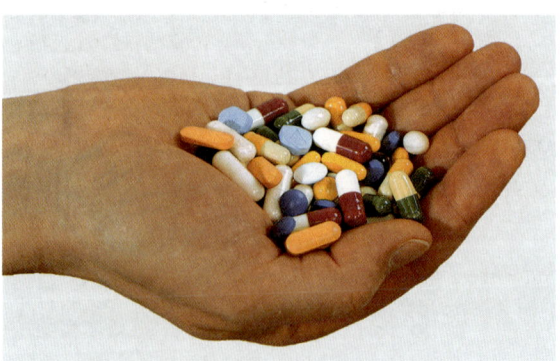

Abb.14.9: Gehortete Tabletten können ein Hinweis auf Suizidalität sein. Eine solche Beobachtung ist sofort an den Arzt weiterzuleiten. [K103]

Daneben achten die Pflegenden auf Tagesschwankungen, Störungen der Sozialkontakte, Aggressionstendenzen, Suizidalität oder Neigung zur Selbstschädigung. Außerdem bemühen sie sich herauszufinden, ob sich der Patient krank fühlt *(Krankheitsgefühl),* ob er seine Störungen als Krankheit verstehen kann *(Krankheitseinsicht)* und wie er zur Behandlung steht.

Alle Beobachtungen werden nicht nur dem Arzt, sondern dem ganzen therapeutischen Team mitgeteilt. Der Arzt ist auf die Hinweise der Pflegenden und des sonstigen Teams angewiesen, um eine sichere Diagnose stellen und den Patienten richtig therapieren zu können. So kann es sein, dass ein Patient, der wegen Verfolgungswahn eingewiesen worden ist, im Arztgespräch das Vorliegen von Verfolgungsideen verneint, den Pflegenden aber erklärt, er könne nicht essen, weil seine Nachbarn ihn vergiften wollten. Das Nicht-Essen-Wollen ist hier ein entscheidender Hinweis auf das Vorliegen eines Verfolgungswahns.

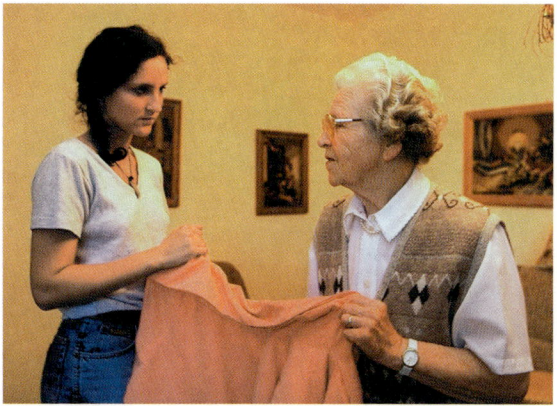

Abb. 14.11: Eine Patientin beschuldigt ihre Enkelin, die ihr beim Umziehen helfen möchte, als Kleiderdiebin, da ihre situative Orientierung gestört ist und sie die Hilfestellung verkennt. [K157]

14.5.1 Erkennen von Bewusstseinsstörungen

> ⊡ **Bewusstsein:** Gesamtheit aller psychischen Vorgänge (Gedanken, Gefühle, Wahrnehmungen) verbunden mit dem Wissen um das eigene „Ich" und die Subjektivität dieser Vorgänge. Bei einer Bewusstseinsstörung ist diese Gesamtheit gestört.

Bewusstseinsstörungen werden unterteilt in **quantitative** und **qualitative** Bewusstseinsstörungen.

Quantitative Bewusstseinsstörungen

Quantitative Bewusstseinsstörungen werden auch als *Vigilanzstörung* oder *Minderung der Wachheit* bezeichnet. In leichten Fällen sind die Patienten nur schläfrig und benommen. Bei stärkerer Ausprägung schlafen sie, sind aber weckbar. Die schwerste Form ist das Koma (☞ 1.2.7). Quantitative Bewusstseinsstörungen werden vor allem bei somatischen Erkrankungen wie Schädel-Hirn-Traumen (☞ 9.1), Schlaganfäl-

len (☞ 3.1) oder Stoffwechselentgleisungen beobachtet, u.U. aber auch bei akuten organischen Psychosen (☞ Kapitel 19).

Qualitative Bewusstseinsstörungen

Bei **qualitativen Bewusstseinsstörungen** sind die Bewusstseinsinhalte verändert. Mögliche Formen sind **Bewusstseinseintrübungen, -einengungen** und **-verschiebungen.** Zu erkennen sind sie am Verhalten des Patienten und an seinen Äußerungen (☞ Tab. 14.10).

14.5.2 Erkennen von Orientierungsstörungen

> ⊡ **Orientierungsstörung:** Beeinträchtigung der Fähigkeit, sich bezüglich Zeit, Ort, Situation und eigener Person zurechtzufinden.
> **Desorientiertheit:** *Aufhebung der Orientierung.* Schwerste Form der Orientierungsstörung.

Orientierung ist das Wissen um die gegenwärtige Situation. Der wache, gesunde Mensch weiß, wo er sich befindet, welcher Wochentag ist, was gerade ge-

	Bewusstseinstrübung	Bewusstseinseinengung	Bewusstseinsverschiebung
Definition	Mangelnde Klarheit des Erlebens	Reduktion der Bewusstseinsinhalte, d.h. es erscheint nur noch ein kleiner Ausschnitt des Gesamterlebens im Bewusstsein	Gefühl einer allgemeinen Intensitätssteigerung (z.B. der Wachheit, der Wahrnehmung, der Erkenntnis)
Klinik	Der Patient ist verwirrt und desorientiert	Der Patient wirkt fasziniert durch eine einzige Sache, er spricht auf Außenreize nur vermindert an	Der Patient wirkt ekstatisch („entrückt"), schildert umfassende Erkenntnisse und Einsichten
Ursache (Bsp.)	Akute organische Psychosen (☞ Kapitel 19)	Akute organische Psychosen (☞ Kapitel 19)	Manie, Schizophrenie, Einnahme von Drogen

Tab. 14.10: Überblick über die qualitativen Bewusstseinsstörungen.

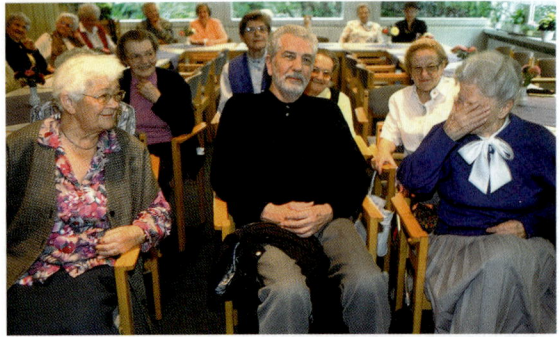

Abb. 14.13: Ein Gesunder ist in der Lage, konzentriert dem Vortrag eines Redners zuzuhören. Andere Wahrnehmungen, etwa das Husten eines Nachbarn oder vorbeifahrende Autos, lenken ihn nicht ab. [K157]

schieht und wer er selbst ist. Bei Orientierungsstörungen ist dieses Wissen nur noch zum Teil oder gar nicht mehr vorhanden. In der Regel wird mit zunehmendem Schweregrad erst die zeitliche, dann die örtliche und situative und erst zuletzt die Orientierung an der eigenen Person beeinträchtigt. Zu erkennen sind die Orientierungsstörungen am Verhalten des Patienten und an den Antworten, die er auf Fragen bezüglich der Zeit, des Ortes, der Situation oder der eigenen Person gibt (☞ Tab. 14.12).

14.5.3 Erkennen von Aufmerksamkeits- und Konzentrationsstörungen

> 🔅 **Aufmerksamkeitsstörung:** Störung der Fähigkeit, sich einem Ausschnitt der Gesamtwahrnehmung oder des Gesamterlebens *zuzuwenden*.
>
> **Konzentrationsstörung:** Störung der Fähigkeit, über längere Zeit bei einem Ausschnitt der Gesamtwahrnehmung oder des Gesamterlebens zu *verweilen*.

Bei **Störungen der Aufmerksamkeit** und **Konzentration** kann der Patient „nicht richtig zuhören" und sich nicht über längere Zeit mit einer Sache beschäftigen. Hat ein Untersucher im Gespräch den Eindruck, dass der Patient an einer Aufmerksamkeits- oder Konzentrationsstörung leidet, kann er diesen Eindruck z.B. durch Rechenaufgaben, Buchstabieren oder spezielle Tests kontrollieren. Diese Störungen treten u.a. bei psychotischen und depressiven Erkrankungen auf. So kann z.B. ein Patient durchaus den Eindruck vermitteln, dass er zuhöre, indem er einen aufmerksam anschaut. Bei der Bitte, den letzten Satz zumindest sinngemäß zu wiederholen, scheitert er jedoch.

14.5.4 Erkennen von Gedächtnisstörungen

> 🔅 **Gedächtnisstörung:** Beeinträchtigung der Fähigkeit, sich Wahrnehmungen und Empfindungen zu merken und sich später daran zu erinnern.

Unser Gedächtnis besteht aus zwei Komponenten: Der Fähigkeit, Wahrnehmungen und Empfindungen zu speichern *(Merkfähigkeit)* und der Fähigkeit, diese wieder zurückzurufen *(Erinnerung)*. Im praktischen Alltag sind diese beiden Komponenten aber nicht voneinander zu trennen.

Gedächtnisstörungen

Gedächtnisstörungen können die Merkfähigkeit, das Kurz- und das Langzeitgedächtnis betreffen.
- **Merkfähigkeitsstörungen:** Der Patient hat Neues bereits nach wenigen Minuten wieder vergessen
- **Störungen des Kurzzeitgedächtnis:** Der Patient kann Neues nur für einige Minuten bis Stunden behalten
- **Störungen des Langzeitgedächtnis:** Der Patient kann sich an Ereignisse, die Monate bis Jahre zurückliegen, nicht mehr erinnern.

	Störung der zeitlichen Orientierung	Störung der örtlichen Orientierung	Störung der situativen Orientierung	Störung der Orientierung an der eigenen Person
Definition	Nichtwissen von Datum, Tag, Monat, Jahr, Jahreszeit	Nichtwissen des Ortes, an dem man sich aufhält (z.B. Stadt, Kankenhaus, Büro)	Nichtwissen der Situation, in der man sich befindet	Nichtwissen, wer man ist (z.B. Name, Vorname, Geburtsdatum)
Klinik	Der Patient sagt, es sei Januar, tatsächlich aber ist es Hochsommer	Der Patient meint, er sei zu Hause (und verhält sich auch so), dabei ist er im Krankenhaus	Der Patient glaubt, man wolle ihm seine Kleidung stehlen. Er erkennt nicht, dass er sich für eine ärztliche Untersuchung ausziehen soll	Der Patient kennt noch seinen Vornamen, nicht mehr aber seinen Nachnamen. Er sagt, er sei schon vor längerer Zeit geboren
Ursache (Bsp.)	Organische Psychosen (☞ Kapitel 19), z.B. Demenz	Organische Psychosen (☞ Kapitel 19), z.B. Demenz, Delir	Organische Psychosen (☞ Kapitel 19), z.B. Demenz, Delir, Wahn	Schwere Demenz (☞ 19.1), Wahn

Tab. 14.12: Überblick über die Orientierungsstörungen.

Gedächtnisstörungen betreffen meist zunächst neue Gedächtnisinhalte und erst später alte. Das bedeutet, dass lang zurückliegende Erinnerungen auch am längsten bewahrt werden. Beispielsweise vergisst der Patient mit einer zunehmenden Gedächtnisstörung anfangs lediglich die Namen der Pflegenden, später dann die der Enkel und schließlich die der eigenen Kinder. Kompliziertes wird in der Regel schneller vergessen als Einfaches, Ungewohntes schneller als lang Eingeübtes. Störungen des Langzeitgedächtnisses sind Leitsymptom für chronische organische Psychosen.

Amnesie

Amnesien ☞ *auch 9.1.2*

Als **Amnesien** werden zeitlich oder inhaltlich begrenzte *Gedächtnislücken* bezeichnet. Typisches Beispiel einer zeitlich begrenzten Amnesie ist die Erinnerungslücke für die Zeit direkt vor einer Gehirnerschütterung.

Konfabulationen

Konfabulationen sind *Pseudoerinnerungen* („scheinbare Erinnerungen"). Der Patient füllt eine Erinnerungslücke mit einem spontanen Einfall aus und hält diesen für eine echte Erinnerung.

14.5.5 Erkennen von Denkstörungen

⊡ **Denkstörungen:** Störungen im Denkablauf, kombiniert mit der Unfähigkeit Bedeutungen zu erkennen und Beziehungen herzustellen.
Unterteilt in
- **Formale Denkstörungen** mit Störungen des *Gedankenganges*
- **Inhaltliche Denkstörungen** mit krankhaftem *Gedankeninhalt.*

Formale Denkstörungen

Formale Denkstörungen sind Störungen des Gedankengangs (☞ Tab. 14.15). Der Patient klagt, er könne nicht mehr klar denken, es falle ihm ständig etwas anderes ein, oder er habe ein „Brett vor dem Kopf". Bei Verdacht auf eine formale Denkstörung achtet der Untersucher im Gespräch insbesondere darauf, wie der Patient auf Fragen eingeht, ob er beim Thema bleiben kann und ob ihm das Nachdenken sichtlich Mühe macht.

▨ Im Umgang mit **denkgestörten Patienten** ist es besonders wichtig, die Gespräche in einem ruhigen, geschützten Rahmen zu führen, um den Kranken nicht zu überfordern. Denkgehemmten

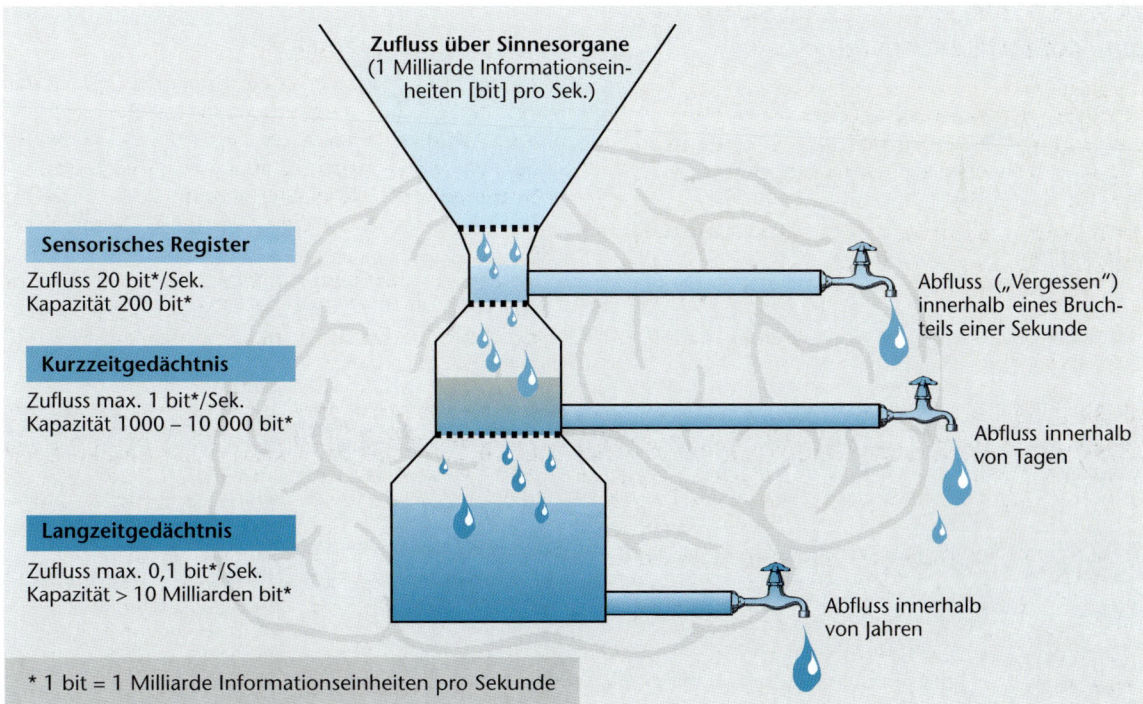

Abb. 14.14: Gedächtnismodell. Je länger die Speicherzeit, desto größer ist die Kapazität des jeweiligen Gedächtnisspeichers. Die zufließende Information muss mehrere „Filter" durchlaufen, um ins Langzeitgedächtnis zu gelangen. So sammelt sich im Langzeitgedächtnis nur eine kleine Auswahl der zugeflossenen Information an. Die Auswahlkriterien hängen stark von emotionalen Faktoren ab. [A400]

Kranken lässt man Zeit, da Hetze ihr Krankheitsgefühl verstärkt. Bei Patienten mit Ideenflucht spricht man nur wenige Themen an und stellt ganz klare Fragen. Bei sehr schweren Denkstörungen ist oft jedes Gespräch zu viel.

Inhaltliche Denkstörungen

Von **inhaltlichen Denkstörungen** spricht man, wenn die Urteilsfähigkeit des Patienten beeinträchtigt ist und sich das Denken offensichtlich mit veränderten, „kranken" Inhalten beschäftigt. Diese Störung liegt beim *Wahn* vor.

⁝ **Wahn:** Objektiv falsche Überzeugung, die ohne entsprechende Anregung von außen entsteht, vom Patienten mit großer Gewissheit erlebt und trotz „vernünftiger" Gegengründe aufrechterhalten wird.
Es handelt sich also um eine „Privatwirklichkeit", die von niemandem geteilt wird.

Es ist leichter, einen **Wahn** zu erkennen, als zu erklären, was ein Wahn ist. Hier ein Beispiel: Ein Patient kommt nachts in die Klinik, um sich beim Notarzt zu beschweren, er werde von den Klinikärzten zu Hause durch Kameras überwacht. Letzte Nacht habe man ihm sogar einen kleinen Sender in die Brust eingebaut, um jederzeit seinen Aufenthaltsort feststellen zu können. Er wisse, dass er ein besonders interessanter Fall sei, aber so könne man es doch nicht machen! Auf den Einwand der Ärzte und Pflegenden, dies könne doch gar nicht sein, da keine Narbe an der Brust zu sehen sei, antwortet der Patient, die hätten die Ärzte listigerweise unsichtbar gemacht.

Typisch für das Erscheinungsbild eines Wahns ist, dass die wahnhafte Überzeugung mit großer Gewissheit erlebt wird. Ein Wahn ist durch Argumente nicht korrigierbar und wird von der Umwelt nicht geteilt.

☞ Ein Wahn ist immer Zeichen einer Erkrankung. Ein psychisch gesunder Mensch entwickelt keinen Wahn.

Manchmal kann man einen Wahn aus Denkstörungen oder Gefühlen heraus verstehen: Der Wahn dient psychodynamisch der Erklärung einer sonst unverständlichen und daher bedrohlichen Um- oder Innen-

	Definition	Klinik	Ursache (Bsp.)
Denkhemmung	Unfähigkeit, einen klaren Gedanken zu fassen	Der Patient klagt, er könne nicht mehr denken, und er käme zu keinem Ergebnis	Depressionen
Denkverlangsamung	Objektive Verlangsamung des Denkens	Der Patient spricht langsam, sein Wortschatz ist reduziert. Das Mitdenken fällt ihm schwer	Depressionen
Umständliches Denken	Unfähigkeit, Nebensächliches von Wichtigem zu trennen	Der Patient bleibt beim Erzählen an jeder Kleinigkeit hängen	Organische Psychosen, Minderbegabung
Grübeln	Ständige Beschäftigung mit bestimmten, meist unangenehmen Gedankengängen	Der Patient sagt, er müsse pausenlos über die finanzielle Lage der Familie grübeln und könne an nichts anderes mehr denken	Depressionen
Einengung des Denkens	Fixierung des Denkumfangs auf wenige Themen	Der Patient redet nur von der Ungerechtigkeit seines Rentenbescheids. Auf etwas anderes angesprochen, antwortet er kurz, um dann sofort zum Thema Rente zurückzukehren	Organische Psychose
Störungen des Gedankenganges	Assoziativ gelockertes Denken. Patient lässt sich im Denken von Wort-, Bild- und gelegentlich auch Klangassoziationen leiten	Der Patient spricht von der kastanienbraunen Haarfarbe seiner Ehefrau, wechselt zum Thema Bäume, springt zum Waldsterben und dann zu den verstorbenen Großeltern	Manie, Psychosen jeder Art
Ideenflucht	Vermehrung von Einfällen, ohne dass diese zu Ende gedacht werden	Patient möchte zuerst einen Kuchen backen, im nächsten Moment ein Software-Programm schreiben und löst schließlich ein politisches Problem; gleichzeitig bestehen Größenideen	Manie, Drogenkonsum
Gedankensperre/ -abreißen	Plötzliches Abbrechen eines bis dahin flüssigen Gedankenganges ohne erkennbaren Grund. Evtl. kombiniert mit einer Störung des Ich-Erlebens (Sperre ist „von außen" gemacht)	Der Patient spricht über seine Schulzeit. Plötzlich hält er inne, schaut sich irritiert um und fährt dann mit der Schilderung seiner Ehe fort	Schizophrenien
Zerfahrenes Denken	Völlig zusammenhangloses und zerrissenes (inkohärentes) Denken und Sprechen. Im Extremfall „Wortsalat"	Typischer Satz des Patienten: „Mein meiner Mutter mal mein meine – mein Nachbar malt macht – gestern macht es und stinkt nach Gas und im Ofen"	Schizophrenien

Tab. 14.15: Die häufigsten formalen Denkstörungen.

welt. Der oben beschriebene Patient kann sich durch den Wahn erklären, warum er sich beobachtet fühlt, warum er Angst hat, warum seine Brust schmerzt.

Psychiater unterscheiden den Wahn von Aberglauben, religiösen Überzeugungen und gemeinsamen Irrtümern: Der Wahninhalt ist persönlichkeitsspezifisch. Er ist in der Kultur, in der der Wahnkranke lebt, nicht verbreitet.

Die **Wahnthemen** *(Wahninhalte)* werden kulturell und sozial mit beeinflusst. Typisch in der heutigen Gesellschaft sind beispielsweise:

- **Beziehungswahn.** Die Ereignisse in der Umgebung haben eine besondere Bedeutung für den Kranken. Er bezieht alles, was geschieht, auf sich. Beispielsweise kommt eine Patientin ins Krankenhaus, weil die Leute in der Straßenbahn nur noch darüber sprächen, dass sie krank sei und Medikamente brauche
- **Verfolgungswahn.** Der Verfolgungswahn kann als Sonderform des Beziehungswahns betrachtet werden. Der Kranke bezieht nicht nur alles, was geschieht, *auf* sich, sondern *gegen* sich und fühlt sich als Ziel von Feindseligkeit. Infolgedessen haben viele Patienten große Angst
- **Verarmungswahn.** Der Kranke ist unerschütterlich vom drohenden finanziellen Ruin überzeugt
- **Größenwahn.** Die Patienten überschätzen sich. Sie erleben sich z.B. als ungeheuer begabt, schön, mächtig oder halten sich für Gott, Jesus oder den Bundeskanzler
- **Schuldwahn.** Der Patient ist sicher, dass er gegen ein göttliches oder sittliches Gebot verstoßen und große Schuld auf sich geladen hat
- **Hypochondrischer Wahn.** Der Patient ist sich sicher, krank oder gar dem Tode verfallen zu sein. Auch Untersuchungsergebnisse ohne Befund beruhigen ihn nicht.

Wahn kommt bei verschiedenen psychischen Erkrankungen vor, z.B.:

- Schizophrenien und schizoaffektiven Psychosen (☞ 17.1, 17.2)
- Depressionen (☞ 18.1)
- Isolierten Wahnerkrankungen (☞ 17.3)
- Organischen Psychosen (☞ 19.2 – 19.4).

> 🖼 Die Pflegenden reden dem Kranken den Wahn nicht aus, da dies ist in der Regel nicht nur sinnlos, sondern sogar gefährlich wäre (es verunsichert den Kranken). Sie teilen aber auch nicht die Überzeugung des Patienten, denn das würde es diesem schwer oder unmöglich machen, den Wahn aufzugeben, wenn sich die Krankheit bessert. Eine gute und ehrliche Strategie ist es, dem Kranken zu sagen, dass man seine Überzeugung nicht teilt, aber seine Ansicht der Sache akzeptiert. Ansonsten versuchen die Pflegenden, am

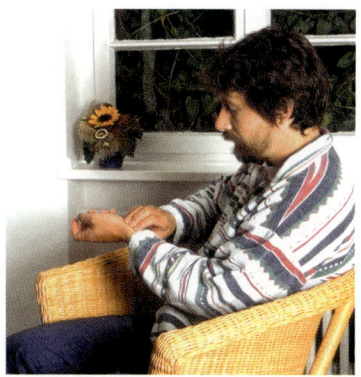

Abb. 14.16: Patienten mit einer Hypochondrie sind ständig auf der Suche nach Krankheitsanzeichen. Dadurch können sich (vegetative) Körperfunktionen wirklich verändern, wie z.B. der Pulsschlag bei Angst vor Herzerkrankung. [K183]

> Wahn vorbei die gesunden Anteile des Kranken zu erreichen, etwa durch Gespräche über Themen, die nichts mit dem Wahn zu tun haben, oder gemeinsame Aktivitäten.

14.5.6 Erkennen von Ängsten und Zwängen

Neurotische Störungen ☞ *Kapitel 21*

Ängste hat jeder Mensch, denn sie sind sinnvoll. Sie signalisieren uns Gefahren, veranlassen uns zum Angriff oder zur Flucht. Jeder kennt z.B. die Angst vor Prüfungen oder vor unbekannten Menschen.

Ängste sind dann krankhaft, wenn sie das Erleben eines Menschen und sein Verhalten fast ausschließlich bestimmen.

Hypochondrie

Patienten mit einer **Hypochondrie** befürchten ständig, krank zu sein oder in Kürze zu erkranken, ohne dass dies durch vorhandene Befunde zu rechtfertigen wäre. Hypochondrische Patienten beobachten ihren Körper in übertriebener Weise.

Die hypochondrische Störung gilt als eigenständige Erkrankung, sie tritt jedoch häufiger als Begleitsymptom, z.B. bei depressiven Störungen auf.

Phobie

Phobien (☞ 21.2.4) sind Angstgefühle angesichts bestimmter Objekte oder Situationen, wobei dem Betroffenen vom Verstand her klar ist, dass diese Angst objektiv unbegründet ist. Beispielsweise empfindet eine Frau beim Anblick einer Spinne panische Angst, obwohl sie weiß, dass die Spinne harmlos ist.

Zwang

Kennzeichnend für den krankhaften **Zwang** ist, dass sich dem Betroffenen Ideen, Vorstellungen oder Handlungsimpulse immer wieder stereotyp aufdrängen. Sie werden als quälend oder sinnlos erlebt, aber dennoch kann ihnen der Kranke nicht ausweichen.

Zwänge sind Leitsymptom der Zwangsstörung (☞ 21.3), kommen aber auch bei Depressionen und Schizophrenien vor.

> 🛏 Im Umgang mit Patienten, die unter unangemessenen Ängsten und Zwängen leiden, versuchen die Pflegenden, sachlich zu bleiben, die Empfindungen des Patienten aber dennoch ernst zu nehmen. Bei Zwangspatienten achten sie darauf, dass die Mitpatienten durch die Rituale nicht zu stark beeinträchtigt werden.

> ⚠ **Vorsicht!**
> Es ist gefährlich, Zwangspatienten an Zwangshandlungen zu hindern. Dann kommt es zu großer innerer Anspannung, Unruhe und Angst, da der Patient den zugrunde liegenden Zwangsimpulsen nicht ausweichen kann.

14.5.7 Erkennen von Wahrnehmungsstörungen

> 🔳 **Halluzination** *(Trugwahrnehmung, Sinnestäuschung):* Wahrnehmungserlebnis ohne reales Objekt und ohne Reizquelle in der Außenwelt, das der Kranke aber für einen wirklichen Sinneseindruck hält.

Ein Kranker hört beispielsweise Stimmen in einem stillen Raum, die kein anderer wahrnimmt. Trotzdem ist der Kranke fest davon überzeugt, dass es diese Stimmen wirklich gibt und dass es sich nicht um „Einbildungen" handelt.

Es gibt Halluzinationen auf allen Sinnesgebieten (☞ Tab. 14.18). Manchmal gibt der Inhalt der Halluzination Hinweise auf die zugrunde liegende Erkran-

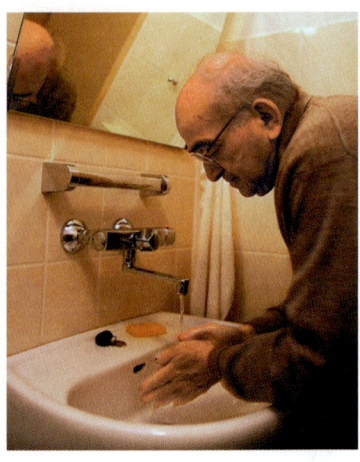

Abb. 14.17: Ein typisches Beispiel für eine Zwangsstörung ist der Waschzwang, bei dem sich der Patient alle paar Minuten die Hände wäscht aus Angst, dass sie schmutzig sein könnten. [K157]

kung. So sind z.B. „dialogische Stimmen", d.h. Stimmen, die über den Kranken reden, ein häufiges Symptom bei schizophrenen Störungen.

> 🛏 Im Umgang mit halluzinierenden Patienten ist zu beachten, dass die Kranken durch ihr inneres Erleben oft völlig in Anspruch genommen und daher sozial manchmal nicht mehr handlungsfähig sind. Viele haben große Angst. Sie müssen vor äußeren Belastungen abgeschirmt werden und Rückzugsmöglichkeiten haben. Gespräche sollten kurz sein und sich um unverfängliche Themen drehen.

Im Gegensatz zu Halluzinationen handelt es sich bei **Illusionen** um Verkennungen tatsächlich vorhandener Sinneseindrücke. Beispielsweise hält das fiebernde, ängstliche („fantasierende") Kind den Schrank im Zimmer für einen bedrohlichen Riesen. Die Fehldeutungen des totkranken Kindes in der Ballade „Der Erlkönig" (Johann Wolfgang v. Goethe) sind ein gutes Beispiel für Illusionen.

Bei der Wahnwahrnehmung hingegen mißt der Patient einer realen Wahrnehmung eine abnorme Bedeutung bei. Z.B. sieht der Patient jemanden auf der Straße und ist überzeugt, dass ein Komplott gegen ihn geschmiedet wird.

	Definition	Klinik	Ursache (Bsp.)
Akustische Halluzination	Hören von Stimmen oder Geräuschen	Der Patient hört die Stimme eines Bekannten, der sagt, das alles sei doch Unsinn	Schizophrenie
Optische Halluzination	Sehen von Personen, Gegenständen oder ganzen Szenen und Handlungsabläufen	Der Patient sieht eine Teufelsfratze an einer völlig weißen Wand	Akute organische Psychose
Körperhalluzination (Leibhalluzination)	Fühlen von Berührung, Druck, Schmerzen u.Ä.	Der Patient klagt über elektrische Schläge und Bestrahlungen, die aus der Wand kämen	Schizophrenie, organische Psychosen
Olfaktorische (Geruchs-) **und gustatorische** (Geschmacks-)**Halluzination**	Riechen bzw. Schmecken. Oft gemeinsam auftretend und meist unangenehm	Der Patient isst nicht, weil das Essen nach Blut schmecke. Außerdem hat er Angst im Zimmer, weil es so stark nach Gas rieche	Schizophrenie

Tab. 14.18: Übersicht über Arten von Halluzinationen.

14.5.8 Erkennen von Störungen des Ich-Erlebens

> ☐ **Störung des Ich-Erlebens:** Gestörtes Erleben der eigenen Persönlichkeit (des „Ichs") mit Störung der Abgrenzung zwischen eigener Person und Umwelt.

Das **„Ich"** ist der Teil der Psyche, der dem Menschen Sicherheit über seine Individualität und Persönlichkeit gibt. Dazu gehört, dass eigene psychische Vorgänge (z.B. Gefühle, Gedanken) auch als eigen oder „meinhaftig" erkannt werden. Bei einigen psychischen Erkrankungen, besonders bei Schizophrenien, kommt es zu einer Störung der „Ich-Grenzen" und dadurch zu Unsicherheiten: Denke ich, oder denkt ein anderer in mir?

Zu den **Ich-Störungen** gehören:
- **Derealisation.** Die Umgebung scheint dem Patienten verändert, unwirklich, fremdartig und unvertraut
- **Depersonalisation.** Die eigene Person kommt dem Kranken verändert, unwirklich oder fremd vor. Er steht sich selbst fremd gegenüber („Ich bin ein Roboter geworden", „Ich lebe nicht mehr")
- **Gedankenausbreitung.** Die Patienten haben den Eindruck, dass ihre Gedanken von anderen gelesen würden, dass andere wüssten, was sie denken
- **Gedankenentzug.** Die Patienten klagen, dass andere ihnen ihre Gedanken wegnehmen würden
- **Gedankeneingebung.** Die Kranken meinen, dass andere ihre Gedanken von außen beeinflussen und steuern
- **Fremdbeeinflussungserlebnisse.** Hier erlebt der Patient seine Handlungen und Handlungsantriebe als von außen beeinflusst. Beispielsweise sagt ein Patient, er wolle nicht schreien, aber es schreie aus ihm heraus, und das liege an den Strahlen.

> ⚠ **Vorsicht! Angst nicht verstärken!**
> Die Auflösung der eigenen Ich-Grenzen bereitet erhebliche Angst. Es besteht die Gefahr, sie durch ungeschickten Umgang weiter zu gefährden. Man muss die Versuche des Patienten, sich z.B. durch Rückzug vor zu großer Nähe zu schützen, akzeptieren.

14.5.9 Erkennen von Affektstörungen

> ☐ **Affektivität** *(Emotionalität)*: Gesamtheit der Gefühlsregungen, Stimmungen und des Selbstwertgefühls eines Menschen.

Ob Gefühle angemessen sind oder nicht, hängt immer von der Situation ab. Gesunde kennen eine große Breite möglicher Affekte von rasender Wut bis zu stillem Glück – je nach Situation sind auch extreme Gefühlsregungen adäquat und normal. Andererseits können Gefühle unangemessen erscheinen, selbst wenn sie wenig dramatisch sind, z.B. Gleichgültigkeit nach einem Todesfall oder ständige, mürrische Gereiztheit.

> 🛏 Bei der Beurteilung des Affektes achten die Pflegenden auf die Grundstimmung (z.B. deprimiert, fröhlich), die Angemessenheit angesichts der jeweiligen Situation, die Stabilität der Gefühle und die emotionale Schwingungsfähigkeit (d.h. die „Schwankungsbreite").

Überblick über die wichtigsten Affektstörungen

- **Depression:** Niedergeschlagenheit („Ich kann mich über nichts mehr freuen")
- **Hoffnungslosigkeit** („Ich werde nie mehr gesund")
- **Ängstlichkeit** („Ich habe Angst vor allem und jedem")
- **Gefühl der Empfindungslosigkeit:** Gefühl, nichts mehr empfinden zu können und innen leer zu sein („In mir ist alles tot, wenn ich wenigstens weinen könnte")
- **Insuffizienzgefühle:** Gefühl, nichts wert zu sein („Ich bin unfähig zu denken oder zu arbeiten. Eigentlich bin ich absolut überflüssig")
- **Affektstarre:** Verringerung der emotionalen Schwingungsfähigkeit (Spannbreite der Gefühle)
- **Euphorie:** Gesteigertes Wohlbefinden („Ich bin so glücklich wie nie zuvor")
- **Übersteigerte Selbstwertgefühle** („Ich habe ein Firmenkonzept, mit dem bin ich in vier Wochen Millionär")
- **Dysphorie:** Missmut
- **Affektarmut:** Gefühlsarmut
- **Ambivalenz:** Gleichzeitige Existenz widersprüchlicher, eigentlich einander ausschließender Gefühle
- **Parathymie:** Paradoxer Affekt, d.h. Gefühl und Erlebnis passen nicht zusammen (der Patient berichtet lächelnd, die Ärztin habe ihm gerade ein Gift gespritzt, das seine Knochen auflöse).

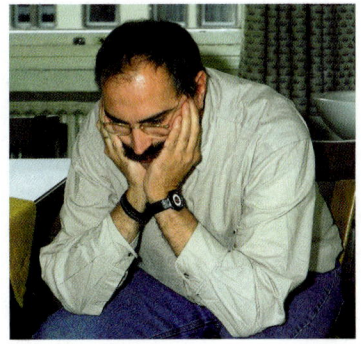

Abb. 14.19: Patienten mit Antriebsarmut fehlt es an Tatgeist und Spontaneität. Durch den Mangel an Initiative und seelischer Energie können sie sich kaum zu etwas aufraffen. Diese Form der Antriebsstörung ist bei depressiven Störungen häufig. [K183]

Depression, Hoffnungslosigkeit, Ängstlichkeit, Gefühl der Empfindungslosigkeit, Insuffizienzgefühle und Affektstarre sind typisch für Depressionen. Es müssen aber bei einem depressiven Patienten nicht alle genannten Symptome gleichzeitig auftreten, und umgekehrt können die Gefühle auch bei anderen Krankheitsbildern vorkommen. Euphorie und übersteigerte Selbstwertgefühle sowie Dysphorie sind häufig bei Manien zu beobachten, Affektarmut, Ambivalenz und Parathymie bei Schizophrenen.

> 🗣 Es ist nicht möglich, dem Patienten unangemessen erscheinende Gefühle und Stimmungen auszureden. Die Pflegenden lassen sie zu, auch wenn dies auf Dauer sehr belastend ist. Oft können sie die Kranken sprachlich gut erreichen („Ich weiß, dass Sie keine Hoffnung haben. Das ist Ausdruck ihrer Krankheit. Wir wissen, dass es trotzdem besser wird").

14.5.10 Erkennen von Antriebs- und psychomotorischen Störungen

> ⚄ **Antriebsstörung:** Minderung oder Steigerung der inneren Kraft zur (zielgerichteten) Aktivität.

Der **Antrieb** ist gewissermaßen der „psychische" Motor, der dem Menschen Tätigkeiten überhaupt erst ermöglicht. Antrieb ist vom Willen weitgehend unabhängig.

Antriebsarmut

Als **Antriebsarmut** wird ein Mangel an Initiative und psychischer Energie bezeichnet. Die Patienten können sich kaum zu etwas aufraffen, es fehlt ihnen an Spontaneität, Initiative und Tatgeist. In maximaler Ausprägung führt Antriebsarmut zur völligen motorischen Bewegungslosigkeit, dem **Stupor.** Antriebsmangel ist eine mögliche Ursache psychisch bedingter Stummheit **(Mutismus).**

Antriebsarmut ist ein häufiges Symptom bei Depressionen und Schizophrenien. Was nach außen hin wie Antriebsarmut wirkt, kann in Wirklichkeit eine innere Erregung sein, die sich u.U. abrupt in aggressivem Verhalten entlädt.

> 🗣 Im Umgang mit antriebsarmen Patienten ist den Pflegenden stets bewusst, dass die Antriebslosigkeit nicht Ausdruck von Charakter- oder Willensschwäche ist. Sie motivieren die Kranken immer wieder, überfordern sie jedoch nicht.

Antriebssteigerung

Ein Patient mit **Antriebssteigerung** platzt geradezu vor Energie. Er ist ständig in Bewegung und unermüdlich tätig. Antriebsgesteigerte Patienten haben Mühe, die Distanz (den angemessenen Abstand zu anderen) zu wahren und können ihre Mitmenschen dadurch verletzen.

Gesteigerter Antrieb ist typisch für Manien.

Psychomotorische Störung

> ⚄ **Psychomotorische Störung:** Störung in der Art, sich zu bewegen (Erscheinungsbild der Bewegung, Körperhaltung während der Bewegung).

Alle Bewegungen eines Menschen werden nicht nur von seinem Willen, sondern auch von seiner Psyche mit beeinflusst. Dementsprechend können auch hier Störungen auftreten:

- **Stereotypien** sind Bewegungen oder Worte, die immer wieder gleichförmig wiederholt werden (z.B. unruhiges Nesteln beim alkoholischen Entzugsdelir)
- Bei der **Katalepsie** verharrt der Patient in unnatürlichen Stellungen (= wächserne Biegsamkeit)
- **Manierierte** und **bizarre Bewegungen** sind an sich alltägliche Bewegungen, die aber auffällig geziert, schwülstig oder posenhaft ausgeführt werden, etwa das hoheitliche Winken einer Patientin, die im Rollstuhl durch den Gang gefahren wird.

Auffällige Veränderungen der Psychomotorik findet man manchmal bei Schizophrenien und organischen Psychosen.

14.6 Einteilung psychischer Erkrankungen

Es ist schwierig, psychische Erkrankungen sinnvoll einzuteilen. Dies liegt u.a. daran, dass über die Ursachen und den Verlauf verschiedener Störungen wenig bekannt ist. Verschiedene Schulen und Gebräuche führen dazu, dass unterschiedliche Dinge mit gleichem Namen und gleiche Dinge mit verschiedenen Namen benannt werden. Die derzeit gängigen und aktuellsten Klassifikationssysteme sind das *DSM-* (**d**iagnostic **a**nd **s**tatistical **m**anual of mental disorders) und das *ICD-System* (**i**nternational **c**lassification of **d**iseases).

Bei den modernen Klassifizierungen wurden die Begriffe *Neurose, Psychose, psychogen* und *psychosomatisch* als Einteilungskriterien aufgegeben. Statt von *Krankheit* spricht man heute oft von *Störung.* Der Begriff Neurose wird kaum mehr verwendet. Auch wird bei psychischen Störungen nicht zwischen *exogen* und *endogen* unterschieden. Vielmehr wurden Störungsgruppen gebildet, die Störungen mit z.B. gleichem Erscheinungsbild, wie etwa depressive Störungen, zusammenfassen.

14.6.1 Einteilung nach DSM IV

Das **DSM IV** (**D**iagnostisches und **s**tatistisches **Ma**nual für psychische Krankheiten, 4. Ausgabe) definiert eine psychische Erkrankung anhand unterschiedlicher spezifischer Kriterien. Erst die Erfüllung dieser Kriterien erlaubt die exakte Diagnose einer psychischen Störung. Dabei kommt den *Symptomen* einer Erkrankung größere Bedeutung zu als den theoretischen Annahmen und Vermutungen über die Ursachen. Das DSM IV beschreibt jede psychische Störung auf mehreren Ebenen. So wird z.B. neben reinen Symptomen auch das gesellschaftliche Umfeld des Patienten bei der Diagnose berücksichtigt.

14.6.2 Einteilung nach ICD 10

Ein weiteres wichtiges Einteilungssystem ist die **ICD 10** (Internationale Klassifikation der Krankheiten, 10. Version). Die ICD 10 ist ebenfalls an den *Symptomen* psychischer Krankheiten orientiert und nicht an ihren möglichen Ursachen. In ihr wurde die traditionelle Unterscheidung zwischen Psychosen und Neuro-

sen aufgegeben. Festgelegte Diagnosekriterien für bestimmte psychische Erkrankungen sollen die Willkür psychiatrischer Diagnosen verringern.

14.6.3 Triadisches System nach Huber

Gerd Huber, Psychiatrie-Professor in Tradition der einflussreichen *Deutschen Schule* (im Gegensatz zur so genannten *Wiener Schule*, der u.a. Freud und Adler angehörten), war Mitbegründer des **Triadischen Systems.** Diese Einteilung kann auch heute noch wertvolle Hilfe bei der Erfassung von psychischen Krankheiten und Störungen leisten. Darin werden unterschieden:

- **Exogene Psychosen** (körperlich begründbar) durch hirnbeteiligende körperliche Erkrankungen wie Infektions- und Stoffwechselerkrankungen oder primäre Hirnkrankheiten, z.B. Multiple Sklerose (☞ 7.9)
- **Endogene Psychosen** (körperlich nicht begründbar) wie etwa die Schizophrenie (☞ Kapitel 17)
- **Abnorme Variationen seelischen Wesens,** z.B. Neurosen (☞ unten), Minderbegabung (geistige Be-

---

Aus dem ICD 10:

F 51 Nichtorganische Schlafstörungen
In vielen Fällen ist eine Schlafstörung Symptom einer anderen psychischen oder körperlichen Krankheit. Ob eine Schlafstörung bei einem bestimmten Patienten ein eigenständiges Krankheitsbild oder einfach Merkmal einer anderen Krankheit ist, sollte auf der Basis des klinischen Erscheinungsbildes, des Verlaufs sowie auf Grund therapeutischer Erwägungen und Prioritäten zum Zeitpunkt der Konsultation entschieden werden. Wenn die Schlafstörung eine der Hauptbeschwerden darstellt und als eigenständiges Zustandsbild aufgefasst wird, dann soll diese Kodierung gemeinsam mit dazugehörenden Diagnosen verwendet werden, welche die Psychopathologie und Pathophysiologie des gegebenen Falles beschreiben. Diese Kategorie umfasst nur Schlafstörungen, bei denen emotionale Ursachen als primärer Faktor augefasst werden, und die nicht durch anderenorts klassifizierte körperliche Störungen verursacht werden.

F 51.0 Nichtorganische Insomnie
Insomnie ist ein Zustandsbild mit einer ungenügenden Dauer und Qualität des Schlafes, das über einen beträchtlichen Zeitraum besteht und Einschlafstörungen, Durchschlafstörungen und frühmorgendliches Erwachen einschließt. Insomnie ist ein häufiges Symptom vieler psychischer und somatischer Störungen und soll daher nur zusätzlich klassifiziert werden, wenn sie das klinische Bild beherrscht.

F 51.1 Nichtorganische Hypersomnie
Hypersomnie ist definiert entweder als Zustand exzessiver Schläfrigkeit während des Tages und Schlafattacken (die nicht durch eine inadäquate Schlafdauer erklärbar sind) oder durch verlängerte Übergangszeiten bis zum Wachzustand nach dem Aufwachen. Bei Fehlen einer organischen Ursache für die Hypersomnie ist dieses Zustandsbild gewöhnlich mit anderen psychischen Störungen verbunden.

F 51.2 Nichtorganische Störung des Schlaf-Wach-Rhythmus
Eine Störung des Schlaf-Wach-Rhythmus ist definiert als Mangel an Synchronizität zwischen dem individuellen Schlaf-Wach-Rhythmus und dem erwünschten Schlaf-Wach-Rhythmus der Umgebung. Dies führt zu Klagen über Schlaflosigkeit und Hypersomnie.

F 51.3 Schlafwandeln (Somnabulismus)
Schlafwandeln oder Somnabulismus ist ein Zustand veränderter Bewußtseinslage, in dem Phänomene von Schlaf und Wachsein kombiniert sind. Während einer schlafwandlerischen Episode verlässt die betreffende Person das Bett, häufig während des ersten Drittels des Nachtschlafes, geht umher, zeigt ein herabgesetztes Bewusstsein, verminderte Reaktivität und Geschicklichkeit. Nach dem Erwachen besteht meist keine Erinnerung an das Schlafwandeln mehr.

F 51.4 Pavor nocturnus
Nächtliche Episoden äußerster Furcht und Panik mit heftigem Schreien, Bewegungen und starker autonomer Erregung. Die betroffene Person setzt sich oder steht mit einem Panikschrei auf, gewöhnlich während des ersten Drittels des Nachtschlafes. Häufig stürzt sie zur Tür wie um zu entfliehen, meist aber ohne den Raum zu verlassen. Nach dem Erwachen fehlt die Erinnerung an das Geschehen oder ist auf ein oder zwei bruchstückhafte, bildhafte Vorstellungen begrenzt.

F 51.5 Alpträume (Angstträume)
Traumerleben voller Angst oder Furcht, mit sehr detaillierter Erinnerung an den Trauminhalt. Dieses Traumerleben ist sehr lebhaft, Themen sind die Bedrohung des Lebens, der Sicherheit oder der Selbstachtung. Oft besteht eine Wiederholung gleicher oder ähnlicher erschreckender Alptraumthemen. Während einer typischen Episode besteht eine autonome Stimulation aber kein wahrnehmbares Schreien oder Körperbewegungen. Nach dem Aufwachen wird der Patient rasch lebhaft und orientiert.

Abb. 14.20: Ein kurzer Auszug aus der ICD 10, hier die Nichtorganischen Schlafstörungen.

hinderung ☞ 23.9), Sucht (☞ Kapitel 25), Persönlichkeitsstörungen (☞ 20.2) und Sexualstörungen (☞ 20.4).

Exogene und endogene Psychosen

> 🔲 **Psychose:** Allgemeine Bezeichnung für *schwere psychische Krankheit.*
>
> Unterschiedlich genutzter Begriff; bezeichnet am häufigsten solche psychischen Krankheiten, bei denen der Kranke in seinem Kontakt zur Realität erheblich gestört ist und in die sich ein Gesunder nur schwer einfühlen kann.

Exogene Psychosen

Exogene Psychosen *(organische Psychosen, symptomatische Psychosen, exogene Reaktionstypen)* sind durch körperliche Krankheiten bedingt, etwa Hirntumoren, Fieber, Vergiftungen (Alkohol) oder Stoffwechselstörungen (☞ Kapitel 19). Entsprechend der Ursache sind bei der körperlichen Untersuchung oder technischen Diagnosemaßnahmen pathologische Befunde feststellbar, beispielsweise ein erhöhter Alkoholspiegel oder vermehrte Stoffwechselprodukte im Blut oder Veränderungen im CT.

Endogene Psychosen

Bei **endogenen Psychosen** ist die Ursache der Psychose bisher unbekannt. Sicher ist jedoch, dass endogene Psychosen erblich mitbedingt sind und dass ihr Verlauf einer gewissen Eigengesetzlichkeit folgt, aber auch von Umweltfaktoren abhängt. Zu den endogenen Psychosen werden die Schizophrenien (☞ 17.1), die schizoaffektiven Psychosen (☞ 17.2) und die affektiven Psychosen (☞ Kapitel 18) gezählt. Die Diagnose einer endogenen Psychose stützt sich vor allem auf den *psychopathologischen Befund* (☞ 14.5).

Abnorme Variationen seelischen Wesens

Unter den **abnormen Variationen seelischen Wesens** versteht Huber Extremvarianten hinsichtlich der Intelligenz, der Persönlichkeit, der sexuellen Triebanlagen und des Verhaltens. Dabei ist zu beachten, dass die Grenze zwischen abnormen Variationen auf der einen und den sogenannten „gesunden und normalen" Variationen auf der anderen Seite nur unscharf zu ziehen ist. Die Übergänge können fließend sein. Als wichtigste seelische Störung ist hier die **Neurose** zu nennen.

Die Ursachen der meisten Variationen sind letztlich ungeklärt. Vermutlich spielen genetische Anlagen,

Entwicklungsstörungen, Umwelteinflüsse und soziale Faktoren eine Rolle.

Neurosen

> 🔲 **Neurose:** Im weitesten Sinne die Unfähigkeit, ein seelisches Problem selbst zu lösen.
>
> Schillernder Begriff mit vielen Bedeutungen. Bezeichnet in der psychoanalytischen Schule psychische Störungen, die meist aus ungelösten Konflikten in der Kindheit entstehen.

Die umfassendsten Neurosetheorien entstammen der *Psychoanalyse.* Ursache einer Neurose ist demnach ein ungelöster Konflikt aus der Kindheit. Das **Ich** ist nach psychoanalytischen Theorien die Instanz, die zwischen den Ansprüchen des **Es** (*Instanz der Triebe und Wünsche*), des **Über-Ichs** (*Instanz des Gewissens,* d.h. der erworbenen Wertvorstellungen) und der **Realität** vermittelt (☞ 16.3.1). Kann ein *Triebwunsch* vom Ich oder vom Über-Ich nicht akzeptiert werden, entsteht ein Konflikt.

Konflikte zwischen den einzelnen psychischen Instanzen sind normal und können auf verschiedene Weise gelöst werden. Ein möglicher (aber nicht optimaler) Lösungsmechanismus ist die *Verdrängung* ins Unbewusste. Damit ist der Konflikt aber nicht „aus der Welt". Vielmehr kann er sich aus dem Unbewussten als *neurotisches Symptom* wieder bemerkbar machen. Das Symptom ist quasi symbolischer Ausdruck des unbewussten innerseelischen Konfliktes. Der Zusammenhang zwischen dem zugrunde liegenden Konflikt und dem neurotischen Symptom ist für den Betroffenen nicht so ohne weiteres sichtbar. Vielmehr muss der Konflikt in einer lang dauernden und mühevollen psychoanalytischen Therapie wieder zutage gefördert und dann bearbeitet werden.

> 🔖 Das **neurotische Symptom** stellt aus psychoanalytischer Sicht einen Kompromiss zwischen Triebwunsch und Abwehr dar.

Nach psychoanalytischer Schule muss zur Behandlung einer Neurose der zugrunde liegende Konflikt zunächst aufgedeckt werden, um dann verarbeitet werden zu können. Die psychoanalytische Theorie ist umstritten: Nach der *Lerntheorie* sind neurotische Symptome (falsch) angelernte Gewohnheiten, die ebenso wieder „verlernt" werden können. Auch biologische Einflussfaktoren werden diskutiert.

Für alle „Neurosen" gibt es in der Psychotherapie auch noch andere Bezeichnungen. Meist wird der Begriff Neurose heute einfach durch **Störung** ersetzt.

Wiederholungsfragen

1. Welche Theorien zur Entstehung psychischer Krankheiten kennen Sie? (☞ 14.3)

2. Was versteht man unter sozialer Kompetenz? (☞ 14.4)

3. Was bedeutet „ganzheitlicher Ansatz"? (☞ 14.4)

4. Welche Elemente prägen die Pflege in der Psychiatrie? (☞ 14.4)

5. Auf welche Bereiche konzentriert sich die Soziotherapie? (☞ 14.4)

6. Warum ist Teamarbeit in der Psychiatrie besonders wichtig? (☞ 14.4)

7. Welche Formen der Bewusstseinsstörung kennen Sie? (☞ 14.5.1)

8. Welche Formen der Orientierungsstörung kennen Sie? (☞ 14.5.2)

9. Was versteht man unter Amnesie? (☞ 14.5.4)

10. Wie bezeichnet man fachlich die Pseudoerinnerungen, mit denen manche Patienten Gedächtnislücken füllen? (☞ 14.5.4)

11. Welche Denkstörungen kennen Sie? (☞ 14.5.5)

12. Was sind die häufigsten Wahnthemen? (☞ 14.5.5)

13. Beschreiben Sie die Pflege von denkgestörten Patienten und Wahnkranken. (☞ 14.5.5)

14. Was ist beim Wahn zu beachten? (☞ 14.5.5)

15. Was versteht man unter einer Phobie? (☞ 14.5.6)

16. Was ist der Unterschied zwischen Halluzination und Illusion? (☞ 14.5.7)

17. Welche Ich-Störungen kennen Sie? (☞ 14.5.8)

18. Was versteht man unter Depersonalisation? (☞ 14.5.8)

19. Welches sind die wichtigsten Affektstörungen? (☞ 14.5.9)

20. Was ist der Unterschied zwischen Antriebsarmut und Antriebssteigerung? (☞ 14.5.10)

21. Welche psychomotorischen Störungen kennen Sie? (☞ 14.5.10)

22. Welche Möglichkeiten zur Einteilung psychischer Erkrankungen kennen Sie? (☞ 14.6)

23. Was ist der Unterschied zwischen exogenen und endogenen Psychosen? (☞ 14.6.3)

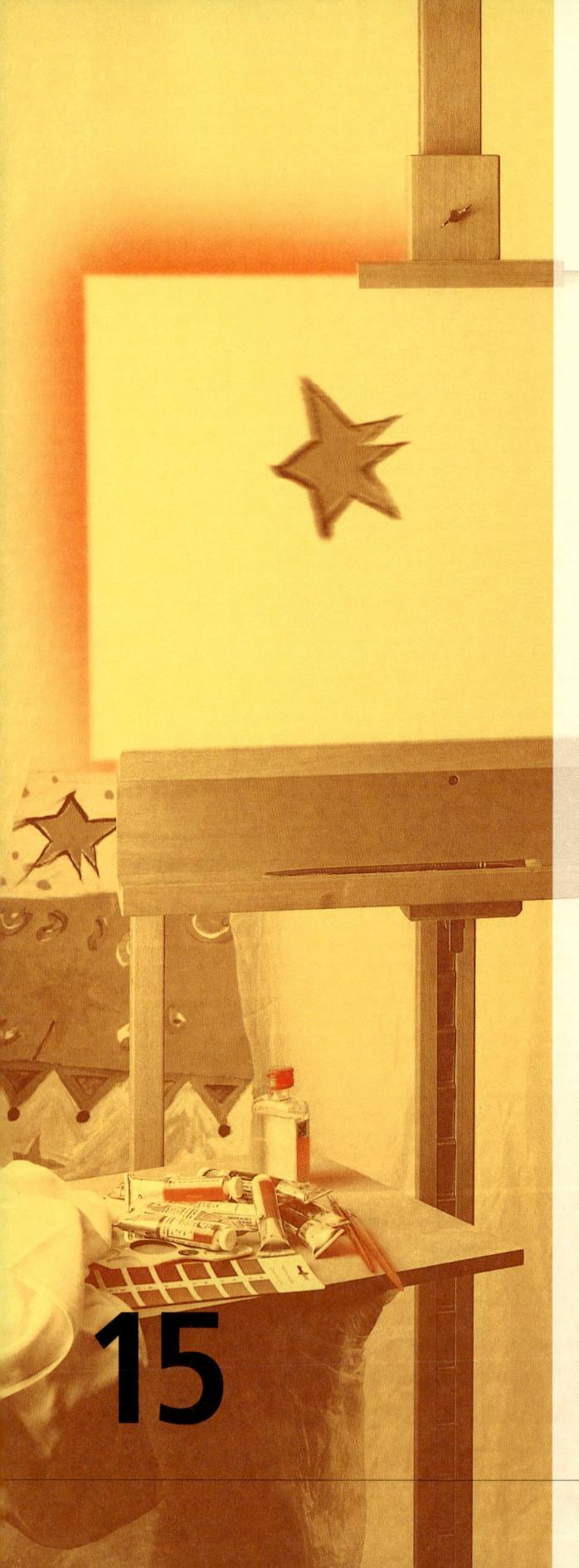

Behandeln, Heilen und Pflegen bei psychischen Erkrankungen

15

15.1 Aufnahme und Entlassung von Patienten auf psychiatrischen Stationen

15.1.1 Aufnahme

Die genauen Umstände der **Aufnahme** auf eine psychiatrische Station sind unterschiedlich. Die Patienten kommen in den meisten Fällen **freiwillig** und fühlen sich durch die stationäre Aufnahme zunächst erleichtert. Andere aber kommen **unfreiwillig,** manche werden sogar von der Polizei gebracht. Ungeachtet dieser Unterschiede bedeutet die Notwendigkeit einer Klinikaufnahme auf Grund einer psychischen Erkrankung für fast alle Patienten eine persönliche Kränkung und erhebliche psychische Belastung. Viele Patienten fürchten den Verlust persönlicher Beziehungen, z.B. zum Lebenspartner oder zu Freunden, oder haben Angst um ihren Arbeitsplatz.

Entscheidend für die Aufnahmesituation ist auch, ob der Patient auf einer **offenen** oder einer **geschlossenen** Station aufgenommen wird. Auch die nach wie vor negativ besetzte Einstellung der Gesellschaft zur Psychiatrie beeinflusst das Verhalten des Patienten in der Aufnahmesituation. Viele Patienten, die zum ersten Mal aufgenommen werden, glauben, dass sie nie wieder aus der Psychiatrie „rauskommen".

Wegen dieses starken psychischen Druckes sollte der Patient nach der Aufnahme nicht alleine gelassen werden. Der „Klinikschock" kann zu Kurzschlussreaktionen bis hin zum Suizidversuch führen. Bei notwendigen Gängen innerhalb der Klinik, z.B. zur Verwaltung oder zum Auto, um persönliche Sachen zu holen, werden Neuankömmlinge deshalb begleitet.

Erstkontakt

Oftmals entwickelt der Patient zu der Person, die ihn als erstes begrüßt und mit ihm spricht, ein besonderes **Vertrauensverhältnis.** Deshalb sollte der neu angekommene Patient von seiner späteren **Bezugspflegenden** in die Klinik eingeführt werden. Sie zeigt ihm die Station und sein Zimmer und macht ihn mit seinen Zimmernachbarn bekannt. Da viele Patienten in Gegenwart der Pflegenden gehemmt sind und nicht reden mögen, lassen diese den Neuankömmling mit seinen Mitpatienten allein, sofern dies gefahrlos möglich ist und er keine Angst davor hat. Die Begrüßung und Vorstellung des Patienten in der (Patienten-) Gruppe kann einem Mitpatienten übertragen werden.

Die Pflegende beschreibt außerdem den Tagesablauf, händigt Informationsblätter aus und weist auf die Besuchszeiten hin. Sie erklärt und begründet die Stationsregeln – vor allem was das Alkohol-, Medikamenten- und Fahrverbot sowie den Ausgang anbelangt – und informiert den Patienten darüber, wann er mit einem Arzt sprechen kann.

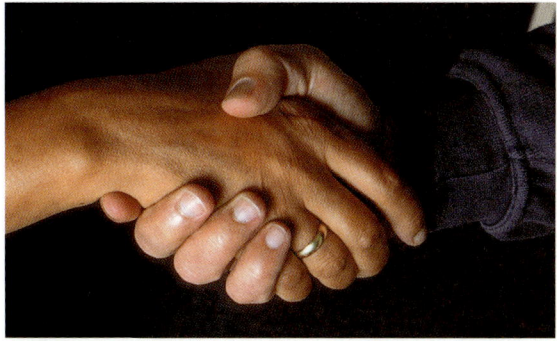

Abb. 15.1: Der erste Eindruck beeinflusst in hohem Maße die weitere Beziehung. [L157]

> 📖 Für psychisch Kranke sind Unklarheiten besonders bedrückend, deshalb ist dieser **Erstkontakt** zur Orientierung in der fremden Umgebung sehr wichtig. Erregten Patienten werden zunächst nur die notwendigsten Informationen gegeben.

Mit der Zeit entwickelt die Pflegende ein Gefühl dafür, wieviel Information dem Patienten in der Aufnahmesituation zuzumuten ist. In der Regel ist es sinnvoll, den Patienten für dieses Gespräch in eine ruhige, reizarme Umgebung zu bringen, z.B. in sein Zimmer.

Durchsuchen

Je nach Stationsregelung müssen die Pflegenden das **Gepäck durchsuchen.** Dies geschieht offen vor den Augen des Patienten und in Gegenwart eines Zeugen. Die Begründung für diese Maßnahme sollte keinen Vorwurf und keine Anklage enthalten. Also nicht „Sie haben bestimmt Drogen dabei", sondern „Wir machen uns Sorgen, dass Sie Drogen dabei haben könnten".

> 📖 Medikamente, Drogen, Alkohol und Waffen werden immer konfisziert, auf vielen geschlossenen Stationen darüber hinaus auch gefährliche Gegenstände wie z.B. Nassrasierer, Glas, Taschenmesser, Nadeln u.a.

Die Durchsuchung ist für Patienten und Pflegende unangenehm, weil dadurch massiv in die Intimsphäre des Patienten eingedrungen wird. Um die belastende Situation etwas abzumildern, wird das Durchsuchen am besten mit einer weiteren sinnvollen Tätigkeit verknüpft, z.B. indem die Pflegende zusammen mit dem Patienten den Kleiderschrank einräumt. Sie kann dem Patienten auch mitteilen, dass ihr dieses Vorgehen ebenfalls unangenehm ist, und dabei über Gründe, Erfahrungen und die eigenen Gefühle reden.

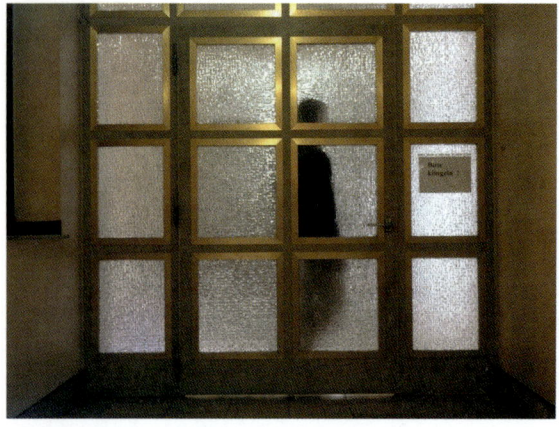

Abb. 15.2: Bei Selbstgefährdung, Fremdgefährdung oder Weglaufgefahr wird die Aufnahme auf eine geschlossene Station notwendig. Der Patient erlebt dann zusätzlich die Qualen des Freiheitsentzugs. [K183]

Erstgespräch

Im **Erstgespräch** erfasst die Bezugspflegende die Probleme aus Sicht des Patienten. Durch Fragen erfährt sie Näheres über:

- Gründe für die Klinikaufnahme
- Erwartungen des Patienten
- Soziale Situation des Patienten
- Frühere Erkrankungen und Krankenhauserfahrungen
- Stärken und Hobbys.

Das Erstgespräch wird in der Regel vom Arzt und einer Pflegenden gemeinsam geführt. Es sollte nicht zu lange dauern, um den Neuankömmling nicht zu überfordern. Durch das *gemeinsame* Gespräch erlebt der Patient die Therapeuten als *Team*. Bei Patienten, deren Aggressionspotential schwer einzuschätzen ist, werden die Gespräche grundsätzlich von zwei Personen geführt.

> 📖 **Literaturtipp**
> Backs, Stephan und Lenz, Reinhard: Kommunikation und Pflege. Eine Untersuchung von Aufnahmegesprächen in der Pflegepraxis. Urban & Fischer, München, 1998

Fremdanamnese mit Angehörigen

Die Begleiter des Patienten sind eine wichtige Informationsquelle. Sie dürfen im Rahmen der **Fremdanamnese** aber nur mit Einverständnis des Patienten befragt werden, am besten in seinem Beisein.

Häufig wird der Patient von seinen engsten **Vertrauenspersonen** in die Klinik gebracht. Da sie für die Genesung des Patienten eine große Rolle spielen, werden sie von Anfang an in die Behandlung mit einbezogen. Oft leiden Verwandte und Partner unter Schuld- und Versagensgefühlen, die als erstes abgebaut werden sollten, z.B. indem man ihnen mitteilt, dass die Entscheidung für die Klinik richtig war.

Viele psychiatrische Stationen bieten *Angehörigengruppen* an. Unter Mitwirkung von Stationsmitarbeitern haben die Anghörigen hier die Möglichkeit, Informationen über Diagnose, Behandlung und Prognose zu erhalten. Gleichzeitig können sie sich mit anderen Betroffenen austauschen.

Umgang mit der Schweigepflicht

Die **Schweigepflicht** gilt für *alle* Patienten, also auch für die Patienten in der Psychiatrie. Deshalb:

- Keine Gespräche mit Angehörigen ohne Erlaubnis des Patienten führen
- Keine Auskünfte über Patienten am Telefon erteilen

In Ausnahmefällen können sich die Pflegenden die Telefonnummer eines Anrufers geben lassen, diese mit dem Patienten kontrollieren und dann zurückrufen, um die Identität des Telefonpartners (z.B. des Ehepartners des Patienten) sicherzustellen.

Rechtliche Grundlagen von Zwangseinweisungen

Rechtliche Grundlagen von Zwangsmaßnahmen ☞ *15.8.2*

Im Grundgesetz der Bundesrepublik Deutschland wird die Freiheit der Person garantiert. **Zwangsmaßnahmen** greifen erheblich in dieses und andere Rechte ein (z.B. Recht auf körperliche Unversehrtheit). Sie werden deshalb selbst durch Gesetze geregelt, die **Unterbringungsgesetze.** Diese sehen in den einzelnen Bundesländern unterschiedlich aus, gemeinsam ist jedoch folgendes:

- Über die Notwendigkeit einer Unterbringung zur Behandlung entscheidet ein Richter, nicht etwa ein Arzt, ein Angehöriger oder eine Behörde. Der Richter stützt sich bei seiner Entscheidung auf ein ärztliches Zeugnis und auf die persönliche Anhörung des Betroffenen
- Es muss eine psychische Erkrankung vorliegen, die zu einer erheblichen Selbst- oder Fremdgefährdung führt
- Die Gefahr kann nicht durch eine andere Maßnahme (z.B. ambulante Behandlung) beseitigt werden.

Für Kranke, die wegen ihrer Krankheit bestimmte Angelegenheiten nicht erledigen können, kann nach dem **Betreuungsrecht** eine *Betreuung* eingerichtet werden. Der Betreuer bekommt Aufgabenbereiche zugewiesen, in denen er den Betreuten unterstützen soll (z.B. Vermögensbetreuung, medizinische Behandlung, Bestimmung des Aufenthaltsortes). Für eine Unterbringung oder für gefährliche Heilbehandlungen muss der Betreuer allerdings die Genehmigung des Vormundschaftsgerichts einholen.

Eine besondere Form der Zwangseinweisung ist die aus juristischen Gründen. Zwar sind psychiatrische Einrichtungen Teil des medizinischen Versorgungssystems, sie spielen aber auch in der deutschen Rechtssprechung eine große Rolle. Beispiele sind:

- Der *Maßregelvollzug*, d.h. die gesicherte Unterbringung und Behandlung psychisch kranker Rechtsbrecher (☞ 27.2.5 – 27.2.7)
- Die *gerichtlich angeordnete Drogenentwöhnung* als Alternative zur Gefängnisstrafe
- Die Behandlung psychisch Kranker *gegen ihren Willen* auf geschlossenen Stationen.

15.1.2 Entlassung

Geplante Entlassung

Die **Entlassung** wird langfristig vorbereitet und die Situation, die den Patienten „draußen" erwartet, zuvor umfassend geklärt. Zur **Belastungserprobung** wird der Patient gegen Ende seines Klinikaufenthalts mehrfach für Stunden bis Tage – ggf. einschließlich Übernachtung – nach Hause entlassen. Oft bietet sich dafür das Wochenende an, da der Patient in dieser Zeit keine Therapien verpasst. Nach entsprechender Vorbereitung erledigt er nach und nach ohne Hilfe einzelne **Alltagsaufgaben** wie z.B. Einkaufen.

Manchen Patienten fällt der Abschied vom Krankenhaus sehr schwer, weil sie u.U. viele Monate auf der Station verbracht haben und diese zu ihrem „zweiten Zuhause" geworden ist. Das Krankenhaus ist für sie sicherer, schöner und attraktiver als das, was sie draußen erwartet. Oft haben besonders alleinstehende und ältere Menschen auch Angst vor der Einsamkeit zu Hause. Jüngere und Berufstätige fürchten sich vor Überforderung, z.B. am Arbeitsplatz. Ihren Wunsch,

im Krankenhaus bleiben zu können, darf das therapeutische Team nicht verurteilen, auch wenn ihm natürlich nicht nachgegeben werden kann.

Plötzliche Entlassung

Geht der Patient überraschend, vielleicht sogar gegen ärztlichen Rat, wird trotz des Zeitmangels versucht, ihn, seine Angehörigen und sein soziales Umfeld bestmöglich vorzubereiten. Beispielsweise können Adressen des ambulanten sozialpsychiatrischen Dienstes oder von Angehörigengruppen vermittelt werden. Auf keinen Fall darf der Patient durch mangelnde Unterstützung „bestraft" werden.

Entweichen eines Patienten

Nicht wenige Patienten versuchen sich der psychiatrischen Behandlung durch Entweichung zu entziehen. Dies liegt oft in ihrer Erkrankung begründet: Ein Patient fühlt sich beispielsweise verfolgt und versucht, sich durch Flucht zu retten. Wenn ein Mitarbeiter bemerkt, dass ein Patient verschwunden ist, muss er sofort den Arzt informieren. Dieser fällt die Entscheidung, ob eine polizeiliche Fahndung notwendig ist. In jedem Fall wird versucht, den Aufenthalt des Patienten (telefonisch) herauszufinden und zu erfahren, wie es ihm geht und ob eine Gefahr für ihn selbst und für andere besteht.

> ⚠ **Vorsicht! Patienten nicht durch frühzeitige Entlassung gefährden!**
> Gerade bei Patienten, deren Entlassung sorgfältig geplant worden ist, will das Team oft plötzliche Verschlechterungen nicht wahrnehmen. Kritisch wird es, wenn auf der Station zusätzliche Betten gebraucht werden und Patienten schneller als geplant entlassen werden: Entlassungen zum falschen Zeitpunkt sind besonders gefährlich, sie erhöhen die Suizidgefahr.

15.2 Krankenbeobachtung in der Psychiatrie

15.2.1 Krankenbeobachtung

Die **Krankenbeobachtung** nimmt in der Psychiatrie eine bedeutende Stellung ein. Sie ist eine wesentliche Grundlage für Diagnose und Therapie. Beobachten die Pflegenden beispielsweise, dass ein Patient zunehmend unruhig wird, kann das dazu führen, dass er keinen Ausgang erhält oder nach Absprache mit dem Arzt seine Medikation verändert wird.

Besonderes Augenmerk legen die Pflegenden in der Psychiatrie auf folgende Punkte:

- Aufgeschlossenheit, Gesprächsbereitschaft, Ansprechbarkeit

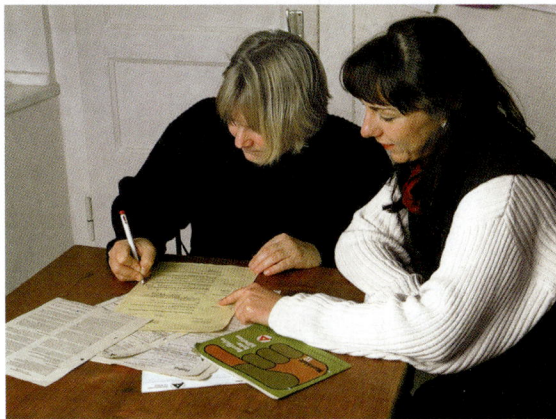

Abb. 15.3: Für die Wiedereingliederung des Patienten in die Gesellschaft ist es wichtig, seine sozialen Fähigkeiten zu stärken und ihn Schritt für Schritt dazu zu motivieren, wieder mehr Eigenverantwortung zu übernehmen. Dazu gehört beispielsweise auch, ihn bei Behördengängen zu begleiten und anzuleiten. [K183]

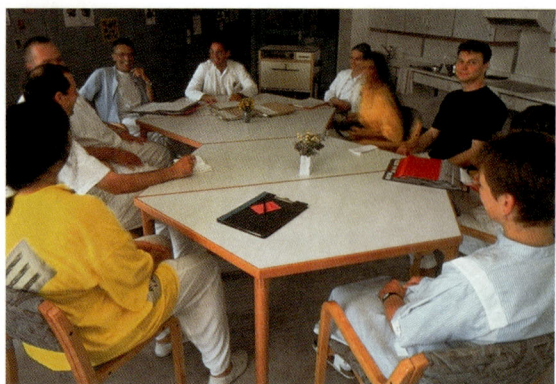

Abb. 15.4: Täglich werden Teambesprechungen einberufen, um aus den vielen Einzelbeobachtungen im Austausch mit anderen ein zutreffendes Bild des Patienten zu formen. [K150]

- Auffällige Vorstellungen (z.B. Stimmenhören) und auffälliges Verhalten
- Mimik, Gestik, Sprache und Körperhaltung
- Körperpflege und Kleidung
- Stimmungsschwankungen im Tagesverlauf
- Umgang mit Krankheit
- Soziale Fähigkeiten wie Pünktlichkeit und Ordnung
- Gestaltung des „Privatbereiches" (Nachttisch, Schrank)
- Integration in die Stations- und Zimmergemeinschaft
- Verhalten bei Besuchen
- Freizeitverhalten
- Kulturelle Unterschiede (z.B. mohammedanische Vorschriften beim Essen)
- Wirkungen und Nebenwirkungen von Psychopharmaka.

15.2.2 Subjektivität der Beobachtungen

Beobachtungen sind immer **subjektiv.** Ob beispielsweise eine Pflegende einen Patienten als unruhig beurteilt oder nicht, hängt auch von ihrem eigenen Temperament und ihrer momentanen Befindlichkeit ab. Hinzu kommt, dass Pflegende einen Patienten nicht „von außen" beobachten, sondern selbst immer auch Teil der beobachteten Situation sind. So halten sie einen Patienten möglicherweise für grundlos aggressiv, der sich in Wirklichkeit über den unfreundlichen Ton der Krankenschwester geärgert und deshalb ebenso reagiert hat.

Die eigene Wahrnehmung wird durch verschiedene Faktoren beeinflusst:
- **Vorinformationen.** Weiß man etwa, dass der Patient früher einmal suizidal gewesen ist, achtet man automatisch stärker auf neue Hinweise für Suizidalität
- **Vorurteile.** Ein verbreitetes Vorurteil ist beispielsweise, dass Patienten mit langen Krankheitsverläu-

fen wenig Chancen auf Besserung haben. Man erwartet bei solchen Patienten oft keine Erfolge und bemüht sich um sie nicht in dem selben Maße wie um Patienten, die erst vor kurzem erkrankt sind. Ausbleibende Therapiefortschritte scheinen das Vorurteil dann zu bestätigen
- **Geschlechtsspezifisches Rollendenken.** Beispielsweise wird von Frauen gemeinhin erwartet, dass sie sich hingebungsvoll um ihre Kinder kümmern. Tun sie es nicht, fällt dies auf. Bei Männern wird diesem Bereich oft keine Beachtung geschenkt, so dass eine schwere Beziehungsstörung möglicherweise gar nicht auffällt
- **Kulturspezifische Besonderheiten.** In Westeuropa wirkt das Verhalten von mohammedanischen Patienten oft befremdlich, weil uns deren Sitten und Gebräuche nur unzureichend bekannt sind
- **Gewöhnung.** Die Pflegenden haben sich an den Umgang mit psychisch Kranken gewöhnt. So auch an die Nebenwirkungen der gebräuchlichsten Medikamente, z.B. an die Müdigkeit bei Einnahme von Antidepressiva. Sie stufen sie deshalb oft als unbedeutend ein, wogegen Patienten und Angehörige zutiefst beunruhigt sind
- **Eigene Wünsche und Bedürfnisse.** Pflegende neigen z.B. dazu, bei Patienten, für die sie sich sehr eingesetzt haben, keine Verschlechterungen wahrzunehmen.

> 📖 **Beobachtungen** sind zum größten Teil nicht messbar, sondern subjektiv. Der Einzelne nimmt immer nur einen Teil der Wirklichkeit wahr. Für die Betrachtung des Krankheitsverlaufs ist deshalb die Dokumentation von Beobachtungen aus der Sicht mehrerer Teammitglieder von großer Bedeutung.

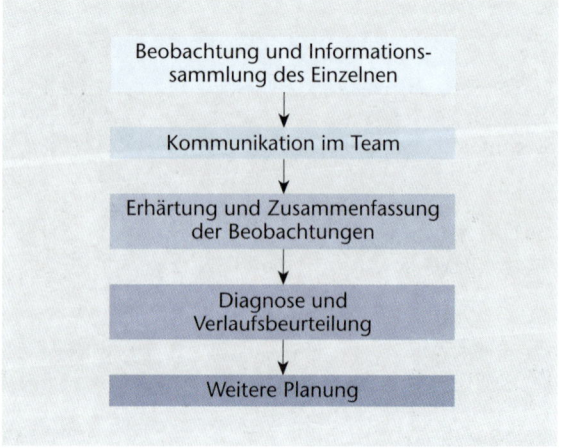

Abb. 15.5: Die Kommunikation im Team über die verschiedenen Beobachtungen ist ein wesentlicher Schritt, um Subjektivität zu verringern. [M100]

Vermeidung der Subjektivität

Um zu mehr **Objektivität** in der Beurteilung zu kommen, müssen die Beobachtungen der einzelnen Mitarbeiter miteinander verglichen werden. Denn oft verhalten sich die Patienten je nach Situationen völlig unterschiedlich. Eine Pflegende erlebt einen Patienten beispielsweise bei der Medikamenteneinnahme als aggressiv, wogegen er in der Beschäftigungstherapie entspannt und freundlich ist.

Aus diesem Grund nehmen Dokumentation, Teambesprechungen und Übergaben in der Psychiatrie einen breiten Raum ein. Gemeinsam werden die Beobachtungen zu einem zutreffenderen Bild des Patienten geformt. Auch die Interpretation der Beobachtungen wird am besten gemeinsam geleistet. Dies ermöglicht eine ganzheitliche Sichtweise des Patienten.

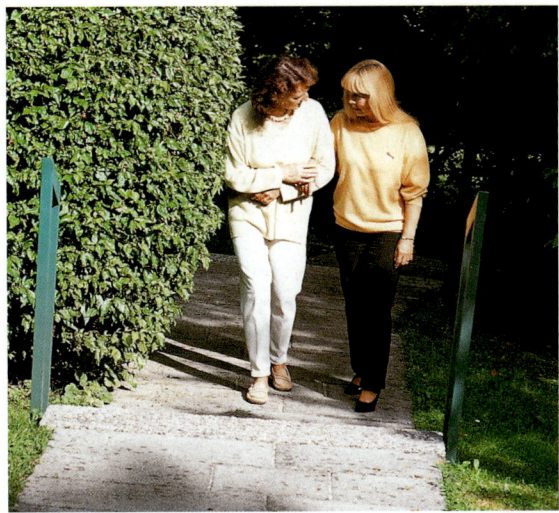

Abb. 15.6: Wie in allen Beziehungen geht es auch im psychiatrischen Alltag darum, angemessene Nähe und Distanz zu finden. [K103]

15.3 Psychiatrische Pflege als Beziehungs- und Problemlösungsprozess

Psychiatrische Pflege bedeutet, dem psychisch Kranken während seines stationären Aufenthalts bei seinen krankheitsbedingten Einschränkungen zu helfen und ihn unter Mobilisierung seiner sichtbaren und verschütteten Ressourcen zu fördern und zu fordern. Diese Maßnahmen dienen letztlich dazu, die „Selbstpflegekompetenz" des Patienten zu stärken, und ihn zu befähigen, auch außerhalb der Psychiatrie wieder ein eigenständiges Leben zu führen.

Bei jeglicher Art von Pflege handelt es sich um einen Prozess, der aus zwei unterschiedlichen Bestandteilen zusammengesetzt ist: dem **Beziehungsprozess** und dem **Problemlösungsprozess.**

15.3.1 Beziehungsprozess

Der **Beziehungsprozess** läuft zwischen Teammitgliedern und Patienten auf zwischenmenschlicher Ebene ab und ist in der Psychiatrie ganz besonders wichtig.

> 🖼 Der Aufbau einer tragfähigen Beziehung zum Patienten ist der erste Schritt zur Heilung.

Ziele in der Beziehungsgestaltung

Die **Ziele** in der Beziehungsgestaltung sind, dass der Patient
- Sich sicher und einigermaßen wohl fühlt
- Vertrauen zu Ärzten, Therapeuten und Pflegenden aufbauen kann
- Sich angenommen fühlt
- Sich als gleichberechtigter Partner fühlt

- Möglichst wenig Angst vor der Behandlung hat
- Aktiv mitarbeitet.

Schwierige Grenzziehung

Psychisch Kranke haben infolge ihrer Erkrankung mit der **Grenzziehung** mehr Probleme als Gesunde. Oftmals fühlen sie sich bereits bedroht, wenn ein Gesunder noch gar keine Anzeichen für eine Bedrohung erkennen würde. Deswegen darf die Pflegende nicht ihre eigenen Grenzen auf den Patienten übertragen, sondern muss vielmehr versuchen, dessen persönliche Grenzen wahrzunehmen und zu respektieren. **Grenzüberschreitungen** können beim Kranken zu psychischen Verletzungen führen und so scheinbar unerklärliche Reaktionen oder Verschlechterungen des Krankheitszustands hervorrufen.

> 🖼 Bei psychisch Kranken ist die goldene Mitte zwischen zu viel und zu wenig Zuwendung nur schwer zu finden. Beides kann den Patienten verletzen.

Versuche der Teammitglieder, den Patienten Angehörige, Partner oder Eltern zu ersetzen, haben auf Dauer keinen Erfolg. Deshalb ist es für alle in der Psychiatrie Tätigen unerlässlich, therapeutische und persönliche Beziehungen strikt auseinander zu halten.

Für psychotherapeutische Beziehungen gilt das so genannte **Abstinenzgebot,** nach dem Liebesbeziehungen zwar entstehen, aber nicht ausgelebt werden dürfen. Verliebt sich ein Patient in einen Mitarbeiter, muss dieses Gefühl akzeptiert werden. Der Mitarbeiter sollte dann offen aussprechen, wie er selbst empfindet. Eine Ablehnung kann für den Patienten sehr schmerzlich sein, ist aber langfristig weniger schlimm als falsche Hoffnungen. Verliebt sich ein Mitarbeiter in einen

Patienten, sollte dies im Team besprochen werden und zu einem Ausschluss des Betreffenden aus der Behandlung führen.

15.3.2 Problemlösungsprozess

Der **Problemlösungsprozess** umfasst das auf die Beseitigung der Probleme gerichtete fachlich-krankenpflegerische Handeln. Pflegerische Anteile im üblichen Sinne nehmen in der Psychiatrie einen geringeren Stellenwert ein als auf somatischen Stationen. Von wesentlich größerer Bedeutung sind alltägliche Verrichtungen unter therapeutischen Gesichtspunkten. Beispielsweise wird mit einem depressiven Patienten eingeübt, morgens regelmäßig aufzustehen und pünktlich zum Frühstück zu erscheinen. Die Pflegenden erstellen dafür eine Pflegeplanung (☞ 15.4).

> ✉ Das große Problem in der psychiatrischen Pflege ist der so genannte **Doppelcharakter** des Pflegeauftrags: Einerseits sollen die Pflegenden ein **Vertrauensverhältnis** zum Patienten aufbauen, andererseits müssen sie **Aufsichts-** und **Kontrollfunktionen** ausüben und Zwangsmaßnahmen durchsetzen, um den Patienten vor sich selbst oder vor anderen zu schützen.
>
> Aus diesem Grund ist die Beziehung zwischen Patient und Pflegenden oft von massiven **Konflikten** geprägt. Manche Patienten sind auch mit der Behandlung nicht einverstanden und bringen den Pflegenden von daher schon grundsätzliches Misstrauen entgegen.

> 📖 **Literaturtipp**
> Kistner, Walter: Der Pflegeprozess in der Psychiatrie. Beziehungsgestaltung und Problemlösung in der psychiatrischen Pflege. Urban & Fischer, München, 1997

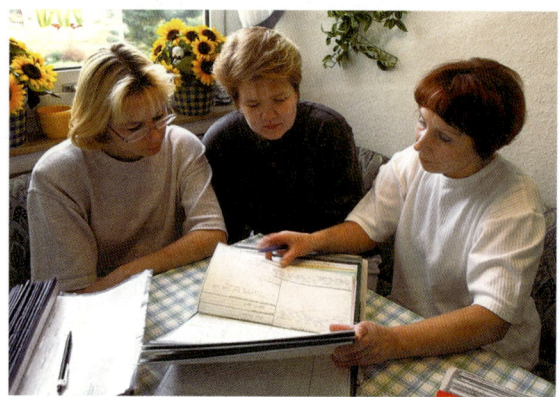

Abb. 15.7: Pflegeplanung im Team. [K157]

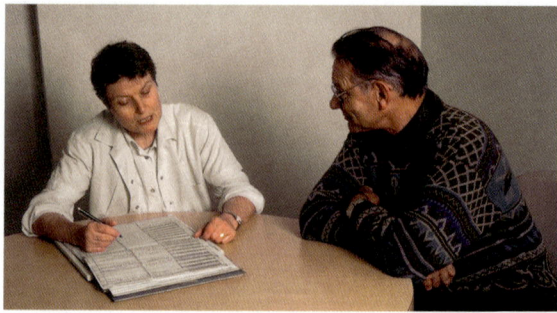

Abb. 15.8: Eine gemeinsame Pflegeplanung gibt dem psychisch Kranken Sicherheit und gewährleistet, dass dieser sich und seine Probleme in der Planung wiederfindet. [K183]

15.4 Pflegeplanung in der Psychiatrie

Die Pflege des psychisch Kranken erfolgt nach einer genau festgelegten **Pflegeplanung.** Damit bezeichnet man den theoretischen bzw. planerischen Anteil der pflegerischen Problemlösung. Auf systematische Art und Weise wird hierbei dem Bedürfnis des Patienten nach pflegerischer Zuwendung und Hilfe entsprochen. Der Prozess besteht aus logisch aufeinanderfolgenden und voneinander abhängigen Schritten mit dem Ziel der Problemlösung.

> 📖 **Literaturtipp**
> Budnik, Birgitt: Pflegeplanung – leicht gemacht. Urban & Fischer, München, 1999

Festlegen von Zielen und Maßnahmen

Nachdem Probleme und Ressourcen eines Patienten weitgehend erkannt sind, werden die pflegerischen **Ziele** und **Maßnahmen** nach Diskussionen im Team festgelegt. Dabei wird genau abgesprochen, welche Tätigkeiten bei welchem Patienten wann und von wem durchzuführen sind. Die Probleme werden nach ihrer momentanen Wichtigkeit ausgewählt und entsprechend in der Pflegeplanung berücksichtigt.

> ✉ Stets beachten die Pflegenden, dass die in der Pflegeplanung angestrebten **Ziele realistisch** und mit Hilfe der festgelegten Pflegemaßnahmen während der Behandlung auch zu erreichen sind. Sind sie unrealistisch geplant und können nicht erreicht werden, führt dies sowohl bei den Mitarbeitern als auch bei den Patienten selbst zu Frustration und Versagensgefühlen.

Den Patienten einbeziehen

Soweit es möglich ist, wird der **Patient** mit in die Pflegeplanung **einbezogen.** Das Wissen um die geplanten Maßnahmen verleiht ihm Sicherheit. Praktisch sieht das so aus, dass die Bezugsperson den Patienten fragt, wo er seine Probleme und Grenzen, aber auch seine Stärken sieht. Auf diese Weise wird nicht nur die Problemwahrnehmung des Patienten berücksichtigt, sondern werden auch die vom Team geplanten Ziele zu seinen eigenen, d.h. er identifiziert sich viel stärker damit und arbeitet auch besser mit.

> ⌨ Nur durch das **gemeinsame Tun** mit dem Kranken kann die Pflegende überprüfen, ob die geplanten Maßnahmen geeignet sind oder ggf. korrigiert werden müssen.
>
> Eine solche Vorgehensweise ermöglicht dem Patienten, sich als gleichberechtigter Partner in der Behandlung zu sehen. Die Behandlung wird transparent und individuell.

Durchführung des Pflegeplans

Die **Durchführung** der geplanten Maßnahmen obliegt in der Regel der Verantwortung der Bezugspflegenden. Sie begleitet den Patienten und unterstützt ihn. Schafft es ein depressiver Patient zum Beispiel nicht, morgens pünktlich zum gemeinsamen Frühstück zu erscheinen, legt sie gemeinsam mit dem Patienten und dem Team als Ziel (schriftlich) fest, den Patienten an eine vorgegebene Tagesstruktur zu gewöhnen. Als Maßnahme erarbeitet sie mit dem Patienten einen Tages- und Wochenplan, ähnlich einem Schulstundenplan. Ein Exemplar des Planes behält der Patient, das zweite wird den Behandlungsunterlagen beigefügt. Im Weiteren sorgt sie dafür, dass der Patient auch die Möglichkeit hat, den Plan umzusetzen. Sie gibt ihm als Hilfsmittel beispielsweise einen Wecker und hilft beim Einstellen der Weckzeit. Nach einem vorher festgelegten Zeitraum, in diesem Fall nach einer Woche, bespricht die Pflegende mit dem Patienten, wie er mit dem Plan zurechtgekommen ist. Daraus folgend kann sie mit ihm neue Maßnahmen festlegen.

15.5 Bezugspflege als bestgeeignete Organisationsform

Die Pflegenden können nicht zu allen Patienten der Station eine für die Therapie ausreichend intensive Beziehung aufbauen. Umgekehrt haben psychisch kranke Menschen oft große Schwierigkeiten, sich im Laufe des Tages auf wechselnde Bezugspersonen einzustellen und zu ihnen eine Vertrauen zu schöpfen. Daher ist die **Bezugspflege** als Organisationsform der Pflege in der Psychiatrie besonders geeignet und setzt sich immer mehr durch.

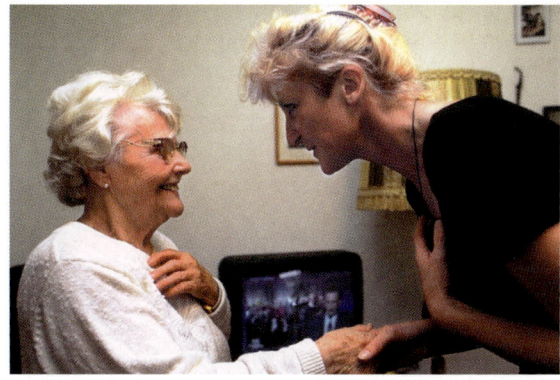

Abb. 15.9: Der psychisch kranke Mensch braucht einen verlässlichen Partner. Daher ist die Bezugspflege als Organisationsform besonders geeignet. [L157]

> 📖 **Literaturtipp**
> Bauer, Rüdiger: Beziehungspflege. Urban & Fischer, München, 1997

Bezugspflege bedeutet, dass jeder Patient eine Pflegende zugeordnet bekommt, der er sich jederzeit anvertrauen kann. Sie kümmert sich in besonderer Weise um ihn, führt mit ihm in der Regel auch das Erstgespräch, ist ihm im Klinikalltag behilflich, erkundigt sich täglich nach seinem Befinden, unterhält sich ausführlich mit ihm, gestaltet gemeinsam den Behandlungsalltag usw. Auf Grund des engen Kontakts ist sie es auch, die am ehesten Fort- und Rückschritte bemerkt.

Der Patient findet in der **Bezugspflegekraft** eine **Vertrauensperson** für all die Probleme, die in der eher alltagsfernen Beziehung zu den anderen Mitgliedern des therapeutischen Teams unberücksichtigt bleiben. Außerdem gehen unattraktive, langweilige oder schon fast gesunde Patienten im Stationsalltag auf diese Weise weniger leicht „unter".

15.5.1 Voraussetzungen für die Bezugspflege

Durch die Bezugspflege werden Pflegende in besonderer Weise gefordert. Um die oft komplizierte Beziehung zu einem psychisch Kranken ertragen zu können, müssen die Bezugspflegenden verschiedene Kompetenzen mitbringen.

- **Soziale Kompetenz:** Von den Bezugspflegenden wird erwartet, dass sie dem Patienten *empathisch* gegenüber treten. Dies bedeutet, dass sie die Bereitschaft und Fähigkeit besitzen, sich in Einstellung und Verhalten eines anderen Menschen einzufühlen, ohne sich damit zu identifizieren. Außerdem brauchen sie ein hohes Maß an Verantwortungsbewusstsein

- **Fachliche Kompetenz:** Um Bezugspflegende zu werden, ist mindestens eine Krankenpflegeausbildung nötig. Außerdem sollten die Pflegenden motiviert sein, an Fort- und Weiterbildungen teilzunehmen
- **Methodische Kompetenz:** Die Pflegenden benötigen Führungsqualitäten (Delegation, Administration, Organisationstalent) und Kenntnisse in der Gesprächsführung. Sie sollten sich ihrer Vorbildfunktion bewusst sein und ein gewisses Maß an Kreativität mitbringen.

Unverzichtbar in der Bezugspflege: Supervision

Bei der Bezugspflege steigt die psychische Belastung für die Mitarbeiter, da diese sich durch den engeren Kontakt in viel stärkerer Weise für „ihre" Patienten verantwortlich fühlen. Deshalb sollte es heute auf allen psychiatrischen Stationen die so genannte **Supervision** auch für die Pflegenden geben. Unter Anleitung eines unvoreingenommenen, externen *Supervisors* (Überprüfers) kann jedes Teammitglied in speziellen Supervisionsstunden seine Probleme mit Patienten oder Mitarbeitern zur Sprache bringen. Wichtig ist, dass in den Supervisionsstunden möglichst alle Teammitglieder anwesend sind. So kann nicht nur der Einzelne entlastet werden, sondern es eröffnen sich u.U. auch für die anderen Mitglieder des Teams neue Sichtweisen und Behandlungsstrategien.

> 📖 **Literaturtipp**
> Regouin, Willemine: Supervision. Praxishandbuch für Pflege- und Gesundheitsberufe. Urban & Fischer, München, 1999

15.5.2 Vor- und Nachteile der Bezugspflege

Die Vorteile und **Möglichkeiten der Bezugspflege** liegen auf der Hand. Im persönlichen Bezug richten Pflegende ihren Blick weniger auf das Unvermögen und mehr auf die Stärken des Patienten. Wie man heute weiß, ist gerade die Betonung der Stärken und der „gesunden Anteile" des Patienten erfolgversprechender als die Konzentration auf Krankheitssymptome und Unvermögen.

Bezugspflege kann aber auch zu **Problemen** führen. Manchmal kommt das Paar nicht gut miteinander zurecht –schließlich sind Sympathie und Antipathie etwas ganz „Menschliches" und sollten nicht verdrängt werden. Treten starke Abneigungen auf, sollten sich die Pflegenden die Probleme offen eingestehen und sie sowohl mit dem Patienten als auch im Team besprechen. In diesem Fall sollte dann auch unter Umständen ein Wechsel der Bezugsperson erwogen werden.

15.6 Gespräche im Beziehungsaufbau

15.6.1 Gesprächsplanung

Gespräche stehen im Mittelpunkt des Beziehungsaufbaus und der weiteren Behandlung. Daher sollte die **Gesprächsführung** nicht dem Zufall überlassen, sondern **bewusst gestaltet** werden.

Für jedes Gespräch wird eine günstige Umgebung gewählt. Außerdem gilt:
- Störungen von außen vermeiden
- Gesprächsdauer klar festlegen
- Keine schwierigen Formulierungen und Fachbegriffe verwenden
- Deutlich, laut genug und nicht zu schnell sprechen.

Das schafft Klarheit, hilft dem Patienten bei der Tagesplanung und verhindert unproduktive Endlosgespräche.

Neben geplanten müssen allerdings auch ungeplante „ad hoc"- (plötzliche) Gespräche möglich sein, z.B. wenn ein Patient darum bittet oder falls ein unerwartetes Problem auftaucht.

> 🛌 Grundlage für ein helfendes Gespräch sind die Annahme des anderen und der Respekt vor ihm.

15.6.2 Möglichkeiten der Gesprächsführung

Es gibt verschiedene Möglichkeiten, ein Gespräch zu führen:
- **Direktive Gesprächsführung.** Hier legt die Pflegende das Thema fest und nimmt starken Einfluss auf den Gesprächsablauf. Das ist z.B. der Fall, wenn eine Stationsregel durchgesetzt werden soll („Ich möchte mit Ihnen über das Rauchen in der Küche sprechen."). Die Pflegende achtet einerseits darauf, dass der Patient dem Konflikt nicht ausweicht, gibt ihm andererseits aber auch die Möglichkeit, seine Sicht der Dinge darzulegen. Vor allem verwirrte oder psychotische Patienten sind auf derartig klar strukturierte Gespräche angewiesen
- **Non-direktive Gesprächsführung.** Für längere Gespräche mit Patienten eignet sich dagegen die von Carl Rogers entwickelte Methode der non-direktiven Gesprächsführung (☞ 16.3.3). Grundlage ist die Annahme, dass der Patient selbst zur Lösung seiner Probleme fähig ist. Hier bestimmt nicht die Pflegende, sondern der Patient den Inhalt des Gesprächs. Ausschlaggebend ist, was den Patienten – nicht die Pflegende – bewegt (☞ 16.3.3)
- **Informative Gespräche.** Sie werden von dem Gesprächspartner dominiert, der Informationen weitergeben möchte.

15.6.3 Grundhaltungen im Gespräch

Dem Patienten zuhören

Das Gespräch steht und fällt mit der Fähigkeit der Pflegenden, zuhören zu können. **„Richtig" zuzuhören** ist anstrengend und erfordert viel Konzentration und Einfühlungsvermögen. Denn es geht nicht nur um einen reinen Informationsaustausch, sondern vorwiegend darum, die Gefühle des Patienten wahrzunehmen und darauf zu reagieren.

Gefühle teilt der Patient oft **nonverbal** (ohne Worte) durch Gesten oder Mimik mit. Ist der Gesprächspartner gelangweilt, äußert sich dies z.B. durch Räkeln oder Umhergucken. Ist er zornig, verrät das seine angespannte Körperhaltung, sein intensiver Blickkontakt oder die Stirnfalten. Nervosität zeigt sich durch unruhige kleine Bewegungen wie Zupfen oder Drehen. Gefühle schwingen also immer „zwischen den Zeilen" mit. Die Pflegende versucht, diese Emotionen wahrzunehmen und je nach Situation dem Patienten rückzumelden („Sie klingen sehr ärgerlich, obwohl Sie freundlich über Ihre Frau sprechen").

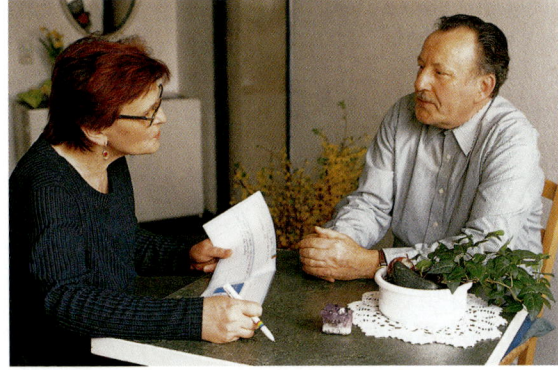

Abb. 15.10: Um in einem Gespräch möglichst viele Informationen zu bekommen, ist es wichtig, den Verlauf nicht dem Zufall zu überlassen, sondern zu strukturieren. Außerdem ist es hilfreich, Methoden wie das aktive Zuhören oder Spiegeln einzusetzen, und sich im Sprachstil seinem Gegenüber anzupassen. [T210]

Die eigenen Reaktionen wahrnehmen

Die Pflegende kann nur angemessen auf den Patienten eingehen, wenn sie sich ihrer **eigenen Reaktionen** bewusst ist. Gefühle wie Wut, Angst, Ärger, Optimismus oder Mitleid, aber auch ihre persönliche Meinung, können unbemerkt Einfluss auf den Gesprächsverlauf nehmen. Psychisch Kranke sind oft sehr einfühlsam. So spürt der Patient u.U., dass die Pflegende keinerlei Hoffnung auf Gesundung hat, selbst wenn sie sich optimistisch äußert. Sie sollte von daher zunächst versuchen, ihre eigenen Gefühle zu erspüren, ehe sie sich auf ein Gespräch mit dem Patienten einlässt.

Den Patienten als Partner anerkennen

Eine **partnerschaftliche Grundhaltung** ist die Basis der non-direktiven Gesprächsführung. Der Patient wird als freier und selbstständiger Mensch wahrgenommen. Seine Weltanschauung, Religionszugehörigkeit, seine Partnerschaften und Freunde werden akzeptiert. Er darf nicht gezwungen, entmündigt, bevormundet oder erzogen werden. Partnerschaftlichkeit erfordert *Toleranz,* was nicht immer leicht ist. Beispielsweise bringt es viele Pflegende aus der Fassung, wenn Patienten regelrecht „schmarotzen". Es fällt ihnen schwer, nicht moralisierend und wertend auf den „Schnorrer" zu reagieren.

Auch für den Patienten ist partnerschaftliches Verhalten nicht einfach. Manchmal flüchtet er sich in frühkindliche Wunschvorstellungen und sucht nach einer starken „Vaterfigur", die ihm bei seinen Schwierigkeiten hilft. Er erwartet, dass die Pflegenden ihm möglichst genau sagen, was er tun soll. Nur dann fühlt er sich sicher und geborgen. Häufig fördert gerade die besondere Atmosphäre im Krankenhaus den *Abhängigkeitswunsch* des Patienten.

Partnerschaftlichkeit hat aber auch Grenzen. Sie kann bei psychisch schwer kranken Patienten nicht immer realisiert werden, z.B. wenn deren Selbstständigkeit durch die Krankheit eingeschränkt ist oder sich die Kranken selbst gefährden.

Auf autoritäres Verhalten verzichten

Für die Pflegende bedeutet Partnerschaftlichkeit auch, dass sie auf **autoritäres Verhalten** verzichtet. Ihre auf Informationen und Argumente gestützte *Sachautorität* sollte sie bei passenden Gelegenheiten trotzdem einbringen.

Also statt zu sagen „Wenn Sie wirklich trocken werden wollen, müssen Sie zu den Anonymen Alkoholikern gehen." formuliert sie es lieber so „Sie können bei den Anonymen Alkoholikern Unterstützung finden. Vielen Menschen mit Alkoholproblemen hilft das."

15.6.4 Gesprächsverlauf

Beginnen eines Gesprächs

Der Gesprächsverlauf hängt von einem guten Beginn ab. Zunächst wird abgewartet, ob der Patient von sich aus zu sprechen beginnt. Ist ihm das nicht möglich, sind Fragen geeignet, die den Inhalt des Gespräches offen lassen und ermutigend wirken, z.B.: „Haben Sie schon eine Idee, worüber wir heute sprechen wollen?" oder „Wir haben jetzt eine Stunde Zeit, da können wir bereden, was Sie auf dem Herzen haben".

Fragen nach konkreten Problemen („Ich nehme an, dass Sie heute unbedingt über ihren Mann reden wollen") nehmen dem Patienten zunächst die Möglichkeit, das Gesprächsthema selbst zu bestimmen.

Beenden eines Gesprächs

Auch wenn ein Anliegen des Patienten sehr dringend scheint, oder nicht ganz bis zum Ende beredet wurde, empfiehlt es sich, das Gespräch nach einer vorab vereinbarten Zeit zu beenden, z.B. mit dem Hinweis auf das nächste Gespräch: „Das ist sicher ein ganz wichtiger Punkt, den Sie da ansprechen, darüber können wir nächsten Montag ausführlich sprechen".

Selbst wenn der Patient ein längeres Gespräch wünscht, kann er meist akzeptieren, dass noch andere Menschen, z.B. das Team, Mitpatienten oder die Familie auf die Pflegenden warten. Es hilft, das Gesprächsende gezielt vorzubereiten, z.B. „Wir haben noch fünf Minuten Zeit, was wollten Sie heute noch besprechen?" oder „Möchten Sie in den letzten Minuten unsere Ergebnisse aus Ihrer Sicht zusammenfassen?".

Finden beide kein Ende, liegt das oft an folgenden typischen Verhaltensweisen:
- Der Patient spricht im letzten Moment ein ganz neues, wichtig erscheinendes Thema an
- Die Pflegende beginnt, sich zu wiederholen, da der Patient sich unverstanden fühlt
- Der Patient bittet darum, das Gespräch noch nicht zu beenden
- Der Patient macht der Pflegenden Vorwürfe, weil sie ihn verlässt. Das geschieht meist verdeckt, z.B. durch Fragen, was die Pflegende jetzt vorhabe
- Die Pflegende ist mit dem Gespräch unzufrieden und spricht darum unkontrolliert weiter
- Der Patient beginnt zu weinen
- Die Pflegende fasst am Schluss das Gespräch zusammen, der Patient fühlt sich falsch verstanden und greift korrigierend ein
- Die Pflegende versucht, dem Patienten noch irgendeinen „konkreten" Rat auf den Weg zu geben und löst damit einen neuen Dialog aus.

> ⚠ **Vorsicht!**
> Bei Ankündigungen von Suizidalität darf das Gespräch nicht abgebrochen werden.

Mit Gesprächspausen umgehen

Oft entstehen während eines Gespräches Pausen. Dafür gibt es zahlreiche Gründe:
- Patient ist müde
- Patient leidet unter Konzentrationsschwierigkeiten (häufig bei Depressionen und Psychopharmakaeinnahme)
- Patient ist durch Lärm oder Halluzinationen abgelenkt
- Patient kann oder will nicht ausdrücken, was er empfindet
- Patient ist im Moment nicht bereit, über „heiße Themen" zu sprechen

- Patient möchte über etwas nachdenken
- Patient ist gelangweilt oder desinteressiert.

Pausen wirken oft bedrückend. Die Pflegende gerät in Versuchung abzuschweifen, sich gelangweilt im Zimmer umzusehen oder das Gespräch irgendwie wieder in Gang zu bringen, z.B. indem sie das Thema wechselt, eine Frage stellt oder den Patienten durch Fixieren mit den Augen zum „Weitermachen" auffordert. Dadurch kann sie für den Patienten notwendige Pausen leicht zerstören.

Besser ist es, bei Pausen zunächst ruhig abzuwarten, ob der Patient den Gesprächsfaden wieder aufnimmt. Um wieder ins Gespräch zu kommen, kann die Pause selbst angesprochen werden, z.B. „Ich versuche zu verstehen, warum Sie gerade jetzt schweigen." oder „Ich habe das Gefühl, dass Sie sich im Moment sehr traurig fühlen und daher eine Pause machen."

Kommt ein Gespräch gar nicht mehr in Gang, können Patient und Pflegende still zusammensitzen. Damit keine unerträgliche Spannung entsteht, werden diese Kontakte in der Regel kurz gehalten. Manchmal ist es möglich, mit dem schweigenden Patienten gemeinsam etwas zu unternehmen, z.B. einen Spaziergang oder eine Handarbeit zu machen. Auf diese Weise wird trotzdem die Beziehung gepflegt.

15.6.5 Zielgerichtete Formulierung von Fragen

Fragen können im Gespräch sinnvoll und hilfreich, manchmal aber auch verhängnisvoll für den Gesprächsablauf und die Beziehung sein. Riskant sind unklar formulierte, zu viele oder zu schnell aufeinanderfolgende Fragen. Das erweckt den Eindruck eines „Verhörs".

Problematisch sind auch Fragen, die neue Themen anschneiden, während der Patient noch mit einem anderen Thema beschäftigt ist. Zwar können sie einerseits Impulse setzen, andererseits den Patienten aber auch stören. Die Pflegende entscheidet von daher immer vorher, ob ihre Frage notwendig und in diesem Zusammenhang sinnvoll ist.

Unterschiedliche Fragetypen

Es gibt verschiedene **Fragetypen:**
- **Offene Fragen.** Sie erlauben dem Gesprächspartner eine Vielzahl möglicher Antworten. Er kann den weiteren Gesprächsverlauf mitbestimmen. Z.B. „Können Sie mir erzählen, weshalb Sie zur stationären Behandlung gekommen sind?"
- **Geschlossene Fragen.** Sie ermöglichen nur wenige Antworten. Der Fragende legt die Richtung des Gesprächs fest, z.B. „Wieso hat Sie der Arzt in die Klinik eingewiesen?"

- **Ja-Nein Fragen.** Sie sind eine besondere Form der geschlossenen Frage und lassen nur ja oder nein als Antwort zu, z.B. „Sind Sie bei uns, weil Sie unter Depressionen leiden?"
- **Oder-Fragen.** Auch sie bestimmen als geschlossene Frageform schon im voraus die Antwort des Patienten, z.B. „Wer hat den Krach ausgelöst, Sie oder Ihre Tochter?"
- **Suggestivfragen.** Sie legen dem Patient die erwünschte Antwort in den Mund. Dabei kann er stark beeinflusst werden, z.B. „Haben Sie nicht auch das Gefühl, dass es Ihnen nach dem Besuch Ihres Mannes immer besonders schlecht geht?".

Wahl des richtigen Fragentyps

- **Geschlossene Fragen** werden eingesetzt, wenn bestimmte Informationen unbedingt benötigt werden („Haben Sie Allergien? Wo wohnen Sie?"). Der Grund für die Frage kann dem Patienten mitgeteilt werden („Würden Sie mir bitte die Telefonnummer Ihrer Freundin geben? Wir tragen Sie für Notfälle ins Krankenblatt ein."). Manchmal sind geschlossenen Fragen notwendig, um ein Gespräch mit einem verwirrten oder psychotischen Patienten zu strukturieren
- **Offene Fragen** ermöglichen dem Patienten mehr Mitbestimmung („Hätten Sie Interesse, über dieses Problem zu sprechen?"). Offene Fragen können direkt oder indirekt gestellt werden. **Direkte Fragen** fordern den Patienten zu einer Antwort auf („Was fällt Ihnen zu diesem Problem ein?"), **indirekte Fragen** lassen ihm die Wahl, ob er auf das angesprochene Thema eingehen will oder nicht („Ich frage mich, was Ihnen wohl zu diesem Thema durch den Kopf geht.").

15.6.6 Kritische Situationen im Gespräch

Umgang mit Fehlverhalten

Im Mittelpunkt vieler Gespräche steht die **Konfrontation** des Patienten mit seinem **Fehlverhalten,** d.h. seinen eigenen Konflikten und Unzulänglichkeiten. In diesen Situationen die richtigen Worte zu finden, kann für die Pflegende sehr schwer sein. Grundsätzlich darf das Fehlverhalten weder heruntergespielt noch gerügt werden. Am besten ist es, den Patienten immer nach den Gründen für sein Verhalten zu fragen. Beispielsweise möchte der Patient in die Arbeitstherapie gehen, taucht dort aber nicht auf. Jetzt ist die Reaktion der Pflegenden maßgeblich für den weiteren Verlauf:

- Weicht sie dem Konflikt aus („Das macht nichts, morgen ist auch noch ein Tag") hilft dies dem Patienten nicht weiter, denn es gibt keinen Anlass anzunehmen, dass es am nächsten Tag anders laufen wird

- Greift die Pflegende den Patienten verbal an („Sie müssen sich schon an das halten, was Sie sich vornehmen"), verschließt er sich und setzt sich nicht mehr mit dem eigentlichen Problem auseinander
- Die beste Methode den Konflikt aufzudecken und anzugehen besteht in der Frage: *„Warum* haben Sie es nicht geschafft, in die Arbeitstherapie zu gehen?". Auf diese Weise können **konstruktiv Strategien** erarbeitet werden, wie er es am nächsten Tag schaffen kann.

Konflikte auf der Station drehen sich oft um die Einhaltung der **Stationsregeln.** In Gesprächen wird dem Patienten die Funktion dieser Regeln erklärt. Die Pflegende versucht z.B. herauszufinden, warum der Patient die Regel übertritt. Raucht dieser z.B. im Zimmer, weil er sich in der Raucherecke mit den Mitpatienten unwohl fühlt, weil er eine bestimmte Aufgabe nur mit der Zigarette in der Hand bewältigen kann oder weil er das Personal gezielt provozieren will?

Umgang mit irrealen Vorstellungen

In vielen Gesprächen muss die Pflegende auf Fragen oder Mitteilungen reagieren, die einer realistischen Grundlage entbehren, aber der **inneren Wirklichkeit** des Patienten entsprechen. Widerspricht sie, wird das – vor allem von Wahnkranken und Manikern – als Unverständnis wahrgenommen, im schlimmsten Fall als Angriff.

In vielen Fällen hilft es weiter, wenn die Pflegende dem Gesprächspartner seine Aussagen wie ein Spiegel zurückgibt („Sie erzählen, dass in Ihre Wohnung Gas eingeleitet wird ..."). Manchmal sind weitere Fragen zur Klärung nötig („Habe ich richtig verstanden, dass Sie sich durch ihre Nachbarn verfolgt fühlen?").

Depressive Patienten hingegen sind meist froh, wenn ihren negativen Gedanken und Gefühlen widersprochen wird („Ich verstehe, dass Sie glauben, die Medikamente bringen nichts. Das stimmt aber nicht. Sie brauchen nur mehrere Tage, bis sie wirken können").

> Die **Wahrnehmung** eines Patienten wird immer ernst genommen.

Umgang mit Tränen im Gespräch

Beginnt der Patient zu weinen, sollte sich die Pflegende weder schuldig noch erfolgreich fühlen, auch wenn sie glaubt, jetzt habe sie einen Zugang zum Patienten gewonnen. Sie bleibt beim Patienten, gibt ihm zu verstehen, dass Weinen in Ordnung ist und bietet ihm Taschentücher an. Hat sich der Patient beruhigt, kann die Unterhaltung behutsam fortgeführt oder durch einige entspannende Sätze beendet werden.

Umgang mit anvertrauten Geheimnissen

Ein alkoholkranker Patient erzählt einer Pflegenden unter dem Siegel der Verschwiegenheit, dass die Freundin seines Zimmernachbarn immer das ganze Zimmer mit Schnaps versorgt.

Am besten sagt die Pflegende ihm dann offen, dass ein Geheimnis weitergegeben werden muss, wenn es für die Gesundheit oder Sicherheit der Patienten notwendig ist. Es ist eine Frage des Taktgefühls, ob sie alles, was der Patient ihr anvertraut, weitergibt und wie dies geschieht. Dies gilt besonders für weltanschauliche oder sexuelle Dinge.

Umgang mit Selbstmordankündigung

Kündigt der Patient im Gespräch an, er werde sich selbst töten, reicht Abklären und Besprechen alleine nicht aus. Suizidalität muss immer ans Team weitergegeben werden, selbst wenn die Pflegende glaubt, die Situation im Griff zu haben. Der Einzelne kann das alleine nicht entscheiden. Er muss die Verantwortung mit den anderen teilen.

> 🔔 **Notfall!**
> Die Pflegende bringt jede Ankündigung von Selbstmord beim Arzt und im Team zur Sprache!

15.7 Umgang mit Angehörigen

Gefühle der Angehörigen

Nicht nur für den Patienten, sondern auch für seine **Angehörigen** bricht mit der psychischen Erkrankung oft eine Welt zusammen. Der Aufnahme des Patienten auf eine psychiatrische Station ist oft eine lange Leidenszeit vorangegangen. Eventuell ist eine schwierige soziale Situation entstanden, z.B. wenn der Patient seine Arbeit verloren oder sich verschuldet hat. Häufig muss die gesamte Lebensplanung geändert werden. Daneben werden Familien psychisch Kranker oft auch Opfer von Schuldzuweisungen („Bei *der* Mutter wäre ich auch krank" oder „Die haben ihn in die Klapse abgeschoben"). In dieser Situation sind Schuldgefühle und Wut bei den Angehörigen nicht selten.

Angehörige als Partner des Teams

Angehörige sind für den Patienten unersetzbar. Sie übernehmen z.B. eine wesentliche Rolle bei der Wiedereingliederung. Das Team ist bis auf wenige Ausnahmen auf die Mitarbeit der Angehörigen angewiesen.

Zu diesen gehört z.B. eine psychische Erkrankung des Angehörigen. Da viele psychische Krankheiten erblich gehäuft vorkommen, ist dies öfter der Fall, als man zunächst denkt. Dann muss eventuell auf eine stärkere Trennung von Angehörigen und Patient hingewirkt werden.

Angemessene Aufklärung der Angehörigen

Auf der Station werden die Angehörigen ernst genommen und nicht mit Vorwürfen und Vorurteilen konfrontiert. Mit Einverständnis des Patienten erhalten sie umfassende **Informationen** über die Erkrankung, da auch bei langer Krankheitsdauer oft erhebliche Wissenslücken bestehen. Als besonders hilfreich haben sich **Familien-** und **Partnergespräche** gemeinsam mit dem Patienten erwiesen. Das verhindert, dass der Patient das Gefühl bekommt, es werde etwas hinter seinem Rücken besprochen.

Empfehlenswert ist die Vermittlung von **Angehörigengruppen,** die z.T. auch in der Klinik angeboten werden. Dort tauschen die Betroffenen ihre Erfahrungen aus und erleben, dass sie mit ihrem Schicksal nicht alleine sind. Oft erfolgt auch eine Aufklärung durch Fachleute (*Psychoedukation* ☞ 16.3.2, 16.3.5).

> 📧 **Kontaktadressen**
> **Bundesverband der Angehörigen psychisch Kranker e.V.**
> Thomas-Mann-Str. 49 a, 53111 Bonn
> Telefon: 02 28/63 26 46, Fax: 02 28/65 80 63
>
> www.psychiatrie.de/verbaende
>
> **Deutsche Arbeitsgemeinschaft Selbsthilfegruppen e.V.**
> Friedrichstr 28, 35392 Gießen
> Telefon: 06 41/9 94 56 12

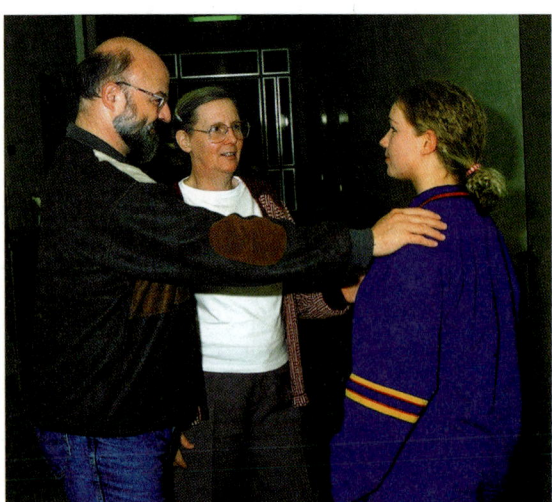

Abb. 15.11: Während Freundschaften und Partnerschaften eines psychisch (Schwer-)Kranken häufig zurückgehen, halten die Eltern die Verbindung fast immer aufrecht. [K183]

15.8 Gewalt in der Psychiatrie

15.8.1 Aggression

> ⊡ **Aggression:** *Angriffsverhalten* gegen Dinge, andere Menschen und/oder gegen die eigene Person *(Autoaggression).*

Aggressionen treten in allen zwischenmenschlichen Beziehungen auf und spielen auch in der Psychiatrie eine große Rolle. Einige psychische Krankheiten gehen mit erhöhter Aggressionsbereitschaft einher, z.B. Manie (☞ 18.2), wahnhafte Erkrankungen (☞ Kap. 17), spezielle Drogen- und Alkoholvergiftungen (z.B. Kokain, Amphetamine, Crack ☞ 25.4).

Im Klinikalltag gibt es immer wieder Situationen, die agressives Verhalten auslösen.
- **Frustrationen:** Sie werden z.B. durch das Streichen des täglichen Ausgangs hervorgerufen, auch wenn dies aus medizinischen Gründen geschieht
- **Zwang:** Dieser kann z.B. in einer vom Patienten verweigerten und trotzdem durchgeführten Maßnahme bestehen (☞ 15.8.2)
- **Fixierung:** Sie erfolgt als Sicherheitsmaßnahme bei Fremd- oder Eigengefährdung
- **Mangelnde Zuwendung:** Der Patient versucht durch aggressives Verhalten Aufmerksamkeit zu erlangen *(negative Kontaktaufnahme)*
- **Angst:** Beispielsweise glaubt der Patient im Wahn, er würde vom Personal bedroht, und versucht, sich dagegen zu wehren.

⊟ Pflege von aggressiven Patienten

Aggression als „normales Verhaltensmuster" darf nicht geduldet werden. Aggressiven Patienten, die unter Umständen sogar ihre Mitpatienten unter Druck setzen, müssen deutliche Grenzen gesetzt werden. Oftmals kann die Pflegende die Situation entspannen, indem sie ihre eigenen Gefühle ausspricht: „So wie Sie jetzt vor mir stehen, machen Sie mir Angst." Denn häufig ist dem Patienten nicht bewusst, wie sein Verhalten auf andere wirkt.

Im Umgang mit sehr gereizten, angespannten Patienten müssen die Teammitglieder daran denken, dass diese mental eingeengt sind und ihre Umwelt nur begrenzt wahrnehmen. Drohen Gewalttätigkeiten, versucht die Pflegende, ruhig zu bleiben. Das weitere Vorgehen:
- Frühzeitig den Arzt benachrichtigen
- Weitere Unterstützung holen – und zwar lieber zu viel als zu wenig. Sichtbare Übermacht verhindert oft tatsächliche Gewalt
- Andere Patienten auf ihre Zimmer schicken
- Sicherheitsdistanz bewahren. Zum einen aus Selbstschutz, zum anderen, damit sich der Patient nicht in die Enge getrieben fühlt

- Patienten durch Zusprache beruhigen. Dies geschieht durch das Teammitglied, das den besten „Draht" zum Patienten hat
- Patienten zu diesem Zeitpunkt auf keinen Fall mit seinem (Fehl-)Verhalten konfrontieren („Sie haben ja schon wieder getrunken").

> ⚠ **Vorsicht!**
> Bei Gefahr ist keine Konfrontation, sondern Beruhigung und „Smalltalk" angezeigt.

> 📖 **Literaturtipp**
> Hartdegen, Karsten: Aggression und Gewalt in der Pflege. Urban & Fischer, München, 1996

15.8.2 Zwangsmaßnahmen

Rechtliche Grundlagen von Zwangseinweisungen ☞ 15.1

Gelingt es nicht, einen Patienten durch Zusprache zu beruhigen und verweigert er eine sedierende Medikation, sind ggf. **Zwangsmaßnahmen** erforderlich. Dies können **Zwangsmedikation, Fixierung** oder **Isolierung** sein.

Rechtliche Grundlagen von Zwangsmaßnahmen

Rechtliche Grundlagen für Zwangsmedikation
Für eine **Zwangsmedikation** müssen folgende Voraussetzungen erfüllt sein:
- **Mangelnde Einsicht,** nachdem zuvor alle Möglichkeiten ausgeschöpft worden sind, den Patienten durch eindringliche Gespräche und Überzeugungsversuche zur Medikamenteneinnahme zu bewegen
- **Fremd- oder Selbstgefährdung.** Ist „Gefahr im Verzug" bzw. besteht laut StGB ein „rechtfertigender Notstand", dann ist das so genannte „Gut des Umfelds" höher zu bewerten als das „Recht des Patienten auf körperliche Unversehrtheit".
  Tobt ein Patient zum Beispiel und zerstört Einrichtungsgegenstände, und ist außerdem zu befürchten, dass er seine Aggressionen auch gegen Mitpatienten oder sich selbst richtet, dürfen unter Berücksichtigung obiger Kriterien Zwangsmaßnahmen eingeleitet werden
- **Zwangsaufenthalt.** Patienten, die sich *freiwillig* in Behandlung begeben haben, entscheiden in der Regel selbst, ob sie eine Medikation einnehmen wollen oder nicht, d.h. sie haben das Recht, die Einnahme von Medikamenten zu verweigern. Bei Patienten, deren Aufnahme in die Klinik durch *Zwangseinweisung* erfolgt ist (☞ 15.1), dürfen Zwangsmaßnahmen nur nach Rücksprache mit dem gesetzlich bestellten Betreuer bzw. dem zu-

ständigen Gericht durchgeführt werden. Ist allerdings „Gefahr im Verzug", darf die Zwangsmaßnahme sofort durchgeführt werden. In direktem zeitlichen Zusammenhang muss die Maßnahme jedoch durch den gesetzlichen Betreuer bzw. das zuständige Gericht nachträglich bewilligt werden

Rechtliche Grundlagen für Fixierung

Eine **Fixierung** ist nur nach schriftlicher ärztlicher Anordnung möglich. Ohne Einwilligung des Patienten kann eine Fixierung in folgenden Situationen durch den Arzt angeordnet werden:

- **Notwehr** (§ 32 StGB), wenn ein Patient einen Mitpatienten, Besucher oder eine Pflegende angreift
- **Rechtfertigender Notstand** (§ 34 StGB), wenn schwere Fremd- oder Eigenaggressivität und deutliche Zeichen unmittelbar drohender Gefahren für sich oder andere zu erkennen sind.

Ist „Gefahr im Verzug" bzw. eine unmittelbar drohende und erhebliche Gefahr nicht abzuwenden, darf eine sofortige Fixierung ohne ärztliche Anordnung erfolgen. Das Krankenpflegepersonal ist dann aber verpflichtet, die ärztliche Entscheidung unverzüglich nach erfolgter Fixierung herbeizuführen.

Durchführung von Zwangsmaßnahmen

Zwangsmaßnahmen werden in der Regel vom (Stations-)Arzt nach Rücksprache mit dem Oberarzt angeordnet.

Fixierung und Zwangsmedikation

Die einzelnen Schritte bei Fixierung *und* Zwangsmedikation:

- In einem Einzelzimmer Bett mit Fixierungsgurten (z.B. Segufix®) vorbereiten
- Auf ärztliche Anordnung Medikamente richten
- Mit allen Durchführenden die Vorgehensweise besprechen. Dies vermeidet unnötige Fehler und Verletzungen von Patient und Mitarbeitern
- Auf Anwesenheit des Arztes, der die Fixierung angeordnet hat, achten, damit der Patient das Team nicht in „gut" und „böse" spalten kann
- Zu mehreren Personen versuchen, den Patienten ins vorbereitete Patientenzimmer zu bringen
- Wenn dies nicht mehr gelingt, andere Patienten aus dem Aktionskreis bringen, Zuschauer vermeiden
- Patienten nochmals ansprechen („Wir werden ihnen jetzt ein Medikament geben, da Sie so erregt sind. Bitte legen Sie sich aufs Bett"). Eventuell ist er doch noch bereit dazu
- Bei weiterer Verweigerung Patienten auf ein abgesprochenes Zeichen hin an Armen und Beinen festhalten und ins Bett legen. Schuhe ausziehen
- Danach Patienten mit Gurten fixieren. Gurte unbedingt auf korrekten Sitz überprüfen. Sie dürfen nicht zu eng oder zu locker angelegt sein. Faustregel: An den Extremitäten muss ein Finger dazwischen passen, am Bauch die Hand

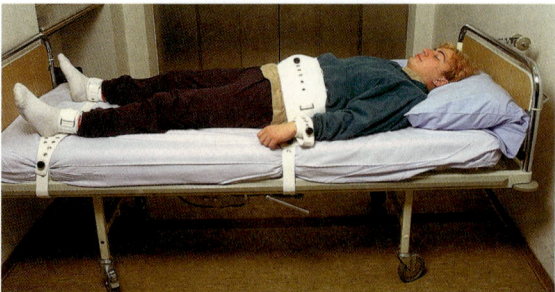

Abb. 15.12: Komplette Fixierung eines Patienten mit Bauch-, Arm- und Beingurten. [K183]

- Erneut eine orale Medikation anbieten
- Falls notwendig, Arzt die Medikation injizieren lassen
- Sitzwache für die Zeit der Fixierung organisieren. Ein ständiger Sicht- und Hörkontakt muss sichergestellt werden
- Puls und Blutdruck regelmäßig kontrollieren sowie psychischen und körperlichen Zustand überwachen
- Vorgang dokumentieren und später im Team reflektieren.

> 🖙 Während der Fixierung darf der Patient auf keinen Fall mit „Beziehungsentzug" bestraft werden.

Ist der Patient wieder zugänglich, wird das gesamte Vorgehen mit ihm besprochen. Die Rolle der Krankheit, aber auch sein Verhalten in der Krankheit, werden reflektiert.

Isolierung

Eine **Isolierung** ist nur dann sinnvoll, wenn der Patient dieser Maßnahme zustimmt und es keinen Hinweis für eine mögliche Selbstverletzung gibt. Eskalationen können so verhindert werden. Man spricht bei der Isolierung auch von einer *Time-Out-Maßnahme.*

Die Isolierung wird überwiegend zur Vorbeugung von Gewalttätigkeiten eingesetzt. Sie dient der *Reizabschirmung,* wenn sich z.B. zwei manische Patienten gegenseitig „hochschaukeln" oder ein schizophrener Patient sich von seiner Umwelt bedroht fühlt. Durch die Isolierung soll der Patient Ruhe finden und sich sicher fühlen können. Der Ablauf ist in etwa folgendermaßen:

- Nach Zustimmung des Teams spricht die Pflegende die Isolierung mit dem Patienten durch
- Die ärztliche Anordnung bzw. die Einwilligung des Patienten in die Time-Out-Maßnahme wird dokumentiert
- Alle Gegenstände, die zu einer Verletzung führen können, werden aus dem Zimmer entfernt

- Der Patient wird während der Isolierung überwacht
- Bei einer Isolierung über 30 Minuten bleibt die Pflegende in der Regel mit dem Patienten im Zimmer oder sitzt unmittelbar vor der Tür
- Die Pflegende bietet dem Patienten Ablenkung und Beschäftigung an
- Die Pflegende dokumentiert die Anordnung des Arztes, Grund und Dauer der Isolierung
- Die Reaktion des Patienten wird ebenfalls zu Protokoll gebracht, z.B. ob er sich beruhigen konnte oder aggressiver wurde.

Dokumentation von Zwangsmaßnahmen

Eine **genaue Dokumentation** der Geschehnisse, die zur Fixierung, Isolierung oder Zwangsmedikation geführt haben, ist unerlässlich.

Die Dokumentation umfasst:
- Name des betroffenen Patienten
- Arztanordnung mit Unterschrift
- Durchführende Teammitglieder
- Zeitraum der Maßnahme
- Besonderheiten während der Zwangsmaßnahme z.B. Verletzungen
- Zeitpunkt, Häufigkeit der Kontrolle, kontrollierende Pflegende
- Art der Zwangsmaßnahme und ggf. Details. Bei einer Fixierung z.B. ob komplett oder über Kreuz
- Rechtliche Grundlage bzw. Hintergründe für die Zwangsmaßnahme (mit Einwilligung des Patienten, Gefahr in Verzug, rechtfertigender Notstand, Notwehr)
- Weitere Medikation
- Verhalten des Patienten während der Zwangsmaßnahme.

Umgang der Pflegenden mit Zwang

> 📧 Zwangsmaßnahmen durchzuführen bedeutet für viele Mitarbeiter eine zusätzliche psychische Belastung. Auch hier empfiehlt sich die Supervision (☞ 15.5.1)

Zu den schwierigen Aufgaben der Pflegenden bei der Umsetzung von angeordneten Zwangsmaßnahmen gehört z.B.:
- Patienten unter besonderen Umständen – und nur auf Arztanordnung – gegen ihren Willen medizinisch zu behandeln, ihnen beispielsweise Medikamente zu injizieren
- Ausgangs- und andere Regelungen gegebenenfalls mit Zwang durchzusetzen
- Suizidgefährdete Patienten an selbstgefährdenden Handlungen zu hindern
- Patienten voreinander zu schützen.

Während der Zwangsbehandlung wird die Basis für eine spätere Zusammenarbeit gelegt. Gerade deshalb gehen die Pflegenden während der Zwangsmaßnahmen **respektvoll** mit den Patienten um. Auch dem scheinbar nicht zugänglichen Patienten wird jede Maßnahme erklärt. Zwang darf nicht in Brutalität ausarten. Viele Patienten bemerken sehr wohl „Unterschiede im Zwang". So erzählt eine Patientin weinend, dass sie während einer Fixierung eingenässt habe, weil ihr niemand eine Bettpfanne gebracht habe. Sie fühlt sich dadurch – nicht durch die Fixierung als solche, deren Notwendigkeit sie im nachhinein einsieht – gedemütigt und will auf dieser Station nicht mehr behandelt werden.

15.9 Gefühle der Mitarbeiter in der Psychiatrie

In der Psychiatrie ist die ganze Person der Pflegenden gefragt. Alle Mitarbeiter sind nicht nur als fachlich qualifiziertes Personal, sondern als Menschen mit ihren Persönlichkeit wichtig. Vorlieben und Interessen der Pflegenden sind wichtige Bestandteile in der Beziehung zum Patienten. Eine Krankenschwester, die selber gerne strickt, kann beispielsweise gut mit Patienten engagiert über Strickmuster reden. Wer gerne spielt, kann andere motivieren, und wer sich für Fußball interessiert, weiß, welche Mannschaft am Wochenende gewonnen hat.

Die gemeinsame Arbeit auf einer Station kann nur gelingen, wenn alle Mitarbeiter bereit sind, sich auf den schmalen und steinigen Pfad der Selbsterkenntnis zu begeben und ihr Tun und ihre Gefühle immer wieder zu hinterfragen. So sehr die eigenen Gefühle ihr Recht haben: Sie können die Beobachtung trüben und Fehlentscheidungen auslösen. Persönliche Unsicherheit kann zu mangelnder Verantwortungsbereitschaft führen. Die Verantwortung wird dann dem – vielleicht überforderten – Patienten übertragen. Angst, Enttäuschung, Mitleid, Hoffnungslosigkeit, Freude und andere Gefühle sind nicht nur Begleiter der Patienten, sondern auch aller Pflegenden.

> 📧 Die Pflegenden in der Psychiatrie müssen immer wieder versuchen, sich über die eigenen Anteile bei der Wahrnehmung und in den Beziehungen klar zu werden. Dabei ist auch wichtig, sich stets vor Augen führen, wie sie sich selbst in einer vergleichbaren Situation als Patient fühlen würden.

📖 Literaturtipp
Schwartze, Gerlinde: Beziehungen und Gefühle in der Pflege. Urban & Fischer, München, 1998

15.9.1 Übertragung und Gegenübertragung

> ⊡ **Übertragung:** Gefühle, die der Patient dem Therapeuten bzw. den Pflegenden gegenüber entwickelt und die eigentlich einem anderen Menschen gelten, z.B. der Mutter.
>
> **Gegenübertragung:** Gefühle, mit denen der Therapeut bzw. der Pflegende auf eine Übertragung antwortet.

Das Begriffspaar der **Übertragung** und **Gegenübertragung** stammt aus der *Psychoanalyse* (☞ 16.3.1). Beide Arten von Gefühlen spielen eine große Rolle in der Psychiatrie und müssen erkannt werden, da sie den Therapieerfolg gefährden können. Beispielsweise fühlt sich ein Patient durch den Pflegenden stark an seinen älteren Bruder erinnert, den er nicht leiden kann. Der Pflegende empfindet den Patienten infolgedessen als extrem schwierig und unkooperativ, und es gelingt ihm nicht mehr, eine therapeutische Beziehung zu ihm aufzubauen.

Die Anforderung, nicht nur die Patienten, sondern bei Konflikten auch sich selbst zu beobachten, kann zur Belastung werden. Plötzlich sieht man überall nur noch persönliche Fehler und Schwächen. Deshalb sollte man nach Stärken nicht nur bei anderen, sondern auch bei sich selbst suchen.

15.9.2 Angst vor Patienten und dem eigenen Versagen

Angst vor den Patienten

Psychisch Kranke lösen in allen Menschen Gefühle wie Angst, Mitleid, Wut oder Distanziertheit aus. Davor kann sich auch das Fachpersonal nicht schützen. Außerdem kommt es in der Psychiatrie nicht selten auf Grund der Unterbringungssituation zu verbalen und körperlichen Auseinandersetzungen. Insgesamt ist die Gewaltrate bei psychischen Erkrankungen jedoch nicht höher als bei Gesunden.

Meist sind Konflikte innerhalb einer geschlossenen Station durch steuernde Maßnahmen kontrollierbar oder sogar lösbar, z.B. Verlegung in ein anderes Zimmer, Gruppen- oder Einzelgespräche mit Arzt oder Pflegenden, Sonder- oder erweiterter Ausgang. Zu-

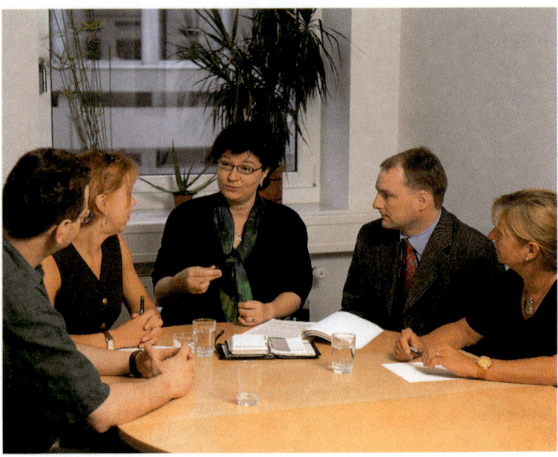

Abb. 15.13: Teammitglieder bei einer Supervision. [K103]

sätzliche einschneidende, bestrafende oder persönlichkeitsverletzende Maßnahmen können somit vermieden werden.

Aus der Angst der Mitarbeiter entstehen in der Psychiatrie immer wieder Probleme. Angst ist normalerweise gesund und ein wichtiges Warnsignal. Jeder Mitarbeiter sollte sich im Team sicher fühlen können und dort die Möglichkeit haben, über seine Ängste zu sprechen. Diese Möglichkeit der Aussprache besteht vor allem im Rahmen der Supervision (☞ 15.5.1).

Angst vor dem eigenen Versagen

Angst bereiten auch die Ansprüche, die an die Pflegenden gestellt werden oder von denen sie annehmen, dass sie an sie gestellt würden, z.B. immer einfühlsam, geduldig und ausgeglichen zu sein. Besonders zu Beginn ihrer Tätigkeit haben viele Mitarbeiter das Gefühl, selbst auf dem Prüfstand zu stehen. Dadurch geraten sie unter Druck und entwickeln nicht selten Versagensängste. Pflegende müssen lernen, mit diesen Versagensängsten umzugehen, z.B. indem sie sie im Team, bei der Supervision oder bei einer Vertrauensperson ansprechen.

> ⊡ Die Anforderungen an Pflegende in der Psychiatrie sind Ideale, die kein Mensch hundertprozentig erfüllen kann. Dies gilt insbesondere auch für Auszubildende und Praktikanten.

Wiederholungsfragen

1. Welche Informationen werden beim Erstgespräch in Erfahrung gebracht? (☞ 15.1.1)

2. Wie erklären Sie einem Patienten die Durchsuchung seiner persönlichen Sachen? (☞ 15.1.1)

3. Welche Vorgaben gelten hinsichtlich der Schweigepflicht am Telefon und im Umgang mit Angehörigen? (☞ 15.1.1)

4. Wie wird die Entlassung vorbereitet? (☞ 15.1.2)

5. Welches sind die Schwerpunkte der Krankenbeobachtung? (☞ 15.2.1)

6. Welche Faktoren beeinflussen die eigene Wahrnehmung bei der Beobachtung eines psychiatrischen Patienten? (☞ 15.2.2)

7. Wie kann die „Subjektivität" der Beobachtungen vermindert werden? (☞ 15.2.2)

8. Wie lassen sich Problemlösungs- und Beziehungsprozess vereinen? (☞ 15.3)

9. Welche Ziele werden mit der Beziehungsgestaltung verfolgt? (☞ 15.3.1)

10. Weshalb sind „Grenzen" wichtig? (☞ 15.3.1)

11. Wie wird die Pflegeplanung gestaltet? (☞ 15.4)

12. Welche Vorteile bietet das Bezugspflegesystem? (☞ 15.5.2)

13. Welche Möglichkeiten der Gesprächsführung kennen Sie? (☞ 15.6.2)

14. Warum ist es wichtig, die Angehörigen so früh wie möglich in die Therapie mit einzubeziehen? (☞ 15.7)

15. Was sind mögliche Auslöser für Aggressionen? (☞ 15.8.1)

16. Wie ist der pflegerische Ablauf bei der Einleitung von Zwangsmaßnahmen? (☞ 15.8.2)

17. Was muss bei der Dokumentation von Zwangsmaßnahmen beachtet werden? (☞ 15.8.2)

18. Wann ist eine Isolierung sinnvoll? (☞ 15.8.2)

19. Was versteht man unter dem Begriffspaar Übertragung/Gegenübertragung? (☞ 15.9.1)

20. Wie geht ein Mitarbeiter am besten mit seinen eigenen Angstgefühlen um? (☞ 15.9.2)

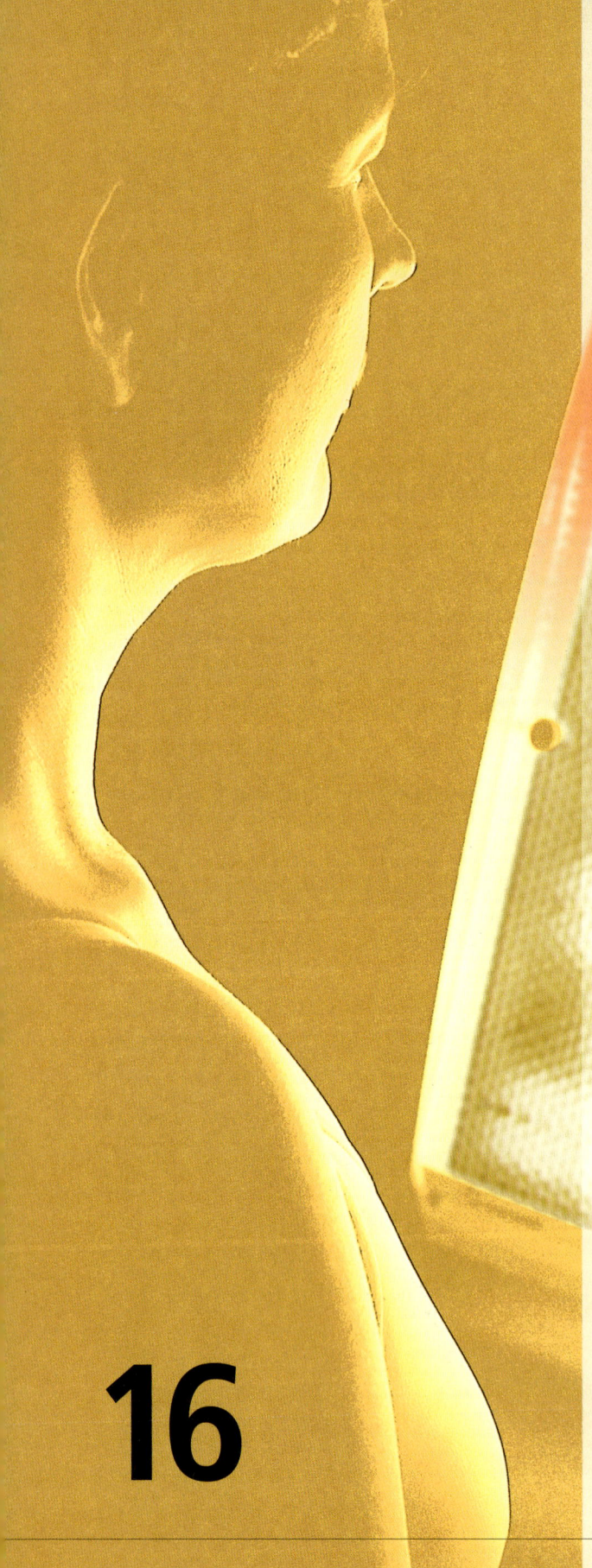

16

Spezielle Therapieverfahren in der Psychiatrie

16.1 Medikamente in der Psychiatrie

16.1.1 Der Einsatz von Psychopharmaka

Die „psychiatrietypischen" Medikamente sind die **Psychopharmaka.** Sie entfalten ihre Wirkung im ZNS und werden therapeutisch zur Beeinflussung von Verhalten, Erleben und Befinden verwendet. Zu den Psychopharmaka zählen:

- Neuroleptika (☞ Pharma-Info 17.12)
- Antidepressiva (☞ Pharma-Info 18.6)
- Tranquilizer (☞ Pharma-Info 21.5)
- Im weiteren Sinn auch Lithium (☞ Pharma-Info 18.9).

Alle Psychopharmaka wirken rein symptomatisch, bekämpfen also nicht die Ursache der Erkrankung.

Viele Patienten haben die Befürchtung, dass Psychopharmaka nur der Ruhigstellung, nicht aber der „eigentlichen" Behandlung ihrer Erkrankung dienen. Sie haben Angst, dass die Einnahme dieser Medikamente ihre Persönlichkeit verändert. Diesen Patienten kann man mitteilen, dass der Nutzen von Psychopharmaka aber bei vielen psychiatrischen Erkrankungen nachgewiesen ist, so dass sie aus der modernen Psychiatrie nicht mehr wegzudenken sind:

- Bei der Akutbehandlung schwerer Depressionen und Schizophrenien sind sie erstes Mittel der Wahl
- Bei rezidivierenden Depressionen und Schizophrenien kann die Rezidivquote durch eine Langzeitbehandlung mit Psychopharmaka deutlich verbessert werden
- Bei Schizophrenien ist eine Behandlung mit Psychopharmaka oft Voraussetzung für eine soziale Reintegration
- Bei Krankheiten, die eine psychotherapeutische Behandlung erfordern, können Psychopharmaka notwendig sein, um zunächst einmal die Symptome zu lindern. Der Aufbau einer Zusammenarbeit und der Beginn einer Psychotherapie werden damit oft erst möglich.

> 🖐 Für viele Patienten hängt die langfristige Prognose davon ab, ob sie zur regelmäßigen Einnahme von Psychopharmaka motiviert werden können! Wichtig ist deshalb die **Compliance.** Darunter versteht man die Krankheitseinsicht des Patienten und seine Bereitschaft, sich auf die Behandlung einzulassen.

Das Präparat und dessen **Dosierung** werden für jeden Patienten individuell festgelegt. Eine entscheidende Rolle dabei spielt das Ansprechen des Patienten auf das Präparat, dessen Nebenwirkungen und der innere Leidensdruck des Patienten.

16.1.2 Die Akzeptanz von Psychopharmaka

Oft verweigern gerade diejenigen Patienten die Einnahme von Psychopharmaka, die sie dringend benötigen. Grund sind einerseits diffuse Ängste vor Abhängigkeit und Persönlichkeitsveränderungen (☞ auch 16.1.1) oder auch mangelnde Krankheitseinsicht. Andererseits fürchten sich Patienten vor den z.T. unangenehmen und als bedrohlich empfundenen Nebenwirkungen und lehnen aus diesem Grund eine medikamentöse Therapie ab.

Andere Patienten würden lieber mehr Medikamente einnehmen als sie vom Arzt verschrieben bekommen haben. Dies gilt besonders für **Beruhigungsmittel** und das Parkinsonmittel Akineton®. Beide wirken angenehm auf die Psyche und können deshalb abhängig machen bzw. zur Gewöhnung führen. Sie werden häufig als Bedarfsmedikamente zur Beruhigung und zum Einschlafen oder zur Linderung von Nebenwirkungen durch Neuroleptika verordnet. Die Pflegenden werden dann häufig von Patienten unter Druck gesetzt, „den Bedarf" auszugeben.

Grundsätzlich ist es zwar Aufgabe der Pflegenden, die Medikamenteneinnahme zu kontrollieren, aber nicht, die Patienten zur Medikamenteneinnahme zu zwingen. Bei Medikamentenverweigerung wird deshalb stets der Arzt informiert (☞ 15.8.2).

Die **Akzeptanz der Medikamente** wird gesteigert, wenn:

- Die Nebenwirkungen gering sind, z.B. indem die geringst mögliche Dosis verordnet wird. Das betrifft insbesondere die Nebenwirkungen im sexuellen Bereich

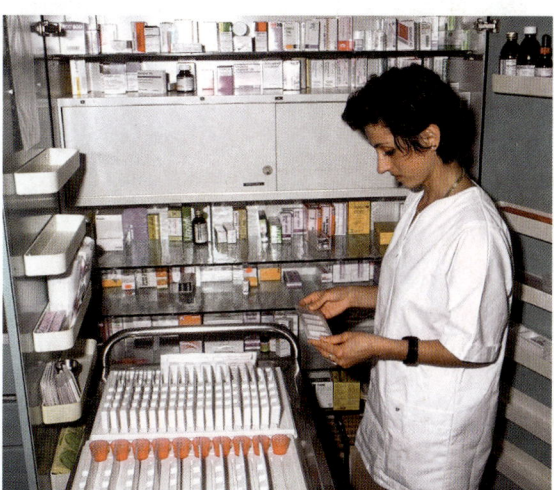

Abb. 16.1: In der Psychiatrie sind die Pflegenden nicht nur beim Richten der Medikamente gefordert; sie haben auch später bei der Medikamentenausgabe Einfluss auf die Akzeptanz der Psychopharmaka. [K183]

- Nebenwirkungen gezielt mitbehandelt werden
- Nicht zu oft am Tag Medikamente eingenommen werden müssen
- Möglichst wenige Präparate gleichzeitig verordnet werden
- Der Patient einen Zusammenhang zwischen besserer Befindlichkeit und Medikamenteneinnahme erkennt
- Die Erfahrungen des Patienten mit bestimmten Präparaten bei der Wahl der Medikamente berücksichtigt werden
- Die Arbeitsfähigkeit nicht eingeschränkt ist
- Der Patient trotz Medikation noch fahrtüchtig ist.

Grundsätzlich trägt der Arzt die Verantwortung für die Psychopharmakotherapie und für die notwendige Aufklärung des Patienten. Bemerken die Pflegenden, dass der Patient das Aufklärungsgespräch nicht verstanden oder vergessen hat, ergänzen Sie die wichtigsten Informationen oder bitten den Arzt um ein erneutes Gespräch mit dem Patienten.

16.1.3 **Aufbewahrung und Verabreichung von Psychopharmaka**

📖 Erfahrungsgemäß ist die Gabe von Psychopharmaka durch die ablehnende Haltung vieler Patienten mit mehr Konflikten behaftet als z.B. die eines herzstärkenden Medikaments.

Folgende **Maßnahmen** verhindern Konflikte und Missbrauch und helfen dem Patienten:

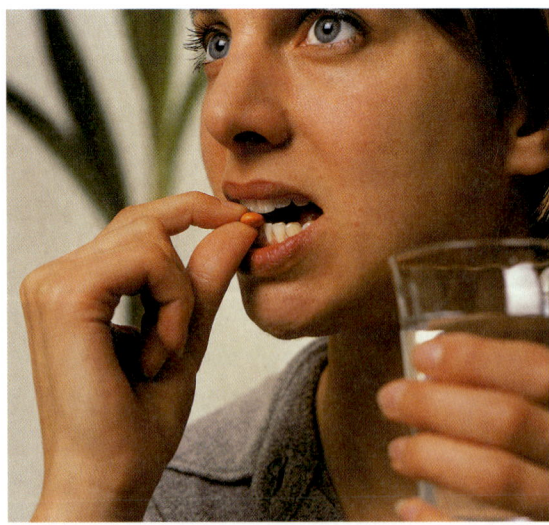

Abb. 16.2: Psychiatrische Patienten lehnen häufig die Einnahme von Medikamenten, insbesondere Psychopharmaka, ab; nicht selten täuschen sie eine Einnahme vor. Hier haben die Pflegenden eine schwierige Kontrollfunktion. [K103]

- Alle Medikamente werden für die Patienten unzugänglich aufbewahrt, da suizidale oder abhängige Patienten versuchen könnten, sie zu entwenden
- Die Medikamente werden regelmäßig und pünktlich gegeben, in der Regel nach dem Frühstück, dem Mittagessen und dem Abendessen. Dies erleichtert den Patienten die Tagesstrukturierung
- Die Pflegenden schaffen eine ruhige und gelöste Atmosphäre, da die Medikamenteneinnahme für viele Patienten nicht einfach ist
- Der Patient nimmt – zumindest auf Akutstationen – die Medikamente in Gegenwart einer Pflegeperson ein. Ausreichend Wasser steht bereit, um sicherzustellen, dass der Patient die Medikamente wirklich schluckt
- Manche Patienten täuschen die Einnahme der Medikamente vor, da sie mit der Medikation nicht einverstanden sind. In seltenen Fällen versuchen suizidgefährdete oder schizophrene Patienten, die verordneten Medikamente im Mund aufzubewahren. Im Zimmer nehmen sie sie dann wieder heraus und sammeln sie, um sich später zu vergiften
- Ist eine Mundkontrolle nötig, muss immer auch unter die Zunge geschaut werden.

📖 Sind die Pflegenden unsicher, ob ein Patient die verordneten Medikamente wirklich genommen hat, fragen sie am besten offen nach. In Zweifelsfällen werden anstelle von Tabletten Tropfen gegeben, da diese nicht im Mund aufbewahrt werden können.

Trainieren der Medikamenteneinnahme
Im Krankenhaus ist die Einnahme von Medikamenten oft weniger ein Problem als nach der Entlassung zu Hause. Oft werden die Medikamente im Alltag vergessen oder vertauscht, bzw. werden leere Packungen nicht ersetzt.

Darum ist es Aufgabe der Pflegenden, die **selbstständige Medikamenteneinnahme** vor der Entlassung systematisch mit den Patienten zu trainieren. Die Patienten üben unter Anleitung – häufig in der Gruppe – ihre Medikamente zu richten, selbstständig einzunehmen und sich rechtzeitig ein neues Rezept zu besorgen.

16.2 **Somatische Verfahren**

16.2.1 **Elektrokrampftherapie**

Die **Elektrokrampftherapie** (kurz *EKT, Heilkrampfbehandlung*) ist eine Methode, bei der künstlich mit Hilfe von Strom zerebrale Krampfanfälle ausgelöst werden. Damit es nicht zu übermäßig starken Krämpfen kommt, wird sie unter Narkose und medikamentöser Muskelentspannung durchgeführt. Häufige Nebenwirkung sind Gedächtnisstörungen, die sich jedoch innerhalb einiger Wochen zurückbilden. Die EKT führt *nicht* zu bleibenden Persönlichkeitsveränderungen.

> Einzige **Indikationen** für eine Elektrokrampftherapie sind in der Bundesrepublik ein *katatoner Stupor* (Bewegungsstarre) bei Schizophrenien (☞ 17.1) und eine therapieresistente endogene Depression (☞ 18.1).

Obwohl die Elektrokrampftherapie eine gut wirksame und vergleichsweise nebenwirkungsarme Behandlung ist, sind Horrorszenarien darüber weit verbreitet, z.B. dass: Der Patient werde mit „elektrischen Schlägen" behandelt, durch die er sich alle Knochen brechen könne. Nach der Behandlung sei er völlig wesensverändert und geistig behindert.

Auch wenn die Wirklichkeit ganz anders aussieht, ist es wegen dieser Vorurteile oft schwer, Patienten, Gesellschaft und häufig auch das Personal von dem Nutzen der EKT zu überzeugen. Sie wird in Deutschland und der Schweiz daher nur selten durchgeführt, was angesichts von Leid und Risiken einer therapieresistenten Depression (Suizidrate 10 %) durchaus kritisch zu bewerten ist.

16.2.2 Wachtherapie

Schlafentzug wirkt antidepressiv. Auf eine **Wachtherapie** reagieren ungefähr 60 % aller depressiven Patienten positiv, besonders solche mit ausgeprägten Tagesschwankungen im Stimmungsverlauf.

Eine neue, vielversprechende Therapie ist die **Schlafphasenverschiebung,** bei der der Patient durch zunächst sehr frühes und dann immer späteres Wecken nach und nach wieder in einen normalen Tag-Nacht-Rhythmus gebracht wird.

Wirkungsweise

Über die **Wirkungsweise** des Schlafentzugs gibt es verschiedene Theorien:
- Im Schlaf wird eine Substanz ausgeschüttet, die die Depression fördert. Bei Schlafentzug wird die Ausschüttung verhindert
- Bei der Depression ist der Tagesrhythmus des Organismus gestört. Durch den Schlafentzug wird diese Störung vorübergehend behoben.

Vielleicht ist das morgendliche Früherwachen, unter dem Depressive oft leiden, demnach sogar ein Selbstheilungsversuch des Körpers.

Ablauf der Wachtherapie

Beim **kompletten Schlafentzug** wird der Patient die ganze Nacht wachgehalten. Beim **partiellen Schlafentzug** wird er zwischen Mitternacht und zwei Uhr morgens geweckt, so dass nur der depressionsför-

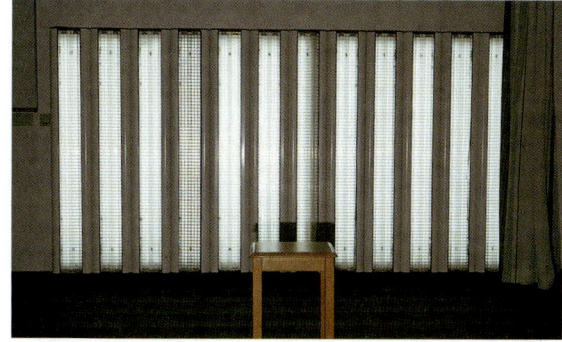

Abb 16.3: Lichttherapie-Platz. Diese Therapieform wird insbesondere bei der Winterdepression eingesetzt. [K183]

dernde Schlaf der frühen Morgenstunden entzogen wird. Viele Patienten empfinden es aber als schlimmer, nachts geweckt zu werden als die ganze Nacht aufzubleiben.

Die Behandlung kann in der Woche maximal zweimal als totaler oder dreimal als partieller Schlafentzug durchgeführt werden und hat – abgesehen von gelegentlicher Übelkeit und Schwindel – keine Nebenwirkungen. Leider hält der Effekt nur kurz (einen Tag bis eine Woche) an. Aber auch eine kurze Besserung ist für viele Patienten eine große Erleichterung und gibt ihnen die Kraft, den Wirkungseintritt der medikamentösen Therapie abzuwarten.

Pflege

Schlafentzug stellt hohe Anforderungen an die Pflegenden. Die müden, erschöpften Patienten sehnen sich nach Ruhe und sollen auf ihre letzte Rückzugsmöglichkeit, ein paar Stunden Schlaf, auch noch verzichten. Nachts gibt es keine Beschäftigungstherapien, die die Zeit vertreiben könnten, so dass alle Beschäftigungsangebote von der Fantasie der Nachtwache abhängen.

Schon ein kurzes Nickerchen hebt die Wirkung des ganzen Schlafentzugs auf. Die Patienten sollten daher komplett angezogen bleiben und sich nicht im Patientenzimmer aufhalten. Ruhepausen auf dem Bett oder koffeinhaltige Getränke zum Wachhalten sind ebenfalls nicht erlaubt. Am besten ist es, den Schlafentzug in einer Gruppe durchzuführen – manchmal kann man auf anderen Stationen „Partner" für die eigenen Patienten finden. Am folgenden Tag dürfen die Patienten nicht „nachschlafen", da sonst die Wirkung verloren geht. Erst am nächsten Abend dürfen sie wieder schlafen.

16.2.3 Lichttherapie

Ist eine Erkrankung auf einen Lichtmangel zurückzuführen, wie z.B. die saisonal bedingte (Winter)Depression (kurz *SAD*), hilft die **Lichttherapie.**

Dabei wird der Patient bis zu zwei Stunden täglich (meist vormittags) sehr starkem Licht ausgesetzt. Die Lichtintensität der Speziallampen entspricht ungefähr der eines hellen Sommertages, ein durch normale Glühbirnen erhellter Raum reicht nicht aus. Die Behandlung ist nebenwirkungsarm, selten kommt es zu harmlosen Hautreizungen und Austrocknung der Augenschleimhäute.

Außer bei der saisonal bedingten Winterdepression kann die Lichttherapie versuchsweise auch bei anderen Formen der Depression, bei psychosomatischen Beschwerden und beim prämenstruellen Syndrom zur Linderung depressiver Verstimmungen eingesetzt werden.

16.3 Psychotherapeutische Verfahren

> ⊡ **Psychotherapie:** Behandlung erkrankter Menschen durch psychologische Mittel. Es gibt verschiedene psychotherapeutische Behandlungsverfahren, die sich hinsichtlich ihrer Annahmen über die Entstehung der Krankheit, ihrem Menschenbild und ihrem therapeutischen Vorgehen stark unterscheiden.

Aus verschiedenen Grundrichtungen heraus haben sich inzwischen etwa 250 **psychotherapeutische Verfahren** entwickelt. Alle haben zum Ziel, gestörte Einstellungen und Verhaltensweisen des Patienten zu verändern und dadurch sein seelisches und/oder körperliches Leid zu mindern bzw. zu heilen.

Die wesentliche Voraussetzung für den Erfolg jeder Psychotherapie ist eine tragfähige vertrauensvolle Beziehung zwischen Patient und Therapeut. Die beiden müssen ein so genanntes *Arbeitsbündnis* herstellen. Hat der Patient zum Therapeuten Vertrauen, arbeitet er besser mit und akzeptiert auch die jeweiligen Behandlungsverfahren.

Der **Therapieprozess** besteht immer aus drei Schritten:
- Analyse des Problems
- Festlegung des Therapieziels, z.B. „Ich möchte meine Angst vor anderen Menschen abbauen"
- Bestimmen der **Vorgehensweise** zum Erreichen des Ziels, z.B. Gespräche und/oder Konfrontation mit der belastenden Situation.

Die Therapie wird beendet, wenn die geplanten Ziele erreicht worden sind.

> 📖 **Literaturtipp**
> Moser, Tilmann: Kompass der Seele. Ein Leitfaden für Psychotherapie-Patienten. Suhrkamp, Frankfurt/M., 1986

Psychotherapie auf Station

Im stationären Bereich werden vorwiegend die *akuten Symptome* der Erkrankung mit Hilfe der Psychotherapie bearbeitet **(Krisenintervention).** In der Regel kommen dabei verschiedene Methoden gleichzeitig zur Anwendung. Auch Einzel- und Gruppenbehandlung werden häufig kombiniert. Die meisten Verfahren sind bei diversen psychischen Störungen geeignet. Der behandelnde Arzt legt in Absprache mit dem Patienten die individuellen „Therapiepakete" fest. Ärzte, Therapeuten und Pflegende arbeiten dabei Hand in Hand.

Meist werden psychotherapeutische Verfahren, medikamentöse Therapie und Soziotherapie miteinander verknüpft. Ganz wichtig ist, dass die Pflegenden über den jeweiligen Stand der Therapie informiert sind (☞ 14.4), damit sie im Pflegealltag angemessen auf das Verhalten des psychisch Kranken eingehen und seine jeweiligen Fortschritte begleiten können.

Bei vielen Patienten ist nach dem Klinikaufenthalt eine psychotherapeutische Nachsorge notwendig, die ambulant erfolgen kann. Die dazu notwendigen Schritte werden meist schon in der Klinik vorbereitet wie das Vermitteln von Adressen oder Kontakten zu externen Psychotherapeuten, Selbsthilfe- oder Angehörigengruppen (☞ auch 15.1.2).

16.3.1 Tiefenpsychologische Verfahren: Psychoanalyse

> ⊡ **Tiefenpsychologische Verfahren:** Psychotherapeutische Verfahren, die auf der Existenz unbewusster Persönlichkeitsanteile basieren. Diese sind Grundlage für die Gefühle und das Verhalten der Menschen.

Nach Ansicht der **Tiefenpsychologie** erschließt sich das Unbewusste dem Bewusstsein nicht willentlich. Es äußert sich aber in Träumen, Assoziationen oder Fehlleistungen wie „Versprechern", Witzen u.Ä. Über diesen Weg werden unbewusste Konflikte der Deutung zugänglich. Die Tiefenpsychologie hat im Vergleich mit den anderen psychotherapeutischen Ansätzen das ausführlichste und fundierteste Seelenmodell entwickelt.

Das bekannteste tiefenpsychologische Verfahren ist die von dem Wiener Nervenarzt *Sigmund Freud* (1856 – 1939) begründete **Psychoanalyse.**

Das Ziel der Psychoanalyse ist es, dem Patienten zu helfen, sich von seinen inneren Zwängen und alten Verhaltens- und Erlebnismustern zu befreien, die ihn in der Gegenwart „krank" machen. Das Hauptaugenmerk wird hierbei auf die Kindheit des Patienten gelegt. Freud ging davon aus, dass psychische Krankheiten ihren Ursprung in seelischen Konflikten haben, deren Wurzeln bis in die frühe Kindheit zurückreichen.

📖 **Literaturtipp**

Mertens, Wolfgang: Psychoanalyse. Kohlhammer, Stuttgart, 1996

Entstehung psychischer Störungen nach Freud

Um den Entstehungsmechanismus psychischer Störungen nach Freud verstehen zu können, bedarf es Kenntnisse über sein **Instanzenmodell** und sein **Phasenmodell der psychosexuellen Entwicklung.**

Instanzenmodell

Nach Freud prägen den Menschen folgende drei Instanzen:

- **Es.** Im Es finden sich die *triebhaften* und *emotionalen Bedürfnisse* des Menschen, die vehement nach Befriedigung drängen
- **Über-Ich.** Es enthält die gesellschaftlichen und elterlichen Werte und Normen, und bildet das menschliche *Gewissen*. Ein Teil des Über-Ichs, das *Ideal-Ich*, umfasst die persönlichen Werte, Normen und Ideal-Vorstellungen
- **Ich.** Die Aufgabe des Ichs ist es, Kompromisse zu finden zwischen den triebhaften Wünschen des Es, der Realität und den Ansprüchen des Über-Ichs. Dafür verfügt das Ich über eine Reihe von Funktionen, u.a. über die Wahrnehmung, die Intelligenz, die Steuerung des Verhaltens und die Abwehr bedrohlicher Erfahrungen. Es reagiert nach dem Realitätsprinzip: Es wägt Vor- und Nachteile einer Entscheidung ab und sucht eine akzeptable Erklärung.

Nach dem **Instanzenmodell** entstehen Neurosen und Psychosen, wenn die Konflikte zwischen Es, Ich und Über-Ich nicht adäquat gelöst werden können. So besitzen Zwangsneurotiker und häufig auch Depressive ein übermäßig strafendes Über-Ich („du bist ein schlechter Mensch", „du hast versagt"). Das Ich ist unfähig, die unrealistischen Forderungen des Über-Ichs abzuschwächen.

Phasenmodell der psychosexuellen Entwicklung

Des weiteren entwickelte Freud ein Modell der **psychosexuellen Entwicklung** beim Kind. Als eine der wichtigen Triebfedern im menschlichen Erleben sah Freud die Sexualität, auch *Libido* genannt, die es auch schon beim Kind gibt. Während der kindlichen Entwicklung richtet sich die sexuelle Energie nach einem ganz spezifischen zeitlichen Ablauf auf verschiedene Körperbereiche, die *erogenen Zonen*. Ihre Stimulation wird als angenehm erlebt, sie führt zu Lustgewinn. Im Laufe der psychosexuellen Entwicklung muss das Kind verschiedene Aufgaben bewältigen, um eine reife und stabile Persönlichkeit zu erlangen.

- **Orale Entwicklungsphase (ca. 0 – 1 Jahr).** Erogene Zone sind Mund und Haut. In dieser Phase muss die Einheit von Mutter und Kind allmählich aufgegeben werden, damit sich das Kind als eigenständiger Mensch (Subjekt) kennenlernen kann. Dabei erfährt es die anderen, zunächst die Mutter, als Objekt
- **Anal-sadistische Entwicklungsphase (ca. 2 – 3 Jahre).** Erogene Zone sind After und Muskulatur von Armen und Beinen. In dieser Phase lernt das Kind erste Formen der Selbst- und Fremdkontrolle. Typisch sind aggressive Impulse auch gegenüber anderen Menschen
- **Phallische/ödipale Phase (ca. 4 – 5 Jahre).** Erogene Zone ist das Genitale. Zunächst interessiert das Kind sich nur für sein eigenes Genital *(Autoerotismus)*, dann entstehen sexuelle Wünsche gegenüber der Mutter (bei Jungen) oder dem Vater (bei Mädchen). Dadurch entsteht der *Ödipus-Komplex:* Das Kind begehrt den gegengeschlechtlichen Elternteil und fürchtet die Rivalität und Rache des gleichgeschlechtlichen Elternteils. Bei Jungen entsteht die Angst, der Vater könne sie kastrieren *(Kastrationsangst)*. Der Ödipus-Komplex wird durch Identifikation der Jungen mit dem Vater bzw. der Mädchen mit der Mutter positiv gelöst
- **Latenzphase.** Ungefähr im sechsten Lebensjahr tritt nach Freud ein Stillstand in der psychosexuellen Entwicklung ein. Die frei werdenden Energien können für Aufgaben der sozialen Anpassung verwendet werden.

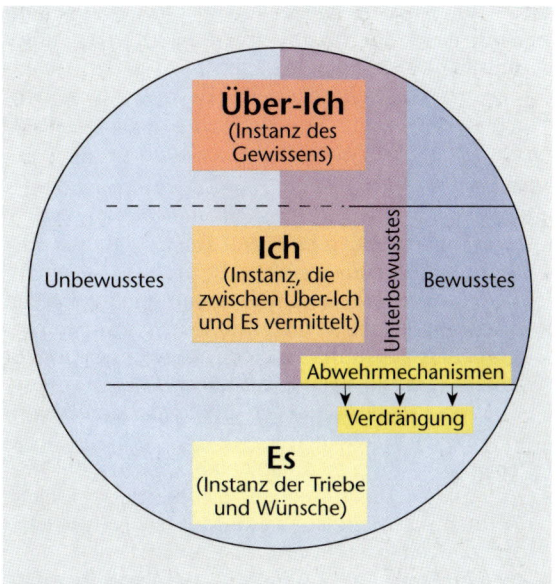

Abb. 16.4: Beziehung von Es, Ich und Über-Ich nach dem Instanzenmodell von Sigmund Freud. [A400-100]

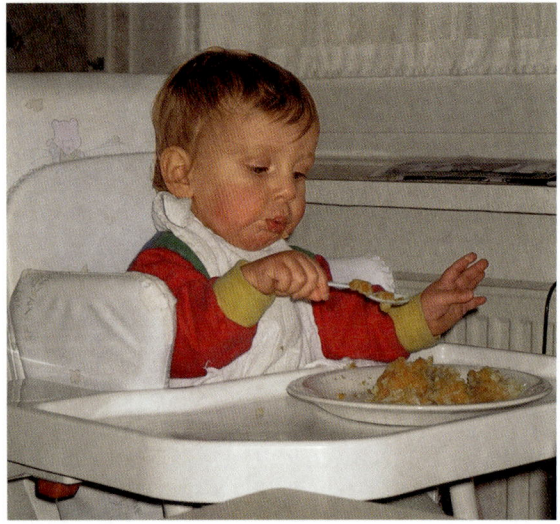

Abb. 16.5: Die Entwicklung in den ersten drei Lebensjahren ist für das ganze Leben entscheidend, weil in dieser Zeit grundlegende menschliche Erfahrungen gemacht werden. [M121]

Entstehungsmechanismus psychischer Störungen

Misslingt die Lösung entwicklungsbedingter Konflikte in einer dieser Phasen, entstehen nach der psychoanalytischen Theorie nach Freud psychische Krankheiten. So haben Depressive oft Frustrationen in der oralen Phase erlitten (z.B. ständige Trennungserlebnisse), Zwangsneurotiker Frustrationen in der analsadistischen Phase (z.B. durch drastische Einschränkung ihrer Aktivitäten seitens der strengen Eltern) und hysterische Frustrationen in der ödipalen Phase. Die „tieferen" Gründe für ihre psychischen Probleme sind den Patienten meistens nicht bewusst, sondern vielmehr ins Unbewusste „verdrängt". Dieser innerpsychische Verdrängungsprozess wird in der Tiefenpsychologie **Abwehr** genannt. Er dient dazu, unakzeptable Wünsche, Triebe, Erlebnisse oder Bedürfnisse aus dem Bewusstsein fern zu halten.

Nach Freud gibt es verschiedene **Abwehrmechanismen:**

- **Verdrängung.** Diesem sehr häufigen Menchanismus unterliegen die Gefühle, die in der aktuellen Situation, in der sie ausgelöst wurden, nicht verarbeitet bzw. ausgelebt werden konnten. Wird man später mit dem verdrängten Thema konfrontiert, bricht der alte Konflikt wieder auf und bewirkt jene psychischen Probleme, die im Erwachsenenalter unverständlich erscheinen
- **Projektion.** Eigene, unakzeptable Regungen werden anderen zugeschrieben. Z.B. sagt eine Mutter, die ihr Kind bestraft: „Es gibt Mütter, die furchtbar aggressiv mit ihren Kindern umgehen!"
- **Verschiebung.** Ein Triebimpuls wird von dem Objekt, dem er zunächst galt, auf ein anderes, „ungefährlicheres" Objekt verschoben. Bekanntes Beispiel: Der vom Chef gegängelte Ehemann beschimpft zu Hause seine Frau
- **Verleugnung.** Unakzeptables wird „wegdiskutiert". „Es ist aus biologischen Gründen unmöglich, das Eltern ihre Kinder nicht mögen."
- **Rationalisierung.** Durch logische Gründe werden unakzeptable Erlebnisse annehmbar. Klassisches Beispiel ist eine Fabel: Ein Fuchs kann die hochhängenden Trauben trotz aller Anstrengungen nicht erreichen. Daraufhin sagt er: „Macht nichts, sie sind sicher sowieso sauer!"
- **Isolieren.** Ein unangenehmes Erlebnis wird zwar nicht als Ganzes vergessen, aber die begleitenden Gefühle werden abgespalten. „Ich kann mich erinnern, wie er mich schlug, aber es hat mir nichts ausgemacht."
- **Reaktionsbildung.** Unakzeptable Gefühle werden ins Gegenteil verkehrt. Aus aggressiven Tendenzen entsteht so z.B. ein überfürsorgliches Verhalten
- **Konversion.** Umwandlung einer psychischen Regung in ein körperliches Symptom. Es tritt z.B. eine Lähmung auf, weil sich der Patient nicht traut, auf Dinge zuzugehen (früher oft auch als „Hysterie" bezeichnet)
- **Sublimierung.** Die Energie eines unakzeptablen Triebes wird in künstlerische oder soziale Tätigkeiten umgelenkt
- **Regression.** Zurückfallen in kindliche Verhaltens- und Erlebensweisen.

Ablauf der Psychoanalyse

In der Psychoanalyse wird versucht, die **frühkindlichen Konflikte,** die den Störungen zugrunde liegen, zu erkennen und zu bearbeiten. Die **Fixierungen** (Stehenbleiben auf kindlichen Stufen) lassen sich nur lösen, wenn der frühkindliche Konflikt mit allen Schmerzen im Heute nachgeholt wird, die Traumata durchgearbeitet werden. Das geschieht mit Hilfe der **Übertragung** (☞ auch 15.9.1). Freud geht davon aus, dass der Patient seine Beziehung, die er zu den Eltern hatte, auf den Therapeuten überträgt. Auf diese Weise erkennt der Therapeut, welche Probleme der Patient hat, deckt sie gemeinsam mit ihm in vielen Gesprächen auf und arbeitet sie „durch".

Um an das Unbewusste zu gelangen, wird der Patient vom Therapeuten aufgefordert „frei zu assoziieren". Er soll alles erzählen, was ihm gerade so in den Sinn kommt. Dabei liegt er in der Regel entspannt auf der Couch. Auf diese Weise sollen die psychischen Inhalte unzensiert, also am Über-Ich vorbei, ans Tageslicht kommen.

In der Therapie werden vor allem so genannte **Widerstände** gedeutet. Um unangenehmen Erkenntnissen zu entgehen, sträuben sich Patienten gegen bestimmte Themen. Der Therapeut weist den Patienten darauf hin, dass es sich um einen Widerstand handelt und versucht zu klären, welche Probleme dahinter stecken.

Psychoanalytisch orientierte Therapieformen

Es gibt verschiedene **psychoanalytisch orientierte Therapieformen.** Im eher selten indizierten Standardverfahren, der **großen Psychoanalyse,** wird ein Strukturwandel der Persönlichkeit angestrebt. Der Patient wird über einige Jahre mehrmals wöchentlich behandelt. Die *Regression* des Patienten (☞ oben) wird gefördert, um problematische frühkindliche Erlebnisse wieder in sein Bewusstsein zu rufen.

Heutzutage wird überwiegend die **tiefenpsychologisch fundierte Psychotherapie** durchgeführt. Sie ist zeitlich begrenzt und wird aktiv vom Therapeuten gestaltet. Er bringt durch Fragen wichtige Themen ins Spiel und versucht, die Ursachen und Gründe des aktuellen Konfliktes aufzuklären. Durch Deutung wird der Konflikt dem Patienten zugänglich gemacht.

Im Rahmen eines stationären Aufenthalts in der Psychiatrie können nur psychoanalytisch orientierte **Kurz- oder Fokaltherapien** durchgeführt werden, bei denen ein Hauptkonflikt des Patienten, der *Fokus,* analytisch bearbeitet wird. Sie finden als Einzeltherapie statt. Der Patient sitzt dem Therapeuten gegenüber. Es werden nur die vordringlichsten Probleme, die die Symptome ausgelöst haben, bearbeitet. In der Regel wird die in der Klinik begonnene Psychoanalyse nach der Entlassung mit einem externen Psychotherapeuten fortgesetzt.

16.3.2 Verhaltenstherapie

> :\[**Verhaltenstherapie:** Psychotherapeutisches Verfahren, das davon ausgeht, dass gestörtes Verhalten und Erleben erlernt wurde und durch geeignete psychotherapeutische Behandlung auch wieder „verlernt" werden kann.

Wirkungsweise

Die Pioniere der **Verhaltenstherapie,** die amerikanischen Psychologen John B. Watson und Burrhus F. Skinner, formulierten die **Reiz-Reaktionstheorie.** Sie besagt, dass bestimmte Reize immer wieder dasselbe falsche Verhalten hervorrufen. Ein Mensch, der psychisch krank ist, hat diese Reaktionsweisen irgendwann gelernt. So hat er als Kind z.B. schlechte Erfahrungen mit Rolltreppen gemacht und leidet nun als Erwachsener unter einer Rolltreppenphobie. Um die beängstigende Situation nicht erleben zu müssen, hat er ein *Vermeidungsverhalten* entwickelt. Er fährt nie Rolltreppe, sondern sucht sich eine normale Treppe. Auf diese Weise erhält er seine Angsterkrankung aufrecht. Es können im Laufe der Zeit weitere Ängste hinzukommen, z.B. die Angst vor Aufzügen, U-Bahnhöfen und Straßenbahnen. Die Angst „generalisiert".

In **Verhaltenstherapien** werden Probleme (Reize) und deren Symptome (Reaktion auf Reiz), z.B. die Angst vor Spinnen oder Rolltreppen bearbeitet; die dem Patienten durchaus bewusst sind. Unbewusste Motive und Konflikte bleiben, anders als bei der Psychoanalyse (☞ 16.3.1) und Gesprächspsychotherapie (☞ 16.3.3), im Hintergrund.

Typische Indikationen für eine Verhaltenstherapie sind:
- Ängste
- Zwänge
- Depressionen.

In den Therapiesitzungen wird nicht nur gesprochen, sondern konkret gehandelt: Der Therapeut geht etwa mit einem Agoraphobiker (Agoraphobie ☞ 21.2.4) auf eine große, belebte Straßenkreuzung.

> 📖 **Literaturtipp**
> Schuster, Klaus: Abenteuer Verhaltenstherapie. Neue Erlebnisse mit sich und der Welt. dtv, München, 1999

Verschiedene Behandlungsstrategien
Operante Konditionierung

Bei der sog. **operanten Konditionierung** wird erwünschtes Verhalten systematisch gefördert und unerwünschtes Verhalten unterdrückt *(gelöscht)*. Hierfür werden *Belohnungen* – früher auch *Strafen* – eingesetzt. Systematisches Belohnen wird als **positive Verstärkung,** das Wegfallen von Strafen als **negative Verstärkung** bezeichnet. Techniken der operanten Konditionierung haben im stationären Alltag heute keine so große Bedeutung mehr wie früher. Selten noch werden Belohnungen eingesetzt, auf Strafen wird inzwischen nahezu ganz verzichtet, weil die Akzeptanz bei den Patienten nicht hoch ist.

Damit **Belohnungen** wirklich wirken, müssen einige Punkte beachtet werden.
- **Attraktive Belohnungen:** Ist die Belohnung für die Teilnahme an der Arbeitstherapie weniger attraktiv als ein (unerwünschtes) Alternativ-Verhalten wie etwa im Bett liegen zu bleiben, wird der Patient das Alternativ-Verhalten vorziehen
- **Angemessene Belohnungen:** Kekse oder Zigaretten wirken schnell lächerlich und fördern daneben ein unangebrachtes Abhängigkeitsverhältnis
- **Individuelle Belohnungen:** Der Patient darf wählen, z.B. zwischen gemeinsamen Spielen, Spaziergängen, Stadtbummel usw. In manchen psychiatrischen Einrichtungen werden auch Münzen, die der Patient zum Einkauf im Gelände verwenden kann, eingesetzt
- **Konsequente Belohnung:** Zumindest anfangs muss die Belohnung zeitnah zum gewünschten Verhalten erfolgen. Nur so wird gerade für schwer erkrankte Patienten der Zusammenhang ausreichend deutlich
- **Exklusive Belohnung:** Sie darf nicht auf anderem, bequemerem Wege erreichbar sein.

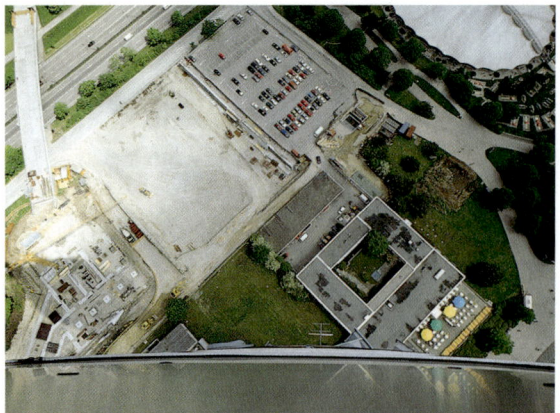

Abb. 16.6: *Höhenangst* (**Akrophobie**) zählt zu den häufigsten Phobien (☞ 21.2.4). Durch schrittweise Konfrontation mit der Angst einflößenden Situation verlernt der Patient stufenweise seine Angst. Er macht die Erfahrung, dass die erwarteten unangenehmen Konsequenzen ausbleiben. [K102]

Systematische Desensibilisierung

Ein sehr wichtiges verhaltenstherapeutisches Verfahren zur Behandlung von Phobien ist die **systematische Desensibilisierung.** Der Patient lernt zuerst, sich zu *entspannen.* Dann entwickelt er zusammen mit dem Therapeuten eine *Angsthierarchie:* Er gibt an, vor was er sich in der Angst einflößenden Situation am meisten fürchtet, vor was nicht so sehr, vor was am wenigsten. In den Sitzungen wird der Patient nun gemäß seiner eigenen Angsthierarchie nach und nach mit den ängstigenden Situationen konfrontiert, zunächst mit der am wenigsten ängstigenden. Während der *Konfrontation* wird der Patient gleichzeitig dazu angehalten, sich zu entspannen. Leidet er etwa an einer Spinnenphobie, soll er sich im ersten Schritt eine Spinne vorstellen, dann diese zeichnen, dann Spinnennetze suchen und Spinnen beobachten und im letzten Schritt sogar das verhasste Insekt über seine Hand krabbeln lassen.

Reizkonfrontation

Auch die **Reizkonfrontation** *(Reizüberflutung)* dient dem Abbau von Ängsten. Dabei wird der Patient *direkt* der gefürchteten Situation ausgesetzt (die er ja sonst immer vermeidet), so erlebt er, dass die Angst nicht nur auszuhalten ist, sondern mit der Zeit sogar nachlässt.

Diese Therapie wird z.B. bei Zwangspatienten angewendet (☞ 21.3). Diese Patienten verbringen sehr viel Zeit mit so genannten Zwangshandlungen, duschen beispielsweise mehrmals täglich über ein halbe Stunde lang und benötigen jedes Mal fünf Handtücher. Dahinter steht die Angst, von Bakterien regelrecht „verseucht" zu werden. In Absprache mit dem Team legen Bezugspflegende und Patient gemeinsam eine Vorgehensweise fest, die die Zwangshandlung für eine bestimmte Zeit nicht in vollem Maße zulässt oder sogar ganz unterbindet. Statt 30 Minuten darf der Patient nur noch 10 Minuten duschen und zum Abtrocknen nur *ein* Handtuch benutzen. Auf diese Weise kann der Patient die Erfahrung machen, dass ihm auch bei Verzicht auf die Zwangshandlung nichts passiert.

> 🖼 Das Unterbinden von **Zwangshandlungen** kann beim Patienten zu großen inneren Anspannungen führen. Die Therapiemaßnahme darf nur nach Absprache mit dem Team und in Einverständnis mit dem Patienten durchgeführt werden.

Kognitive Therapie

In den Anfängen der Verhaltenstherapie ging man davon aus, dass sich jedes krankmachende Verhalten einfach „wegtrainieren" lässt, indem man dem Patienten das „falsche" Reiz-Reaktionsmuster abgewöhnt. Doch die Erfahrung zeigte, dass die Erfolge oft nicht lange anhielten.

Heute weiß man, dass Gefühle und Gedanken der Patienten nicht einfach ausgeklammert werden dürfen. Im Rahmen der sog. *Kognitiven Wende* rückten in den fünfziger Jahren diese inneren, das Verhalten steuernden Prozesse **(Kognitionen)** in den Brennpunkt des Interesses. Weitere Kognitionen sind:

- Aufmerksamkeit
- Gedächtnis
- Gedanken
- Ideen
- Motivationen
- Einstellungen.

Einer der bekanntesten Vertreter der **Kognitiven Therapie** ist Aaron T. Beck. Er forschte vor allem auf dem Gebiet der Depressionen. Durch seine Studien konnte er beweisen, dass die erlernten inneren Vorgänge, also die Gedanken und Einstellungen des Patienten, beeinflussbar sind. Durch gezieltes Training können neue Denkmuster erworben werden. In der Therapie soll der Patient sich seiner inneren Dialoge bewusst werden und diese meist negativen Selbstgespräche *(dysfunktionale Kognitionen)* positiv beeinflussen. Ein Depressiver, der sich ständig einredet „ich bin nichts wert" wird dazu angehalten, diese negative Formulierung durch eine positive zu ersetzen, etwa „ich bin ein wertvoller Mensch". Dadurch ändert sich letztlich auch sein Verhalten.

Fehlerhaftes Denken zeigt sich in vielen Formen: Etwa auch in willkürlichen Schlussfolgerungen („Hans hat nicht angerufen, also mag er mich nicht"), Alles-oder-Nichts-Denken („Wenn Hans mich nicht liebt, ist mein Leben gar nichts mehr wert") und falschen Generalisierungen („Hans liebt mich nicht, kein Mensch liebt mich").

Weitere verhaltenstherapeutische Verfahren

Immer mehr Bedeutung bekommen **psychoedukative Verfahren.** Die Patienten erhalten im Rahmen dieser Therapien gezielt Informationen zu ihrer Störung sowie Anweisungen, wie sie damit umgehen können. So werden z.B. in Gruppensitzungen Therapiemanuale gelesen und durchgearbeitet oder wird mit Wandzeitungen, Folien und Overheadprojektoren gearbeitet.

Weitere wichtige verhaltenstherapeutische Verfahren sind das **Training sozialer Kompetenzen, Selbstkontrollverfahren und Lernen am Modell** (Lernen durch Imitation).

> ✉ **Kontaktadressen**
> **Deutscher Fachverband für Verhaltenstherapie DVT**
> Stresemanstr. 4, 68165 Mannheim
> Telefon: 06 21/41 70 01
>
> www.verhaltenstherapie.de
>
> **Deutsche Gesellschaft für Verhaltenstherapie DGVT e.V.**
> Neckarhalde 55, 72070 Tübingen
> Telefon: 0 70 71/4 12 11
>
> www.dgvt.de

16.3.3 Gesprächs(psycho)therapie nach Rogers

> ☺ **Gesprächs(psycho)therapie nach Carl Rogers** *(klientenzentrierte Psychotherapie,* engl.: *non-directive psychotherapy):* Psychotherapeutisches Verfahren, bei dem die Selbstentfaltung des Patienten im Vordergrund steht. Sie geht von der Annahme aus, dass jeder Mensch die Fähigkeit besitzt, seine Probleme selbst zu lösen.

Rogers ging davon aus, dass psychisch Kranke in ihrer Selbstentfaltung blockiert sind. Sie erleben, dass nur bestimmte Teile ihrer Persönlichkeit von der Umwelt akzeptiert werden. Diese Anteile nehmen sie bewusst wahr, alle anderen verdrängen sie. Ihr Selbstkonzept erhalten sie nur noch durch verschiedene *Abwehrmechanismen* (☞ 16.3.1) aufrecht. Die Gesprächs(psycho)therapie ist von der Annahme geprägt, dass jeder Mensch die Fähigkeit besitzt, seine Persönlichkeit zu verändern und seine Probleme selbst zu lösen.

> 📖 **Literaturtipp**
> Rogers, Carl R.: Therapeut und Klient. Fischer, Frankfurt/M., 1990

Ablauf einer Gesprächs(psycho)therapie

Eine ganz wesentliche Rolle bei der Gesprächs(psycho)therapie spielt die Therapeut-Klient-Beziehung. Die Grundhaltung des Therapeuten dem Patienten gegenüber ist durch die drei Gesprächsregeln geprägt:
- **Akzeptanz.** Der Therapeut bringt dem Klienten bedingungslose Wertschätzung entgegen und akzeptiert ihn uneingeschränkt
- **Empathie.** Der Therapeut fühlt sich in den Klienten ein und versucht, ihn zu verstehen
- **Kongruenz** *(Echtheit).* Der Therapeut ist mit sich selbst eins, d.h. er kann sich selbst wahrnehmen und sein Erleben auch dem Klienten mitteilen.

> 🖼 Pflegende sollten sich bei Gesprächen mit Patienten an den Gesprächsregeln nach Rogers orientieren, d.h. ihnen Akzeptanz, Empathie und unbedingte Wertschätzung entgegenbringen (☞ 15.6.3).

Der Gesprächsverlauf ist **non-direktiv,** das bedeutet, er wird nicht vom Therapeuten bestimmt, sondern vom Patienten (☞ auch 15.6.2). Im Gespräch mit dem Patienten bewertet der Therapeut nichts von dem, was der Patient sagt oder tut, sondern begleitet ihn mit großem Verständnis. Er versucht, die emotionale Bedeutung des Gesagten zu erfassen und zu interpretieren. Allerdings sucht er keine Lösungen für die Probleme des Patienten, sondern unterstützt ihn vielmehr in seiner Selbsterkundung.

Eine wichtige Gesprächstechnik ist das **Spiegeln:** Der Therapeut fasst das, was der Patient gesagt hat, in klaren Worten zusammen und setzt unter Umständen neue Schwerpunkte. Auf diese Weise kommt der Patient zu neuen Erkenntnissen und traut sich, z.B. Ge-

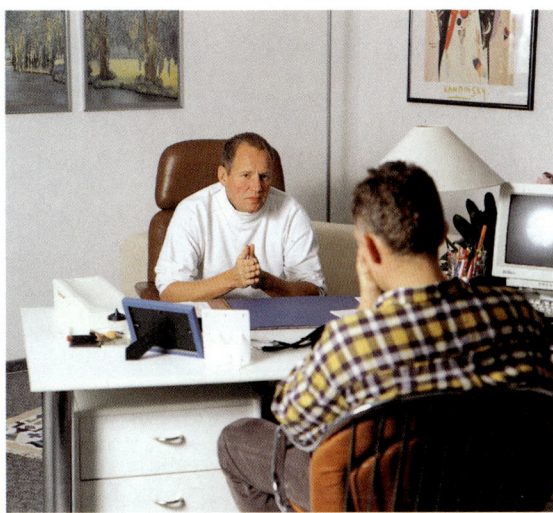

Abb. 16.7: Bei der Gesprächstherapie wird der Gesprächsverlauf vom Patienten bestimmt. [K103]

danken und Gefühle auszusprechen, die er bisher auf Grund von Ängsten oder inneren Tabus zurückgehalten hat.

Im therapeutischen Prozess soll es dem Patienten gelingen, sein Selbst und seine Umwelt wieder umfassender wahrzunehmen und auf diese Weise zu gesunden.

> **Kontaktadresse**
> **Gesellschaft für wissenschaftliche Gesprächs-psychotherapie e.V. GwG**
> Richard-Wagner-Str. 12, 50508 Köln,
> Telefon: 02 21/25 29 17
>
> www.gwg-ev.org

16.3.4 Gruppentherapie

> **Gruppentherapie:** Psychotherapeutisches Verfahren, bei dem fünf bis neun Patienten gleichzeitig unter der Leitung von einem oder mehreren Therapeuten betreut werden. Dabei werden verschiedene gruppendynamische Abläufe gezielt therapeutisch genutzt.

Bei der **Gruppentherapie** ist vor allem wichtig, was innerhalb der Gruppe, also zwischen den Patienten passiert. Egal ob sie sich miteinander identifizieren oder ihre Probleme auf Mitpatienten projizieren: In jedem Fall lernen sie voneinander. Sie sehen, dass andere Patienten ggf. mit denselben Symptomen zu kämpfen haben und können beobachten, wie diese damit umgehen. Die Therapeuten halten sich meist im Hintergrund, fassen manchmal das Gesagte zusammen oder setzen neue Schwerpunkte.

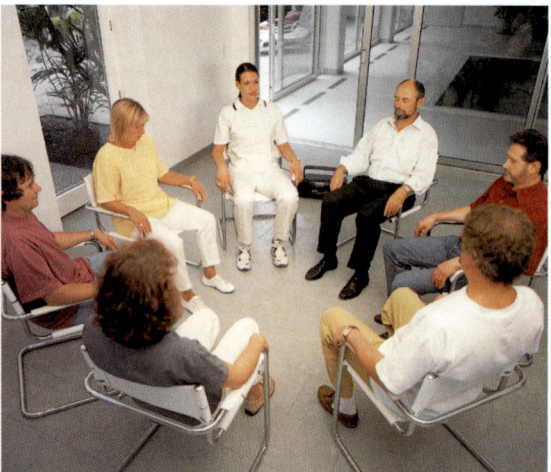

Abb. 16.8: Eine Gruppentherapie bietet den Patienten vor allem auch Lernmöglichkeiten im zwischenmenschlichen Bereich. [K103]

Gruppentherapien haben einige Vorteile gegenüber Einzeltherapien, z.B.:
- Angebot von Lernmöglichkeiten im zwischenmenschlichen Bereich
- Vorbeugung vor Rückzugstendenzen und sozialer Isolation
- Erleichterung des Beziehungsaufbaus zu Mitpatienten
- Möglichkeit zur Entwicklung und Erprobung neuer sozialer Kompetenzen
- Motivation durch positive persönliche Erfahrungsberichte von Leidensgefährten
- Vermittlung von Eigenverantwortung für den Therapieerfolg

Auch dem Therapeuten bringt eine Gruppentherapie neue Erkenntnisse. Er kann den Patienten in der Gruppe beobachten. Dadurch lernt er ihn besser kennen und kann ihn gezielter unterstützen.

Verschiedene Formen der Gruppentherapie

Mehrere psychotherapeutische Schulen haben Konzepte für die Therapie in der Gruppe entwickelt:
- **Psychoanalytisch orientierte Gruppentherapie.** Hier werden die Beziehungen der Teilnehmer mit Hilfe psychodynamischer Deutungen bearbeitet. Je nach Ausrichtung wird entweder die Gruppe als Ganzes betrachtet oder es werden mehrere Einzeltherapien parallel durchgeführt. Im Zentrum steht die Übertragung zwischen Patient und Therapeut
- **Encounter-Gruppen.** In den von Rogers, dem Begründer der Gesprächs(psycho)therapie (☞ 16.3.3), entwickelten Encounter-Gruppen sollen sich emotionale Entwicklungen und Beziehungen frei entfalten. Dieses sehr unstrukturierte Konzept liegt auch manchen Selbsthilfegruppen zugrunde
- **Psychodrama nach Moreno.** Die Teilnehmer drücken ihre Probleme und Konflikte in Rollenspielen aus. Ein Teil der Gruppe ist das Publikum, das Spiel wird vom Therapeuten geleitet
- **Themenzentrierte Interaktion.** Bei dieser Methode wird ein festgelegtes Ziel gemeinsam angestrebt. Das kann z.B. das Lernen auf eine Prüfung sein. Die Gruppe versucht, ein gutes Klima unter den Mitgliedern zu schaffen und jeden Einzelnen für das Thema zu interessieren. Negative Gefühlsäußerungen beispielsweise, die dem Einzelnen das Mitarbeiten unmöglich machen („Mein Gott, ist das heute wieder langweilig!") finden Beachtung. Eine wichtige Gesprächsregel sieht die Verwendung in der „Ich"-Form vor. Auf „man" und „wir" wird verzichtet, da diese Ausdrucksweise den Sprechenden aus seiner Verantwortung entlässt
- **Verhaltenstherapie** (☞ auch 16.3.2). Verhaltenstherapeuten haben einige teils sehr konkrete Konzepte zur Behandlung einzelner Störungen entwickelt. So gibt es Verhaltenstherapiegruppen bei Angststörungen oder Depressionen sowie das Trai-

ning sozialer Fertigkeiten oder das Problemlösungstraining zur Rückfallsprophylaxe bei Schizophrenen. Typischerweise bekommen die Patienten im Sinne der *Psychoedukation* (☞ 16.3.2, 16.3.5) genaue Informationen über ihre Erkrankung und die dazu bekannten Therapien. Schritte zur Überwindung einzelner Probleme werden ausführlich besprochen und praktisch eingeübt. Oft bekommen die Patienten zusätzlich Bücher oder Selbsthilfemanuale zum Lesen *(Bibliotherapie)* und müssen „Hausaufgaben" machen, d.h. das in der Gruppe Gelernte auf den Alltag übertragen. In der nächsten Sitzung berichten sie über ihre Erfahrungen.

Unterschieden werden außerdem:
- **Offene Gruppen.** Hier wechselt die Zusammensetzung der Teilnehmer
- **Geschlossene Gruppen.** Die Teilnehmerzusammensetzung ist konstant.

Gruppentherapie auf Station

Gerade im stationären Bereich kann das therapeutische Angebot durch Gruppentherapien stark erweitert werden. Oft sprechen auch organisatorische (oder finanzielle) Gründe für die Gruppenarbeit und gegen Einzelsitzungen.

Gruppentherapien sind geeignet für motivierte Patienten, die sich und ihre Probleme in die Gruppe einbringen und aktiv an ihr teilnehmen können. Der Patient muss nicht nur dem Therapeuten, sondern auch den anderen Gruppenmitgliedern vertrauen können.

Für Patienten mit gravierenden Störungen im zwischenmenschlichen Bereich oder starken Rückzugstendenzen sind Gruppentherapien oft zu fordernd. Letztlich entscheiden die Therapeuten oder Ärzte, wer für eine Gruppentherapie geeignet ist. Auch pflegerische Angebote werden häufig in einer Gruppe durchgeführt.

> ≣☰⁄ **Kontaktadresse**
> **Deutscher Arbeitskreis für Gruppenpsychotherapie und Gruppendynamik DAGG**
> Landaustr.18, 34121 Kassel
> Telefon: 05 61/28 45 67
>
> www.dagg.de

16.3.5 **Paar- und Familientherapie**

> ⦂ **Paar- und Familientherapie:** Psychotherapeutisches Verfahren, an dem beide Ehepartner bzw. alle Mitglieder einer Familie teilnehmen. Im Zentrum des Interesses steht der Umgang aller Beteiligten miteinander. Er soll gezielt verändert werden, um insbesondere dem Patienten eine neue Rolle zu ermöglichen.

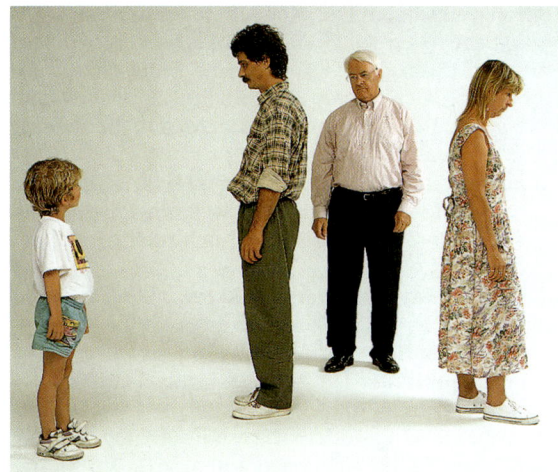

Abb. 16.9: Bei der Familientherapie steht der Umgang aller Beteiligten miteinander im Zentrum des Interesses. Deshalb müssen alle Familienmitglieder in die Therapie mit einbezogen werden. [K102]

Wie bei der Gruppentherapie wurden auch für die **Paar- und Familientherapie** verschiedene Verfahren entwickelt. Störungen des Patienten werden hierbei generell nicht nur als Folge seiner eigenen Biografie betrachtet, sondern auch als Folge familiärer Interaktionen. Die Familie wird als System gesehen – jedes Mitglied spielt eine bestimmte Rolle und trägt durch sein Verhalten zum „Stil" der Familie bei. Der Patient hat eine „Rolle" im Familiensystem, die ihm nicht gut tut, weshalb er unter anderem erkrankt ist.

Ziel der Familientherapie ist es, die Stärken der Familie ausfindig zu machen und an ihnen zu arbeiten. Es soll *nicht* nach einem Schuldigen für die Probleme des Patienten gesucht werden.

> ☞ Bei der Arbeit mit Familien ist es wichtig, dass der Therapeut eine tragfähige Beziehung zu *allen* Beteiligten aufbaut *(Allparteilichkeit)* und sich in familiären Auseinandersetzungen nicht auf eine Seite schlägt.

Verschiedene Formen der Paar- und Familientherapie

Mögliche **Interventionen** (Einflussnahmen) in der Familientherapie sind:
- **Psychoedukation.** Die ganze Familie wird über psychiatrische Sachverhalte, z.B. die Erkrankung eines Familienmitgliedes, informiert und im Umgang mit ihm angeleitet
- **Verschreibungen.** Die Familie wird aufgefordert, sich in einem Punkt ganz anders zu verhalten als zuvor. Beispiel: Die magersüchtige Tochter soll von niemandem in der Familie mehr aufs Essen angesprochen werden

- **Grenzziehungen.** Die Möglichkeiten der Familienmitglieder, sich voneinander abzugrenzen, wird gebessert. Beispiel: Die fürsorgliche Mutter lernt, ihrem Kind mehr Verantwortung zu übergeben und weniger unter den Problemen zu leiden, die sich zunächst daraus ergeben
- **Training des Problemlöseverhaltens.** Z.B. lernt eine Familie, wie sie konsequent auf aggressive Impulsdurchbrüche eines geistig behinderten Kindes reagieren kann
- **Verbesserung der Kommunikation.** Die Familienmitglieder lernen, z.B. Kritik nicht versteckt, sondern offen auszusprechen
- **Vermitteln neuer Deutungen.** In der Familie übliche Erklärungen (z.B. die Mutter ist unglücklich, weil sie zu wenig Geld hat) werden in Frage gestellt und neue Erklärungen angeboten (z.B. die Mutter ist unglücklich, weil sie durch die Doppelbelastung von Beruf und Haushalt chronisch überfordert ist)
- **Befragungen.** Jedes Familienmitglied legt seine Auffassung eines Problemes dar, so dass für alle Beteiligten ein möglichst umfassendes Bild entsteht
- **Paradoxe Interventionen.** Auf Anweisung des Therapeuten wird zunächst genau das Gegenteil von dem gemacht, was letztlich erreicht werden soll. Beispiel: Eine magersüchtige Patientin darf nicht mehr an den Familienmahlzeiten teilnehmen.

Im Rahmen eines **stationären Aufenthaltes** können Familientherapien aus organisatorischen Gründen nicht durchgeführt werden. Für akut psychotische Patienten sind sie wegen der emotionalen Belastung sowieso kontraindiziert. Ansonsten sind Familientherapien bei vielen psychischen Störungen möglich. Voraussetzung ist allerdings die Motivation *aller* Beteiligten.

> **Kontaktadressen**
>
> **Dachverband für Familientherapie und systemisches Arbeiten DFS**
> Rather Schulstr. 12, 51107 Köln
> Telefon: 02 21/86 68 79
>
> www.familientherapie.org
>
> **Deutsche Arbeitsgemeinschaft für Familientherapie DAF**
> Friedrichstr. 28, 35392 Gießen
> Telefon: 06 42/7 02 24 77

16.4 Entspannungsverfahren

Entspannungsverfahren werden heute in allen psychiatrischen Einrichtungen angeboten. In der Regel erlernen die Patienten die Entspannungsverfahren in der Gruppe. Ziel ist es, sie nach und nach in die Lage zu versetzen, die Entspannungsverfahren in Stress-Situationen ohne fremde Hilfe selbst anzuwenden. Entspannungsgruppen werden häufig von Pflegenden angeleitet.

16.4.1 Progressive Muskelrelaxation nach Jacobson

Bei der **Progressiven Muskelrelaxation nach Jacobson** wird über die Entspannung der Muskulatur auch die psychische Anspannung gesenkt. Dabei werden einzelne Muskelgruppen zunächst gezielt angespannt und dann entspannt. Die Übungen sollten mehrmals am Tag von den Patienten wiederholt werden.

Dieses Entspannungsverfahren kann auch bei akut psychotischen Patienten eingesetzt werden und gehört mittlerweile zu den Standardangeboten bei der stationären psychiatrischen Behandlung.

Die Progressive Muskelrelaxation kann gut in Gruppen erarbeitet werden, oft unter Anleitung einer Pflegenden oder eines Psychologen.

> **Literaturtipp**
>
> Johnen, Wilhelm: Muskelentspannung nach Jacobson. Gräfe und Unzer Verlag, München, 1999

16.4.2 Biofeedback

Ziel des **Biofeedbacks** ist der bewusstere Umgang mit dem Körper. Physiologische Prozesse, die normalerweise nicht dem Willen unterliegen, sollen willkürlich beeinflusst werden. Dafür werden die Ergebnisse physiologischer Messungen (Blutdruck, muskuläre Verspannung) dem Patienten akustisch oder visuell über einen Monitor mitgeteilt, und er lernt, seine Körperprozesse beispielsweise durch Entspannungstechniken zu beeinflussen. Dieser Ansatz eignet sich z.B. zur Bekämpfung von Spannungskopfschmerzen und Muskelverspannungen.

Biofeedback kann nicht zu Hause durchgeführt werden, da eine aufwendige Ausrüstung eingesetzt werden muss. Es birgt außerdem die Gefahr, dass der Patient sich nur auf die somatische Seite seiner Erkrankung konzentriert.

> **Literaturtipp**
>
> Rief, Winfried und Niels Bierbauer: Biofeedback-Therapie. Grundlagen, Indikationen und praktisches Vorgehen. Schattauer, Stuttgart, 2000

16.4.3 Autogenes Training

Das **Autogene Training** nach J. H. Schulz ist ein autosuggestives Verfahren. Der Patient beeinflusst sich selbst, indem er bestimmte Übungen durchführt. In Einzelschritten wird durch Formeln (z.B. „Ich bin

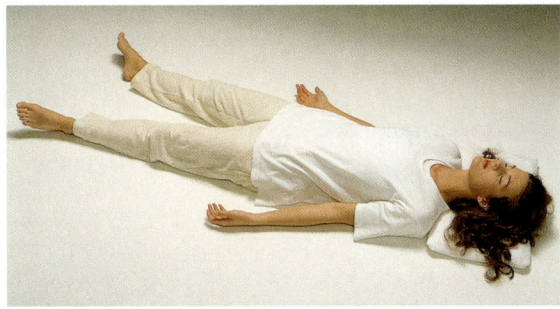

Abb. 16.10: Durch Autogenes Training kann sich der Patient mit Hilfe von Wärme- und Schwereempfindungen gezielt und tiefgehend entspannen. [K102]

ganz ruhig – mein rechter Arm ist schwer und warm") eine Entspannung einzelner Körperteile erreicht, bis hin zur Beeinflussung von Atmung und Herzschlag. In der Folge wird auch die psychische Verfassung beeinflusst.

Das Autogene Training unterstützt die Selbstständigkeit und Selbsthilfefähigkeit der Patienten und ist mittlerweile ein Standardverfahren bei einer Vielzahl psychischer Störungen. Bei akut psychotischen Patienten kann die Konzentration auf den Körper allerdings zur Verschlechterung führen.

> 📖 **Literaturtipp**
> Langen, Dietrich: Autogenes Training. Gräfe und Unzer Verlag, München, 1997

16.5 Kreative Therapieverfahren

Der Grundgedanke aller **kreativen Therapieverfahren** ist, dass der Patient seelische Konflikte häufig nicht in Worten ausdrücken kann, also auch nicht mit seinem Therapeuten besprechen kann. In kreativen Therapien werden dem Patienten verschiedene andere Möglichkeiten angeboten, sich auszudrücken. Speziell ausgebildete Therapeuten interpretieren die Ergebnisse der Therapiesitzungen. Die meisten dieser Verfahren werden in der Gruppe angeboten, es gibt aber auch – je nach Indikation – Einzeltherapien. Durch kreative Therapien werden die Gefühle des Patienten freigesetzt, seine Ausdrucksfähigkeit und Kreativität gefördert. Die Arbeit in der Gruppe verbessert seine sozialen Kompetenzen.

16.5.1 Tanztherapie

Tanz ist eines der ältesten Ausdrucksmittel der Menschheit. Über die Körpersprache beim Tanz wird verloren gegangenes Selbstvertrauen wieder geweckt. Heute kommen in der **Tanztherapie** Standardtänze

und frei improvisiertes Tanzen zum Einsatz. Der Patient erfährt seinen Körper in einem anderen Kontext. Dabei können – wie auch bei anderen körperbetonten Therapien – intensive emotionale Prozesse ausgelöst werden. Der Therapeut nimmt die Bewegungen des Patienten auf und reagiert darauf, wodurch ein intensiver, wenn auch wortloser Dialog entsteht.

Außerdem werden bei der Tanztherapie – ähnlich wie beim Patientensport – die positiven Effekte körperlicher Betätigung auf das psychische Befinden genutzt.

16.5.2 Konzentrative Bewegungstherapie

Die **konzentrative Bewegungstherapie** ist ebenfalls eine körperorientierte Therapieform. Der Patient bewegt sich ohne viel Anleitung in einem mit Gymnastikgeräten ausgestatteten Raum. Er konzentriert sich auf seine Bewegungen und die damit verbundenen Gefühle. Ziel ist es, Körperkontakt, Zugang zu den eigenen Gefühlen und Ausdrucksfähigkeit zu verbessern.

16.5.3 Musiktherapie

Die **Musiktherapie** ist eine Therapieform, bei der die Musik als nonverbales Mittel zur Kommunikation eingesetzt wird. Bei der *passiven* Musiktherapie hört der Patient Musik, bei der *aktiven* Musiktherapie drückt er sich selbst musikalisch aus. Zum Einsatz kommen dabei u.a. auch Orff-Instrumente (Trommeln, Rasseln, Flöten), die ohne Vorbildung gespielt werden können. Ziel der Musiktherapie ist, die Erlebnisfähigkeit des Patienten zu erweitern.

Die Auswahl der Musikstücke hängt von der Stimmungslage des Patienten ab. Auf keinen Fall wird

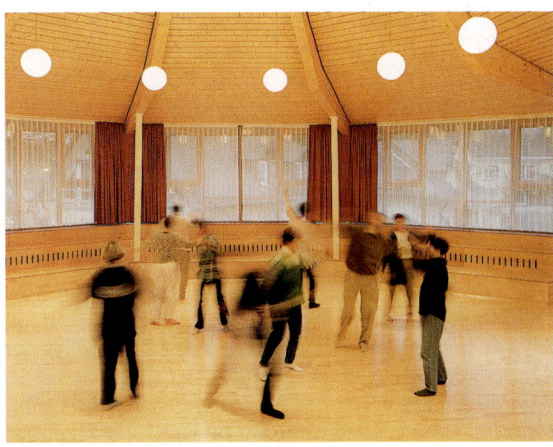

Abb. 16.11: In vielen psychotherapeutischen Verfahren wird der Körper mit einbezogen. So können Patienten z.B. im Tanz Gefühle ausdrücken und ausleben. [T216]

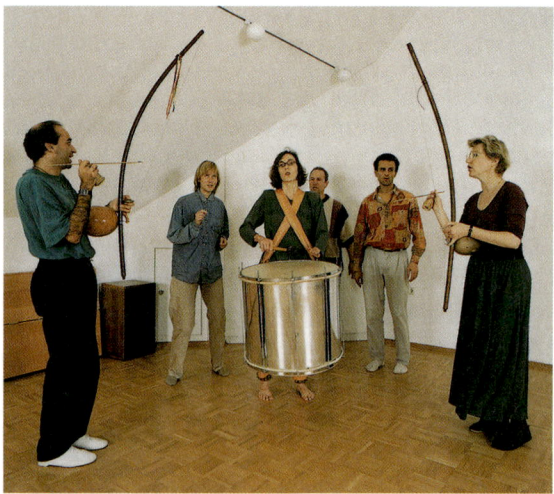

Abb. 16.12: Künstlerische und kreative Aktivitäten wie Tanz, Musik und Malerei müssen nicht auf therapeutische Maßnahmen beschränkt bleiben. Es gibt genügend öffentliche Angebote, die die Patienten auch nach einer Therapie nutzen können, um eine neuentdeckte Begeisterung nicht wieder versiegen zu lassen und soziale Kontakte zu knüpfen. [T216]

versucht, einen depressiven Patienten durch besonders muntere Musik aufzuheitertern – sie würde ihn eher niederdrücken, weil er mit ihr nichts anfangen kann.

> 📖 **Literaturtipp**
> Neander, Klaus-Dieter: Musik und Pflege.
> Urban & Fischer, München, 1998

16.6 Hypnotische Verfahren

Hypnose ist ein Suggestionsverfahren, bei dem durch gezielte willentliche Beeinflussung mit Hilfe gleichförmiger Sinnesreize ein Zustand tiefer Ruhe und Entspannung hervorgerufen wird. Wahrnehmungsfähigkeit und Verstandeskontrolle sind dabei herabgesetzt.

Dieser Zustand wird mit Hilfe des Hypnotherapeuten erreicht. Zwischen ihm und dem hypnotisierten Patienten besteht eine enge Verbindung, der *Rapport*. Der Patient setzt die Anregungen des Therapeuten in Gefühle, Fantasien oder Handlungen um.

Der Hypnose haftet oft der Ruf des Unheimlichen an: Es wird befürchtet, dass sich der Patient unter Hypnose wesensfremd verhalten könne oder dem Therapeuten völlig ausgeliefert ist. Diese Vorurteile sind unbegründet. In den letzten Jahren gewinnt die Hypnose immer mehr an Bedeutung. Sie eignet sich z.B. zur **Schmerzbehandlung** oder bei **psychosomatischen** und **neurotischen Störungen.**

Bei psychotischen Störungen darf Hypnose nicht angewandt werden. Deshalb wird sie in psychiatrischen Kliniken kaum angeboten.

> ✉ **Kontaktadressen**
> **Deutsche Gesellschaft für ärztliche Hypnose e.V. DGH**
> Druffelsweg 3, 48653 Coesfeld
> Telefon: 0 25 41/7 00 07
>
> www.hypnose-dgh.de
>
> **Milton Ericksongesellschaft für Klinische Hypnose**
> Konradstr. 16, 80801 München
> Telefon: 0 89/33 63 56
>
> www.ourworld.compuserve.com/homepages/
> milton-erickson/index.html

16.7 Ergotherapien

Ergotherapien (griech. ergon = Arbeit) werden bei einer stationären Behandlung zusätzlich zu Psychotherapien eingesetzt. Sie werden von speziell ausgebildeten Ergotherapeuten durchgeführt. Ergotherapie umfasst **Beschäftigungs-** und **Arbeitstherapie.**

Arbeit und Beschäftigung sind Teil der menschlichen Selbstverwirklichung und der eigenständigen Lebensgestaltung. Darum kommt der Ergotherapie große Bedeutung zu: Sie nutzt die entsprechenden Fähigkeiten des Patienten zur Selbsthilfe und entwickelt sie systematisch weiter. Durch die Ergotherapie werden *Ausdauer* und *Konzentration* trainiert. Die Patienten gewinnen wieder mehr *Selbstvertrauen*, wenn sie die Ergebnisse ihrer Anstrengungen sehen können. Sie lernen, ihr Leistungsvermögen realistisch einzuschät-

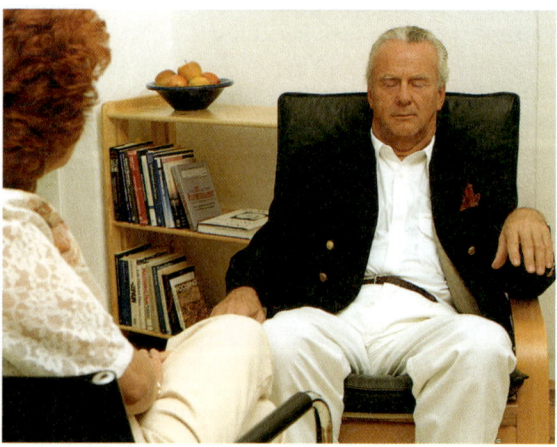

Abb. 16.13: Nur wenn der Patient bereit ist, sich hypnotisieren zu lassen, hat diese Behandlungsmethode Aussicht auf Erfolg. [K102]

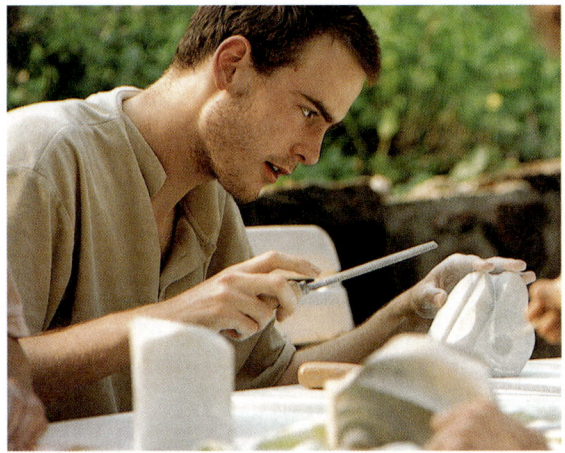

Abb. 16.14: Die Ergotherapie fördert eine sinnvolle Beschäftigung. Durch gestalterische Arbeiten können z.B. Gefühle ausgedrückt werden, die Realität kann wieder „greifbar gemacht werden". [W207]

zen. Systematische Ergotherapie ist zudem wichtiger Bestandteil der *beruflichen Rehabilitation*.

16.7.1 Beschäftigungstherapie

Die **Beschäftigungstherapie** ist meistens musisch-kreativ ausgelegt, Möglichkeiten sind z.B. Handarbeiten, Töpfern, Malen, Basteln, Holz- oder Steinbearbeitung. Leistungsdruck wird vermieden, auf Perfektion und Qualität der Ergebnisse wird kein besonderer Wert gelegt. Wesentlich ist lediglich, dass die Patienten Freude am Tun haben und dabei erfahren, dass sie (wieder) etwas zustande bringen.

Die **Gestaltungstherapie** ist eine besondere Form der Beschäftigungstherapie, bei der die Werke der Patienten auf tiefenpsychologischer Grundlage gedeutet werden. Hierfür ist eine Zusatzausbildung zum Gestaltungstherapeuten erforderlich.

16.7.2 Arbeitstherapie

Die **Arbeitstherapie** soll die Wiedereingliederung ins Berufsleben erleichtern. Im Mittelpunkt steht entsprechend das schrittweise Trainieren von Leistungsvermögen und Selbstverantwortung. Die Patienten werden gezielt belastet, ihre Arbeit bewertet Die Bedingungen sollten realistisch sein. Festgelegte Arbeitszeiten und -pausen, Leistungskontrollen und die Übernahme auch unangenehmer Aufgaben gehören ebenso dazu. Wenn möglich werden die Patienten finanziell entlohnt.

Angebote der Arbeitstherapie sind z.B. einfache Industriearbeiten wie Zusammenstecken oder -schrauben von Einzelteilen. Oft gibt es eine Schreinerei oder eine Schlosserei, in der komplexere handwerkliche

Tätigkeiten trainiert werden. Besonders wichtig sind heute auch Angebote wie Büro- und Computertraining.

16.8 Soziotherapie

In der **Soziotherapie** wird das Zusammensein und Zusammenleben von Patienten, Pflegenden und Therapeuten auf Station systematisch genutzt. Da sich jede Einzeltherapie in einem sozialen Umfeld abspielt, bildet die Soziotherapie die Grundlage der psychiatrischen Behandlung.

Ziel der Soziotherapie

Ein Ziel der Soziotherapie ist es, die Selbstständigkeit und Eigenverantwortlichkeit des Patienten wiederherzustellen. Dazu ist es notwendig, eine Umgebung zu schaffen, in der er sich wohl fühlt und mitbestimmen kann aber auch Grenzen akzeptieren muss. Dazu zählen Selbstverständlichkeiten wie z.B. das selbstständige Gestalten des Patientenzimmers mit ausreichenden Rückzugsmöglichkeiten für den Patienten, für z.B. ungestörtes Telefonieren, Zeitunglesen oder Fernsehschauen.

Die Station als soziotherapeutisches System

Soziotherapeutisch wirkt auch eine gut funktionierende und **therapeutisch durchdachte Station:** Regeln, Stationsangebote, Alltagsgestaltung und das Verhalten des Teams ergänzen sich und wirken in eine gemeinsame, für den Patienten sinnvolle Richtung.

Die Soziotherapie ist offen. Zeitlicher Rahmen, Ziele, Teilnehmer und mögliche Aktivitäten orientieren sich an den Anforderungen des Alltags auf Station und an den Bedürfnissen und Interessen der Patienten. Wichtig ist, dass die Patienten durch Spiele, Ausflüge, Stationssitzungen usw. stimuliert und aktiviert werden, damit ihre geistigen, emotionalen und sozialen Fähigkeiten nicht verloren gehen.

Die Soziotherapie umfasst die Milieugestaltung (☞ 16.8.1), die Alltagsbewältigung (☞ 16.8.2), die Sozialarbeit (☞ 16.8.3) und das Coping (☞ 16.8.4).

16.8.1 Milieugestaltung

Das **Milieu** *(soziale Umfeld)* kann entscheidend für das seelische Befinden eines Menschen sein. Psychisch Kranke reagieren besonders empfindlich auf Störungen des Milieus. Auf der Station sollten die Patienten ein Klima vorfinden, das Entwicklung und Veränderungen möglich macht. Die Atmosphäre sollte möglichst „normal" und realitätsnah sein. Dazu gehören funktionierende Stationsuhren sowie Kalender und Tageszeitungen zur zeitlichen Orientierung. Tafeln und Stundenpläne helfen, den Überblick über die

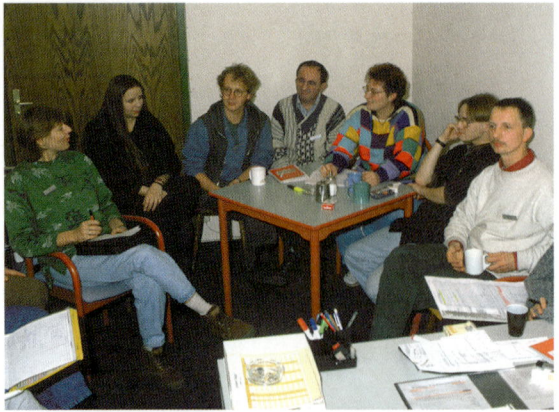

Abb. 16.15: In der Stationsversammlung können die Patienten Anregungen und Kritik äußern. [K183]

verschiedenen Termine zu bewahren und den Tag zu strukturieren. Die Patienten werden ermutigt, Alltagskleidung zu tragen und sich zurecht zu machen.

Zur Normalität gehört auch das Recht auf Mitbestimmung. Das gilt z.B. für die Essensplanung ebenso wie für gemeinsame Unternehmungen. Für Kritik und Anregungen durch die Patienten wird am besten ein fester Termin (**Stationsversammlung,** Patientenforum) eingerichtet – und dort sollten sie auch wirklich zu Wort kommen.

Normalität erfordert aber auch die Übernahme von **Pflichten** und **Verantwortung,** sofern der Zustand des Patienten es erlaubt. Hier greifen Milieugestaltung und Alltagsbewältigung ineinander: Je „normaler" das Milieu, desto eher wird sich auch der Langzeitpatient wieder außerhalb des Krankenhauses zurecht finden und selbstständig versorgen können.

> ⚠ **Vorsicht bei der Zuschreibung von Verantwortung!**
> Selbstverantwortung ist das Ziel und nicht die Voraussetzung der Behandlung. Zu frühe Zuschreibung von Verantwortung kann den Patienten überfordern.

16.8.2 Alltagsbewältigung

Fast alle psychiatrischen Patienten benötigen Hilfe bei der **Alltagsbewältigung.** Sie müssen langsam wieder an den normalen Alltag herangeführt werden, müssen neue Fähigkeiten einüben bzw. alte wieder entdecken oder stärken.

Da die Probleme der Patienten in Abhängigkeit von Art und Schwere der Erkrankung sehr unterschiedlich sind, muss für jeden Patienten ein **individuelles Konzept** zur Förderung seiner Selbstständigkeit überlegt werden. Was der eine Patient ohne Mühe bewältigt, kann für einen anderen zuviel sein. Beispielswei-

se kann sich eine schwer depressive, antriebslose Patientin durch die (An-)Forderung, pünktlich zum Essen zu erscheinen, so überfordert fühlen, dass sie suizidal wird. Manche Patienten sind auf einigen Gebieten sehr selbstständig, auf anderen dagegen eher hilfsbedürftig. Daher gibt es in größeren psychiatrischen Kliniken „Abstufungen" zwischen den Stationen, Wohngruppen innerhalb des Geländes und teilstationären Einrichtungen.

> 🛏 Auch bei der **Alltagsbewältigung** ist es wichtig, nach den Stärken und „gesunden" Anteilen des Patienten zu suchen und diese systematisch zu fördern. Der „defizitorientierte" Blick auf die Krankheitssymptome ist wenig nutzbringend.

Hilfestellungen bei der Bewältigung des Alltags

Die Hilfe zur Alltagsbewältigung nimmt einen breiten Raum in der psychiatrischen Pflege ein. Sie erstreckt sich auf alle Aktivitäten des täglichen Lebens, z.B.:

- **Strukturierung des Tagesablaufs.** Voraussetzung zur Teilnahme am „normalen Leben" ist ein sinnvoll strukturierter Tagesablauf. Pünktliches Aufstehen und regelmäßige Teilnahme an z.B. Stationsbesprechungen sind notwendig und werden trainiert
- **Körperhygiene.** Ungepflegte Menschen wirken abstoßend und sind dadurch in der Kommunikation mit anderen eingeschränkt. Solche Patienten werden bei ihrer persönlichen Hygiene unterstützt – auch wenn es peinlich ist, sie z.B. auf üble Gerüche anzusprechen
- **Haushaltsführung.** Die Fähigkeit, alleine wohnen zu können, wird in Koch- oder Backgruppen, beim gemeinsamen Bettenmachen, Aufräumen der Zimmer oder Wäschewaschen erarbeitet (*Haushaltstraining*). Bei Kochgruppen wird leider oft vergessen, diese Therapie auch Männern anzubieten – Folge eines geschlechtsspezifischen Vorurteils

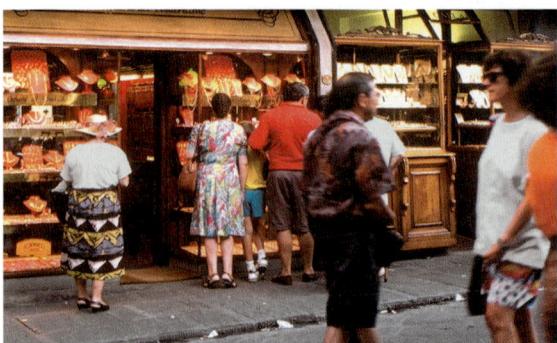

Abb. 16.16: Viele Patienten, besonders solche, die lange Zeit in psychiatrischen Krankenhäusern lebten, haben Schwierigkeiten bei der Bewältigung alltäglicher Aufgaben. Sie müssen schrittweise z.B. an selbstständiges Einkaufen wieder herangeführt werden. [V225]

- **Erledigungen.** Oft müssen Patienten nach einer schweren Erkrankung wieder neu lernen, alleine einkaufen zu gehen oder Straßenbahn zu fahren. Dabei ist am Anfang die Begleitung durch den Bezugspflegenden sinnvoll
- **Anteilnahme am Tagesgeschehen.** Gemeinsames Zeitunglesen fördert die Konzentration und vermittelt den Kontakt zur Außenwelt
- **Soziale Kontakte.** Die Begegnung und Auseinandersetzung mit anderen Menschen fördern Kommunikationsfähigkeit und Sozialkompetenz. Hierzu sollten dem Patienten Möglichkeiten geboten werden.

16.8.3 Sozialarbeit

Ziel der Sozialarbeit

Eine wichtige Aufgabe im Rahmen der **Sozialarbeit** ist die Entwicklung von **Perspektiven** nach der Entlassung. Oft ist das soziale Umfeld (z.B. Wohnsitz, Arbeitsplatz) psychisch Kranker problematisch. Einsamkeit, Obdachlosigkeit und Arbeitslosigkeit verschlechtern ihre Lebensqualität und Prognose.

Ein weiteres Ziel ist es, die **soziale Einbindung** des Patienten, den Kontakt zu Angehörigen und Freunden), zu fördern oder zu verbessern. Deshalb arbeiten die Sozialarbeiter eng mit den Angehörigen zusammen. Auf diese Weise können sie nicht nur das Krankheitsverständnis der Angehörigen verbessern, sondern auch abklären, welche Hilfen der Patient in seinem privaten Umfeld braucht. Das ist besonders in Hinblick auf die Entlassung wichtig. Je besser das soziale Netz, desto seltener gibt es Rückfälle.

Aufgaben des Sozialdienstes

Der **Sozialdienst** hat die Aufgabe, mit den Patienten Lösungsstrategien für ihre individuellen Probleme zu erarbeiten und die ersten Schritte dazu einzuleiten. Beispielsweise hilft er bei:
- Behördengängen
- Planung der Wohn- und Lebenssituation
- Organisation von Arbeitsversuchen (stufenweise Wiedereingliederung am Arbeitsplatz)
- Klärung finanzieller Probleme
- Suche nach geeigneten Reha-Möglichkeiten.

Da hierfür viel Zeit benötigt wird, werden die Kontakte zwischen Sozialdienst und Patienten frühzeitig hergestellt.

Kontaktadressen
Psychosozialer Dienst
Petrusstr. 13, 54292 Trier
Telefon: 06 51/1 46 20 50
e-mail: psdcvtrier@t-online.de

Dachverband psychosozialer Hilfsvereinigungen e.V.
Thomas-Mann-Str. 49 a, 53111 Bonn
Telefon: 02 28/63 26 46
www.psychiatrie.de/verbaende

16.8.4 Coping

Coping (engl. to cope = zurecht kommen, fertig werden mit): Bewältigungsverhalten in Krisensituationen, z.B. nach Mitteilung einer schwerwiegenden Diagnose.

Menschen, die mitten aus ihrem Alltag heraus eine schwerwiegende oder gar lebensbedrohliche Krankheitsdiagnose erhalten, sind damit häufig völlig überfordert und reagieren darauf u.U. mit einer psychischen Störung.

Die Bewältigung von Lebenskrisen erfordert von den Betroffenen schwierige **psychische Anpassungsprozesse.** Ziel der **Coping-Therapie** ist es, Bewältigungsstrategien zu vermitteln, Depressionen zu verhindern und dem Patienten zu helfen, trotz Krankheit die bestmögliche Lebensqualität zu erreichen.

Eine Form des Copings sind die aus dem transaktionalen Stresskonzept nach R.S. Lazarus abgeleiteten Bewältigungsstrategien.

Transaktionales Stresskonzept nach R.S. Lazarus

Das **transaktionale Stresskonzept** nach R.S. Lazarus untersucht die Bewältigungsmechanismen des Menschen von Stress.

Stress: Nach R.S. Lazarus. Alle Situationen, die die Bewältigungsmöglichkeiten eines Menschen stark herausfordern und sogar überschreiten. Jede Krankheit bedeutet für den Erkrankten (und oft auch für seine Mitmenschen) Stress und erfordert seine aktive Mitarbeit.

Bewertung von Stress

Die persönliche Bewertung von Stress ist von zentraler Bedeutung für den Umgang mit unerwarteten Ereignissen.

In der **primären Bewertung** entscheidet der Betroffene zwischen irrelevant, positiv oder stressend. Dabei kann das gleiche Ereignis von einem Menschen als stressend und bedrohlich, vom anderen als Herausforderung erlebt werden, sein Leben zu meistern. Eine Kündigung beispielsweise kann massive Existenzängste auslösen oder aber die Möglichkeit zu einem beruflichen Neuanfang bieten.

Die **sekundäre Bewertung** ist die teils bewusste, teils unbewusste Analyse der Möglichkeiten, die dem gestressten Menschen zur Verfügung stehen. Je depressiver und hoffnungsloser er sich fühlt, desto mehr Möglichkeiten bleiben ihm verschlossen. Im schlimmsten Fall wird er handlungsunfähig und kann nichts mehr tun, um den Stress zu reduzieren und sein psychisches Gleichgewicht wieder herzustellen.

Bewältigungsstrategien

Die **Bewältigungsstrategien** sollen dem Betroffenen helfen, beängstigende Situationen als weniger bedrohlich und lähmend zu empfinden. Statt dessen soll er lernen, ruhig zu bleiben und sich nicht zu sehr aufzuregen. Dazu bieten sich unterschiedliche Möglichkeiten, die von Kranken oft in Kombination eingesetzt werden:

- **Information.** Die Suche nach Informationen kann eine sehr gute Bewältigungsform sein und Angst reduzieren. Der Patient wird wieder handlungsfähig. Erfährt er jedoch nicht, was er wissen will, kann sich seine Angst verstärken. Auch Angehörigen erleichtert Aufklärung und Information oftmals den Umgang mit dem Betroffenen. Allerdings kann die Suche nach Informationen auch eine ungeeignete Bewältigungsform sein. Bei einem Sterbenden können Informationen die notwendigen intrapsychischen Anpassungsprozesse, z.B. Akzeptanz von Diagnose und Prognose, blockieren. Endgültigkeit und Konsequenzen der Aussage „Sie haben nicht mehr lange zu leben" werden verkannt und nicht verarbeitet
- **Direkte Aktionen.** Durch aktives Handeln kann der Patient Einfluss auf seine Situation nehmen. Hat er beispielsweise den Entschluss gefasst, sich operieren zu lassen, und wird daraufhin entspannter und ruhig, hat die Angst- und Stressbewältigung begonnen. Fühlt er sich allerdings nach dieser Entscheidung immer noch gestresst, z.B. durch die bedrohliche Operation selbst, muss er nach anderen Bewältigungsformen suchen
- **Aktionshemmung.** Manchmal kommen Betroffene mit stressenden Situationen leichter zurecht, wenn sie bestimmte Handlungen gezielt unterlassen. Für eine Frau ist es u.U besser, den aufreibenden Kontakt zu ihrem alkoholkranken Mann komplett abzubrechen, als sich immer wieder stressigen und ergebnislosen Begegnungen auszusetzen
- **Intrapsychische Verarbeitung.** Hierunter fallen mit Wahrnehmung, Nachdenken und Erkenntnis verbundene, sog. kognitive Prozesse. Sie sind immer ein wichtiger Bestandteil des Copings. Der Patient beschäftigt sich gedanklich mit seiner Situation und kann zu unterschiedlichen Ansichten kommen. Er kann z.B. mit Selbstvertrauen und Optimismus die Krankheit realistisch einschätzen und sich sagen: „Ich habe zwar Diabetes, aber ich bin diszipliniert, ich werde keine Komplikationen entwickeln". Oft kommt es zu einer *Verschiebung* der Verantwortung für die Situation: „Immerhin weiß ich, dass meine Mutter schuld an allem ist". *Leugnen* steht oft am Anfang der intrapsychischen Verarbeitung: „Bestimmt irren sich die Ärzte mit ihrer Diagnose, sie haben mich ja kaum untersucht". *Akzeptanz* ist ein weiterer Schritt: „Gott wird mich auch durch diese schwierige Situation begleiten". Oftmals führen kognitive Prozesse auch zu einer *Neubewertung* der Chancen: „Immerhin weiß ich jetzt, was eigentlich los ist, da wird man ja was machen können."

- **Emotionale Zuwendung.** Gerade wenn eine Situation völlig verzweifelt erlebt wird, kann der Trost durch Angehörige und Freunde noch möglich sein. Helfer können den Patienten vorübergehend so stützen, dass er seine „Stressabwehr" neu organisieren kann.

Je hilfloser, unsicherer und bedrohter Menschen sich fühlen, desto schwieriger wird es für sie, geeignete Bewältigungsfunktionen zu wählen. Dadurch können sie in einen Zustand ständiger, quälender Angst geraten.

> 📖 Im Umgang mit Patienten ist es wichtig, sie ihre eigene Stärke erleben zu lassen, ihnen durch Informationen Sicherheit zu vermitteln und das Gefühl der Bedrohung zu mildern. Je geborgener Patienten sich fühlen, desto eher sind sie fähig, auf ihre eigenen Ressourcen zur Stressminderung zurückzugreifen.

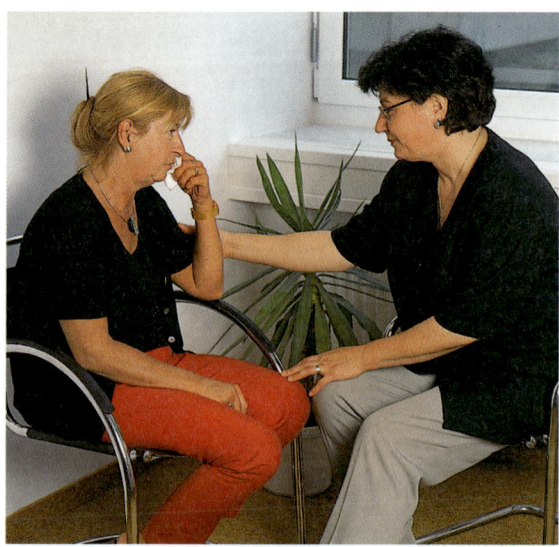

Abb. 16.17: Während des Anamnesegesprächs kann es vorkommen, dass der Patient zu weinen beginnt. Dann ist es wichtig, beim Patienten zu bleiben, ihm Nähe zu zeigen, ihn in dieser Situation anzunehmen und ihn zu ermutigen, seinen Gefühlen freien Lauf zu lassen. [K103]

Wiederholungsfragen

1. Welche Medikamentengruppen zählen zu den Psychopharmaka? (☞ 16.1.1)

2. Worauf muss die Pflegende bei der Einnahme bzw. Verabreichung von Psychopharmaka achten? (☞ 16.1.3)

3. Was sind die Hauptindikationen der Elektrokrampftherapie? (☞ 16.2.1)

4. Was sollte die Pflegende bei der Betreuung der Wachtherapie beachten? (☞ 16.2.2)

5. Welche nicht-medikamentöse Therapieform wird häufig bei der saisonalen Depression eingesetzt? (☞ 16.2.3)

6. Welches sind die Phasen der psychosexuellen Entwicklung? (☞ 16.3.1)

7. Welche Abwehrmechanismen kennen Sie? (☞ 16.3.1)

8. Was ist das Reizkonfrontationsverfahren in der Verhaltenstherapie? (☞ 16.3.2)

9. Was wird durch Belohnungen erreicht und was ist dabei zu beachten? (☞ 16.3.2)

10. Worauf basiert die Gesprächstherapie nach Rogers? (☞ 16.3.3)

11. Was sind die wesentlichsten Elemente in der Grundhaltung des Therapeuten bei der Gesprächspsychotherapie? (☞ 16.3.3)

12. Welche Gruppentherapien kennen Sie? (☞ 16.3.4)

13. Was ist Psychodrama? (☞ 16.3.4)

14. Welche Entspannungstechnik sollte bei psychotischen Patienten nicht durchgeführt werden? (☞ 16.4.3)

15. Was ist der Grundgedanke der kreativen Therapieverfahren? (☞ 16.5)

16. Welche kognitiven Fähigkeiten sind unter Hypnose herabgesetzt? (☞ 16.6)

17. Wie unterscheidet sich Beschäftigungstherapie von Arbeitstherapie? (☞ 16.7)

18. Wodurch zeichnet sich die Soziotherapie aus? (☞ 16.8)

19. Was sind die Aufgaben des Sozialdienstes? (☞ 16.8.3)

20. Was versteht man unter Coping in der Psychiatrie? (☞ 16.8.4)

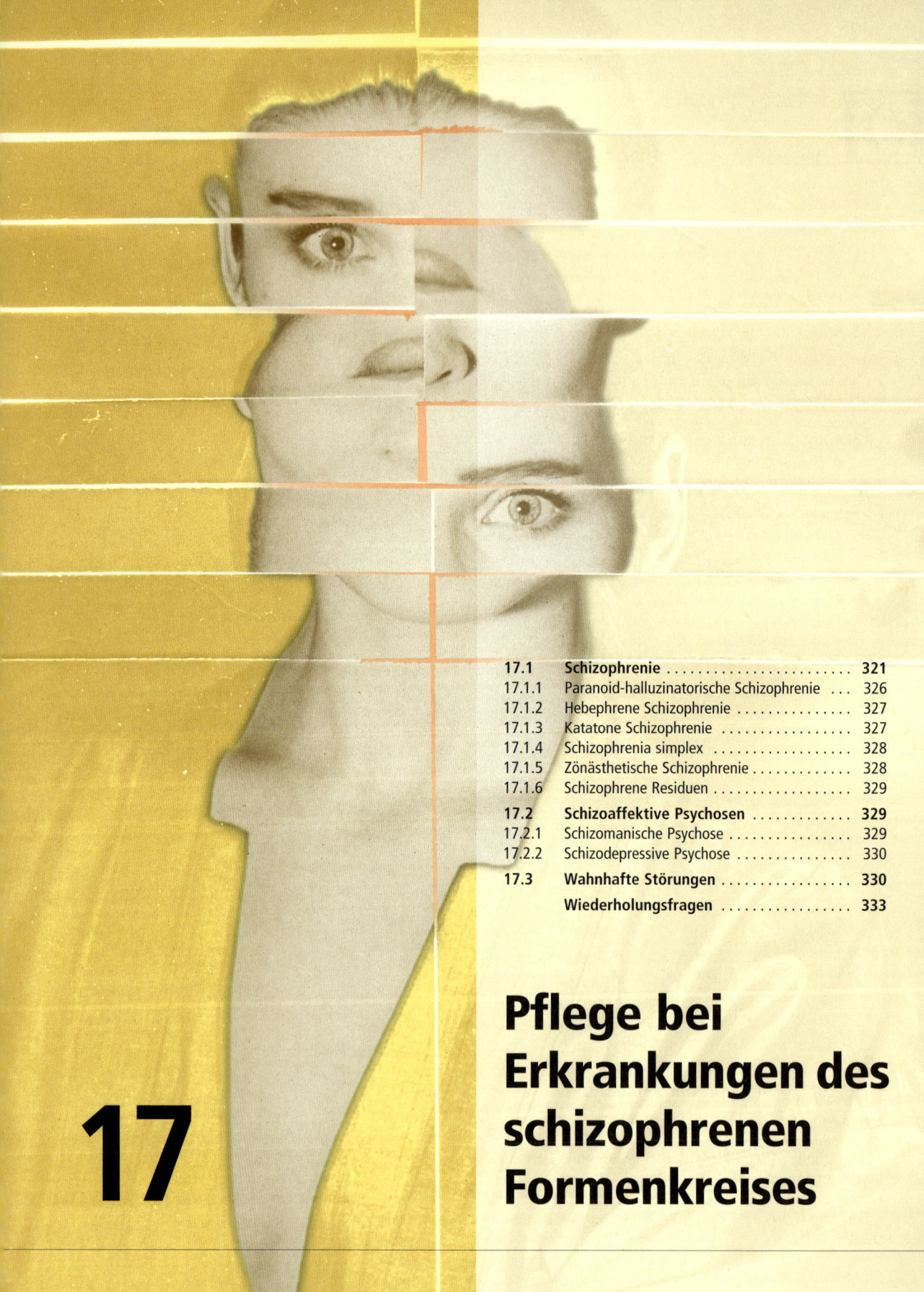

17

Pflege bei Erkrankungen des schizophrenen Formenkreises

17.1 Schizophrenie

> **Schizophrenie** *(Spaltungsirresein):* Endogene Psychose (☞ 14.6.3), gekennzeichnet durch eine schwere Störung der Gesamtpersönlichkeit mit Verlust von Einheit und Ordnung der Wahrnehmung, des Denkens, der Affekte und der Identität. Häufigkeit ca. 0,2 – 0,6 % der Bevölkerung, Manifestationsgipfel geschlechtsabhängig (Männer 17 – 30 Jahre, Frauen etwa 2 – 5 Jahre später sowie in der Postmenopause).

Das Wesen der Krankheit **Schizophrenie** ist schwer zu erklären. Da es viele Erscheinungsformen gibt, spricht man auch von der Gruppe der Schizophrenien oder von Erkrankungen des schizophrenen Formenkreises. Schizophrene Erlebnisweisen sind so ungewöhnlich, dass man sie kaum mitteilen oder nachvollziehen kann. Im Zentrum der Erkrankung stehen charakteristische Veränderungen von Denkstruktur, Wahrnehmung und Affekt. Der Bezug des Kranken zur Realität ist gestört. Seine intellektuellen Fähigkeiten bleiben in der Regel erhalten.

Bericht einer Patientin über ihre schizophrene Erkrankung:

„... Das größte Problem, dem ich mich gegenüber sehe, ... ist die Intensität und Varietät meiner Gefühle und meiner reduzierten Fähigkeit, mit intensiven Gefühlen anderer Leute umzugehen, speziell mit negativen. Ich habe recht oft eine euphorische Hochstimmung erfahren, die ganz wie ein In-Kontakt-Sein mit einer höheren Realität oder Bedeutung des Lebens wirkt. Sie ist begleitet von einer Art zusätzlicher Helligkeit oder besonderer Dimension der alltäglichen Dinge um mich. Die Kehrseite der Medaille ist jedoch eine sehr intensive, gegenstandslose Angst, die mich typischerweise nach einer kurzen Zeit ohne Medikamente überfällt. Die beiden Gefühle sind gegensätzlich, aber irgendwie miteinander verbunden."

> 📖 **Literaturtipps**
>
> Green, Hannah: Ich habe dir nie einen Rosengarten versprochen. Rowohlt, Reinbek, 1978
>
> Kesey, Ken: Einer flog übers Kuckucksnest. Rowohlt, Reinbek, 1982

Einteilung schizophrener Erkrankungen

Schizophrene Erkrankungen werden entsprechend ihrer vorherrschenden Symptome eingeteilt. Dabei ist die aktuelle Krankheitsphase entscheidend, auch wenn im Laufe einer schizophrenen Erkrankung die verschiedensten Symptombilder auftreten können. Übergänge zwischen den verschiedenen Formen sind fließend.

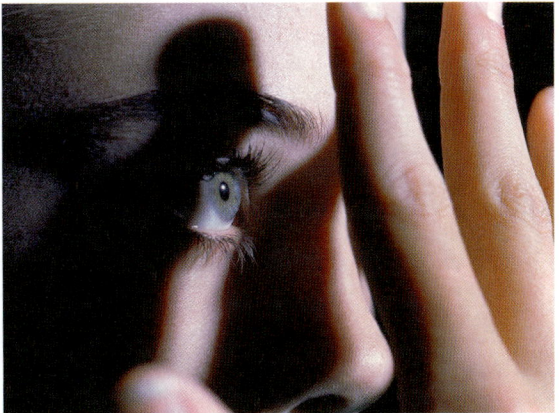

Abb. 17.1: Viele Schizophrene haben als Folge des veränderten Erlebens große Angst oder sind deprimiert. [J600-104]

- **Paranoid-halluzinatorische Form:** Vorherrschende Symptome sind hier akustische Halluzinationen und Wahn (☞ 17.1.1)
- **Hebephrene Form:** Es dominieren Affektstörungen (Affektverflachung, Enthemmung, „läppisch-alberne" Gestimmtheit) und oft entwickelt sich schnell eine Negativsymptomatik (☞ unten). Die hebephrene Form tritt meist in der Adoleszenzphase auf. Häufig ist ein deutlicher Leistungsabfall in Schule und Beruf zu erkennen (☞ 17.1.2)
- **Katatone Form:** Bei dieser Form stehen die Störungen des Antriebs und der Psychomotorik im Vordergrund (☞ 17.1.3)
- **Schizophrenia simplex:** Bei dieser Form sind in erster Linie Denkstörungen, Antriebslosigkeit und Verkümmerung des Realitätsbezuges zu beobachten, weniger oder gar nicht die sog. Positivsymptome (☞ unten). Patienten mit dieser Erkrankung werden selten stationär behandelt. Sie haben sich oft mit ihrer Krankheit arrangiert. Auf ihre Mitmenschen wirken sie verschroben (☞ 17.1.4)
- **Zönästhetische Form:** Sie ist gekennzeichnet durch eigenartige Körperempfindungen von Schmerzen bis zu Taubheits- und Elektrisierungsgefühlen (☞ 17.1.5)
- **Residuum:** Krankheitszustand ohne akute Symptomatik, der sich weder verbessert noch verschlimmert (☞ 17.1.6).

➡️ Krankheitsentstehung

Die Ursachen der Schizophrenie sind vielfältig. Ergebnisse von Familien- und Zwillingsstudien zeigen, dass Schizophrenien *genetisch* mitbedingt sind. *Neurobiochemisch* wird eine Störung der Dopamin- und Noradrenalinwirkung im Bereich des limbischen Systems vermutet **(Katecholaminhypothese).** Diese Veränderungen sollen zu einer Störung der Informationsverarbeitung führen, als deren Folge der Patient z.B. nicht mehr Wichtiges von Unwichtigem trennen kann

(Filterstörung). Im Rahmen neuerer neuroradiologischer Untersuchungen hat man im Gehirn schizophrener Patienten ein „Puzzle" unterschiedlich stark pathologisch veränderter Hirnbereiche und -strukturen gefunden. Gehäuft berichten Patienten von Komplikationen unter und nach ihrer Geburt, durch die das noch unreife Gehirn z.B. durch Sauerstoffmangel möglicherweise geschädigt wurde. Der Nachweis von sozialen und psychologischen Krankheitsursachen ist bisher nicht sicher gelungen. Gesichert ist aber, dass psychosoziale Faktoren erheblich auf den Krankheitsverlauf einwirken.

Das Vulnerabilitätskonzept

Das **Vulnerabilitätskonzept** *(Vulnerabilität = Verletzlichkeit, Anfälligkeit)* integriert die verschiedenen oben genannten Ansätze. Demnach wird nicht die Krankheit vererbt, sondern die Anfälligkeit, auf Belastungen jeglicher Art mit einer Schizophrenie zu reagieren. Kommt es im Laufe des Lebens durch besondere psychische oder körperliche Belastungen zu „Verletzungen", verändert sich der Hirnstoffwechsel. Je höher die Vulnerabilität eines Menschen ist, desto eher können zusätzliche Belastungen zum Ausbruch der Erkrankung führen.

🔧 Symptome

Bei Schizophrenien sind drei Phasen zu erkennen: Ein Vorstadium unspezifischer Art, dann akute psychotische Anzeichen, die oft zur ersten Behandlung in der Klinik führen, und drittens der weitere Verlauf.

Die Schizophrenie äußert sich in einer Vielzahl von Symptomen. International gebräuchlich und zweckmäßig ist die Einteilung in so genannte positive und negative Symptome:

- **Positive Symptome** *(Plussymptome)* sind Phänomene, die bei einem gesunden Menschen nicht auftreten wie z.B. Wahn, Wahrnehmungsstörungen (Halluzinationen), Störungen des Ich-Erlebens
- **Negative Symptome** *(Minussymptome)* bezeichnen das Fehlen von Funktionen und Teilbereichen der Psyche, die beim Gesunden normalerweise anzutreffen sind, z.B. Störungen von Affekt, Antrieb oder Denkfähigkeiten, Freudlosigkeit, fehlende Spontaneität, sozialer Rückzug oder verminderte soziale Leistungsfähigkeit.

Positive Symptome

Wahn

Der Patient erkennt Symptome wie die Halluzinationen oder Ich-Störungen weder als krankheitsbedingt noch inhaltlich falsch. Er erlebt sie vielmehr als real und vertritt sie mit absoluter Gewissheit, selbst wenn sie objektiv als unrealistisch bewiesen wurden. Er hat kein Interesse daran, seine Wahnidee zu überprüfen. In der Auseinandersetzung mit diesem Erleben suchen viele Patienten eine Erklärung und bauen dazu

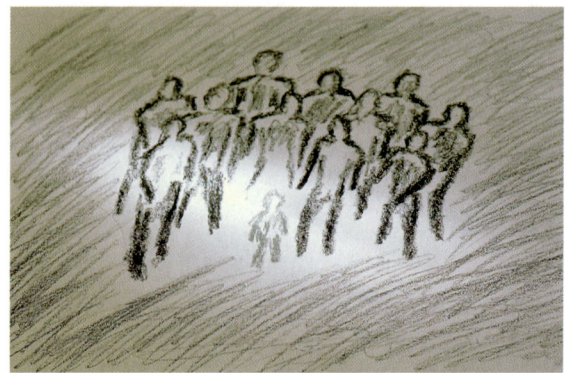

Abb. 17.2: Zeichnung eines Patienten der unter Verfolgungswahn leidet. [K103]

einen **Wahn** (☞ 14.5.5) auf. Es riecht beispielsweise nach Gas, weil die Nachbarn Gas in die Wohnung einleiten, oder der Patient hört Stimmen, weil Gott zu ihm spricht.

Meist entsteht Wahn aus einer **Wahnstimmung** heraus. Die Patienten merken, dass sich etwas Bedrohliches (selten sind es Glücksgefühle) zusammenbraut. Ihre Umgebung erscheint ihnen merkwürdig, viele belanglose Handlungen geheimnisvoll. Die genaue Bedeutung können sie jedoch nicht entschlüsseln. Dann folgt als nächster Schritt die **Wahnwahrnehmung.** Der Patient misst einer realen Begebenheit eine objektiv falsche Bedeutung zu. Er hält beispielsweise alle blauen Autos für die Autos von Verfolgern. Der **Wahneinfall** schließlich ist eine bei Schizophrenen oft politisch oder religiös geprägte wahnhafte Meinung, die sich nur sehr schwer korrigieren lässt.

In den meisten Fällen zeigen sich **Wahnthemen** als Beziehungs-, Beeinträchtigungs- und Verfolgungswahn. Ein Patient mit **Beziehungswahn** bezieht alles, was um ihn herum passiert, auf sich. Dies können neben Bemerkungen, Mimik und Gesten von Mitmenschen auch so abwegige Dinge wie Zeitungs-, Radio- oder Fernsehberichte sein. Er ist überzeugt davon, dass alles seinetwegen geschieht und nur für ihn von Bedeutung ist. Auch bei einem **Beeinträchtigungswahn** wähnt sich der Patient als Ursache und Mittelpunkt des Geschehens. Hinzu kommt noch das Gefühl, alles arbeite nicht für, sondern gegen ihn. Er vermutet überall Feindseligkeit und böse Absicht, fühlt sich ungerecht behandelt und übergangen. Dies kann bis hin zu Tötungsvorwürfen führen. Eine Steigerung ist der **Verfolgungswahn.** Der Patient fühlt sich in Verkennung harmloser Ereignisse selbst von engsten Vertrauten beobachtet und verfolgt, spricht seine Gedanken allerdings aus Angst oft nicht aus.

Wahrnehmungsstörungen

Nahezu jeder Schizophrene hat mindestens einmal im Verlauf der Erkrankung optische oder akustische **Wahrnehmungsstörungen.** Im einfachsten Fall handelt es sich um qualitative **Wahrnehmungsveränderungen.** Gegenstände werden größer, kleiner oder bunter gesehen als sie wirklich sind. Auch verzerrte oder verschwommene optische Empfindungen sind möglich. Geräusche und Stimmen erscheinen lauter oder leiser.

Besonders häufige Wahrnehmungsstörungen sind **Halluzinationen.** Den Sinneseindrücken, die der Patient wahrnimmt, liegt keinerlei reales Objekt zugrunde. Halluzinationen kommen in allen Sinnesbereichen (Sehen, Hören, Riechen, Schmecken, Fühlen) vor. Bei *optischen Halluzinationen* berichten die Patienten oft von ganzen Szenarien mit vielen kleinen Tieren. *Akustische Halluzinationen* können als kommentierende („Sie wäscht sich"), imperative („Wirf dich vor den Zug") oder dialogisierende, sich über den Patienten unterhaltende Stimmen empfunden werden. Ist der Geruchssinn in die Halluzinationen mit einbezogen, berichten die Patienten von bitter schmeckendem oder nach Kot riechendem Essen. *Körperhalluzinationen* werden typischerweise als von „außen gemacht" empfunden. Die Patienten erzählen etwa, man würde sie bestrahlen oder mit Nadeln durchbohren. Daneben gibt es eigenartige Leibgefühle (Brennen, Kribbeln, Schrumpfen der Glieder), die als **Zönästhesien** bezeichnet werden.

Illusionäre Verkennungen sind dadurch gekennzeichnet, dass etwas real Vorhandenes für etwas anderes gehalten wird. Ein typisches Beispiel sind Bäume im Nebel, die für gefährliche Monster gehalten werden.

Störungen des Ich-Erlebens

Zum Kern der schizophrenen Erkrankung gehört die **Veränderung des Ich-Erlebens.** Schizophrene können sich selbst als fremd oder unheimlich erleben, Veränderungen an einzelnen Körperteilen beobachten **(Depersonalisation).** Manche entwickeln ein **doppeltes Bewusstsein** für mehrere Persönlichkeiten, springen hin und her zwischen „Dr. Jekyll und Mr. Hyde". Genauso können sie auch ihre Umwelt als unvertraut, sonderbar und räumlich verfälscht empfinden **(Derealisation).** Die Patienten fühlen sich „wie im falschen Film". Oftmals distanzieren sie sich ganz von ihrer eigenen Krankheit und behaupten statt dessen, alle anderen Menschen in ihrer Umgebung seien krank **(Transitivismus).**

Bei Schizophrenen kann die Grenze zwischen „Ich" und „Umwelt" komplett zerbrechen, so dass sie die eigenen Denk- und Willensprozesse nicht mehr als solche erkennen. Besonders belastend für viele Patienten ist in diesem Zusammenhang das Gefühl, ihre Gedanken gehörten ihnen nicht mehr allein. Leiden Patienten unter **Gedankenausbreitung,** sind sie überzeugt, alle anderen könnten ihre Gedanken lesen und wüssten genau, was sie über sie denken. Beim **Gedankenlautwerden** schließt der Patient aus den Be

merkungen seiner Mitmenschen, dass diese seine Gedanken laut mithören können. Oft berichten Patienten, ihre Gedanken seien fremdgesteuert. Eine fremde Macht entziehe ihnen ihre Ideen mitten im Satz, so dass sie nicht zu Ende denken können **(Gedankenentzug).** Genauso können Patienten Gedanken als von anderen gedacht und aufgezwungen empfinden. Beispielsweise behauptet ein Mann, seine Frau „gebe ihm schon seit einigen Monaten Gedanken in den Kopf" **(Gedankeneingebung).** Die Patienten beklagen, sie müssten alles mitdenken, was anderen Leuten durch den Kopf geht. Die Fremdbeeinflussung kann neben den Gedanken auch Gefühlsäußerungen und Handlungsweisen betreffen. Die Patienten haben das Gefühl, schreien, toben oder um sich schlagen zu „müssen". Eine typische Beschreibung: „Die Schreie kommen nicht von mir. Meine Stimmbänder werden bestrahlt und dann schreit es aus mir heraus."

Negative Symptome
Affektstörungen

Typisch für das gestörte Stimmungserleben von Schizophrenen sind heftige oder unangemessene Affektausbrüche. Der Patient wechselt schon bei geringsten Anlässen zwischen Empfindungen wie Wut, Euphorie, Angst oder Freude **(Affektlabilität).** Häufig ist er gleichzeitig außer Stande, das richtige Maß für seine Gefühlsäußerungen zu finden **(Affektinkontinenz).** Ein Patient bekommt beispielsweise eine Praline geschenkt und bricht darüber in Freudentränen aus. Bei **Affektverflachung** sind Affekt- und Gefühlsäußerungen nur sehr schwer auslösbar. Im Extremfall verfällt der Patient in **Apathie,** die nach außen als Teilnahmslosigkeit und Gefühlsleere sichtbar wird.

Besonders quälend ist es für viele Patienten, regelmäßig in einem Zwiespalt der Gefühle, Empfindungen oder Wünsche zu stecken. Dieses als **Ambivalenz** bekannte Symptom äußert sich darin, dass der Patient beispielsweise für ein und dieselbe Person Hass und Liebe gleichzeitig empfindet, in einer Situation zugleich weint und lacht oder sich – ganz banal – morgens nicht zwischen der roten und der blauen Hose entscheiden kann.

Typisch sind auch paradoxe Affekte. Bei **Parathymie** stimmen die Gedankeninhalte nicht mit den nach außen sichtbaren Gefühlsäußerungen überein. Schreckliche Erlebnisse können munter lächelnd erzählt werden – und umgekehrt.

Auch bei Schizophrenen können verschiedene **Angstsymptome** wie Panikattacken, generalisierte Angst oder Phobien auftreten.

Störungen des Antriebs und der Psychomotorik

Katatone Erscheinungen *(Erkrankung mit gestörter Willkürmotorik)* durch Störungen des Antriebs und der Psychomotorik sind heute im Vergleich zu früher weniger deutlich ausgeprägt. Zur Katatonie gehören

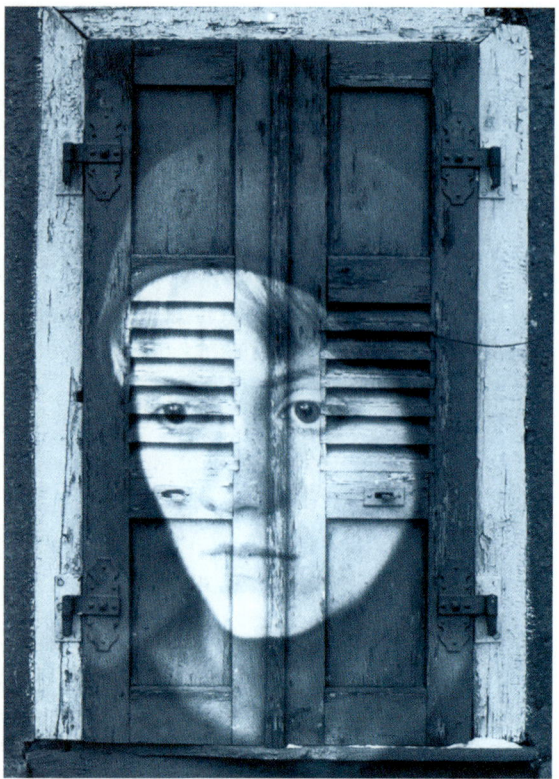

Abb. 17.3: Katatonie: Manche schizophrene Kranke leiden unter einer Gefühlssperre, durch die sie vollkommen gleichgültig wirken. Die Gefühle sind aber nicht verschwunden, eher hinter einer Tür verschlossen, die der Kranke nicht mehr öffnen kann. [K153]

z.B. motorische Erstarrung, bizarre Haltungen, Automatismen, Manierismen, Grimassieren oder Bewegungsstürme. Dabei nehmen die Patienten alles wahr, was in ihrer Umwelt geschieht, sie können sich aber nicht am Geschehen beteiligen. Katatone Erscheinungen können durch Bewegungslosigkeit oder durch erhöhte Erregung gekennzeichnet sein und gehen meist mit starker innerer Anspannung einher. Sehr selten, aber lebensbedrohlich, ist die **perniziöse Katatonie.** Sie geht mit akuter Erregung, sehr hohem Fieber, Kreislaufstörungen und Herzjagen sowie völligem Fehlen jeglicher Motorik einher. Perniziöse Katatonie kann nur intensivmedizinisch behandelt werden (☞ Pharma-Info 17.12).

Ein weitere Art der Antriebsstörung ist der **Autismus.** Hierunter versteht man eine „Ich-Versunkenheit" und Abkapselung von der Realität. Die Patienten leben gewissermaßen in einer „Privatwelt". Autistische Patienten können sich daher nicht so verhalten, wie es die jeweilige Situation erfordern würde. Beispielsweise befragt ein Patient stundenlang seine Mitpatienten nach ihren Vorfahren und erstellt Stammbäume, ohne das Desinteresse und den Ärger der Mitpatienten überhaupt wahrzunehmen. Autismus ist ein

Mechanismus, durch den sich der Ich-gestörte Kranke vor Überforderungen schützt. Extrem autistische Kranke nehmen keinen Anteil mehr an ihrer Umgebung, sprechen kaum noch *(Mutismus)* oder bewegen sich nicht mehr *(Stupor).*

Autismus bei Kindern ☞ 23.3

Formale Denkstörungen

Die typischen **Denkstörungen** bei Schizophrenie sind die **Denkzerfahrenheit** (der außenstehende Untersucher kann den Gedankengängen des Patienten nicht mehr folgen) und das **Gedankenabreißen.** Dabei wird das Gedankenabreißen von den Kranken oft als Folge eines **Gedankenentzugs** beschrieben: Der Patient sagt, der Gedanke sei plötzlich weg, jemand habe ihn weggenommen. Die formale Denkstörung wird also vom Patienten als Störung des Ich-Erlebens wahrgenommen.

Die Bedeutungen der verschiedenen Wörter werden nicht mehr scharf gegeneinander abgegrenzt **(Begriffszerfall).** Manchmal bilden die Patienten durch Verknüpfung von Begriffen ganz neue Wörter **(Neologismen).** Ein Patient ist z.B. mit seinen Turnschuhen gelaufen und erzählt später, er habe „gelaufsohlt".

📊 Behandlungsstrategie

Entsprechend der vielfältigen Ursachen und Beeinflussungsfaktoren einer Schizophrenie gibt es keine einzelne Therapieform, die die Schizophrenie einfach beseitigen kann. *Medikamentöse Therapie, Psychotherapie* und *Soziotherapie* müssen immer zusammen eingesetzt werden, um den Patienten so weit wie möglich zu rehabilitieren.

Medikamentöse Therapie

Die medikamentöse Therapie wirkt besonders auf die Positivsymptomatik. Sie stützt sich in erster Linie auf Neuroleptika (☞ Pharma-Info 17.12), die bei der Schizophrenie auch zur Langzeitbehandlung und Rezidivprophylaxe eingesetzt werden. Bei starken Angstzuständen werden zusätzlich Tranquilizer (z.B. Benzodiazepine ☞ Pharma-Info 21.5) gegeben.

Psycho- und Soziotherapie

Psychotherapeutisch werden – abgesehen von analytischen Verfahren – alle bekannten Verfahren eingesetzt. Verhaltenstherapeutisch können die verschiedensten Probleme bearbeitet werden. Gemeinsam werden krankheitsauslösende Situationen und Faktoren analysiert, damit der Patient ihnen in Zukunft ausweichen kann. Rollenspiele können die soziale Kompetenz verbessern. Gegen die häufig auftretenden Konzentrationsstörungen hilft kognitives Training. Informationen über die Krankheit und das Herausarbeiten warnender *Frühsymptome* sind wichtig, damit die Patienten z.B. bei Rezidiven den Beginn der

Krankheit erkennen und sich frühzeitig in Behandlung begeben können. Die Patienten müssen auch lernen, Belastungen und Stress zu bewältigen.

📖 **Literaturtipp**

Krietsch, Sophie und Heuer, Birgit: Schritte zur Ganzheit. Bewegungstherapie mit schizophrenen Kranken. Urban & Fischer, München, 1997

Ein großes Problem für die Wiedereingliederung in den Alltag ist die Negativsymptomatik, die auf heute übliche Medikamente oder Psychotherapien kaum anspricht. Allerdings gibt es viel versprechende neue Ansätze. Für die notwendige Aktivierung sind die pflegerisch angewandten Therapieformen, z.B. Training der Alltagsbewältigung, besonders wichtig. Ergänzt wird das Behandlungskonzept durch Sport, Ergo- und Arbeitstherapie.

Vielversprechende Ergebnisse werden in neuerer Zeit mit einer speziellen Bewegungstherapie erzielt. Schizophrene Patienten leiden massiv unter Beziehungsstörungen: zu ihrem eigenen Körper, zu Raum und Zeit und vor allem zu anderen Menschen. Mit Hilfe von individuellen Körperübungen wird versucht, Schritt für Schritt die Beziehungsfähigkeit wieder aufzubauen (☞ 17.4 – 17.6).

🔒 Psychoanalytisch orientierte Verfahren sind nicht geeignet, da sie die Gefahr einer emotionalen Überstimulation bergen, die oft zu erneuten Rezidiven führt.

🖳 Pflege

🖳 Die Pflege schizophrener Patienten ist immer eine Gratwanderung zwischen Unterstimulation, die die Negativsymptomatik begünstigt, und Überstimulation, die die Positivsymptome verstärkt und zu erhöhter Suizidgefahr führt.

Wahnideen akzeptieren

Die Pflegende nimmt insbesondere in der akut schizophrenen Phase alle Wahnideen und Halluzinationen des Patienten ernst. Auf keinen Fall versucht sie, ihm seine Vorstellungen auszureden. Viele schizophrene Symptome sind Bewältigungsversuche und Schutzmechanismen. Durch Diskussionen würden die Pflegenden den Patienten weiter verunsichern und seine Angst vergrößern. Wesentlich wichtiger ist

Abb. 17.6 (rechts): Bei dieser Gruppenübung lernt der Patient, anderen Menschen zu vertrauen. Die Patientin liegt auf drei Gymnastikbällen, die Mitpatienten halten sie und wiegen sie auf den Bällen hin und her. Sie erlebt das Gefühl, von der Gruppe gehalten und gestützt zu werden. [K152]

Körpertherapie mit schizophrenen Patienten

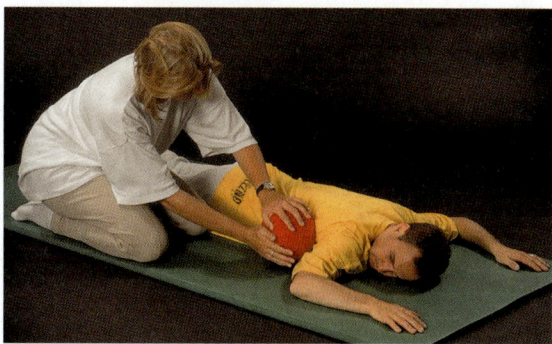

Abb. 17.4: Um die innere Isolation eines schizophrenen Patienten zu überwinden, wird zunächst versucht, ihm das Gefühl für seinen eigenen Körper wieder zu geben. Beispielsweise rollt die Therapeutin einen Ball mit sanftem Druck am Körper des Patienten entlang. Der Patient lernt zunächst, die Berührung zuzulassen und soll ihr dann aufmerksam im eigenen Körper nachspüen. [K152]

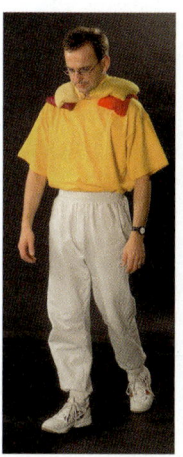
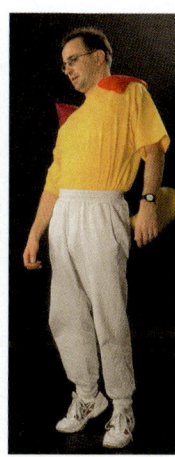
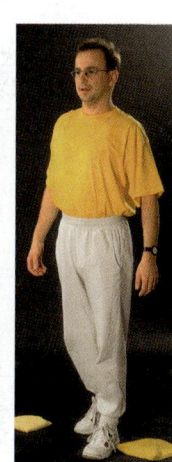

Abb. 17.5: Diese Übung soll den Bezug zur Realität und das Vertrauen in die eigene Aktivität stärken. Links: Sandsäcke werden auf die Schultern gelegt, der Patient spürt ihre Last. Mitte: Durch eine aktive Drehung des Körpers wird „die Last abgeschüttelt". Rechts: Der Patient erlebt das Gefühl, sich selbst von einer Last befreit zu haben. [K152]

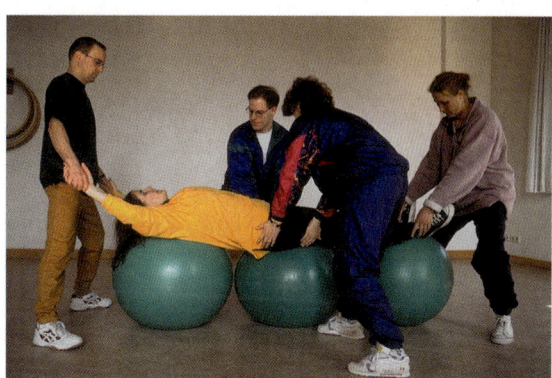

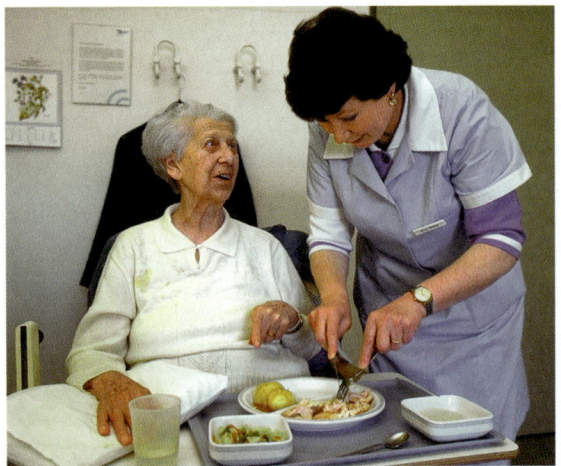

Abb. 17.7: Akut Kranke können manchmal wegen Vergiftungsängsten nichts essen. Manchmal hilft es, Obst und originalverpacktes Essen bzw. Säfte anzubieten. [K157]

es, die vielfältigen Ängste zu akzeptieren und Gespräche über harmlose Themen anzubieten.

Gesprächsführung mit Wahnkranken ☞ 14.5.5

Bezugspflege aufbauen

Für Schizophrene ist die Bindung an eine Bezugspflegende sehr wichtig, um Rückzugstendenzen entgegen zu wirken. Die Pflegende ermöglicht dem Patienten soziale Kontakte, vermittelt z.B. bei Furcht gegenüber einem Mitpatienten oder begleitet ihn zu externen Therapien. Sie hilft ihm bei der Bewältigung alltäglicher Verrichtungen und versucht, seine gesunden Anteile zu stärken. Sie motiviert den Patienten zu sportlichen Aktivitäten, die ihm helfen, seine gestörte Körperwahrnehmung zu korrigieren.

Allerdings dürfen die Bezugspersonen nicht zu oft wechseln. Die Kranken wissen sonst nicht mehr, wer für sie zuständig ist. Die Bezugspflegende muss ein konstantes und ausgewogenes Verhältnis zwischen Nähe und Distanz finden. Zu viel Nähe bedroht und kann die Krankheit verschlimmern. Zu viel Distanz verstärkt die Einsamkeit und lässt den Kranken mit seiner Angst alleine.

Nach Auseinandersetzungen bemüht sich die Pflegende verstärkt, den Kontakt zum Patienten zu halten. Sie achtet insbesondere auf eine möglicherweise wahnhafte oder paranoide Verarbeitung des Konflikts.

Regeln schaffen

Wichtig für schizophrene Patienten sind klare, einfache und übersichtliche Informationen. Der Kommunikationsstil muss eindeutig sein. Ironische Bemerkungen, komplizierte Erklärungen und vage Aussagen werden vermieden. Verabredungen, etwa zum gemeinsamen Spielen, hält die Pflegende unbedingt

ein. Sie trifft auf Wunsch des Patienten genaue Absprachen, welche Angehörigen über seinen Aufenthalt und sein Befinden Auskunft erhalten dürfen. Aus einem persönlichen Tages- oder Wochenplan kann der Patient erkennen, welche Termine, Kontakte und Untersuchungen in der nächsten Zeit auf ihn zukommen.

📖 **Literaturtipps**

Arieti, Silvano: Schizophrenie. Ursachen, Verlauf, Therapie, Hilfen für Betroffene. Piper, München, 2000

Luderer, Hans-Jürgen: Schizophrenie: Mit der Krankheit umgehen lernen. Hilfreiche Informationen für Patienten und Angehörige. Trias, Stuttgart, 1998

🔁 Prognose

Schizophrenien können akut und chronisch verlaufen. Es sind schwere Erkrankungen mit einer hohen Suizidrate von 5 – 10 %. Trotzdem ist die Prognose nicht so ungünstig wie in der Öffentlichkeit oft dargestellt. Ein Drittel der Ersterkrankten wird und bleibt symptomfrei, und auch Rezidive können folgenlos ausheilen. Die Prognose ist stark abhängig von der Form der Schizophrenie (☞ 17.1.1 – 17.1.6).

17.1.1   Paranoid-halluzinatorische Schizophrenie

Die **paranoid-halluzinatorische Schizophrenie** ist die häufigste Form der Schizophrenie. In den meisten

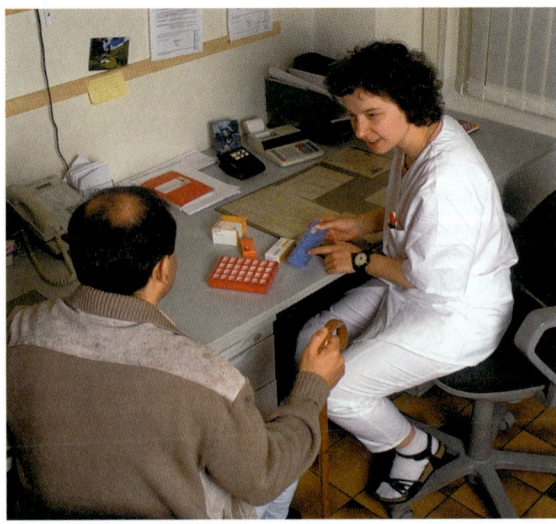

Abb. 17.8: Bei der Bezugspflege muss ein ausgewogenes und konstantes Verhältnis von Nähe und Distanz zwischen der Pflegenden und dem Patienten gewährleistet sein. [K183]

Fällen tritt sie zwischen dem 30. und 40. Lebensjahr auf, bei Männern auch früher. Der Verlauf ist schubförmig.

Symptome

Bei dieser Form der Schizophrenie herrschen Verfolgungswahn und andere Wahnideen sowie akustische Halluzinationen vor. Die Patienten hören imperative, dialogisierende oder kommentierende Stimmen, die über sie reden und ihnen Dinge befehlen. Hinzu kommt der Zerfall des „Ichs" und der Grenzen zur Außenwelt. Die Patienten sind sich selber in ihrem Verhalten und ihrer Körperwahrnehmung fremd. Sie fühlen sich wie von außen gelenkt. Oft sind sie zudem in ihren Affekten gestört (☞ oben).

Pflege

Die Pflegende nimmt Wahnideen und Halluzinationen des Patienten ernst, bleibt jedoch bei ihrer Sichtweise der Realität. Pflegende und Patient einigen sich darauf, dass sie nicht einer Meinung sind (Konsens im Dissens). Der Patient hat somit nach Abklingen der akuten Phase nicht das Gefühl, die Pflegende habe ihm zuliebe „Theater gespielt". Äußert der Patient das Bedürfnis, über den Wahn zu sprechen, geht die Pflegende jederzeit auf seinen Wunsch ein. Ein Gespräch über die Erlebnisse der Akutphase kann den Patienten erleichtern. Es findet in geschütztem Rahmen unter professioneller Anleitung statt. Ansonsten bleibt die Pflegende in Gesprächen bei unverfänglichen Themen, die nichts mit den Wahnideen des Patienten zu tun haben.

Prognose

Bei etwa einem Drittel der Patienten heilt diese Form der Schizophrenie vollkommen aus. Ein akuter Beginn lässt auf einen günstigen Verlauf hoffen. Je jünger der Patient, desto schlechter ist allerdings die Prognose.

17.1.2 Hebephrene Schizophrenie

Die **hebephrene Schizophrenie** beginnt schon sehr früh, meist zwischen dem 15. und 25. Lebensjahr. Anders als bei der paranoid-halluzinatorischen Schizophrenie treten nur in seltenen Fällen Wahnideen und Halluzinationen auf.

Symptome

Im Vordergrund des klinischen Bildes stehen negative Symptome wie Affektverflachung, Störungen des Antriebs und formale Denkstörungen. Die Patienten reagieren oft unpassend, lächeln, schneiden Grimassen. In ihrem Denken sind sie ungeordnet, ihre Sprache erscheint bizarr. Sie verhalten sich enthemmt und albern („läppisch"), handeln verantwortungslos und haben oft keine Distanz zu Mitpatienten und Pflegenden.

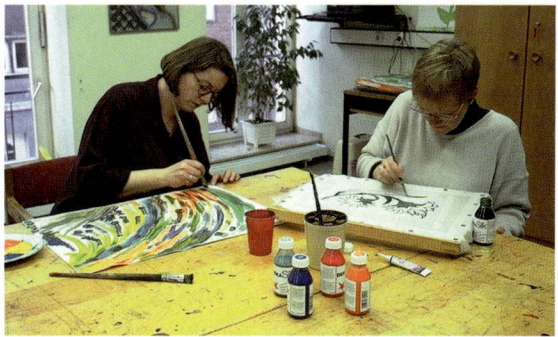

Abb. 17.9: Die Maltherapie kann helfen, verborgene Empfindungen zu entdecken, auszudrücken und zu verarbeiten. [K183]

Pflege

Die Pflegende begegnet dem albernen Verhalten des Patienten sachlich. Auch wenn er gelegentlich durch seine Faxen depressiv verstimmte Mitpatienten im positiven Sinne mitreißt, lässt sie sich von der Stimmung nicht anstecken.

Ruhige, zurückgezogene Patienten bindet die Pflegende mit kleinen Aufgaben in den Stationsalltag ein und versucht so, ihren Antrieb zu stärken.

Patienten, die im Gespräch weitschweifig und unkonzentriert sind, gibt sie Themen und Zeitrahmen vor. Dabei ist es angeraten, die bei vielen Patienten beliebten Themen wie Religion und Philosophie zu meiden.

Prognose

Die Prognose ist im Gegensatz zu anderen Formen der Schizophrenie eher ungünstig. Grund hierfür sind der frühe Krankheitsbeginn und das Ausbilden einer starken Negativsymptomatik, die insbesondere den Antrieb des Patienten hemmt. Dies führt oft zur Einnahme von Drogen (☞ Kapitel 25)

17.1.3 Katatone Schizophrenie

Bei der **katatonen Schizophrenie** liegt der Krankheitsausbruch um das 25. Lebensjahr herum. In den westlichen Industrieländern tritt diese Form aus ungeklärten Gründen seltener auf.

Symptome

Die katatone Schizophrenie zeichnet sich durch Stupor (☞ 17.1), Haltungsstereotypien und Rigidität aus. Die Patienten reagieren kaum auf ihre Umgebung, nehmen unsinnige und bizarre Haltungen ein und behalten diese auch dann bei, wenn man sie zu bewegen versucht *(Negativismus)*. Zugleich lassen sie sich von außen eine Gliederstellung auferlegen, in der sie verharren *(Flexibilitas cerea* = wächserne Biegsamkeit). Psychomotorische Erregungszustände können zu kritischen Situationen in Form von Erschöpfungszuständen, schweren Mangelzuständen infolge ungenügender Nahrungszufuhr sowie Selbst- und Fremdverletzungen führen. Bedrohlich ist der Zustand der *perniziösen Katatonie* (☞ 17.1).

🔲 Pflege

Verwirrend für Pflegende wie Mitpatienten ist die Regungslosigkeit und negativistische Einstellung des Patienten. Dabei bekommt er aber, Berichten von Betroffenen zufolge, sehr wohl mit, was um ihn herum geschieht und gesprochen wird. Die Pflegende versucht deshalb immer wieder, dem Patienten seine Erkrankung vor Augen zu führen und ihn aus seiner Versunkenheit zu holen. Verharrt er über längere Zeit in einer bizarren Position, ist dies dem Arzt mitzuteilen, da organische Schäden die Folge sein können. Zwangsmethoden sollten jedoch nicht angewandt werden. Sie verstärken die Angst des Patienten.

Die Patienten sind oftmals unberechenbar. Gefährliche Gegenstände wie Glasflaschen und Scheren gehören nicht in ihre Reichweite.

> **⚠ Vorsicht!**
> Bei starken Erregungszuständen informiert die Pflegende rechtzeitig den Arzt. Sie können lebensbedrohlich werden!

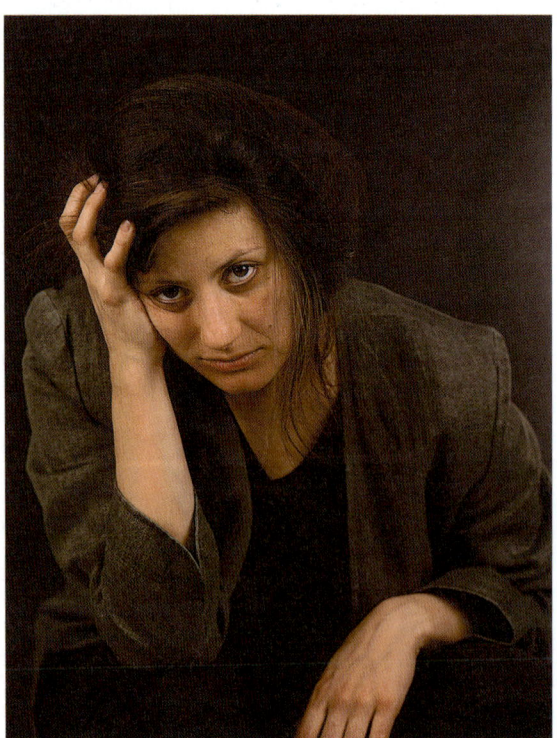

Abb. 17.10: Ursache von Verwahrlosungs- und Rückzugstendenzen kann eine Schizophrenia simplex sein. [J660]

🔲 Prognose

Die Prognose ist in vielen Fällen günstig, die Rate der vollständigen Genesung doppelt so hoch wie bei den anderen Schizophrenien. Bei jugendlichen Patienten allerdings ist der Verlauf eher ungünstig.

17.1.4 Schizophrenia simplex

Die **Schizophrenia simplex** ist eine Form, die mit einer ausgeprägten Negativsymptomatik einher geht und keine produktiven positiven Symptome wie Wahn und Halluzinationen kennt. Betroffene sind in vielen Fällen psychiatrisch unauffällig gewesen. Oft stammen sie aus Obdachlosenkreisen.

🔲 Symptome

Typisch für die Schizophrenia simplex sind Denkstörungen, schnelle geistige und körperliche Erschöpfung, Leistungsabfall, Antriebsminderung und Schlafstörungen. Viele Patienten werden von ihren Mitmenschen als verschroben eingestuft. Oft erleben sie infolge der Krankheit einen beruflichen und sozialen Abstieg, da sie den an sie gestellten Anforderungen nicht mehr gerecht werden können. Kommen depressive Symptome hinzu, suchen sie freiwillig eine Klinik auf. Ansonsten sind meist Verwahrlosungs- und Rückzugstendenzen der Grund für eine Einweisung.

🔲 Prognose

Bei schleichendem Beginn und chronischem Verlauf ist die Prognose eher ungünstig. Häufig kommt es zu Defektzuständen. Sofern die Soziotherapie etwas am Verhalten und sozialen Umfeld des Patienten ändern konnte, ist ihm ein selbstständiges Leben als „komischer Kauz" durchaus möglich.

17.1.5 Zönästhetische Schizophrenie

Die **zönästhetische Schizophrenie** beginnt häufig schleichend um das 30. Lebensjahr herum. Typisch ist die starke Positivsymptomatik mit eigenartigen Leibempfindungen. Andere schizophrene Symptome fehlen in vielen Fällen.

🔲 Symptome

Die **Leibesmissempfindungen** äußern sich in Taubheits- oder Fremdheitsgefühl an den Gliedmaßen, verschiedenen Arten von Schmerzen, unerklärlichen Hitze- und Kälteempfindungen. Hinzu kommt die Vorstellung, Körperteile würden bewegt, gedrückt oder gezogen. Die Patienten erleben unnatürliche Schwere oder Leichtigkeit, Verkleinerung und Schrumpfung. Dabei hat der Patient jedoch nur selten das Gefühl, seine Empfindungen würden von einem Fremden zugefügt. Vegetative Symptome wie Herz-

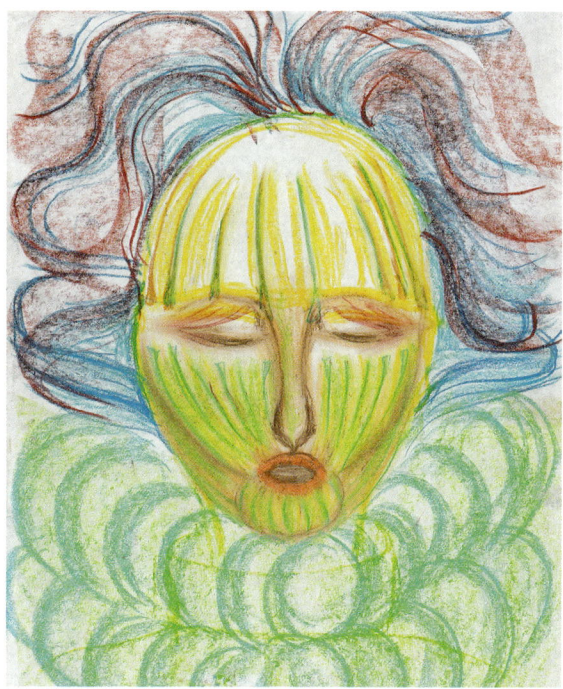

Abb. 17.11: Bei der zonösthetischen Schizophrenie leidet der Patient unter einer Veränderung der eigenen Körperwahrnehmung und der Sinneswahrnehmung. Hier das Selbstporträt einer Patientin. [T216]

rhythmusstörungen, Schweißausbrüche, Brechreiz und Schwindel kommen hinzu.

🔖 Pflege

Die Pflegende gibt dem Patienten viel Raum für Gespräche, in denen sie sich seine Empfindungen beschreiben lässt und auf suizidale Tendenzen achtet. Besondere Bedeutung kommt der Mimik des Patienten zu. Da es ihm oft schwer fällt, seine Leibesempfindungen in Worte zu fassen, verrät sein Gesichtsausdruck möglicherweise mehr über sein Befinden.

> ⚠ **Vorsicht!**
> Die Pflegenden achten auf suizidale Tendenzen. Quälende Schmerzen können den Patienten zum Selbstmord treiben.

📨 Prognose

Die Prognose ist recht günstig. Jedoch bilden sich die Symptome nicht immer vollständig zurück.

17.1.6 Schizophrene Residuen

Erlebt ein Patient viele schizophrene Schübe, kann er schließlich einen Zustand erreichen, in dem er einzel-

ne Symptome zeigt, die sich weder bessern noch verschlimmern (lat. residuum = Rest). Eine akute Symptomatik tritt nur selten auf.

🔖 Symptome

Typische bleibende Symptome sind kognitive Störungen wie Denk- oder Konzentrationsstörungen, Beeinträchtigungen des Allgemeinbefindens, mangelnde körperliche und geistige Belastbarkeit, erhöhte Erregbarkeit und Intoleranz gegen Stress, Verlust des Selbstvertrauens und insgesamt Minderung von Antrieb, Ausdauer und Geduld. Hinzu kommen vegetative Störungen wie Schlafprobleme.

🔖 Pflege

Die Pflegende begegnet dem Patienten freundlich und vermeidet sowohl deutliche Gefühlsregungen als auch Gleichgültigkeit. Hauptaufgabe ist es, ihn zu Ausflügen, Arbeits- und Beschäftigungstherapien zu motivieren, um ein weiteres Absinken seiner geistigen und körperlichen Fähigkeiten zu vermeiden. Die Pflegende unterstützt ihn zwar bei den alltäglichen Aktivitäten, gewährt ihm aber größtmögliche Selbstverantwortung und Eigenständigkeit.

17.2 Schizoaffektive Psychosen

> 📋 **Schizoaffektive Psychosen:** Episodische Erkrankungen mit dem Auftreten von schizophrenen und affektiven Symptomen in derselben Krankheitsphase.

Schizoaffektive Psychosen stellen ein schwer einzuordnendes Krankheitsbild zwischen schizophrenen und affektiven Psychosen dar. Je nachdem, ob die Stimmung pathologisch gehoben oder gesenkt ist, spricht man von einer **schizomanischen** oder **schizodepressiven** Episode. Treten die Episoden nur in einer Variante auf, spricht man von einem **monopolaren Verlauf** der Erkrankung. Wechseln sich hingegen schizomanische und schizodepressive Phasen ab, bezeichnet man die Störung als **bipolar.** Die Prognose ist allgemein besser als bei schizophrenen Psychosen, aber schlechter als bei affektiven Störungen.

17.2.1 Schizomanische Psychose

Schizomanische Psychosen zeigen sowohl schizophrene als auch manische Symptome. Sie beginnen meist abrupt mit stark ausgeprägten Verhaltensstörungen. Krankheitsausbrüche fallen häufig auf das Ende des 3. Lebensjahrzehnts.

☼ Symptome

Affektive Anteile machen sich durch Antriebssteigerung, übertriebenes Selbstbewusstsein, aber häufig auch durch Reizbarkeit und aggressive Tendenzen bemerkbar. Die Patienten können sich nur schwer konzentrieren und verlieren oft jegliches Gefühl für Distanz.

Als **schizophrene Anteile** kommen Größen- und Verfolgungswahn, gestörtes Ich-Erleben mit Gedankenausbreitung und -abreißen sowie das Gefühl, fremd gesteuert zu sein, hinzu.

▣ Behandlungsstrategie

Zur **Akuttherapie** sind hochpotente Neuroleptika geeignet (☞ Pharma-Info 17.12), die bei starker Erregung mit niedrigpotenten Präparaten kombiniert werden können.

Eine **Prophylaxe** mit Lithium (☞ Pharma-Info 18.9) ist insbesondere bei typischerweise stark rezidivierenden bipolaren Verläufen indiziert. Sind die affektiven Anteile stärker ausgeprägt als die schizophrenen, scheint die Lithiumprophylaxe genauso wirkungsvoll zu sein wie bei rein affektiven Psychosen (☞ 18.2). Bei starken Stimmungsschwankungen werden mit Carbamazepin (Tegretal®) gute Erfolge erzielt.

▤ Pflege

Die Pflege entspricht der allgemeinen Pflege bei Schizophrenie (☞ 17.1).

⚑ Prognose

Bei schizomanischen Verläufen kommt es in der Regel nach wenigen Wochen zu einer vollständigen Rückbildung der Symptome. Je ausgeprägter der schizophrene Anteil ist, desto schlechter ist auf lange Sicht die Prognose.

17.2.2 **Schizodepressive Psychose**

Schizodepressive Psychosen zeigen schizophrene und depressive Symptome innerhalb einer Episode. Die Erkrankung tritt meist gegen Ende des 4. Lebensjahrzehnts auf.

☼ Symptome

Als **affektive** Anteile sind typische depressive Symptome wie Antriebslosigkeit, Desinteresse, Schuldgefühle und Hoffnungslosigkeit bis hin zu suizidalen Tendenzen zu nennen. Hinzu kommen Appetitlosigkeit, Gewichtsverlust und Schlafstörungen.

Die **schizophrenen** Anteile sind geprägt von gestörtem Ich-Erleben mit Gedankenausbreiten und dem Gefühl der Fremdbeeinflussung. Wahnideen (z.B. Verfolgungswahn) und akustische Halluzinationen sind ebenfalls häufig.

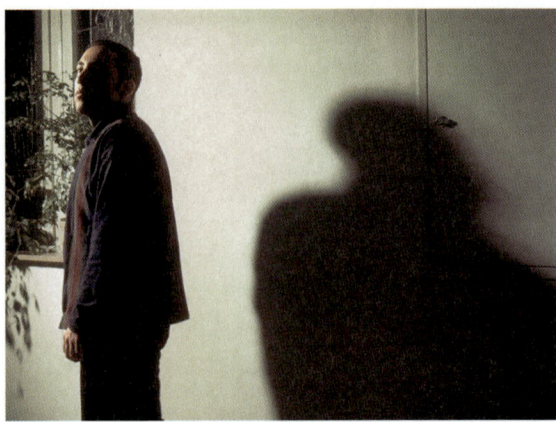

Abb. 17.13: Schizodepressive Psychosen zeichnen sich durch gleichermaßen schizophrene und depressive Anteile innerhalb einer Episode aus. Es besteht hohe Suizidgefahr! [K183]

▣ Behandlungsstrategie

Die **Akuttherapie** erfolgt auf Grund der hohen Suizidgefahr stationär. Es werden hochpotente Neuroleptika (☞ Pharma-Info 17.12) und Antidepressiva (☞ Pharma-Info 18.6) kombiniert. Eine **Prophylaxe** erscheint wegen der hohen Suizidraten als äußerst sinnvoll. Sie verläuft entsprechend der Prophylaxe von schizomanischen Psychosen (☞ 17.2.1).

▤ Pflege

Die Pflege bei schizodepressiven Psychosen entspricht der allgemeinen Pflege bei Schizophrenie (☞ 17.1).

⚑ Prognose

Schizodepressive Psychosen beginnen meistens schleichend und nehmen einen chronischen Verlauf. Die Prognose ist wesentlich ungünstiger als bei den schizomanischen Psychosen. Ein Teil der schizodepressiven Patienten entwickelt auf lange Sicht ein schizophrenes Residuum (☞ 17.1.6).

17.3 **Wahnhafte Störungen**

Bei manchen Kranken sind Wahnvorstellungen das auffälligste oder einzige Krankheitssymptom. Denken und Persönlichkeit wirken unverändert. Die Beziehung solcher wahnhafter Störungen zu den Schizophrenien ist nicht eindeutig geklärt. Sie werden je nach Lehrmeinung als **Paranoia** *(Wahn), paranoides Zustandsbild, Paraphrenie, Randform der Schizophrenie* oder *sensitiver Beziehungswahn* bezeichnet. Typischerweise tritt diese Erkrankung im 4. Lebensjahrzehnt auf, selten schon früher.

Wahn ☞ auch 17.1, 14.5.5

✐ Pharma-Info 17.12: Neuroleptika

Als **Neuroleptika** (engl. *major tranquilizer*) werden Medikamente bezeichnet, die nicht nur sedierend wirken, sondern darüber hinaus die gestörten psychischen Funktionen zu „ordnen" vermögen. Je stärker diese antipsychotische Wirkung eines Medikamentes ist, desto geringer sedierend wirkt es in der Regel.

Man unterscheidet hoch-, mittel- und niederpotente Neuroleptika.

Hoch- und mittelpotente Neuroleptika

Hoch- und **mittelpotente Neuroleptika** wirken besonders gegen psychotische Spannungszustände und Erregung, Angst, Wahn und Halluzinationen. Sie ordnen den formalen Gedankengang. Darüber hinaus sind sie leicht antriebshemmend. Ihre beruhigende Wirkung ist nur gering.

Zu den hochpotenten Neuroleptika zählen Haloperidol (z.B. Haldol®), Fluphenacin (z.B. Lyogen®), Benperidol (z.B. Glianimon®) und Flupentixol (z.B. Fluanxol®), zu den mittelpotenten beispielsweise Clopenthixol (etwa Ciatyl®), Perazin (z.B. Taxilan®) oder auch Clozapin (z.B. Leponex®).

Indikationen

Indikationen sind psychotische Störungen bei Schizophrenien, wahnhaften Depressionen, hirnorganisches Psychosyndrom und Delir. Weiterhin werden sie zur Rückfallprophylaxe bei chronisch verlaufenden schizophrenen Psychosen eingesetzt.

Unerwünschte Wirkungen

Unerwünschte Wirkungen betreffen in erster Linie das extrapyramidalmotorische System (kurz *EPMS*):

Dyskinesien sind spontan auftretende, unwillkürliche Bewegungen. Bei der Neuroleptikatherapie sind zwei Formen von Dyskinesien zu unterscheiden. Gelegentlich treten zu Beginn der Therapie **Frühdyskinesien** *(initiale Dyskinesien)* auf. Meist handelt es sich dabei um schmerzhafte Zungen-, Schlund- und Blickkrämpfe oder um Krämpfe der Kiefermuskulatur. Frühdyskinesien müssen sofort mit Biperiden (etwa Akineton®) behandelt werden. Die Neuroleptikatherapie kann fortgesetzt werden. **Spätdyskinesien** *(tardive Dyskinesien)* entwickeln sich erst nach länger dauernder Neuroleptikatherapie. Am häufigsten sind unwillkürliche Bewegungen der Mund-, Schlund- und Gesichtsmuskulatur, z.B. Schmatz- und Kaubewegungen. Bei einigen Patienten sind die Spätdyskinesien therapieresistent.

Bei der **Akathisie** hat der Patient einen solchen Bewegungsdrang, dass er weder ruhig sitzen noch stehen kann. Die Betroffenen trippeln auf der Stelle, laufen unruhig auf und ab und „zappeln" auf dem Stuhl herum. Die Patienten leiden oft sehr darunter. Eine Akathisie ist manchmal nur schwer von einer krankheitsbedingten Unruhe zu unterscheiden. Die Behandlung der Akathisie besteht in der Dosisreduktion des Neuroleptikums (falls möglich) und der Gabe eines Beta-Blockers.

Das **pharmakogene Parkinson-Syndrom** (☞ auch 6.2.1) zeigt sich durch Muskelsteifigkeit (*Rigor*), Zittern (*Tremor*) und v.a. Bewegungsarmut (*Hypokinese*). Die Patienten wirken steif und bewegen sich roboterhaft mit kleinen Schritten und starrer Mimik. Das pharmakogene Parkinson-Syndrom wird durch Gabe von Biperiden (z.B. Akineton®) und evtl. Umstellung des Neuroleptikums therapiert. Da Akineton® leicht euphorisierend wirkt und ein geringes Abhängigkeitspotential hat, sollte es bei der Bedarfsmedikation nicht zu freigiebig ausgegeben werden.

Weitere Nebenwirkungen bestehen in Blutdrucksenkung, Kreislauflabilität, Mundtrockenheit, Kopfschmerzen, Thrombosegefahr, Obstipation, Allergien, depressiver Verstimmung, deliranten Symptomen und – besonders belastend, oft übersehen und ungern angesprochen – Libido- und Potenzstörungen.

⚠ Vorsicht!

Ganz selten, aber lebensgefährlich sind:
- Das **maligne neuroleptische Syndrom** mit Fieber, Rigor und Akinese, Bewusstseinsstörungen, starkem Schwitzen und Tachypnoe. Es äußert sich in der selben Weise wie die perniziöse Katatonie (☞ 17.1) und lässt sich von dieser nur durch Laborparameter unterscheiden (CPK ↑, SGOT ↑, LDH ↑)
- **Agranulozytosen** auf Grund gestörter Leukozytenbildung (bei Clozapin, z.B. Leponex®).

📖 Entgegen einem weit verbreiteten Vorurteil machen Neuroleptika nicht abhängig.

Um die regelmäßige medikamentöse Behandlung bei chronisch Kranken zu sichern, gibt es von einigen hochwirksamen Neuroleptika Depotformen, die nur alle 2 – 4 Wochen als i.m. Injektion verabreicht werden.

Durch den Handschrifttest lassen sich z.B. bei einschleichender Dosierung der Neuroleptika die extrapyramidalen Bewegungsstörungen frühzeitig nachweisen. [K183]

Sonderstellung: Clozapin

Clozapin (z.B. Leponex®) ist vom Wirkprofil den mittelstarken Neuroleptika zuzuordnen. Es wird als *atypisches Neuroleptikum* bezeichnet, da es ein anderes Nebenwirkungsspektrum hat (insbesondere keine Effekte auf das extrapyramidalmotorische System) und oft noch wirkt, wenn andere Neuroleptika versagen. Wichtigste Nebenwirkung ist die recht häufige Agranulozytose. Bei unzuverlässigen Patienten, bei denen kein regelmäßiger Arztkontakt vorausgesetzt werden kann, darf es nicht gegeben werden.

Unter der Behandlung mit Clozapin müssen regelmäßige Blutbildkontrollen (1 x monatlich) erfolgen. Beim Auftreten von Fieber oder Halsschmerzen muss sofort der Arzt informiert werden, da dies erste Hinweise auf eine Agranulozytose sein können. Durch diese Vorsichtsmaßnahmen und rechtzeitiges Absetzen des Medikaments kann ein lebensbedrohlicher Abfall der Leukozyten in der Regel verhindert werden. Das Medikament darf daher nur von bestimmten, von der Herstellerfirma autorisierten Fachärzten eingesetzt werden.

Nicht so bedrohlich, aber für die Patienten belastend, ist zu Beginn der Therapie starker Speichelfluss sowie später die Gefahr einer massiven Gewichtszunahme.

Weitere atypische Neuroleptika sind Sulpirid (z.B. Dogmatil®) und – erst kurz auf dem Markt – Zotepin (z.B. Nipolept®) und Risperidon (z.B. Risperdal®). Risperidon beeinflusst nach einigen Berichten auch die Negativsymptomatik.

Ganz neu auf dem Markt sind folgende Neuroleptika, die gezielt auf bestimmte Rezeptoren im ZNS wirken und dadurch die unerwünschten Nebenwirkungen reduzieren: Amisulprid (z.B. Solian®), Olanzapin (z.B. Zyprexa®), Sertindol (z.B. Serdolect®) und Quetiopin.

Niederpotente Neuroleptika

Niederpotente Neuroleptika wirken stark sedierend und gering antipsychotisch. Sie dämpfen Erregungszustände und fördern den Nachtschlaf.

Zu den niederpotenten Neuroleptika zählen u.a. Thioridazin (z.B. Melleril®), Chlorprothixen (z.B. Truxal®), Promethazin (z.B. Atosil®), Levomepromazin (z.B. Neurocil®) und Prothypendyl (z.B. Dominal®).

Indikationen

Ihre **Indikationen** sind Erregungs-, Angst- und Spannungszustände sowie Schlafstörungen.

Unerwünschte Nebenwirkungen

An **unerwünschten Wirkungen** sind v.a. starke Müdigkeit mit Störung der Arbeitsfähigkeit und vegetative Nebenwirkungen wie Mundtrockenheit oder verstärkter Speichelfluss, Schwitzen, Akkomodationsstörungen und Obstipation zu nennen. Motorische Störungen hingegen sind sehr selten.

Die Medikation mit Neuroleptika ist für viele Patienten belastend. Sie haben das Gefühl, sich zwischen einer schweren Krankheit oder schlimmen Nebenwirkungen entscheiden zu müssen. Diese Patienten müssen mit ihren Fragen und Sorgen ernst genommen werden. Im Gespräch werden die Gründe besprochen, die für oder gegen eine Medikation sprechen.

Wichtig ist die Beurteilung, wie zuverlässig der Patient bei der Medikamenteneinnahme ist. Davon hängt z.B. ab, ob der Arzt Tabletten verschreiben wird, oder ob er die Einstellung des Patienten auf ein Depot-Neuroleptikum anstrebt.

Symptome

Die Patienten fühlen sich absichtlich schlecht behandelt *(Verfolgungswahn)*, halten ihren Partner für untreu *(Eifersuchtswahn)* oder sind überzeugt, dass sie von einer ihnen ansonsten fremden Person geliebt werden *(Liebeswahn)*. Manche glauben, eine berühmte Persönlichkeit mit außergewöhnlichem Wissen und Macht *(Megalomanie, Größenwahn)* zu sein oder sind der festen Überzeugung, an einer schweren Krankheit zu leiden und dem Tod nahe zu sein *(Hypochondrie)*. Die Wahnideen sind, anders als bei den übrigen Schizophrenieformen, nicht bizarr, sondern durchaus nachvollziehbar. Meist liegt als Auslöser einer wahnhaften Störung ein konkretes Ereignis vor. Patienten mit Eifersuchts-, Liebes- und Verfolgungswahn zeigen oft feindselige oder aggressive Tendenzen, die sie zu Tötungsdelikten veranlassen können.

📊 Behandlungsstrategie

Wahnhafte Störungen sind schwer zu behandeln. Zunächst werden die Wahnideen weder bestätigt noch in Frage gestellt. Im Rahmen einer Psychotherapie werden die Nebeneffekte der Erkrankung, z.B. Angst, Isolation, Selbstzweifel und Schlaflosigkeit, bearbeitet. Ziel ist es, dem Patienten das Gefühl zu geben si-cher, beschützt und nicht alleine zu sein. Kognitive und verhaltenstherapeutische Verfahren sind erfolgversprechend, tiefenpsychologische Methoden kontraindiziert.

Medikamentös kann mit hochpotenten Neuroleptika wie Pimozid (z.B. Orap®) therapiert werden.

🔖 Prognose

Die Hälfte der Patienten mit akutem Krankheitsbeginn hat gute Aussichten auf vollständige Rückbildung der Symptome, nur etwa ein Zehntel nimmt einen chronischen Verlauf.

Schleichend verlaufende Wahnerkrankungen heilen ebenfalls bei der Hälfte der Patienten aus, allerdings ist bei einem Drittel mit oft lebenslang unveränderter Situation zu rechnen. Je akuter der Beginn und je jünger das Lebensalter, desto günstiger ist die Prognose.

Wiederholungsfragen

1. Was ist das Hauptmanifestationsalter der Schizophrenie? (☞ 17.1)

2. Wie lassen sich schizophrene Erkrankungen einteilen? (☞ 17.1)

3. Was versteht man unter dem Vulnerabilitätskonzept? (☞ 17.1)

4. Was versteht man unter positiven und negativen Symptomen bei psychischen Erkrankungen? (☞ 17.1)

5. Welche Affektstörungen sind bei der Schizophrenie häufig? (☞ 17.1)

6. Welche Störungen des Ich-Erlebens sind typisch für die Schizophrenie? (☞ 17.1.1)

7. Was ist bei einer perniziösen Katatonie zu beachten? (☞ 17.1)

8. Was ist Autismus? (☞ 17.1)

9. Welche Halluzinationen sind am häufigsten? (☞ 17.1)

10. Was sind imperative Stimmen? (☞ 17.1)

11. Welche Wahnkriterien gibt es? (☞ 17.1.1)

12. Wie muss der Kommunikationsstil mit schizophrenen Patienten sein? (☞ 17.1)

13. Was kennzeichnet eine hebephrene Schizophrenie? (☞ 17.1.2)

14. Welche Art von Empfindungen sind charakteristisch für zönästhetische Schizophrenien? (☞ 17.1.5)

15. Was sind schizoaffektive Psychosen? (☞ 17.2)

16. Welche unerwünschten Nebenwirkungen haben Neuroleptika? (☞ Pharmainfo 17.12)

17. Was ist Akathisie? (☞ Pharmainfo 17.12)

18. Durch welchen Test lassen sich neuroleptikabedingte extrapyramidale Bewegungsstörungen frühzeitig erkennen? (☞ Pharma-Info 17.12)

19. Wie wirken niederpotente Neuroleptika? (☞ Pharmainfo 17.12)

20. Welche Symptome stehen bei einer wahnhaften Störung im Vordergrund? (☞ 17.3)

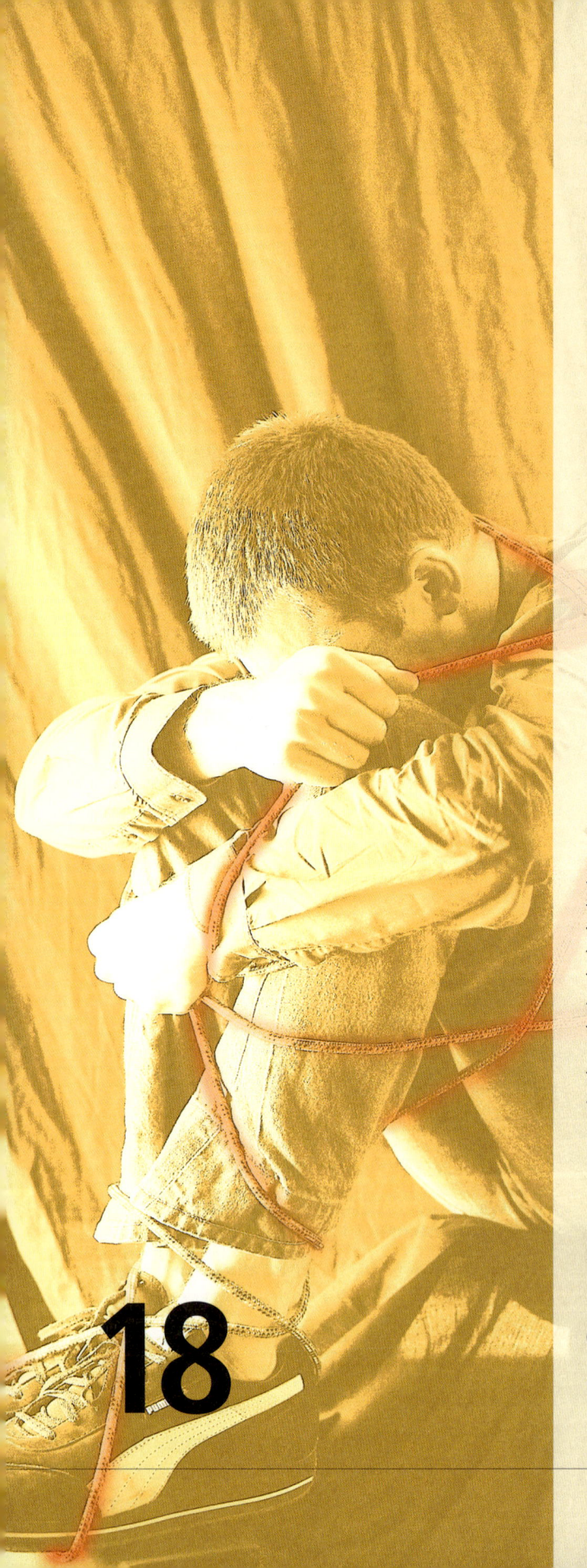

Pflege bei affektiven Störungen

18

☐ **Affektive Störungen:** Psychische Erkrankungen mit Beeinträchtigung von Stimmung, Antrieb, Kognition und vegetativen Funktionen. Bei melancholischer Stimmung spricht man von **Depression,** bei gehobener Stimmung von **Manie.**

Ursachen und Verlauf affektiver Störungen

Affektive Störungen können verschiedene Ursachen haben. Eine große Rolle spielt die *genetische Veranlagung.* Wie unter anderem Zwillingsstudien deutlich machen, wird die *Vulnerabilität* (☞ 17.1) vererbt. Zusammen mit auslösenden Faktoren führt sie zum Ausbruch einer affektiven Erkrankung. Als Auslöser kommen neben somatischen Ursachen wie z.B. Neurotransmitterstörungen, hormonellen Umstellungen im Wochenbett oder körperliche Erkrankungen insbesondere belastende Lebensereignisse wie Trennungen, Verluste, Streit, Arbeitslosigkeit und chronischer Stress in Frage.

Bei den affektiven Psychosen werden folgende Verläufe unterschieden:
- **Monopolare Verläufe** mit ausschließlich *depressiven Phasen* (2/3 der Fälle)
- **Monopolare Verläufe** mit ausschließlich *manischen Phasen* (sehr selten)
- **Bipolare Verläufe** mit einem Wechsel von *depressiven* und *manischen Phasen* (1/3 der Fälle).

Bei monopolaren Verläufen dauern die einzelnen Phasen 3 – 12 Monate. Wechseln sich depressive und manische Phasen ab (manisch-depressiver Verlauf ☞ 18.3), sind die manischen Episoden durchschnittlich vier Monate kürzer als die depressiven. Bei vielen Patienten treten nach einer überstandenen depressiven und anschließenden manischen Phase keine weiteren Episoden auf. Schließen sich jedoch weitere depressive und manische Folgen an, handelt es sich um **bipolare affektive Psychosen.** Wechseln die bipolaren Phasen sehr schnell, werden die Patienten u.U. zu so genannten **Rapid-Cyclern** (☞ 18.3).

18.1 Depression

☐ **Depression:** Affektive Störung mit krankhaft niedergedrückter Stimmung, die mit einer Vielzahl psychischer, psychosozialer und körperlicher Symptome einhergehen kann. Sehr häufige Störung: Schätzungsweise 15 % aller Menschen leiden mindestens einmal im Leben an einer behandlungsbedürftigen Depression.

Da die Ursachen von Depressionen so vielfältig sein können, teilt die ICD 10 (☞ 14.6.2) sie nach Verlauf und Schweregrad ein und spricht von *depressiven Episoden, rezidivie-*

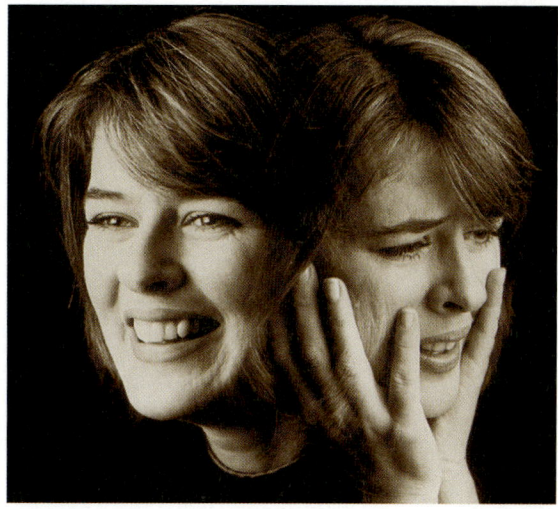

Abb. 18.1: Die zwei Pole der affektiven Störung: Manie und Depression. [J710-012]

renden depressiven Störungen und *bipolaren affektiven Störungen.* Auf die Begriffe endogen, psychogen und neurotisch wird in der ICD 10 weitgehend verzichtet.

Jeder Mensch erlebt neben Zeiten der Freude auch Zeiten der Traurigkeit, denn Stimmungsschwankungen gehören zum Leben. Depressionen sind nicht nur durch die besondere Schwere und Dauer der Trauer und Niedergeschlagenheit gekennzeichnet, sie sind auch qualitativ anders als die „normale" Traurigkeit. Sie verändern den Menschen und können von ihm alleine oft nicht bewältigt werden.

18.1.1 Depressive Krankheitsbilder

Depressionen können bei verschiedenen psychischen Erkrankungen auftreten. Sie können alleiniges Symptom oder Teil einer komplexen psychischen Störung sein. In manchen Fällen gibt es einen konkreten Auslöser, in anderen Fällen sind die Ursachen der Depression unklar. Man unterscheidet folgende Erscheinungsbilder:
- Depression bei manisch-depressiver Erkrankung
- Altersdepression (☞ 24.2.2)
- Reaktive Depression (☞ 18.1.3)
- Organisch begründbare Depression (☞ 19.2.2)
- Neurotische Depression (☞ 21.1)
- Depression bei schizoaffektiven Psychosen (☞ 17.2.2)
- Saisonal abhängige Depression (SAD ☞ 18.1.3)
- Wochenbettdepression (☞ 19.4)
- Larvierte Depression (☞ unten).

📖 **Literaturtipp**
Hell, Daniel: Welchen Sinn macht Depression? Ein integrativer Ansatz. Rowohlt, Reinbek, 1994

18.1.2 Symptomatik

Psychische Symptome

Affektive Symptome

Charakteristisch für depressive Erkrankungen sind **affektive Symptome.** Depressive Patienten sind niedergeschlagen, bedrückt und freudlos. Einige bezeichnen sich als traurig, viele betonen, dass sie noch nicht einmal echte Traurigkeit empfinden können, sie seien vielmehr „leer" und „wie abgestorben", befinden sich in einem Zustand der Gefühllosigkeit. Oft leiden die Kranken insbesondere unter dem Fehlen liebevoller Gefühle gegenüber anderen („Ich bin nur noch Mutter vom Kopf her, vom Herzen her bin ich tot"). Auch sich selbst können Depressive nicht mehr positiv wahrnehmen: Sie halten sich für wertlos, überflüssig, schuldig *(Insuffizienzgefühle)* oder todkrank. Sie sind von Minderwertigkeitsgefühlen geplagt, trauen sich nichts mehr zu. Die Patienten sind mutlos, haben keine Hoffnung auf Besserung oder auf eine schöne Zukunft. Oft erscheint ihnen das Weiterleben unerträglich und sinnlos, so dass sie den Suizid als letzten Ausweg ansehen.

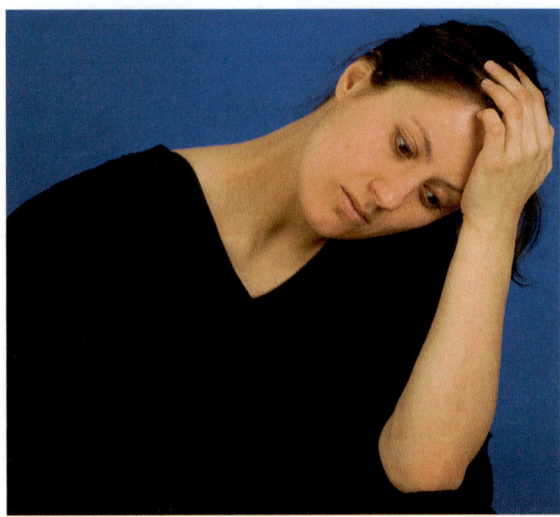

Abb. 18.2: Einige Depressive bezeichnen sich als traurig, andere betonen, dass sie noch nicht einmal echte Traurigkeit empfinden können, sie seien vielmehr „leer" und „wie abgestorben" (Gefühl der Gefühllosigkeit). [J660]

> Die Kombination von negativem Selbstbild, negativem Weltbild und negativer Zukunftserwartungen ist so typisch, das sie als **depressive Triade** bezeichnet wird.

Literaturtipps

Kuiper, Piet C.: Seelenfinsternis: Fischer Verlag, Frankfurt/M., 1995

Aebischer-Crettol, Ebo: Aus zwei Booten wird ein Floß. Suizid mit Todessehnsucht. Haffmanns, Zürich, 2000

Antriebsstörungen

Verminderter Antrieb ist ein weiteres Anzeichen für eine depressive Erkrankung. Weder für Hobbys noch für ihren Beruf können die Kranken Interesse aufbringen. Sie haben keinen Schwung und werden schnell müde. Sie bewegen sich nur langsam, der Gesichtsausdruck ist leidend oder erstarrt. In Extremfällen kommt es zu einem depressiven **Stupor:** Der Kranke ist nahezu bewegungslos, stumm und reagiert nicht mehr auf die Umwelt.

Auf Grund dieser **Antriebshemmung** kann man die innere Unruhe nur schwer wahrnehmen, die viele Patienten quält. Oft leiden sie auch unter **Angstgefühlen,** die schleichend oder überfallartig sein können. Manchmal verspüren depressive Patienten andererseits eine starke psychomotorische **Erregung.** Sie ringen die Hände oder laufen rastlos auf und ab. Dann spricht man von *agitierter Depression.* Viele Depressive gehen immer weiter auf Distanz zu ihren Mit-

menschen und sind nicht mehr im Stande, emotionale Bindungen aufrecht zu halten. Sie fühlen sich, als säßen sie unter einer Glasglocke oder in einem tiefen Loch.

Denkstörungen

Auch das **Denken** ist erschwert und verlangsamt *(Denkhemmung).* Manchmal müssen die Patienten zwanghaft über einige wenige, bedrückende Themen nachgrübeln *(Grübeln).* Daneben sind Störungen von Konzentration, Aufmerksamkeit und Gedächtnis häufig. Diese Störungen können so ausgeprägt sein, dass vor allem bei alten Menschen eine Demenz anstelle einer Depression diagnostiziert wird *(Pseudodemenz* ☞ auch 6.1.1).

Wahnhafte Störungen

Bei schweren Depressionen kann ein **Wahn** entstehen. Dieser spiegelt typischerweise das negative Selbstwertgefühl der Kranken wider. **Schuldwahn, Verarmungswahn** und **hypochondrischer Wahn** sind am häufigsten zu beobachten. Das Gefühl, nichts wert zu sein, wird als nihilistischer Wahn bezeichnet.

So fühlt sich z.B. eine depressive Patientin schuldig an einer schweren Erkrankung ihrer Tante, weil sie diese vor Jahren gekränkt und ihr so das Herz gebrochen habe.

Wahrnehmungsstörungen

Wahrnehmungsstörungen können verschiedene Sinne betreffen. Manche Patienten haben **akustische Halluzination.** Sie hören Stimmen in ihrem Kopf, die zu ihnen sprechen, sie beschimpfen oder ihnen etwas befehlen. **Körperliche Missempfindungen** wie

Druck- oder Zuggefühle an der Haut und im Körper werden als Ausdruck der Stimmungslage interpretiert. Oft kommen Patienten sich selbst infolge einer **gestörten Ich-Empfindung** unwirklich vor und empfinden ihre Umwelt als seltsam und fremd.

◼ Somatische Symptome

Manchmal werden Depressionen sehr körpernah erlebt. Die **somatischen Symptome** können dabei alle Organe betreffen. Typischerweise klagen die Patienten über ein Druck- oder Schweregefühl im Brustbereich, über Gesichtsschmerzen oder schwere Glieder. Charakteristische **vegetative Symptome** sind Ein- und Durchschlafstörungen mit morgendlichem Früherwachen, Appetitstörungen, Verstopfung und Durchfall, Herzjagen, Libido- und Potenzstörungen und Schwitzen. Hinzu kommen Kopfschmerzen mit Druckgefühl über den Augen, an Stirn und Hinterkopf, Zahnschmerzen und Prothesenprobleme ohne auffälligen Befund, Würgreiz und Ohrgeräusche.

Die Tagesschwankungen mit „Morgentief" und „abendlicher Aufhellung" weisen auf eine **Störung des Biorhythmus** *(zirkadiane Störung)* hin.

18.1.3 Diagnose und Behandlungsmöglichkeiten

◯ Diagnostik

Die verschiedenen Erscheinungsformen der Depression können anhand ihrer Symptomatik nur schwer unterschieden werden. Deshalb müssen außerdem die Biografie, die Krankengeschichte, die aktuelle Lebenssituation und die Familienanamnese berücksichtigt werden.

Für eine **endogene Depression** sprechen eine positive Familienanamnese, frühere depressive und/oder manische Phasen (vom Patienten und seinen Angehörigen oft nur als „psychische Erkrankung" erwähnt), ausgeprägte Tagesschwankungen, Schlafstörungen mit morgendlichem Früherwachen, Wahnbildung und Fehlen eines Konfliktes.

Bei **neurotischen** und **reaktiven Depressionen** ist ein belastendes Ereignis vorausgegangen, das den Zustand des Patienten ausreichend erklärt. Das Konzept der neurotischen Depression ist allerdings umstritten, der Übergang zur reaktiven Depression fließend und die Abgrenzung zur endogenen Depression schwierig (☞ 21.1).

Bei einer **larvierten Depression** (larviert = maskiert) stehen die Vitalstörungen und vegetativen Symptome so im Vordergrund, dass sie die depressive Verstimmung überdecken.

Saisonal abhängige Depressionen *(SAD)* treten in den Herbst- und Wintermonaten auf und beruhen auf einem gestörten Melanin-Serotonin-Gleichgewicht.

Abgesehen von der gedrückten Stimmungslage zeigen die Patienten ein vermehrtes Schlafbedürfnis und gesteigerten Appetit.

◼ Behandlungsstrategie

Ob eine Depression ambulant behandelt werden kann oder eine Krankenhausaufnahme sinnvoller ist, hängt von der Schwere der Erkrankung, dem sozialen Umfeld und der Persönlichkeit des Kranken ab. Während einige Patienten die Krankenhausaufnahme als Entlastung und sich dadurch als krank „anerkannt" empfinden, stellt die Aufnahme in eine psychiatrische Klinik für andere eine zusätzliche psychische Belastung mit Gefahr der Krankheitsverschlimmerung dar. *Suizidale Tendenzen* sind jedoch immer ein Grund für eine stationäre Aufnahme.

Die **Therapie** von Depressionen stützt sich auf:
- Akutbehandlung mit Antidepressiva (☞ unten)
- Rückfallprophylaxe mit Lithiumsalzen (☞ Pharma-Info 18.9) oder Antidepressiva
- Wachtherapie (☞ 16.2.2)
- Lichttherapie (☞ 16.2.3)
- Psychotherapeutische Verfahren (☞ 16.3)
- Elektrokrampftherapie bei therapieresistenten endogenen Depressionen (☞ 16.2.1).

Antidepressiva

Die medikamentöse Therapie mit **Antidepressiva** spricht bei schätzungsweise 70 % der Patienten mit einer endogenen Depression gut an. Bei anderen Depressionsformen sind die Erfolge weniger gut.

Antidepressiva müssen zudem mindestens sechs Monate nach Abklingen der depressiven Phase weiter genommen werden, da es sonst leicht zu einem Rezidiv kommen kann. Sie werden meistens oral gegeben. Bei der Auswahl des Antidepressivums spielt das Erscheinungsbild der Depression eine entscheidende Rolle. Je nachdem ob der Patient eher *gehemmt-apathisch*, *gehemmt-ängstlich* oder *agitiert-ängstlich* ist, werden dämpfende oder aktivierende Antidepressiva gegeben.

> **⚠ Vorsicht!**
> Die Stimmungsaufhellung durch **Antidepressiva** tritt erst nach etwa drei Wochen ein. Der Patient leidet bis dahin jedoch bereits unter den Nebenwirkungen und verspürt u.U. auch schon eine Antriebssteigerung. Bei vorhandenem Antrieb und fehlender Stimmungsaufhellung ist der Schritt zum Suizidversuch oft nur noch klein!

Medikamentöse Rückfallprophylaxe

Nach zwei depressiven Episoden und mindestens einer manischen Phase sollte eine medikamentöse **Rückfallprophylaxe** überlegt werden (bipolare Verläufe ☞ 18.3.1).

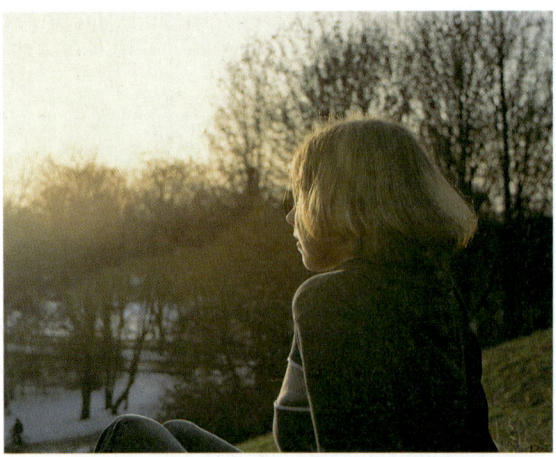

Abb. 18.3: Die saisonal abhängige Depression (SAD) wird durch die Lichttherapie günstig beeinflusst. Für die Lichttherapie können natürliches (Sonnen-)Licht, aber auch spezielle UV-Lampen genutzt werden. [K103]

Wachtherapie

Es gibt eine Theorie, nach der das morgendliche Früherwachen bei Depressiven ein Selbstheilungsversuch des Körpers ist. Dementsprechend soll **Wachtherapie,** d.h. Schlafentzug über eine ganze Nacht diesen Selbstheilungsversuch unterstützen. Insbesondere Depressionen mit ausgeprägten Tagesschwankungen reagieren oft auf Schlafentzug (☞ 16.2.2).

Lichttherapie

Beobachtungen einer saisonalen Häufung von Depressionen („Winterdepression") lenkten das Augenmerk auf die Bedeutung des Sonnenlichts. Licht wird in der Behandlung von Depressionen in Form von Lichttherapie im Freien oder durch spezielle UV-Lampen genutzt (☞ 16.2.3).

Psychotherapeutische Verfahren

Eine **Psychotherapie** ist grundsätzlich bei jeder Form der Depression sinnvoll. Prinzipiell können alle Psychotherapieverfahren angewendet werden. **Verhaltenstherapeutisch** arbeitet man besonders an den negativen Selbstwahrnehmungen und Gedankenkreisen und übt mit dem Patienten den Umgang mit Belastungssituationen. In **Gesprächstherapien** wird versucht, die auslösenden Konflikte aufzulösen (☞ 16.3).

Elektrokrampftherapie

Bei therapieresistenten Depressionen, besonders bei solchen mit wahnhafter Symptomatik ist die **Elektrokrampftherapie** oft noch wirksam. Leider ist es wegen der zahlreichen Vorurteile oft schwer, Patienten von dieser Therapiemaßnahme zu überzeugen (☞ 16.2.1).

18.1.4 Pflege von depressiven Patienten

Der Depressive befindet sich bildhaft ausgedrückt in einem psychischen Gefängnis, aus dem er andere emotional nicht mehr erreichen kann. Auch durch Zuwendung von Seiten der Pflegenden kann er seine traurigen Gedanken nicht einfach überwinden. Gleichzeitig sind Depressive oft sehr empfindlich, verletzbar und wehrlos. In Konfliktsituationen mit anderen Patienten vertritt die Pflegende die Interessen des depressiven Patienten, da diese es in dem Moment selber nicht können.

Gesprächsführung

Unangebrachter Trost („Es ist doch völlig unnötig, dass Sie sich wegen solcher Kleinigkeiten schuldig fühlen") ist falsch, denn hierdurch signalisiert die Pflegende dem Patienten, dass sie ihn nicht versteht. Es hilft eher, genau zuzuhören, worüber der Patient klagt und ihm zu erklären, dass diese Symptome zu seinem Krankheitsbild gehören. Besser wäre es also zu sagen, dass man solche Schuldgefühle von anderen Patienten kenne. Sie seien mit der Krankheit verknüpft und würden wieder weggehen. Mit solchen sachlichen Informationen erreicht man den Patienten in seiner Hoffnungslosigkeit leichter. Oft bemerkt es die Pflegende noch vor dem Patienten, wenn sich seine Stimmungslage verbessert.

> Die Pflegende motiviert den Patienten durch ihre Fragen, seine Stimmungslage zu beschreiben und Besserungen selbst wahrzunehmen.

Depressive Patienten lösen bei ihren Mitmenschen nach einer kurzen Phase des „Mitleidens" oft Wut, Resignation und Hilflosigkeit aus. Ihr monotones Klagen strengt an, und irgendwann entsteht das Gefühl, dass sie sich eigentlich in ihrer depressiven Haltung ganz wohl fühlen. Damit übernimmt man die negative Sicht der Patienten und ihre depressive Selbsteinschätzung. Diese Gegenübertragung, die die Krankheit des Patienten nicht ernst nimmt, muss erkannt werden, damit sie sich nicht gegen den Kranken richtet.

> Weder Pflegende noch Angehörige dürfen den akut Depressiven auffordern „sich zusammenzureißen" und „positiv zu denken".

Sanfte Aktivierung

Depressive können nur unter großer Anspannung und für kurze Zeiträume äußeren Anforderungen gerecht werden. Im akuten Stadium muss der Patient zunächst entlastet werden. Er braucht Rückzugsmöglichkeiten, insbesondere vor aggressiven oder übertrieben heiter gestimmten Mitpatienten.

Zu starker Rückzug darf auf die Dauer allerdings nicht akzeptiert werden. So bald wie möglich sollten **aktivierende Maßnahmen** einsetzen. Bei gemeinsamen Arbeiten und Therapien erfahren sie, dass sie viel mehr können, als sie sich zugetraut hätten. Da sie oft zunächst „keine Lust" haben oder langsam sind, brauchen die begleitenden Pflegenden viel Geduld.

Die Pflegenden achten darauf, dass der Patient morgens regelmäßig zu angemessener Uhrzeit aufsteht und sich auch nicht wieder ins Bett zurückzieht. Mittagsschlaf kann zu nächtlichen Schlafstörungen führen und sollte unterbunden werden. Stattdessen bieten sie dem Patienten immer wieder gemeinsame Unternehmungen wie Spaziergänge an und fordern ihn auf, sich am Stationsprogramm zu beteiligen. Auch wenn er desinteressiert erscheint, ist es wichtig, ihn einzuladen, da er sich sonst u.U. ausgegrenzt fühlt. Jedoch drängen sie ihn nicht mit zu großem Nachdruck in die Beschäftigungstherapie oder zum Sport zu gehen. Fühlt sich der Patient tatsächlich überfordert, bestätigt ihn dies in seiner negativen Selbstwahrnehmung.

Hilfe bei alltäglichen Verrichtungen

Bedingt durch verminderten Antrieb, Wahn und Störungen des Selbstwertgefühls brauchen Depressive bei vielen alltäglichen Verrichtungen die Führung der Pflegenden. Dabei nehmen sie ihnen aber nur die nötigsten Dinge ab und lassen den Patienten so viel Selbstständigkeit wie möglich. Sie motivieren geduldig auch langsam und träge erscheinende Patienten und hüten sich davor, sie durch zu viel Fürsorge zu „überpflegen".

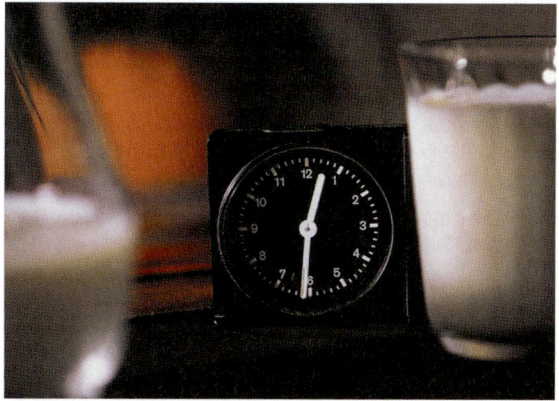

Abb. 18.5: Ein- und Durchschlafstörungen gehören zu den typischen Symptomen einer Depression. Hier können warme Milch vor dem Schlafengehen, Entspannungstechniken sowie ein natürlicher Tag-Nacht-Rythmus (kein Mittagsschlaf!) entgegenwirken. [K103]

Da Depressiven oft aus Lebensüberdruss „alles egal" ist, achten die Pflegenden insbesondere auf grundlegende **Körperpflege** und **Nahrungsgewohnheiten.** Dazu gehört u.U. auch eine Teil- oder Ganzwäsche und die Kontrolle von Turgor, Mundschleimhaut, Körpergewicht und Ausscheidung. Isst und trinkt der Patient zu wenig, entscheidet der Arzt, ob eine Sondenernährung sinnvoll ist. In vielen Fällen sind Patienten über diese Maßnahme eher erleichtert als entsetzt, da ihnen damit die Entscheidung, ob sie essen sollen oder nicht, abgenommen wird.

Bei **Schlafstörungen** helfen neben Medikamenten, ruhige Phasen am Abend, warme Milch als Schlummertrunk und Entspannungstechniken (☞ 16.4). Die Pflegenden unterstützen den natürlichen Tag-Nacht-Rhythmus und versuchen, den depressionsfördernden Schlaf am Vormittag zu verhindern.

> ⚠ **Vorsicht!**
> Das größte pflegerische Problem ist die große **Suizidgefahr!** Bei Patienten mit wahnhaften Depressionen ist die Fähigkeit zu Absprachen erheblich gemindert. Besonders gefährlich ist die Zeit, wenn die Antidepressiva schon zu einer Antriebssteigerung, aber noch nicht zu einer Stimmungsaufhellung geführt haben!

Versagensängsten begegnen

Ein großes Problem sind für viele Depressive die **gesellschaftlichen Folgen** ihrer Erkrankung.

Schon vor ihrem Klinikaufenthalt haben sie möglicherweise enorme zwischenmenschliche und berufliche Probleme gehabt, die mit zur Einweisung geführt haben. Auf Grund ihrer Minderwertigkeitsgefühle und der übersteigerten Selbstansprüche glauben sie, ihren eigenen Erwartungen und denen anderer Men-

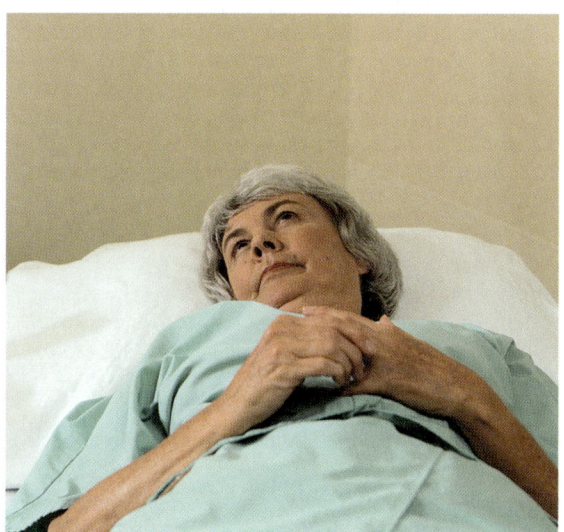

Abb. 18.4: Depressive Patienten haben häufig massive Antriebsstörungen und neigen dazu, ganze Tage im Bett zu verbringen. Dem wirken die Pflegenden mit aktivierenden Massnahmen entgegen. [J666]

schen niemals genügen zu können. Dies kann im Verlauf der Erkrankung dazu führen, dass sie tatsächlich viele Dinge nicht mehr schaffen, die sie früher ohne Mühe bewältigen konnten. Sie fühlen sich als Versager und haben Angst Partner, Freunde und Arbeitsstelle zu verlieren. Private Kontakte können sie nicht mehr aufrecht erhalten, mit dem Rückzug droht die emotionale Vereinsamung.

Die Pflegenden sprechen mit dem Patienten über seine Ängste. Sie weisen ihn immer wieder darauf hin, dass sich erfahrungsgemäß nach Besserung seiner Erkrankung die alten Kontakte wieder aktivieren und

neue knüpfen lassen. Hinsichtlich der beruflichen Zukunft stellen die Pflegenden dem Patienten den Teufelskreis aus Minderwertigkeitsgefühlen, Selbstvorwürfen, Leistungsinsuffizienz und letztlich Kündigung dar. Damit ein Neuanfang gelingt, gilt es diesen Kreis im Rahmen der Therapie zu durchbrechen.

> ### 📖 Literaturtipp
> Cleve, Jay: Licht am Ende des Tunnels. Wie Depressive und Angehörige sich selbst helfen können. Hans Huber, Göttingen, 1997

✏️ Pharma-Info 18.6 Antidepressiva

Medikamente, die stimmungsaufhellend und angstlösend wirken, werden als **Antidepressiva** *(Thymoleptika)* bezeichnet. Einige Antidepressiva wirken darüber hinaus beruhigend, andere antriebssteigernd. Die Untergruppe der Serotonin-Wiederaufnahme-Hemmer (☞ unten) wirkt außerdem gegen Zwänge.

> 👓 Entgegen eines häufigen Vorurteils besteht keine Abhängigkeitsgefahr! Antidepressiva hellen nur die *depressive* Verstimmung auf, sie heben nicht die ausgeglichene Stimmung eines Gesunden. Allerdings dauert es ca. 10 – 21 Tage bis zur Stimmungsaufhellung (☞ unten).

Indikationen
Indikationen für Antidepressiva sind v.a. mittelschwere und schwere depressive Verstimmungen, Zwangsstörungen und Panikattacken. Gelegentlich werden sie auch zur Rückfallprophylaxe bei rezidivierenden depressiven Störungen eingesetzt. Unterstützend können Antidepressiva bei chronischen Schmerzen (☞ 2.2.4) gegeben werden.

Antidepressiva werden meist nach ihrer chemischen Struktur eingeteilt:

Tri- und tetrazyklische Antidepressiva
Tri- und tetrazyklische Antidepressiva hemmen die Aufnahme von Serotonin und Noradrenalin. Zu ihnen zählen beispielsweise Amitriptylin (z.B. Laroxyl®, Saroten®), Doxepin (z.B. Aponal®), Imipramin (z.B. Tofranil®), Maprotilin (z.B. Ludiomil®).

Tri- und tetrazyklische Antidepressiva haben eine Reihe unerwünschter Wirkungen, die sich v.a. aus ihrer zentralen und peripheren anticholinergen Wirkung erklären und den Patienten erheblich belasten können. In erster Linie sind hier Kreislauf-

regulationsstörungen, Tachykardie, Schwindel, Mundtrockenheit, (nächtliches) Schwitzen, Akkomodationsstörungen, Glaukom, Fingerzittern, Obstipation und Blasenentleerungsstörung bis hin zum Harnverhalt zu nennen. Viele Patienten sind insbesondere in den ersten Tagen sediert und benommen. Langfristig ist eine Gewichtszunahme recht häufig. Seltene Nebenwirkungen sind Herzrhythmusstörungen, zerebrale Krampfanfälle und Delir. Da das Nebenwirkungsprofil der einzelnen Substanzen unterschiedlich ist, kann es sich durchaus lohnen, bei Nebenwirkungen auf ein anderes Präparat zu wechseln.

Kontraindikationen sind eine Prostatavergrößerung, ein Glaukom und Herzrhythmusstörungen.

MAO-Hemmer
Die neueren **MAO-Hemmer** (kurz für *Monoaminoxidase-Hemmer*) wie Moclobemid (z.B. Aurorix®) hemmen selektiv und reversibel einen Untertyp der Monoaminoxidase, so dass die Konzentration von Noradrenalin und Serotonin erhöht wird. Sie haben wahrscheinlich weniger Nebenwirkungen als trizyklische Antidepressiva, doch ist ihre endgültige Stellung in der antidepressiven Therapie noch offen.

Ältere MAO-Hemmer wie z.B. Jatrosom® werden wegen ihrer zahlreichen Nebenwirkungen kaum noch eingesetzt.

Selektive Serotinin-Wiederaufnahme-Hemmer
Selektive Serotinin-Wiederaufnahme-Hemmer (kurz *SSRI*) wie Fluvoxamin (z.B. Fevarin®), Fluoxetin (z.B. Fluctin®) oder Citalopram (z.B. Cipramil®) gehören zu den neueren Antidepressiva. Da sie bei ungefähr gleicher Wirksamkeit insgesamt besser verträglich sind als die trizyklischen Antidepressiva, werden sie zunehmend eingesetzt, insbe-

sondere auch bei älteren Patienten mit Kontraindikationen gegen trizyklische Antidepressiva. Nebenwirkungsfrei sind selektive Serotonin-Wiederaufnahme-Hemmer aber auch nicht: Insbesondere zu Beginn der Behandlung können gastrointestinale Symptome, Unruhe und Schlafstörungen auftreten.

Wichtig in der Pflege: Nebenwirkungen erkennen und den Patienten begleiten

Typischerweise treten die **Nebenwirkungen** der antidepressiven Therapie *vor* der aufhellenden Wirkung auf und machen dem depressiven Patienten noch mehr Angst.

Hypochondrische Befürchtungen beziehen sich besonders auf die Darmtätigkeit.

So wird beispielsweise ein wahnhaft depressiver Mann nur noch von den zwei Ängsten beherrscht: Dass die Welt ganz sicher untergehen und er nie mehr Stuhlgang haben und daran sterben werde.

Erforderlich sind eine **Obstipationsprophylaxe** und die regelmäßige **Miktionskontrolle** (Frage nach Beschwerden wie Nachtröpfeln und unwillkürlicher Harnabgang). Bei Beginn der Therapie sind **EKG, Blutdruck-** und **Pulskontrollen** sowie eine Beratung des Patienten über kreislaufanregende Gymnastik nötig. Patienten mit Mundtrocken-

heit hilft Kaugummi kauen und viel trinken. Klagen über Schwierigkeiten beim Lesen sind ein Hinweis auf harmlose, meist vorübergehende **Akkomodationsstörungen.** Die Patienten brauchen keine neue Brille. Sinnvoll ist es, für solche Patienten auf Station immer einige schwächere Lesebrillen zur Überbrückung dieser Zeit bereit zu halten. Bei akuter Sehstörung und Augenschmerzen hingegen besteht Glaukomverdacht. Dann muss sofort der Arzt informiert werden.

Der **Fingertremor** behindert feinmotorische Arbeiten. Für depressive Patienten ist das „Versagen" bei entsprechenden Beschäftigungen (z.B. Stricken) ein weiterer Beweis ihrer Unzulänglichkeit. Man sollte sie daher zu Tätigkeiten ermutigen, die ihre Fingerfertigkeit nicht zu sehr in Anspruch nehmen (Ballspiele, Spazierengehen, Lesen).

Die Stimmungsaufhellung tritt erst nach 10 – 21 Tagen ein, Antriebssteigerung, Sedierung und andere unerwünschte Wirkungen aber früher. Die Zeit bis zur Stimmungsaufhellung ist für den Patienten nur schwer zu ertragen. Zum Wesen seiner Erkrankung gehört es, dass er nicht auf Besserung hofft. Dafür muss er sich mit unangenehmen Nebenwirkungen auseinandersetzen. In dieser Phase braucht er besondere Unterstützung. Steigt sein Antrieb, bevor sich die Stimmung bessert, kann er die Energie zum Suizid finden, die ihm vorher fehlte.

18.2 Manie

> **Manie:** Affektive Störung mit gehobener Stimmung, Antriebssteigerung, Denkstörungen sowie evtl. Wahn. In der Regel Teil einer bipolaren affektiven Psychose.

18.2.1 Erscheinungsbild und Behandlungsmöglichkeiten

Manische Patienten sind grundlos heiter, ihre Stimmung ist gehoben, übermütig strahlend, fast übertrieben positiv. Oft überschätzen sie ihre Möglichkeiten und Fähigkeiten. Sie fühlen sich ausgesprochen wohl und keineswegs krank *(heitere Manie)*. Manche Maniker sind aber auch gereizt und aggressiv, insbesondere wenn ihre Umgebung sich ihnen widersetzt *(gereizte Manie)*.

Vorkommen manischer Zustände

Manische Zustände kommen fast nie als monopolare Erkrankung vor, sondern sind Teil einer affektiven Psychose oder Begleitsymptom verschiedener psychiatrischer Krankheitsbilder:

- Manisch-depressive Erkrankungen bzw. affektive Psychose (☞ 18.3)
- Schizoaffektive Psychosen (☞ 17.2)
- Nebenwirkung von Medikamenteneinnahme, z.B. Glukokortikoide, MAO-Hemmer (☞ Pharma-Info 18.6), Steroide, Antiparkinsonmedikamente
- Somatische Erkrankungen, z.B. Hirntumoren
- Drogenmissbrauch, z.B. Psychostimulanzien, Amphetamine.

Symptome

Typische Symptommuster

Typische Symptome einer Manie sind:
- **Ideenflucht.** Die Kranken denken schneller, aber auch flüchtiger als sonst und hüpfen von Einfall zu Einfall. Durch äußere Eindrücke werden sie sofort abgelenkt, sie können sich nicht mehr konzentrieren
- **Wahn.** Als Ausdruck der veränderten Grundstimmung dominieren Größenideen. Beispielsweise ist eine manische Patientin der felsenfesten Überzeugung, durch ihre Spenden die Armut auf der Welt beseitigt zu haben und feiert dies mit allen Mitpatienten
- **Antriebssteigerung.** Sie führt zu psychomotorischer Erregung, Bewegungsdrang und Redefluten.

Manische Patienten eilen von einer Beschäftigung zur nächsten, meistens ohne zu einem Ergebnis gekommen zu sein, und entwickeln große Energien. In schweren Fällen sind sie so erregt, dass sie toben und Gegenstände zerstören

- **Vegetative Symptome.** Hierzu zählen insbesondere verkürzte Schlafdauer und gesteigerte Libido. Beides wird von den Patienten aber nicht als störend empfunden
- **Psychomotorische Erregung.** Die Patienten sind typischerweise ständig in Bewegung, versuchen zu entweichen, suchen andauernd das Gespräch mit Patienten und Pflegenden
- **Kritikminderung.** Gehobene Stimmung, Größenideen und Antriebssteigerung führen beim Kranken oft zu einem Realitätsverlust und unüberlegten Handlungen. Typisch sind Verschuldung durch maßlose Einkäufe, Übernahme unerfüllbarer Verpflichtungen und unüberlegte Geschäftsgründungen. Zwischenmenschliche Kontakte werden schnell hergestellt und ebenso schnell wieder gelöst, manchmal kommt es zu sexuellen Exzessen.

Spezielle Symptommuster

In Abhängigkeit von der Zusammenstellung verschiedener Symptome kennt man fünf spezielle Symptommuster:

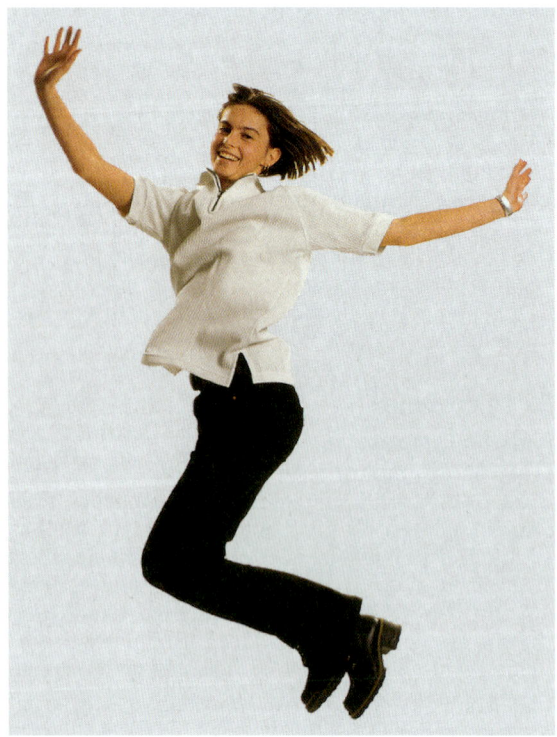

Abb. 18.7: Psychomotorische Erregung, Bewegungsdrang und eine übertriebene Fröhlichkeit gehören zu den typischen Symptomen der Manie. [J660]

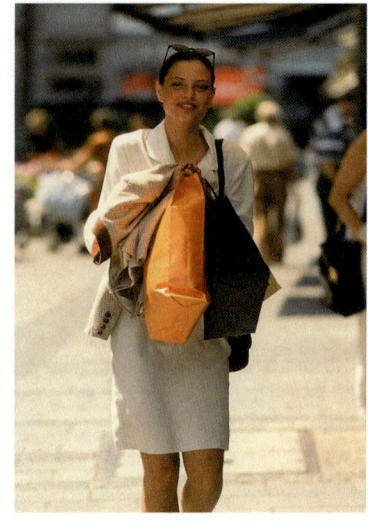

Abb. 18.8: Manische Patienten müssen vor unüberlegten Einkäufen und übertriebenen Geldausgaben geschützt werden. [J660]

- **Heitere Manie.** Gekennzeichnet durch grundlose Heiterkeit, Übermut, Optimismus und Scherzhaftigkeit
- **Geordnete Manie.** Typisch sind geringes Schlafbedürfnis, Kreativität, effektive Arbeitsweise. Auch *Submanie* genannt
- **Gereizte Manie.** Durch Reizbarkeit und Aggressivität geprägt
- **Verworrene Manie.** Ideenflucht bis zur Denkzerfahrenheit (☞ 14.5.5)
- **Überkochende Manie.** Auf dem Gipfel der manischen Phase Ideenflucht, mangelndes Konzentrationsvermögen gepaart mit Halluzinationen und paranoiden bis katatonen Symptomen.

◢ Behandlungsstrategie

Obwohl manische Patienten sich subjektiv bestens und gesund fühlen, müssen sie behandelt werden, um Schaden von ihnen und ihrer Umgebung abzuwenden. Die Therapie setzt an mehreren Punkten an:

- **Medikamentöse Therapie** mit Neuroleptika, Lithium oder Carbamazepin
- **Sedierung** mit Benzodiazepinen
- **Rückfallprophylaxe** mit Lithium
- Ausführliche **Aufklärung.**

Eine Psychotherapie ist während der akuten Erkrankung meist nicht möglich, da der Patient seine Probleme nicht erkennen kann.

Medikamentöse Akuttherapie

Die **Therapie** stützt sich in erster Linie auf die Gabe von Neuroleptika (☞ Pharma-Info 17.12) und Lithium (☞ Pharma-Info 18.9). Bei schweren akuten manischen Phasen werden im Sinne einer „neuroleptischen Vollbremsung" hoch- und niederpotente Neuroleptika kombiniert. Nebenwirkungen wie Dyskinesien erfordern die Gabe von Biperiden (z.B.

Akineton®). Lithium eignet sich zur Behandlung leichter bis mittelschwerer Manien. Die Wirkung tritt nach einigen Tagen ein. Eine weitere Möglichkeit ist Carpamazepin, das schnell den gewünschten Serumspiegel im Blut des Patienten erreicht.

Zur **Sedierung** und insbesondere, um Angst und Erregungszustände zu lösen, könne Benzodiazepine gegeben werden. Sie haben bei manischen Patienten im Gegensatz zu Depressiven üblicherweise keinerlei Abhängigkeitspotenzial.

⚕ Prophylaxe

Zur **Phasenprophylaxe** zur Vorbeugung von weiteren manischen Episoden (☞ 18.3.1) werden Lithium und Carbamazepin eingesetzt.

Aufklärung

Die **Aufklärung** sowohl des Patienten als auch der Angehörigen über Verlauf, Frühsymptome, Gefahren, Auslöser, Prophylaxe der Manie ist in mehrerer Hinsicht besonders wichtig. Zum einen haben manische

---

✎ Pharma-Info 18.9 Lithium

Indikation
Lithium (z.B. Quilonum®, Hypnorex®) wird eingesetzt zur
- Prophylaxe rezidivierender depressiver Störungen und Manien
- Prophylaxe schizoaffektiver Psychosen
- Akutbehandlung der Manie
- Unterstützung der Antidepressiva bei der Akutbehandlung einer Depression
- Therapie einer bestimmten Kopfschmerzform, dem Cluster-Kopfschmerz (☞ 11.2)

Bei etwa 75 % der Patienten verringern Lithiumsalze die Rückfallquote bei episodisch verlaufenden Depressionen und/oder Manien.

Nebenwirkungen
Hauptnebenwirkungen einer Lithiumtherapie sind gastrointestinale Störungen, Fingerzittern, Müdigkeit, Polyurie, verstärkter Durst, Schilddrüsenunterfunktion und -vergrößerung sowie – für viele besonders belastend – Gewichtszunahme. Lithiumsalze sind außerdem teratogen (d.h. Fehlbildungen hervorrufend).

Die zahlreichen Nebenwirkungen machen entsprechende *Kontrollen* erforderlich: Vor Beginn der

Behandlung sind *Körpergewicht, Halsumfang, Urinstatus, Blutbild, Kreatinin, Elektrolyte, Blutzucker, Schilddrüsenwerte* und *EKG* zu überprüfen. Diese Kontrollen werden in regelmäßigen Abständen nach Arztanordnung wiederholt. Der Serumlithiumspiegel wird zu Beginn der Behandlung wöchentlich, später monatlich bis vierteljährlich bestimmt, außerdem bei jedem Verdacht auf Überdosierung oder Einnahmefehler.

Kontraindikationen
Kontraindikationen sind Herz- und Nierenleiden, Nebennieren- und Schilddrüsenunterfunktion sowie eine (geplante) Schwangerschaft.

> ⚠ **Vorsicht!**
>
> Gefährlich ist die **Lithiumintoxikation.** Sie wird durch kochsalzarme Diät, Verlust von Natrium und Flüssigkeit (Schwitzen, Fieber, Diuretika) oder falsche Einnahme des Präparates begünstigt und zeigt sich zunächst durch *gastrointestinale Symptome* sowie uncharakteristische ZNS-Erscheinungen (*Müdigkeit, Apathie, Schwindel, Tremor*). In schwersten Fällen kommt es zu *zerebralen Krampfanfällen, Koma, Herzrhythmusstörungen* und *akutem Nierenversagen*. Die Behandlung ist nur auf einer Intensivstation möglich und umfasst neben symptomatischen Maßnahmen eine forcierte Diurese und Hämodialyse.

⚕ Pflege

Die Pflegenden beobachten den Patienten nicht nur auf mögliche Nebenwirkungen der Lithiumbehandlung und eventuelle Überdosierungserscheinungen, sondern auch auf Erkrankungen, die zu einer erhöhten Gefahr der Intoxikation führen (z.B. Durchfall, Erbrechen, Fieber). Der Patient soll keine Medikamente eigenmächtig einnehmen (auch frei verkäufliche Schmerzmittel oder harntreibende Tees können den Lithiumspiegel erhöhen) und normal salzen.

Jeder Patient, der ein Lithiumpräparat einnimmt, sollte stets einen Lithiumausweis bei sich tragen. [K183]

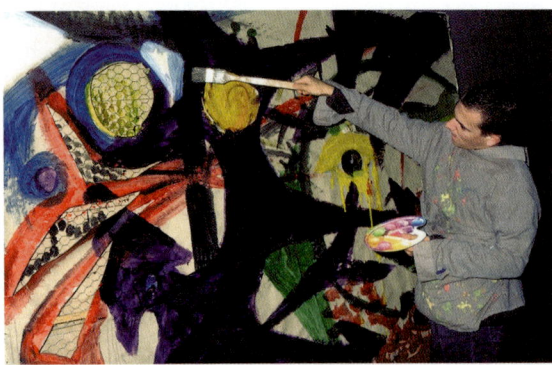

Abb. 18.10: Malen auf großen Flächen bietet dem manischen Patienten die Möglichkeit seine übersteigerte Energie abzureagieren. [K183]

Patienten meistens keinerlei Krankheitseinsicht und sehen sich nicht als behandlungsbedürftig an. Zum anderen müssen Angehörige oft die Konsequenzen des maßlosen Handelns des Patienten tragen. Dazu gehört es, in seinem privaten Umfeld für Verständnis zu werben und zu vermitteln oder auch juristische Konflikte zu regeln. Viele Angehörige fühlen sich überfordert und haben ein schlechtes Gewissen, wenn sie den Patienten in die Klinik bringen und betreuen lassen.

18.2.2 Pflege von manisch Kranken

Dem inneren Gefängnis der Depressiven steht die Grenzenlosigkeit der manischen Patienten gegenüber. Sie drückt sich in der Maßlosigkeit aus, mit der sie z.B. Lebensplanung und Beziehungsgestaltung angehen. Die Kranken können auch die Grenzen anderer Menschen nicht richtig wahrnehmen. An ganz klaren Regeln können sie sich aber orientieren.

Grundregeln

- Umgebung des Patienten reizarm gestalten
- Niemals zwei Maniker in ein Zimmer legen
- Grenzen aufzeigen und die eigenen Grenzen bewahren
- Wahnideen weder bestärken noch ablehnen
- Sich nicht von der „Heiterkeit" anstecken lassen
- Uneinsichtigen Patienten ihre Verhaltensweise vor Augen führen.

Kritische Situationen

Zum Schutz des Manikers und seiner Mitpatienten vor folgenschweren Fehltritten schreiten die Pflegenden bei einer Reihe kritischer Situationen unterbindend ein:

Unsinnige Geldausgaben

Wichtig ist der Schutz des Patienten vor unsinnigen Geldausgaben. Telefonate werden beschränkt oder kontrolliert, damit sich die Patienten weder durch hohe Telefongebühren noch durch telefonische Bestellungen ruinieren.

Sexuelle Kontakte

In der akuten Phase sollte das Team auch sexuelle Kontakte zu Mitpatienten verhindern – eventuell verstoßen die Kranken in dieser Phase gegen Normen, die ihnen sonst viel bedeuten.

Geld- und Tauschgeschäfte

Die Mitpatienten werden geschützt, indem beispielsweise Geld- und Tauschgeschäfte mit dem manischen Patienten unterbunden werden und auf das Einhalten der Stationsregeln geachtet wird. Patienten mit geringer Belastbarkeit werden von manisch Kranken räumlich getrennt, um sie nicht zu überfordern.

Übersteigerte Energie

Um selbst nicht überfordert zu werden, übernehmen Pflegende die Betreuung manischer Patienten möglichst zu zweit. Durch anzügliche Bemerkungen und derbe Witzeleien sollten sie sich nicht gekränkt fühlen – diese sind krankheitsbedingt. Falls möglich, bietet sie den Patienten großzügige Bewegungsräume und Arbeiten an, damit sie ihre überflutende Energie abreagieren können, z.B. Malen auf großen Flächen (Packpapier, Leintücher), Gartenarbeiten und Sport.

Schuldgefühle und Suizidgedanken

Nach der Akutphase leiden die Patienten häufig unter Schuldgefühlen, bei deren Bewältigung die Pflegenden durch Krankheitsaufklärung und Verständnis helfen können. Aus dieser Gefühlslage heraus kann eine ernsthafte depressive Verstimmung entstehen. Das Suizidrisiko ist in dieser Phase erhöht.

18.3 Bipolarer Verlauf: Affektive Psychose

> **Affektive Psychose** *(Zyklothymie, bipolare Psychose):* Bezeichnung für die endogene Form der manisch-depressiven Krankheit; auch **bipolar** genannt wegen des phasenweisen Wechsels zwischen depressiven und manischen Zuständen. Häufigkeit ca. 0,5 – 1 %; familiär gehäuft auftretend.

Von einer **bipolaren affektiven Psychose** spricht man, wenn ein Patient depressive und manische Phasen im Wechsel erlebt. Die einzelnen Phasen dauern Tage bis Monate an. Dazwischen kann eine symptomfreie Zeit von einigen Tagen bis hin zu mehreren Jahren liegen.

Der Umschwung in die andere Phase kann auch völlig unvorhersehbar innerhalb weniger Stunden erfolgen. Diesen schnellen Phasenwechsel bezeichnet man als

Rapid-cycler-Syndrom. Er ist therapeutisch nur sehr schwer beeinflussbar und bedeutet für Patients, Pflegende und Angehörige eine enorme Belastung.

> 🔅 **Rapid-cycler-Syndrom:** Mindestens zwei bipolare Krankheitszyklen pro Jahr.
>
> **Ultra-rapid-cycler-Syndrom:** Phasenwechsel innerhalb von 48 Stunden, kurze Phasendauer.

📊 Behandlungsmöglichkeiten und Phasenprophylaxe

Bei bipolaren Verläufen ist es wichtig, den ständigen Phasenwechsel zu durchbrechen, um Patient und Angehörige zu entlasten. Dies gelingt am besten mit einer langfristig angelegten **Phasenprophylaxe.** Sie wird mit Lithium durchgeführt. Bei ca. 75 % der Patienten ist eine deutliche Besserung von Anzahl, Dauer und Schweregrad der einzelnen Phasen zu erkennen. Beim Rapid-cycler-Syndrom erfogt die Phasenprophylaxe mit Carbamazepin.

Um die therapeutisch wirksame Dosis genau einstellen zu können, muss der *Lithiumspiegel* im Plasma zu Beginn der Therapie wöchentlich kontrolliert werden. Schwerwiegende Nebenwirkungen treten bei der Lithiumtherapie nur selten auf.

Zur Prophylaxe gehören aber immer auch eine regelmäßige Psychotherapie (☞ 16.3) und Veränderungen in der Lebensweise, z.B. das Erlernen von Techniken zur Stressbewältigung (☞ 16.4).

📋 Pflege

Die Pflege ist der Phase angepasst, in der sich der Patient gerade befindet.

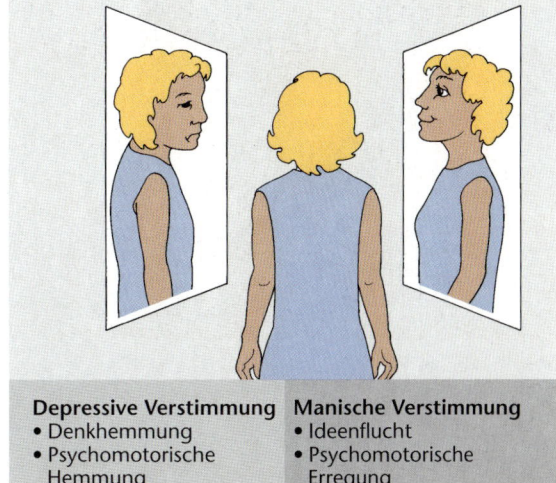

Depressive Verstimmung	Manische Verstimmung
• Denkhemmung	• Ideenflucht
• Psychomotorische Hemmung	• Psychomotorische Erregung
• Vitalstörungen	• Steigerung der Vitalgefühle
• Wahnthemen Schuld und Verarmung	• Wahnthema Größenideen

Abb. 18.11: Die beiden Pole der affektiven Psychose: Depression und Manie. [L117]

Pflege von depressiven Patienten ☞ 18.1.4
Pflege von manischen Patienten ☞ 18.2.2

> 📖 **Literaturtipps**
>
> Luderer, Hans-Jürgen: Himmelhoch jauchzend, zu Tode betrübt. Depression und Manie. Ursachen und Behandlung. Trias, Stuttgart, 1994
>
> Holtzmann, Anne: Bunt ist meine Lieblingsfarbe. Fischer Verlag, Frankfurt/M., 1994

Wiederholungsfragen

1. Wann spricht man von agitierter Depression? (☞ 18.1.2)

2. Was bezeichnet man als die depressive Triade? (☞ 18.1.2)

3. Welche Denkstörungen können bei einer Depression auftreten? (☞ 18.1.2)

4. Welche Tagesschwankungen sind bei einer Depression häufig? (☞ 18.1.2)

5. Über welche somatischen und vegetativen Störungen klagen Depressive? (☞ 18.1.2)

6. Wie sollte der pflegerische Umgang mit Depressiven sein? (☞ 18.1.4)

7. Nach welchem Zeitraum ist mit einer Stimmungsaufhellung nach Gabe von Thymoleptika zu rechnen? (☞ Pharma-Info 18.6)

8. Wie hoch ist das Abhängigkeitspotential bei Thymoleptika? (☞ Pharma-Info 18.6)

9. Welche Nebenwirkungen können bei der Gabe von tri- und tetrazyklischen Antidepressiva auftreten? (☞ Pharma-Info 18.6)

10. Welches ist die typische Wahnidee eines manischen Patienten? (☞ 18.2.1)

11. Wie ist der richtige Umgang mit manischen Patienten zu gestalten? (☞ 18.2.2)

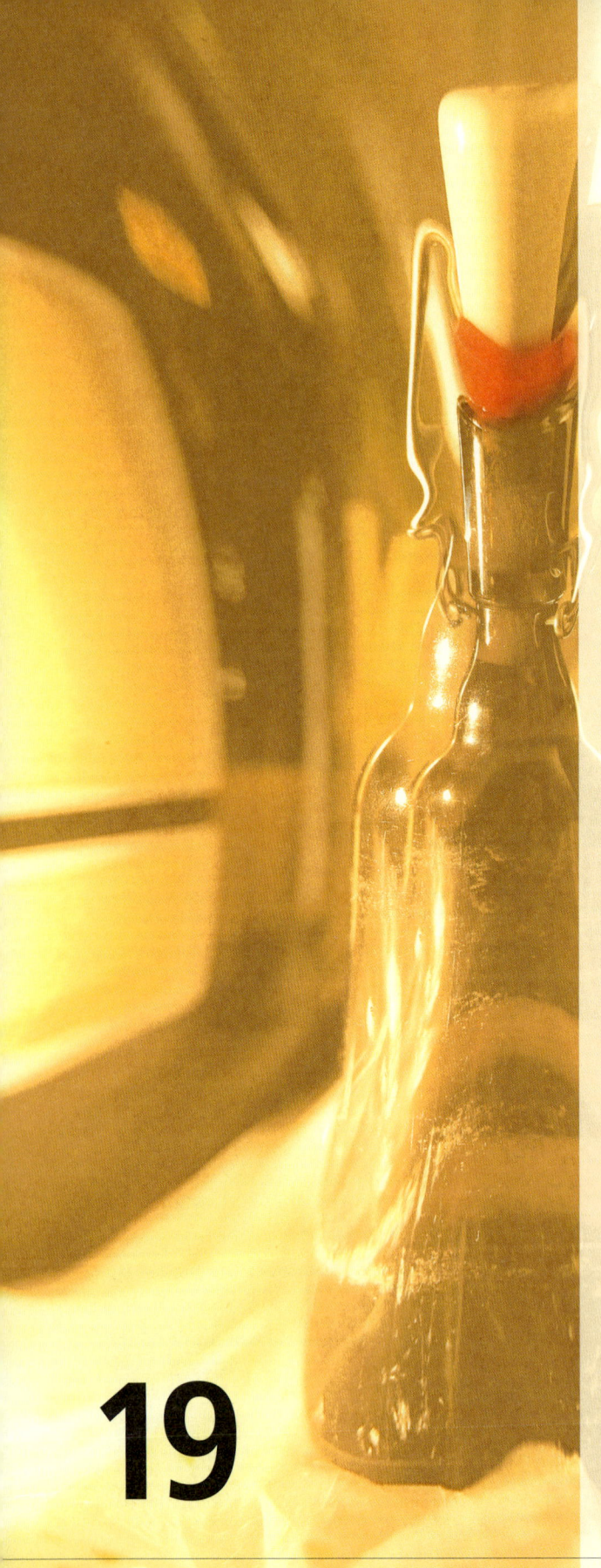

19

Pflege bei exogenen Psychosen

⚂ **Exogene Psychose** *(organisch bedingte psychische Störung,* kurz *OPS,* oder *hirnorganisches Psychosyndrom,* kurz *HOPS*): Durch eine körperliche Erkrankung bedingte psychische Störung *(psychoorganische Störung).* Bessert sich die körperliche Erkrankung bessert sich meist auch die psychische Störung.

Die Einteilung und Bezeichnung der **exogenen Psychosen** ist nicht einheitlich und eine Unterscheidung nach dem zeitlichen Verlauf, etwa zwischen akuten und chronischen Formen, ist nicht durchgehend sinnvoll. Vielmehr sind die Übergänge fließend.

Ausprägung und Prognose hängen wie bei allen psychoorganischen Störungen stark von der Persönlichkeit und Biografie des Einzelnen ab und der Schweregrad einer exogenen Psychose sagt nichts über ihre Prognose aus.

📖 **Literaturtipp**
Stark, F. - Michael: Psychosen. Psychotische Störungen erkennen, behandeln und bewältigen. Mosaik, München, 1998

⇨ Krankheitsentstehung psychoorganischer Störungen

Einer **psychoorganischen Störung** können verschiedene körperliche Krankheiten zugrunde liegen. Immer ist jedoch das Gehirn von der Grunderkrankung in Mitleidenschaft gezogen: Entweder ist die Krankheit direkt im ZNS lokalisiert (z.B. bei einem Hirntumor) oder das Gehirn ist sekundär betroffen (z.B. bei Leberschäden). Dabei können ganz unterschiedliche Ursachen zum gleichen klinischen Bild führen, denn das Gehirn antwortet auf verschiedene Schäden mit gleichen Symptomen. Man unterscheidet folgende Formen der Hirnschädigung:

Diffuse Hirnschädigung. Sie betrifft das ganze Gehirn und kommt vor bei Vergiftungen, Stoffwechselentgleisungen, Exsikkose (Austrocknung) oder Schock.

Herdförmige Hirnschädigung. Sie ist an einer oder mehreren Stellen im Gehirn lokalisiert. Zu den Auslösern gehören: Hirninfarkt, Blutung, Tumor, Entzündung und Trauma. Herdförmige Veränderungen führen je nach Lokalisation zu bestimmten neurologischen Syndromen. Von diesem kann man auf den Ort, aber nicht auf die Art des Herdes schließen.

🔎 Diagnostik einer exogenen Psychose und Differentialdiagnose

Die Diagnose einer exogenen Psychose wird anhand des *psychopathologischen Befunds* (☞ 14.5) durch spezielle, standardisierte Tests und durch technische Untersuchungen zur Aufdeckung der zugrunde liegenden Erkrankung gestellt. Manchmal ist die Ähnlichkeit zwischen körperlich begründbaren psychischen Störungen und anderen psychischen Erkrankungen, z.B. einer Depression oder Schizophrenie, sehr groß. Daher steht vor der Diagnose einer psychischen Störung stets die Abklärung organischer Erkrankungen.

Leitsymptome einer exogenen Psychose

Das typische Symptom der **exogenen Psychose** ist eine *Bewusstseinsstörung* (☞ 1.2.7), die in der Regel einhergeht mit allgemeiner Verlangsamung, Gedächtnisstörung, Unruhe und Rededrang.

Exogene Psychose mit Bewusstseinsstörung

Es werden drei Syndrome der exogenen Psychose mit Bewusstseinsstörung unterschieden:

- Das **Delir** ist ein akut oder subakut auftretender halluzinatorischer Verwirrtheitszustand mit gesteigerter psychomotorischer Aktivität (Unruhe) und vegetativen Symptomen (Schwitzen, Zittern, Schlaflosigkeit, Hypertonie, erhöhte Temperatur), Bewusstseinsstörung und Desorientierung. Begünstigende Faktoren sind höheres Lebensalter (über 60 Jahre), bestehende strukturelle ZNS-Schädigungen (☞ 8.1, 9.1) oder chronische ZNS-Erkrankungen (☞ Kapitel 6), Alkoholmissbrauch (☞ 25.2), Abhängigkeit von Medikamenten oder Drogen, Schlafmangel, soziale Isolation und ungewohnte Umgebung
- **Verwirrtheit** zeichnet sich durch unzusammenhängendes Denken aus. Die Realität kann nicht erfasst werden. Verwirrtheit ist am ehesten vergleichbar mit der Phase vor dem Einschlafen, in der die Gedanken schnell aufeinander folgen und einzelne Bilder festgehalten werden. Bei psychotischen Patienten lösen diese Vorgänge Angst und Erregung aus. Häufige Ursachen von Verwirrtheit sind Enzephalitis, zerebrale Durchblutungsstörungen oder Hirnverletzungen. Durch nächtliche Blutdruckabfälle kann sich der Zustand verschlimmern
- Der **Dämmerzustand** geht mit einer qualitativen Bewusstseinsstörung einher. Der Patient erlebt eine Art „traumwandlerischen" Zustand, bei dem er sich wie in einem anderen Leben fühlt. Der Dämmerzustand tritt z.B. auf bei Epilepsien, im pathologischen Rausch, bei Enzephalitis oder bei Durchblutungsstörungen im Bereich des ZNS.

Exogene Psychosen ohne Bewusstseinsstörungen

Es gibt auch exogene Psychosen *ohne* Bewusstseinsstörung, die so genannten **Durchgangssyndrome.** Häufig treten sie postoperativ (v.a. nach Operationen mit Verwendung der Herz-Lungen-Maschine) und beim akuten *Korsakow-Syndrom,* einer besonderen Art der Gedächtnisstörung, auf (☞ 19.3.8). Durchgangssyndrome äußern sich durch akute Halluzinose

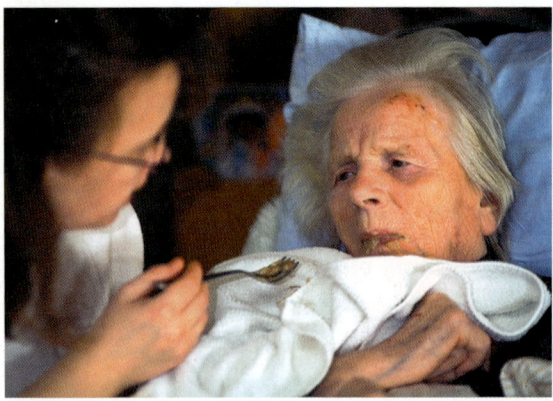

Abb. 19.1: Die Demenz ist ein häufiges Krankheitsbild: In der Gruppe der über 65-Jährigen sind ca. 5 % betroffen. [K157]

(☞ 19.2.4), Wahn (☞ 19.2.3), symptomatische Schizophrenie (☞ 17.1), Angst und affektive Verstimmung (☞ 19.2.2).

◢ Behandlungsstrategie

Im Vordergrund der Therapie steht die Behandlung der zugrunde liegenden somatischen Erkrankungen, z.B. die Gift-Elimination oder die Entfernung eines Hirntumors. Gleichzeitig erfordern die psychischen Symptome oft eine Psychotherapie bzw. eine medikamentöse Therapie mit Psychopharmaka.

▦ Pflege

Die pflegerischen Maßnahmen hängen von den vorliegenden Symptomen ab. Häufig versuchen die Patienten wegzulaufen, weshalb sie besonders überwacht werden. Patienten mit Merkfähigkeitsstörungen brauchen ständig wiederholte, geduldige Anleitung.

> **⊘ Vorsicht!**
>
> Eine erstmals auftretende akute exogene Psychose ist ein Notfall: Die Pflegenden beobachten den Patienten hinsichtlich Bewusstsein, Reaktion auf äußere Reize und körperliche Veränderungen, z.B. Lähmungen. Alle Auffälligkeiten werden dem Arzt sofort mitgeteilt.

19.1 Demenz

> **⊡ Demenz:** Organisch bedingte psychische Störung mit fortschreitendem und irreversiblem Verlust intellektueller Fähigkeiten (geistiger Verfall). Die Demenz ist ein sehr häufiges psychiatrisches Krankheitsbild. Es sind etwa 5 % aller Menschen über 65 Jahre betroffen.

Gerontopsychiatrie ☞ Kapitel 24

▣ Symptome

Typisch für eine **Demenz** sind Merkfähigkeitsstörungen des Kurzzeitgedächtnisses. Der Patient weiß beispielsweise am Satzende nicht mehr, wie er den Satz begonnen hat. Später ist auch das Langzeitgedächtnis betroffen, inklusive Verlust der persönlichen Lebensdaten. Neben uncharakteristischen Anfangssymptomen (Konzentrationsschwäche, Schwindel, Vergesslichkeit, Kopfschmerzen, Rückzug) treten Desorientiertheit zu Ort, Zeit und eigener Person, Störungen von Sprachverständnis und sprachlichem Ausdruck sowie Denkstörungen auf. Oftmals ist die Zuspitzung von charakterlichen Eigenheiten (aus Sparsamkeit wird Geiz) festzustellen. Hinzu kommen verschiedene neurologische Symptome: primitive Greif- und Saugreflexe, träge Pupillenreaktion, Gesichtsfeldausfälle, Geruchs- und Geschmacksstörungen.

⇨ Krankheitsentstehung

Ursächlich liegen dem Symptombild einer Demenz in den meisten Fällen folgende Krankheiten zugrunde:
- **Alzheimer-Krankheit** (☞ 6.1.1). Alzheimer-Patienten zeigen die typischen Zeichen einer Demenz. Allerdings bleiben die Persönlichkeitsmerkmale vergleichsweise lang erhalten, die Krankheit schreitet jedoch auch hier beständig fort
- **Pick-Krankheit** (☞ 6.1.2). Neben den charakteristischen Anzeichen einer Demenz geht die Pick-Krankheit u.a. mit deutlichen Persönlichkeitsveränderungen, Enthemmung der Impulskontrolle und Verlust des Taktgefühls einher. Schon bei Krankheitsausbruch fällt die schnelle Ermüdbarkeit der Patienten auf, zur alltäglichen Routine sind sie bald nicht mehr fähig. Häufig vernachlässigen sie Körperhygiene und Wohnumfeld bis zur Verwahrlosung
- **Vaskuläre Demenz** (☞ 6.1.3). Bei einer vaskulär bedingten Demenz beginnt typischerweise drei Monate nach dem ischämischen Ereignis (z.B. einem Gefäßverschluss) die kognitive Beeinträchtigung. Sensibilitätsstörungen, Gesichtsfeldausfälle, Gangstörungen und häufiges Hinfallen kommen dazu. Frühzeitig tritt eine Inkontinenz auf. Die Patienten schwanken oft zwischen Unruhezuständen und depressiver Verstimmtheit.

Als weitere Ursachen einer Demenz kommen eine Reihe verschiedener Krankheiten in Frage, z.B.:
- **Subdurale Hämatome** (☞ 3.4)
- **Frontobasale Hirntumoren** (☞ 8.1)
- **Unterfunktion der Schilddrüse.**

Weniger häufig kommen folgende Krankheiten als Auslöser in Frage: Vitamin-B$_{12}$-Mangel, Wernicke-Enzephalopathie (☞ 19.3.8), Korsakow-Syndrom (☞ 19.3.8), Schädel-Hirn-Trauma *(SHT)*, Creutzfeldt-Jakob-Erkrankung, AIDS, Multiple Sklerose (☞ 7.9),

Chorea Huntington (☞ 6.2.2) oder Morbus Parkinson (☞ 6.2.1). Außerdem kann auch eine Intoxikation mit Schwermetallen oder Medikamenten (Brom, Disulfiram) eine Demenz hervorrufen.

⊟ Pflege

Die Pflegende geht nicht auf die kognitiven Defizite des Patienten ein. Ihre Aufgabe ist es vielmehr, verbliebene Hirnleistungen durch Gedächtnistraining, Konzentrationsübungen und Gespräche über das Tagesgeschehen zu fördern. Bei Schlafstörungen gilt es den Patienten tagsüber durch häufige Ansprache und Angebote wie Beschäftigungstherapie und Gymnastik wach zu halten.

Pflege bei degenerativen Erkrankungen des Nervensystems ☞ *Kapitel 6*
Pflege in der Gerontopsychiatrie ☞ *Kapitel 24*

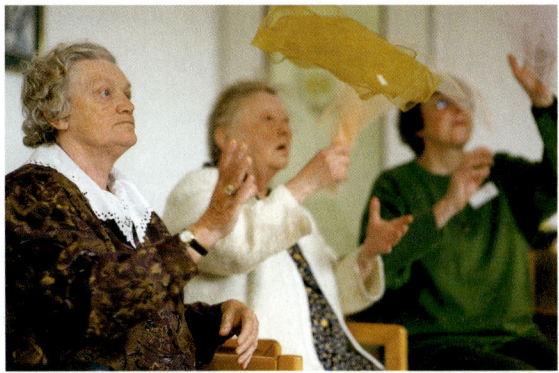

Abb. 19.2: Die Förderung des Demenz-Patienten durch aktivierende Maßnahmen wie z.B. Gedächtnistrainingsprogramme kann den Verlauf der Erkrankung u.U. verlangsamen. [K157]

19.2 Weitere organisch bedingte psychische Syndrome

19.2.1 Amnestisches Syndrom

Das **amnestische Syndrom** ist gekennzeichnet durch Gedächtnisstörungen für den Zeitraum vor *(retrograde Amnesie)* oder nach einem schädigenden Ereignis *(anterograde Amnesie)* oder für den ganzen Zeitraum einer Bewusstlosigkeit *(kongrade Amnesie)*. Daraus folgt oft Desorientiertheit, eventuell begleitet von **Konfabulationen** (Erzählen von Vorgängen, die nur in der Phantasie existieren und in keinem Zusammenhang mit der Realität stehen). Der Patient wirkt verwirrt. Als Ursachen stehen an erster Stelle: Schädel-Hirn-Trauma, epileptischer Anfall und zerebrale Ischämie. Häufig steht ein amnestisches Syndrom in zeitlichem Zusammenhang zu stark belastenden Ereignissen. Eine Intoxikation mit Suchtmitteln kann ebenfalls der Auslöser sein.

19.2.2 Depressive und maniforme Störungen

Depressive Störungen
Depressive Störungen können von einer Vielzahl organischer Krankheiten ausgehen, insbesondere wenn diese schwerwiegend sind oder den Patienten in seiner Lebensqualität stark beeinträchtigen. Auslösende Erkrankungen bzw. Ereignisse sind z.B. Demenz, Morbus Parkinson (☞ 6.2.1), Chorea Huntington (☞ 6.2.2), Hirninfarkt, Multiple Sklerose (☞ 7.9), Epilepsie (☞ 10.2) und Schädel-Hirn-Trauma (☞ 9.1). Außerdem können verschiedene Infektionen (z.B. Tbc, Lungenentzündung), Schilddrüsenerkrankungen, Stoffwechselstörungen und bösartige Tumoren ebenso zu einer depressiven Symptomatik führen

wie einige Medikamente sowie ein langjähriger Cannabis- oder Heroinmissbrauch.

Maniforme Störungen
Maniforme Störungen ähneln einer Manie (☞ 18.2). Diese affektiven Störungen treten oft bei Patienten mit Multipler Sklerose, Epilepsie, Hirntumoren, Herpes-simplex-Enzephalitis und Hyperthyreose auf. Auch bestimmte Medikamente und Drogen z.B. Amphetamine, Kokain und Halluzinogene) können maniforme Symptome auslösen.

⊟ Behandlungsstrategie

Bei organisch bedingten **depressiven Störungen** kommen neben einer Psychotherapie Antidepressiva in geringer Dosierung zur Anwendung. Zur Akutbehandlung eignen sich Sedativa (Diazepam, z.B. Valium®, oder Lorazepam, z.B.Tavor®). Der **maniformen Symptomatik** begegnet man mit beruhigenden Gesprächen, in deren Verlauf auf Anzeichen einer Selbst- oder Fremdgefährdung zu achten ist. Zur medikamentösen Behandlung ist Diazepam oder Haloperidol (z.B. Haldol®) geeignet.

19.2.3 Organisch bedingtes Wahnsyndrom

Das **organisch bedingte Wahnsyndrom** ist gekennzeichnet durch *Wahnideen* (Verfolgungs- und Eifersuchtswahn) und *Halluzinationen.* Der Missbrauch von Drogen (Amphetamine, Halluzinogene und auch Cannabis) sowie Alkohol stehen als Auslöser an erster Stelle. Medikamente, Demenz, Chorea Huntington, Morbus Parkinson und infektiöse ZNS-Erkrankungen können ebenfalls Ursache eines Wahnsyndroms sein. Neben der Behandlung der Grunderkrankung erfolgt die Gabe von Diazepam, Haloperidol, Melperon (z.B. Eunerpan®) oder Pipamperon-HCL (z.B. Dipiperon®).

19.2.4 Organisch bedingte Halluzinose

Die **organisch bedingte Halluzinose** ist typischerweise durch lebhafte und anhaltende Halluzinationen gekennzeichnet. Sie ist oft eine Folge von Alkohol-, Medikamenten- oder Drogenmissbrauch. Nach Alkoholmissbrauch treten i.d.R. innerhalb von 48 Stunden nach Beendigung des Alkoholkonsums zumeist nachts akustische Halluzinationen mit bedrohlich-vorwurfsvollem Inhalt auf. Der Patient reagiert mit Angst, depressiver Verstimmung und wahnhaften Interpretationen.

Neben dem Alkohol-, Medikamente oder Drogenmissbrauch sind oft *epileptische Anfälle, Blind-* oder *Taubheit* sowie *raumfordernde Prozesse* (z.B. Tumorwachstum) verantwortlich für das Auftreten einer organisch bedingten Halluzinose.

Neben der Therapie der Grunderkrankung wird medikamentös ähnlich wie beim organisch bedingten Wahnsyndrom (☞ 19.2.3) verfahren. Bei Alkohol-, Medikamenten- oder Drogenmissbrauch wird ein Entzug eingeleitet. Quälende Angst kann mit Chlordiazepoxid (z.B. Librium®) oder Haloperidol (z.B. Haldol®) behandelt werden.

19.2.5 Organisch bedingte Angststörung

Die **organisch bedingte Angststörung** äußert sich in wiederholten, stark ausgeprägten Panikattacken oder als generalisierte Angst. Oft tritt sie im Zusammenhang mit Epilepsie, Schilddrüsenfunktions- oder Stoffwechselstörungen, aber auch als Folge von Tumoren und Drogenmissbrauch auf. Im Akutfall kann

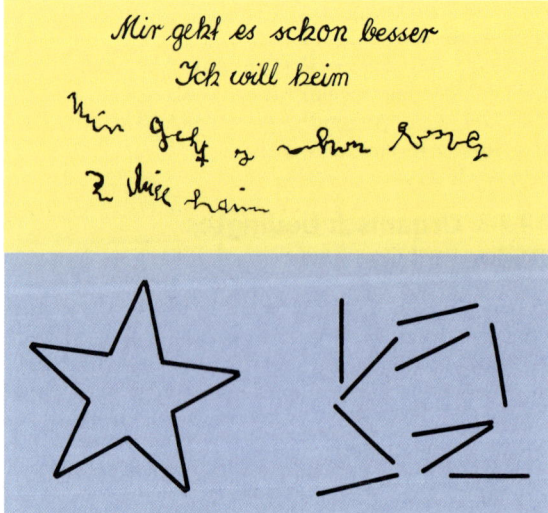

Abb. 19.3: Schriftprobe und Streichholztest bei Enzephalopathie. Das Gehirn ist unfähig, koordinierte Handlungen durchzuführen. Dem Patienten gelingt es nicht, einfache Wörter zu Papier zu bringen oder aus Streichhölzern einen Stern zu legen. [F113]

die Pflegende beruhigend auf den Patienten eingehen und ihm im Rahmen eines Gesprächs klar machen, dass sein Leiden behandelbar ist. Bei Bedarf kann Diazepam (z.B. Valium®) gegeben werden.

19.2.6 Organisch bedingte Persönlichkeitsstörung

Als typische Anzeichen einer **organisch bedingten Persönlichkeitsstörung** gelten die Zuspitzung charakteristischer Persönlichkeitsmerkmale, Umständlichkeit, Misstrauen, paranoide Gedankengänge und Apathie bzw. die ausschließliche Beschäftigung mit einem Thema. Durch eine stark verminderte soziale Urteilsfähigkeit bis hin zu völligem Takt- und Distanzverlust zeigen die Patienten oft auffällige Handlungen, auch sexueller Art („Frontalhirn-Syndrom"). Im Mittelpunkt der Therapie steht die Grunderkrankung.

19.3 Organisch bedingte psychische Störungen bei speziellen Erkrankungen

Symptomatik und Verlauf der **organisch bedingten psychischen Störungen (OPS)** sind stark von der jeweiligen Grunderkrankung abhängig. Deren Therapie steht an erster Stelle, eventuell ist zusätzlich eine medikamentöse Behandlung der psychischen Symptome angezeigt. Da viele Erkrankungen eine ganze Reihe von psychischen Störungen hervorrufen können, wird im Folgenden zu den Grunderkrankungen jeweils eine Vielzahl möglicher Symptome angesprochen.

19.3.1 Infektionskrankheiten

- **Enzephalitis:** Häufigste Ursache der OPS bei Infektionskrankheiten. Bei chronischem Verlauf und Entzündung kleiner Gefäße der Hirnrinde kann es durch eine Unterversorgung des Gehirns zur Verkleinerung des Hirngewebes (*Hirnatrophie*) kommen. Anfänglich treten Ermüdungserscheinungen, Reizbarkeit und Konzentrationsstörungen auf. Später treten Gedächtnisstörungen, Euphorie und mangelnde Krankheitseinsicht hinzu. Bei mehr als der Hälfte der Patienten sind wahnhafte, manische, depressive oder delirante Symptome festzustellen. Gefäßentzündungen lösen zusätzlich oft begrenzte oder generalisierte Anfälle aus. Treten die Verhaltensänderungen erst nach überstandener Enzephalitis auf, sind sie häufig unspezifisch und bilden sich nach einiger Zeit wieder zurück. Neurologische Funktionsstörungen (z.B. Aphasie, Apraxie, Lähmungen) bleiben jedoch oft bestehen

- **Herpes-simplex-Enzephalitis:** Im Rahmen einer Infektion des Gehirns mit dem Virus Herpes simplex treten zunächst depressive Verstimmungen auf. Später kommen Halluzinationen, wahnhafte Störungen, Desorientiertheit, Gedächtnisstörungen, Abtriebsminderung, Krampfanfälle und Bewusstseinstrübungen bis zum Koma hinzu
- **HIV-Enzephalopathie:** Bei der HIV-Enzephalopathie, einer Schädigung des Gehirns durch nicht-entzündliche Prozesse, entwickelt sich der so genannte *AIDS-Demenz-Komplex.* Neben depressiver Verstimmung, dem häufigsten psychischen Symptom bei HIV-Infizierten, kommt es zu Konzentrations- und Merkfähigkeitsstörungen, allgemeiner Verlangsamung, Apathie, Antriebsminderung und Angstzuständen. Da für HIV-positive Patienten keine Hoffnung auf Heilung der Grunderkrankung besteht, nimmt der AIDS-Demenz-Komplex oft einen fortschreitenden (progredienten) Verlauf.

Pflege bei infektiösen und entzündlichen Erkrankungen des ZNS ☞ Kapitel 7

19.3.2 Hirntumoren

Alle Arten von Hirntumoren können eine OPS verursachen. Je nachdem, wo der Tumor sich befindet, kommt es zu unterschiedlicher Symptomatik. **Tumoren im vorderen Hirnbereich** führen zum *Frontalhirnsyndrom* mit Wesensveränderung, z.B. Verflachung der Gefühle, unangemessene Affekte, Kritiklosigkeit, Distanzlosigkeit zu anderen Menschen, unpassendes pathologisches Lachen und Weinen. **Tumoren der hinteren Hirnteile** können eine *Einklemmungssymptomatik* (☞ 12.2) mit Bewusstseinstörung oder Koma hervorrufen.

Pflege bei ZNS-Tumoren ☞ Kapitel 8

19.3.3 Epilepsie

Bei **Epileptikern** sind häufig depressive Verstimmungen mit aggressiven oder ängstlichen Tendenzen, paranoide Verhaltensweisen und Selbstmordgedanken zu beobachten. Nach einer Anfallsserie verfallen die Patienten oft in einen Dämmerzustand, der durch Einengung des Bewusstseins, Desorientiertheit, Halluzinationen und starke psychomotorische Erregung gekennzeichnet ist. Insbesondere die nach außen hin geordnet wirkende gesteigerte Aktivität darf nicht falsch eingeschätzt werden (Gefahr z.B. des ziellosen Weglaufens). Nach Beendigung des Dämmerzustands bleiben oft Erinnerungslücken *(partielle Amnesie).* In anfallsfreien Perioden kann es zu akustischen und optischen Halluzinationen, Wahnideen und illusionärer Verkennung kommen. Bei Auftreten eines Krampfanfalls brechen diese psychotischen Symptome meistens sofort ab.

Pflege bei zerebralen Krampfanfällen ☞ 10.2.5

Bei Epileptikern besteht ein erhöhtes Suizidrisiko. Die Pflegenden nehmen jeden Hinweis auf Selbstmordgedanken ernst und geben die Informationen an das Team weiter.

19.3.4 Schädel-Hirn-Trauma oder Operation

Nach einem **Schädel-Hirn-Trauma** tritt bei fast der Hälfte aller Patienten eine zumindest zeitweilige Desorientheit auf. Nach Erwachen aus der Bewusstlosigkeit leidet der Patient oft an Bewusstseinseinengung, was zur Verkennung von Situation, Gegenständen und Personen führt. Antriebsstörung und ängstliche Erregung treten hinzu. Möglicherweise führt der Patient unüberlegte Handlungen aus (cave: Eigen- und Fremdgefährdung). Nach Beendigung des Dämmerzustands fehlt dem Patienten für diesen Zeitraum die Erinnerung *(kongrade Amnesie).*

Liegt ein **SHT mit Substanzschädigung** vor, kommt es zum so genannten *traumatischen Delir* mit wechselnder Bewusstseinslage, Desorientiertheit, Unruhe, ängstlicher Erregung, Enthemmung, weitreichender Amnesie, Konfabulationen und Halluzinationen. Ein Übergang zum traumatischen Korsakow-Syndrom (☞ 19.3.8) ist möglich.

Postoperativ kann es durch Elektrolytstörungen, Blutverlust oder Infektionen während der OP zum *Durchgangssyndrom* (☞ 19) kommen. Zu diesem Krankheitsbild gehören Desorientiertheit, Halluzinationen, wahnhafte Verkennung, ängstliche Erregung, Antriebsstörung, emotionale Labilität und Amnesie. Typischerweise tritt es nach Operationen mit Verwendung der Herz-Lungen-Maschine, neurochirurgischen Eingriffen am Kopf und bei zerebral vorgeschädigten Patienten auf.

Wird der Patient zügig mobilisiert und bekommt ggf. niedrigpotente Neuroleptika wie Pipamperon (z.B. Dipiperon®), ist die Symptomatik bald rückläufig.

Pflege bei Verletzungen des ZNS ☞ Kapitel 9

19.3.5 Hormonstörungen

Die häufigste Ursache für OPS bei **Hormonstörungen** *(Endokrinopathien)* sind **Schilddrüsenfunktionsstörungen.** Typischerweise treten *affektive Störungen* auf. Bei einer Überfunktion der Schilddrüse wechseln sich depressive und maniforme Verstimmungen ab. Bei einer Unterfunktion treten nur depressive Verstimmungen auf, die mit Apathie und Antriebsarmut einhergehen. Hinzu kommen *paranoide Symptome.*

Cushing-Syndrom und **Akromegalie** gehen einher mit Stimmungsschwankungen, Unruhe, schizophrenen Erscheinungen und schwerwiegenden nicht-

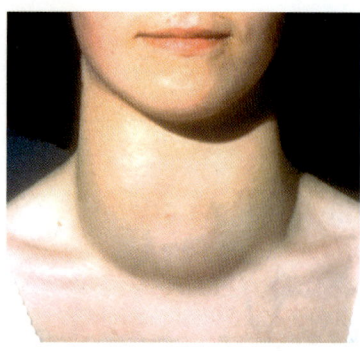

Abb. 19.4: Schilddrüsenfunktionsstörungen sind nicht selten Ursache einer exogenen Psychose. Hier eine 20-jährige Patientin mit einer Knotenstruma (Struma nodosa). [T127]

psychiatrischen Symptomen wie z.B. Fettumverteilung, Muskel- und Knochenschwund, Hypertonie, Akne und Gesichtsfeldausfälle.

19.3.6 Leberfunktionsstörungen

Ist der Leberstoffwechsel gestört, gelangen toxische Stoffe direkt oder über Umgehungskreisläufe ins Gehirn. Eine wichtige Rolle spielt dabei das Eiweißabbauprodukt Ammoniak. Als Folge entwickelt sich ein **Leberkoma,** das sich durch Gelbfärbung der Haut *(Ikterus)*, Erbrechen, Tremor, süßlichen Mundgeruch und Bewusstseinsstörungen bis hin zum Koma bemerkbar macht. Ursachen des *Leberzerfallskomas* können Hepatitis, Vergiftung mit Knollenblätterpilz, Alkoholexzesse oder Medikamentenvergiftung sein. Ein *Leberausfallskoma* tritt z.B. bei Magen-Darm-Blutungen, Zirrhose oder Lebertumoren auf.

19.3.7 Diabetes

Durch Insulinmangel kann es bei Diabetikern zu einer Stoffwechsel- und Kreislaufentgleisung mit Azidose, Übelkeit, Schwäche und Durst, sowie vermehrter Harnausscheidung kommen.

Das **diabetische Koma** kann sich unerkannt über Wochen aus einer Fehldosierung heraus entwickeln und im schlimmsten Fall zum Schock führen.

Eine **Hypoglykämie** dagegen entsteht innerhalb von Minuten und äußert sich durch Heißhunger, blasse schwitzige Haut, erhöhten Puls, Tremor, Apathie und Halluzinationen. Sie ist meist Folge einer vergessenen Zwischenmahlzeit, kann aber auch Anzeichen einer Tumorerkrankung sein. Bei bis dahin unauffälligen Patienten ist sie ein ernster Hinweis auf den Beginn eines Diabetes mellitus.

19.3.8 Alkoholabhängigkeit

Sucht und Psychose ☞ 25.1.6

Exogene Psychosen nach Alkoholabusus äußern sich in Form einer Alkohol-Halluzinose oder als pathologischer Rausch. **Alkohol-Halluzinosen** treten ohne

Bewusstseins- oder Orientierungsstörungen zeitverzögert 7 – 14 Tage nach dem Alkoholexzess auf. Der Patient hört vorwurfsvoll kommentierende Stimmen oder Zwiegespräche, ist ängstlich und leidet an Verfolgungswahn. Bei entsprechender medikamentöser Therapie, ausreichender Flüssigkeitsgabe und ausgewogener Ernährung klingt die Alkohol-Halluzinose meist innerhalb von 6 Monaten ab. Der plötzlich auftretende **pathologische Rausch** ist eine Folge von Alkoholunverträglichkeit. Im Verlauf benimmt sich der Patient ungefähr eine Stunde lang persönlichkeitsfremd und verfällt dann in ein depressives Erschöpfungsstadium. An das Ereignis kann er sich hinterher meist nicht mehr erinnern. Beim Alkoholentzug treten die typischen Symptome des **Prädelirs** und **Entzugsdelirs** (☞ 25.2.3) auf.

Ebenfalls eine Folgeerscheinung des Alkoholmissbrauchs ist die **Wernicke-Enzephalopathie.** Dieses schwere Krankheitsbild tritt akut auf, ausgelöst durch einen Vitamin-B$_{12}$-Mangel und daraus resultierenden Problemen bei der Zuckerverwertung (Glykolysestörung). Typische Symptome sind Augenmuskel- und Blicklähmung, enge Pupillen, torkelnder Gang und Standunsicherheit, Absinken von Körpertemperatur und Blutdruck. Hinzu kommen Auffassungs-, Orientierungs- und Bewusstseinsstörungen bis hin zum Koma.

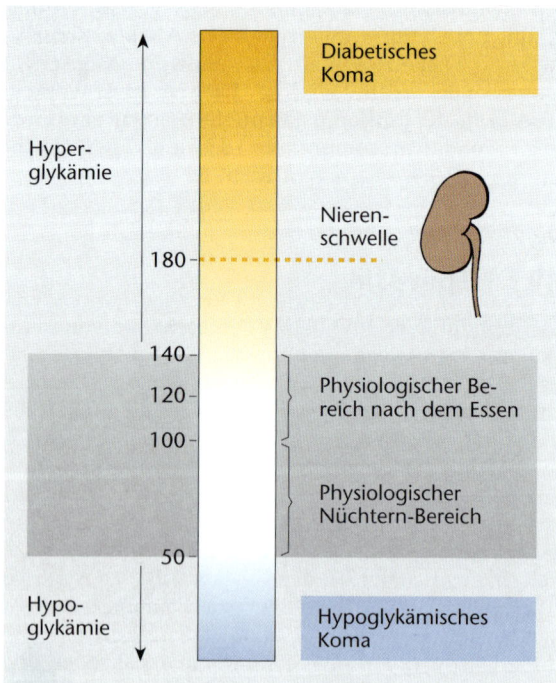

Abb. 19.5: Organisch bedingte psychische Störung bei Diabetes. Unterhalb eines Wertes von 50 mg/dl liegt eine *Hypoglykämie* vor, oberhalb von 120 – 140 mg/dl eine *Hyperglykämie*. In beiden Fällen kann es zu Störungen der Hirnfunktion bis hin zum Koma kommen. [A400]

Das **Korsakow-Syndrom,** ebenfalls meist ausgelöst durch Vitaminmangel infolge einer Alkoholkrankheit, ist gekennzeichnet durch Gedächtnisstörungen, Desorientiertheit und Konfabulationen (☞ 25.2.4). Meist ist es ein chronisches Syndrom, das sich erst nach langjährigem Alkoholmissbrauch zeigt.

19.4 Organisch bedingte psychische Störungen in speziellen Situationen

Psychische Probleme während der Schwangerschaft

Die verhältnismäßig seltene **Gestationspsychose** tritt während der Schwangerschaft auf und beruht möglicherweise auf der hormonellen Umstellung. Sie äußert sich entweder als depressive Verstimmung mit Unruhe und erhöhtem Suizidrisiko oder in Form von Antriebsstörungen und Halluzinationen als schizophreniforme Symptomatik. Mischformen kommen vor. Meist tritt nach der Geburt eine deutliche Besserung ein.

Abgesehen von einer Psychotherapie kann die depressive Ausprägung medikamentös mit Amitryptilin (z.B. Saroten®), Clonipramin (z.B. Anafranil®) oder Imipramin (z.B. Tofranil®) behandelt werden. Bei der schizophrenoiden Form hilft Haloperidol (z.B. Haldol®). Immer jedoch muss bei medikamentöser Behandlung von Schwangeren Schaden gegen Nutzen abgewogen werden. Die Indikation ist genau zu prüfen

Psychische Probleme im Wochenbett

Zu psychischen Störungen im Wochenbett kommt es oft erst nach der Entlassung aus der Klinik. Sehr selten ist eine schwerwiegende **postnatale Psychose,** die sich u.a. durch emotionale Labilität mit starken Stimmungsschwankungen auch gegenüber dem Neugeborenen, Unruhe, Ideenflucht, Desorientiertheit und Kopfschmerzen äußert. Die Behandlung kann mit Neuroleptika wie Haloperidol (z.B. Haldol®) erfolgen. Die Prognose ist gut, jedoch besteht eine hohe Rezidivgefahr bei der nächsten Geburt.

Von einer postpartalen Neurose sind ca. 15 % aller Mütter betroffen. Die Fälle häufen sich bei sehr jungen Erstgebärenden (jünger als 20 Jahre) und bei Unverheirateten. Oft finden sich in der Vorgeschichte eine große Zahl Geschwister im Elternhaus, die Trennung von einem Elternteil, Partnerschafts- und finanzielle Probleme sowie Unzufriedenheit im Beruf. Die jungen Mütter fühlen sich der neuen Situation nicht gewachsen, weinen viel, sind müde, leiden unter Ess- und Schlafstörungen. Ihrem Baby gegenüber zeigen sie Gleichgültigkeit. Die Therapie besteht aus psychologischer Betreuung und Unterstützung bei der Organisation der neuen Familiensituation. Die Prognose hängt stark von den Lebensumständen ab.

> **Kontaktadresse**
> **Schatten & Licht – Krise nach der Geburt e.V.**
> **Postpartale Depressionen**
> Hans-Fischer-Str. 4
> 86368 Gersthofen
> Telefon: 08 21/49 96 06

Wiederholungsfragen

1. Wodurch kann eine exogene Psychose ausgelöst werden? (☞ 19)

2. Welches sind die wichtigsten Erscheinungsbilder der exogenen Psychosen? (☞ 19)

3. Welches sind die häufigsten Krankheiten, die ursächlich einer Demenz zugrunde liegen können? (☞ 19.1)

4. Welche psychischen Syndrome können bei einer exogenen Psychose unterschieden werden? (☞ 19.2)

5. Welche Formen der Amnesie gibt es? (☞ 19.2.1)

6. Welches sind die häufigsten Auslöser eines organisch bedingten Wahnsyndroms? (☞ 19.2.3)

7. Welches sind die Symptome des AIDS-Demenz-Komplexes? (☞ 19.3.1)

8. Welche psychischen Symptome können bei Epileptikern auftreten? (☞ 19.3.3)

9. Welche exogenen Psychosen kommen bei Alkoholabhängigkeit vor? (☞ 19.3.8)

10. Wodurch zeichnet sich das Korsakow-Syndrom aus? (☞ 19.3.8)

11. Wie äußert sich eine postnatale Psychose? (☞ 19.4)

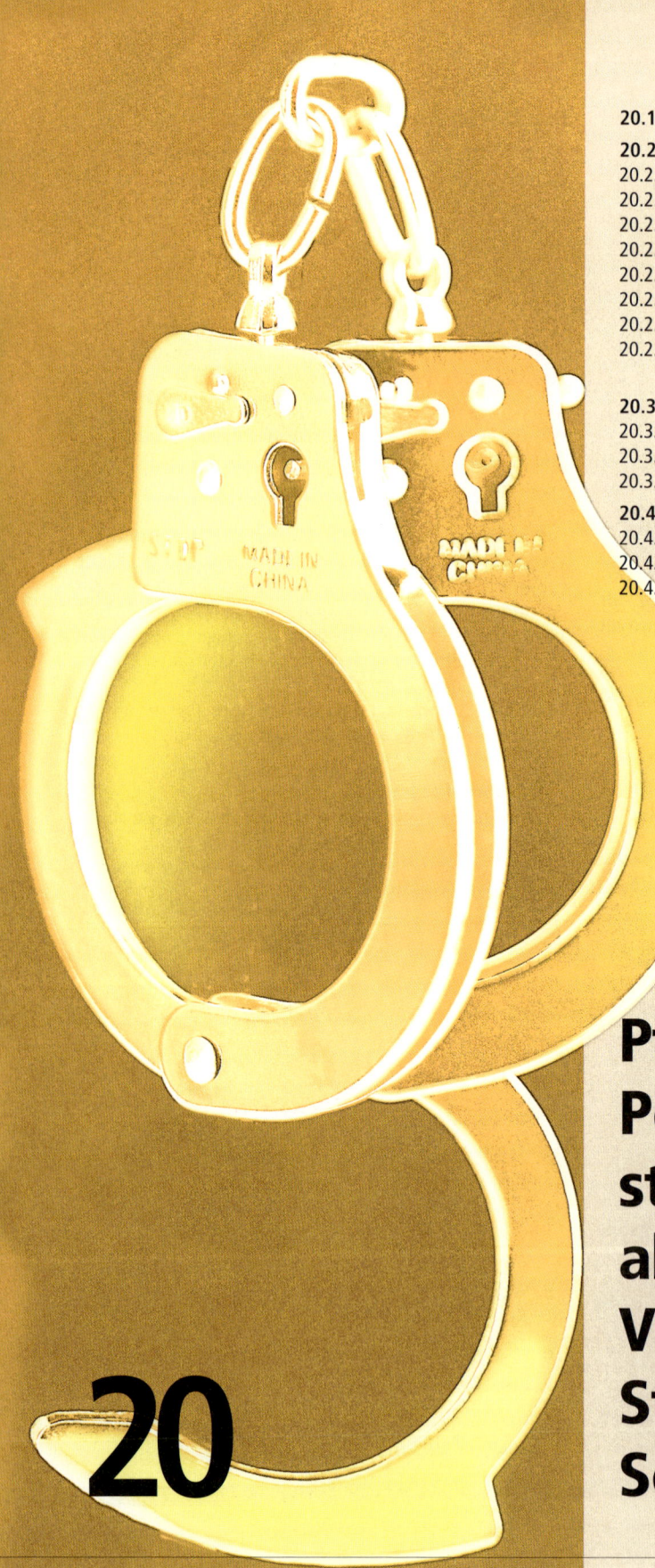

20

Pflege bei Persönlichkeitsstörungen, abnormem Verhalten und Störungen der Sexualität

20.1 Entwicklung der Persönlichkeit

> ⊡ **Persönlichkeit:** Gesamtheit der mehr oder weniger beständigen Wesenszüge eines Menschen hinsichtlich Charakter, Temperament, Intellekt und körperlicher Konstitution.

Nach psychoanalytischer Lehrmeinung ist für die **Entwicklung der Persönlichkeit** besonders die frühe Kindheit ausschlaggebend. Man unterscheidet zwei große Abschnitte:

Das 1. Lebensjahr

In der *sensorisch-oralen Phase* im **ersten Lebensjahr** steht die enge, symbiotische Bindung zur Mutter im Zentrum. Durch Sinneswahrnehmungen wie Schaukeln und Schmusen entwickelt das Baby ein erstes Selbstbild und lernt allmählich, zwischen sich und anderen zu unterscheiden. Es verinnerlicht das Bild der engsten Bezugspersonen und empfindet Angst, wenn es von ihnen getrennt ist. Gelingt die erste Beziehung zu anderen Menschen *(Objektbeziehung)*, und das Baby fühlt sich sicher, wohlbehütet und versorgt, fasst es Urvertrauen in die Welt und andere Menschen.

Entwicklungsstörungen in dieser Zeit können zu schizoiden, narzisstischen oder depressiven Persönlichkeitszügen führen.

Das 2. bis 3. Lebensjahr

Im **zweiten** und **dritten Lebensjahr,** der *motorisch-aggressiven Phase* (auch *anal-sadistische Phase* genannt), wird das Kind zunehmend selbstständiger und entwickelt stärkere Autonomiewünsche. Im täglichen Zusammenleben mit der Mutter wird es immer stärker mit den Kategorien Ordnung, Sauberkeit und Zeit konfrontiert. Diese Phase ist durch Machtkämpfe zwischen Eltern und Kind gekennzeichnet, die nach Freud besonders im Bereich der Darmentleerung stattfinden: Hier hat das Kind die Möglichkeit, sehr wirksam die Mitarbeit zu verweigern. Narzisstische Befriedigung erlebt es bei konstruktiven Tätigkeiten (Malen, Bauen, Schneiden, Kleben) und durch das wachsende verbale Ausdrucksvermögen. In dieser Zeit beginnt die Entwicklung des Über-Ichs (☞ 16.3.1) oder Gewissens.

Entwicklungsstörungen während dieser Phase können zu zwanghaften und Borderline-Persönlichkeitsstrukturen führen (☞ 20.2.8).

20.2 Persönlichkeitsstörungen

> ⊡ **Persönlichkeitsstörung** *(Charakterneurose, abnorme Persönlichkeit):* „Extremvariante" der Persönlichkeit, d.h. erhebliches Abweichen des Erlebens und Verhaltens eines Menschen von der Norm über einen längeren Zeitraum. Häufigkeit ca. 5 % der Bevölkerung

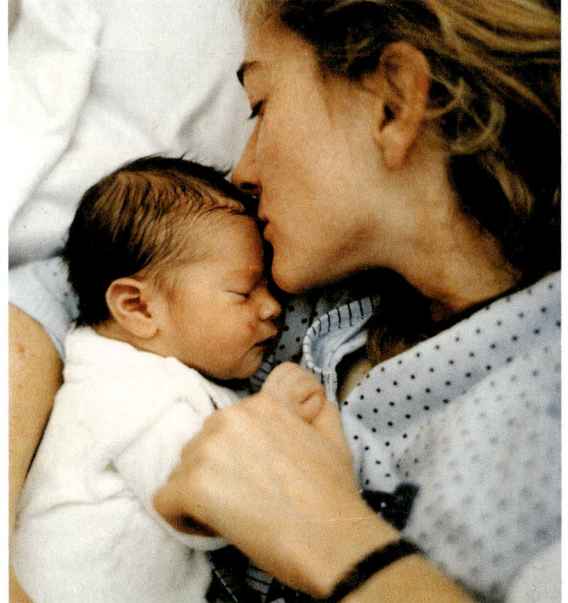

Abb. 20.1: Die Bezugsperson, meist die Mutter, trägt eine große Verantwortung: Von ihrer Zuwendung zu ihrem Baby hängt es ab, ob das Kind der Welt später fröhlich, unbeschwert und voller Vertrauen entgegentreten wird. [K225]

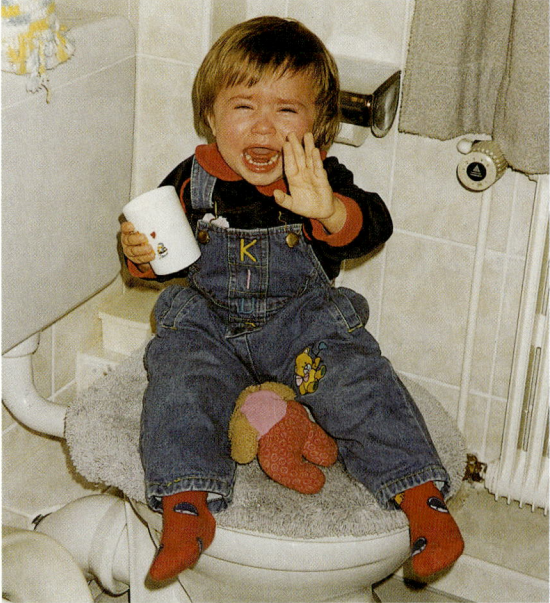

Abb. 20.2: Die zunehmende Selbstständigkeit und das wachsende Autonomiebedürfnis im 2. und 3. Lebensjahr resultieren in Machtkämpfen mit den Eltern. [T210]

Manche Menschen fallen im Alltag durch die starke Ausprägung einzelner Charakterzüge auf: Sie sind ordentlicher, besorgter oder fröhlicher als der „Durchschnittsmensch". Nicht wenige fordern dadurch ihre Umwelt heraus.

Aber erst wenn die Dominanz einzelner Merkmale so stark ist, dass es zu Störungen im sozialen Bereich und zu *persönlichem Leid* kommt, ist es gerechtfertigt, von einer **(krankhaften) Persönlichkeitsstörung** zu sprechen. Das Problem liegt also weniger in einer *qualitativen* als in einer *quantitativen* Veränderung der Persönlichkeit.

⇨ Krankheitsentstehung

Persönlichkeitsstörungen sind nicht auf zerebrale Krankheiten oder andere psychiatrische Störungen zurückzuführen. Meist beginnen sie schon in der Kindheit und manifestieren sich im Erwachsenenalter in voller Ausprägung. Sie führen oft, aber nicht immer, zu Einschränkungen der beruflichen und sozialen Leistungs- und Anpassungsfähigkeit.

> ☞ Oft sind Persönlichkeitsstörungen mit weiteren psychischen Erkrankungen, z.B. depressiven Episoden oder Suchterkrankungen verknüpft.

Der Begriff Persönlichkeitsstörung ist rein beschreibend, er sagt nichts über die Entstehung dieser Störung aus. Die Ursachen von Persönlichkeitsstörungen sind weitgehend ungeklärt und Gegenstand andauernder Diskussionen. Dabei wird traditionell eine in der persönlichen Lebensgeschichte begründete „Charakterneurose" einer genetisch bedingten (= konstitutionellen) Schwäche gegenübergestellt. Neuerdings gibt es außerdem lerntheroetische Erklärungsmodelle.

Gestörte Persönlichkeitsstruktur	Merkmale und Symptome	Probleme in der therapeutischen Behandlung und Pflege	Assoziierte psychosomatische Störungen	Assoziierte psychische Störungen
Depressiv	• Geringes Selbstgefühl • Passivität • Starke Abhängigkeitswünsche und Angst vor Beziehungsabbrüchen	• Gefahr des „oralen Verschlingens" durch starke Anlehnung, die übermäßige Unterstützung hervorruft • Gefahr zu starker Gegenreaktion der Pflegenden z.B. unangemessene Distanzierung und Beziehungsverweigerung	• Essstörungen (Anorexia und Bulimia nervosa, Adipositas) • Ulkusleiden (☞ 22.2.1)	• Depressionen • Suchtverhalten (☞ 25.1)
Schizoid	• Unabhängig, distanziert • Vermeidung gefühlsbetonter Beziehungen	• Auf herzliche Beziehungsangebote können plötzliche Kontaktabbrüche folgen	• Neurodermitis, Asthma bronchiale (☞ 22.2.4)	• Depressionen • Identitätsverlust (☞ 17.1)
Narzisstisch	• Starke Kränkbarkeit • Schwanken zwischen Minderwertigkeits- und Größenfantasien • Egozentrismus	• Idealisierung einzelner Bezugspersonen mit entsprechender Enttäuschung, wenn unangemessene Wünsche und Erwartungen nicht realisiert werden	• Verschiedene	• Depressionen • Beziehungsstörungen • Asoziales Verhalten • Hypochondrie • Perversion (☞ 20.4.2)
Zwanghaft	• Ausgeprägte Kontrollbedürfnisse • Ordnungsliebe • Genauigkeit • Sparsamkeit	• Verdeckte Machtkämpfe • Oberflächliche Korrektheit, ohne dass die tatsächlichen Probleme zur Sprache kommen	• Entzündliche Darmerkrankungen und Colon irritabile • Funktionelle Herzstörungen • Kopfschmerzen • Essenzielle Hypertonie und KHK (☞ 22.2.5, 22.2.6)	• Zwangsstörungen (☞ 21.3)
Borderline	• Fehlende Impulskontrolle • Gestörtes Selbstbild • Beziehungsstörungen	• Bezugspersonen werden entweder idealisiert oder komplett abgewertet • Gefahr für die Pflegenden, vieles durchgehen zu lassen, um nicht als „böses Objekt" wahrgenommen zu werden	• Verschiedene	• Angststörungen • Suchtverhalten • Perversionen und Zwänge • Depressionen • Autoaggressive Handlungen (☞ 20.2.8)
Hysterisch	• Stimmungslabilität • Geltungsbedürfnis • Angst vor Sexualität und vor dauerhaften Bindungen	• Beziehungen scheinen lebendig und intensiv, erweisen sich aber oft als brüchig und wechselhaft	• Konversionssymptome • Funktionelle Sexual- (☞ 20.4.1) und andere funktionelle Störungen (☞ 22.5)	• Angststörungen • Phobien (☞ 21.2)

Tab. 20.3: Gestörte Persönlichkeitsstrukturen. Symptome, häufige Probleme in der Pflege und assoziierte psychische Erkrankungen.

Symptome

Ausprägung, Verlauf und Behandlungsstrategie von Störungen der Persönlichkeitsstruktur können sehr unterschiedlich sein (☞ Tab. 20.3).

Behandlungsstrategie

Die Therapie von Persönlichkeitsstörungen ist schwierig und langwierig. Meist gelingt es nicht, die Persönlichkeitsstruktur des Patienten wesentlich zu ändern. Im Vordergrund steht daher die Bewältigung akuter Krisen und die Hilfe im konkreten Alltag. Zum Einsatz gelangen dabei sowohl psychotherapeutische als auch soziotherapeutische Methoden. Außerdem werden gelegentlich Psychopharmaka eingesetzt.

> **Kontaktadresse**
> **Emotions Anonymus (EA)**
> – Selbsthilfegruppe –
> Katzbachstr. 33
> 10965 Berlin
> Telefon: 0 30/7 86 79 84

Pflege

Die pflegerische Grundhaltung muss klar und für die Patienten durchschaubar sein. Persönlichkeitsgestörte Menschen können im alltäglichen Umgang sehr irritierend und anstrengend sein. Im Stationsalltag werden die oft eingeschränkten sozialen Kompetenzen bewusst trainiert und eventuell ganz neue Verhaltensweisen eingeübt.

Persönliche Eigenschaften als problematisch zu erkennen und ablegen zu müssen, ist ein schmerzhafter Prozess und ruft oft depressive Verstimmungen hervor. Dieser Leidensdruck motiviert zu weiteren Veränderungen und kann die Prognose verbessern. Er lässt sich besser ertragen, wenn sich der Patient trotz seiner schwierigen Seiten insgesamt als Mensch angenommen fühlt, ohne dass einzelne Probleme von Seiten der Pflegenden in bester Tröstungsabsicht verwässert werden.

Pflege bei depressiven, zwanghaften, schizoiden oder abhängig-vermeidenden Persönlichkeitsstörungen

Diese Patienten sind durch hohe Ansprüche an sich selbst und die Tendenz zur Selbstbestrafung geprägt. Oft neigen sie auch dazu, Konflikte in der sozialen Umwelt zu ihren persönlichen Problemen zu machen und sich schuldig zu fühlen. Solche Patienten werden zum Austragen von Kontroversen und zu weniger strengem Umgang mit sich selbst ermutigt.

Pflege bei manischen, hysterischen oder antisozial geprägten Persönlichkeitsstörungen

Diese Patienten weisen Schuld und Verantwortung für Konflikte gerne anderen zu. Ihre Umwelt soll sich

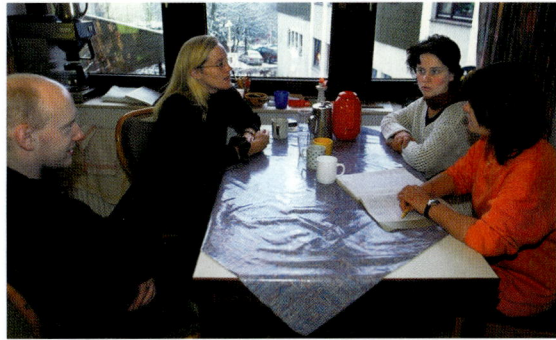

Abb. 20.4: Regelmäßige Teambesprechungen und genaue Absprachen verhindern eine Spaltung des Teams. [K157]

ihnen und ihren Vorstellungen anpassen. Sie werden im stationären Alltag angeleitet, sich zurückzunehmen, eigene Verantwortung zu übernehmen und ihre Ansprüche an andere zu reduzieren.

> Patienten mit **Persönlichkeitsstörungen** neigen dazu, sich in ihrer als feindlich erlebten Umgebung unter den Betreuern einzelne Verbündete zu suchen. Dies kann zu *Missverständnissen* bis hin zur *Spaltung des Teams* führen. Durch genaue Absprachen innerhalb des Teams wird vermieden, dass der Patient die Mitarbeiter gegeneinander ausspielt.

20.2.1 Histrionische Persönlichkeitsstörung

Histrionische Persönlichkeiten *(hysterische Persönlichkeitsstörung, hysterische* oder *infantile Charakterneurose)* sind Menschen, die auf jeden Fall im Mittelpunkt stehen wollen.

Symptome

- **Geltungsbedürfnis:** Histrionische Menschen legen ein auffälliges und theatralisches Verhalten an den Tag und tendieren dazu, jede Kleinigkeit zu dramatisieren. Dabei sind sie ausgesprochen fantasievoll
- **Erlebnissucht:** Auch weniger wichtige Erlebnisse werden aufgebauscht, etwa ein kleiner Flirt während einer Abendeinladung zu einer großen Affäre mit unglücklichem Ausgang. Der Betroffene will nicht nur nach außen hin mehr erscheinen, sondern auch vor sich selbst
- **Kommunikationsstörung:** Histrionische Persönlichkeiten drängen sich in Gesprächen geradezu auf und knüpfen schnell Kontakte. Dabei nutzen sie ihre enorme Fantasie und Darstellungsgabe. Meistens bleiben diese Kontakte aber oberflächlich und führen nicht zu einer tiefen Beziehung *(Beziehungslosigkeit)*

- **Somatisierungen:** Anscheinend körperliche Beschwerden bei psychischen Problemen können der Befriedigung des Geltungsbedürfnisses und dem Rückzug aus der Wirklichkeit dienen.

⇨ Krankheitsentstehung und
📊 Behandlungsstrategie

Die **Entstehung der Störung** wird psychoanalytisch durch eine unzureichende Ablösung vom gegengeschlechtlichen Elternteil erklärt. Die Patienten verharren im kindlichen Wunschdenken und entziehen sich der Wirklichkeit.

Im Vordergrund von Therapie und Beziehungsgestaltung steht die realistische Bearbeitung aktueller Probleme. Finden die Patienten während der therapeutischen Gespräche die von ihnen gesuchte Zuwendung und Aufmerksamkeit oder gelingt es, ihr Selbstwertgefühl durch Leistungen in bestimmten Bereichen zu stärken, können sie vielleicht auf einen Teil ihrer Symptome verzichten.

🛏 Pflege

Den Patienten wird weder offene Bewunderung noch Ablehnung entgegengebracht. Dramatisierendes Verhalten wird am besten durch „Nichtbeachtung" gelöscht.

Insgesamt muss sich das Team vor manipulativem Verhalten der Patienten durch Absprachen schützen.

Vielfach sind die Pflegenden enttäuscht, weil die Patienten Therapievorschläge gierig aufgreifen, aber nicht umsetzen. Dies ist nicht persönlich gemeint, sondern Teil ihrer Persönlichkeitsstörung.

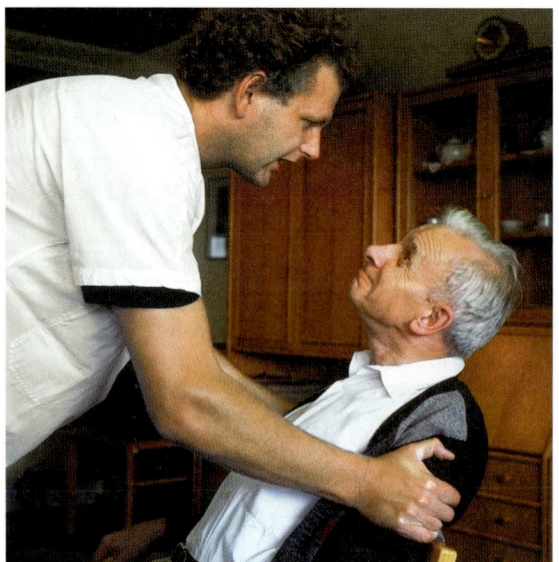

Abb. 20.5: Der Pflegende darf auf Provokationen des Patienten keinesfalls eingehen. [K157]

20.2.2 Paranoide Persönlichkeitsstörung

Menschen mit einer **paranoiden Persönlichkeitsstörung** sind leicht kränkbar, nachtragend und fühlen sich schnell verletzt. Freundliche Handlungen anderer werden feindlich umgedeutet, und diese Feindseligkeit wird z.B. durch „Verschwörungstheorien" erklärt.

Manchmal kämpfen diese Patienten in streitsüchtiger, unbelehrbarer und unangemessen wirkender Weise um ihr Recht. Dabei geht es ihnen in erster Linie darum Recht zu bekommen, und nicht um materielle Güter. Dann spricht man auch von **querulatorischer Persönlichkeitsstörung.**

🛏 Pflege

Die Pflegenden sind im Umgang mit diesen Patienten ruhig und höflich und vermeiden Streitigkeiten. Bleiben sie stets freundlich, gelingt es ihnen am ehesten, den Patienten zu vermitteln, dass sie sich in keiner feindlichen Umwelt bewegen. Dadurch können sie verzerrte Wahrnehmung der Wirklichkeit ggf. schrittweise aufgeben.

20.2.3 Schizoide Persönlichkeitsstörung

Schizoide Persönlichkeiten wirken kühl, abweisend und desinteressiert an ihrer Umwelt. Selten können sie wirkliche Freude empfinden oder herzliche Beziehungen eingehen. Da sie soziale Normen nur unzureichend wahrnehmen, wirkt ihr Auftreten häufig unpassend und seltsam. Im Inneren leiden sie oft unter ihrer Isolierung und sind sehr verletzlich.

🛏 Pflege

Im pflegerischen Umgang mit schizoiden Persönlichkeiten gilt es, Ablehnung und Kränkungen auszuhalten, ohne sie zu erwidern, damit die Patienten langsam aus ihrer Verschlossenheit finden können.

20.2.4 Zwanghafte Persönlichkeitsstörung

Die **zwanghafte Persönlichkeitsstörung** *(anankastische Persönlichkeitsstörung)* ist durch Ordnungsliebe, Sparsamkeit und Eigensinn gekennzeichnet. Diese Charakterzüge wirken übertrieben und zwanghaft. Der Perfektionismus der Patienten hindert sie oft daran, Arbeiten zu delegieren und ihre eigentlichen Aufgaben zu bewältigen. Vergnügen, Freizeitgestaltung und zwischenmenschliche Beziehungen scheinen für den Patienten weniger bedeutend und werden vernachlässigt. Manche Patienten leiden unter zwanghaft aufsteigenden Impulsen oder Gedanken, die aber nicht so stark sind, dass sie die Diagnose einer Zwangserkrankung rechtfertigen.

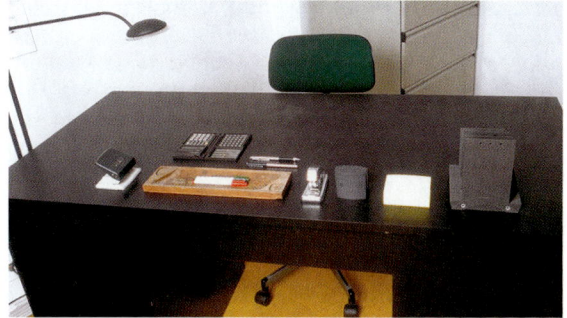

Abb. 20.6: Menschen mit einer zwanghaften Persönlichkeitsstörung sind überaus ordentlich. [K183]

☰ Pflege

Die Pflegenden versuchen, den Betroffenen eine bessere Wahrnehmung ihrer eigenen und der Gefühle anderer zu ermöglichen und ihre sozialen Kompetenzen zu verbessern. Das ist bei den meist überwiegend rational bestimmten Patienten allerdings schwierig.

Patienten mit zwanghaften Persönlichkeitsstörungen reagieren auf Störungen in ihrer Umgebung und Unregelmäßigkeiten sehr empfindlich. Nicht zuletzt aus diesem Grund halten sich die Pflegenden genau an die Stationsregeln, z.B. stets pünktlich zu sein und Unregelmäßigkeiten wie verschobene Visiten oder das Ausfallen von Therapien frühzeitig mitzuteilen.

20.2.5 Depressive Persönlichkeitsstörung

Patienten mit einer **depressiven Persönlichkeitsstörung** sind eher still, unauffällig und überaus angepasst. Sie wirken niedergeschlagen und sehen pessimistisch in die Zukunft. Oft neigen sie zu hypochondrischer Selbstbeobachtung.

Die depressive Persönlichkeitsstörung muss von der endogenen Depression und den reaktiven Depressionen unterschieden werden. Anders als bei diesen Formen der Depression besteht bei der depressiven Persönlichkeitsstörung immer eine depressive Grundstimmung, die in der Regel nicht sehr stark ausgeprägt ist. Nach der ICD 10 wird das Krankheitsbild bei den anhaltenden affektiven Störungen eingeordnet.

☰ Pflege

Ziel pflegerischer Beziehungsgestaltung zu diesen Patienten ist zunächst das Schaffen einer vertrauensvollen und herzlichen Atmosphäre. Die Kranken neigen dazu, sich für andere aufzuopfern. Oft sind sie anschließend enttäuscht, wenn ihre Opfer keine ausreichende Beachtung finden. Diese Rolle des sich Aufopfernden darf nicht verstärkt werden.

20.2.6 Dissoziale Persönlichkeitsstörung

Menschen mit einer **dissozialen Persönlichkeitsstörung** (*antisoziale Persönlichkeitsstörung, Soziopa-*thie) fallen durch Reizbarkeit, Straffälligkeit, Verantwortungslosigkeit, Missachtung sozialer Normen und Desinteresse an den Gefühlen anderer auf. Sie können Frustration nur schwer ertragen, neigen zu aggressivem Verhalten und sind überraschend angstfrei. Dissoziale Persönlichkeiten weisen charakteristische Störungen der Ich-Funktionen auf: Ihre Realitätskontrolle ist mangelhaft, oft neigen sie zu grandiosen Fantasiegebilden. Konflikte werden nicht innerpsychisch bewältigt, sondern durch unkontrollierte impulsive Handlungen. Die anderen dienen dabei als Projektionsscheibe für Aggression. Weder Angst noch Spannungen können in ausreichendem Maße ertragen werden.

> 🖑 Zur Erhärtung der Diagnose müssen neben dem Verstoß gegen soziale Normen auch andere Kriterien für eine Persönlichkeitsstörung vorliegen. So hat nicht jeder Straftäter eine dissoziale Persönlichkeitsstörung.

☰ Pflege

Dissoziale Patienten können aus negativen Erfahrungen (Strafen) oft nichts lernen. Sie neigen dazu, ihre Bezugspersonen entweder zu idealisieren oder wütend zu entwerten, wenn diese ihre Erwartungen nicht umfassend erfüllen. Bei dissozialen Patienten ist es das Ziel, sie durch Annahme und Verständnis wenigstens ein Stück weit in die Gemeinschaft zu integrieren. Sie sollten zu Eigeninitiative und Selbstverantwortung geführt werden, dabei müssen aber ihre Grenzen, z.B. ihr zerbrechliches Selbstvertrauen, beachtet werden. Das Team muss sich dabei bewusst vor Manipulationen schützen, sonst verliert es die Kontrolle.

> ⚠ **Vorsicht!**
> Bei dissozialen Patienten mit aggressiven Tendenzen muss, z.B. bei der Planung der Nachtdienste, die Sicherheit des Personals und der Mitpatienten beachtet werden.

20.2.7 Narzisstische Persönlichkeitsstörung

Mit Narzissmus wird die gefühlsmäßige Einstellung eines Menschen zu sich selbst beschrieben. Ihren Ursprung hat die Bezeichnung in der griechischen Sage von Narziss, einem wunderschönen Jüngling, der sich in sein eigenes Spiegelbild verliebte, die Liebe anderer gering achtete und schließlich zur Strafe in eine Narzisse verwandelt wurde.

Menschen mit der nach ihm benannten **narzisstischen Persönlichkeitsstörung** haben ein großartiges Selbstbild. Sie pflegen oft intensive Fantasien von

Macht, Ruhm und Erfolg. Gegenüber anderen sind sie wenig einfühlsam und gleichzeitig leicht kränkbar. Da sie viel fordern, häufig arrogant auftreten und wenig geben können, werden narzisstische Menschen als unangenehm erlebt und sind wenig beliebt. Soziale Konflikte oder auch juristische Auseinandersetzungen sind die Folge.

🖿 Pflege

Bei der Pflege narzisstischer Menschen stößt das Team häufig auf Ablehnung, die es jedoch auf keinen Fall erwidert. Immer behalten die Pflegenden die gesteigerte Empfindlichkeit der Patienten im Hinterkopf, zumal Kränkungen bei diesen Patienten schnell zu Selbstmordgedanken führen können.

20.2.8 Emotional instabile Persönlichkeiten und Borderline-Störung

Einteilung

Emotional instabile Persönlichkeiten zeichnen sich durch plötzliche und heftige Aktionen aus *(Impulsivität)*. Sie haben sich selbst kaum unter Kontrolle und handeln ohne Rücksicht auf die Konsequenzen. Ihre Grundstimmung ist starken Schwankungen unterworfen, sodass sie häufig schon bei geringsten Anlässen mit gewalttätigen Wutausbrüchen reagieren. Diese Patientengruppe gehört zum **impulsiven Typus** (auch *explosive* oder *aggressive Persönlichkeitsstörung* genannt).

Daneben gibt es den **Borderline-Typus.** Diese Grenz-Störung (engl. borderline = Grenzlinie) steht zwischen Neurose und Psychose. Das Krankheitsbild zeigt über die Symptome des impulsiven Typus hinaus Störungen des Selbstbildes. Hinzu kommen Unsicherheit hinsichtlich persönlicher Ziele und der sexuellen Präferenz (☞ 20.4.2). Patienten schildern oft ein Gefühl der inneren Leere mit depressiven Phasen. Diese Depressionen sind typischerweise durch ohnmächtige Wut und nicht durch Schuldgefühle gekennzeichnet. Viele Patienten berichten von ständig vorhandenen diffusen Ängsten, manchmal auch von verschiedenartigen Phobien. Die Nähe zu den psychotischen Erkrankungen äußert sich in häufig kurzfristigen wahnähnlichen Zuständen und Halluzinationen.

> ### 📖 Literaturtipp
> Kreisman, Jerold und Hal Straus: Ich hasse dich – verlaß' mich nicht. Die schwarzweiße Welt der Borderline-Persönlichkeit. Kösel, München, 1999

▣ Symptome

Borderline-Persönlichkeiten haben oft intensive, aber unbeständige Beziehungen. Typisch ist selbstzer-

störerisches (*autodestruktives*) Verhalten, das sich z.B. im Zufügen von Schnittverletzungen, Verbrennungen oder häufig auch in Suchtverhalten äußert. Die Patienten erfahren durch Selbstbestrafung eine große Erleichterung. Gleichzeitig geben ihnen die Schmerzen das Gefühl, noch am Leben zu sein. Selbst kleinere Konflikte wie die Auswahl der Kleidung am Morgen, kann zu selbstzerstörerischen Handlungen führen. Von Außenstehenden ist dies nicht nachzuvollziehen. Bei emotionalen Krisenzuständen drohen Borderline-Persönlichkeiten oft mit Suizid oder unternehmen tatsächlich einen Selbsttötungsversuch.

Typisch für Borderline-Patienten ist auch, dass sie einander widersprechende (*ambivalente*) Tatsachen nicht tolerieren können (z.B. dass eine geliebte Person z.B. positive *und* negative Seiten hat). Vielmehr spalten Borderline-Patienten strikt auf in gut und böse, schwarz und weiß. Sie bekommen niemals ein realistisches Bild von sich selbst oder ihrem Gegenüber. Die Ich-gestörten Patienten können oft kaum zwischen Fantasie und Realität unterscheiden und sich nur schwer von anderen Menschen abgrenzen.

🖿 Behandlungsstrategie

Medikamentös kann man Patienten mit einer Borderline-Störung nur schwer behandeln. Die besten Erfolge werden in der Regel durch niederpotente Neuroleptika erzielt, sofern eine psychomotorische Dämpfung erwünscht ist.

Die stationäre Behandlung solcher Patienten gestaltet sich als schwierig, da eine psychiatrische Station mit ihren vielen Mitarbeitern der Borderline-Persönlichkeit ein sehr großes Aktionsfeld bietet.

🖿 Pflege

Problematisch für die Pflegenden könnte es sein, dass die Betroffenen ihre Bezugspersonen auf Grund der **Spaltungstendenz** entweder idealisieren oder abwerten werden. An die idealisierten Personen werden unerfüllbare Erwartungen gerichtet. Die Pflegenden achten bei diesen Patienten deshalb besonders auf feste Bezugspersonen. Da Borderline-Patienten von sich aus Beziehungen nicht aufrecht erhalten können, ist es Aufgabe der Pflegenden, für den Fortbestand der Beziehung Sorge zu tragen. Der betroffene Patient soll merken, dass es normal ist, wenn in Beziehungen Konflikte auftreten. Er muss lernen, mit Spannungen und Konflikten umzugehen.

Von den Pflegenden werden Borderline-Patienten häufig als ausgesprochen anstrengend erlebt. Der Grund hierfür ist, dass diese Patienten Entscheidungen nicht gerne selber treffen, weil sie dafür auch die Verantwortung übernehmen müssten. Hier ein Beispiel: Ein Borderline-Patient fragt die Pflegende, ob er zur Beschäftigungstherapie gehen soll, er sei noch nie gut im Basteln gewesen. Die Pflegende legt dem Patienten nahe, zur Therapie zu gehen mit den Worten: „Ich würde dort gerne hingehen, dort kann man schöne Sachen machen." Der Patient kommt verärgert aus der Therapie zurück und sagt zur Pflegenden: „Da haben Sie mir ja wiedermal das Falsche empfohlen. Nichts habe ich zustande gebracht. Daran sind Sie schuld!"

> 🖳 Impulsivität und die Tendenz zum Realitätsverlust erfordern im Umgang mit **Borderline-Patienten** Offenheit, Klarheit und ein deutliches Festlegen von Grenzen.

20.3 Störungen der Impulskontrolle

Suchterkrankungen ☞ 25.1

Die folgenden Störungen sind gekennzeichnet durch immer wieder auftretende **unkontrollierbare Impulse,** etwas zu tun, was nicht vernünftigt erklärt werden kann und dem Betroffenen darüber hinaus oft schadet. Manchmal geraten sie sogar mit dem Strafgesetz in Konflikt.

Obwohl meist der Wunsch oder feste Entschluss besteht, die problematische Handlung zu unterlassen, wird sie immer wieder ausgeführt. Diese Beschreibung trifft allerdings auch auf Suchterkrankungen und sexuelle Deviationen zu. Manchmal werden die Störungen der Impulskontrolle deshalb auch als „Tätigkeitssüchte" oder „nicht stoffgebundene Abhängigkeit" den Suchterkrankungen oder im Fall von Kleptomanie und Pyromanie den sexuellen Störungen zugeordnet.

Über die Ursachen, die zu Störungen der Impulskontrolle führen, ist wenig bekannt.

Therapeutisch werden verschiedene Formen der Psychotherapie eingesetzt, oft unter den erschwerenden Bedingungen einer gerichtlichen Unterbringung (Forensische Psychiatrie ☞ 27.2).

20.3.1 Pathologisches Spielen

Der Drang zum Glücksspiel beherrscht das Leben des **pathologischen Spielers,** selbst wenn dadurch Familie, Beruf und Freundschaften Schaden nehmen oder sogar zerstört werden. Oft verarmen die Betroffenen und gelegentlich werden sie kriminell, um sich Geld zum Spielen zu verschaffen. Dadurch unterscheiden sie sich von gewohnheitsmäßigen Spielern, denen es beim Auftreten finanzieller oder anderer unerwünschter Folgen durchaus möglich ist, das Spielen wieder aufzugeben.

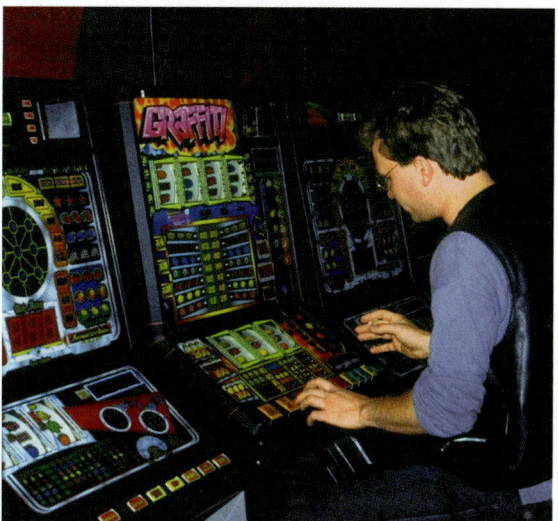

Abb. 20.7: Nicht stoffgebundene Abhängigkeiten sind häufiger als man im Allgemeinen annimmt: Schätzungsweise 1 % der Bevölkerung ist glücksspielsüchtig. [K183]

> 📖 **Literaturtipps**
> Dostojewski, Fjodr M.: Der Spieler. dtv, München, 1998
>
> Fröhling, Ulla: Droge Glücksspiel. Betroffene erzählen von einer heimlichen Sucht. Fischer, Frankfurt/M., 1993

> ✉ **Kontaktadresse**
> **Anonyme Spieler Bundeskontaktstelle**
> Eilbeker Weg 20
> 22089 Hamburg
> Telefon: 0 40/2 09 90 09

20.3.2 Pyromanie

Unter **Pyromanie** versteht man den inneren Zwang zur *Brandstiftung*. Pyromanen sind fasziniert von allem, was mit Feuer zu tun hat: Löschfahrzeuge, brennbare Flüssigkeiten, Feuerlöscher u.Ä. Vor einer Brandstiftung empfinden sie eine wachsende innere Anspannung, nach der Ausführung starke Erregung, die auch sexuellen Charakter haben kann. Erkennbare Motive wie Versicherungsbetrug, politischer Fanatismus, Rache oder Mordabsichten bestehen nicht. Manchmal informieren Pyromanen selbst die Feuerwehr und beobachten dann gebannt das Feuer und die Löschaktivitäten.

🔎 Differentialdiagnose

Psychische Störungen wie Schizophrenien, Verwirrtheitszustände oder schwere Soziopathien können Menschen ebenfalls zu einer Brandstiftung veranlas-

auch ein soziales und psychisches Phänomen. Besonders stark ist bei vielen Menschen der Einfluss sexueller Wünsche, Erfahrungen und Möglichkeiten auf die Partnerschaft. Partnerschaft und Sexualität sind eng miteinander verzahnt. Probleme in einem Bereich gehen oft mit Störungen in anderen Bereichen einher.

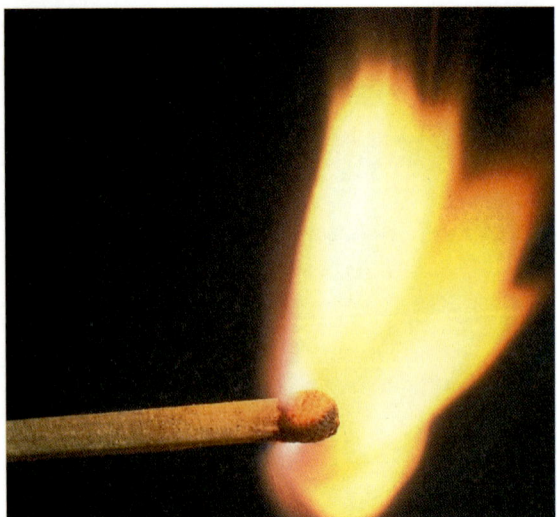

Abb. 20.8: Den Pyromanen treibt lediglich die Faszination des Feuers. Persönliche (bzw. kriminelle) Motive existieren nicht. [K183]

Verschiedene Formen der Sexualität

Sexualität kann auch zum alles bestimmenden Element im Leben werden, besonders dann, wenn sie von der Umwelt nicht geduldet und darum mehr oder weniger verheimlicht wird. Was „normale" und was „krankhafte" Sexualität ist, welches sexuelle Verhalten geduldet und welches unerwünscht ist, hängt stark von der Gesellschaft ab. Heute geht die Tendenz dahin, Sexualität in ihren vielfältigen Erscheinungsformen immer dann zu akzeptieren, wenn sie dem Wunsch aller beteiligten Partner entspricht. Nicht tolerierbar sind sexuelle Verhaltensweisen, bei denen Menschen gegen ihren Willen als Sexualobjekte missbraucht werden.

- **Heterosexualität:** Sie wird oft mit „normaler Sexualität" gleichgesetzt. In vielen Gesellschaften und Religionen ist Heterosexualität in einer dauerhaften Beziehung diejenige Form von Sexualität, die gestattet und nicht sündhaft ist
- **Homosexualität:** Sexualität mit Partnern des eigenen Geschlechts gilt heute nicht mehr als behandlungsbedürftige Krankheit. Homosexuelle stoßen in der Gesellschaft aber noch oft auf ausgeprägte Ablehnung. Das Ziel ist heute, homosexuellen Menschen, die unter einem verständnislosen Umfeld leiden, auf eigenen Wunsch psychosoziale Unterstützung anzubieten und nicht eine „Heilung" zur gegengeschlechtlichen Liebe

sen. Diese Erkrankungen müssen scharf von der Pyromanie abgegrenzt werden. Außerdem kann Brandstiftung selbstverständlich auch als rein kriminelle Handlung auftreten.

20.3.3 Kleptomanie

Die **Kleptomanie** (der *Zwang zum Stehlen*) ist durch den häufigen Diebstahl von Gegenständen gekennzeichnet, die weder zur Bereicherung noch zum persönlichen Gebrauch dienen. Die Betroffenen empfinden vor dem Diebstahl starke Spannungen, danach ein Gefühl der Erleichterung und Befriedigung.

Diese Gefühle können auch sexuellen Charakter haben, die Angst vor Entdeckung und Bloßstellung ist dann mit prickelnden Lustgefühlen verbunden, daher wird die Kleptomanie auch gelegentlich den sexuellen Störungen zugeordnet. Die gestohlenen Sachen werden nach der Tat oft weggeworfen oder unbenutzt in Abstellräumen gehortet. Persönlicher Nutzen weist auf den sehr viel häufigeren kriminellen Ladendiebstahl hin.

20.4 Störungen der Sexualität

Sexualität als menschliches Grundbedürfnis

Der Begriff **Sexualität** fasst all das zusammen, was zur Befriedigung des Geschlechtstriebs führt. Sexualität ist wesentlicher Bestandteil der Persönlichkeit des Menschen und wirkt sich stark auf die Gestaltung seines Lebens aus. Menschliche Sexualität ist keineswegs nur ein biologisch vorgegebenes Verhalten, das zur Erzeugung von Nachkommen dient, sondern

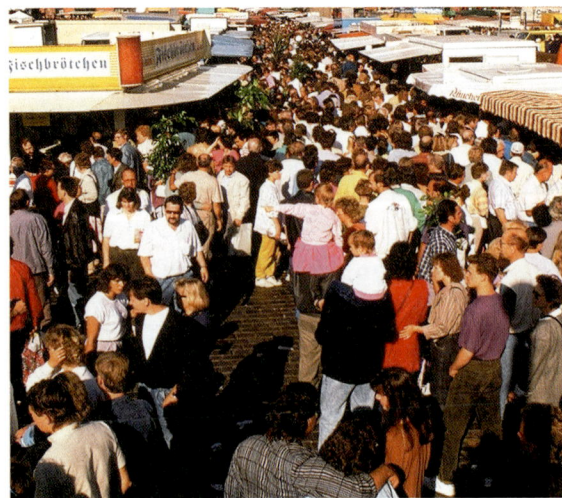

Abb. 20.9: Angst vor Entdeckung und anschließende Erleichterung und Befriedigung sind die Gefühle, die der Kleptomane immer wieder spüren will. [V225]

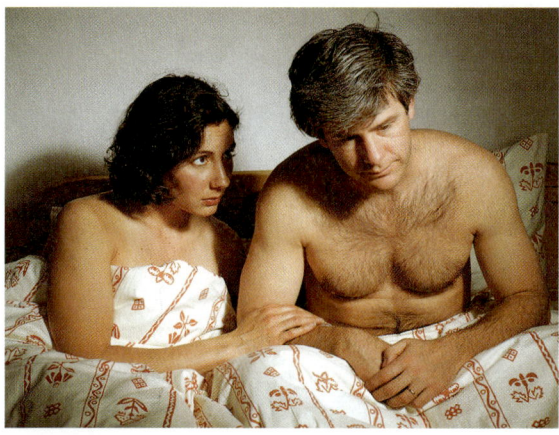

Abb. 20.10: Sexuelle Funktionsstörungen können die verschiedensten Ursachen haben. [K102]

- **Selbstbefriedigung:** Die sexuelle Stimulation des eigenen Körpers wird auch als **Onanie** oder **Masturbation** bezeichnet. Gerade bei Jugendlichen ist die Masturbation verbreitet (ungefähr 90 % der Männer und 50 % der Frauen). Die Erfahrungen mit dem eigenen Körper, die beim Masturbieren erworben werden, unterstützen oft die weitere Entwicklung der Sexualität.

Sexueller Reaktionszyklus

Die physiologische Reaktion auf sexuelle Stimulierung, der **sexuelle Reaktionszyklus,** wird in vier Phasen unterteilt: Erregungsphase, Plateauphase, die wenige Sekunden andauernde Orgasmusphase und Rückbildungsphase. Der Orgasmus ist beim Mann durch die Ejakulation, das Ausstoßen des Spermas, charakterisiert, bei der Frau durch Kontraktionen des Uterus und der Vagina. Innerhalb eines sexuellen Reaktionszyklus sind bei der Frau mehrere Orgasmen möglich, während sich beim Mann an die Rückbildungsphase eine Zeit anschließt, in der er nicht erregbar ist. Der Wunsch nach sexuellen Kontakten wird als **Libido** bezeichnet.

20.4.1 Sexuelle Funktionsstörungen

Einteilung

Sexuelle Funktionsstörungen oder Störungen im sexuellen Reaktionszyklus sind relativ häufig. Sie werden eingeteilt in:
- Störungen des sexuellen Verlangens
- Abneigung gegenüber sexueller Betätigung
- Störungen der sexuellen Erregung oder Erektionsfähigkeit
- Ausbleibender Orgasmus
- Vorzeitiger Samenerguss *(Ejaculatio praecox)* vor dem Eindringen des Penis in die Vagina

- Schmerzen während des Geschlechtsverkehrs *(Dyspareunie)*
- Scheidenkrämpfe *(Vaginismus).*

Der Begriff der **Impotenz** wird unscharf verwendet, häufig bezeichnet er eine Erektionsstörung des Mannes.

⇨ Krankheitsentstehung

Sexuelle Funktionsstörungen können **organische** und **psychische Ursachen** haben. Diabetes mellitus, Polyneuropathien (☞ 5.5) oder Erkrankungen des Rückenmarks führen bei Männern möglicherweise zu Beeinträchtigungen der Erektionsfähigkeit und der Ejakulation. Stoffwechselstörungen wie die Hypothyreose verringern die Libido. Typisch sind sekundäre Libidostörungen auch als Nebenwirkung einer Reihe von Medikamenten, z.B. von Neuroleptika und Beta-Blockern.

Typische psychische Ursachen sind:
- Psychische Erkrankungen wie Depressionen, Schizophrenien oder Persönlichkeitsstörungen
- Angst vor Nähe, Verantwortung oder sexuellem Versagen, unbewusste Kastrationsängste oder Angst vor Verlust der Selbstkontrolle im sexuellen Akt
- Partnerschaftsprobleme, die im Bereich der Sexualität ausgetragen werden, wie Dominanzkonflikte, Bestrafung des Partners durch Verweigerung befriedigender sexueller Kontakte u.Ä.
- Störungen, die durch negative sexuelle Erfahrungen ausgelöst werden und sich durch Vermeidungsverhalten weiter verstärken, z.B. wenn die Angst vor einem Ausbleiben des Orgasmus zu immer größerem Erwartungsdruck führt und letzlich entspannte, positive Erfahrungen beim Geschlechtsverkehr unmöglich macht.

🔳 Behandlungsstrategie

Je nach Ursache werden die organischen und/oder psychischen Ursachen einer sexuellen Funktionsstörung behandelt. Manchmal hilft schon ein offenes

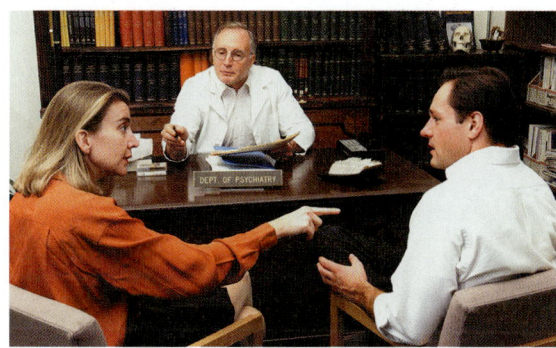

Abb. 20.11: Oft ist bei sexuellen Funktionsstörungen eine Paartherapie angezeigt. [J666]

Gespräch, bei dem Vorurteile oder Missverständnisse über einzelne sexuelle Fragen ausgeräumt werden.

Persönlichkeitsprobleme erfordern manchmal auch die weitergehende psychotherapeutische Behandlung nur eines Partners. Sehr oft ist eine **Paartherapie** indiziert, bei der Partnerschaftskonflikte aufgearbeitet werden. Ist die Problematik auf den sexuellen Bereich begrenzt, eignet sich ein Therapieprogramm, bei dem beide Partner zusammen den sexuellen Reaktionszyklus schrittweise trainieren.

20.4.2 Störungen der Sexualpräferenz

> ⊡ **Störungen der Sexualpräferenz** (auch: **sexuelle Deviation** oder *Paraphilie*): Sexuelles Verhalten, bei dem anomale Praktiken zur sexuellen Stimulation angewendet werden oder bei denen ein nicht angemessener Sexualpartner oder ein ungewöhnliches Objekt begehrt wird.

Es kommt häufig vor, das Menschen mit **Störungen der Sexualpräferenz** durchaus auch „normale" sexuelle Kontakte haben. Wesentliches Merkmal einer Störung der Sexualpräferenz ist, dass die abwegigen sexuellen Impulse dranghaft sind, immer wiederkehren und den Hauptanteil der sexuellen Befriedigung ausmachen. Störungen der Sexualpräferenz treten fast nur bei Männern auf.

Einteilung sexueller Deviationen

Über die Häufigkeit sexueller Deviationen besteht verständlicherweise Unklarheit, da sich die wenigsten Menschen offen über das Thema äußern können und wollen.

Häufigere sexuelle Deviationen sind:
- Fetischismus
- Transvestitismus
- Exhibitionismus
- Voyerismus
- Frotteurismus
- Pädophilie
- Sadomasochismus.

Seltener sind vermutlich:
- Sodomie (sexuelle Handlungen an Tieren)
- Nekrophilie (sexuelle Handlungen an Leichen oder Leichenteilen).

> ☞ Oft werden sexuelle Deviationen mit Kriminalität in Verbindung gebracht, was ein Vorurteil ist. Tatsächlich sind Straftaten als Folge sexueller Triebanomalien selten. Vergewaltigung, sexuelle Nötigung oder Kindesmissbrauch werden meist von „ganz normalen" Männern begangen, häufig unter Alkoholeinfluss.

▣ Behandlungsstrategie

Indikation zur Therapie

Eine Indikation zur Therapie ist prinzipiell nur gegeben, falls entweder der Patient oder andere unter seiner Sexualität leiden. Vielfach werden sexuelle Deviationen als Ausdruck der eigenen Persönlichkeit empfunden und als interessanter oder kreativer als übliche Sexualpraktiken bewertet. Dann ist die Eigenmotivation zu einer Therapie gering.

Schwierig wird es, wenn eine Therapie nach sexuell delinquentem Verhalten gerichtlich angeordnet wird, der Patient aber eigentlich an seiner sexuellen Ausrichtung festhalten möchte. Dann wird der Aufbau einer ausreichenden Therapiemotivation das erste Therapieziel.

„Chemische Kastration"

Eine somatische Behandlungsmöglichkeit, die nur bei sehr schweren Störungen indiziert ist, und eine begleitende Psychotherapie erfordert, ist die „chemische Kastration" mit dem Antiandrogen Cyproteronazetat (Androcur®). Dadurch wird die Libido reduziert, die Triebrichtung wird allerdings nicht beeinflusst. Die Veränderungen sind nach Absetzen des Medikamentes reversibel.

Psychotherapien

Daneben kommen alle Formen der Psychotherapie zur Anwendung. Verhaltenstherapeutisch werden z.B. Selbstkontrollmechanismen trainiert oder nach einem Programm versucht, heterosexuelles Verhalten aufzubauen. Meistens müssen mehrere Problemkreise wie z.B. Partnerschaftsprobleme, weitere Verhaltensstörungen oder soziale Desintegration mit in die Behandlung einbezogen werden.

Anomale Sexualpraktiken aus „Mangel an Gelegenheit"

Ungewöhnliche Sexualpraktiken können auch in Situationen auftreten, in denen „normale" Sexualität auf Grund mangelnder sozialer Kontakte nicht möglich ist. Beispiele sind etwa sexuelle Kontakte zwischen allein stehenden Menschen und ihren Haustieren oder homosexuelle Kontakte in Strafvollzugsanstalten *(Pseudohomosexualität)*. Geistig Behinderte haben ebenfalls oft keine Gelegenheit die ihnen eigentlich gemäße Sexualität auszuleben und suchen daher beispielsweise den sexuellen Kontakt zu Kindern, oder aber sie versuchen durch exhibitionistisches Verhalten Kontakt zu möglichen Partnern aufzunehmen.

Dabei handelt es sich nicht um Störungen der Sexualpräferenz, sondern um **Ersatzhandlungen,** die aufgegeben werden, falls sich die Lebenssituation verändert. Sie werden gelegentlich als *Notperversionen* bezeichnet.

Bei manchen Menschen mit neurotischen oder psychopathischen Störungen besteht zwar der Wunsch nach normaler partnerschaftlicher Sexualität, es gelingt ihnen aber nicht, sich dem gewünschten Partner anzunähern. Sie entwickeln aus diesem Grund und nicht aus echter Neigung abweichende Sexualpraktiken, so genannte **Hemmungsperversionen.**

In diesem Zusammenhang kann auch eine Sonderform der Homosexualität auftreten, wenn nämlich der homosexuelle Kontakt nur deshalb zustande kommt, weil dadurch die Auseinandersetzung mit dem anderen, fremderen Geschlecht vermieden werden kann.

Fetischismus und fetischistischer Transvestitismus

Fetischismus ist die sexuelle Befriedigung durch ein unbelebtes Objekt. Viele Fetische dienen als Ersatz für den menschlichen Körper, z.B. Wäschestücke oder Schuhe. Häufig werden auch Gegenstände aus Leder, Plastik oder Gummi verwendet. Diese Deviation kann bei geringer Ausprägung gut in die partnerschaftliche Sexualität eingebaut werden, z.B. in dem der Partner bestimmte Kleidungsstücke trägt oder wenn ein Körperteil des Partners (Brust, Füße oder Gesäß) zum Fetisch wird.

Beim **fetischistischen Transvestitismus** werden Kleider des anderen Geschlechts zur sexuellen Stimulation angezogen und eventuell zusätzlich noch Perücken und Kosmetika verwendet. Spiegel dienen zur Steigerung der sexuellen Erregung. Der Transvestit unterscheidet sich vom Transsexuellen (☞ unten) dadurch, dass nach eingetretenem Orgasmus kein weiteres Interesse an der „Verkleidung" besteht.

Exhibitionismus

Exhibitionisten erreichen sexuelle Befriedigung, indem sie ihre Genitalien vor Fremden in der Öffentlichkeit entblößen und auch häufig dabei masturbieren. Meist möchten sie bei den betroffenen Frauen oder Mädchen Schreck auslösen, manchmal erwarten sie auch Faszination. Der Wunsch nach engerem Kontakt dagegen besteht nicht, denn gerade die Anonymität trägt wesentlich zur sexuellen Erregung bei.

Reagieren die Opfer mit Desinteresse, Mitleid oder Verachtung, erlischt die sexuelle Erregung oft schlagartig, Wut und Scham können eventuell zu aggressiven Handlungen führen. Insgesamt sind aggressive Akte allerdings sehr selten.

Oft führen die betroffenen Männer ansonsten ein unauffälliges Leben mit einer stabilen Partnerschaft. Ihren Drang zum Exhibitionismus, der sich in Zeiten emotionaler Belastung häufig verstärkt, empfinden sie meist als persönlichkeitsfremd und schwer kontrollierbar.

✉ Kontaktadresse

Arbeitsgemeinschaft humane Sexualität e.V.
(Beratung und Fachgruppe für Exhibitionismus)
Carl-Vogt-Str. 4
35394 Gießen
Telefon: 06 41/7 73 47

☑ Exhibitionismus ist in Deutschland als „Erregung öffentlichen Ärgernisses" unter Strafe gestellt.

Voyeurismus

Voyeurismus ist die sexuelle Befriedigung durch heimliches Beobachten der sexuellen Intimitäten anderer. Dabei wird häufig masturbiert. Die Anonymität und die Angst vor Entdeckung tragen zur sexuellen Erregung bei.

Pädophilie

Als **Pädophilie** bezeichnet man sexuelles Interesse an Kindern. Pädophile suchen häufig sexuelle Kontakte mit Mädchen, andere mit Jungen (*Knabenliebe, Päderastie*) und manche sind an Kindern beiden Geschlechts interessiert. Selten tritt Pädophilie auch bei Frauen auf.

Pädophilie ist nicht identisch mit sexuellem Kindesmissbrauch. Häufig dient der Kontakt dem Pädophilen nur als Stimulans, die Kinder werden in die körperliche Befriedigung nicht mit einbezogen. Viele Pädophile erlangen durch „Eintauchen in die kindliche Welt", z.B. durch Aufsuchen von Spiel- oder Sportplätzen und Teilnahme am kindlichen Spiel, ausreichende erotische Befriedigung, so dass es gar nicht zu tatsächlichen Sexualkontakten kommt.

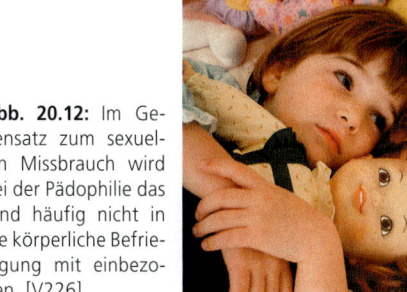

Abb. 20.12: Im Gegensatz zum sexuellen Missbrauch wird bei der Pädophilie das Kind häufig nicht in die körperliche Befriedigung mit einbezogen. [V226]

Kindesmissbrauch kommt dagegen häufiger bei nicht devianten (= nicht von der Norm abweichenden) Männern vor, für die der Missbrauch eine Ersatz- bzw. Ausweichhandlung bei sexuell unbefriedigender Partnerschaft darstellt.

Das Alter, ab dem sexuelle Handlungen mit jungen Menschen geduldet werden, schwankt je nach Kulturkreis. In Deutschland liegt das Schutzalter bei 14 Jahren. Jugendliche haben durchaus manchmal erotisches Interesse an Erwachsenen und wünschen eine Beziehung. Kleine Kinder dagegen werden durch Sexualkontakte mit Erwachsenen überfordert, der sexuelle Kindesmissbrauch kann zu schwerwiegenden körperlichen und psychischen Folgeschäden führen. Sexuelle Kontakte mit Kindern unter 14 Jahren sind nach § 176 Strafgesetzbuch unter Strafe gestellt.

> ☑ Sexueller Kindesmissbrauch ist eine Sonderform der Kindesmisshandlung, bei der sexuelles Verhalten zwischen einem Kind oder Jugendlichen und einem älteren Menschen erzwungen wird. Sexueller Missbrauch ist unter Strafe gestellt. Die Strafmündigkeit beginnt mit Vollendung des 14. Lebensjahres. Es sind also zwei Varianten denkbar:
> - Missbrauch eines Kindes/Jugendlichen durch einen Erwachsenen
> - Missbrauch eines Kindes/Jugendlichen durch ein anderes Kind, einen anderen Jugendlichen.

Bei manchen Pädophilen kommt es vor, dass sie sich eigentlich erwachsene Sexualpartner wünschen, aber keine geeigneten Kontakte herstellen können und sich deshalb ersatzweise Kindern zuwenden (*Hemmungspädophilie*). Dabei scheinen sie sich der Altersgrenze kaum bewusst zu sein oder verleugnen ihre Bedeutung.

Sadomasochismus

Sadomasochismus ist die sexuelle Befriedigung durch das Zufügen *(Sadismus)* oder Erleiden *(Masochismus)* von Qualen. Erotisch erlebt wird dabei nicht die Aggression, sondern das Gefühl der totalen Macht oder absoluten Auslieferung an den Partner. Meist werden die betreffenden Personen sowohl durch sadistische wie auch masochistische Aktivitäten sexuell stimuliert, wobei die eine oder die andere Richtung vorherrschen kann. Zwischen Sadisten und Masochisten können – im Gegensatz zu anderen sexuellen Deviationen – stabile Partnerschaften entstehen.

Psychische oder körperliche Schmerzen werden oft durch rituelles Fesseln, Zufügen von Schmerzen oder durch Erniedrigen (z.B. durch Beschmieren mit Kot) praktiziert, häufig im Kreis Gleichgesinnter. Dazu werden Rollen wie die der „Domina", des „Meisters" oder des „Sklaven" verteilt. Das Unrealistische an der Situation ist Sadomasochisten dabei bewusst. Ein

„Aussteigen" ist meistens möglich. Gelegentlich ereignen sich Unfälle, wenn sich Masochisten selbst (autoerotisch) durch Strangulation stimulieren wollen und dabei die Kontrolle verlieren.

Vom Sadismus abzugrenzen ist Gewalttätigkeit in sexuellen Situationen auf Grund von Wut, Hass oder Spaß am Quälen, ohne dass dies mit erotischen Gefühlen verbunden ist.

Im Alltagsleben sind Sadisten in der Regel völlig unauffällige Menschen, die sich nicht durch Brutalität oder Gefühlsarmut auszeichnen.

> ✉ **Kontaktadresse**
> **Anonyme Sexaholiker (AS) Interessengemeinschaft e.V.**
> Postfach 12 62
> 76002 Karlsruhe
> Telefon: 09 31/66 34 37
>
> Internet: www.as.de

20.4.3 Störung der Geschlechtsidentität

Transsexualismus ist der dauerhaft bestehende Wunsch, dem anderen Geschlecht anzugehören. Psychisches und körperliches Geschlecht passen nicht zusammen: Transsexuelle erleben sich subjektiv als nicht zum eigenen Geschlecht gehörig und wünschen eine chirurgische und hormonelle Behandlung, um die eigenen primären und sekundären Geschlechtsmerkmale loszuwerden. Sie wollen auch sozial als Frau (biologische Männer) oder Mann (biologische Frauen) anerkannt werden und streben einen Namenswechsel an. Die Ursache ist unbekannt, vermutlich führt eine Kombination von Umwelt-, hormonellen und genetischen Einflüssen zu Störungen bei der psychischen Geschlechtsdifferenzierung.

Vom Transsexualismus abzugrenzen sind wahnhafte Verkennungen der eigenen Geschlechtsidentität bei Psychosen, weibliche Rollenübernahme in homosexuellen Partnerschaften, vorübergehende Unsicherheit über die eigene Geschlechtsidentität in der Pubertät und Transvestitismus, bei dem der Wunsch nach einem Rollenwechsel nur vorübergehend zur sexuellen Stimulation besteht.

◢ Behandlungsstrategien

Psychotherapeutische Versuche dem transsexuellen Patienten die psychische Annahme des eigenen Geschlechts zu ermöglichen, scheitern in der Regel. Ziel der Therapie ist es, den Körper an die psychische Geschlechtsidentität anzupassen **(Geschlechtsumwandlung)**. Nach mindestens einjähriger Beobachtung und einem ebenfalls einjährigen Alltagstests, in dem der Patient in der gewünschten Geschlechtsrolle lebt, wird das Geschlecht zunächst hormonell und zuletzt operativ verändert. Während der ganzen Behandlung ist ärztliche und psychotherapeutische Betreuung notwendig. Aus chirurgischer Sicht sind die Behandlungsresultate noch unbefriedigend. Zwar gelingt es, eine funktionsfähige Scheide aufzubauen, nicht aber einen erektionsfähigen Penis. Trotzdem erleben die meisten Transsexuellen die Geschlechtsumwandlung als erfolgreiche und befriedigende Lösung eines zentralen Lebensproblems.

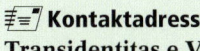 **Kontaktadresse**
Transidentitas e.V.
Postfach 10 10 46
63010 Offenbach
Telefon: 0 69/8 00 10 08

Internet: transidentitas.org

Wiederholungsfragen

1. In welchen Alter wird der Grundstein für die Entstehung der Persönlichkeit gelegt? (☞ 20.1)

2. Wodurch zeichnet sich die histrionische Persönlichkeit aus? (☞ 20.2.1)

3. Welche Persönlichkeit erscheint eher kühl, abweisend und desinteressiert an ihrer Umwelt? (☞ 20.2.3)

4. Wodurch fallen Menschen mit einer dissozialen Persönlichkeitsstörung auf? (☞ 20.2.6)

5. Wie ist das Selbstbild einer narzisstischen Persönlichkeitsstörung? (☞ 20.2.7)

6. Was ist das Problem beim Umgang mit Borderline-Patienten? (☞ 20.2.8)

7. Was unterscheidet den gewohnheitsmäßigen vom pathologischen Spieler? (☞ 20.3.1)

8. Welche psychischen Krankheiten können bei einem Brandstifter vorliegen? (☞ 20.3.2)

9. Worin unterscheiden sich kleptomanischer und normaler Diebstahl? (☞ 20.3.3)

10. Was versteht man unter Libido? (☞ 20.4)

11. Was ist die „chemische Kastration"? (☞ 20.4.2)

12. Wie bezeichnet man sexuelle Handlungen an Tieren? (☞ 20.4.2)

13. Was versteht man unter Hemmungspädophilie? (☞ 20.4.2)

14. Was ist typisch für eine Störung der Sexualpräferenz? (☞ 20.4.2)

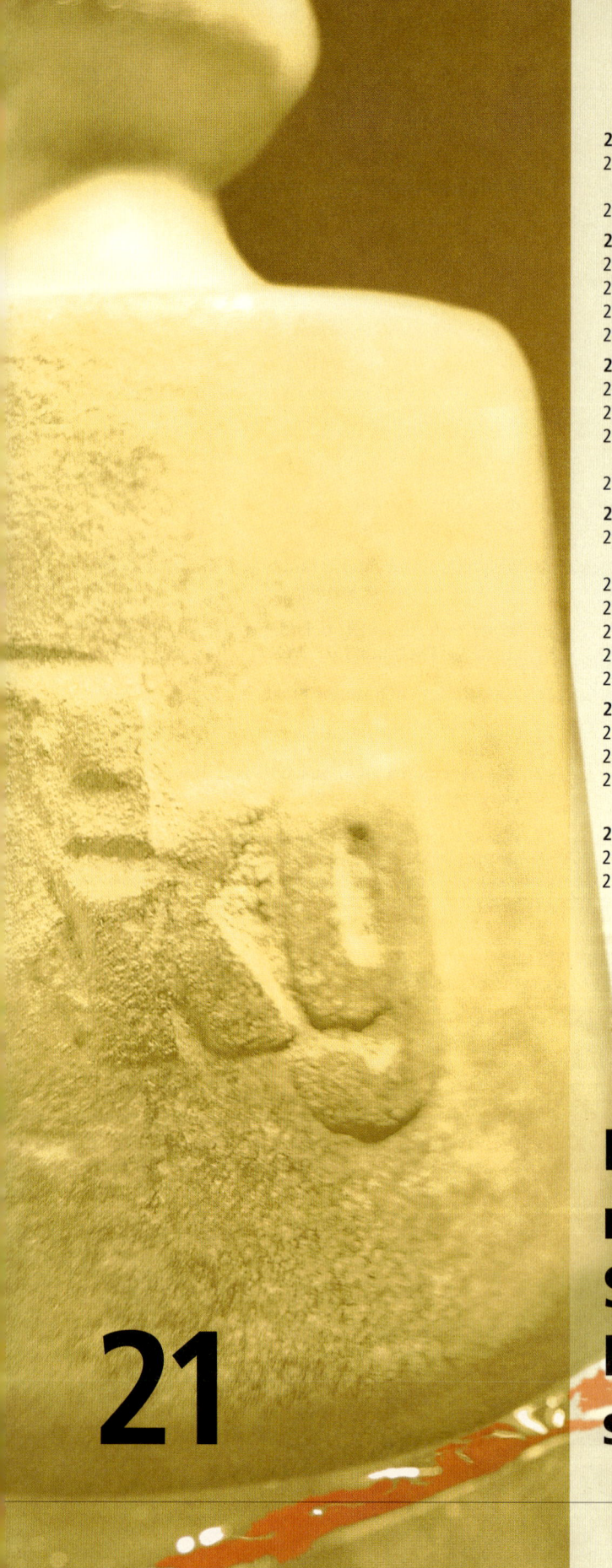

21

Pflege bei neurotischen Störungen und Belastungsstörungen

☐ **Neurosen:** Gestörte Erlebens-, Reaktions- und Verhaltensmuster ohne Beeinträchtigung des Realitätsbezuges; ausgelöst durch überfordernde Alltagskonflikte oder durch belastende Situationen, die verdrängte traumatische Kindheitserlebnisse wachrufen.

21.1 Neurotische Depression

☐ **Neurotische Depression** *(Dysthymie, depressive Neurose):* Mindestens über 2 Jahre anhaltende, in ihrer Ausprägung stark schwankende niedergeschlagene Stimmung, meist keine Beeinträchtigung der beruflichen und sozialen Situation.

21.1.1 Krankheitsentstehung und Symptome der neurotischen Depression

⇨ Krankheitsentstehung

Neurotische Depressionen beruhen nach Meinung der Verhaltenstherapeuten auf Verlusten vertrauter Personen und Trennungssituationen wie z.B. Umzug, Scheidung, Emigration. Auch chronische Erkrankungen oder Schmerzen kommen als Auslöser in Frage.

Nach psychoanalytischer Lehrmeinung ist den Patienten in frühester Kindheit (orale Phase ☞ 16.3.1, 20.1) vieles verboten und vorenthalten worden. In seltenen Fällen war der Erziehungsstil auch durch ein zu großes Maß an Verwöhnung geprägt. Die Patienten hatten so Schwierigkeiten am Übergang vom passiven abhängigen Kleinkind zum aktiven Schulkind ihre Selbstständigkeit zu erproben. Fühlt sich der erwachsene Patient überfordert, verfällt er in Passivität und sucht ein Abhängigkeitsverhältnis.

▣ Symptome

Die **Symptomatik** der neurotischen Depression ähnelt der der depressiven Störungen, ist jedoch nicht so stark ausgeprägt. Schon äußerlich sind die Patienten an starrer, ernster Mimik, zusammengesunkener Körperhaltung und ungelenken, kraftlosen Bewegungen zu erkennen. Sie kleiden sich unscheinbar. Die Patienten sind antriebslos, unzufrieden und pessimistisch, in vielen Fällen völlig genussunfreudig. Ihre Affekte erscheinen stark eingeschränkt, z.B. geben sie an weder weinen noch lachen zu können. Typischerweise haben sie Angst um ihre Gesundheit. Sie fürchten Kritik, sind schnell gekränkt, fühlen sich auf Grund eines gestörten Ich-Erlebens minderwertig und nicht liebenswert. Gleichzeitig neigen sie dazu, sich an andere Personen zu „klammern", um eine Abhängigkeit herzustellen. Sie sind gnadenlos gegen sich selbst, überfordern sich und haben überstarke Schuldgefühle. Der Versuch jegliche Aggression nach außen hin zu unterdrücken kann zu Selbstverletzung und Suizidalität führen. Schlaf- und Appetitstörungen sind häufig.

21.1.2 Pflege bei neurotischer Depression

Die Pflegenden begegnen dem Patienten freundlich, zeigen Verständnis für seine Not, grenzen sich aber gleichzeitig ab. Im Gespräch werden die Defizite des Patienten nicht thematisiert, wiederkehrende Klagen über seine depressive Stimmungslage biegen die Pflegenden ab und versuchen statt dessen, den Patienten mit Aktivitäten und Lösungsvorschlägen auf andere Gedanken zu bringen. Dies können Spaziergänge, gemeinsame Spiele oder auch nur der Hinweis auf den Leseraum sein. Bei allen Tätigkeiten achten die Pflegenden darauf, dass der Patient möglichst viel ohne Hilfestellung erledigt. Dies ist wichtig, damit er Selbstvertrauen in sein eigenes Tun entwickeln kann. Auch wenn der Patient äußerst langsam und umständlich denkt und handelt, bleiben die Pflegenden geduldig.

Besonders aufmerksam beobachten die Pflegenden Veränderungen in Mimik und Verhalten. Ihre Beobachtungen teilen sie dem Patienten mit. Lebhafteres Wesen, aufrechter Gang und zunehmender Kontakt zu Mitpatienten sprechen für eine Besserung der Erkrankung. Rückzug, Verschwiegenheit und das Verschenken persönlicher Gegenstände sind ein Zeichen zunehmender Suizidalität und werden unbedingt dem Arzt mitgeteilt. Auch mit dem Patienten wird offen über diese Veränderungen gesprochen.

21.2 Angstneurose und Phobien

☐ **Angststörungen:** Psychische Erkrankungen mit dominierender Angst, die sich in psychischen und körperlich-vegetativen Symptomen zeigt.

Angstneurose: Störung mit frei flottierender, generalisierter Angst, teils anfallsartig.

Phobie: Objektbezogene oder situationsgebundene Angst.

21.2.1 Angst als menschliche Grunderfahrung

Angst führt zu einem intensiven Gefühl der Bedrohung und des Ausgeliefert-Seins sowie zu vegetativen Symptomen wie Herzklopfen, Zittern („wie Espenlaub"), Schweißausbrüchen (feuchte Hände), Schwindel, trockene Kehle, Übelkeit und Durchfall.

Dabei gehört Angst zu den menschlichen Grunderfahrungen. Wer keine Angst kennt oder empfinden kann, ist möglicherweise krank (z.B. dissoziale Persönlichkeitsstörung). Angst kann verschiedene Ursachen haben und durchaus sinnvoll sein.

Realangst

Menschen reagieren auf bedrohliche Situationen mit Angst. Angst ist hier ein Signal, der Gefahr auszuweichen und im Kampf gegen die Gefahr besondere Energien zu mobilisieren. Diese Angst bezeichnet man als **Realangst**. Zu den Realängsten zählen z.B. die Angst vor Prüfungen und die Angst bei tätlichen Angriffen, aber auch die vitalen Angstgefühle bei einem Herzinfarkt.

Existenzangst

Existenzangst ist eine scheinbar unmotivierte, nicht an bestimmte Situationen gebundene Angst.

Philosophen sehen einen Zusammenhang zwischen der Existenzangst und der menschlichen Freiheit, die den Menschen zwingt, sein Leben selbst zu gestalten und mit einem Verlust an „natürlicher Geborgenheit" einhergehen soll.

21.2.2 Generalisierte Angststörung

Kennzeichen der **generalisierten Angststörung** *(Angstneurose)* ist die unerträgliche, frei flottierende Angst, d.h. die Angst bezieht sich nicht auf ein bestimmtes Objekt oder eine bestimmte Situation. Generalisierte Angststörungen gehen mit motorischer Anspannung und vegetativen Symptomen einher und treten oft über längere Zeit auf. Betroffen sind häufig Frauen in chronischen Belastungssituationen.

◢ Behandlungsstrategie

Medikamentös kann die ängstliche Unruhe je nach Schwere der Symptome mit pflanzlichen Anxiolytika, Benzodiazepinen oder Amitriptylin (z.B. Saroten®) behandelt werden. In gravierenden Fällen ist Doxepin (z.B. Aponal®) indiziert. Treten außerdem kardiovaskuläre, ausgeprägte vegetative Symptome und Tremor hinzu, können Beta-Blocker sinnvoll sein. Auf längere Sicht kann eine **Psychotherapie** Erfolg bringen.

▣ Pflege

Alleinsein trainieren

Patienten mit Angststörungen suchen oft die Nähe der Pflegenden. Ein kürzerer Aufenthalt im Stationszimmer kann die Angst mindern, sollte jedoch nicht zum Regelfall werden. Schließlich ist es Ziel jeder Therapie, dass der Patient seine Angst bewältigt und das Alleinsein aushält. Die Pflegende spricht mit dem Patienten genaue Zeiten ab, in denen er ihre Zuwendung erhält. Sie macht dem Patienten Vorschläge, wie er die übrige Zeit gestalten kann. In Absprache mit dem Therapeuten kann sie ihn zum Führen eines Angsttagebuches anleiten, das auch in der Therapie Einsatz findet. Selbstständiges Verhalten des Patienten erkennen die Pflegenden lobend an, unselbstständiges wird nicht beachtet.

Nächtliche Angst

Mit Patienten, die insbesondere nachts häufig Angst haben, besprechen die Pflegenden, wie sie Hilfe holen können. Dazu gehören der Griff zum Lichtschalter, zur Klingel, der Weg zur Nachtschwester. Auf offenen Stationen ist das Stationszimmer nachts häufig nicht besetzt. Viele Patienten beruhigt es schon, wenn sie wissen, dass sie nach Absprache im Ernstfall auf eine andere besetzte Station kommen dürfen.

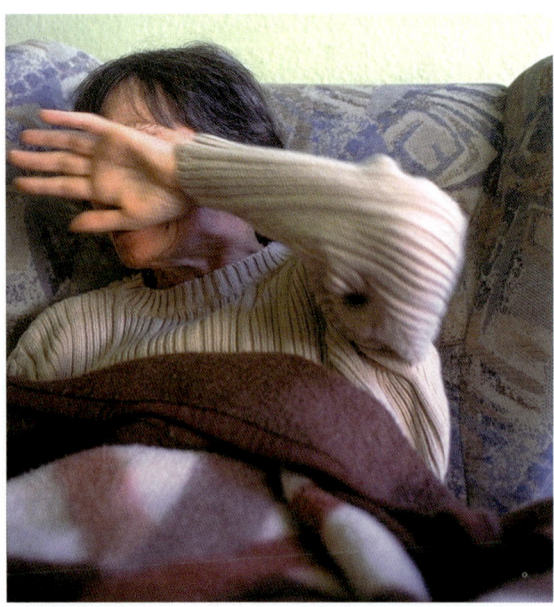

Abb. 21.1: Die Realangst (z.B. bei tätlichen Angriffen) bezieht sich auf reale bedrohliche Situationen. Sie dient der Mobilisation zusätzlicher Kräfte, die den Betroffenen in die Lage versetzen, sich zu wehren oder zu entziehen. [K157]

> ▤ **Kontaktadresse**
> **DASH – Deutsche Angststörungshilfe und Selbsthilfe**
> Bayerstr. 77 a
> 80335 München
> Telefon: 0 89/54 40-37 75

21.2.3 Panikattacken

Panikattacken sind anfallsartige Angstzustände, die meist nur Minuten anhalten. Die Patienten fürchten gleich zu sterben oder verrückt zu werden.

Patienten mit einer generalisierten Angststörung oder Panikattacken können nicht angeben, wovor genau

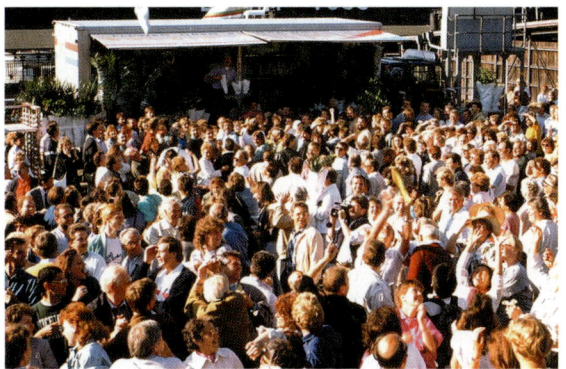

Abb. 21.2: Agoraphobie. Menschenmassen können für Patienten zu einem unüberwindbaren Hindernis werden. [V225]

sie Angst haben. Nicht wenige klagen aber über somatische Beschwerden. Die Patienten werden beispielsweise mit „Herzschmerzen, Druck und Angst" in die internistische Notaufnahme gebracht. Manchmal verschwinden die Schmerzen und das Herzrasen schon, sobald ein Arzt auftaucht. Das EKG ist unauffällig. Differentialdiagnostisch muss eine autonome Funktionsstörung des kardiovaskulären Systems (Herzneurose ☞ 22.5.2) ausgeschlossen werden.

Behandlungsstrategie

Die Behandlung erfolgt durch **Verhaltenstherapien,** bestimmte **Antidepressiva,** die den Botenstoff Serotonin erhöhen, sowie neuerdings das Anxiolytikum Buspiron (Bespar®).

Pflege

Bei einer akuten Panikattacke bewahren die Pflegenden Ruhe und bleiben bis zum Eintreffen des Arztes beim Patienten. Sofern eine Hyperventilationstetanie (☞ 22.5.2) droht, leiten die Pflegenden den Patienten an, ruhig und betont lange auszuatmen. Evtl. kann sich der Patient eine Tüte vor Mund und Nase halten und hineinatmen. Diese Maßnahme wird dem Patienten zuvor genau erklärt, um ihn nicht noch weiter zu beängstigen.

Kontaktadresse
PAN – Sebsthilfe für Menschen mit Angst- und Panikgefühlen
Postfach 41 12
54231 Trier
Telefon: 06 51/5 38 82

21.2.4 Phobien

Bei **Phobien** empfindet der Patient unangemessene Angst angesichts bestimmter konkreter Gegenstände oder Situationen. Er erlebt sie als quälend und zugleich als unsinnig. Ein Patient mit Angst vor großen Plätzen „weiß" genau, dass er sich vor dem Überqueren eines Platzes nicht fürchten „müsste". Oft leiden die Betroffenen schon vor der eigentlichen angstbehafteten Situation unter Erwartungsangst. Typisch für Phobien ist außerdem, dass der Betroffene versucht, die angstauslösende Situation zu vermeiden. Um einen großen Platz zu umgehen, nimmt er möglicherweise einen weiten Umweg durch kleinere Straßen in Kauf. Die Phobie engt den Handlungsspielraum des Kranken ein und mindert somit seine Lebensqualität.

Phobische Störungen kommen häufiger bei Frauen vor und gehen oft mit Depressionen einher.

Agoraphobie

Unter **Agoraphobie,** die früher nur die Angst vor großen Plätzen bezeichnete, versteht man heute eine Gruppe von Phobien. Sie äußern sich z.B. als Angst, das Haus zu verlassen, ein Geschäft zu betreten, mit Bus oder Bahn zu reisen, eine Menschenmenge zu durchqueren. Diesen Situationen ist gemein, dass man sich ihnen nicht einfach und schnell entziehen kann. Derartige Phobien schränken den Patienten in seiner sozialen Beweglichkeit massiv ein. Manche Menschen können ihre Wohnung überhaupt nicht mehr verlassen.

Kontaktadresse
Agoraphobie e.V.
Albrecht-Achilles-Str. 65
10709 Berlin
Telefon: 0 30/8 91 60 85

Soziale Phobien

Soziale Phobien beziehen sich auf Situationen, in denen man sich dem Blick eines anderen ausgesetzt fühlt, z.B. gemeinsames Essen, Treffen mit Angehöri-

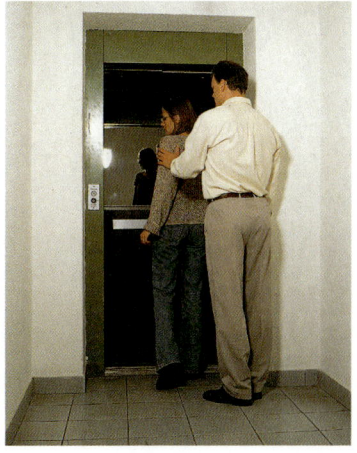

Abb. 21.3: Klaustrophobie: Aufzugfahren. Eine gängige Behandlungsmethode ist die Reizüberflutung durch direkte Konfrontation des Patienten mit der angstauslösenden Situation. [K103]

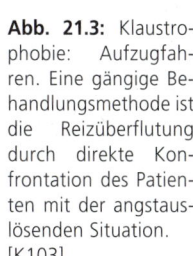

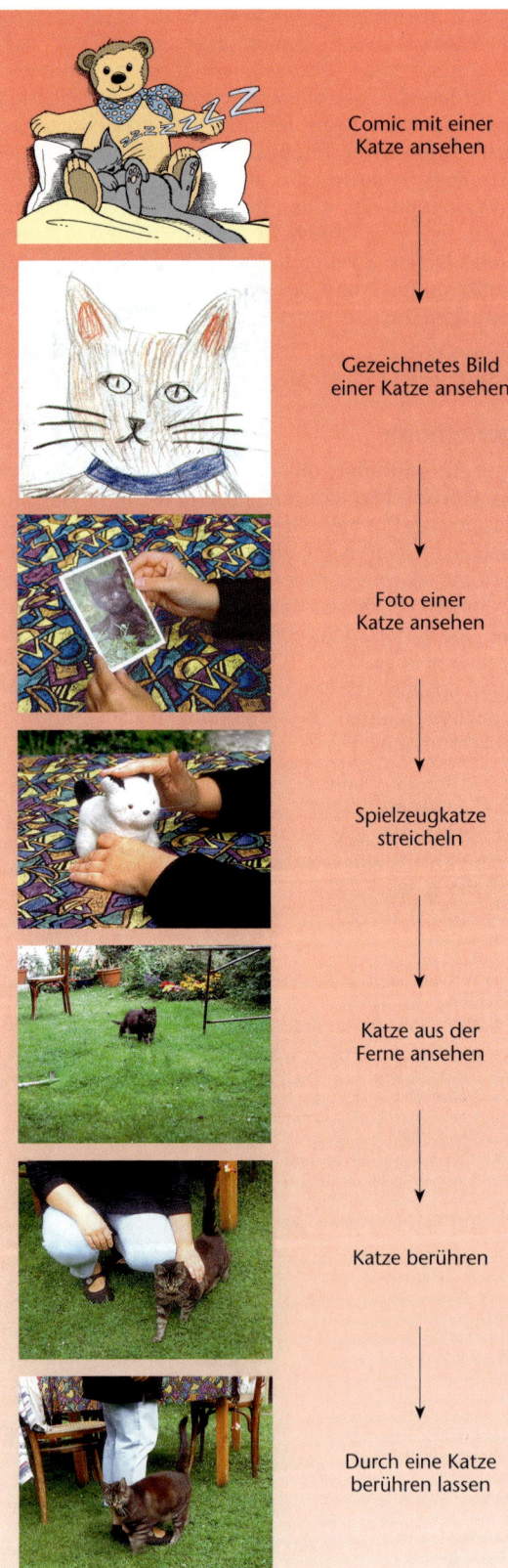

Comic mit einer Katze ansehen

Gezeichnetes Bild einer Katze ansehen

Foto einer Katze ansehen

Spielzeugkatze streicheln

Katze aus der Ferne ansehen

Katze berühren

Durch eine Katze berühren lassen

gen des anderen Geschlechtes oder Sprechen in kleineren Gruppen. Die Betroffenen befürchten, etwas zu tun, was für sie peinlich oder beschämend wäre, z.B. zu erbrechen oder zu erröten *(Erythrophobie)*. Oft leiden die Kranken auch unter geringem Selbstwertgefühl und Angst vor Kritik.

Spezifische Phobien

Spezifische Phobien beziehen sich auf ganz genau umgrenzte Situationen. Praktisch jedes Objekt kann Gegenstand einer Phobie werden, daher gibt es zahlreiche Namen für Phobien. Am häufigsten sind
- **Tierphobien:** Angst vor Spinnen, Mäusen, Würmern, Insekten und Schlangen
- **Klaustrophobie:** Angst vor geschlossenen Räumen, z.B. Fahrstühlen oder auch einer MRT-Röhre
- **Akrophobie:** Angst vor Höhe, vor dem „Sog des Abgrunds"
- **Aichmophobie:** Angst vor spitzen Gegenständen.

> ### 📖 Literaturtipp
> Mathews, Andrew u.a.: Platzangst. Ein Übungsprogramm für Betroffene und Angehörige. Karger, Freiburg, 1997

🖼 Behandlungsstrategie

Verhaltenstherapeuten arbeiten mit **Reizkonfrontationsverfahren** (☞ 16.3.2), die sich als erfolgreich erwiesen haben. Bei der systematischen **Dekonditionierung** oder **Desensibilisierung** erstellt der Patient zunächst eine Rangliste der angstbesetzten Situationen (Angsthierarchie ☞ Abb. 21.4) Nachdem er Möglichkeiten der Angstbewältigung, z.B. Entspannungstechniken, erlernt hat, beginnt das **Expositionstraining.** Der Patient wird als erstes mit der Situation konfrontiert, vor der er am wenigsten Angst hat. Kann er diese Situation angstfrei aushalten, wird die nächste Stufe trainiert, bis der Patient seine Phobie wieder „verlernt" hat.

Die heute gängigere Behandlungsmethode ist die direkte **Konfrontation** mit der Situation *(Reizüberflutung)*. Der Patienten soll sich aktiv mit der angstmachenden Situation auseinander setzen und erfahren, dass die Angst dann nachlässt.

🛏 Pflege

Angsterkrankungen werden – genau wie Zwangserkrankungen – meist ambulant und nur selten stationär

Abb. 21.4: Erster Schritt der verhaltenstherapeutischen Behandlung von Phobien ist die Erstellung einer sog. Angsthierarchie. Für diesen Patienten mit einer Katzenphobie ist das Lesen eines Comics mit einer Katze die am wenigsten angstbesetzte Situation. Von einer Katze berührt zu werden, ist das Schlimmste, was er sich vorstellen kann. [L116/O350/K183]

behandelt. Manchmal müssen die Patienten aber wegen begleitender Depressionen aufgenommen werden. Wichtig ist, sie nur vorübergehend in akuten Situationen anxiolytisch (angstlösend) zu behandeln, da die in der Regel angewendeten Benzodiazepine (☞ Pharma-Info 21.5) langfristig ein erhebliches Suchtpotential haben. Entsprechend zurückhaltend müssen die Pflegenden mit der Bedarfsmedikation umgehen. Langzeiterfolge sind durch Verhaltenstherapie möglich.

21.3 Zwangsneurose

Zwangsneurose *(Zwangserkrankung, Zwangsstörung):* Psychische Erkrankung mit Zwangsphänomenen (Zwangsgedanken oder -handlungen) als Leitsymptom, etwa zwanghaftem, ständigem Händewaschen. Beim Versuch, die Zwangsphänomene zu unterbinden, bekommt der Betroffene große Angst.

Pharma-Info 21.5: Tranquilizer

Tranquilizer *(Anxiolytika, Beruhigungsmittel,* engl. *minor tranquilizer)* sind Medikamente, die angstlösend, sedierend, schlafanstoßend, antikonvulsiv (antiepileptisch) und (zentral) muskelentspannend wirken. Dabei gelangen in Deutschland vorwiegend **Benzodiazepine** zur Anwendung.

Benzodiazepine sind in der Psychiatrie kurzzeitig zur Behandlung von Angst, z.B. bei psychotischen Spannungszuständen oder schwersten Depressionen, indiziert. Außerdem sind sie zur Therapie akuter Anspannung (z.B. präoperativ), als Anti-Epileptikum (☞ 10.2.4) und zur Sedierung etwa des Herzinfarktpatienten geeignet.

Benzodiazepine sind in der Regel gut verträglich. Die wichtigste akute Nebenwirkung ist Müdigkeit (Beeinträchtigung der Fahrtüchtigkeit!). Die Toxizität von Benzodiazepinen ist gering, d.h. sie sind recht „sichere" Medikamente.

Für die Behandlung akuter Überdosierungen (etwa als Suizidversuch mit gesammelten Tabletten) steht heute als spezifisches Antidot Flumazenil (Anexate®) zur intravenösen Gabe zur Verfügung.

Bei Langzeiteinnahme von Benzodiazepinen besteht Suchtgefahr. Viele Patienten brauchen immer höhere Dosen, einige von ihnen entwickeln psychotische Symptome. Bei plötzlichem Absetzen kommt es zu Entzugssymptomen wie Schlaflosigkeit, Unruhe, Zittern, Angstzuständen und Alpträumen, in schweren Fällen zu zerebralen Krampfanfällen und Delirien.

⚠ Vorsicht! Suchtpotential!
Benzodiazepine gehören in Deutschland zu den meist verkauften Medikamenten überhaupt. Sie werden weitaus häufiger eingesetzt (etwa als Schlafmittel) als es sinnvoll ist und sind in zahlreichen Kombinationspräparaten (z.B. gegen Muskelverspannungen) enthalten. Ihr Suchtpotential wird von Angehörigen medizinischer Berufe leider oft unterschätzt.

Kontraindikationen sind akute Alkohol-, Rauschgift- oder Psychopharmakavergiftungen, Schwangerschaft, Stillzeit und Suchtgefährdung.

Benzodiazepine werden meist oral als Tabletten, Dragees oder Tropfen verabreicht. Ein Teil der zahlreichen Präparate ist auch für die rektale Anwendung (z.B. zur Prämedikation und Anfallsbehandlung bei Kindern) oder zur intravenösen Injektion erhältlich.

Bei intravenöser und rektaler Gabe muss die Atmung des Patienten beobachtet werden, da Benzodiazepine eine zentrale Hemmung der Atmung bewirken.

Überblick über die Benzodiazepine (Auszug)	
Substanzname	Handelsnamen (Bsp.)
Kurz wirksame Benzodiazepine (unter 6 Std.)	
Brotizolam	Lendormin®
Midazolam	Dormicum®
Mittellang wirksame Benzodiazepine (6 – 24 Std.)	
Alprazolam	Tafil®
Bromazepam	Lexotanil®
Lorazepam*	Tavor®
Oxazepam	Adumbran®, Noctazepam®, Sigacalm®
Tetrazepam	Musaril®
Lang wirksame Benzodiazepine (über 24 Std.)	
Clobazam	Frisium®
Clorazepat	Tranxilium®
Diazepam**	Diazepam-ratiopharm®, Valiquid®, Valium®
Flurazepam	Dalmadorm®

*: Lorazepam gibt es in einer Form, die sich sofort im Mund auflöst und nicht ausgespuckt werden kann (Tavor expidet®)
**: Diazepam ist auch in Tropfenform erhältlich (z.B. Diazepam-ratiopharm® Tropfen).

Zwänge in leichter Form sind häufig. Viele Menschen können nicht aus dem Haus gehen, ohne vorher den Herd kontrolliert oder sich dreimal vergewissert zu haben, dass der Schlüssel in der Handtasche ist. Zwänge können auch die Gedankenwelt betreffen. Bestimmte Gedanken, Erinnerungen oder Handlungen tauchen immer wieder auf, obwohl sich der Betroffene dagegen wehrt.

Bei Zwangsstörungen werden diese Phänomene so ausgeprägt, dass sie den Patienten in seiner Lebensführung beeinträchtigen. Der Betroffene kontrolliert dann nicht dreimal, sondern hundertmal den Tascheninhalt oder wäscht sich nicht zweimal, sondern dreißigmal hintereinander die Hände. Er ist sich der „unsinnigen" Handlungen bewusst, kann sie aber trotzdem nicht unterlassen.

21.3.1 Entstehung von Zwangsneurosen

Als sichere Faktoren für die **Entstehung einer Zwangsneurose** gelten heute erbliche Faktoren und Neurotransmitterstörungen. Verhaltenstherapeuten interpretieren die Störung als das Ergebnis einer klassischen Konditionierung, d.h. eher zufällig verbindet sich bei den Patienten gedanklich eine als unangenehm erlebte Situation (z.B. Gedränge in der U-Bahn) mit einer gefühlsmäßig neutralen Tatsache (z.B. Schmutz). Infolge der Koppelung führt nach einer Weile nicht nur die unangenehme Situation, sondern auch z.B. Anblick von Schmutz zu Anspannungs- oder Angstreaktionen. Der Patient möchte diese Reaktionen unter allen Umständen vermeiden. Er macht die Erfahrung, dass wiederholtes Händewaschern die Angst vor dem Schmutz reduzieren kann und entwickelt einen Waschzwang.

Früher wurden als Ursache für Zwangsstörungen nach psychoanalytischer Lehrmeinung übertriebene Reinlichkeitserziehung und Verhinderung der motorischen Entfaltung des Kleinkindes verantwortlich gemacht. Die Zwänge sollten der Abwehr verdrängter aggressiver und sexueller Triebe dienen, deren Auftauchen vom Ich als Gefahr erlebt würde.

> ⧉ **Kontaktadresse**
> **Deutsche Gesellschaft für**
> **Zwangserkrankungen**
> Katharinenstr. 48
> 49078 Osnabrück
> Telefon: 05 41/4 09 66 33

21.3.2 Zwangsgedanken und Zwangshandlungen

Zwangsneurosen zeigen sich durch häufig auftretende **Zwangsgedanken** und -**handlungen,** die den Patienten in seinem Alltagsleben erheblich beeinträchtigen.

Zwangsgedanken

Zwangsgedanken sind Ideen, Vorstellungen oder Impulse, die sich dem Betroffenen gegen seinen Willen aufdrängen. Sie sind oft obszön oder gewalttätig und werden als sehr quälend erlebt. Beispielsweise hat eine Mutter immer, wenn sie ein Messer sieht, den Impuls, damit ihre Tochter zu erstechen. Dabei hat sie panische Angst, diesen Impuls eines Tages nicht mehr kontrollieren zu können.

Zwangsrituale

Zwangsimpulse führen aber in der Regel nicht zu Gewalttätigkeiten. Meist entwickeln sich **Zwangsrituale,** durch die der Impuls abreagiert wird. Die Patienten drehen sich z.B. um die eigene Achse, gehen ein paar Schritte rückwärts oder sprechen einen bestimmten Satz.

Zwangshandlungen

Unter **Zwangshandlungen** *(Zwangsverhalten)* versteht man Tätigkeiten, die der Kranke unter innerem Zwang ständig wiederholt, obwohl sie weder Spaß bereiten noch eine sinnvolle Funktion haben. Die Patienten wissen das, können aber die entsprechende Handlung nicht unterlassen, ohne in Angst und Spannung zu geraten. Am häufigsten sind Wasch-, Ordnungs-, Zähl- oder Kontrollzwänge.

Fallbeispiel: Ein junger Mann leidet unter der Vorstellung, sich durch Berührung von Türklinken, Händen oder anderen Gegenständen mit HIV zu infizieren. Kommt es trotz seiner Anstrengung, jeden Kontakt zu verhindern, doch zu einer vermeintlichen Beschmutzung, wäscht er sich bis zu zweihundertmal hintereinander die Hände.

21.3.3 Behandlungsstrategie und Prognose von Zwangsneurosen

◪ Behandlungsstrategie

Relativ gute Erfolge hat ein Verhaltenstherapie-Programm, bei dem die Patienten zunächst lernen, Situationen zu erkennen, die die Zwänge auslösen und dann trainieren, sich den Zwängen stärker zu widersetzen und die damit verbundene Angst auszuhalten. Zusätzlich ist eine Therapie mit Serotonin-Wiederaufnahme-Hemmern (☞ Pharma-Info 18.6) manchmal erfolgreich.

⚓ Prognose

Unbehandelt neigen Zwangsstörungen zur Verschlimmerung und Ausbreitung. Ein Patient, der anfänglich nur fünfmal nach jedem Kontakt die Hände gewaschen hat, wäscht sie nun zwanzigmal und bürstet außerdem Kleidung und Schuhe ab. Durch geeignete Behandlung erfährt über die Hälfte

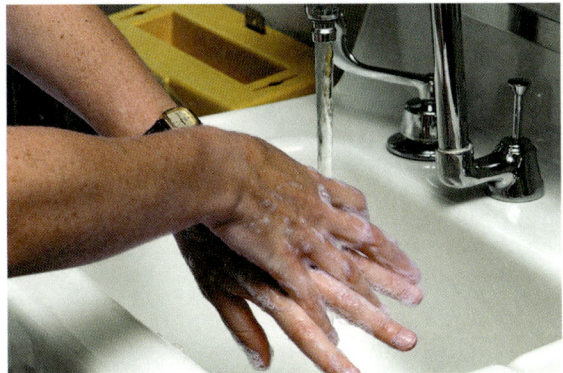

Abb. 21.6: Zwangshandlungen. Patientin mit Waschzwang. [J666]

der Patienten zumindest eine Besserung der Symptomatik.

21.3.4 Pflege bei Zwangsneurosen

Die Betreuung von Zwangskranken kann im Stationsalltag zu großen Problemen führen. Patienten mit Waschzwängen beispielsweise blockieren oft stundenlang Bad und WC. Kranke mit Kontrollzwängen geraten manchmal in Konflikte mit ihren Zimmernachbarn. Es ist aber fast unmöglich, Zwangshandlungen zu unterbinden, solange der Patient keine Verhaltensalternativen erlernt hat. Gelingt es dem Patienten, seinen Zwang vorübergehend zu unterdrücken, sollte diese Leistung wahrgenommen und positiv verstärkt werden.

Zwangskranke brauchen oft viel Zeit, um sich auf einen Termin vorzubereiten. Daher sollten ihnen geplante Untersuchungen oder Gespräche möglichst frühzeitig mitgeteilt werden.

> 📖 **Literaturtipp**
> Baer, Lee: Alles unter Kontrolle. Zwangsgedanken und Zwangshandlungen überwinden. Hans Huber, Göttingen, 1993

21.4 Konversionsstörungen

> 🔢 **Konversionsstörungen** *(Konversionsreaktion, Konversionssyndrom, Konversionsneurose, dissoziative Störung, hysterische Symptomneurose):* Psychogener motorischer und/oder sensibler Kontrollverlust über Funktionen des eigenen Körpers, auch die Erinnerungsfähigkeit und das Ich-Erleben können betroffen sein. Meist Ausdruck eines nicht bewältigten Konflikts; Teilsymptomatik des diffusen Krankheitsbildes „hysterische Neurose".

21.4.1 Krankheitsentstehung und Behandlung von Konversionsstörungen

⇨ Krankheitsentstehung

Nach psychoanalytischer Lehre wird bei dissoziativen **Konversionsstörungen** ein ungelöster psychischer Konflikt auf körperliche Erscheinungen „verschoben" und dadurch eine Scheinlösung des Konflikts erreicht. Erlebnisse unterschiedlicher Qualität können entkoppelt, konflikthafte Situationen somit aus der Gesamtsituation gelöst (= dissoziiert), umgedeutet und abgewehrt werden. Sicherlich spielen bei der Entstehung von Konversionsstörungen auch soziale Faktoren (z.B. „Nachahmung", Reaktion der Umwelt) eine Rolle.

Patienten mit Konversionsstörungen verneinen oft Schwierigkeiten und Probleme, obwohl diese für alle anderen offensichtlich scheinen.

Fallbeispiel: Eine Frau wurde von ihrem alkoholkranken Mann verprügelt. Nach einem Schlag auf den linken Hinterkopf trat plötzlich eine Lähmung der gesamten linken Körperhälfte auf. Eine organische Ursache konnte durch körperliche und technische Untersuchungen (erhaltene Reflexe und Fluchtreaktionen, ausgeprägter passiver Widerstand bei Bewegungen, unauffälliger CT) ausgeschlossen werden. Nach Ansicht der Patientin gab es keine psychischen oder sozialen Probleme. Ihre einzige Sorge sei die Lähmung, wegen der sie nicht mehr nach Hause könne.

🔧 Behandlungsstrategie

Meist werden Patienten mit Konversionsstörungen zunächst zur diagnostischen Abklärung auf somatische Stationen eingewiesen. In diesem Zusammenhang neigen viele Ärzte und Pflegende zur Verharmlosung der Beschwerden. Bemerkungen wie „Das bilden Sie sich doch nur ein" oder „Sie machen uns was vor" sind aber unangebracht, denn entscheidend ist die Frage, *warum* der Patient dieses „falsche" Symptom erzeugt.

Die Behandlung besteht in erster Linie aus einer **Psychotherapie.** Diese kann je nach Fall verhaltens- oder konfliktorientiert sein. Oft kommt auch **Physiotherapie** zum Einsatz. Ängste, Krämpfe und depressive Stimmungen können **medikamentös** behandelt werden.

Im Idealfall lernen die Kranken, ihr Symptom als Signal zu verstehen und sich den damit verbundenen Problemen zu stellen.

21.4.2 Pflege bei Konversionsstörungen

Im Umgang mit den Patienten sollte versucht werden, ihre Symptome ernst zu nehmen, ohne sie jedoch in den Mittelpunkt der Beziehung zu stellen. Patienten mit Konversionsstörungen sind labil, beeinflussbar,

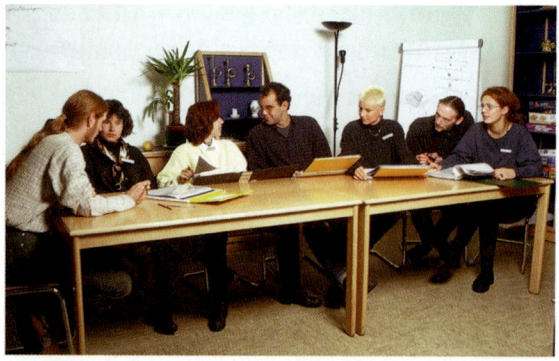

Abb. 21.7: Übertriebenes und für die Pflegenden belastendes Verhalten eines Patienten mit Konversionsstörungen wird in der Team-Sitzung besprochen, damit die Pflegenden wieder einen objektiveren Zugang zu ihm zu finden. [V225]

übertrieben emotional und eher unzuverlässig. Sie neigen zu dramatischen Auftritten und demonstrieren gerne ihre Hilflosigkeit. Durch heftiges Agieren wollen sie das Team für eigene Zwecke einsetzen, um so eine gewisse Machtposition zu erhalten. Die Pflegenden sind sich bewusst, dass der Patient nicht in böser Absicht handelt, versuchen aber jegliche Art des Mitagierens zu vermeiden und sorgen für genügend Abgrenzung.

Patientinnen spielen gerne die Verführerin und machen sich an männliches Personal heran. Männliche Pflegende gehen auf dieses Verhalten nicht ein. Oft steckt sexueller Missbrauch in der Kindheit hinter einem solchen Verhalten. Intimer Kontakt zwischen Patientin und männlichen Betreuern würde eine Grenzüberschreitung bedeuten und kann zu einem erneuten Trauma führen.

21.4.3 Bewegungs- und Empfindungsstörungen

Symptome

Patienten mit **Bewegungs-** und/oder **Empfindungsstörungen** entwickeln funktionelle Störungen ohne pathologische Organveränderungen. Besonders häufig sind Lähmungen, „Anfälle" verschiedenster Art, Zittern, Empfindungsstörungen, Schmerzzustände, Erbrechen und Blind- oder Taubheit.

Dem Untersuchenden fällt auf, dass die Erscheinungen nicht so recht zu einer der bekannten Organerkrankungen passen wollen. Beispielsweise sind die Lähmungen oder die Sensibilitätsstörungen nicht mit der Innervation der gelähmten Gebiete in Einklang zu bringen oder die „epileptischen Anfälle" gehen regelmäßig ohne Stürze und Verletzungen einher. Auffällig ist außerdem, dass die Symptome vor „großem Publikum" in der Regel stärker werden, bei fehlender Beachtung durch die Umwelt dagegen abnehmen.

Behandlungsstrategien

Generell ist schnelles Handeln angezeigt, um organische Folgeschäden zu vermeiden. Zum Lösen der Angst kann Opipramol (z.B. Insidon®) gegeben werden. Benzodiazepine können die Lähmungen verstärken und sollten deshalb vermieden werden. Gezielte Krankengymnastik beugt Haltungsschäden, Kontrakturen (Muskelverkürzungen) und Durchblutungsstörungen vor. In manchen Fällen schlagen suggestive Verfahren und Hypnosebehandlungen gut an.

21.4.4 Dissoziative Amnesie

Ein Patient mit **dissoziativer Amnesie** kann sich an wichtige persönliche Erlebnisse und auch an aktuelle Ereignisse nur noch lückenhaft erinnern. Dabei wechseln die Zeiträume, auf die sich die Amnesie bezieht, in vielen Fällen täglich. Für den Patienten bedeuten diese Gedächtnisausfälle eine große Belastung. Er ist ratlos und gerät oft in depressive Verstimmungen, zumal - abgesehen von Hypnoseverfahren - keine spezielle Behandlungsstrategie bekannt ist.

21.4.5 Dissoziative Fugue

Die englische Bezeichnung **„Dissoziative Fuge"** für diese Ausprägung der Konversionsstörung bedeutet soviel wie „psychogenes Weglaufen". Die Patienten verlassen ohne vorherige Ankündigung plötzlich die Wohnung oder den Arbeitsplatz. Ihre Ziele sind häufig Orte, an denen sie sich früher oft aufgehalten haben. Das Identitätserleben kann gestört sein, die Patienten nehmen für diese Phase eine andere Persönlichkeit an. In vielen Fällen kommen die Symptome der dissoziativen Amnesie hinzu. Die Patienten „erwachen" irgendwo und wissen nicht, wie sie an diesen Platz gekommen sind. Nach außen wirken sie jedoch geordnet und kontrolliert. Für Fahrkarten, Verpflegung und Unterkunft können sie auf ihrer „Reise" durchaus selbstständig sorgen. Auch sind sie im Stande einfache ATL ohne fremde Hilfe zu verrichten.

21.4.6 Multiple Persönlichkeitsstörung

Zu den Konversionsstörungen rechnet man auch die **multiple Persönlichkeitsstörung.** Die Betroffenen verhalten sich so, als bestünden sie aus mehreren, in manchen Fällen sogar bis zu 30 – 40 Persönlichkeiten. Jede Persönlichkeit hat ihren eigenen Namen, ihre eigenen Interessen, Vorlieben und Erinnerungen. Die Störung ist sehr selten.

Literaturtipp

Bijnsdorp, Liz: Die 147 Personen, die ich bin. Drama und Heilung einer multiplen Persönlichkeit. Urachhaus, Stuttgart, 1996

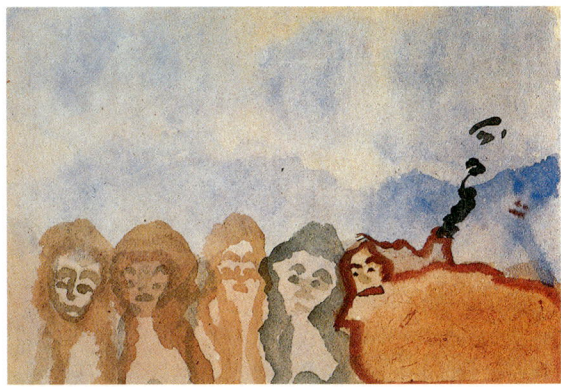

Abb. 21.8: Multiple Persönlichkeitsstörung: Der Patient verhält sich, als ob er aus mehreren Persönlichkeiten bestünde. [E162-001]

21.5 Weitere neurotische Störungen

21.5.1 Somatoforme Störungen

Patienten mit **somatoformen Störungen** zeigen oft seit Jahren körperliche Symptome, die aber nicht somatisch zu begründen sind. Trotz wiederholt negativer Ergebnisse und ärztlicher Aufklärung beharren die Patienten auf weiteren Untersuchungen. Eine psychische Ursache lehnen sie häufig ab.

Somatisierungsstörung

Patienten mit einer **Somatisierungsstörung** klagen über wechselnde Beschwerden wie Blähungen, Übelkeit, Gelenk- und Rückenschmerzen, juckende oder brennende Stellen auf der Haut sowie sexuelle und menstruelle Störungen. Hinzu kommen oft depressive Verstimmungen und Angstzustände, nicht zuletzt, da ihnen bisher „kein Arzt helfen konnte".

Eine spezielle Behandlungsstrategie ist nicht bekannt. Im Rahmen einer Psychotherapie wird auf eine Distanzierung von den Beschwerden und die Rückführung ins normale Alltagsleben hingearbeitet. Sofern Schmerzsymptome im Vordergrund stehen, sind Antidepressiva wie Amitriptylin oder Doxepin angezeigt, die gegen beide Symptome wirken.

Hypochondrische Störung

Die Patienten mit einer **hypochondrischen Störung** beharren auf der Überzeugung, dass sie an einer oder mehreren schweren Krankheiten leiden. Diese unbegründete Besorgnis bereitet ihnen große Angst. Sie klagen beständig über Beschwerden, normale Empfindungen interpretieren sie als abnorm. Anders als bei der Somatisierungsstörungen sind die Beschwerden nicht diffus, sondern bestimmten Organen zugeordnet. Hypochondrische Patienten beob-

achten ihren Körper übertrieben genau, oft haben sie abstruse Vorstellungen von dessen Anatomie und Funktionsweise. Sie betreiben einen Kult um Gesundheit, Ernährung und Arztbesuche und zeigen die Tendenz, aus ihren Erkrankungen Gewinn ziehen zu wollen.

Ziel einer Psychotherapie ist es, dem Patienten zunächst die Sicherheit zu vermitteln, dass ihm nichts fehlt. Später soll er lernen, seine Krankheitsempfindungen als nicht vorhanden zu betrachten.

🩺 Pflege

Hypochondrische Patienten nehmen die Pflegenden meist stark in Anspruch, klagen ständig über ihre Beschwerden. Dabei ist dies für sie oft die einzige Möglichkeit zu kommunizieren. In ihren Beziehungen zu anderen Menschen sind sie häufig gestört und fühlen sich einsam. Die Pflegende versucht, diese Zusammenhänge zu verstehen und redet dem Patienten seine Beschwerden nicht aus, auch wenn sie noch so offensichtlich völlig unpathologische Erscheinungen sind.

Funktionelle psychosomatische Störungen

Funktionelle psychosomatische Störungen sind eng umrissene Krankheitsbilder, die meist einzelne Organe betreffen und für die ebenfalls keine somatischen Ursachen vorliegen.

Psychosomatische Störungen ☞ 22.1

21.5.2 Neurasthenie

> 📖 **Neurasthenie:** Psychovegetatives Krankheitsbild mit Nachlassen körperlicher Kraft und Ausdauer. Starke Beeinträchtigung des alltäglichen Lebens.

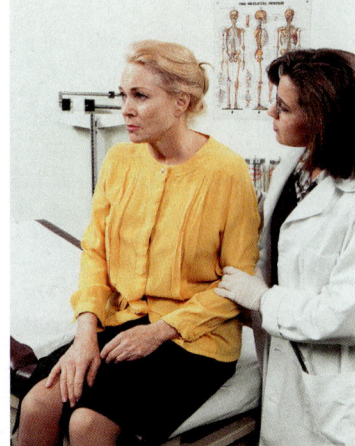

Abb. 21.9: Hypochondrischen Patienten muß die Pflegende mit Verständnis und Akzeptanz begegnen. [J666]

🔲 Symptome

Schon nach geringsten Anstrengungen fühlt sich der Patient erschöpft und müde. Sein Schlafbedürfnis ist enorm. Hinzu kommen Verstimmungen depressiver Art und Niedergeschlagenheit. Gleichzeitig klagt der Patient über Konzentrationsstörungen.

🔍 Diagnostik und Differentialdiagnose

Zur Diagnose einer Neurasthenie müssen mindestens zwei der folgenden Symptome zutreffen: Muskelschmerzen, Schwindel, Spannungskopfschmerzen, Schlafstörungen, Reizbarkeit. Krebsleiden, depressive und Angststörungen sind differentialdiagnostisch auszuschließen.

🔲 Behandlungsstrategie

Ziel einer Psychotherapie ist es, Alltagskonflikte und überfordernde Situationen aufzudecken und zu bearbeiten, sowie die Krankheitseinsicht zu fördern. Medikamentös kann bei erheblichem Leidensdruck mit Antidepressiva wie Imipramin (z.B. Tofranil®) oder Amitriptylin (z.B. Saroten®) behandelt werden. Zusätzlich sollte der Patient eine Entspannungstechnik erlernen (☞ 16.4) und regelmäßig Sport treiben.

21.5.3 Depersonalisations- und Derealisationssyndrom

> 🔲 **Depersonalisation:** Bezeichnet ein gestörtes Ich-Erleben, bei dem der eigenen Körper als fremd erscheint.
>
> **Derealisation:** Bezeichnet die gestörte Wahrnehmung der Umgebung, die fremd, verändert und unwirklich erscheint, oft in Kombination mit Depersonalisation.

🔲 Symptome

Beim **Depersonalisations- und Derealisationssyndrom** erlebt der Patient seine eigene Gefühlswelt, Mitmenschen, Gegenstände in seiner Umgebung und bekannte Situationen als fremd oder unwirklich. Häufig sieht er sich selbst und andere Personen als Tote. Auch Erfahrungen erscheinen ihm nicht mehr wie vertraute Erlebnisse. Dabei ist dem Patienten seine veränderte Wahrnehmung durchaus bewusst.

🔍 Diagnostik und Differentialdiagnose

Körperliche Ursachen, akutes Delir (☞ 19), Vergiftungen und verschiedene andere psychische Störungen wie Schizophrenie, Depression und Panikstörungen sind auszuschließen.

🔲 Behandlungsstrategie

Spezifische Therapien sind nicht bekannt. Im Rahmen einer **Psychotherapie** kann auf zurückliegende, unbewältigte und als schuldhaft erlebte Ereignisse, Regungen und Ideen eingegangen werden.

21.6 Belastungs- und Anpassungsstörungen

> 🔲 **Erlebnisreaktion:** Psychische Störung bei zuvor psychisch „gesunden" Menschen als Folge einer extremen (äußeren) Belastung. Unterteilt in **Belastungsstörungen** nach akuter und **Anpassungsstörungen** nach länger dauernder Belastung.

Noch vor einiger Zeit war umstritten, ob extreme äußere Belastungen gesunde Menschen (psychisch) krank machen können: Die äußere Belastung wurde eher als Auslöser denn als Ursache gesehen. Heute herrscht die Lehrmeinung vor, dass extreme Erlebnisse wie Vergewaltigungen, dramatische Unfälle oder politische Verfolgung Ursache psychischer Erkrankungen sein können, dass dabei allerdings auch die Persönlichkeit der Betroffenen, ihre körperliche Disposition und ihr soziales Umfeld eine Rolle spielen.

Erlebnisreaktionen sind charakterisiert durch:
- Ein auslösendes Erlebnis (ohne das Ereignis wäre es nie zu der Erkrankung gekommen)
- Einen zeitlichen Zusammenhang zwischen Erlebnis und Reaktion
- Häufig einen thematischen Zusammenhang zwischen Erlebnis und Reaktion.

21.6.1 Belastungsstörungen

Akute Belastungsstörung

Eine **akute Belastungsstörung** *(Krisenreaktion, „Nervenschock")* ist Folge akuter Ereignisse und tritt innerhalb weniger Minuten nach der extremen Belastung auf.

Zunächst kommt es zu einer Art „Betäubung". Die Aufmerksamkeit des Betroffenen ist eingeschränkt, und er ist orientierungslos. Erst dann folgen vielfältige Symptome wie Depression, Angst, Ärger, Verzweiflung, Wut, Überaktivität (als Fluchtreaktion) oder innerer Rückzug (Erstarrung). Nach einigen Stunden, spätestens aber nach wenigen Tagen, klingen die Symptome wieder ab.

Posttraumatische Belastungsstörung

Bei der **posttraumatischen Belastungsstörung** tritt die Reaktion verzögert, also nach Wochen bis Monaten, ein. Sie ist Folge außergewöhnlicher Bedro-

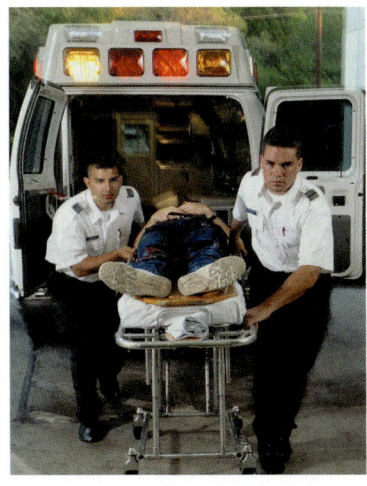

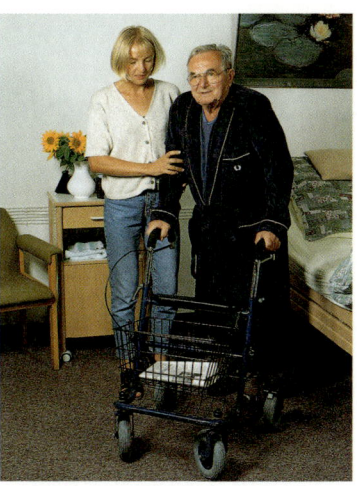

Abb. 21.10: Die individuellen Verarbeitungsmöglichkeiten und die persönliche Belastbarkeit sind von Mensch zu Mensch unterschiedlich: Ein dramatischer Unfall kann, muss aber nicht zu einer psychischen Erkrankung führen. [J666]

Abb. 21.11: Der Umzug in ein Altenheim kann eine Anpassungsstörung hervorrufen. [K102]

hungssituationen, z.B. schwerer Naturkatastrophen oder Unfälle.

Typisch für die posttraumatische Belastungsstörung ist, dass der Betroffene die Katastrophe in seinen Erinnerungen immer wieder erlebt (*Nachhall-Erinnerungen* oder **Flashbacks**), von ihr träumt und sich vor allem fürchtet, was die Erinnerung wach halten könnte (Fotos, Bücher, Gespräche). Außerdem verliert er die Lebensfreude und das Interesse an seiner Umgebung und zieht sich emotional und sozial zurück. Hinzu kommt eine vegetative Übererregtheit (Schlaflosigkeit, Schreckhaftigkeit, erhöhte Wachsamkeit). Depressionen, Angst und Suizidgedanken treten auf. Manchmal entsteht auch ein Suchtproblem (z.B. Alkohol).

Die posttraumatische Belastungsstörung verläuft wechselhaft. Meist kommt es aber – eventuell mit psychotherapeutischer Unterstützung – zu einer Heilung.

21.6.2 Anpassungsstörungen

Von **Anpassungsstörungen** spricht man, wenn eine länger dauernde Extrembelastung zur Erkrankung geführt hat, etwa eine schwere Krankheit oder Entwurzelung durch Flucht, Umzug oder Wechsel in ein Altenheim.

Die betroffenen Patienten sind depressiv und ängstlich. Die Ähnlichkeit mit der so genannten reaktiven Depression ist groß (☞ 18.1.3). Sie fühlen sich unfähig, mit der neuen Lebenssituation umzugehen und haben Schwierigkeiten mit der Alltagsbewältigung. Gerade bei Jugendlichen sind Störungen im Sozialverhalten häufig.

Neben psychotherapeutischer Bearbeitung der Verlusterlebnisse sind sozialpsychiatrische Maßnahmen zur Wiedereinbindung ins (neue) gesellschaftliche Leben von großer Bedeutung.

Fallbeispiel: Eine türkische Patientin, die sich seit zwanzig Jahren in Deutschland aufhält, aber weder die deutsche Sprache erlernt noch außerfamiliäre Kontakte geknüpft hat, wird kurz nach dem Auszug ihrer zwei Töchter depressiv. Das Team versucht, sie an eine türkischsprachige Psychiaterin anzubinden. Außerdem werden Kontakte zu einer türkisch-deutschen Begegnungsstätte geknüpft, und die Patientin wird über geeignete Sprachkurse der Volkshochschule informiert.

Wiederholungsfragen

1. Wie ist der pflegerische Umgang bei der neurotischen Depression? (☞ 21.1.2)

2. Was ist das Kennzeichen einer Erlebnisreaktion? (☞ 21.6)

3. Was ist der Unterschied zwischen einer akuten und einer posttraumatischen Belastungsstörung? (☞ 21.6.1)

4. Wann tritt eine akute Belastungsstörung auf? (☞ 21.6.1)

5. Welche Symptome müssen zur Diagnose einer Belastungsstörung anamnestisch zu erfragen sein? (☞ 21.6.1)

6. Wie nennt man eine Erkrankung infolge einer länger dauernden Extrembelastung? (☞ 21.6.2)

7. Was ist der Unterschied zwischen Real- und Existenzangst? (☞ 21.2.1)

8. Wie ist der pflegerische Umgang bei Patienten mit einer generalisierten Angststörung? (☞ 21.2.2)

9. Welche somatischen Beschwerden beschreiben Patienten mit Panikattacken? (☞ 21.2.3)

10. Wann spricht man von sozialer Phobie? (☞ 21.2.4)

11. Was ist die gängigste Behandlungsstrategie bei Phobien? (☞ 21.2.4)

12. Wie ist das Abhängigkeitspotential von Benzodiazepinen? (☞ Pharma-Info 21.5)

13. Warum ist die intravenöse Gabe von Tranquilizern gefährlich? (☞ Pharma-Info 21.5)

14. Was versteht man unter Zwangsgedanken? (☞ 21.3.2)

15. Welchen Mechanismus entwickeln Patienten mit Zwangsgedanken, um sich abzureagieren? (☞ 21.3.2)

16. Was ist der Unterschied zwischen Zwangsritualen und Zwangshandlungen? (☞ 21.3.2)

17. Was ist das typische pflegerische Problem bei Konversionsstörungen? (☞ 21.4.2)

18. Was sind somatoforme Störungen? (☞ 21.5.1)

19. Was ist der Unterschied zwischen einer Somatisierungsstörung und einer hypochondrischen Störung? (☞ 21.5.1)

20. Welche körperlichen Erkrankungen müssen ausgeschlossen sein, um die Diagnose einer Neurasthenie stellen zu können? (☞ 21.5.2)

22 Pflege bei psychosomatischen Störungen

> 🔳 **Psychosomatik:** Medizinisches Fachgebiet, das sich mit den Wechselwirkungen zwischen Körper und Seele befasst.
>
> **Psychosomatische Störungen:** Erkrankungen, bei denen psychische Faktoren Krankheitsentstehung und Verlauf wesentlich mitbestimmen.
>
> **Somatopsychische Störungen:** Psychische Veränderungen als Folge somatischer Erkrankungen.

22.1 Der psychosomatische Krankheitsbegriff

Psychosomatik ist das medizinische Gebiet, das sich auf die Zusammenhänge zwischen der Seele (griech. psyche) und dem Körper (griech. soma) spezialisiert hat. Ihre Wurzeln hat die Psychosomatik in der Inneren Medizin und in der Nervenheilkunde.

Lange Zeit wurde angenommen, dass so genannte **psychosomatische Krankheiten,** z.B. Asthma bronchiale oder Ulcus duodeni, auf ganz bestimmte, eng umrissene psychische Konfliktsituationen zurückgehen. Viele Patienten und besonders viele Angehörige empfanden entsprechende Vorstellungen (z.B. übermäßig enge Mutterbindung als Ursache des Asthma bronchiale) als Schuldzuweisung und zusätzliche Belastung. Diese Theorien sind, ebenso wie die Unterscheidung zwischen psychosomatischen und somatischen Krankheiten, überholt. Einerseits sind neue Erkenntnisse über die somatischen Krankheitsfaktoren bei den klassischen psychosomatischen Krankheiten gewonnen worden, andererseits wurden aber auch immer mehr psychische Faktoren entdeckt, die somatische Krankheiten beeinflussen.

Heute wird jede Krankheit als Ergebnis eines Zusammenspiels **sozialer, psychischer** und **biologischer** Faktoren begriffen. Das bedeutet, dass z.B. ein Ulcus duodeni sowohl durch die Infektion mit Helicobacter pylori als auch durch belastende Konflikte am Arbeitsplatz entstehen kann. Entsprechend müssen die Therapieschwerpunkte gesetzt werden.

Stress, Angst, Trauer und ähnlich belastende Situationen wirken sich erwiesenermaßen ungünstig auf den *Verlauf* vieler Krankheiten aus, z.B. bei systemischem Lupus erythematodes, Neurodermitis und rheumatoider Arthritis.

Es wäre ein großer Fortschritt, wenn die gesamte Medizin eines Tages den Menschen in seiner Ganzheit wahrnimmt und behandelt. Schon heute ist die Psychosomatik Teil der medizinischen Ausbildung.

> 📖 **Literaturtipp**
> Hömberg, Ralf: Psychosomatik für Pflege- und andere medizinische Berufe. Urban & Fischer, München, 1999

22.1.1 Einteilung und Krankheitsentstehung

Einteilung der psychosomatischen Erkrankungen

Die psychosomatische Medizin als klinische Spezialdisziplin befasst sich mit drei Gruppen von Krankheiten.

- **Klassische psychosomatische Erkrankungen:** Körperliche Erkrankungen mit einem hohen Anteil psychischer Faktoren, z.B. Asthma bronchiale, Ulkus, Colitis ulcerosa und Morbus Crohn, essentielle Hypertonie, koronare Herzkrankheit
- **Ess- und Schlafstörungen**
- **Funktionelle psychosomatische Störungen** (*somatoforme Störungen*): Störungen der körperlichen Funktionen ohne krankhaften klinischen Befund.

In den letzten Jahren ist der Begriff der **somatopsychischen Störung** hinzugekommen, also psychische Veränderungen als Folge somatischer Erkrankungen. Im Rahmen der Coping-Forschung (engl. to cope = zurechtkommen) wird untersucht, wie Menschen mit einer schweren oder chronischen Erkrankung umgehen und wie man sie bei der Bewältigung ihrer Situation unterstützen kann (☞ 16.8.4).

⇨ Krankheitsentstehung

An der Entstehung einer psychosomatischen Krankheit sind viele verschiedene Faktoren beteiligt. Neben der **körperlichen Disposition** spielen vor allem **psychische Faktoren** eine wichtige Rolle.

Persönlichkeitsstruktur

In der Psychosomatik entstehen viele Symptome auf Grund bestimmter **Persönlichkeitsstrukturen** (☞ 20.1). Diese entwickelt sich unter dem Einfluss **genetischer, biografischer** und **sozialer Faktoren.** Dabei ist die Persönlichkeitsstruktur aus psychoanalytischer Sicht besonders durch die Entwicklung in der frühen Kindheit geprägt.

Bei der Analyse der Persönlichkeit darf nicht mit einer starren Schablone vorgegangen werden, denn jeder Mensch ist anders und besitzt ein einzigartiges Wesen. Seine Wesenszüge geben Auskunft über die Entwicklung der Persönlichkeit und derzeitige psychische Probleme.

Psychische Dispositionsfaktoren

Bestimmte psychische Faktoren begünstigen die Entstehung einer körperlichen Erkrankung. Dazu gehören:

- **Objektverluste,** z.B. Verlust einer wichtigen Bezugsperson
- **Narzisstische Kränkungen** (Beeinträchtigungen des Selbstwertgefühls)
- **Abwehr aggressiver Gefühle**
- **Schwierigkeiten bei der Selbsterkundung** (*Introspektion*)
- Ausgeprägte **Abhängigkeitswünsche.**

Schluckt eine Patientin ihren Ärger lange Zeit herunter, kann dieser ihr eines Tages im wahrsten Sinne auf den Magen schlagen: z.B. als funktionelle Magenstörung oder als Ulcus duodeni. Auch unbewältigte emotionale Probleme können wie ein Brand weiterschwelen und sich eines Tages als somatische Erkrankung zurückmelden.

Aktuelle persönliche Konflikte

Persönliche Konflikte entstehen besonders in **Schwellensituationen.** Dies sind problematische Entwicklungsschritte wie Schulbeginn, Berufs- und Partnerwahl, Geburt von Kindern, Klimakterium, Pensionierung. Auch **Schicksalsschläge** können zu psychosomatischen Erkrankungen führen.

Solche Konfliktsituationen führen oft zum Ausbruch einer Krankheit. Aktuelle Schwierigkeiten wirken aus *psychoanalytischer Sicht* krankheitsauslösend, wenn sie unbewusste Kindheitskonflikte wachrufen, aus *lerntheoretischer Sicht*, wenn die notwendigen Konfliktlösungsmechanismen nicht gelernt wurden.

Psychophysiologie

Psychophysiologie ist das Fachgebiet, das den Zusammenhang zwischen psychischen und physiologischen Prozessen untersucht. Bekannte **psychophysiologische Phänomene** sind z.B.: *Gesichtsröte* bei Scham oder Wut, *Blässe* bei Zorn oder Entsetzen, *Herzjagen* und *Schweißausbrüche* bei Angst. Viele Menschen reagieren in kritischen Situationen wie Prüfungen mit *Durchfall, Kopfschmerzen* oder *Übelkeit.* Vermittelt werden solche Erscheinungen über das vegetative Nervensystem. Bei Angst setzt der Körper außerdem Histamin frei. Diese Histaminausschüttung wird als begünstigender Faktor bei der Entstehung von mit *Juckreiz* verbundenen Krankheiten (Neurodermitis, rezidivierende Urtikaria) diskutiert. Das Immunsystem reagiert auf Gefühle wie Angst, Schmerz oder Trauer, mit einer Veränderung der Anzahl weißer Blutkörperchen. Über die vermittelnden Mechanismen ist allerdings wenig bekannt.

Muskulatur kann auf psychische Belastungen mit *Spasmen* und *Krämpfen* reagieren. Als Folge können Beschwerden wie *Verdauungstörungen, Migräne* und diffuse oder konkret lokalisierbare *Schmerzen* an der Skelettmuskulatur auftreten.

Körperliche Dispositionsfaktoren

Für jede der klassischen psychosomatischen Erkrankungen sind mittlerweile auch zahlreiche **körperliche Dispositionsfaktoren** bekannt, die zur Krankheitsentstehung beitragen. Eine besondere Stellung haben durch ungesunde Lebensführung bedingte Risikofaktoren (z.B. Nikotin- und Alkoholmissbrauch, Adipositas und Fehlernährung), die auf somatischer Ebene zur Krankheitsentstehung beitragen. Ihr Auftreten ist aber vom Verhalten des Patienten abhängig und daher meist psychotherapeutisch beeinflussbar.

22.1.2 Behandlungsstrategie und Prognose

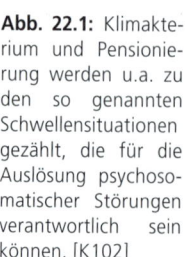 Behandlungsstrategie

Patienten mit psychosomatischen Erkrankungen bekommen neben der angemessenen somatischen Behandlung auch psychotherapeutische Angebote. Oft lehnen sie letztere allerdings ab, da sie den Zusammenhang von psychischen Konflikten und ihrer Erkrankung nicht erkennen. Umso wichtiger sind neben tiefenpsychologisch orientierten Therapien auch spezielle verhaltenstherapeutisch orientierte Therapieprogramme. Ziel ist es, mehr Einsicht und Verständnis für die Krankheit zu wecken. Eine gute „Compliance" erleichtert die Krankheitsbewältigung und Genesung der Patienten oft erheblich.

Prognose

Generelle Aussagen über die Prognose psychosomatischer Erkrankungen sind schwierig. Als ungünstig gelten lange Symptomdauer, geringe Krankheitseinsicht und die Überzeugung, an einer rein organischen Krankheit zu leiden, großer sekundärer Krankheitsgewinn (Vorteile durch die Erkrankung), weitere psychische Störungen wie Suchtkrankheiten oder Perversion, hohes Lebensalter und eine festgefahrene Lebenssituation. Problematisch sind außerdem Störungen des Selbstwertgefühls, die sich in Überempfindlichkeit, Selbsthass, unrealistischen Erwartungen und übermäßiger Selbstkritik äußern können.

> **Kontaktadresse**
> **Deutsches Kollegium für psychosomatische Medizin (DKPM)**
> Zentrum für Psychosomatische Medizin
> Friedrichstr 36
> 35392 Gießen
> Telefon: 06 41/7 02 24 91

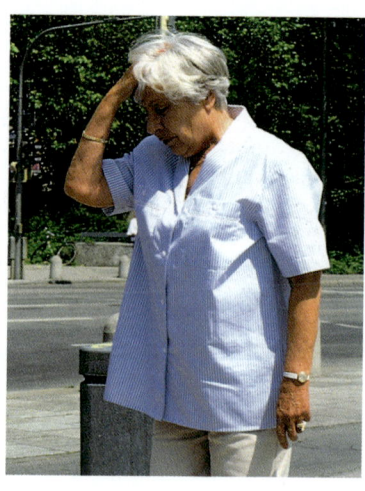

Abb. 22.1: Klimakterium und Pensionierung werden u.a. zu den so genannten Schwellensituationen gezählt, die für die Auslösung psychosomatischer Störungen verantwortlich sein können. [K102]

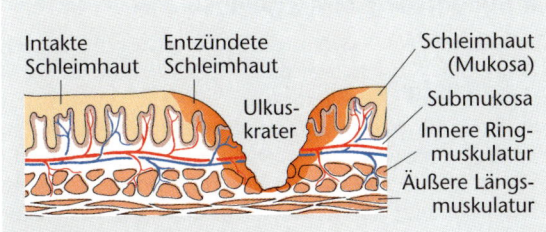

Abb. 22.2: Magengeschwür (Ulkus). Der Gewebsdefekt reicht tief und hat die Submukosa und die innere Ringmuskulatur erfasst. [A400-190]

22.2 Psychosomatische Erkrankungen

22.2.1 Peptisches Ulkus

> **Peptisches Ulkus:** Defekt in der Schleimhaut des Magens oder Zwölffingerdarms. Liegt es im Magen, wird es als **Ulcus ventriculi** *(Magengeschwür)*, im Zwölffingerdarm als **Ulcus duodeni ventriculi** *(Zwölffingerdarmgeschwür)* bezeichnet.

Krankheitsentstehung

Als wesentliche Ursache für die Entstehung eines peptischen Ulkus wird die Infektion mit **Helicobacter pylori** angesehen. Daneben wird seit langem ein Ungleichgewicht zwischen im Körper ablaufenden **aggressiven Prozessen** (Sekretion von Pepsin und Salzsäure) und **defensiven Prozessen** (Sekretion von Schleim, Durchblutung) als krankheitsfördernd angesehen. Angst und Wut können die Pepsin- und Salzsäureproduktion steigern und so zur Krankheitsentstehung beitragen.

Symptome und Untersuchungsbefund

Peptische Ulzera führen zu unspezifischen Beschwerden wie **Schmerzen im Oberbauch, Übelkeit, Appetitlosigkeit** u.Ä. Beim *Ulcus ventriculi* treten Schmerzen direkt nach dem Essen auf, beim *Ulcus duodeni* eher als Spät- oder Nüchternschmerz. Die häufigsten Komplikationen sind **Blutungen, Perforation** *(Durchbruch in die Bauchhöhle)*, **Penetration** *(Durchbruch in benachbarte Organe)* und **Pylorusstenose** *(Einengung des Magenausgangs).*

Diagnostik

Die Diagnose wird durch eine **Gastroduodenoskopie** gestellt. Die Biopsieentnahme dient einerseits zum Nachweis von Helicobacter pylori, andererseits zum Ausschluss eines Karzinoms.

Behandlungsstrategien

Die internistische Therapie des peptischen Ulkus erfolgt medikamentös mit H_2-Antagonisten wie Ranitidin (z.B. Zantic®) oder Cimetidin (z.B. Tagamet®), dem Protonenpumpen-Hemmer Omeprazol (Antra®, Gastroluc®) sowie Wismutpräparaten und Antibiotika bei Helicobacter-pylori-Befall. Die Ergebnisse sind mittlerweile so gut, dass die Indikation zur Psychotherapie selten gestellt wird. In psychotherapeutischen Sitzungen können belastende Gefühle in Worte gefasst und so möglicherweise bestehende Konflikte verarbeitet werden.

22.2.2 Morbus Crohn

> **Morbus Crohn** *(sklerosierende chronische Enteritis, Ileitis terminalis, Enteritis regionalis):* Chronische, schubweise verlaufende, granulomatöse Darmentzündung. Überwiegend im terminalen Ileum und Kolon lokalisiert, prinzipiell aber in jedem Abschnitt des Verdauungssystems. Krankheitsausbruch meist im jüngeren Erwachsenenalter.

Krankheitsentstehung

Die Ursachen der Erkrankung sind unbekannt; diskutiert werden immunlogische und genetische Einflüsse, unspezifische Belastung des Darms durch ballaststoffarme Ernährung und Veränderungen der Darmflora.

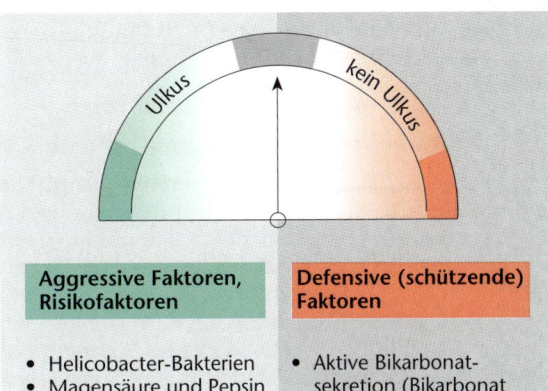

Abb. 22.3: Faktoren, die zur Ulkusentstehung im Magen beitragen oder die Schleimhaut davor schützen. [A400-100]

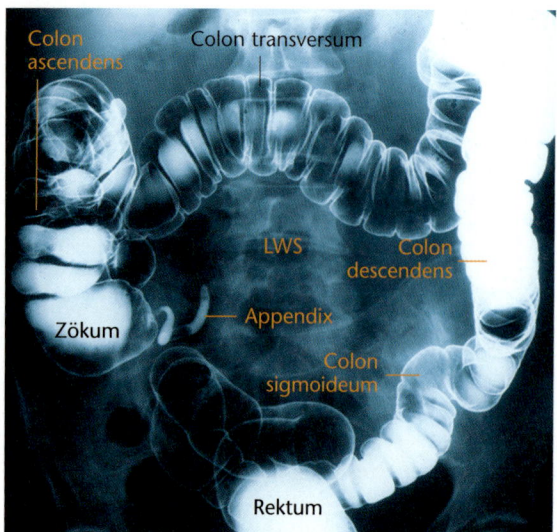

Abb. 22.4: Doppelkontrastaufnahme des Kolon (Normalbefund). Bei Doppelkontrastaufnahmen werden ein positives und ein negatives Kontrastmittel nacheinander eingesetzt. Dadurch können auch kleinste pathologische Veränderungen sichtbar gemacht werden. [B117]

Als psychosoziale Ursachen gelten unterdrückte Abhängigkeitswünsche verbunden mit deutlichem Autonomiebedürfnis, die zu einer scheinbaren Unabhängigkeit, der „Pseudounabhängigkeit" führen. In der Beziehungsgestaltung schwanken die Patienten zwischen übergroßer Nähe und Distanz. Oft wirken sie angespannt, ängstlich und wehrlos, ihre Bereitschaft zur Selbstaufopferung kann selbstzerstörerisch wirken. Häufig führen Trennungserlebnisse zu Krankheitsschüben.

Symptome und Untersuchungsbefund

Die häufigsten Krankheitssymptome sind **chronische Durchfälle,** insbesondere nach dem Essen **kolikartige Schmerzen** im betroffenen Darmabschnitt (meist rechter Unterbauch), **Gewichtsverlust** und **Fieber.** Oft bilden sich als Folge der Entzündung Verengungen des Darmes, **Fisteln** zwischen verschiedenen Darmabschnitten, im Analbereich und Richtung Vagina. Selten kommt es zur Perforation oder malignen Entartung. Durch die Störung des Immunsystems können außerdem Entzündungen an Haut, Augen, Leber, Niere und Gelenken auftreten.

Diagnostik

Die Diagnose erfolgt durch **Kolonkontrasteinlauf** (Röntgenuntersuchung nach Zufuhr eines Kontrastmittels), im anschließend angefertigten Röntgenbild zeigt sich ein typisches „Pflastersteinrelief". Eine Biopsie kann koloskopisch oder während einer Bauchoperation erfolgen.

Behandlungsstrategien

Die internistische Behandlung stützt sich im akuten Schub auf Glukokortikoide, die lokalen Entzündungshemmer Mesalazin (z.B. Salofalk®) und Sulfasalazin (z.B. Azulfidine®). Bei schweren Verläufen werden auch Immunsuppressiva wie Azathioprin (z.B. Immurek®) gegeben. Bei Patienten mit Fisteln wird zusätzlich Metronidazol (z.B. Clont®) zur Entzündungshemmung gegeben. Stenosen, Ileus, Fisteln, Blutungen oder Perforationen werden operativ behandelt. Daneben wird in akuten Schüben der Darm durch Astronautenkost oder parenterale Ernährung entlastet.

Während akuter Krankheitsschübe sollte ergänzend zur internistischen Behandlung eine stützende Psychotherapie erfolgen, je nach Situation evtl. auch Familien- oder Paartherapien. Bei motivierten Patienten sind nach Abklingen der Symptome auch konfliktorientierte psychodynamische Therapien möglich.

22.2.3 Colitis ulcerosa

Colitis ulcerosa: Unspezifische, chronische, in Schüben verlaufende Entzündung des Dickdarms. Beginn meist im Rektum, dann in Richtung Dünndarm fortschreitend. Betrifft v.a. Schleimhaut *(Mukosa)* und darunter liegende Schichten *(Submukosa)*. In der Folge Geschwürbildung *(Ulzeration)* und Abszesse durch endzündliche Veränderungen.

Krankheitsentstehung

Auch bei Colitis ulcerosa sind die Ursachen unbekannt. Wie bei Morbus Crohn spielen höchstwahrscheinlich genetische und immunologische Faktoren eine Rolle. Der Körper bildet Antikörper gegen das Kolongewebe. Psychodynamisch wird eine ausgeprägte Hemmung aggressiver Impulse, starke Kränkbarkeit, Depressivität und übermäßige Abhängigkeit von elterngleichen Bezugspersonen beschrieben. Oft sind die Patienten zu jedem Verzicht bereit, um nicht in Konflikt mit nahe stehenden Menschen zu geraten. Trennungen können zum Krankheitsausbruch führen. Krankheitsbeginn ist wie bei Morbus Crohn häufig im jüngeren Erwachsenenalter.

Symptome und Untersuchungsbefund

Die Colitis ulcerosa beginnt meist schleichend, seltener akut. Typisch sind blutig schleimige Durchfälle, die bis zu 30-mal täglich auftreten, und krampfartige Bauchschmerzen. Häufig auch Fieber, Gewichtsverlust und Appetitmangel. Entzündungen an Haut, Augen, Leber, Niere und Gelenken sind wie bei Morbus

Crohn Folgen des gestörten Immunsystems. Die gefährlichste Komplikation ist das **toxische Megakolon,** eine Lähmung des Darms mit massiver Lumenerweiterung und hoher Perforationsgefahr. Das toxische Megakolon ist eine absolute Operationsindikation. Gelegentlich kommt es außerdem zum Ausbruch einer depressiven oder schizophrenen Psychose.

Nach 25-jähriger Krankheitsdauer entsteht bei etwa 40 % der Patienten ein Kolonkarzinom.

Die Diagnose der Colitis ulcerosa wird durch Koloskopie gestellt. Im Röntgenkontrasteinlauf zeigt sich als typischer Befund ein starrer, röhrenförmiger Dickdarm.

▰ Behandlungsstrategie

Die Behandlung ist ähnlich wie bei Morbus Crohn. Bei isoliertem Befall des Rektums können die Medikamente auch als Zäpfchen gegeben werden. Die psychotherapeutische Behandlung ist während des akuten Krankheitsschubs stützend, im Intervall je nach Indikation auch konfliktorientiert.

▰ Pflege

Die Pflege von Patienten mit chronisch entzündlichen Darmerkrankungen verlangt große Sensibilität. Streben die Patienten nach Unabhängigkeit und Selbstständigkeit, wird beschützendes Verhalten vermieden und statt dessen aktive Beteiligung an der Therapie ermöglicht. Depressiv verstimmte Patienten benötigen dauerhaft Zuwendung und Unterstützung. Dabei geraten Pflegende allerdings leicht in die Rolle einer Schlüsselperson. Langfristig können sie damit überfordert sein.

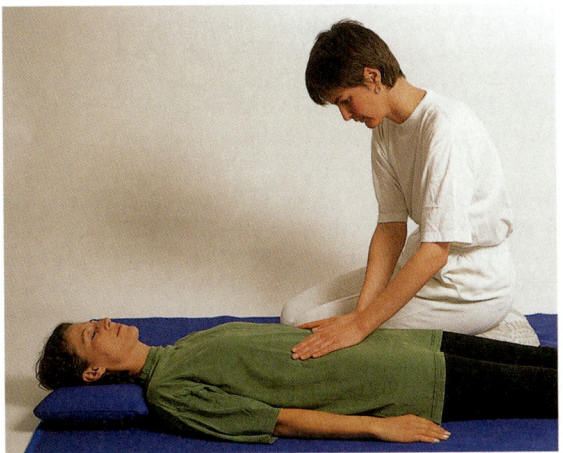

Abb. 22.5: Atemtherapie. Durch bewusstes Atmen und Wahrnehmen der Atmung wird der Patient in seiner Ganzheit positiv beeinflusst. Darüber hinaus dient die Atemtherapie der Verbesserung der Lungenfunktion, der Förderung der Brustkorbbeweglichkeit und der Mobilisierung von Sekret in den Atemwegen. [K103]

22.2.4 Asthma bronchiale

▢ Asthma bronchiale (*Bronchialasthma*, oft kurz *Asthma*): Anfallsweise auftretende Atemnot durch ganz oder teilweise reversible Atemwegsobstruktionen. 1 – 2 % der Erwachsenen und 2 – 4 % der Kinder sind betroffen. Schwerstes Bild ist der *Status asthmaticus* als über 6 – 12 Stunden andauernder Asthmaanfall.

Asthma bronchiale war lange Zeit das Paradebeispiel einer psychosomatischen Erkrankung, die auf Grund einer außergewöhnlich engen Mutterbindung entstehen sollte. Der Asthmatiker wurde als misstrauischer, überstrenger, selbstunsicherer Mensch charakterisiert. Diese Theorie gilt heute als überholt.

Psychische Faktoren (Angst, Aufregung, Ärger usw.) gelten heute – insbesondere bei Patienten mit nichtallergischem Asthma – als Mitauslöser der Atemnotanfälle. Ausgeprägte Angst vor einem Anfall, innere Unruhe und depressive Verstimmungen verschlimmern oft die Beschwerden.

▰ Behandlungsstrategien

Neben somatischen sind psychotherapeutische Maßnahmen indiziert, die mittlerweile an vielen Kliniken im Rahmen von Schulungsprogrammen angeboten werden. Alle Patienten sollten ein Entspannungsverfahren wie Autogenes Training oder Progressive Muskelrelaxation (☞ 16.4) erlernen, das bei der Stress- und Konfliktbewältigung hilft. Körperorientierte Therapien, besonders Atemtraining, verbessern das Gefühl für die eigene Atmung. Systematisch wird nach auslösenden Situationen gesucht. Eventuell kann durch Verhaltenstherapie (☞ 16.3.2) ein besserer Umgang mit Stressoren erreicht werden. Manchmal ist – z.B. bei chronischen Partnerkonflikten – auch eine analytische Therapie oder Paartherapie angebracht.

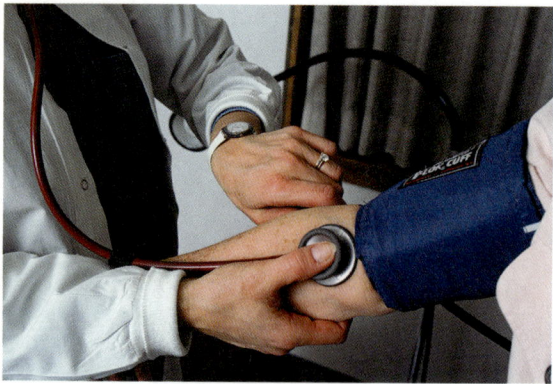

Abb. 22.6: Bei der essentiellen Hypertonie ist die regelmäßige Überwachung des Blutdrucks unerlässlich. Therapeutisch wichtig sind neben dem Einsatz blutdrucksenkender Medikamente vor allem eine Änderung des Lebenstils der Patienten (Gewichtsreduktion, salzarme Ernährung, regelmäßiges körperliches Training) sowie die Reduktion von Stressfaktoren. [J666]

≣ Kontaktadresse
Deutscher Allergie- und Asthma-Bund
Hindenburgstr. 110
41061 Mönchengladbach
Telefon: 0 21 61/81 49 40

Internet: www.daab.de

22.2.5 Essentielle Hypertonie

⊡ Essentielle Hypertonie *(primäre arterielle Hypertonie):* Störung der Blutdruckregulation, mit einer dauerhaften, nicht situationsabhängigen Blutdruckerhöhung über 160/90 mmHg. Eine Krankheit, die die Blutdruckerhöhung erklären könnte, liegt nicht vor. Etwa 90 % aller Hypertonien sind essentiell.

Die **essentielle Hypertonie** ist eine der häufigsten Erkrankungen überhaupt. Da sie arteriosklerotische Veränderungen an den Gefäßen beschleunigt und zahlreiche Spätkomplikationen verursacht, ist sie von großem präventivmedizinischem Interesse.

⇨ Krankheitsentstehung

Die essentielle Hypertonie ist sicher multifaktoriell bedingt, die genaue Krankheitsursache unbekannt. **Risikofaktoren** sind:
- Genetische Veranlagung
- Mangelndes körperliches Training
- Adipositas *(Fettsucht)*
- Fehlernährung mit salzreicher Kost
- Dauerhafter Stress.

Risikofaktor Dauerstress

Wichtigste psychosoziale Krankheitkomponente ist der Dauerstress, der das Leben vieler Menschen dominiert und den natürlichen Wechsel zwischen Phasen hoher körperlicher Leistung und Ruhepausen verdrängt hat. Entsprechend sind Patienten mit essentieller Hypertonie oft nicht in der Lage, sich richtig zu entspannen und von psychisch belastenden Situationen zu distanzieren. Stress führt über Erhöhung des Sympathikotonus zu einer körperlichen Kampf- und Fluchtbereitschaft, u.a. mit Blutdruckanstieg. Diese angeborene Reaktion wird unseren Lebensumständen allerdings nur selten gerecht: Heutzutage können Menschen dem Stress nicht einfach „davonlaufen". In einer Stresssituation ist der Blutdruckanstieg beim Hypertoniker größer als beim Gesunden. Vermutlich liegen die Ursachen in einer angeborenen Überaktivität wichtiger blutdruckregulierender Zentren.

Aus psychodynamischer Sicht ist die Blutdruckerhöhung Ausdruck aggressiver Impulse, die nicht geäußert werden, um dem möglicherweise drohenden Verlust von Bezugspersonen vorzubeugen. Jede Art zwischenmenschlicher Begegnung kann als Stress erlebt werden und zu Blutdruckerhöhungen beitragen.

≣ Kontaktadresse
Deutsche Liga zur Bekämpfung des hohen Blutdrucks e.V.
Deutsche Hypertoniegesellschaft
Berliner Str. 46
69010 Heidelberg
Telefon: 0 62 21/41 17 74
Fax: 0 62 21/40 22 74

▣ Symptome und Untersuchungsbefund

Die essentielle Hypertonie macht meist keine Beschwerden. Sie wird häufig im Rahmen einer Routineuntersuchung beim Blutdruckmessen diagnostiziert. Manche Patienten leiden allerdings unter Kopfschmerzen, Migräne, Schlafstörungen, Tinnitus, Herzklopfen oder Schweißausbrüchen.

Mögliche schwerwiegende **Spätkomplikationen** sind Schlaganfälle, Linksherzhypertrophie und koronare Herzkrankheit (☞ unten), Nierenveränderungen und Netzhautschäden. Differentialdiagnostisch müssen Krankheiten ausgeschlossen werden, die mit Blutdruckerhöhung einhergehen, z.B. Nierenerkrankungen oder Schilddrüsenüberfunktionen.

▰ Behandlungsstrategie

Erster Schritt zur Behandlung ist die Krankheitsaufklärung und **Therapiemotivation** des Patienten, der typischerweise kein Krankheitsgefühl hat. Die notwendige Therapie dagegen ist oft mit unangenehmen Begleiterscheinungen verbunden. Eingesetzt werden blutdrucksenkende Medikamente (Antihypertensiva): Diuretika, Beta-Blocker und andere Sympatholytika, Kalziumantagonisten und ACE-Hemmer. Außerdem ist oft eine Gewichtsreduktion notwendig. Positiv wirken sich weiterhin eine salzarme Ernährung und regelmäßiges körperliches Training aus. Trotz „gesundem" Lebensstil kann allerdings auf die medikamentöse Behandlung oft nicht verzichtet werden.

Psychotherapeutisch werden Entspannungsverfahren eingesetzt. Durch Patientenschulung können problematische Verhaltens- und Reaktionsweisen beeinflusst werden. Bei entsprechender Indikation werden auch analytische Psychotherapien durchgeführt, um eine lang anhaltende Blutdrucksenkung zu erreichen.

22.2.6 Koronare Herzkrankheit

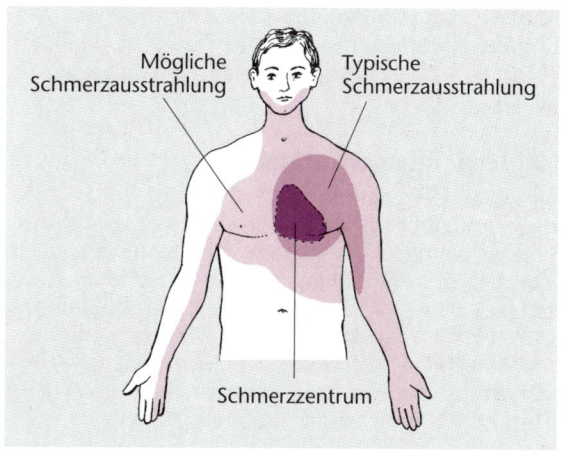

Abb. 22.8: Charakteristische Ausbreitung des Angina-Pectoris-Schmerzes. [A400]

> 🔢 Koronare Herzkrankheit (KHK): Multifaktorielle Krankheit mit Verengung oder Verschluss der Herzkranzgefäße. In der Folge Ischämie (Minderdurchblutung) und Hypoxie (Sauerstoffmangel) des Herzmuskels.

⇨ Krankheitsentstehung

Bei der Koronaren Herzkrankheit findet sich eine arteriosklerotische Verengung der Herzkranzgefäße,

die neben der genetischen Veranlagung mit einigen Risikofaktoren in Zusammenhang steht. Somatische Risikofaktoren sind: Nikotinmissbrauch, Adipositas, mangelnde körperliche Betätigung, Hypertonie, Hyperurikämie, Diabetes mellitus, Hypercholesterinämie.

Die psychischen Risikofaktoren ergeben das Bild der so genannten „Typ-A"-Persönlichkeit. Sie zeichnet sich aus durch Arbeitswut, Ungeduld, Streben nach Anerkennung, subjektives Gefühl von Zeitnot, Rivalität und unterdrückter Feindseligkeit. Frühsymptome einer KHK werden von diesen Patienten häufig heruntergespielt oder verleugnet.

🔄 Symptome und Untersuchungsbefund

Das Leitsymptom der KHK ist der akute Angina-pectoris-Anfall. Die akute Hypoxie des Herzmuskels äußert sich in heftigen, Sekunden bis Minuten anhaltenden, beklemmenden Schmerzen im Brustkorb. Die Schmerzen strahlen in den linken Arm aus, seltener in Oberbauch, Hals oder rechten Arm. Häufig gehen psychische oder körperliche Belastungen, Kälte oder schwere Mahlzeiten dem Anfall voraus. Häufen sich die Anfälle oder nehmen sie an Schwere zu, weist das auf einen bevorstehenden Infarkt hin.

Die Herzinsuffizienz (Herzmuskelschwäche) äußert sich durch Belastungsdyspnoe, Ruhedyspnoe, Abnahme der körperlichen Leistungsfähigkeit, Zyanose, Lungenödem, Unterschenkel- und Fußödeme, Gewichtszunahme durch Wassereinlagerung, vermehrte Nykturie (nächtliches Wasserlassen) und Aszites (Bauchwassersucht).

🔍 Diagnostik

Die Diagnose wird je nach Manifestation der KHK durch den klinischen Befund, Ruhe-, Belastungs- und Langzeit-EKG, Koronarangiographie, Blutent-

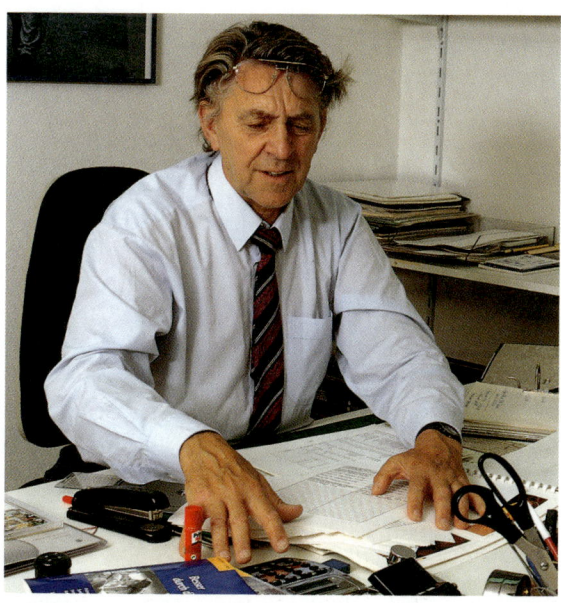

Abb. 22.7: Die so genannte Typ-A-Persönlichkeit ist besonders auffällig für das Entstehen einer koronaren Herzkrankheit. Dieser Typus ist u.a. charakterisiert durch Arbeitswut, Ungeduld, subjektives Gefühl von Zeitnot und permanentes Streben nach Anerkennung. [K102]

nahmen mit Bestimmung der Herzmuskelenzyme und Echokardiographie gestellt.

Daneben wird systematisch nach Risikofaktoren gesucht.

◼ Behandlungsstrategie

Der akute Angina-pectoris-Anfall wird durch Ruhe, Sauerstoffzufuhr und die Gabe von Glyceroltrinitrat (z.B. Nitrolingual®) als Kapsel oder Spray behandelt. Zur Langzeitbehandlung werden Isosorbidmononitrat (z.B. Ismo R, Mono-Mack®) und Isosorbiddinitrat (z.B. Isoket®, Iso-Mack®), Beta-Blocker und Kalzium-Antagonisten eingesetzt. Niedrig dosierte Azetylsalizylsäure hemmt die Blutgerinnung und beugt Thrombenbildung in den Koronargefäßen vor.

Durch invasive Maßnahmen wird versucht, die Stenosen (Verengungen) in den Gefäßen zu erweitern oder zu umgehen. Bei der **PTCA** (*Perkutane transluminale koronare Angioplastie*) werden stenotische Engpässe mittels eines Ballonkatheters aufgedehnt. Oft wird ein Bypass gelegt, um das Blut an verengten Stellen vorbeizuleiten.

☸ Prognose

Die Prognose hängt entscheidend davon ab, ob es gelingt, die zahlreichen Risikofaktoren zu beeinflussen. Dafür sind oft einschneidende Verhaltensänderungen notwendig, die den Patienten erfahrungsgemäß sehr schwer fallen (z.B. der Verzicht auf das Rauchen). Manchmal gibt erst ein überlebter Herzinfarkt den nötigen Motivationsschub zur Änderung der Lebensführung.

Psychotherapeutisch wird versucht, das problematische Typ-A-Verhalten zu beeinflussen.

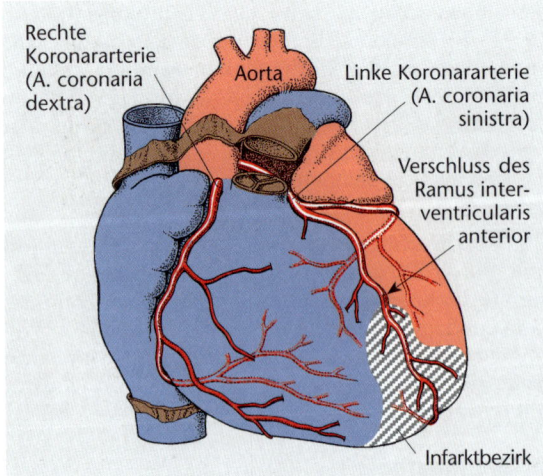

Abb. 22.9: Herzinfarkt. Durch Verschluss einer Koronararterie stirbt das von dieser Arterie versorgte Herzmuskelgewebe ab. [A400-190]

Bildbeschriftungen:
Rechte Koronararterie (A. coronaria dextra)
Aorta
Linke Koronararterie (A. coronaria sinistra)
Verschluss des Ramus interventricularis anterior
Infarktbezirk

✉ **Kontaktadresse**
Deutsche Herzstiftung e.V.
Vogtstr. 50
60322 Frankfurt
Telefon: 0 69/95 51 28-0

Internet: www.herzstiftung.de

22.3 Ess-Störungen

⬚ **Ess-Störungen:** Störungen des Essverhaltens und der Gewichtsregulation, meist begleitet von emotionalen Problemen und Beeinträchtigungen im Sozialverhalten.

Zu den **Ess-Störungen** zählen:
- **Anorexia nervosa** *(Pubertätsmagersucht, Magersucht)*
- **Bulimie** *(Ess-Brech-Störung)*
- **Hyperphage** und **hypophage Reaktionen** *(Essanfälle bzw. Appetitverlust bei psychischer Belastung)*
- **Adipositas** (Fettsucht).

Ess-Störungen zählt man oft zu den Tätigkeitssüchten (☞ 25.1.1), da sie durch suchttypisches Verhalten gekennzeichnet sind. Leichte Ess-Störungen, denen kein Krankheitswert zukommt, sind in der normalen Bevölkerung weit verbreitet. Anorexie und schwere Formen der Bulimie dagegen sind **lebensbedrohliche Krankheiten.** Ess-Störungen sind multifaktoriell bedingte Krankheiten und können fließend ineinander übergehen.

Als **Risikofaktoren** für ihre Entstehung gelten:
- Störungen des Selbstwertgefühls und der Selbstwahrnehmung
- Schwierigkeiten mit der Rollenidentifikation
- Eingeschränkte Fähigkeit zur Äußerung von Gefühlen
- Gestörte familiäre Beziehungen.

Schwellensituationen wie Pubertät, Schwangerschaft, Berufsbeginn oder Pensionierung können die Krankheit auslösen.

Sicher tragen auch soziokulturelle Faktoren zur seit den 70er-Jahren stetigen Zunahme der Ess-Störungen bei. Einerseits besteht in unserer Gesellschaft ein Nahrungsmittelüberangebot, der übermäßige Konsum wird psychologisch geschickt von der Werbeindustrie angekurbelt. Andererseits wird besonders für Frauen, zunehmend aber auch für Männer, extreme Magerkeit als Schönheitsideal propagiert. Kann sich der Einzelne nicht ausreichend von diesem kulturell vorgegebenen Schlankheitsideal lösen, sind Ess-Störungen vorprogrammiert.

📖 **Literaturtipp**
Hornbacher, Marya: Alice im Hungerland. Leben mit Bulimie und Magersucht. Campus, Frankfurt/M., 1999

22.3.1 Anorexia nervosa

🔅 **Anorexia nervosa** *(Magersucht):* Durch Hungern, selbst herbeigeführtes Erbrechen und starke körperliche Betätigung erzwungener Gewichtsverlust unter 15 % des Normalgewichts.

↪ Krankheitsentstehung

Die typische Form der **Anorexia nervosa** beginnt als „Pubertätsmagersucht" zwischen dem 14. und 19. Lebensjahr. Sie betrifft überwiegend junge Frauen, die mit Beginn der Pubertät in eine schwere Identitätskrise geraten. Mit der Rolle einer erwachsenen Frau, so wie sie sie wahrnehmen, können sie sich nicht identifizieren. Als besonders bedrohlich werden dabei die weiblichen Körperformen erlebt und dementsprechend heftig abgelehnt. Gleichzeitig kämpfen die Patientinnen um ihre Autonomie, die sie durch die Willensstärke, mit der sie die Nahrungsaufnahme ablehnen, unter Beweis stellen können.

Nach psychoanalytischem Verständnis werden bei der Pubertätsmagersucht sexuelle Impulse in den Bereich der Ernährung verschoben und dort streng kontrolliert. Relativ häufig finden sich diskrete hirnorganische Auffälligkeiten, deren pathogenetische Bedeutung nicht geklärt ist. Ursache kann auch sexueller Missbrauch in der Kindheit sein. In den letzten Jahren tritt die Erkrankung zunehmend auch bei jungen Männern auf.

🔍 Symptome und Untersuchungsbefund

Körperliche Symptome

Auffällig ist in erster Linie das **niedrige Körpergewicht.** Folge der **Mangelernährung** sind Erniedrigung von Körpertemperatur, Herzschlagfrequenz und Blutdruck, Haarausfall, brüchige Nägel, Flaumbehaarung am Körper, trophische Störungen an Haaren und Nägeln, Hungerödeme, Veränderungen des Blutbilds und Elektrolytstörungen, insbesondere Hypokaliämie. Bei der Hälfte der Patientinnen kommen abnorme EEG-Befunde vor. Im CT finden sich kortikale Pseudoatrophien, die sich bei ausreichender Ernährung zurückbilden können.

Typischerweise besteht auf Grund von Störungen im Hormonsystem eine **Amenorrhö** (Ausbleiben der Regelblutung).

Beginnt die Erkrankung vor der Pubertät, bilden sich die sekundären Geschlechtsmerkmale nicht oder stark verzögert aus. Auch das Wachstum stoppt. Bei Heilung wird die körperliche Entwicklung meist normal abgeschlossen.

Verhaltensstörungen

Störungen des Verhaltens zeigen sich zunächst in der strikten Regelung der Kalorienaufnahme, nämlich durch **ständiges Fasten.** Oft betreiben die Patientinnen **exzessiv Sport,** um ihren Kalorienverbrauch zusätzlich zu steigern. Besonders nach „Diätfehlern", die zu heftigen Schuldgefühlen führen, verwenden sie oft **Abführmittel, Appetitzügler** und **Diuretika.**

Meist besteht selbst bei vitaler Bedrohung **keine Krankheitseinsicht.** Aus Selbstbildnissen und Beschreibungen wird deutlich, dass die Patientinnen ihren Körper verzerrt wahrnehmen, besonders ihre Körperbreite **(Körperschemastörung).** Das von ihnen angestrebte Idealgewicht ist unangemessen niedrig. Oft wirken sie zwanghaft, unsicher, überangepasst und haben Angst vor emotional gefärbten Beziehungen. Ihr Essverhalten kann als stereotyper

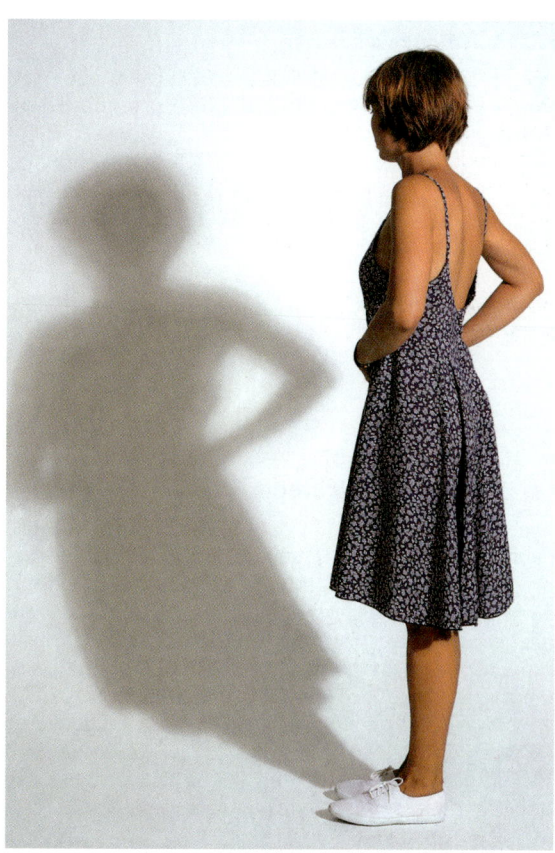

Abb. 22.10: In erster Linie erkranken junge Mädchen und Frauen an Magersucht (Anorexia nervosa), Männer sind nur selten betroffen. Das Körpergefühl dieser Patientinnen ist massiv gestört. Sie empfinden sich immer als zu dick, selbst dann noch, wenn sie bereits bis auf die Knochen abgemagert sind. [K102]

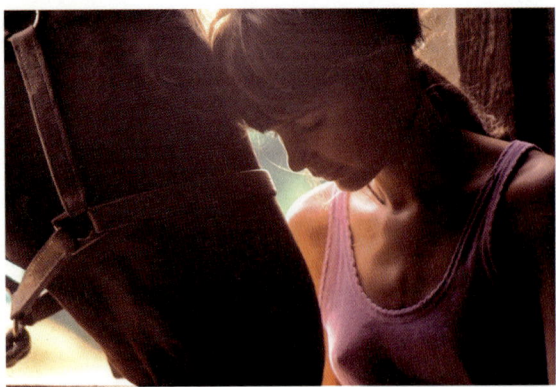

Abb. 22.11: Magersüchtige beziehen das behandelnde Team häufig in ihren Autonomiekonflikt mit ein. Der Umgang mit Tieren als Teil des therapeutischen Konzepts kann eine entscheidende Rolle spielen, da sich die Patientin hier in ihrer gesamten Person vorbehaltlos angenommen fühlt. [K304]

Konfliktlösungsmechanismus verstanden werden, durch den sie körpernahe, auch sexuelle Bedürfnisse, soziale Kontakte und ungewohnte psychische Herausforderungen abwehren.

Häufig haben Patienten mit Anorexie wie auch mit Bulimie zusätzlich **Persönlichkeits-** und **depressive Störungen.**

Zur ergänzenden Diagnostik des Essverhaltens, des körperbezogenen Erlebens und weiterer psychischer Variabeln gibt es Selbst- und Fremdbeurteilungsbögen.

📖 **Literaturtipp**
Beeken, Claire und Rosanna Greenstreet: Mein Körper, mein Feind. Lübbe, Bergisch-Gladbach, 1998

■ Behandlungsstrategie

Die Patientinnen sind in der Regel bei Behandlungsbeginn nicht zu einer Therapie bereit und bei ausgeprägter *Kachexie* (körperliche Auszehrung) auch nur eingeschränkt psychotherapiefähig. Sie müssen zunächst unter internistischer und stützend psychotherapeutischer Betreuung wieder an Gewicht zunehmen. Eine stationäre Aufnahme ist angezeigt bei Gewichtsverlust von mehr als 30 % des Sollgewichts (BMI ☞ Abb. 22.15), stark gestörten innerfamiliären Verhältnissen, ausgeprägter Krankheitsverleugnung oder bei umfassender Symptomverfestigung.

⚠ **Vorsicht!**
Gewichtsverlust von mehr als 50 % des Sollgewichts, schwere Elektrolytstörungen, Leber- oder Nierenversagen sind lebensdrohlich.

Die Anhebung des Körpergewichts muss in Absprache mit den Patientinnen erfolgen. Die festgelegten Grenzen dürfen nicht willkürlich oder gewaltsam überschritten werden, da die Gewichtszunahme für sie eine extreme Belastung darstellt. Der Gewichtsaufbau beginnt meist mit einer hochkalorischen Sondenernährung. Zur Steigerung der Verträglichkeit werden zusätzlich Pankreas-Enzym-Präparate eingesetzt. Dann wird behutsam ein neues Essverhalten auf der Grundlage des Drei-Mahlzeiten-Schemas aufgebaut.

👍 Ein zu schneller, scheinbar problemloser Gewichtsanstieg weist darauf hin, dass die Patientin sich nicht mit ihrer Problematik auseinander gesetzt hat; ein Wiederauftreten der Magersucht ist wahrscheinlich. Eine offene Verweigerung der Sondenernährung dagegen kann – als Zeichen für starke Autonomie – ein Anzeichen für eine gute Prognose sein. Trotzdem müssen diese Patientinnen gegen ihren Willen zwangsernährt werden, wenn ein lebensbedrohlicher Zustand eingetreten ist.

Für die Psychotherapie existieren verhaltenstherapeutische, körpertherapeutische und psychodynamische Konzepte, die in Fachkliniken auch kombiniert eingesetzt werden. Gegebenenfalls ist eine Familientherapie indiziert.

🛏 Pflege

Anorektikerinnen unterlaufen oft die vereinbarten Therapiemaßnahmen. Die Pflegenden müssen jeden Hinweis auf Erbrechen nach den Mahlzeiten, fortgesetzten Medikamentenmissbrauch, Unterbrechung der vereinbarten Ruhezeiten und Verschwindenlassen der Nahrung beachten. Das Wiegen erfolgt, entsprechend den therapeutischen Vereinbarungen, z.B. regelmäßig oder ohne vorherige Ankündigung. Oft trinken die Patientinnen vorher größere Wassermengen oder verstecken schwere Gegenstände in der Kleidung, um ein höheres Gewicht vorzutäuschen. Solches Verhalten weist auf weiterhin mangelnde Krankheitseinsicht hin. Um das Vertrauen belastenden Konflikten vorzubeugen, bringt die Pflegende den Vorfall im Team zur Sprache. Gemeinsam kann eine Vorgehensweise erarbeitet werden.

🛏 Magersüchtige erleben häufig das ganze Team als feindlich und beziehen es in den bestehenden Autonomiekonflikt ein. An diesem Punkt müssen alle therapeutischen Absichten beginnen.

🗣 Prognose

Die Prognose ist ohne Behandlung schlecht: Die Mortalität beträgt bis zu 15 %, bei etwa 40 % finden sich chronifizierte Verläufe. Durch psychotherapeutische Behandlung werden bei 40–90 % deutliche Besserungen erreicht.

22.3.2 Bulimie

> ⊡ **Bulimie** *(Brechsucht):* Durch Heißhungerattacken charakterisierte Ess-Störung, bei der wechselweise große Mengen an Nahrungsmitteln verzehrt und danach zumeist durch selbst herbeigeführtes Erbrechen dem Körper wieder entzogen werden.

Unterschieden werden die **Bulimia nervosa** und die **atypische Bulimia nervosa** *(bulimisches Fehlverhalten)*, bei der nur ein Teil der Symptome vorliegt.

⇨ Krankheitsentstehung

Die Krankheit beginnt meist im Jugendalter mit Veränderungen des Essverhaltens. Die Patientinnen haben Angst, zu dick zu werden oder zu sein und versuchen, strenge Diäten einzuhalten. Hungergefühle werden unterdrückt, bis es zu Heißhungerattacken kommt. Die drohende Gewichtszunahme wird dann durch Gegenmaßnahmen wie induziertes Erbrechen kontrolliert. Das pathologische Verhaltensmuster

verfestigt sich allmählich. Es ist oft durch heftige Gefühle wie Erleichterung oder sogar Euphorie während des Fressanfalls, sowie quälende Schuldgefühle und depressive Verstimmungen nach dem Essen gekennzeichnet.

Psychodynamisch wird auch bei der Bulimie ein **Identitätskonflikt** mit der neuen weiblichen Rolle als Ursache gesehen. Meistens ist dieser Konflikt den bulimischen Patientinnen jedoch wesentlich bewusster als den magersüchtigen. Oft finden sich **Missbrauchserfahrungen** oder **anorektische Episoden** in der Anamnese.

▣ Symptome und Untersuchungsbefund

Leitsymptom der Bulimie sind die **Fressattacken**, durch die täglich insgesamt bis zu 21 000 Kalorien verzehrt werden. Auch gedanklich sind die Patientinnen dauernd mit dem Thema Essen beschäftigt und befürchten, zu dick zu werden. Das angestrebte Gewicht liegt bei der Bulimia nervosa wie bei der Anorexie weit unter dem Normalgewicht. Bulimie-Patientinnen sind allerdings meistens nicht mager, sondern eher normal- oder leicht übergewichtig.

Häufig wirken Bulimiekranke selbstunsicher, ihre Impuls- und Affektkontrolle sind gestört. Auch depressive Verstimmungen sind häufig.

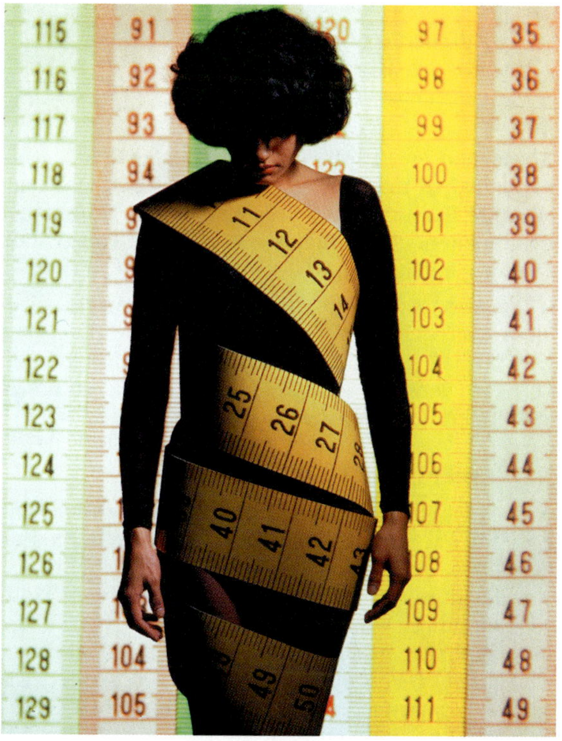

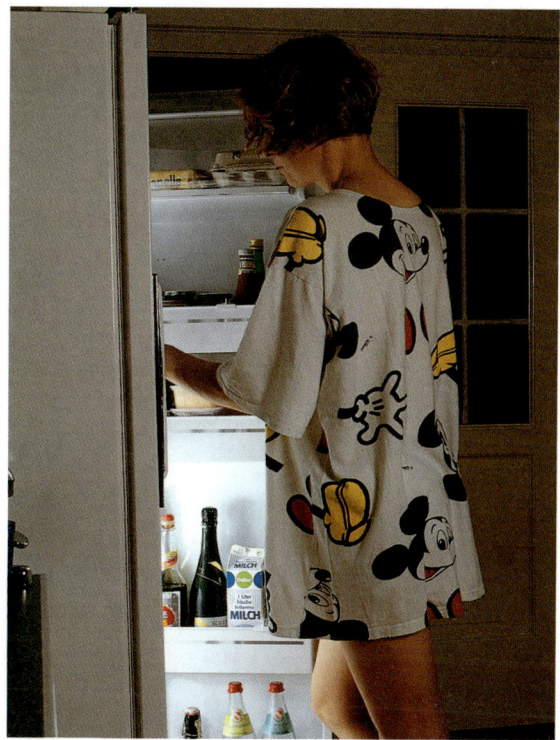

Abb. 22.12: Das Leben von Bulimie-Patientinnen wird vom Thema Essen und der Angst vor Gewichtszunahme bestimmt. [J600-104]

Abb. 22.13: Unbeherrschbare Fressattacken sind ein wesentliches Kennzeichen der Bulimie. [K102]

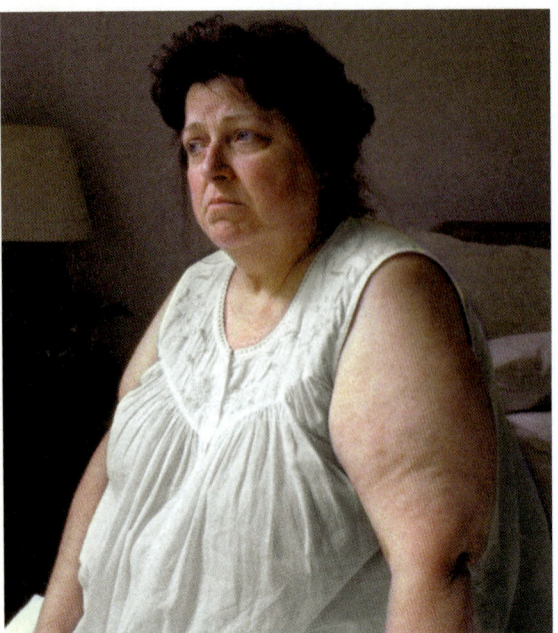

Abb. 22.14: Adipositas ist nicht nur die Folge einer gestörten Energiebilanz des Stoffwechsels und somit ein Risikofaktor für die Entstehung zahlreicher Folgeerkrankungen, sondern auch ein ästhetisches Problem, das die Patienten mitunter massiv belastet. Somit kann bei der Therapie der Adipositas eine stützende psychotherapeutische Betreuung eine große Rolle spielen. [J520-209]

Körperliche Symptome sind **Ösophagusentzündungen** und **Karies** als Folge des Erbrechens von saurem Magensaft. Seltener und nur bei ausgeprägter Symptomatik tritt eine Hypokaliämie auf.

Behandlungsstrategie

Die Behandlung erfolgt psychotherapeutisch. Neben Verhaltensänderungen beim Essen, Suche nach auslösenden Situationen und besseren Problemlösemechanismen müssen auch die emotionalen Störungen und die Selbstwertproblematik bearbeitet werden. Bei leicht ausgeprägter Symptomatik reicht eventuell der Besuch einer Selbsthilfegruppe.

> **Kontaktadressen**
> **ANAD Selbsthilfe Anorexie –**
> **Bulimia Nervosa e.V.**
> Ungererstr. 32
> 80802 München
> Telefon: 0 89/33 38 77
>
> **Aktionskreis Ess- und Magersucht –**
> **Cinderella e.V.**
> Westendstr. 35
> 80339 München
> Telefon: 0 89/5 02 12 12

Pflege

Die Pflegende achtet darauf, welche Außeneinflüsse, z.B. Besuche, Anrufe, der Patientin schaden und versucht sie auszuschalten. Es werden genaue Vereinbarungen über Anzahl, Art und Zeitpunkt der Mahlzeiten vereinbart. Um heimlichen Fressorgien, oft gemeinsam mit anderen Bulimikerinnen auf der Station, vorzubeugen, kontrolliert die Pflegende, dass keine Lebensmittel eingeschmuggelt oder gehortet werden. Beim Blick in den Papierkorb achtet sie auf verdächtige Verpackungen. Die Kontrolle der Toilette nach Erbrochenem ist *nicht* Aufgabe der Pflegenden. Vielmehr ist in diesem Zusammenhang die Selbstverantwortung der Patientin oberstes Therapieziel. Ein großes Problem vieler Bulimikerinnen ist die Identifikation mit der weiblichen Rolle. Hier kann die Pflegende u.U. als Vorbild dienen und Gesprächsbereitschaft signalisieren. Eine weitere Aufgabe der Pflegenden ist es, der Patientin ein Gefühl für sinnvolle Nahrungsaufnahme zu vermitteln. Ansichten über Diäten und Kalorienzufuhr werden korrigiert. In vielen Fällen hilft es der Bulimikerin, in einem Tagebuch Zeitpunkt und Inhalt der Mahlzeiten festzuhalten. Gemeinsames Essen, Kochen, vernünftiges Einkaufen und Restaurantbesuche helfen der Patientin, ein „normales" Maß zu finden.

22.3.3 Adipositas

> **Adipositas** *(Fettsucht):* Der Anteil des Fettgewebes am Körpergewicht übersteigt 21 % bei Männern bzw. 24 % bei Frauen.

Abgesehen von psychischen Problemen ist extreme Fettleibigkeit auch präventivmedizisch betrachtet ein enormer Risikofaktor für die Entstehung zahlreicher Krankheiten, z.B. Hypertonie, KHK, Schlaganfall, Diabetes mellitus Typ II.

Adipositas ist nicht zuletzt auch ein ästhetisches Problem, das viele Betroffene sehr belastet. In unserer Gesellschaft gelten dicke Menschen als gierig, unbeherrscht, verfressen und faul. Dieses negative Image macht den Patienten zusätzlich zu schaffen.

Krankheitsentstehung

Adipositas ist die Folge einer **gestörten Energiebilanz** des Stoffwechsels. Übergewichtige essen mehr als sie benötigen. Als somatische Ursache werden Störungen des durch den Hypothalamus gesteuerten Hunger-Sättigungs-Mechanismus vermutet. Übergewicht im Säuglinsalter gilt als zusätzlicher Risikofaktor, weil vermehrt Fettzellen angelegt werden. Weitere Ursachen liegen in fehlgelerntem oder fehlentwickeltem **Essverhalten** und verminderter Resistenz gegen Außenreize, die zum Essen verlocken. Tiefenpsychologisch wird eine **Befriedigung oraler Bedürnisse** als

Ursache angenommen. Die Fettpolster stellen einen symbolischen Schutz gegen eine feindliche Umwelt dar. **Endokrine Störungen** liegen nur bei einem sehr kleinen Teil der adipösen Patienten vor.

Bei Adipositas-Patienten kann das Essverhalten durch folgende Mechanismen geprägt sein:
- Hyperphage Reaktionen: Übermäßiges Essen bei psychischen Belastungen
- Impulsartige Fressanfälle
- Missachtung von Sättigungssignalen: Kontinuierliches Überessen bei den Mahlzeiten.

📖 **Literaturtipp**

Kempff, Diana: Fettfleck. Residenz, Salzburg, 1984

🔍 **Diagnostik**

Die Diagnose erfolgt in der Regel durch Inspektion, Wiegen und Vergleich mit Körpergröße-Gewichtstabellen. Am einfachsten ist die Berechnung mit der **Broca-Formel:**

Sollgewicht = Körpergröße [cm] minus 100

Für das Idealgewicht werden von dieser Zahl bei Frauen 15 %, bei Männern 10 % abgezogen. Von Übergewicht spricht man ab 10 % über dem Normgewicht.

Präziser ist die Bestimmung des **Body-Mass-Index**, BMI (☞ Abb. 22.15).

📋 **Behandlungsstrategie**

Die Behandlung beruht auf Gewichtsreduktion durch Verminderung der Kalorienzufuhr und Steigerung des Verbrauchs sowie auf psychotherapeutischen Maßnahmen.

Zur langfristigen Gewichtsreduktion ist eine dauerhafte Kostumstellung notwendig. Angestrebt wird eine ballaststoffreiche, fett-, zucker- und cholesterinarme Ernährung, eventuell zunächst im Rahmen einer **Reduktionsdiät** mit 1 000 – 1 500 kcal. Je langsamer und kontinuierlicher die Gewichtsabnahme ist, desto wahrscheinlicher kann das neue Gewicht beibehalten werden. Gefährlich ist der Jo-Jo-Effekt: Das Gewicht pendelt ständig zwischen zu hoch und normal. Durch diese Schwankungen wird die Gefahr von Spätkomplikationen allerdings wesentlich größer als bei kontinuierlichem Übergewicht.

Kurzzeitdiäten, totales Fasten oder modifiziertes Fasten mit Zufuhr von Eiweiß bringen meist keine dauerhaften Erfolge. Sie fördern Mangelerscheinungen und verstärken das falsche Essverhalten. Außerdem kommt es bei Hunger zunächst zu einer stoffwechselbedingten Einschränkung des Kalorienverbrauchs. Der Körper stellt sich auf „magere Zeiten" ein und versucht seine Reserven zu schonen. Wenn nach kurzer Zeit wieder normal gegessen wird, bleibt der

erniedrigte Kalorienbedarf weiter bestehen und die Fettreserven werden wieder aufgefüllt. Um das zu vermeiden, ist es wichtig, den Kalorienbedarf durch **körperliches Training** nach Möglichkeit zu steigern. Übergewichtige leiden oft unter Bewegungsmangel. Es fällt ihnen schwer, aus eigenem Antrieb ihren Lebensstil zu ändern. Darum ist eine Bindung an Vereine oder Sportgruppen oft eine große Hilfe.

Oft kommt es bei Gewichtsabnahme zu einer Diätdepression, die dann wieder durch Essen bekämpft wird. Hierin liegt einer der Gründe für die schlechte Prognose bei der Behandlung der Adipositas.

Die **psychotherapeutische Behandlung** kann stützend-beratend sein. Verhaltenstherapeutisch wird das problematische Essverhalten modifiziert. Manchmal ist auch eine Konflikte aufdeckende psychodynamische Therapie indiziert. Gute Erfolge hat die Teilnahme an Selbsthilfegruppen wie z.B. den *Weight*

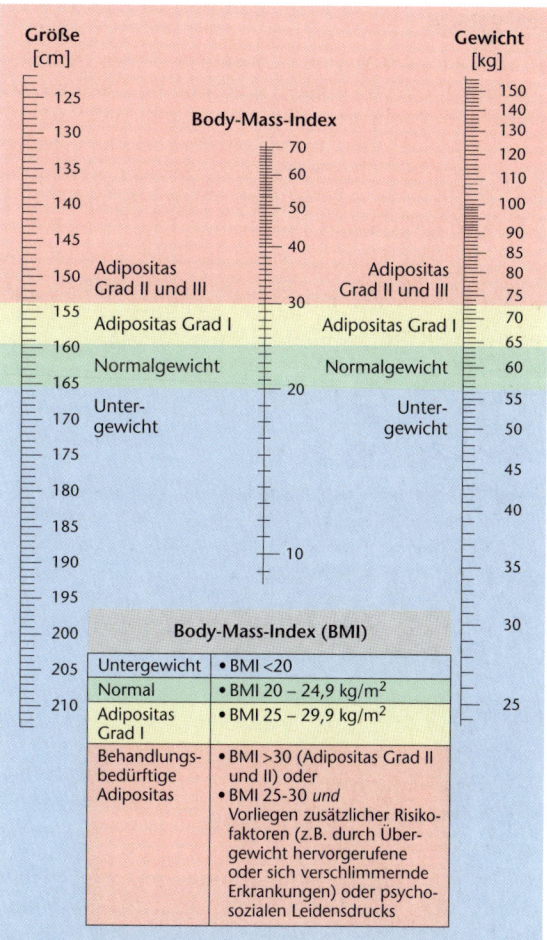

Abb. 22.15: Normogramm zum Body-Mass-Index. Zieht man eine Linie zwischen Körpergröße und Gewicht, so ergibt der Schnittpunkt dieser Linie mit der Skala in der Mitte den Body-Mass-Index. [A400-100]

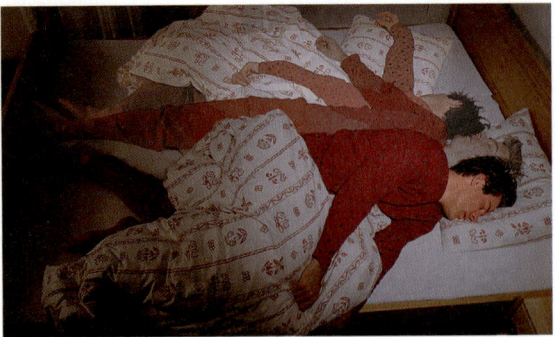

Abb. 22.16: Andauernde Schlafstörungen beeinträchtigen die körperliche und geistige Leistungsfähigkeit und wirken sich nachteilig auf das Wohlbefinden aus. [K102]

Watchers, die eine Ernährungsumstellung mit dem Erfahrungsaustausch anderer Betroffener kombinieren (soziale Kontrolle).

🛌 Pflege

Viele Patienten wollen sich und anderen glaubhaft machen, ihre Fettleibigkeit sei hormonell bedingt. Die Pflegende macht dem Patienten immer wieder klar, dass er nichts „an den Drüsen" hat, sondern dass er aktiv durch gezielte Diät und körperliche Betätigung sein Gewicht reduzieren kann. Pflegende und Patient erstellen gemeinsam Ernährungspläne, zur Selbstkontrolle kann ein Tagebuch geführt werden. Die Pflegende versucht, das Selbstbewusstsein des Patienten zu stärken, indem sie ihn in Kleidungsfragen berät. Eine weitere wichtige Aufgabe ist es verletzende Bemerkungen von Mitpatienten zu unterbinden.

✉️ Kontaktadressen
Dick & Dünn – Beratung bei Ess-Störungen e.V.
Innsbrucker Str. 25
10825 Berlin
Telefon: 0 30/8 54 49 94

Overeaters Anonymous (OA) – Anonyme Ess-Süchtige
Postfach 10 62 06
28062 Bremen

22.4 Schlafstörungen

Schlaf ist als Aufbau- und Erholungsphase lebensnotwendig. Die durchschnittliche Schlafdauer beträgt pro Nacht 7 – 9 Stunden und bleibt ungefähr bis zum 60. Lebensjahr konstant. Danach nimmt sie ab. In einer Nacht werden ca. 4 – 5 Schlafzyklen von jeweils ungefähr 90 Minuten Dauer durchlaufen, in denen sich Tief- und Flachschlafphasen abwechseln.

- **Phase 1; Einschlafphase:** Dämmerzustand zwischen Wachsein und leichtem Schlaf. Kennzeichnend sind langsame, rollende Augenbewegungen, Denkabläufe sind beschleunigt
- **Phase 2; leichter Schlaf:** Das Bewusstsein ist verringert, die Augen bewegen sich nicht mehr
- **Phase 3; beginnender Tiefschlaf:** Etwa eine halbe Stunde nach dem Einschlafen wird der Schlaf tiefer. Die Körperfunktionen sind verlangsamt und der Schlafende ist nur schwer erweckbar
- **Phase 4; Tiefschlaf:** Der Schlaf hat seine tiefste Phase erreicht. Der Mensch schläft „wie ein Stein".

Die Phasen 1 – 4 werden auch als Non-REM-Schlaf bezeichnet.

- **Phase 5; REM-Schlaf:** Zwischen Phase 4 und Phase 1 des nächsten Zyklus liegt eine REM-Periode. Sie ähnelt dem Leichtschlaf, ist aber durch schnelle Augenbewegungen (engl. **r**apid **e**ye **m**ovements) unter den geschlossenen Lidern gekennzeichnet. In dieser Phase träumt der Schlafende und ist schwer erweckbar. Der Muskeltonus ist stark erniedrigt.

Entscheidend für den Erholungswert des Nachtschlafs ist weniger die Gesamtdauer als vielmehr der ungestörte Wechsel zwischen REM- und Non-REM-Phasen.

➡️ Krankheitsentstehung

Schlafstörungen äußern sich als Einschlaf- oder Durchschlafstörungen, bzw. als Schlafdefizit. Zunächst müssen **organische** Erkrankungen (z.B. zu *hoher* oder *zu niedriger Blutdruck, Schlaf-Apnoe-Syndrom* oder *Schmerzen*), störende äußere Einflüsse *(Licht, Lärm, zu warmes Zimmer)* und Medikamente oder Genussmittel als Ursachen für die Schlafstörungen ausgeschlossen werden.

Gründe für **nicht organisch** bedingte Schlafstörungen können sein:
- **Erlebnisse** des vergangenen Tages oder bevorstehende Ereignisse
- **Innere Konflikte** zwischen Gewissen und Wunsch nach Entspannung: Patienten gestehen sich aus Schuldgefühlen heraus den erholsamen Schlaf nicht zu
- **Posttraumatische Belastungssyndrome** (nach Extrembelastungen wie Misshandlungen, Vergewaltigungen, Kriegserlebnissen, Naturkatastrophen)
- **„Schlafphobie"** bei Borderline-Persönlichkeiten (Angst vor Auflösung der Ich-Struktrur im Schlaf)
- Insbesondere bei alten Menschen: **Angst** vor dem Tod.

👁️ Symptome

- Nachtschlaf über einen Monat lang mindestens dreimal pro Woche ungwollt kürzer als 6,5 Stunden
- Einschlafzeit länger als 30 Minuten

- Häufiges nächtliches Erwachen: Insgesamt mindestens 30 Minuten Wachzeit
- Übertriebene gedankliche Beschäftigung mit dem Thema Schlaf
- Großer Leidensdruck, verminderte Leistungsfähigkeit
- Missbrauch von Benzodiazepinen (☞ Pharma-Info 21.5).

Behandlungsstrategie

Nicht organisch bedingte Schlafstörungen sprechen auf **Antidepressiva** oder **niederpotente Neuroleptika** an. Um Patienten die Angst vor der Schlaflosigkeit zu nehmen, können unter strenger Beobachtung **Benzodiazepine** gegeben werden. Die Einnahme darf aber nicht länger als zwei, im Höchstfall vier Wochen dauern.

Auf jeden Fall sollte der Patient **Entspannungstechniken,** wie Autogenes Training, Atementspannung oder progressive Muskelentspannung nach Jacobson, erlernen. Die progressive Muskelentspannung basiert auf dem Konzept, dass Entspannung erst dann gespürt werden kann, wenn zuvor bewusst die Anspannung gespürt wurde. Der Patient spannt für einen kurzen Moment bestimmte Muskeln extrem an und lässt dann abrupt los. Wichtig ist die „Nachspürphase", in der man zu fühlen versucht, ob sich etwas verändert hat. Oft sind Audiokassetten eine gute Hilfestellung zum Einprägen der Übungsabläufe und Affirmationen (Merksätze, z.B. „Ich bin ganz ruhig und entspannt").

Kontaktadresse
VdK – Fachverband Schlafapnoe/Chronische Schlafstörungen
Wurzerstr. 4a
53175 Bonn
Telefon: 02 28/82 09 30

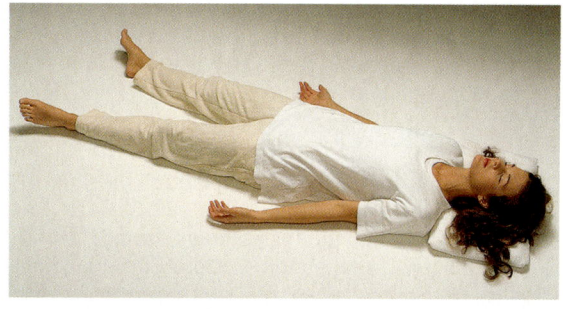

Abb. 22.17: Ganz gleich, ob die Ursache von Schlafstörungen psychischer oder organischer Natur ist, das Erlernen einer Entspannungstechnik wie z.B. Autogenes Training, Atementspannung oder progressive Muskelentspannung nach Jacobson ist dem Patienten in jedem Fall anzuraten. [K102]

Pflege

Patienten mit Schlafstörungen haben oft unrealistische Vorstellungen über die Dauer und Qualität eines erholsamen Schlafs. Aufgabe der Pflegenden ist es, ihnen glaubhaft zu machen, dass sieben Stunden Schlaf genügen und gelegentliches Aufwachen ganz normal ist. Außerdem sollen die Patienten aufgeklärt werden über den Teufelskreis aus Angst vor der Schlaflosigkeit, Ärger über das Ausbleiben des Schlafes und daraus erst recht resultierendem Nicht-Einschlafen-Können. Beispielsweise gehen Patienten abends um 20 Uhr ins Bett, weil sie „todmüde" sind, und wachen um 3 Uhr morgens auf. Die Patienten sehen nur die Uhrzeit, aber nicht die Tatsache, dass sie sieben Stunden geschlafen haben.

Schlaflosigkeit kann von Patienten nachts dazu benutzt werden, um Zuwendung von den Pflegenden zu erzwingen. Die Pflegenden fordern die Patienten auf, wieder zu Bett zu gehen

Schlafprotokoll						Name:							
Bitte abends ausfüllen						Bitte morgens ausfüllen							
Datum	Genussmittel			Medikamente (Schlafmittel und andere)	Wann/ Wie lange tagsüber gelegen?	Wann ins Bett gegangen?	Wann aufgestanden?	Wie oft aufgewacht?	Wie haben Sie geschlafen? Und wie lange?			Bemerkungen
	Alkohol	Nikotin	Kaffee, Cola, Tee							Gut	Mittel	Schlecht	
14.6.97	1 Bier (12.00 h)	5 Zig.	3 Tassen Tee (16.00 h)		13.00 h 1 Stunde	22.30 h	6.00 h	3 x				4 Std.	Ärger mit dem Chef

Abb. 22.18: Das Führen eines Schlafprotokolls durch den Patienten, hilft das Ausmaß der Schlafstörung festzulegen und kann Anhaltspunkte für die Ursache(n) der Schlafstörungen geben. [A400-100]

und bemühen sich während des Tages um neue Beziehungsmöglichkeiten. Lebensprobleme oder Krankengeschichten werden nachts nicht besprochen!

Die Pflegenden achten auf Station darauf, dass betroffene Patienten tagsüber nicht schlafen oder sich aufs Bett legen. Sie halten die Patienten an, immer zur selben Zeit ins Bett zu gehen und fördern Einschlafrituale. Alte Menschen gehen oft aus Langeweile früh schlafen. Ihnen sollte auf Station ein ansprechendes Abendprogramm (z.B. Kartenspiel) geboten werden (Schlafstörungen im Alter ☞ 24.2.4). Damit die Patienten ihr Schlafpensum vor Augen haben, können sie ein Schlafprotokoll führen, in dem sie Aufwachzeit und Stimmung notieren.

📖 **Literaturtipp**
Strömsdörfer, Lars: Wenn die Seele Ausgang hat. Rund um den Schlaf. Fischer, Frankfurt/M., 1992

22.5 Funktionelle psychosomatische Störungen

Somatoforme Störungen ☞ 21.5.1

22.5.1 Das Wesen der funktionellen psychosomatischen Störung

⇨ Krankheitsentstehung

Funktionelle psychosomatische Störungen sind körperliche Beschwerden, für die es keine organischen Ursachen gibt. Die Patienten sind fest überzeugt, an einer körperlichen Krankheit zu leiden. Psychopathologische Zusammenhänge, z.B. Angst vor Einsetzen der Symptome, werden von ihnen nicht erkannt. In den meisten Fällen sind funktionelle Störungen die Reaktion des Körpers auf seelische Konflikte. Jedoch kann immer auch eine organische Ursache dahinter stecken. Dies muss in jedem Fall sicher ausgeschlossen werden.

Epidemiologie

Funktionelle psychosomatische Störungen sind weit verbreitet. In Umfragen gaben über die Hälfte aller Patienten in Kliniken und Arztpraxen an, unter funktionellen Störungen zu leiden. Dabei treten die Störungen mit zunehmendem Alter hinter tatsächlich organischen und altersbedingten Erkrankungen zurück.

🔅 Symptome

Auch 65 % der gesunden Menschen klagen über mindestens eines der in Tabelle 22.19 aufgeführten Symptome.

🔎 Diagnostik und Differentialdiagnose

Die Diagnose funktioneller psychosomatischer Störungen erfolgt durch Ausschluss körperlicher Krankheiten und durch eine ausführliche psychosomatisch orientierte Anamnese.

Patienten mit noch nicht diagnostizierten körperlichen Krankheiten wirken oft verängstigt, fordernd, vorwurfsvoll oder aggressiv. Dieses Verhalten darf nicht zur Fehldiagnose einer psychogenen Störung verleiten.

🛏 Pflege

Patienten mit funktionellen psychosomatischen Störungen sind überzeugt davon, an einer körperlichen Krankheit zu leiden. Wenn sie in eine psychosomatische Station aufgenommen werden, fühlen sie sich oft falsch behandelt und nicht ernst genommen. Sie reagieren ärgerlich und empört ("Ich gehöre nicht zu den Spinnern, ich bin wirklich krank"), lehnen psychotherapeutische Betreuung ab und fordern statt dessen beständig weitere körperliche Untersuchungen.

Körperbereich	mögliche Symptome
Verdauungstrakt	Kloßgefühl v.a. beim Schlucken, Luftschlucken, Erbrechen, nervöser Reizmagen, Verstopfung, Durchfall
Lunge, Brustkorb	Hyperventilation, erschwertes Atmen, Beklemmungsgefühl, Atemnot
Herz, Kreislauf	Herzjagen, Herzrhythmusstörungen, Stechen oder Beklemmung im Brustbereich, Herzangstneurose
Kopf	Kopfschmerzen, Migräne
Rücken	Verschiedene Schmerzen im Nacken- und Lendenwirbelbereich
Urogenitaltrakt	Reizblase, Harninkontinenz, Harnverhalt, Zyklus- und Sexualstörungen, psychogener Ausfluss, psychogener Juckreiz
Haut	Juckreiz, Nesselsucht, ekzemartige Ausschläge, Rötung, Schwitzen
HNO	Ohrschmerz, Tinnitus, Taubheit, Hörsturz, Schwindel, Mundtrockenheit
Auge	Flimmern, doppelte oder verschwommene Bilder, vorübergehende Blindheit, Lidflattern
Diffuse Symptome	Vermehrte Erschöpfbarkeit, chronische Müdigkeit (chronic fatigue syndrom), Unwohlsein, Anspannung, Druck

Tab. 22.19: Typische Symptome bei funktionellen psychosomatischen Störungen.

Die Pflegende bewahrt die Ruhe und argumentiert sachlich. Sie gibt dem Patienten zu verstehen, dass man ihn sehr wohl als krank, leidend und therapiebedürftig einschätzt. Jedoch bleibt sie weiterhin dabei, dass die Ursachen seiner Beschwerden psychogen sind. Auf den Wunsch nach zusätzlichen Untersuchungen geht die Pflegende, insbesondere ab dem Zeitpunkt der Diagnose „funktionelle Störung", nicht ein. Auch gibt sie keine Medikamente aus, die zur Behandlung des vermeintlich erkrankten Organs dienen. Derartiges Entgegenkommen würde die Annahme körperlicher Ursachen verstärken und so zu einer durch ärztliche Behandlung ausgelösten, so genannten **iatrogenen Chronifizierung** des Krankheitsbildes führen.

Droht ein Patient, die Behandlung abzubrechen, bietet die Pflegende ihm an, sich Station und Therapie ohne Verpflichtung zunächst als „Gast" von außen anzuschauen. Die Patienten fühlen sich auf diese Weise in ihrer freien Entscheidung respektiert. Die Chance, dass sie in absehbarer Zeit als „Kunde", also als aktiver Teilnehmer wiederkommen, ist umso größer.

> 🖭 Hinter der Ablehnung einer Therapie und empörtem oder aggressivem Rückzug steckt immer große Angst. Den Zugang zu dieser Angst lernt der Patient erst in einer Therapie.

22.5.2 Häufige Krankheitsbilder

Funktionelle psychosomatische Störungen werden häufig durch das vegetative Nervensystem vermittelt. Sie können sich an allen Organen zeigen. Genau beschriebene Krankheitsbilder betreffen insbesondere
- Das kardiovaskuläre System (Herzneurose)
- Den Gastrointestinaltrakt (Magenneurose, Colon irritabile)
- Das respiratorische System (Hyperventilation).

Funktionelle Herzstörung (Herzneurose)

Bei der **funktionellen Herzstörung** *(somatoforme autonome Funktionsstörung des kardiovaskulären Systems, Herzneurose)* leiden die Patienten unter verschiedenen Missempfindungen wie Herzstolpern, Atemnot und Herzschmerzen. Oft werden sie mit akuten Angstanfällen und Verdacht auf Herzinfarkt in die Klinik gebracht.

Als Ursache der Herzneurose wird eine enge, symbiotische Beziehung zur Mutter angegeben. Trennungserlebnisse, berufliche Veränderungen und körperliche Erkrankungen können die Symptomatik auslösen.

Hyperventilationstetanie

Hyperventilationstetanie *(somatoforme autonome Funktionsstörung des respiratorischen Systems)*

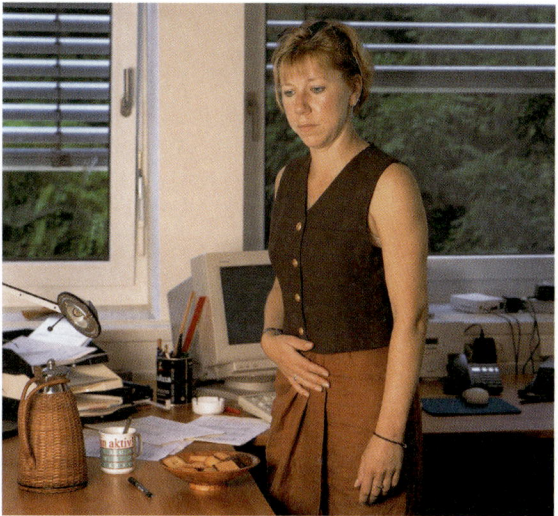

Abb. 22.20: Funktionelle Oberbauchschwerden entstehen häufig aus dem Zusammenspiel von falscher Ernährung und psychischen Stressfaktoren. Die Patienten leiden unter Druck- und Völlegefühl, Übelkeit, Appetitlosigkeit oder Nahrungsmittelunverträglichkeiten ohne dass eine organische Ursache feststellbar ist. [K103]

kommt relativ häufig vor. Sie äußert sich in akuter Luftnot, Schwindel, Bewusstseinstrübungen und tonischen Krämpfen, besonders an den Armen (Pfötchenstellung der Hände).

Pathophysiologisch lösen starke Affekte (Angst, Wut, Schreck) eine erhöhte Atemfrequenz aus, durch die der CO_2-Gehalt des Blutes gesenkt wird. Als Folge kommt es zur respiratorischen Alkalose, zum zentralen Sauerstoffmangel sowie zu einer Veränderung im Kalzium-Haushalt mit gesteigerter muskulärer Erregung.

Sofortmaßnahme

Der akute Hyperventilationsanfall wird behandelt, indem der Patient in eine Plastiktüte aus- und wieder einatmet (CO_2-Rückatmung). Dazu ist er allerdings nur bereit, wenn er über die Ursache der Atemnot aufgeklärt und ruhig angeleitet wird.

Funktionelle Oberbauchbeschwerden (Magenneurose)

Funktionelle Oberbauchbeschwerden *(somatoforme autonome Funktionsstörung des oberen Gastrointestinaltraktes, Magenneurose, Reizmagen)* äußern sich als Druck- und Völlegefühl, Appetitlosigkeit, Übelkeit, Unverträglichkeit von fetten Nahrungsmitteln, Kaffee oder Alkohol. Meist treten die Symptome im Zusammenhang mit psychischen Belastungen auf. Die Erkrankung häuft sich bei Schichtarbeitern, berufstätigen Müttern und anderen, in besonderem Maße belasteten Personen.

399

Colon irritabile (Reizkolon)

Funktionelle Unterbauchbeschwerden *(somatoforme autonome Funktionsstörung des unteren Gastrointestinaltraktes)* sind gekennzeichnet durch krampfartige Bauchschmerzen und die Neigung zu Verstopfung oder Durchfall. Bei Stress verstärken sich die Symptome. Patienten mit Colon irritabile leiden oft auch unter anderen funktionellen Störungen (z.B. Kopfschmerzen oder Menstruationsbeschwerden).

Wiederholungsfragen

1. Welche Faktoren disponieren zu einer psychosomatischen Erkrankung? (☞ 22.1.1)

2. Welche psychophysiologischen Phänomene kennen Sie selber? (☞ 22.1.1)

3. Welche psychosozialen Teilursachen werden bei der Entstehung des Morbus Crohn angenommen? (☞ 22.2.2)

4. Welche Behandlungsstrategien werden beim Asthma bronchiale angewandt? (☞ 22.2.4)

5. Was sind die Risikofaktoren für eine essentielle Hypertonie? (☞ 22.2.5)

6. Was ist entscheidend für die Prognose der KHK? (☞ 22.2.6)

7. Was sind Merkmale der so genannten „Typ-A"-Persönlichkeit? (☞ 22.2.6)

8. Welche Erkrankungen zählen zu den Ess-Störungen? (☞ 22.3)

9. Welche soziokulturellen Faktoren begünstigen die Entstehung einer Ess-Störung? (☞ 22.3)

10. Was ist ein typischer Konflikt bei der Pflege anorektischer Patienten? (☞ 22.3.1)

11. Wie nennt man die Erkrankung, die sich durch unkontrollierte Fressanfälle auszeichnet? (☞ 22.3.2)

12. Was ist der Unterschied zwischen Anorexie und Bulimie? (☞ 22.3.2)

13. Wann spricht man von Adipositas? (☞ 22.3.3)

14. Welche Behandlungsstrategie führt zu dauerhaften Gewichtsreduktionen bei Adipositas? (☞ 22.3.3)

15. Welche Phasen innerhalb eines gesunden Schlafzyklus lassen sich beschreiben? (☞ 22.4)

16. Nennen Sie Beispiele für funktionelle psychosomatische Störungen. (☞ 22.5)

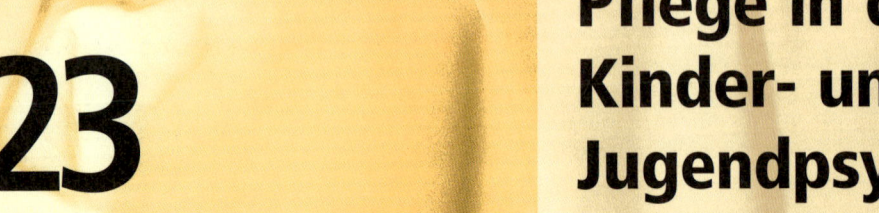

23

Pflege in der Kinder- und Jugendpsychiatrie

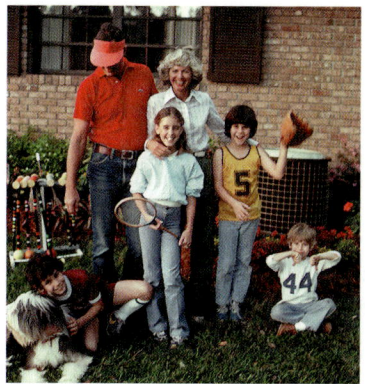

Abb. 23.1: Das soziale Umfeld ist entscheidend für die gesunde Entwicklung von Kindern und Jugendlichen. Demzufolge nimmt bei der psychotherapeutischen Behandlung von Kindern und Jugendlichen die Elternarbeit einen zentralen Stellenwert ein. [V226]

🖐 Alle Kinder besitzen von Natur aus eine große Anpassungsfähigkeit, die ihnen das psychische Überleben oder gar Gesunden auch nach schwersten psychosozialen Belastungen ermöglicht.

23.1 Indikationen zur stationären Aufnahme, Anamnese und Behandlung

23.1.1 Ätiologie psychischer Störungen im Kindes- und Jugendalter

Psychische Störungen im Kindes- und Jugendalter entstehen – wie bei Erwachsenen auch – durch das Zusammenspiel unterschiedlicher Faktoren.

- **Biologische Faktoren:** Geschlecht; genetische Veranlagung (z.B. Down-Syndrom)
- **Somatische Faktoren:** Angeborene oder erworbene Schädigungen des ZNS, chronische Erkrankungen
- **Konstitutionelle Faktoren:** Unterschiede in Temperament, Aktivität, Empfindsamkeit (Sensibilität), Anpassungsfähigkeit, Regulation vegetativer Funktionen wie Essen, Trinken und Ausscheiden
- **Psychosoziale Faktoren:** Lieblose Eltern-Kind-Beziehung, inkonsequente Erziehung, mangelnde Freundschaften mit Gleichaltrigen, Trennungs- und Verlusterfahrungen, Bedrohungen, körperlicher oder sexueller Missbrauch, psychische Erkrankungen oder Kriminalität eines Elternteils
- **Akute Belastungsfaktoren:** Krankenhausaufenthalte, Umzüge, Trennung oder Tod von Familienmitgliedern.

📋 **Kinder- und Jugendpsychiatrie:** Diagnostik, Therapie und Prophylaxe von psychischen Störungen bei Kindern und Jugendlichen bis zum 18. Lebensjahr, in manchen Fällen auch darüber hinaus. Seit 1968 eigenes medizinisches Fachgebiet.

Die **Kinder- und Jugendpsychiatrie** unterscheidet sich von der Erwachsenenpsychiatrie sowohl hinsichtlich der **Krankheitsbilder** und deren Ausprägung als auch hinsichtlich der eingesetzten Behandlungsformen. So haben Depressionen im Kindesalter ein unspezifisches Gesicht, z.B Lustlosigkeit, Lernstörungen, Rückzugsverhalten oder Aggressivität. Im Erwachsenenalter zeigen sie hingegen ein genau umrissenes Krankheitsbild (☞ 18.1.1). Es gibt psychische Störungen, die schon im Kleinkindalter auftreten und teilweise bis ins Erwachsenenalter hineinwirken, wie z.B. der frühkindliche Autismus (☞ 23.3.1). Andere Störungen beginnen erst im Jugendalter wie die Anorexia nervosa (☞ 22.3.1).

Auch die **Behandlungsschwerpunkte** sind anders als im Erwachsenenalter: Bei Kindern und Jugendlichen tritt die medikamentöse Therapie in den Hintergrund. Dafür nimmt die **Elternarbeit** einen zentralen Stellenwert ein, d.h. es wird in viel stärkerem Maß als bei Erwachsenen das soziale Umfeld mit einbezogen.

Die **Ursachen** für psychische Störungen sind bei Kindern, Jugendlichen und Erwachsenen gleich. Oft wird der Grundstein für psychische Störungen im Erwachsenenalter schon in der Kindheit gelegt. Die körperliche und psychische Entwicklung vollzieht sich in einem komplexen Zusammenspiel von biologischen Reifungsvorgängen und einem die Entwicklung fördernden sozialen Umfeld. Durch ungünstige Bedingungen in der kindlichen Umgebung können schwere Entwicklungsschäden auftreten, die zu psychischen Störungen führen. Je nach angeborener Veranlagung wirken schädigende Einflüsse unterschiedlich stark.

Psychoanalytische Entwicklungtherorie nach Freud ☞ 16.3.1

23.1.2 Stationäre Aufnahme

Indikationen und Einweisungsdiagnosen

Kinder und Jugendliche, die in eine kinderpsychiatrische Klinik eingewiesen werden, kommen oft aus einem schwierigen familiären Umfeld. Die jüngsten Patienten sind 3 – 4 Jahre alt, die Älteren bis 18 Jahre, in Ausnahmefällen auch älter. Oft sind die Familien durch mehrere psychiatrische Erkrankungen belastet. Für die stationäre Aufnahme muss normalerweise eine Einwilligung des Sorgeberechtigten vorliegen.

Einweisung durch das Vormundschaftsgericht

Bevor man Kinder im Vorschulalter aus ihrem gewohnten Umfeld herausnimmt, müssen schwerwiegende Gründe vorliegen, wie z.B. schwerste Misshandlungen oder schwerste Formen des sexuellen Missbrauchs. In solchen Fällen kann die stationäre Aufnahme auch gegen den Willen des Sorgeberechtigten erfolgen, sofern diesem durch das Vormund-

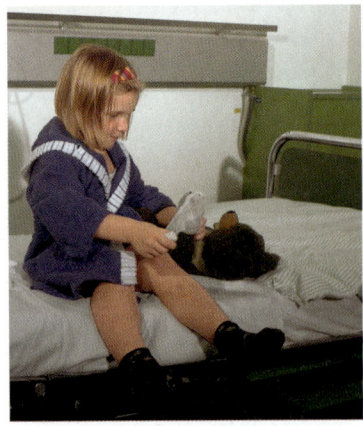

Abb. 23.2: Für eine Einweisung eines Kindes in eine kinderpsychiatrische Klinik müssen schwerwiegende Gründe vorliegen. Ist das Wohl des Kindes gefährdet (z.B. im Fall von Misshandlung oder sexuellem Missbrauch) kann eine Einweisung auch durch das Vormundschaftsgericht erfolgen. [K183]

schaftsgericht in Zusammenarbeit mit dem Jugendamt das Sorgerecht teilweise oder komplett entzogen worden ist.

Psychiatrische Diagnosen

Häufige **Diagnosen** bei der Einweisung von Jugendlichen und Kindern sind:
- Depressive Episode mit Suizidgedanken (☞ 23.5.3, 23.7.2)
- Suizidversuch
- Schizophrene Psychose (☞ 23.7.1)
- Selbst- oder Fremdgefährdung nach Alkohol- und Drogenmissbrauch
- Panikstörung (☞ 21.2.3)
- Angststörung (☞ 23.5.1)
- Zwangserkrankungen (☞ 23.5.2)
- Anorexia nervosa (☞ 23.8.1) und Bulimia nervosa (☞ 23.8.2)
- Aggressiver Durchbruch bei Autismus (☞ 23.3) oder geistiger Behinderung (☞ 23.9)
- Posttraumatische Belastungsreaktionen (☞ 21.6.1).

Bei **Kindern** kommen als Diagnosen das hyperkinetische Syndrom (HKS ☞ 23.6) und in zunehmendem Maße Schulphobien hinzu. Auch gravierende Störungen des Sozialverhaltens können Grund für eine stationäre psychiatrische Behandlung sein.

Bei **Jugendlichen** geht in leichteren Fällen der stationären Einweisung ein ambulantes Gespräch voraus. Nachdem der Jugendliche die Station kennengelernt hat, mag es ihm leichter fallen, sich für einen stationären Aufenthalt zu entscheiden.

Akute Notfälle

In folgenden Situationen erfordert die psychische Verfassung des Kindes bzw. Jugendlichen sofortige Aufnahme und Betreuung:
- Akute Suizidalität, Zustand nach Suizidversuch
- Affektiver Durchbruch mit Fremdgefährdung
- Verwirrtheitszustände
- Stuporöse Zustände
- Panikzustände

- Lebensbedrohlicher Mangelzustand des Körpers bei Verdacht auf eine Essstörung
- Akute traumatische Erfahrungen.

Hier ist meistens eine entsprechende Krisenintervention (☞ 26.2.2) notwendig und sofortige ärztliche Hilfe angesagt. Sorgeberechtigte, Amtsvormund oder Pfleger werden über die Behandlung baldmöglichst informiert.

Inobhutnahme

Möchte ein Jugendlicher aus triftigen Gründen nicht mehr nach Hause, kann er nach § 42 Kinder- und Jugendhilfegesetz (KJHF) durch Vermittlung des Jugendamtes aufgenommen und geschützt untergebracht werden. Willigen die Eltern ein, lassen sich vormundschaftsgerichtliche Maßnahmen vermeiden.

Unterbringung

Die **Unterbringung** der Kinder und Jugendlichen erfolgt in den meisten Einrichtungen nach Alter getrennt. Stationen in der Kinder- und Jugendpsychiatrie sind grundsätzlich in kleine Gruppen von ca. 8 – 10 Patienten eingeteilt. Bei Selbst- oder Fremdgefährdung kann eine solche Gruppe oder auch eine ganze Station geschlossen werden. Die jungen Patienten müssen also nicht auf eine fremde geschlossene Station verlegt werden. Als sinnvoll und praktikabel hat sich folgende Einteilung erwiesen:
- Kleine Kinder: 3 – 10 Jahre
- Kinder: 10 – 13 Jahre
- Jugendliche: 14 – 18 Jahre.

23.1.3 Anamnese und Diagnostik

Das anamnestische Gespräch

Grundlage der Diagnostik sind Anamnese und Beobachtung. Im **anamnestischen Gespräch** mit den El-

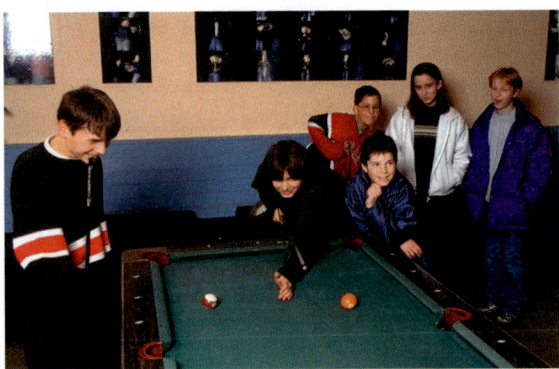

Abb. 23.3: Werden Kinder oder Jujgendliche aus ihrem gewohnten sozialen Umfeld herausgenommen, erfolgt die Unterbringung in der entsprechenden kinder- und jugendpsychiatrischen Einrichtung in einer altersgemäßen Gruppe, die dem jungen Patienten Geborgenheit und Unterstützung vermitteln soll. [K183]

tern unter Anwesenheit des Kindes werden verschiedene Aspekte erfragt:

- Vorstellungsanlass
- Krankheiten, aktuelle Lebenssituation der Familie *(Familienanamnese)*
- Probleme bei der Geburt: prä-, peri- und postnatale Risikofaktoren
- Krankheiten und Impfungen
- Statomotorische und sprachliche Entwicklung, Sauberkeitsentwicklung
- Psychosoziale Entwicklung.

Bei der psychosozialen Entwicklung ist besonders das Verhalten des Kindes in Schwellen- und Krisensituationen bedeutsam. Dazu zählen die Geburt von Geschwisterkindern, die Eingewöhnung in den Kindergarten, die Einschulung, der Schulverlauf (Leistungen, Problemfächer), Hobbys und Freizeitgestaltung.

Weitere anamnestische Quellen sind das kinderärztliche Vorsorgeheft (U-Heft), Berichte von Kindergarten, Schule, Jugendamt oder Gericht oder bereits bestehende Krankenhausakten.

Während des Gesprächs wird die Interaktion zwischen Eltern und Kind beobachtet: Wie ist die Stimmung der Eltern? Sind sie aufmerksam dem Kind gegenüber? Können sie auf ihr Kind eingehen und seine Anregungen kreativ aufgreifen? Können sie ihm Grenzen setzen? Können sie mit ihm spielen?

Körperliche Untersuchung des Kindes

Bei der allgemeinkörperlichen und neurologischen Untersuchung werden Körperlänge, Gewicht, Grob- und Feinmotorik, Geschlechtsentwicklung und Organbefund beurteilt. Oft ist zusätzlich eine Untersuchung des Gehörs (Audiometrie) und des Sehvermögens notwendig. Darüber hinaus wird ein Somatogramm erstellt: Die Relation von Körpergröße, Gewicht und Lebensalter im Vergleich zum durchschnittlichen Entwicklungsstand. Außerdem werden Kopf- und Halsumfang gemessen und die Handwurzelknochen geröntgt, um das Wachstumsstadium des Skeletts beurteilen zu können.

Je nach Indikation werden außerdem durchgeführt: Chromosomenanalyse, Stoffwechseluntersuchungen (z.B. Aminosäurenscreening), EEG, Röntgennativaufnahmen, CT, MRT, Liquoranalyse, EMG (Elektromyographie) und NLG (Nervenleitgeschwindigkeit) (☞ 1.3.4).

Psychologische Anamnese des Kindes

Der psychopathologische Befund wird wie beim Erwachsenen erhoben (☞ 14.5). Bei seiner Beurteilung wird auch der Entwicklungsstand des Kindes beachtet. Beispielsweise ist das Anschmiegen von Kindern an die Eltern und das Verstecken des Gesichts beim 3-Jährigen völlig normal, beim 14-Jährigen sehr auffällig.

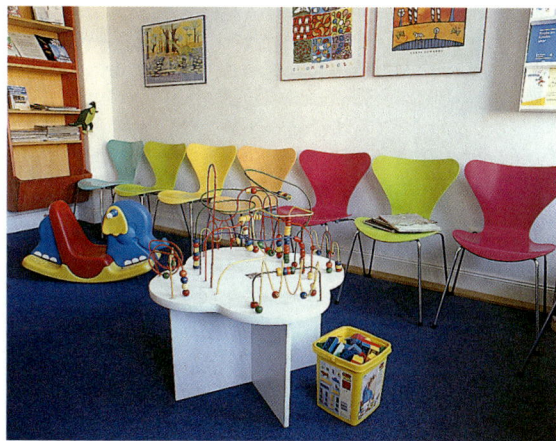

Abb. 23.4: Das Spielverhalten von Kindern ist ein wichtiger Faktor bei der psychologischen Beurteilung. [K225]

Sofern erforderlich kommen psychologische Untersuchungen zur Feststellung des Entwicklungsstandes, der allgemeinen Lern- und Leistungsmöglichkeiten, spezieller Teilleistungsstörungen und zum Erfassen der Persönlichkeitsentwicklung hinzu.

> 🕮 Um Kinder oder Jugendliche genauer kennenzulernen, gibt es je nach Alter und Entwicklungsstand unterschiedliche Möglichkeiten: Verhaltensbeobachtung, gemeinsames Spielen, Gespräche und gezielte psychologische Untersuchungen.

23.1.4 Therapieformen bei Kindern und Jugendlichen

Multiprofessionelles Vorgehen

Typisch für die Therapie in der Kinder- und Jugendpsychiatrie ist das **multiprofessionelle Vorgehen.** Vertreter aus folgenden Berufsgruppen werden in die Therapie mit einbezogen:

- Kinder- und Jugendpsychiater
- Krankenschwestern und -pfleger
- Kinderkrankenschwestern und -pfleger
- Erzieher
- Spezialisierte Psychotherapeuten
- Kinderärzte
- Heilpädagogen
- Pädagogen
- Logopäden
- Physiotherapeuten
- Reittherapeuten
- Ergotherapeuten.

Außerhalb des medizinischen Versorgungssystems stehen als Anlaufstellen noch **Erziehungsberatungsstellen, Jugendämter** und **Drogenberatungen** zur

Verfügung. Eventuell muss ein „case manager" (engl. case = Fall) benannt werden, der die Therapien in Zusammenarbeit mit den Eltern koordiniert und Widersprüche zwischen einzelnen Therapeuten abklärt.

Ziele einer Therapie

Wenn möglich, erfolgt die Therapie ambulant, da Klinikaufenthalte das Kind durch *Deprivation* (☞ 23.10.1) zusätzlich schädigen können. In schwerwiegenden Fällen und bei akuter Gefährdung ist die stationäre Aufnahme auch bei kleinen Kindern indiziert (☞ 23.1.2).

Ein Ziel der Therapie ist, das **psychosoziale Umfeld** des Kindes zu verändern. Durch **Psychotherapien** und **Übungsbehandlungen** werden die individuellen Fähigkeiten des Kindes beeinflusst. **Medikamente** kommen in Ausnahmefällen ergänzend zur Anwendung.

Eine stationäre Behandlung in einer Klinik für Kinder- und Jugendpsychiatrie dauert in der Regel länger als ein Aufenthalt in der Erwachsenenpsychiatrie. Die durchschnittliche Verweildauer liegt bei 4 – 6 Monaten.

Elterngespräch und Elternberatung

Grundsätzlich werden **Elterngespräche** gemeinsam mit dem Kind und den behandelnden Therapeuten und Pflegenden durchgeführt. Eltern fühlen sich durch die psychische Störung ihres Kindes verunsichert und in ihrer elterlichen Kompetenz angegriffen. Sie verstehen ihr Kind nicht mehr. Oft reagieren sie daher ängstlich, gekränkt, misstrauisch oder aggressiv. Besonders schwierig ist die Situation, wenn die Behandlung des Kindes nicht von ihnen, sondern von Schule oder Behörde eingeleitet wird.

Zu allererst muss darum immer ein *therapeutisches Bündnis* mit den Eltern gesucht werden. Die ganze Familie muss den Umgang mit psychischen Problemen erst lernen. Die Eltern werden, falls möglich, von Schuldgefühlen entlastet, ohne dass problematisches Verhalten gut geheißen wird.

Im Gespräch wird die Situation zunächst aus Sicht der Eltern erfasst. Dabei kommt auch zur Sprache, was die Eltern über die kindliche Entwicklung wissen und was sie von ihrem Kind erwarten. Oft sind ihre Laienkonzepte falsch. Einnässen oder Einkoten ist beispielsweise nicht als gezielte Provokation gegen die Eltern zu werten.

> ⛵ Das Team achtet darauf, die Eltern nicht zu verunsichern – auch nicht durch Andeutungen, Anspielungen, „schiefe Blicke" u.Ä. Unsicherheit macht Angst und führt zu Spannungen und Aggressionen, unter denen letztlich vor allem das Kind leidet.

Aus den Elterngesprächen ergeben sich Perspektiven für das weitere Vorgehen:
- Spontane Entwicklung des Kindes abwarten
- Pädagogisch sinnvolle Veränderungen planen
- Weitere Therapien einleiten
- Geeignete (sonder-)pädagogische Einrichtungen suchen.

Aufklärung des Kindes

Mit den betroffenen Kindern oder Jugendlichen wird offen über die Gründe des Arztbesuchs oder der stationären Aufnahme gesprochen. Sie sollen sich in ihren Wünschen und Befürchtungen angenommen fühlen und die Möglichkeit haben, ihrem Entwicklungsstand gemäß die Behandlung mit zu bestimmen.

Psychotherapie

Voraussetzung für jede **Psychotherapie** ist das *therapeutische Bündnis*. Es kann besonders bei Jugendlichen schwierig werden, ein solches Bündnis aufzubauen, weil diese der Welt der Erwachsenen oft insgesamt ablehnend gegenüberstehen und nach Unabhängigkeit streben. Sie befürchten, dass ihre mühsam errungene Eigenständigkeit durch das Eindringen eines Psychotherapeuten oder Bezugspflegenden gefährdet werden könnte.

Die therapeutische Kommunikation findet im Kindesalter vor allem über das Spiel *(Spieltherapie)* statt, bei Jugendlichen über Gespräche. Jede Psychotherapie mit Kindern wird parallel durch beratende Elternarbeit begleitet.

- **Tiefenpsychologische Verfahren** und **Gesprächstherapien** (☞ 16.3.1 und 16.3.3): Diese Verfahren sind indiziert bei emotionalen Störungen, Schulproblemen, Anpassungsstörungen und zur Bewältigung belastender familiärer Entwicklungen. Kontraindiziert sind tiefenpsychologische Verfahren bei frühkindlichem Autismus und Psychosen
- **Kognitive Therapien** (☞ 16.3.2): Sie helfen Kindern systematisch Problemlösungen, Selbstinstruktionen und Selbstkontrolle üben. Die Gedankengänge werden zunächst besprochen, anschließend wird das „innere Sprechen" trainiert. Indikationen sind z.B. das hyperkinetische Syndrom, aggressive Verhaltensauffälligkeiten, Schulschwierigkeiten, mangelnde Compliance bei chronischen Erkrankungen und Ess-Störungen
- **Verhaltenstherapien** (☞ 16.3.2): Für diese Therapieform gibt es zahlreiche Indikationen. Sie lässt sich gut in den Erziehungsalltag einbinden und zeigt auch bei lern- oder geistig behinderten Kindern Erfolg. Ältere Kinder können mit ihren Eltern einen so genannten *Therapievertrag* abschließen, der von beiden Seiten genau eingehalten werden muss. Eltern dürfen z.B. Belohnungen, die bei Erfüllen einer bestimmten Aufgabe versprochen wurden, auch dann nicht verweigern, wenn sie sich aus

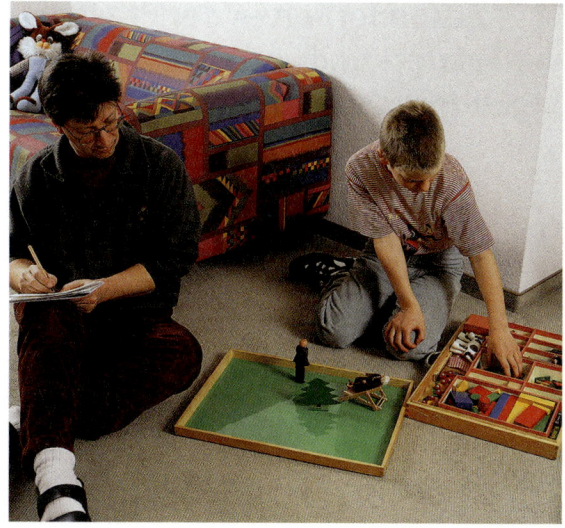
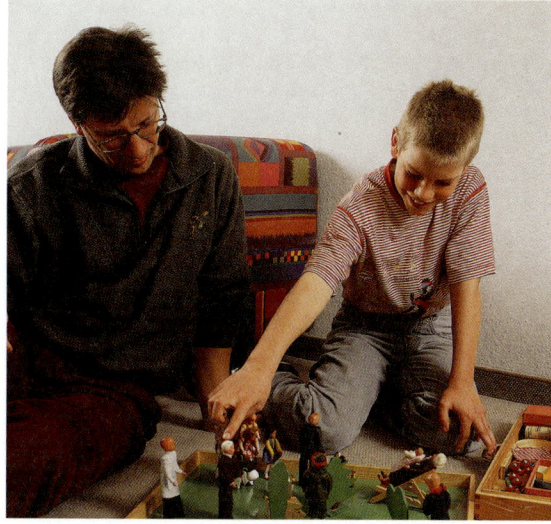

Abb. 23.5: Bis zum Jugendlichenalter erfolgt die therapeutische Kommunikation in erster Linie über das Spiel. Der junge Patient im Bild stellt sich und sein soziales Umfeld mit Spielfiguren nach und erklärt dem Therapeuten die einzelnen Figuren. Dies gibt Aufschluss über die Bedeutung der einzelnen Bezugspersonen für den Jungen. [E180]

anderen Gründen über ihr Kind geärgert haben. Andererseits darf das Kind seine Belohnung nicht erhalten, ohne seinen Vertragsteil vollständig erfüllt zu haben, z.B. weil „es sich doch schon sehr angestrengt hat". Gegebenenfalls müssen die Anforderungen neu formuliert werden, wenn das Kind nicht mit ihnen zurecht kommt.

> 📖 **Literaturtipp**
>
> Gauda, Gudrun: Therapie für Kinder. Kösel, München, 1994

Erwünschtes Verhalten

Durch *kontrollierte Lernprozesse* wird beim Kind **erwünschtes Verhalten** auf- und unerwünschtes Verhalten abgebaut. Indikationen können z.B. Spracherwerb, Selbstversorgung, Sauberkeitsentwicklung, Ängste und Phobien sein. Für den Aufbau eines erwünschten Verhaltens bieten sich verschiedene Strategien an.

- **Verhaltensformung:** Schrittweises Annähern an das Wunschverhalten. Beispielsweise wird bei dissozialen Kindern jede positive Hinwendung zu anderen Menschen verstärkt
- **Verhaltensverkettung:** Einüben einzelner Verhaltenselemente, anschließend Verkettung. Beispielsweise wird mit geistig behinderten Kindern zuerst jeder Einzelschritt des Toilettengangs eingeübt. Erst wenn das Kind damit zurecht kommt, werden sie zu einer Sequenz zusammengebaut
- **Verstärker:** Bei Kindern eignen sich neben Lob auch gemeinsames Spielen, Geld, Gutscheine, Sammelbilder, Lieblingsessen

- **Konsequentes Verhalten:** Es setzt psychisch auffälligen Kindern einen beschützenden Rahmen, der ihnen Sicherheit zum Handeln gibt.

Ergänzende Therapien

Funktionelle Therapien

Die **funktionellen Therapien** nutzen den Zusammenhang zwischen Sinneswahrnehmung, psychischem Erleben und motorischem Ausdruck. Behandelt werden Störungen wie Langsamkeit, Ungeschicklichkeit, Koordinationsschwierigkeiten, Wahrnehmungs- und Lernstörungen.

Zu den funktionellen Therapien gehören die sensomotorische und psychomotorische Übungsbehandlung, sensorisch integrative Therapie und das Wahrnehmungstraining nach Frostig.

Heilpädagogik

Ziel der **Heilpädagogik** ist es, selbsttätige Aktivität herauszufordern. Im **Jugendalter** geht es in erster Linie um eine selbstständige Bewältigung des Alltags und der Lebenspraxis. Heranwachsende mit Entwicklungsrückständen oder -hemmnissen werden so weit gefördert, dass sie die Anforderungen bewältigen können, die sich ihnen bei der Entwicklung zu ausgebildeten, kulturell und sozial integrierten Menschen stellen.

Entwicklungsförderndes Spielen

Im **Kindesalter** liegt der Schwerpunkt auf **entwicklungsfördernden Spielen.** Auf diese Weise werden bei geistig oder körperlich behinderten oder emotional gestörten Kindern kognitive und emotionale Entwicklungsprozesse angeregt.

📖 **Literaturtipp**
Winnicott, Donald Woods: Vom Spiel zur Kreativität. Klett-Cotta, Stuttgart, 1997

Psychopharmaka in der Kinder- und Jugendpsychiatrie

Auf den Einsatz von **Psychopharmaka** bei Kindern
sollte nach Möglichkeit verzichtet werden. Bei einigen Störungen, z.B. beim hyperkinetischen Syndrom
(HKS ☞ 23.6), bei schweren Depressionen oder
Schizophrenien, gibt es allerdings kaum eine andere
wirksame Behandlungsalternative. Psychopharmaka
(☞ 16.1) werden nur nach strenger Indikation, in
möglichst geringen Dosen und in einem zeitlich be-
schränkten Rahmen verabreicht.

Über das Fehlen anderer Therapiemöglichkeiten
muss mit den Kindern offen gesprochen werden. Kinder fühlen sich manchmal durch die Einnahme der
Medikamente stigmatisiert. Die Pflegenden betonen
darum die Normalität von Krankheiten und von Medikamenteneinnahme („Jeder kann mal krank werden, und dann braucht er vielleicht auch Tabletten").
Auch bei Kindern muss die Compliance systematisch
und dem Alter entsprechend durch Informationen
und Einnahmeübungen gefördert werden.

🖼 Bei Kindern und Jugendlichen, die Psychopharmaka erhalten, versucht die Pflegende, auf
die Ängste der Familie vor Nebenwirkungen oder
Suchtentwicklung einzugehen.

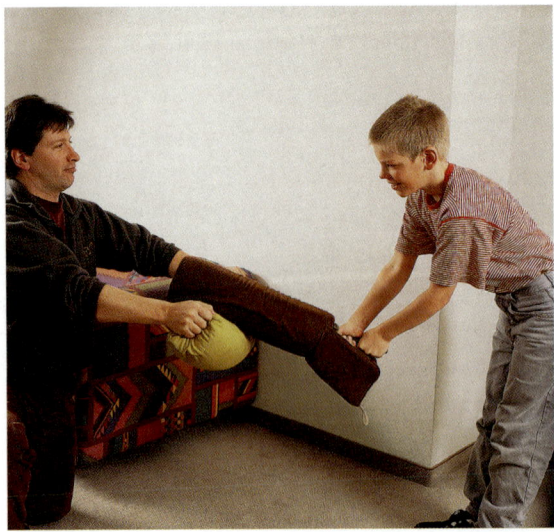

Abb. 23.6: Kinder können ebenso wie Erwachsene unter starken
Aggressionen leiden. Dennoch verfügen sie oft über weniger Strategien, diese Aggressionen gezielt abzubauen. Solche Strategien
können im Rahmen einer Therapie trainiert werden. [E180]

23.2 Besonderheiten der Pflege in der Kinder- und Jugendpsychiatrie

📖 **Literaturtipp**
Petrie, Pat: Kommunikation mit Kindern und Erwachsenen. Urban & Fischer, München, 1999

Jede stationäre Aufnahme eines Kindes oder Jugendlichen ist eine erzwungene **Loslösung vom Elternhaus.** Dabei gilt es immer zu beachten, dass Kinder
eine enge Beziehung zu ihren Eltern haben, auch
wenn diese sie vernachlässigen, misshandeln oder
missbrauchen. Je mehr sich ein Jugendlicher offensichtlich von seinen Eltern distanziert, desto stärker
wehrt er sich gegen diese Bindung.

Voraussetzung für die stationäre Behandlung eines
Kindes oder Jugendlichen ist, dass alle Mitarbeiter
nach dem selben **Konzept** aus Regeln, Maßnahmen
und Zielen handeln. Insbesondere genaue Regeln
sind für junge Patienten wichtig, damit sie lernen, mit
Grenzen umzugehen.

23.2.1 Grundsätzliche Regelungen

Grundsätzliche Regelungen bestehen über den Umfang von **Kontakten, Besuchen** und **Ausgang.** Wie
viel erlaubt wird, hängt von der Dauer des Aufenthalts, vom Alter und von der Kooperationsbereitschaft des jungen Patienten ab. Ein kooperativer Jugendlicher lässt sich auf Behandlungsmaßnahmen
ein, beteiligt sich an Gruppenangeboten und hält sich
an die Stationsregeln. Mit der Aufnahme bekommen
die Jugendlichen die Stationsregeln in schriftlicher
Form ausgehändigt. Dabei weisen die Pflegenden aus-
drücklich auf Regelverstöße hin, die die Weiterbehandlung gefährden, z.B. Drogenkonsum.

Kontakte in den ersten Tagen:
- **Ausgang.** In den ersten 3 Tagen nur in Begleitung
  eines Mitarbeiters erlaubt. Danach bleiben Kinder
  immer in Sichtweite eines Pflegers
- **Kontaktsperre.** Bleibt zu Bezugspersonen außerhalb der Klinik bis 2 – 3 Wochen nach Aufnahme
  bestehen.

Im weiteren Verlauf:
- **Schulbesuch oder Ausbildung.** Dem Krankheitsverlauf entsprechend werden sobald wie möglich
  interne Beschulungsmöglichkeiten wahrgenommen
- **Freizeit.** Freie Zeit wird in zunehmendem Maße gewährt. Der Patient legt mit der Pflegenden fest, was
  er in dieser Zeit unternehmen möchte, z.B. Kinobesuch mit Freunden
- **Familienbesuche.** Nach ca. 2 – 3 Wochen stundenweise Beurlaubungen für Besuche in der Herkunfts-

familie. Später auch über Nacht. Kinder dürfen, sofern dem therapeutisch nichts entgegen steht, ab dem zweiten Wochenende von Samstag auf Sonntag in ihrer Herkunftsfamilie übernachten. Bei schwerem Missbrauch durch nahe Angehörige im Elternhaus Besuche nur in Begleitung eines Mitarbeiters

- **Soziale Kontakte.** Bestehende soziale Kontakte (Familie, Freunde, WG, Heim) werden in therapeutische Maßnahmen einbezogen.

23.2.2 Pädagogische und therapeutische Hilfen

Beziehungsgestaltung und Bezugsbetreuersystem

Bezugspflege ☞ 15.5

Beziehungsgestaltung

Eine wichtige Aufgabe der Pflegenden in der Kinder- und Jugendpsychiatrie ist die **Beziehungsgestaltung.** In diesem Zusammenhang ist das gemeinsame Tun mit dem Kind bzw. Jugendlichen ein geeignetes Mittel zur therapeutischen Arbeit. Gerade Kinder brauchen oft noch Unterstützung bei alltäglichen Dingen wie Zähneputzen oder auch Hausaufgaben. Die Pflegende leistet im Rahmen der Milieutherapie (☞ 16.8.1) ihren Beitrag zum geplanten Behandlungsziel. Nicht zuletzt gilt es, das Gruppenverhalten des jungen Patienten zu beobachten und entsprechend seine soziale Kompetenz zu verbessern.

Bezugpflegesystem

Um eine möglichst intensive Beziehungsgestaltung zu gewährleisten, hat sich das **Bezugspflegesystem** (☞ 15.5) bewährt. Dabei betreut eine Pflegende sympathiegeleitet maximal zwei Patienten. Sie ist Ansprechpartnerin bei allen Fragen und Problemen. Meist nehmen Kinder und Jugendliche dieses Beziehungsangebot gerne an. Oft kommt der Pflegenden die Rolle der „Ersatzmutter" zu. Dann gilt es besonders darauf zu achten, dass es nicht zu einer Konkurrenzsituation mit der leiblichen Mutter kommt. Als sinnvoll hat es sich erwiesen, dem Heranwachsenden einmal pro Woche eine so genannte *Bezugsstunde* zu ermöglichen, in der die Pflegende ausschließlich für ihn da ist. Durch eine gemeinsame Unternehmung, z.B. einen Kinobesuch, wird das Vertrauensverhältnis weiter gestärkt. Eine Teilnahme der Bezugspflegenden an den Familiengesprächen ist in vielen Fällen sehr sinnvoll.

In letzter Zeit gewinnt die **ambulante Nachbetreuung** durch die Bezugsperson immer mehr Bedeutung. Dies bietet sich auf Grund bestehender Beziehungen an, steht aber in Konkurrenz mit der Arbeit der Jugendämter.

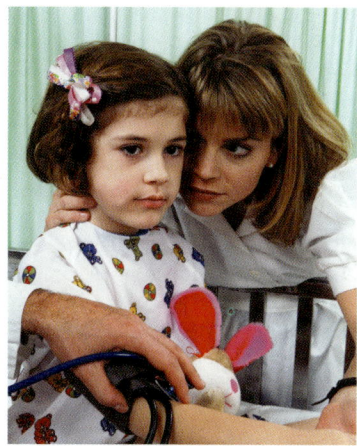

Abb. 23.7: Das Bezugspflegesystem hat sich besonders in der Kinder- und Jugendpsychiatrie bewährt. Oft übernimmt die Pflegende dabei auch die Rolle einer „Ersatzmutter". Ist dies der Fall, kann ihre Teilnahme an Familiengesprächen u.U. therapeutisch sinnvoll sein. [J666]

Kummerkasten

Hier können die jungen Patienten – wenn sie möchten anonym – auf Zetteln ihre Wünsche und Sorgen formulieren, die sie sich nicht laut zu sagen trauen. Der Inhalt des Kastens wird regelmäßig im Team besprochen. Meistens kommt dabei heraus, dass die jungen Patienten sich einsam, ausgeschlossen, unverstanden und traurig fühlen. Das Team berät gemeinsam, was zu tun ist.

Wochenpläne

Wochenpläne werden zusammen mit den Kindern oder Jugendlichen erstellt. Sie geben eine Übersicht über Pflichten, Dienste, Termine und Freizeit. Genau festgelegte Zeiten gibt es z.B. für Telefonate, Zigarettenpausen, Besuche, Hausaufgaben und Fernsehen. Für Kinder, die noch nicht lesen können, werden die Wochenpläne mit Symbolen versehen.

Haustiere

In vielen Einrichtungen gibt es mittlerweile Haustiere, z.B. Katzen, Meerschweinchen, Hasen oder auch Ponys. Vielen psychisch kranken Kindern und Jugendlichen fällt es zunächst leichter, zu einem Tier Kontakt aufzunehmen als zu fremden Menschen. Über die gemeinsame Pflege der Tiere können die jungen Patienten lernen, was es bedeutet, Verantwortung zu tragen und zu teilen.

23.2.3 Probleme und Konfliktsituationen

Ambivalenzkonflikt

Kinder und Jugendliche stellen Pflegende und Therapeuten vor andere Aufgaben als Erwachsene. Einerseits benötigen sie noch pädagogische Anleitung und Unterstützung im täglichen Leben. Andererseits kann insbesondere die Pubertät nicht ohne Verselbstständigung und Loslösen des Jugendlichen von der Fürsorge und Einflussnahme der Erwachsenen bewältigt werden. Daraus ergibt sich häufig ein **Ambivalenzkonflikt** des Jugendlichen im Umgang mit den Erwachsenen, dem in jeder jugendpsychiatrischen Behandlung Rechnung getragen werden muss.

Der **18. Geburtstag** ist in diesem Zusammenhang ein einschneidender Termin. Der jugendliche Patient darf jetzt selbst bestimmen, ob er die Therapie fortsetzen möchte oder nicht. Dieses wird mit ihm in der Therapiesitzung ausführlich besprochen.

Regelverstöße

Regelverstöße sind häufig ein Zeichen von Ablehnung oder Überforderung. Typische Beispiele aus dem Stationsalltag sind:
- Übertreten von Regeln und Abmachungen, z.B. Rauchen im Zimmer, Überziehen des Ausgangs, Verlassen der Sichtweite
- Drogenkonsum
- Schwänzen von Schule, Therapien, Gruppenstunden
- Beschaffen und Verstecken von verbotenen Gegenständen, z.B. Feuerzeug, Alkohol, Glasscherben
- Diebstahl
- Körperliche Gewalt gegen Mitpatienten oder Personal
- Gravierende verbale Beschimpfungen
- Entweichen.

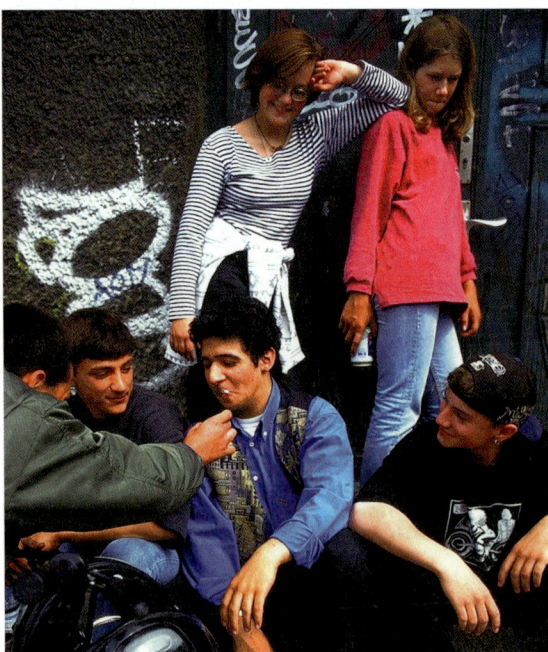

Abb. 23.8: Verstöße gegen die Regeln auf Station seitens der jugendlichen Patienten können ein Zeichen von Ablehnung oder Überforderung sein und sollten vom Team auf keinen Fall ignoriert werden. [K225]

In der **Therapie** werden Verstöße und die möglichen Folgen mit dem Patienten thematisiert. Dabei gilt es, die Beweggründe des Patienten zu erfahren, seine momentane und zukünftige Situation klar darzustellen und ihn ggf. vermehrt für die Behandlung zu motivieren. Aus pädagogischer Sicht hat er durch sein Handeln alle „Vergünstigungen" verspielt, die er sich seit seiner Aufnahme durch Kooperativität erworben hatte. Freizeit und Besuche muss er sich erst wieder „erarbeiten".

Das **Team** bespricht, ob das Therapiebündnis mit dem Patienten gefährdet ist und was man ggf. dagegen unternehmen kann. Je nach Schwere und Häufigkeit der Regelverstöße kann die Verlegung auf eine andere Station oder gar die Entlassung beschlossen werden.

Sorgeberechtigte werden über alle schwerwiegenden Zwischenfälle, die die Fortsetzung der Therapie gefährden, in Kenntnis gesetzt.

Zimmerkontrolle

Bestimmte Gegenstände sind auf Station nicht erlaubt. Dazu zählen v.a. Drogen und Alkohol. Das Rauchen ist meistens streng geregelt. Außerderm dürfen die Patienten keine Feuerzeuge, Streichhölzer, Scherben aller Art, Taschenmesser und sonstige scharfe Gegenstände in ihren Zimmern aufbewahren. Bei Verdacht werden die Zimmer ohne vorherige Ankündigung durchsucht:
- Persönliche Gegenstände, Taschen, Schränke und Bett kontollieren
- Besonderheiten des Zimmers beachten, z.B. abgelöste Tapeten, Matratzenritzen, lockere Teppichecken, Fußleisten
- Alle Mitpatienten, Zimmer, Toiletten und Bäder nacheinander kontrollieren.

> Die Zimmer werden nur in Anwesenheit des Patienten durchsucht. Auch Eltern könnten verbotene Gegenstände auf die Station schmuggeln!

Suizidale Tendenzen

Suizidalität ☞ 26.1, 26.3

Meist sind es pubertierende Patienten, die mit starken **suizidalen Tendenzen** eingewiesen werden oder während des Aufenthalts Selbstmordgedanken entwickeln. Jeden leisesten Verdacht teilt die Pflegende dem Team mit. In diesem Zusammenhang ist die Selbstverletzung mit spitzen oder scharfen Gegenständen, das so genannte **„Ritzen",** ein wichtiges Indiz. Es ist Ausdruck massiver innerer Spannungen, die der Jugendliche auf andere Weise nicht herauslassen kann. Das Team muss immer wieder abwägen, ob sich hinter dem „Ritzen" suizidale Tendenzen verbergen.

Die Pflegende wird Schnittwunden sachgerecht versorgen und bietet dem Patienten mit Nachdruck an, in Konfliktsituationen das Gespräch mit einem Betreuer zu suchen.

Sexueller Missbrauch

Oft kommt erst im Lauf der Therapie zutage, wenn ein Jugendlicher in seinem Vorleben **sexuell missbraucht** worden ist. In diesem Zusammenhang zeigen sich oft folgende Symptome:
- Depressivität
- Mangelndes Selbstwertgefühl
- Weglauftendenzen
- Verwahrlosung
- Sexualisiertes Verhalten oder übertriebene Schamhaftigkeit.

Stoßen die Pflegenden auf sexuellen Missbrauch in der Vorgeschichte, so gehen sie mit dieser Information behutsam, aber professionell um. Sie machen der Patientin – meistens sind Mädchen betroffen – klar, dass derartige Erlebnisse zwar traumatisch sind, aber nicht verschwiegen werden können. Die Pflegenden versichern der Patientin, dass sie alle weiteren Schritte mit ihr absprechen. Im Weiteren wird das Erlebnis therapeutisch behutsam bearbeitet. Insbesondere wenn der Verdacht besteht, dass bei Besuchen in der Herkunftsfamilie der Missbrauch fortgesetzt wird, protokollieren die Pflegenden aus dem Gedächtnis jede Aussage in direktem Wortlaut und besprechen das weitere Vorgehen im Team.

> 📺 Enthält der Bericht einer Patientin Assoziationssprünge und scheinbar unwichtige Details, die mehreren Personen mitgeteilt wurden, ist die Information meist glaubhaft. Ein Bericht mit einer logisch klingenden Abfolge hingegen entspricht häufig nicht den Tatsachen.

23.3 Autismus

> 🔅 **Autismus:** Vollkommenes Zurückziehen in die eigene Erlebnis- und Gedankenwelt, gleichzeitig Unfähigkeit zur Kontaktaufnahme mit der Außenwelt.

Voneinander unabhängig beschrieben der Wiener Kinderarzt H. Asperger und der austroamerikanische Kinderpsychiater L. Kanner in den Jahren 1943/44 autistische Zustandsbilder bei Kindern. Man unterscheidet zwei Formen, den frühkindlichen Autismus und die autistische Psychopathie (Asperger-Syndrom).

23.3.1 Frühkindlicher Autismus

> 🔅 **Frühkindlicher Autismus:** Nach L. Kanner schwere, durch die Unfähigkeit zum Aufbau sozialer Beziehungen gekennzeichnete Störung mit Sprachretardierung, gemindertem Sprachverständnis und gestörter Wortwiedergabe *(Echolalie)*, sowie Ritualen und zwanghaften Phänomenen. Zusätzlich Störung der Intelligenzentwicklung.

⇨ Krankheitsentstehung

Als Ursache wird eine Funktionsschwäche des ZNS angenommen, bei der die Wahrnehmungen zwischen den einzelnen Sinnesbereichen nicht richtig verknüpft werden können. Die Eltern dieser Kinder zeigen oft selbst autistische Wesenszüge, die Familienatmosphäre ist emotional „kühl".

💠 Symptome

- Vermeidung von Blickkontakt
- Mangelhafte Mimik
- Verbale Kommunikationsprobleme (z.B. gestörtes Sprachverständnis, Wortwiederholungen und -neuschöpfungen, Verwendung von „du" statt „ich")
- Unfähigkeit zum Aufbau sozialer Beziehungen (Patienten sind stark in sich gekehrt)
- Abkehr von den eigenen Eltern
- Erkundung der nahen Umwelt durch Schmecken, Riechen und Betasten mit Händen und Mund
- Desinteresse der ferneren Umwelt.

Auf Veränderungen reagieren sie oft **panisch** bzw. mit **autoaggressivem Verhalten.** Sie schlagen sich beispielsweise selbst oder rammen wiederholt den Kopf gegen die Wand.

Bei autistischen Patienten sind häufig **ritualisiertes Verhalten,** wiederholte gleichförmige Bewegungen und sehr eng umrissene, isoliert stehende Interessen zu beobachten.

Oft liegen begleitend **geistige Entwicklungsstörungen** vor. **Ausnahmebegabungen** und außergewöhnliche Spitzenleistungen in einzelnen Gebieten sind ebenfalls möglich.

Babys reagieren kaum auf visuelle oder akustische Reize, obwohl Gehör und Sehvermögen intakt sind. Das soziale Lächeln nach dem dritten Monat bleibt aus. Andere Menschen werden nicht nachgeahmt. Oft sind die Babys sehr ruhig, manchmal haben sie auch lange und unerklärliche Schreiphasen.

🔷 Behandlungsstrategie

Die Behandlungsstrategie erfolgt interdisziplinär unter Einsatz von Verhaltenstherapie, Heilpädagogik, sensomotorischer Übungsbehandlung, Musiktherapie und Familienbetreuung. Der Schwerpunkt liegt in der Förderung sozialer Kontakte und sprachlicher Fähigkeiten. Viele Patienten bleiben aber dauerhaft auf Hilfe angewiesen.

23.3.2 Autistische Psychopathie nach Asperger

> ☐ **Asperger-Syndrom:** Schwere Kontaktbehinderung gegenüber der Umwelt im Kindesalter; im Gegensatz zum frühkindlichen Autismus jedoch bei durchschnittlicher, oft sogar überdurchschnittlicher Intelligenz.

🔲 Symptome

Bei diesen Kindern steht die Kontaktstörung zur Umwelt im Vordergrund. Sie erscheinen extrem introvertiert, können sich ihrer Umwelt nicht emotional zuwenden, sind in sich zurückgezogen. Nach Asperger seien nur Jungen von dieser Störung betroffen.

Erste Symptome treten meist im 2. – 3. Lebensjahr auf. Mitmenschen werden von den Patienten als Störung empfunden, Blickkontakt wird meist gar nicht aufgenommen. Insgesamt ist die motorische Entwicklung verzögert. Das betroffene Kind spricht, bevor es läuft.

Häufig fallen diese Kinder durch besondere Interessen auf, beschäftigen sich z.B. weit über das Interesse eines gesunden, gleichaltrigen Kindes hinaus mit technischen Dingen. Dieses besondere Wissen wird gespeichert und im Gespräch oft wiederholt. Eine logische Verknüpfung des Spezialwissens findet nicht statt, es werden nur Informationen gesammelt. Deshalb ist eine Regel-Beschulung dieser Kinder, trotz normaler Intelligenz, nicht möglich.

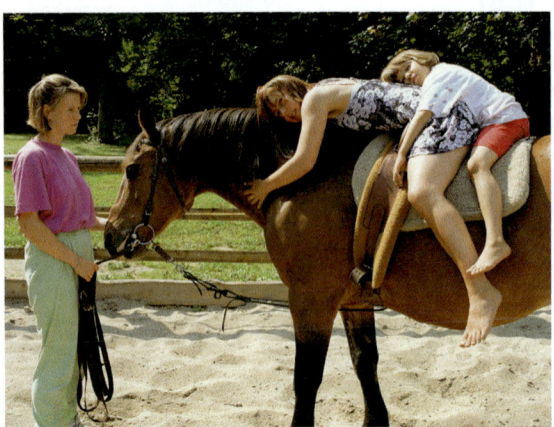

Abb. 23.9: Die Reittherapie ist eine Möglichkeit, autistische Kinder aus ihrer emotionalen Isolation herauszulösen. [K103]

Auch beim Spielen können sich diese Kinder in auffälliger Weise stundenlang einseitig beschäftigen, z.B. ordnen und sammeln sie Bauklötzchen, ohne etwas daraus zu bauen.

> 📖 **Literaturtipp**
> Sellin, Birger: ich will kein inmich mehr sein. Botschaften aus einem autistischen Kerker. Kiepenheuer und Witsch, Köln, 1995

📊 Behandlungsstrategie und 🖼 Pflege

Eine allgemein anerkannte **Therapie** für autistische Kinder gibt es nicht. Grundsätzlich hat eine Therapie zum Ziel, autistische Kinder gemeinschaftsfähiger zu machen. Alle Berufsgruppen einer Station müssen daran beteiligt sein. Aus heilpädagogischer Sicht empfiehlt sich ein Beziehungsaufbau über Musik oder Bewegung. Reittherapie hat sich in letzter Zeit als gute Therapieform herausgestellt, da autistische Kinder zu einem Tier besser den Kontakt halten können als zu Menschen.

Die Eltern müssen unbedingt in die Therapie mit einbezogen werden, um emotional Zugang zu ihrem Kind zu bekommen. Pflegeziel bei autistischen Patienten ist es, die soziale Kompetenz zu erweitern und größtmöglich Unabhängigkeit in allen Bereichen der ATL zu erreichen.

> ✉ **Kontaktadresse**
> **Bundesverband Hilfe für das autistische Kind e.V.**
> Bebelallee 141
> 22297 Hamburg
> Telefon: 0 40/5 11 56 04
> Fax: 0 40/5 11 08 13
> Internet: www.autismus.de

23.4 Enuresis und Enkopresis

23.4.1 Enuresis

> ☐ **Enuresis:** Unwillkürliches Einnässen ohne organische Ursache nach dem abgeschlossenen 4. Lebensjahr. Bei der **primären** Enuresis war das Kind nie trocken, bei der **sekundären** Enuresis nässt es erneut ein, nachdem es mindestens sechs Monate trocken war. Meist tritt eine Enuresis im 5. oder 6. Lebensjahr auf.
>
> **Enuresis nocturna:** Nächtliches Einnässen, häufigste Form.
>
> **Enuresis diurna:** Einnässen am Tag.

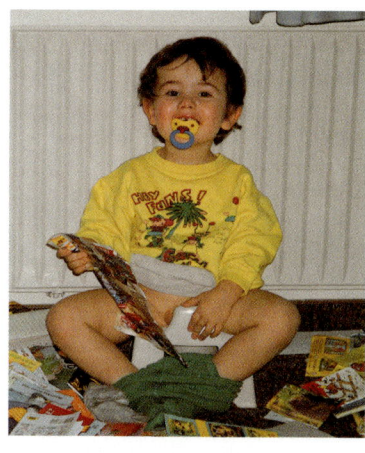

Abb. 23.10: Toilettentraining sollte nicht zu früh beginnen, da dies beim Kind u.U. erst eine Enuresis auslösen kann. [T210]

Krankheitsentstehung

Die **primäre Enuresis** geht oft auf eine genetisch bedingte verzögerte Reifung des ZNS zurück. Sehr viel seltener ist zu frühe Reinlichkeitserziehung die Ursache. Versuchen die Eltern, dem Kind z.B. schon im ersten Lebensjahr die Windeln abzugewöhnen, macht das Kind möglicherweise die einschneidende Erfahrung, dass es seine Blase nicht wie verlangt kontrollieren kann. Auch belastende Lebensbedingungen, allgemeine und emotionale Retardierung können zur primären Enuresis führen.

Die **sekundäre Enuresis** ist meist ein Zeichen für regressive Tendenzen in aktuellen Konflikten, z.B. bei Geburt eines Geschwisterkindes. Sie kann auch Symptom neurotischer Entwicklungen oder depressiver Störungen sein.

Diagnostik und Differentialdiagnose

Häufiges oder regelmäßiges Einnässen findet sich auch bei Diabetes mellitus und Diabetes insipidus, neurologischen oder urogenitalen Missbildungen, gelegentliches nächtliches Einnässen bei nächtlichen epileptischen Anfällen. Die Diagnose stützt sich darum auf die angemessene Anamnese und den Ausschluss körperlicher Störungen.

Behandlungsstrategie und Prognose

Wichtig ist es in erster Linie, die **Eltern** über den richtigen Umgang mit dem Einnässen zu beraten. Die Eltern dürfen das Kind weder bestrafen, noch nachts planlos für einen vorbeugenden Toilettengang wecken. Auf keinen Fall dürfen dem Kind abends Getränke verweigert werden, denn Flüssigkeitsentzug bessert die Symptomatik nicht und kann zu organischen Schäden führen. Die typischen Sonnen-Wolkenkalender, auf denen die Kinder täglich Erfolg oder Misserfolg eintragen müssen, sind als erzieherische Maßnahme nicht geeignet. Sie verstärken die Insuffi-

zienzgefühle des Kindes. Allerdings nützt es auch nichts, über das Problem zu schweigen. Am besten ist eine **sachliche, emotional neutrale Haltung.**

Gehen mit der Enuresis emotionale Störungen oder Verhaltensauffälligkeiten einher, werden zunächst diese **psychotherapeutisch** behandelt. Bei monosymptomatischem nächtlichen Einnässen ist ab dem 7. Lebensjahr bei motivierten Kindern und Eltern eine verhaltenstherapeutische **apparative Konditionierung** indiziert. Das Kind erhält einen Weckapparat, bei dem durch Befeuchtung der Kontaktzone im Augenblick des Einnässens ein Klingelton ausgelöst wird. So wird das Kind frühzeitig auf die Blasenentleerung aufmerksam und ist meistens schon im zweiten Behandlungsmonat „trocken".

Auch ohne Behandlung remittiert die Enuresis mit zunehmendem Lebensalter. Die jährliche **Spontanheilungsquote** liegt durchschnittlich bei etwa 10 – 15 %.

> In besonderen Situationen wie Klassenfahrten kann die Enuresis kurzfristig mit Antidepressiva behandelt werden, was die Symptomatik vorübergehend bessert.

23.4.2 Enkopresis

> **Enkopresis:** Regelmäßige, nicht organisch bedingte Stuhlentleerung in die Kleidung oder an andere, nicht dafür vorgesehene Orte bei Kindern ab 4 Jahren. Jungen sind häufiger betroffen als Mädchen. **Primäre** und **sekundäre** Enkopresis (Kriterien wie bei *Enuresis*) im Verhältnis 1 : 1.

Krankheitsentstehung

Psychische Ursachen für Enkopresis sind z.B. zwanghafte Reinlichkeitserziehung, intrafamiliäre Beziehungsstörungen, sozioökonomische Deprivation, Trennungserfahrungen oder unzureichendes Toilettentraining.

Diagnostik und Differentialdiagnose

Die Diagnose wird wie bei der Enuresis durch Anamnese und Ausschluss organischer Erkankungen wie Sphinkterschwäche, Wurmbefall, Analfissuren oder neurologische Erkrankungen gestellt. Oft leiden die Kinder an weiteren emotionalen Auffälligkeiten, Verhaltensstörungen oder geistigen Entwicklungsstörungen, nach denen systematisch gesucht wird.

Behandlungsstrategie

Bei chronifizierter Enkopresis wird das Kind meistens stationär aufgenommen und **psychotherapeutisch, verhaltenstherapeutisch** mit Toilettentraining und **heilpädagogisch** betreut. Begleitend erfolgt die **El-**

Alter	Art der Angststörung
Baby- und Kleinkindalter	Trennungsangst, „Acht-monatsangst"
Vorschul- und Grundschulalter	Tierphobie, Dunkelangst
Mittlere Kindheit, frühe Adoleszenz	Schulphobie (Trennungsangst)
Adoleszenz	Generalisierte Angststörung, Panikstörung

Tab. 23.11: Typische Angststörungen bei Kindern und Jugendlichen.

ternberatung. Die zusätzlich oft bestehende Obstipation wird symptomatisch durch Einläufe, Abführmittel und ballaststoffreiche Ernährung behandelt.

Prognose

Obwohl die Enkopresis in der Regel bis zur Pubertät spontan ausheilt, ist sie eine schwerwiegende Erkrankung mit hohem Leidensdruck für die Kinder, die später oft in eine depressive Störung mündet oder zu sozialer Isolation führt.

23.5 Emotionale Auffälligkeiten

Emotionale Auffälligkeiten: Darunter sind eine Vielzahl unspezifischer Symptome zu verstehen wie Ängste, Zwänge, depressive Verstimmungen. Meist vorübergehend, als Verstärkung normaler Entwicklungsstufen; nicht identisch mit den neurotischen Störungen Erwachsener.

Krankheitsentstehung und
Prognose

Als Ursachen gelten
- Verdrängte, unbewältigte Konflikte zwischen dem Kind und seinen Bezugspersonen
- Innere Konflikte auf Grund widerstreitender Bedürfnissen, z.B. Autonomie vom Elternhaus gegenüber Abhängigkeit
- Schwierigkeiten mit eigenen Erwartungen und denen der Umwelt u.Ä.

Die Mehrheit der Kinder mit emotionalen Störungen sind als Erwachsene unauffällig.

23.5.1 Angstsyndrome und Phobien

Neurotische Störungen ☞ 21.2

Angstsyndrome sind Angstzustände, die zur normalen Entwicklung gehören, aber übermäßig stark ausgeprägt sind. Kleine Kinder haben z.B. Angst vor Schmerzen, vor Gewitter oder Dunkelheit. **Tierphobien** beginnen im Vorschulalter und verschwinden

meist spontan. **Soziale Phobien** beginnen in der frühen, **Agoraphobien** (☞ 21.2.4), mit schlechterer Prognose, in der späteren Adoleszenz.

Angst kann aber auch Anzeichen für Psychosen, Autismus, geistige Entwicklungsstörungen oder schwer gestörte familiäre Verhältnisse sein.

Symptome

Phobien entsprechen weitgehend dem Störungsbild im Erwachsenenalter (☞ 21.2.4). Ein häufiges Störungsbild ist unter dem Namen „Schulphobie" bekannt. Dabei ist die beängstigende Situation weniger der Schulunterricht, als viel mehr die tägliche Trennung von den Eltern, in der Regel von der Mutter. Die Jugendlichen sind typischerweise morgens zu müde, um aufzustehen und leiden unter körperlichen Symptomen, die den Besuch der Schule oder Ausbildungsstätte unmöglich machen.

Behandlungsstrategie

Eine **stationäre Behandlung** hat in jedem Fall größere Erfolgsaussichten, da die Patienten vom Elternhaus getrennt behandelt werden. Ängstliche Eltern begünstigen das Entstehen von Phobien. Für den Verlauf ist Verhalten und Kooperationsbereitschaft der Bezugspersonen allerdings äußerst wichtig. Eine Fremdunterbringung nach Entlassung verbessert bei Trennungsangststörungen deutlich die Prognose, kann aber nur mit dem Einverständnis der Eltern durchge-

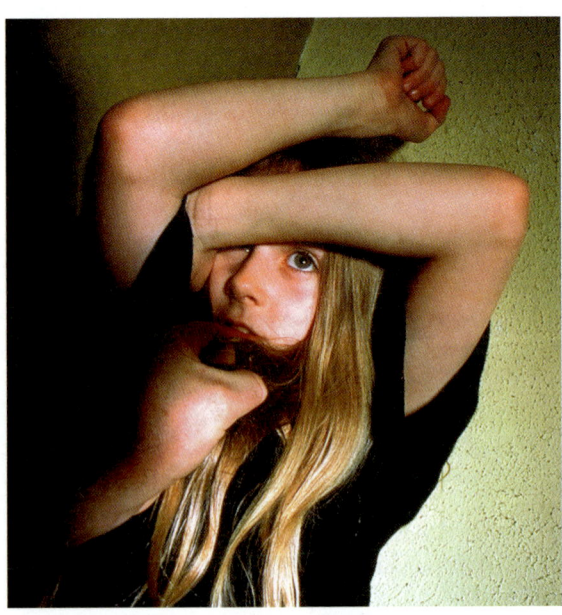

Abb. 23.12: Ängste bei Kindern sollten genau beobachtet werden, da sie sich schnell zum Angstsyndrom entwickeln können. Angstsyndrome belasten nicht nur das betroffene Kind schwer, sie können auch Anzeichen für z.B. Psychosen oder schwer gestörte Familienverhältnisse sein. [J710-008]

setzt werden. Vermeidet der Patient – wohlmöglich mit Hilfe der Eltern – angstauslösende Situationen, verschlimmert sich die Symptomatik.

🛏 Pflege

Die Pflegende gibt dem Patienten einen genau geplanten Tagesablauf vor. Termine werden dicht gesteckt und unbedingt eingehalten. Auch wenn der Patient in arroganter Weise oder überzeugend betont, er habe seine Situation im Griff, lässt sich die Pflegende davon nicht täuschen und führt ihn weiterhin eng. Teils als massiv und beängstigend geschilderte körperliche Beschwerden nimmt die Pflegende ernst und lässt sie abklären.

23.5.2 **Zwänge**

Neurotische Störungen ☞ 21.3

Zwangsstörungen treten gehäuft in der Pubertät auf. Sie sind insbesondere dann stationär behandlungsbedürftig, wenn Zwangsgedanken oder -handlungen einen regulären Schulbesuch unmöglich machen und das tägliche Leben stark einschränken. Häufig sind in fantasievolle bis groteske Zwangshandlungen Familienmitglieder eingebunden, was eine enorme Belastung bedeuten und nicht selten zum Auseinanderbrechen der Familien führen kann. In den meisten Fällen sind Zwangshandlungen Vermeidungsstrategien, mit deren Hilfe der Patient einer Angst einflößenden Situation aus dem Weg geht.

📊 Behandlungsstrategie

Zunächst werden eventuell begleitende Störungen therapiert. Eine **verhaltenstherapeutische** Behandlung zielt darauf ab, dem Patienten einen gedanklichen Umgang und später ein möglichst angstfreies Erleben einer zuvor zwanghaft gemiedenen Situation zu ermöglichen. **Medikamentös** kann mit dem Antidepressivum Clomipramin (z.B. Anafranil®) therapiert werden. Ein wichtiger Bestandteil der Behandlung liegt in der Aufklärung der Eltern.

🛏 Pflege

Aufgabe der Pflegenden kann es sein, in strenger Absprache mit dem Team Zwangsgedanken und -handlungen zu unterbrechen. Entscheidend ist dabei, dass Ängste, die durch das Verhindern der ritualisierten Handlung entstehen, entsprechend aufgefangen werden.

23.5.3 **Psychogene Depression**

Depressive Störungen können schon bei sehr kleinen Kindern auftreten. Neben den allgemeinen Ursachen für emotionale Störungen kann auch die Identifikation eines Kleinkindes mit einer depressiven Mutter zum Ausbruch der Erkrankung führen.

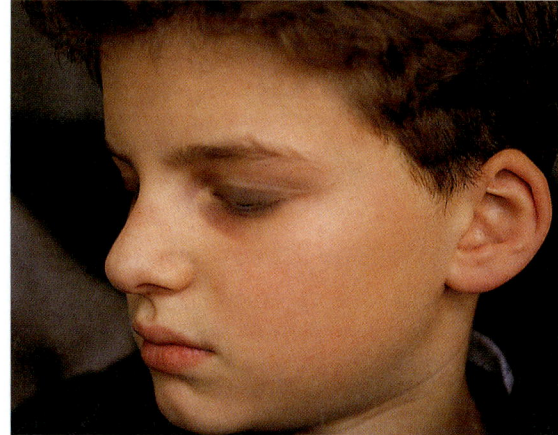

Abb. 23.13: Auch Kinder (sogar auch Kleinkinder) können unter schweren Depressionen leiden. Im Gegensatz zu Erwachsenen sind sie jedoch noch nicht in der Lage, dies zu verbalisieren. Somit kommt der Verhaltensbeobachtung bei der Diagnose große Bedeutung zu. [T210]

🧩 Symptome

Kleine Kinder sind nicht in der Lage, ihre depressive Verstimmung wahrzunehmen und mitzuteilen, weshalb sie bei ihnen für Außenstehende oft schwer erkennbar ist. Sie führt aber zu typischen Verhaltensveränderungen:
- Traurigkeit, Freudlosigkeit und Unsicherheit
- Verminderte Kontaktfreudigkeit
- Aggressivität
- Häufiges Weinen
- Schlaf- und Ess-Störungen.

Kleinkinder können nicht mehr spielen, manchmal entwickeln sie motorische Stereotypien, z.B. Schlagen des Kopfes gegen die Wand

Schulkinder haben auf Grund von Konzentrationsstörungen, Lernhemmungen, geringer Ausdauer und Interessenlosigkeit oft Schwierigkeiten im Unterricht. Schnell werden sie als faul abgestempelt. Auch dissoziale Verhaltensauffälligkeiten wie Aggressivität oder Zündeln können Ausdruck einer psychogenen Depression sein.

Ältere Kinder und **Jugendliche** beginnen, ständig an ihrem Selbstwert und dem Sinn des Lebens zu zweifeln. Typische Symptome depressiver Syndrome des Erwachsenenalters – Niedergeschlagenheit, Grübeln, Minderwertigkeitsgefühle und suizidale Impulse – prägen nun das Krankheitsbild.

📊 Behandlungsstrategie und 🛏 Pflege

Bei akuter Selbstgefährdung oder vernachlässigendem Elternhaus ist ein stationärer Aufenthalt unumgänglich, ansonsten sollte mit Rücksicht auf das Alter des Kindes möglichst ambulant behandelt werden. Das Ziel der **psychotherapeutischen** Behandlung ist es, die soziale Kompetenz und Beziehungsfähigkeit zu verbessern und das Selbstwertgefühl zu stärken. Dabei lernen die jugendlichen Patienten insbesondere Techniken wie Selbstkontrolle und systematische Planung von Aktivitäten.

23.5.4 Hysterische Störungen

Hysterische Störungen können sich zum einen körperlich im Sinne einer **Konversionsstörung** (☞ 21.4) mit den typischen Symptomen Schmerzen, Lähmungen, Beeinträchtigung der Sinneswahrnehmungen, psychogenen Krampfanfällen u.a. äußern. Zum anderen treten sie als **psychogene Einengung** des Bewusstseins durch Dämmerzustände bis hin zum Stupor in Erscheinung. Obwohl die Symptomatik den Patienten stark beeinträchtigt, steht er der Situation gleichgültig gegenüber und findet sich mit der „Perspektive" krank zu sein auf eine seinem Alter absolut unangemessene Art und Weise ab. Organische Ursachen sind nicht bekannt.

◼ Behandlungsstrategie und ◔ Pflege

Je nach Ausprägung der Störungen sind verschiedene stationäre **Psychotherapien** Erfolg versprechend. Zur Vorbeugung von Kontrakturen und Haltungsschäden kann krankengymnastisch behandelt werden. Der Patient hat somit auch Gelegenheit, ohne „Gesichtsverlust" seine körperlichen Symptome abzulegen. Die Pflegenden akzeptieren die Symptome als bewusstseinsfern und unterstellen dem Patienten weder, dass er mit Absicht handelt noch dass er simuliert.

23.6 Hyperkinetisches Syndrom (HKS)

▢ **Hyperkinetisches Syndrom** (*HKS*, engl.: *attention disorder deficit, ADD*): Krankheitsbild bestehend aus Aufmerksamkeitsstörungen verbunden mit Hyperaktivität, Impulsivität und leichter Erregbarkeit; beginnt meist vor dem 6. Lebensjahr und betrifft überwiegend Jungen.

Die Ursache des **HKS** ist unklar; diskutiert werden Geburtsschäden, Alkoholgenuss in der Schwangerschaft, toxische Einflüsse von Konservierungsmitteln, Nahrungsmittelunverträglichkeiten gegen Farbstoffe, Phosphate und Zucker, genetische Veranlagung und Funktionsstörungen bestimmter Hirnbereiche.

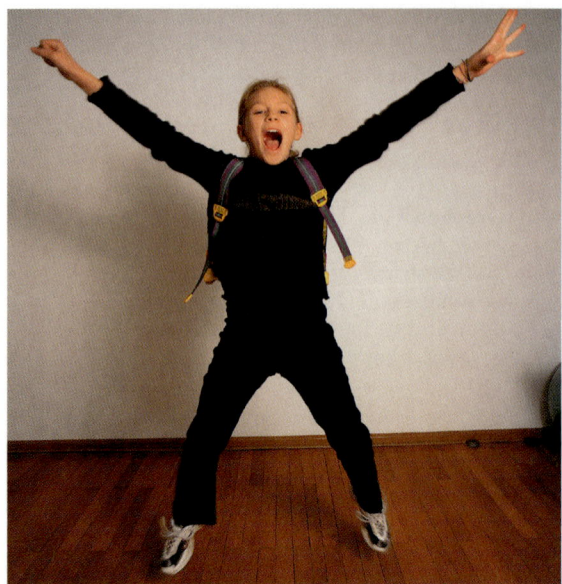

Abb. 23.14: Verhaltensbeobachtung gibt die ersten Hinweise auf ein möglicherweise vorliegendes Hyperkinetisches Syndrom. Letzte Sicherheit gibt jedoch die diagnostische Auswertung des Conner-Bogens. [K103]

▣ Symptome

Die Kinder fallen durch folgende Verhaltensauffälligkeiten auf:
- Ziellose motorische Überaktivität
- Schnelle Ablenkbarkeit
- Impulsivität auf Grund mangelnder Selbstkontrolle
- Rasche Stimmungswechsel
- Wutanfälle.

Da sie Gefahren nicht rechtzeitig erkennen oder nicht angemessen darauf reagieren, werden sie leicht in Unfälle verwickelt.

Es liegt auf der Hand, dass sich die Kinder in Kindergarten und Schule sehr schwer tun und den Ablauf stören. Sie werden häufig sozial isoliert und dadurch weiter in ihrer Entwicklung und ihrem Verhalten geschädigt.

🔎 Diagnostik und Differentialdiagnose

Basis für die **Diagnose** ist die **Verhaltensbeobachtung** durch Therapeuten, Pflegende, Eltern und Lehrer. Eine zentrale Bedeutung bei der Diagnostik hat der *Conner-Bogen*. Dieses Formular wird zwei Wochen täglich zweimal von den Pflegenden ausgefüllt und danach von einem Psychologen ausgewertet. Das Ergebnis gibt einen stichhaltigen Hinweis, ob ein HKS vorliegt. Erkrankungen mit ähnlicher Symptomatik (hirnorganische Psychosyndrome, Intoxikationen, erethische Oligophrenien) werden ausgeschlossen.

Auch die **soziale Situation** muss geprüft werden: Hat das Kind zuhause soviel Bewegungsraum, dass es seinen kindlichen Bewegungsdrang austoben kann? Liegen der Hyperaktivität vielleicht emotionale Spannungen, chronische Konflikte, fehlende Anregung von außen oder Depressionen zugrunde? Sind die Eltern vielleicht überbesorgt und halten ihr temperamentvolles und aktives Kind nur für überaktiv?

◼ Behandlungsstrategie

Das HKS wird durch **zentrale Stimulanzien** wie Methylphenidat (z.B. Ritalin®) deutlich gebessert. Sekundär verändert sich das soziale Umfeld, und das Selbstwertgefühl des Kindes stabilisiert sich. Bei Heranwachsenden führt Ritalin nicht zur Abhängigkeit. Nebenwirkungen sind selten: Verstimmung, Einschlafstörungen, Appetitminderung, Verringerung des Größenwachstums, Blutdruckschwankungen.

Außerdem werden **verhaltenstherapeutische Selbstkontrollprogramme** erlernt. Konzentration und ruhiges Arbeiten wird durch operante Konditionierung systematisch verstärkt. Weiterhin werden **Heilpädagogik, funktionelle Therapien** oder **Gesprächstherapien** angewandt.

▦ Pflege

Die Kinder benötigen im Umgang eine ruhige, bestimmte und sichere Führung. Die Kommunikation muss eindeutig und einfach sein. Beim Sprechen mit dem Kind achtet die Pflegende immer darauf, ob es zuhört oder abgelenkt ist. Sie macht das Kind darauf aufmerksam, wenn seine Gedanken abschweifen.

Den Eltern, die in einer erzieherisch sehr schwierigen Situation sind und darum manchmal auch gereizt oder ablehnend auf das Kind reagieren, begegnet sie verständnisvoll und ohne Vorwürfe.

> ✉ **Kontaktadresse**
> **Arbeitskreis Überaktives Kind e.V.**
> **– Beratungsstelle**
> Dietrichstr. 9
> 30159 Hannover
> Telefon: 05 11/3 63 27 29
> Fax: 05 11/3 63 27 72

23.7 Psychosen

23.7.1 Schizophrenie

Erkrankungen des schizophrenen Formenkreises ☞ *17.1 und 17.2*

▣ Symptome

Schizophrenien können schon im Kindesalter auftreten. Sie sind aber sehr selten. Häufiger beginnt die Krankheit in der kritischen Zeit der Adolezenz.

Kinder

Typisch ist bei Kindern das Auftreten von **Vorläufererscheinungen.** Die jungen Patienten sind verstimmt, regredieren im Verhalten, wirken ängstlich, aggressiv oder mutistisch. Die Symptomatik bei Kindern unterscheidet sich von der bei Erwachsenen dadurch, dass selten produktive Symptome wie Wahn oder Halluzinationen auftreten, sondern eher Störungen des Antriebs, der Emotionalität und der Motorik.

Jugendliche

Erst in der Adoleszenz nähert sich das Symptombild der **Schizophrenie** dem der Erwachsenen. Im Jugendalter kommt es zu Leistungseinbrüchen, Verlust von Interesse an Hobbys und Schule, Antriebsverminderung und depressiven Verstimmungen. Häufig tritt Drogenmissbrauch auf. Ein soziales Abrutschen verbunden mit dem Wechsel der Clique (engl. *peer group*) und Verwahrlosung sind oft die Folge.

🔍 Diagnostik und Differentialdiagnose

Die Diagnose ist nur im Verlauf möglich. Es gibt viele Krankheiten, die differentialdiagnostisch abgegrenzt werden müssen, u.a. entzündliche und degenerative ZNS-Erkrankungen, Autismus, reaktive Psychosen, Borderline-Störungen und die häufig drogeninduzierten Psychosen.

◼ Behandlungsstrategie und
▦ Pflege

Die Behandlungsstrategie ist mehrdimensional und umfasst u.a. **Pharmakotherapie, Heilpädagogik, stützende Psychotherapie** und **Elternberatung.** Die Pflegende achtet besonders darauf, dass die Jugendlichen nicht durch Dienste und Aufgaben überfordert werden. Im akuten Schub kann es notwendig sein, den schizophrenen Jugendlichen von seinen Mitpatienten zu trennen. Nach Abklingen der Symptomatik können sich die Jugendlichen an ihr Verhalten erinnern und schämen sich oft dafür. Hier steht die Bezugspflegende für Gespräche zur Verfügung.

> ▦ Bei Jugendlichen treten die Nebenwirkungen von Neuroleptika oft viel stärker auf als bei Erwachsenen. Die Pflegende achtet besonders auf Schlund- und Blickkrämpfe.

23.7.2 Affektive Psychosen

Affektive Störungen ☞ *18*

▣ Symptome

Affektive Störungen können schon bei Kindern auftreten, sie werden aber selten diagnostiziert. Auch bei Kindern verlaufen affektive Psychosen **mono**- oder

bipolar, wobei **depressive Phasen** deutlich häufiger sind als manische. Unter den jugendlichen psychotischen Patienten sind etwa 30 % an einer affektiven Psychose erkrankt. Insbesondere manische Episoden werden in Zusammenhang mit der Pubertät und den in diesem Alter typischen Gedankenwelten oft nicht erkannt.

Hinweise auf eine **depressive Störung** sind:
- Nachlassen der Eigeninitiative
- Kontaktabbrüche zu Freunden
- Angst
- Gereiztheit
- Verzweiflung
- Schulprobleme.

Typische Anzeichen von **Manie** im Jugendalter:
- Freche Sprüche
- Überheblichkeit
- Selbstüberschätzung
- Vermehrter Antrieb
- Verbale oder tätliche Aggressionen.

Außerdem kommt es häufig zu Schlaf- und Ess-Störungen. Manche Kinder haben so ausgeprägten Heißhunger, dass sie Essen klauen, andere verhalten sich anorektisch.

Der Wechsel zwischen depressiven und euphorischen Phasen sowie symptomfreien Intervallen ist häufig.

➡ Krankheitsentstehung

Die Ursachen sind dieselben wie bei Erwachsen. Als auslösende Faktoren finden sich bei Jugendlichen typischerweise psychische Belastungen durch Beginn oder Auflösung von Freundschaften, Prüfungen, Berufsfindung oder Ablösung vom Elternhaus. Auch überstandene Infektionen oder forcierte Diäten können Phasen auslösen.

🔍 Diagnostik und Differentialdiagnose

Die Diagnose ist problematisch, da die Symptome unspezifisch sind und z.T. auch in der normalen Entwicklung auftreten. Auch gesunde Jugendliche leiden oft unter „depressiven Symptomen" wie ausgeprägten Stimmungsschwankungen und -einbrüchen oder Selbstwertproblemen.

> ⚠ **Vorsicht!**
> Schon Kinder, besonders aber Jugendliche sind in depressiven Phasen suizidgefährdet!

Kinder mit manischen Symptomen wie Ideenflucht, Antriebssteigerung, gehobenem Selbstwertgefühl, Rededrang oder Hyperaktivität, werden oft als „Klassenkasper" oder „erzieherischer Problemfall" betrachtet und durch unangemessene pädagogische Maßnahmen, wie harte Strafen, zusätzlich gestresst.

Fallbeispiel: Ein Vater kommt mit seinem 12-jährigen Sohn in die Erziehungsberatung. Sein Sohn habe sich seit ein paar Monaten total verändert. Er sei aggressiv geworden, schreie bei den gemeinsamen Mahlzeiten herum und verschwände dann, ohne richtig gegessen zu haben, in sein Zimmer. Da sitze er dann gelangweilt herum. Um sein Aquarium kümmere er sich überhaupt nicht mehr, ein paar Fische seien schon eingegangen. Er ginge nicht mehr zum Fußballspielen, behauptet, er habe Kopfweh. Die Schule hätte angerufen, dass er schon mehrfach den Unterricht geschwänzt habe. Auf Nachfragen ergibt sich, dass mehrere Verwandte mütterlicherseits unter affektiven Psychosen leiden.

Für Jugendliche mit affektiven Störungen ist die Lösung von den Eltern sehr schwierig, oft entstehen neue kindliche Abhängigkeiten.

📊 Behandlungsstrategie und 🛏 Pflege

Eine **stationäre Behandlung** ist insbesondere bei Jugendlichen notwendig, da in depressiven Phasen eine hohe Selbstgefährdung besteht, in manischen Episoden fehlt den Patienten jegliche Krankheitseinsicht. Neben **Psychotherapie, Musik- und Ergotherapie** kann unterstützend mit **Antidepressiva** behandelt werden. Als **Rezidivprophylaxe** hat sich bei Jugendlichen neben Lithium zunehmend Carbamazepin bewährt.

Bezugspflege

Eine besondere Rolle kommt im Umgang mit depressiven und manischen Jugendlichen der **Bezugspflegenden** zu. Sie gewinnt das Vertrauen des Jugendlichen und hilft bei der Organisation von Wiedereingliederungsmaßnahmen. Die Pflegende ist sich dessen bewusst, dass auch hinter dem destruktiven oder überdrehten Verhalten bei älteren Kindern und Jugendlichen eine psychotische Störung und nicht etwa in erster Linie Unwillen zur Mitarbeit steht.

Die Prognose ist überschattet durch das Rezidivrisiko von ungefähr 50 % und das erhöhte Suizidrisiko.

23.8 Ess-Störungen

23.8.1 Anorexia nervosa

Anorexia nervosa ☞ 22.3.1

Die als **Anorexia nervosa** *(Magersucht)* bezeichnete Krankheit beginnt durchschnittlich im 14. Lebensjahr, zunehmend erkranken auch noch jüngere Mädchen, mittlerweile auch Jungen.

Als **Ursache** wird neben übertriebenem Harmoniebedürfnis und starkem Zusammengehörigkeitsgefühl in-

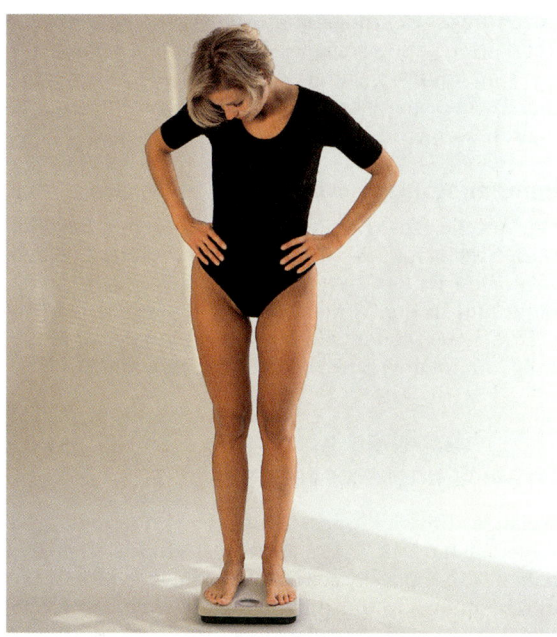

Abb. 23.15: Ständiges Wiegen kann ein Anzeichen für eine beginnende oder auch schon vorliegende Ess-Störung sein. [K103]

nerhalb der Herkunftsfamilie in vielen Fällen eine dominierende Mutter vermutet. Die Patientinnen haben keinerlei Möglichkeiten sich abzugrenzen.

Das **charakteristische Symptom** ist ein viel zu geringes Körpergewicht, das von der Patientin durch Hungern und übermäßig viel Sport erreicht wird. Auf Grund gestörter Körperwahrnehmung hält sich die Patientin aber nicht für krank, empfindet ihr ausgezehrtes Äußeres als schön und versucht oftmals durch sportliche Höchstleistungen ihre Fitness unter Beweis zu stellen. Erklärte **Therapieziele** sind Gewichtszunahme und Krankheitseinsicht.

23.8.2 Bulimia nervosa

Bulimia nervosa ☞ *22.3.2*

Patientinnen mit **Bulimia nervosa** *(Ess-Brech-Sucht)* sind in den meisten Fällen älter als anorektische Patientinnen. Häufig ist die Krankheit chronifiziert und damit schwierig zu behandeln. Das krankhafte Verhalten besteht aus dem Wechsel von Fressattacken, Schuldgefühlen und selbstinduziertem Erbrechen, hat **Suchtcharakter** und wird schnell zum Teufelskreis.

Meist sind die Patientinnen normal- oder etwas übergewichtig und haben hohe Leistungs- und Perfektionsansprüche an sich selber. In der Vorgeschichte finden sich häufig familiäre Probleme wie chronische Erkrankungen eines Elternteils. In vielen Fällen offenbaren die Patientinnen im Rahmen der Therapie sexuellen Missbrauch. **Therapieziel** ist es, Fressanfäl-

len vorzubeugen und ein Erbrechen nach den Mahlzeiten zu verhindern.

23.8.3 Adipositas

Adipositas ☞ *22.3.3*

Adipositas *(Fettleibigkeit)* im Kindes- und Jugendalter ist je nach Land unterschiedlich weit verbreitet. In Deutschland sind etwa 20 % aller Kinder wesentlich dicker als der Durchschnitt in ihrer Altersgruppe. Die Tendenz ist steigend. Abgesehen von gesundheitlichen Problemen haben gerade junge adipöse Patienten mit einer sozialen Stigmatisierung zu kämpfen. Sie werden vielfach als willensschwach hingestellt, gehänselt und rangieren in der Beliebtheitsskala unter Gleichaltrigen noch hinter körperlich behinderten Kindern.

Neben familiärer Belastung kommt als **Ursache** für die Fettleibigkeit auch unangemessenes Zufüttern im Babyalter in Frage. Letzteres führt beim Säugling zu einer Störung der Wahrnehmung von Hunger und Sättigung. Verhaltenstherapeutische Maßnahmen haben die **Gewichtsabnahme** zum Ziel. Dabei werden sowohl Kinder als auch Eltern über gesunde Ernährung aufgeklärt mit dem Ziel, das **Essverhalten** langfristig zu verändern. Gleichzeitig werden für die Art der Essensaufnahme bestimmte Regeln festgelegt. Dies sind z.B. Vereinbarungen über Ort und Zeitpunkt der Mahlzeiten, richtige Benutzung von Besteck und ausreichendes Kauen.

> 📖 **Literaturtipps**
>
> Valette, Brett: Suppenkasper und Nimmersatt. Eßstörungen bei Kindern. Rowohlt, Reinbeck, 1990
>
> Leibl, Carl und Gislind Leibl: Wenn die Seele hungert. Eßstörungen und was sich dagegen tun läßt. Herder, Freiburg, 2000

23.9 Geistige Behinderung

> 🔅 **Geistige Behinderung** *(Oligophrenie, Intelligenzminderung, Schwachsinn)*: Störung der Entwicklung geistiger Fähigkeiten (z.B. Sprache, Kognition, motorische und soziale Fertigkeiten) und dadurch gemindertes Intelligenzniveau sowie geminderte soziale Anpassungsfähigkeit.

Geistige Entwicklungsstörungen führen zu Beeinträchtigungen von Verhalten, Problemlösefertigkeiten und sozialen Fertigkeiten. Eine Lebensbewältigung ohne fremde Hilfe, für die u.a. ein gewisses Maß an Intelligenz erforderlich ist, ist geistig Behinderten in vielen Fällen nicht möglich.

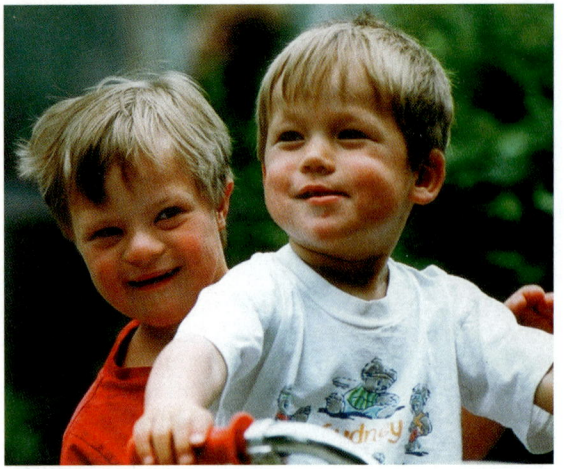

Abb. 23.16: Das Down-Syndrom (Trisomie 21, Mongolismus) gehört zu den genetisch bedingten geistigen Entwicklungsstörungen (Chromosom 21 ist dreimal anstatt nur zweimal vorhanden). Neben der geistigen Behinderung sind beim Down-Syndrom auch charakteristische äußere Merkmale wie z.B. Kurzschädel, breiter Nacken, schräge Lidachsen, flache Nasenwurzel, große Zunge, Deformierung der Ohrmuschel feststellbar. [K160]

Intelligenz

Intelligenz setzt sich aus einer Vielzahl verschiedener psychischer Fähigkeiten zusammen wie z.B. Konzentration, Vorstellungskraft, Gedächtnis, schlussfolgerndem Denkvermögen, Lernfähigkeit, sprachlichem Ausdruck und dem Umgang mit Zahlen und Symbolen. Eine Möglichkeit, das Maß der Intelligenz zu beurteilen, bieten Intelligenztests.

Als Ergebnis dieser Tests wird der **IQ** (*Intelligenzquotient*) bestimmt. Er vergleicht die Leistung des Probanden mit anderen seiner Altersgruppe. Man unterscheidet bei einigen Intelligenztests einen verbalen und einen handlungsorientierten Teil. Aus der Summe beider Testergebnisse wird der IQ errechnet.

Intelligenzminderungen kommen nicht nur bei geistigen Entwicklungsbeeinträchtigungen, sondern auch bei Demenzen (☞ 6.1) vor. Klinisch sind die Patienten aber leicht zu unterscheiden, z.B. anhand des Lebenslaufs, ihrer Sprache und anderen Hinweisen auf früher vorhandene geistige Fähigkeiten.

Bei mittelgradigen und schweren Beeinträchtigungen bestehen oft, bei schwersten eigentlich immer, auch

körperliche Behinderungen und/oder epileptische Tendenzen. Auch begleitende psychische Erkrankungen sind häufig, besonders organische Psychosyndrome, Psychosen, Unruhezustände, Stereotypien, hyperkinetische Störungen und Autismus (☞ 23.3).

Epidemiologie geistiger Erkrankungen

Der Anteil geistig Behinderter an der Gesamtbevölkerung liegt bei 1 – 3 %, wobei die Häufung auf dem Land und in der Unterschicht größer ist als in der Stadt und in der Mittelschicht. Jungen sind häufiger betroffen als Mädchen. Leichte Formen der Behinderung kommen wesentlich öfter vor als schwere.

23.9.1 Ursachen geistiger Entwicklungsstörungen

Geistige Entwicklungsstörungen können die verschiedensten **prä-, peri-** und **postnatalen** Ursachen haben. Oft sind sie **genetisch** bedingt, wie z.B. das durch eine Chromosomenanomalie hervorgerufene Down-Syndrom. Auch bei **Stoffwechselstörungen** wie Phenylketonurie, Fehlbildungen und endokrinen Anomalien wie Hypothyreose liegen genetische Veränderungen schon vor der Geburt fest. **Äußere Einflüsse,** denen das noch ungeborene Kind ausgesetzt war, können ebenfalls zu geistigen Behinderungen führen. Hierzu zählen z.B. verschiedene Virus-Infektionen, übermäßiger Alkoholgenuss der Mutter, Strahlenexposition und bestimmte Medikamente. Perinatal können geistige Behinderungen durch das so genannte Geburtstrauma, die Infektion mit dem Toxoplasmose-Erreger und andere Komplikationen hervorgerufen werden. Postnatal kommen entzündliche Erkrankungen des ZNS, Schädel-Hirn-Trauma, Hirntumoren u.a. als Auslöser in Frage.

▣ Symptome

Die Symptome variieren je nach Schwere der geistigen Behinderung und Art der körperlichen Begleiterkrankungen.

Abstraktionsvermögen

Geistig Behinderte haben Schwierigkeiten, abstrakt zu denken. Sie wissen z.B. vielleicht, was ein Haus und eine Kirche ist, den Begriff „Gebäude" verstehen

Intelligenzminderung	Entwicklungsstand der geistigen Fähigkeiten
Leichte (IQ 50 – 70, veraltet: Debilität)	Geistige Fähigkeiten bei Abschluss der geistigen Entwicklung entsprechen einem 8 – 12-jährigen Kind
Mittelgradige (IQ 35 – 49)	Entsprechend einem 5 – 7-jährigen Kind
Schwere (IQ 20 – 34, veraltet: Imbezilität)	Entsprechend einem 3 – 5-jährigen Kind
Schwerste (IQ 0 – 19, veraltet: Idiotie)	Entsprechend einem Säugling

Tab. 23.17: Einteilung geistiger Entwicklungsstörungen (nach ICD 10: Intelligenzminderungen).

sie aber nicht mehr. Sie können Wichtiges von Unwichtigem nicht unterscheiden. Erlerntes kann nicht auf neue Situationen übertragen werden. Eine Patientin hat beispielsweise gelernt, warum sie nicht über eine befahrene Straße gehen darf. Trotzdem hindert sie ein kleines Kind nicht daran, auf die Straße zu laufen. Ihr war nicht klar, dass auch andere Menschen auf Straßen gefährdet sind.

Wahrnehmung und Gedächtnis

Die Wahrnehmung geistig Behinderter ist langsam und lückenhaft, beim Spaziergang wird z.B. eine Katze bemerkt, die sich nähernde Straßenbahn aber nicht.

Auch Aufmerksamkeit und Konzentration sind oft beeinträchtigt, viele Patienten sind leicht ablenkbar. Der Erfahrungsschatz ist klein und reicht meist nicht, um die Anforderungen des täglichen Lebens zu bewältigen. Allerdings können geistig Behinderte manchmal ein sehr gutes Gedächtnis haben. Wie andere Menschen auch können sie sich aber Dinge, die sie nicht interessieren oder die sie nicht richtig verstanden haben, nicht merken.

Orientierung

Viele Patienten können sich gut in Raum und Zeit orientieren, manchmal haben die Patienten aber auch keinen Zeitbegriff. Schwierig ist die Orientierung in neuen Situationen, die sie oft nicht durchschauen. Das kann z.B. dazu führen, dass sie im Krankenhaus zunächst jegliche Mitarbeit verweigern.

Emotionen und Sexualität

Die Gefühle geistig Behinderter können flach, aber auch intensiv sein. Ihre Stimmung wechselt häufig, sie sind leicht zu verärgern. Dabei sind ihre Möglichkeiten zur Affektkontrolle oft eingeschränkt, was sich in Wutausbrüchen oder Kurzschlusshandlungen äußert. Allerdings sind geistig Behinderte gut über ihre Emotionen erreichbar. Störungen im Antrieb zeigen sich als Apathie oder als übermäßige, oft aggressive Erregung *(Erethie)*. Erethische Patienten sind unruhig und neigen u.U. zu Gewalttaten oder sexueller Hemmungslosigkeit.

Sexuelle Triebe und Gefühle können schwach, aber auch stark ausgeprägt sein. Viele Patienten haben keine Möglichkeit, auf geeignetem Wege Partner kennenzulernen und ihre Sexualität zu entwickeln. Dann kann es z.B. zum Versuch, durch Exhibitionismus einen Partner zu gewinnen (Notperversionen ☞ 20.4.2), u.U. auch zu Gewalttätigkeiten kommen.

Alltagsbewältigung in Abhängigkeit vom Schweregrad der Behinderung

Bei **leichten geistigen Behinderungen** ist der Spracherwerb zwar verzögert, das erreichte Sprachniveau aber so gut, dass Unterhaltungen über Alltägliches

möglich sind. Die meisten Kinder sind im Stande, eine Sonderschule für Lernbehinderte zu besuchen. Wenngleich sie sich insgesamt langsamer entwickeln, können sie sich in vielen Fällen letztendlich selbst versorgen, ihren Haushalt führen, einfache Berufe ausüben und soziale Kontakte aufbauen.

Mittelgradige geistige Behinderungen lassen nur eine eingeschränkte Sprachentwicklung zu. Einfache Bedürfnisse können aber formuliert werden. Die Patienten sind im Stande sich ein Stück weit selbst zu versorgen. Sie sind „praktisch bildbar" (engl. trainable) und können durch gute Betreuung größere Selbstständigkeit erlangen. Trotzdem bleiben sie meistens von familiärer oder institutioneller Versorgung abhängig.

Patienten mit **schwerer geistiger Behinderung** erlernen in der Regel die Sprache nicht oder nur in ganz geringem Umfang. Sie können aber oft über Gesten kommunizieren. Die Kontrolle einfacher Körperfunktionen, wie z.B. der Ausscheidung, kann in manchen Fällen antrainiert werden. Meist bestehen zusätzlich ausgeprägte motorische Behinderungen und psychische Begleiterkrankungen wie Autismus oder Stereotypien.

Schwerste geistige Entwicklungsstörungen führen zu umfassender Pflegebedürftigkeit. Die Patienten können nicht sprechen. Im günstigsten Fall verstehen sie einfache Aufforderungen und Gesten. Meistens sind sie inkontinent, müssen gewaschen und gefüttert werden. Auf Grund begleitender körperlicher Behinderungen sind sie meistens immobil. Auch bei diesen Patienten tritt oft zusätzlich Autismus auf.

> ℧ Geistige Entwicklungsstörungen werden durch soziale Ablehnung, innerfamiliäre Störungen, Störungen der sozialen Beziehung und institutionelle Deprivation verschlimmert.

🔎 Diagnostik und Differentialdiagnose

Zur Diagnose führen (familiäre) Anamnese, körperliche Untersuchung, psychologische Tests, Laboruntersuchungen auf entzündliche und Stoffwechselkrankheiten sowie apparative Diagnostik mit CCT, NMR und EEG (☞ 1.3.4).

Geistige Behinderungen können mit Lernbehinderungen (IQ 70 – 85), frühkindlichem Autismus, Hörbehinderungen und schweren Sprachentwicklungsstörungen verwechselt werden.

📑 Behandlungsstrategie

Eine kausale Therapie ist nur selten möglich, z.B. bei Stoffwechselerkrankungen.

Förderung

Entscheidend ist daher die optimale sonderpädagogische und therapeutische **Entwicklungsförderung.**

Die pädagogisch-therapeutische Entwicklungsförderung beginnt als **Frühförderung** in den ersten Lebensjahren. An Zentren für Frühförderung werden die Kinder von einem Therapeutenteam betreut. Dieses besteht meist aus Heilpädagogen, Ergotherapeuten, Physiotherapeuten und Psychologen.

Wichtig ist später die **sonderpädagogische Betreuung** in geeigneten Kindergärten und Schulen. Dabei gehen die Meinungen über die Strukturierung dieser Einrichtungen auseinander. Hochspezialisierte Einrichtungen erscheinen auf der einen Seite als besonders geeignet, führen allerdings zwangsläufig zu Isolation. Kommen andererseits geistig behinderte mit nicht behinderten Kindern in **integrativen Kindergärten** und Schulen zusammen, können beide Seiten voneinander profitieren. Die einen kommen in Kontakt mit gesunden Gleichaltrigen, von denen sie oft besser lernen als von Erwachsenen. Die anderen lernen auf spielerische Weise, was die Begriffe Toleranz und Rücksicht bedeuten. Besuchen geistig behinderte Kinder normale Schulen, besteht allerdings auch die Gefahr, dass sie überfordert werden. Zudem sind die meisten Lehrer nicht sonderpädagogisch ausgebildet.

Verhaltenstherapien

Verhaltenstherapien können eingesetzt werden, um so genannte Verhaltensexzesse, z.B. Aggressionen oder Selbstverstümmelung, abzubauen. In der Therapie kann auch schrittweise an der Bewältigung von Aufgaben des täglichen Lebens gearbeitet werden. Oft sind weitere **Spezialtherapien** notwendig wie Logopädie, Physiotherapie, Reittherapie u.a.

Betreuung der Familien

Die meisten Eltern ahnen schon lange vor der Diagnose, dass mit ihrem Kind irgend etwas „nicht stimmt". Trotzdem ist die Diagnose einer geistigen Behinderung ein Schock. Die Eltern brauchen Hilfe, um mit Trauer, Zorn und Verzweiflung zurecht zu kommen. Viele Eltern machen sich auch Vorwürfe, dass sie in irgendeiner Form an der Behinderung schuld sein könnten.

Während die körperliche Versorgung der Kinder meistens gut gelingt, brauchen die Eltern oft Ideen, wie sie mit ihnen spielen oder sie geistig anregen können. Für die spezielle Sauberkeitserziehung, Körperpflege, selbstständiges Essen und für den Spracherwerb gibt es verhaltenstherapeutisch orientierte Manuale mit genauen Erläuterungen.

Umgang mit den Geschwistern

Die familiäre Belastung wirkt sich auch auf die gesunden Geschwister aus, die in vielen Bereichen zurückstecken müssen. Im Vergleich zu den Problemen des entwicklungsgestörten Kindes wirken deren Sorgen gering, und den Eltern fehlt es an Kraft, auch darauf noch einzugehen. Oft haben die Eltern deshalb

Schuldgefühle, was die Situation weiter verschlechtert. Um dem vorzubeugen ist es wichtig, dass auch das behinderte Kind lernt, sich in die Familie einzuordnen und Rücksicht auf die anderen zu nehmen. Größere Akzeptanz und damit mehr Zuwendung von Seiten der Geschwister ist die Belohnung für diesen manchmal schwierigen Anpassungsprozess.

Neben **Familienberatung** und **Elterngesprächen** sind **Selbsthilfegruppen** von großer Bedeutung für die Eltern.

✉ Kontaktadressen

Kindernetzwerk für kranke und behinderte Kinder und Jugendliche in der Gesellschaft
Hanauer Str. 15
63739 Aschaffenburg
Telefon: 01 80/5 21 37 39
Fax: 0 60 21/1 24 46

Internet: www.kindernetzwerk.de

Aktion Sonnenschein – Hilfe für das mehrfach behinderte Kind e.V.
Heiglhofstr. 63
81377 München
Telefon: 0 89/71 00 90
Fax: 0 89/74 14 18 67

e-mail: asmuc@aol.com

23.9.2 Besonderheiten in der Pflege geistig behinderter Kinder

Aufnahmesituation

Geistig behinderte Kinder brauchen vielfältige Hilfen. Ihre Behinderung allein ist jedoch noch kein Grund für eine stationäre Behandlung. Ist die Aufnahme jedoch einmal dringend notwendig, sind der schnelle Aufbau einer vertrauensvollen Beziehung, aber auch eine möglichst baldige Rückkehr des Patienten in seine gewohnte Umgebung oberstes Gebot. Gerade Behinderte fühlen sich durch die Ortsveränderung stark verunsichert, durch die vielen unbekannten Menschen überfordert. Vor Untersuchungen, Apparaten und ihnen nicht verständlichen Erklärungen haben sie genauso Angst wie vor einer langen Trennung von zuhause. Verbote und Anordnungen können sie oft nicht nachvollziehen, mit den Emotionen ihnen unbekannter fremder Menschen können sie nicht umgehen. Der Behinderte reagiert möglicherweise aggressiv oder gelangweilt, kann nachts nicht schlafen und ist tagsüber müde.

Beziehungsaufbau

Zur Unterstützung des **Beziehungsaufbaus** erkundigt sich die Pflegende bei den Angehörigen danach, welche Hilfestellungen das Kind gewohnt ist, welche Ei-

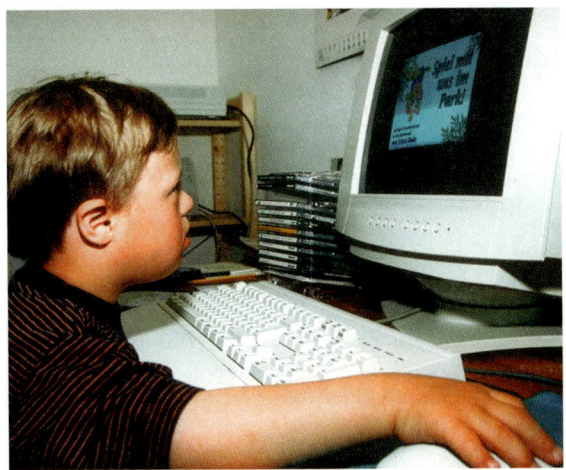

Abb. 23.18: Die Förderung geistig behinderter Kinder muss individuell auf das Entwicklungsniveau abgestellt sein. Sowohl eine Über- als auch Unterforderung sollten vermieden werden. [K160]

genarten und Angewohnheiten es hat. Sie vermittelt ihm Geborgenheit und gibt ihm einen strukturierten Tagesablauf vor. Der Beziehungsaufbau ist bei nur leicht behinderten Patienten, die oft anhänglich und voll Vertrauen auf die Pflegenden zugehen, relativ einfach. Probleme entstehen mit schwer lenkbaren und aggressiven Patienten, die neben Zuwendung auch Grenzen brauchen. Bei stummen Behinderten funktioniert die Kommunikation über Gesten und Mimik. Bis die Pflegende diese versteht und angemessen beantworten kann, kann es eine Weile dauern.

> 🖼 Auch wenn solche Patienten nicht sichtbar auf Worte reagieren, sollten die Pflegenden sie z.B. bei jedem Fortschritt und jeder Anstrengung auch mit Worten loben.

Spezielle Förderung

Die **gezielte Pflege und Förderung** orientiert sich am individuellen Entwicklungsniveau des Kindes. Mögliche Ziele sind:
- Sauberkeitsentwicklung
- Selbstständige Körperpflege
- Selbstständiges Essen
- Sprachentwicklung
- Einfache Arbeiten in der Küche.

Zur **Sprachanregung** werden beispielsweise alle Lautäußerungen des Patienten belohnt. Die wichtigsten alltäglichen Gegenstände, besonders solche, die für den Behinderten wichtig sind, werden immer wieder deutlich benannt.

Handlungabläufe können in einzelne Teile zerlegt werden und mit dem Patienten Schritt für Schritt trainiert werden. Die Pflegenden können das gewünschte

Verhalten vormachen und es den Patienten imitieren lassen (z.B. das Anziehen von Gummistiefeln). Sie können die Hand des Patienten zunächst führen und dann nach und nach die Hilfestellung „ausblenden". Manche Behinderte können auch Selbstinstruktionen lernen. Dies sind Anweisungen, die sie sich zunächst laut und dann leise vorsagen, während sie die entsprechenden Handlungen durchführen (z.B.: „Tasse und Teller holen. Löffel holen. Brot in den Korb legen. Milch holen. Milch einschenken. Kakao 'rein tun. Umrühren.").

Besonders wichtig ist es, den Betroffenen **angemessene Beschäftigung** zu bieten, damit sie sich nicht langweilen. Gut geeignet sind gemeinsame Spiele oder leicht verständliche Fernsehsendungen wie Kinder- und Sportsendungen oder Tierfilme. Da es den Patienten schwer fällt, schnelle Handlungsfolgen nachzuvollziehen, sollte nach Möglichkeit über die Filme gesprochen werden. Geeignete Filme können in kurzen Abständen mehrmals hintereinander angesehen werden. Weitere Möglichkeiten sind Sport, Spaziergänge, gemeinsames Musizieren mit Orff-Instrumenten, Tanzen, usw.

> 📖 **Literaturtipp**
> Dosen, Anton: Psychische Störungen bei geistig behinderten Menschen. Urban & Fischer, München, 1997

23.10 Gewalt gegen Kinder

> 🔲 **Deprivation** *(Kindesvernachlässigung)*: Verhaltensweise der Eltern, die wesentliche Bedürfnisse des Kindes nicht befriedigt.
>
> **Kindesmisshandlung:** Mutwillige körperliche Verletzungen oder Zufügen von Gesundheitsschäden.
>
> **Sexueller Kindesmissbrauch:** Sonderform der Kindesmisshandlung, bei der sexuelles Verhalten zwischen einem Kind und einem bedeutend älteren Menschen erzwungen wird. Sexueller Missbrauch ist unter Strafe gestellt, das Schutzalter der Kinder beträgt 14 Jahre.

23.10.1 Deprivation

Als **Deprivation** *(Vernachlässigung)* wird das Fehlen beständiger Zuwendung bezeichnet. Kinder sind in ihrer Entwicklung besonders während der ersten Jahre auf einen zuverlässigen, ständigen liebevollen Kontakt zu Erwachsenen, in erster Linien ihren Eltern, angewiesen. Deprivation kann z.B. auftreten, wenn das Kind ohne seine Eltern ins Krankenhaus aufgenommen wird, wenn es ins Heim kommt, aber auch, wenn es von seinen Eltern zuhause vernachlässigt oder misshandelt wird.

Deprivierte Kinder sind uninteressiert an ihrer Umwelt, zeigen wenig Initiative und entwickeln sich verzögert. Babys schreien bei Beginn der Deprivation viel und verzweifelt, dauert sie länger an, werden sie apathisch und gedeihen schlecht. Größere Kinder verfallen in kleinkindliche Verhaltensweisen (regredieren), nässen und koten vielleicht wieder ein. Sie verlieren das Vertrauen in die Zuverlässigkeit zwischenmenschlicher Beziehungen und damit die Voraussetzung für soziales Lernen. Diese Störungen sind reversibel, wenn die deprivierende Situation rechtzeitig geändert wird.

Schutz vor Deprivation im Krankenhaus
- Möglichst gute Vorbereitung des Kindes auf das Krankenhaus
- Kind darf vertrautes Spielzeug, Kleidung u.Ä. mitbringen
- Intensive menschliche Zuwendung durch die Pflegenden.

Auf Stationen außerhalb der Psychiatrie:
- Uneingeschränktes Besuchsrecht für Eltern und Geschwister
- Gemeinsame Aufnahme von Mutter/Vater und Kind.

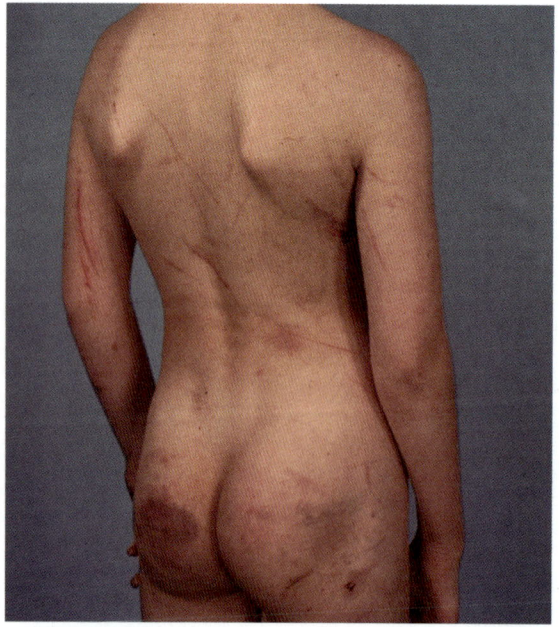

Abb. 23.19: Neben den körperlichen Spuren zeigen misshandelte Kinder auch starke Verhaltensauffälligkeiten wie z.B. Überängstlichkeit, Schüchternheit, Unfähigkeit zu spielen oder auch Enkopresis. Oft treten dann mehrere dieser Verhaltensauffälligkeiten kombiniert auf. [T112]

23.10.2 Kindesmisshandlung

Warum misshandeln manche Eltern ihre Kinder?

Nicht „erziehungserfahrene" Menschen können sich oft gar nicht vorstellen, wie anstrengend die Erziehung von Kindern sein kann. Schlafstörungen der Babys, provokantes Verhalten von Kleinkindern in der Trotzphase, Belastung durch mehrere Kinder und psychosoziale Probleme wie Armut, Arbeitslosigkeit oder Spannungen in der Partnerschaft – oft sind es viele Gründe, die zusammenkommen, wenn Eltern ihr Kind schlagen, schütteln oder auf andere Weise misshandeln. Solchen Eltern fehlt die erzieherische Kompetenz, z.B. weil sie selbst aus Problemfamilien stammten, misshandelt wurden und keine anderen Verhaltensmuster kennen.

Manchmal werden Kinder durch Partner der alleinerziehenden Mutter misshandelt, die zum Kind keine emotionale Bindung haben, es als Störung und geeignetes Opfer für brutale Impulse erleben.

Viele misshandelnde Eltern leiden unter psychischen Störungen, z.B. Drogensucht, Alkoholkrankheit oder Persönlichkeitsstörungen. Es gibt aber auch kalte, grausame Menschen, denen das Quälen von Kindern einfach „Spaß" macht.

Symptome und Untersuchungsbefunde

Je nach Schwere der Misshandlung finden sich **körperliche Indizien:**
- Narben
- Schwellungen
- Hämatome, evtl. in Form einer Hand, eines Riemens, Gürtels oder Stockes
- Fingerabdrücke nach Kniffen
- Kreisförmige Verbrennungsmale durch Zigaretten
- Verbrennungen in Handflächen und Gesäß (durch Pressen auf eine heiße Herdplatte)
- Frakturen in unterschiedlichen Heilungsstadien
- Augenverletzungen.

Die Kinder sind in ihrem **Verhalten** häufig auffällig. Sie sind ängstlich, überangepasst und verschüchtert. Sie suchen bei ihren Eltern keinen Schutz in kritischen Situationen, Säuglinge zeigen keine Trennungsangst. Kleinkinder können meistens nicht richtig spielen. Häufig bestehen weitere Auffälligkeiten wie Enkopresis oder aggressives Verhalten.

Im Kontakt mit den Kindern fällt auf, dass sie schnell Freundschaft schließen, wenn man sich ihnen liebevoll nähert.

> **Kontaktadresse**
> **Bundesarbeitsgemeinschaft Kinder- und Jugendtelefon e.V.**
>
> „Die Nummer gegen Kummer"
> (Beratung für Kinder und Jugendliche)
> Telefon: 08 00/1 11 03 33

🔎 Diagnostik

Die Diagnose wird meistens vom Kinderarzt gestellt. Sie stützt sich auf die körperliche Untersuchung und Widersprüche in der Anamnese.

Hinweise auf Kindesmisshandlung in der Anamnese:
- Unerklärliche Pause, bevor der Arzt aufgesucht wird
- Unfallmechanismus erklärt Verletzung nicht
- Zahlreiche „Unfälle" zu verschiedenen Zeitpunkten
- Unwahrscheinliche Beschuldigungen von Geschwistern oder Dritten.

Es ist wichtig, auch die Geschwister zu untersuchen, denn oft werden in einer Familie mehrere Kinder misshandelt.

📋 Behandlungsstrategie

Der erste Impuls des Teams ist, Kinder solchen Eltern zu entreißen. Aber Kinder lieben auch misshandelnde Eltern. Deshalb ist eine Entfernung aus der Familie nur indiziert, wenn die Gefährdung des Kindes groß ist.

Die Therapie zielt darauf ab, das **familiäre Umfeld** zu stabilisieren. Grundpfeiler sind **Elternarbeit** mit Kriseninterventionen, Aufwertung des Selbstvertrauens der Eltern, die Analyse kritischer Situationen, die zum „Ausrasten" führen, Erziehungsberatung einschließlich der Frage „Wann und wie strafe ich mein Kind in angemessener Weise". Oft müssen die Eltern grundlegend über die kindliche Entwicklung informiert werden. Gegebenenfalls werden Schlafstörungen bei den Kindern behandelt, damit dauernde Störungen der Nachtruhe als Stressoren entfallen.

Gut geeignet sind **Spieltherapien** für Eltern und Kinder: Sie lernen ihr Kind besser kennen und können eine neue Art von Beziehung entwickeln.

Liegt bei den Eltern eine psychische Störung vor, muss eine entsprechende Therapie eingeleitet werden. Das Kind wird bei entsprechender Indikation **psychotherapeutisch, heilpädagogisch** oder **sonderpädagogisch** betreut.

🛏 Pflege

Im Umgang mit den Eltern darf kein vorschneller Verdacht geäußert werden. Denn irrt sich das Team, zerstören entsprechende Fragen oder Andeutungen das therapeutische Bündnis. Stimmt die Diagnose allerdings, könnten die Eltern versuchen, das Kind der Behandlung zu entziehen. Darum muss das Team sich aktiv um ein gutes Verhältnis zu den Eltern bemühen und versuchen, die Beziehung zwischen ihnen und dem Kind zu verbessern. Das ist schwer, weil die meisten Menschen sich automatisch mit dem Kind identifizieren und den Eltern gegenüber Rache oder Hassgefühle empfinden. Letzlich hängt aber die Prognose davon ab, ob es gelingt, Eltern und Kind in der Behandlung zu erreichen.

23.10.3 Sexueller Kindesmissbrauch

Sexuelle Übergriffe auf Kinder können die unterschiedlichsten Formen haben:
- Vorführen pornografischer Abbildungen und Filme
- Exhibitionismus vor dem Kind
- Berührungen der Genitale oder Masturbation
- Vaginaler, oraler oder analer Sexualverkehr
- Vergewaltigung.

Missbrauch kommt in allen Altersstufen vor, am häufigsten in der Zeit der Vorpubertät. Wie weit sexueller Kindesmissbrauch wirklich verbreitet ist, ist unklar. Vermutlich wurde die Häufigkeit aber lange Zeit unterschätzt.

> 📖 **Literaturtipps**
>
> Bange, Dirk und Enders, Ursula: Auch Indianer kennen Schmerz. Handbuch gegen sexuelle Gewalt an Jungen. Kiepenheuer und Witsch, Köln, 1995
>
> Steinhage, Rosemarie: Sexueller Mißbrauch an Mädchen. Ein Handbuch für Beratung und Therapie. Rowohlt, Reinbeck, 1989

Umstände von sexuellem Missbrauch

Die Täter kommen meistens aus der Familie oder dem näheren familiären Umfeld, Väter sind als Täter vermutlich seltener als Stiefväter oder Partner der Mutter. Chronischer Missbrauch ist nur bei deutlich gestörten Familienverhältnissen möglich. Die Täter leiden häufig selbst an psychischen Störungen wie Beziehungsschwierigkeiten oder Persönlichkeitsstörungen. Oft hatten sie eine schwierige Kindheit und leben aktuell in einer problematischen Partnerschaft. Eine gefährliche Situation entsteht, wenn die Mutter krank ist und die Tochter in ihre Rolle gedrängt wird.

Eine weitere Tätergruppe sind leicht geistig behinderte Männer, die keine geeigneten Partner bzw. Partnerinnen finden können. Diese Gruppe wird in letzter Zeit durch die sexuelle Liberalisierung kleiner.

Ort des Missbrauchs

Meistens wird das Kind in der elterlichen Wohnung missbraucht. Die Opfer werden bedroht, belohnt oder gewalttätig gezwungen. In vielen Fällen droht ihnen der Täter auch für den Fall, dass sie etwas über den Missbrauch erzählen („Dann bring ich dich um" oder „Dann merken sie, dass du eine kleine Nutte bist und du kommst ins Heim"). Zwar ist es unmöglich, kleinere Kinder zu konsequentem Lügen zu bringen, da ihr Verstand noch nicht weit genug entwickelt ist und sie ungefiltert einfach erzählen, was sie erlebt haben.

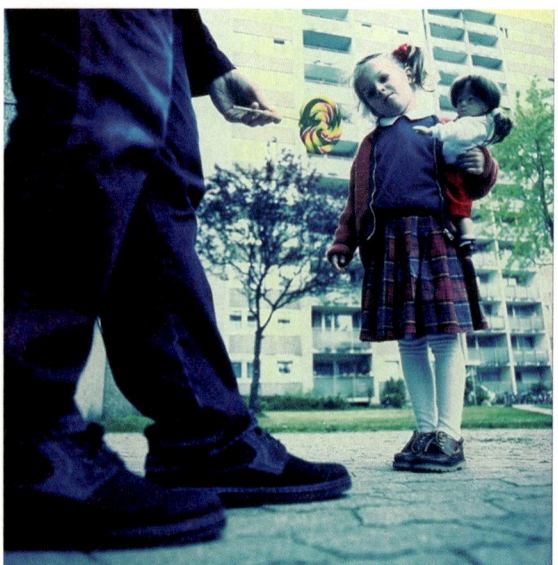

Abb. 23.20: Sexueller Missbrauch findet in der Mehrheit der Fälle in der elterlichen Wohnung durch einen Bekannten oder gar Verwandten statt. Der „fremde Onkel" auf der Straße ist ein relativ seltener Fall. [J710-007]

Allerdings sind missbrauchte Kinder in ihrem Verhalten oft stark eingeschüchtert, haben keine neutralen Ansprechpartner außerhalb der Familie und können sich auf diese Weise keine Hilfe holen. Ältere Kinder sind durch Drohungen und Anschuldigungen erpressbar.

> Besonders belastend ist es für Kinder, wenn andere Familienmitglieder, meist die Mutter, zwar von den sexuellen Übergriffen wissen, sie aber trotzdem dulden.

Symptome und Untersuchungsbefund

Körperliche Symptome sind genitale/rektale/orale Verletzungen, Hämatome an Oberschenkel, Gesäß oder Brust, aber auch Infektionen: Sexuell übertragbare Krankheiten, genitale Pilzinfektionen, rezidivierende Harnwegsinfekte und selten Schwangerschaft.

Missbrauchte Kinder sind in vielen Fällen **verhaltensauffällig,** allerdings gibt es keine „spezifischen" Störungen. Gehäuft tritt depressives, regressives (z.B. Enuresis, Enkopresis) oder ängstliches Verhalten auf. Daneben kommt es zu Schlafschwierigkeiten, Beziehungsstörungen, altersunangemessener Trennungsangst, möglicherweise auch gegenüber dem Täter, zu suizidalen Impulsen und Ess-Störungen. Manche Kinder versuchen, von Zuhause wegzulaufen oder sich möglichst viel außerhalb des Elternhauses aufzuhalten. Oft haben sie keine Freunde, weil sie Kontakte zu anderen Kindern vermeiden. Manchmal tragen

die Kinder Reizwäsche und verhalten sich in altersuntypisch erotischer Weise. Auffällig sind auch ungeklärte Geldquellen des Kindes oder Verweigerung der körperlichen Untersuchung des Kindes durch die Eltern.

> **✉ Kontaktadresse**
> **Die Kinderschutz-Zentren**
> Spichernstr. 55
> 50672 Köln
> Telefon: 02 21/56 97 53
> Internet: www.kinderschutz-zentren.de

🔍 Diagnostik

Die Diagnose kann am ehesten ein erfahrener Psychiater stellen. Mit Verdächtigen, oft den wichtigsten Bezugspersonen des Kindes, wird vorsichtig umgegangen. Ein falscher Verdacht kann katastrophale Folgen haben. Um weitere Traumatisierungen zu vermeiden, sollte das Kind nur von einem Untersuchenden, nicht von mehreren Personen befragt werden.

Da sexueller Missbrauch strafbar ist, wird die Polizei eingeschaltet. Heutzutage gibt es eigene Dienststellen mit speziell geschulten Psychologinnen im Polizeidienst, die erfahren im Gespräch mit betroffenen Kindern sind. Die Gespräche werden in eigens dafür eingerichteten Spielzimmern in freundlicher Atmosphäre geführt und auf Video aufgenommen, um dem Kind möglichst weitere Vernehmungen zu ersparen.

📊 Behandlungsstrategie

Die Kinder werden **psychotherapeutisch,** eventuell **spieltherapeutisch** betreut. Verhaltenstherapie ist erfolgsversprechend bei Ängsten, Ess-Störungen u.a. Weiterhin werden Elternberatung und gegebenenfalls Familientherapie angestrebt. Falls irgendmöglich wird der Täter und u.U. auch die duldende Mutter zu einer Behandlung motiviert.

Bei Missbrauch innerhalb der Familie wird entschieden, ob das Kind in der Familie bleiben kann oder ob es aus dem Umfeld entfernt werden muss. Letzteres führt zu weiterer schwerer Traumatisierung. Die Entscheidung muss davon abhängig gemacht werden, ob der Täter z.B. bereit ist, die Wohnung zu verlassen und sich selbst in eine Therapie zu begeben. Entscheidend ist außerdem, wie zuverlässig die weiteren Familienangehörigen sind. Außerdem wird geprüft, ob eine Strafanzeige gestellt werden muss.

🔖 Prognose

Sexueller Missbrauch ist besonders traumatisch, wenn er mit Gewalt oder Beischlaf verbunden ist, in frühem Alter beginnt, lange andauert und wenn der Täter der Vater oder Stiefvater ist.

Vermutlich gibt es keine spezifischen psychischen Störungen durch sexuellen Kindesmissbrauch, aber ein erhöhtes Risiko für die Entwicklung von Verhaltensauffälligkeiten (z.B. Kontaktstörungen), Angst-

syndromen, Depressionen und Drogenabhängigkeit. Sexueller Missbrauch ist häufig in der Anamnese von Patientinnen mit **Borderline-Syndrom** (☞ 20.2.8) und **Bulimie** (☞ 22.3.2) zu finden.

Wiederholungsfragen

1. Welche Faktoren spielen bei der Entstehung psychischer Störungen im Kindesalter eine entscheidende Rolle? (☞ 23.1.1)

2. Was versteht man unter dem therapeutischen Bündnis? (☞ 23.1.4)

3. Was ist ein Therapievertrag? (☞ 23.1.4)

4. Was kennzeichnet den Umgang mit Psychopharmaka im Kindes- und Jugendalter? (☞ 23.1.4)

5. Was ist Verhaltensverkettung? (☞ 23.1.4)

6. Für welche Erkrankung ist das Auftreten von Ritualen, motorischen Stereotypien und engen, isolierten Interessen typisch? (☞ 23.3.1)

7. Was sind mögliche Ursachen für Enkopresis? (☞ 23.4.2)

8. Aus welchen Berufsgruppen stammen die Mitglieder des therapeutischen Teams? (☞ 23.1.4)

9. Wodurch fallen autistische Kinder sofort auf? (☞ 23.3.1)

10. Was ist das Ziel in der Therapie autistischer Kinder? (☞ 23.3.2)

11. Welche Formen der Enuresis kennen Sie? (☞ 23.4.1)

12. Was versteht man unter „Schulphobie"? (☞ 23.5.1)

13. In welchem Alter treten Zwangsstörungen auf? (☞ 23.5.2)

14. Woran erkennt man depressive Kinder? (☞ 23.5.3)

15. Wodurch zeichnen sich Kinder mit hyperkinetischem Syndrom aus? (☞ 23.6)

16. Welche Ess-Störungen kennen Sie ? (☞ 23.8)

17. Was bezeichnet ein IQ von 50 – 70? (☞ 23.9)

18. Was kann geistige Entwicklungsstörungen bei Kindern verschlimmern? (☞ 23.9.1)

19. Was ist Deprivation? (☞ 23.10.1)

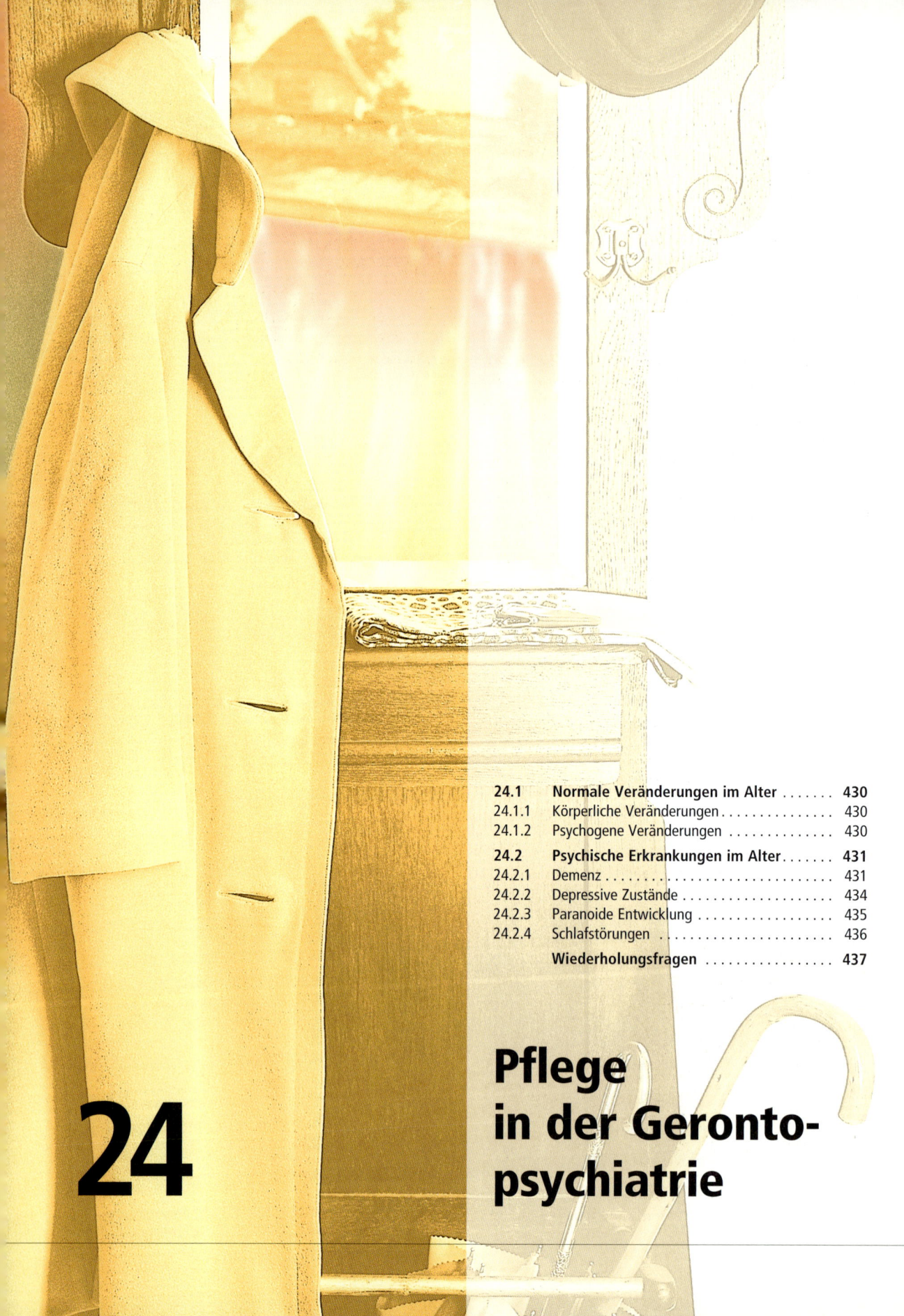

24

Pflege in der Geronto-psychiatrie

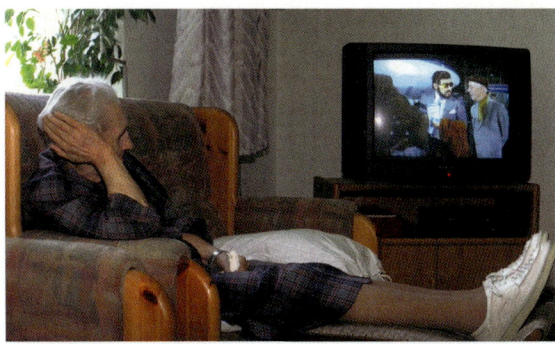

Abb. 24.2: Oft ist das Fernsehgerät für alte Menschen die einzige Verbindung zur Außenwelt. Für manche werden die Familien aus den Fernsehserien zur Ersatzfamilie. [K157]

:: **Gerontopsychiatrie:** Teilgebiet der Gesamtpsychiatrie, das sich mit Problemen des Alterns und seelischen Krankheiten älterer Menschen beschäftigt.

Gesellschaftliche Situation älterer Menschen

Die Gruppe älterer Menschen in unserer Gesellschaft wird zunehmend größer. Mehr als zwei Drittel der Menschen sind auch im Alter über 65 Jahre psychisch gesund, bei etwa 25 % liegen psychische Störungen im weitesten Sinn vor.

Altern ist in unserer Gesellschaft mit dem Verlust von Verantwortung und fordernden Aufgaben verbunden. Dadurch entsteht bei älteren Menschen häufig das Gefühl nicht mehr gebraucht zu werden, nichts mehr wert zu sein. Unsere auf Leistung und Wirtschaftlichkeit ausgerichtete Gesellschaft drängt alte Menschen zum Teil ins soziale Abseits. Die Jüngeren können sich oft nicht um die Pflege ihrer „alten" Angehörigen kümmern und geben sie in die Obhut von Pflegeeinrichtungen. Auch der Lebensstandard alter Menschen entspricht häufig nicht mehr dem, den sie sich in der Zeit ihrer Erwerbstätigkeit aufgebaut haben. Als Konsequenz dieser sozialen Situation können psychische Störungen auftreten.

Alte Menschen müssen sich mit dem Vorurteil auseinander setzen, dass Altern und geistiger Abbau identisch seien. Dass dem nicht so ist, beweisen zahlreiche Wissenschaftler, Künstler und Politiker. Psychologische Befunde zeigen, dass bei gesunden Menschen zwar das Gedächtnis nachlässt, die Denkfähigkeit aber sogar noch zunehmen kann.

Verlauf psychischer Störungen im Alter

Die häufigsten psychischen Krankheiten bei älteren Menschen sind Depressionen und Demenzen. Die Wahrscheinlichkeit für eine Demenz steigt mit zunehmendem Alter. Bei 60-Jährigen beträgt sie 1 %, bei 90-Jährigen über 30 % (☞ 6.1).

Die meisten chronisch verlaufenden psychischen Krankheiten, die schon früher aufgetreten waren, bestehen im Alter weiter, z.B. neurotische Störungen und Persönlichkeitsstörungen sowie chronifizierte Psychosen. Oft lassen psychische Störungen allerdings in der Symptomatik nach. Umgekehrt kann es aber auch zur Verschärfung einzelner, problematischer Charakterzüge oder Symptome kommen. Daneben gibt es eine Spätform der Schizophrenie, die wahnhafte Störung, die erst im Alter auftritt (☞ 18.2). Bei fast 10 % der Männer über 65 Jahre besteht eine Alkoholkrankheit, bei vielen Frauen eine Medikamentensucht, die mit psychischen Störungen einhergehen.

Kontaktadresse
Bundesverband Graue Panther e.V.
Postfach 20 06 55
42206 Wuppertal
Telefon: 02 02/28 07 00
Internet: www.graue-panther-online.de

Umfangreiche Anamnese

Bei gerontopsychiatrischen Patienten stößt man in der Anamnese gehäuft auf einschneidende Veränderungen der Lebenssituation und des privaten Umfelds:

* Veränderung der sozialen Stellung, z.B. durch Pensionierung
* Verlust von Freunden und Bekannten durch Tod
* Verlust des Lebenspartners
* Verlassen des eigenen Heims.

Hinzu kommen Einschränkungen der körperlichen und geistigen Fähigkeiten, zusätzlich eine Vielzahl organischer Erkrankungen. Bei der Diagnostik psychischer Krankheiten im Alter muss darum besonde-

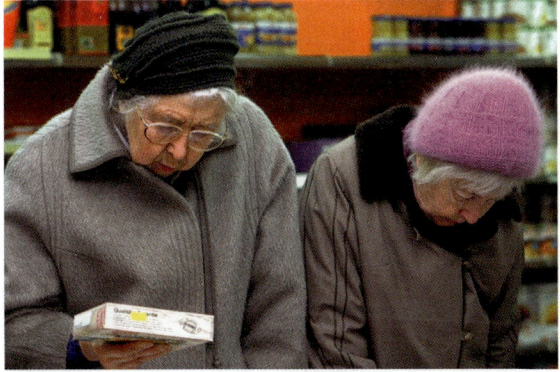

Abb. 24.1: Einkaufen erfordert bei alten Menschen mehr Aufmerksamkeit. [K157]

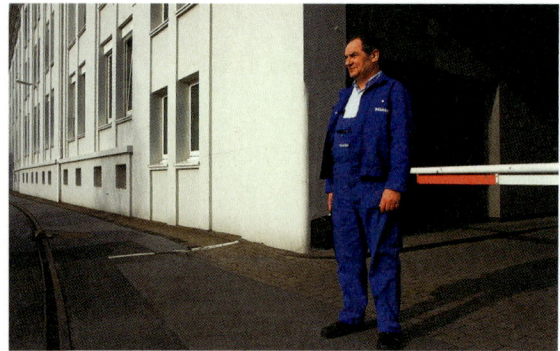

Abb. 24.3: Schließen sich die Tore der Firma, in der viele Jahre gearbeitet, gelebt, gelitten und Erfolge gefeiert wurden, entsteht für viele ältere Menschen ein Gefühl der inneren Leere. [K157]

rer Wert auf eine umfassende Abklärung körperlicher Beschwerden gelegt werden. Die medikamentöse Therapie psychischer Störungen ist durch die potenziellen Wechselwirkungen mit anderen notwendigen Medikamenten erschwert. In der gerontopsychiatrischen Therapie liegen die Schwerpunkte deshalb oft im Bereich somato-, sozio- und immer häufiger auch psychotherapeutischer Verfahren jeglicher Art.

> **Kontaktadresse**
> **Kuratorium Deutsche Altershilfe (KDA)**
> An der Paulskirche 3
> 50677 Köln
> Telefon: 02 21/93 18 47-0
> Internet: www.kda.de

24.1 Normale Veränderungen im Alter

24.1.1 Körperliche Veränderungen

Altern ist ein biologischer Prozess, der durch zahlreiche körperliche Veränderungen begleitet wird.

- Alle **Organe** altern, allerdings bei jedem Menschen unterschiedlich schnell. Dies ist nach neuen wissenschaftlichen Erkenntnissen wahrscheinlich genetisch bedingt
- Die **Behaarung** am Körper wird zunehmend dünner, die **Pigmentierung** lässt nach, die Haare werden grau. Bei Männern kommt es häufig zur Glatzenbildung
- Die **Haut** verliert an Elastizität und Feuchtigkeit, wird trocken, spröde und dünner. So genannte Altersflecken treten hormonell bedingt durch veränderte Pigmentierung auf. Es kommt schneller zu „blauen Flecken"
- Alle **Sinnesorgane** sind in ihrer Funktion beeinträchtigt. Die Augenlinse wird zunehmend unelastisch, so dass das Lesen immer schwerer fällt. Das Gehör wird unsensibler, insbesondere im Bereich hoher Töne. Geruchs- und Geschmackssinn lassen nach
- Die **Blutgefäße** verlieren an Elastizität, werden brüchig und sind häufig mit Abbauprodukten des Stoffwechsels belastet
- Der **Bewegungsapparat** ist eingeschränkt. Alte Menschen bewegen sich langsamer, das Gehen fällt ihnen schwer. Sie ermüden schneller. Oft zittern ihnen die Hände, besonders am Morgen. Die Knochen werden brüchiger, die Wirbelsäule krümmt sich
- Der **Darm** wird träge. Es kommt häufiger zu Verstopfungen. Wichtige Vitamine und Nährstoffe werden schlechter absorbiert.

Generell haben alte Menschen im täglichen Leben ein anderes Tempo, brauchen für viele alltägliche Verrichtungen mehr Zeit. Die Fähigkeit, sich an veränderte Bedingungen anzupassen, lässt im Alter nach.

24.1.2 Psychogene Veränderungen

Viele Veränderungen im Alter sind seelisch bedingt und lassen sich aus Störungen der Erlebnisverarbeitung erklären.

- Bereits vorhandene **Persönlichkeitszüge** spitzen sich im Alter zu. Beispielsweise wird aus einem sparsamen Menschen ein geiziger, aus einem leicht Unzufriedenen ein ständig nörgelnder Querulant
- Das **Schlafverhalten** ändert sich. Ältere Menschen halten gerne Mittagsschlaf und gehen früh zu Bett. Gleichzeitig verkürzt sich die nächtliche Schlafphase und wird oft unterbrochen
- **Merk-** und **Konzentrationsfähigkeit** lassen nach
- Die **Stimulierbarkeit** durch die Umwelt ist deutlich vermindert, gleichzeitig sinkt allgemein die **Toleranzschwelle**
- **Ziellosigkeit, Einsamkeitsgefühle** und **Langeweile** beherrschen bei vielen alten Menschen – oft bedingt durch die soziale Entwurzelung – den Alltag.

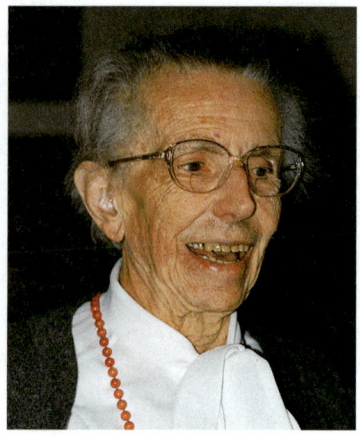

Abb. 24.4: Porträt einer 97-jährigen Frau. Zu sehen sind alle typischen Altersveränderungen an Haut und Haaren: Die Haare sind dünn und silbrig-grau. An der Haut zeigen sich durch den verminderten Wassergehalt und das geschwundene Unterhautfettgewebe sog. Krähenfüße und mimische Falten. Typisch sind auch die bräunlichen Altersflecken. [O225]

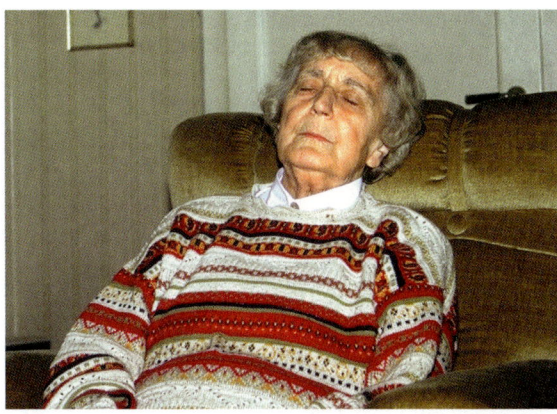

Abb. 24.5: Viele alte Menschen machen tagsüber mehrere kurze „Nickerchen". [K183]

Umgang mit alten Menschen

Die körperlichen und psychogenen Veränderungen begegnen den Pflegenden in Krankenhäusern, Alten- und Pflegeheimen und in der häuslichen Pflege. Zum angemessenen Umgang mit alten Menschen gehört unbedingt eine akzeptierende Arbeitshaltung und eine Würdigung des hohen Alters. Darüber hinaus verzichten die Pflegenden nach Möglichkeit auf Übernahme von Aktivitäten des täglichen Lebens, die der Betroffene durchaus noch selber erledigen kann. Das „Tempo" des alten Menschen wird dabei stets berücksichtigt. Die Pflegenden werden schnell herausfinden, über welche Fähigkeiten der alte Mensch noch verfügt und wie diese für ihn, mit ihm und von ihm genutzt werden können.

Unterstützende Maßnahmen zur Einbindung in ein soziales Umfeld erstrecken sich von der Gestaltung von Kaffeekränzchen über den Kontakt zu Vereinen bis zur Organisation von Ausflügen in der Gruppe.

> 📖 **Literaturtipp**
> Michalke, Cornelia: Altenpflege konkret, Band 3. Pflegetherorie und Praxis. Urban & Fischer, München, 2000

24.2 Psychische Erkrankungen im Alter

Im Alter treten einige psychische Störungen und Phänomene gehäuft und in besonderer Ausprägung auf:
- Demenz (☞ 24.2.1 und 6.1)
- Depressive Zustände (☞ 24.2.2 und 18.1)
- Paranoide Entwicklung bei Blindheit und Schwerhörigkeit (☞ 24.2.3)
- Schlafstörungen (☞ 24.2.4 und 2.3.3)

- Pathologische Trauerreaktion (Anpassungsstörungen ☞ 21.6)
- Schmerzsyndrome (Pflege bei chronischen Schmerzen ☞ 2.2)
- Delirien, akute organische Psychosyndrome (Exogene Psychosen ☞ Kapitel 19)
- Suizidalität (☞ Kapitel 26).

Pflege von geriatrischen Patienten ☞ 2.3

24.2.1 **Demenz**

> 🔅 **Demenz:** Organisch bedingter, fortschreitender Verlust intellektueller Fähigkeiten (geistiger Verfall); häufiges psychiatrisches Krankheitsbild. Es sind etwa 5% aller Menschen über 65 Jahre betroffen.

🔍 Diagnostik und Einteilung

Demenz ☞ 6.1

- Ca. 70 % der Betroffenen leiden an einer *Alzheimer-Demenz* (☞ 6.1.1), der häufigsten Form der **primär degenerativen Demenzen**
- Etwa 20 % der Demenzen sind Folge anderer Grunderkrankungen (**sekundäre Demenzen).** Von den sekundären Demenzen sind im Alter die **vaskulären Demenzen** *(Multiinfarktdemenzen ☞ 6.1.3)* mit 8 % und die **parkinsonassoziierte Demenz** mit 4 % (☞ 6.2.1) am häufigsten. Die übrigen 8 % verteilen sich auf rund 60 seltene Ursachen
- Weitere 10 % sind Mischformen.

📰 Symptome

> 🎗 **Typische Symptome einer Demenz**
> **Intellektueller und kognitiver Bereich:**
> - Zerstreutheit, Konzentrationsstörung
> - Massive Störungen der Merkfähigkeit
> - Räumliche und zeitliche Orientierungsstörungen mit Verlust des Tag-Nacht-Rhythmus
> - Probleme im sprachlichen Ausdruck.
>
> **Stimmungen und Befindlichkeit:**
> - Interesselosigkeit
> - Affektiver Rückzug (keine Gefühlsregungen mehr erkennbar)
> - Ängstlichkeit
> - Stimmungslabilität
> - Neigung zu diffuser Verstimmtheit.
>
> **Verhalten:**
> - Apathie
> - Reizbarkeit und Aggressivität.
>
> **Körperliche Funktionen:**
> - Gangstörungen (kleinschrittiges Trippeln)
> - Stuhl- und Harninkontinenz.

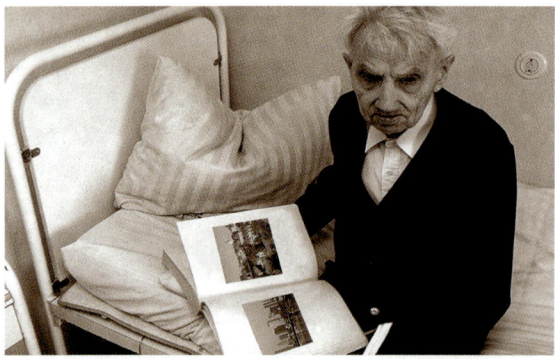

Abb. 24.6: Menschen mit einer weit fortgeschrittenen Alzheimer-Demenz sind weitgehend orientierungslos und passiv. [K303]

Je nachdem wie stark ein Patient durch die Symptome in seinem täglichen Leben beeinträchtigt ist und wieviel Hilfe er benötigt, bezeichnet man das Demenzstadium als leicht, mittel oder schwer.

Schweregrade einer Demenz

Leichte Demenz: Obwohl Arbeit und soziale Aktivitäten deutlich beeinträchtigt sind, bleibt die Fähigkeit erhalten, unabhängig zu leben. Der Patient kann selbstständig für entsprechende persönliche Hygiene sorgen und besitzt ein intaktes Urteilsvermögen.

Mittlere Demenz: Eine selbstständige Lebensführung ist nur mit Schwierigkeiten möglich. Ein gewisses Ausmaß an Aufsicht ist erforderlich.

Schwere Demenz: Die Aktivitäten des täglichen Lebens sind weitgehend zusammenhanglos, so dass eine kontinuierliche Aufsicht benötigt wird.

Das Vollbild einer Demenz setzt sich aus unterschiedlichen körperlichen und geistigen Symptomen zusammen. Welche Störungen wann auftreten ist für die verschiedenen Erkrankungen typisch (☞ 6.1).

Behandlungsstrategie

Beruht die Demenz auf einer behandelbaren Grunderkrankung, z.B. einer schweren Herzinsuffizienz, und ist das Gehirn noch nicht irreversibel geschädigt, sollte zunächst versucht werden, die vermutete Ursache der Demenz zu behandeln. Danach kommen je nach Schweregrad und Ausprägung der Demenzerkrankung *psychotherapeutische Verfahren, kognitives Training* („Gehirnjogging"), *Ergo-, Musik-, Tanz-* und *Bewegungstherapie* (☞ 16.5, 16.7) zur Anwendung. Ziel dieser Behandlungsstrategien ist es, den Patienten zu geistigen und körperlichen Anstrengungen zu motivieren, seine intellektuellen und sozialen Fähigkeiten zu fördern, um ein Mindestmaß an alltagspraktischen Fähigkeiten so lange wie möglich zu erhalten.

Medikamentöse Therapie

Gegeben werden üblicherweise:
- Nootropika
- Niederpotente Neuroleptika, besonders Melperon (z.B. Eunerpan®) und Pipamperon (z.B. Dipiperon®)
- Benzodiazepine, zur Angstlösung und als Schlafmittel (☞ Pharma-Info 21.5)
- Antidepressiva (☞ Pharma-Info 18.6).

⚠ Vorsicht!
Hochbetagte psychisch Kranke brauchen weniger Medikamente! In der Regel kommen sie mit zwei Drittel oder sogar nur mit der Hälfte der Vergleichsdosis eines jüngeren Patienten aus.

Spezielle Pflege

Sprachstörungen

Sprachstörungen gehören bei vielen Demenzerkrankungen zu den typischen Symptomen. Bei der Alzheimer-Krankheit (☞ 6.1.1) treten sie schon in einem frühen Stadium auf. Es kommt zur Verarmung der Sprache, des Wortschatzes, Störungen des Sprach- und Begriffsverständnisses.

Pflege bei Sprachstörungen

Die Pflegende sollte mit dem Patienten generell langsam sprechen und ihn auf falsch gebrauchte Wörter hinweisen. Findet der Patient nicht das richtige Wort, ist es hilfreich, ihm mehrere Wortmöglichkeiten anzubieten.

Beispiel: Der Patient zeigt in Richtung Stuhl und Tisch, kommt aber nicht auf die richtige Bezeichnung. Die Pflegende bietet ihm „Tisch, Kanne, Stuhl" an.

Mnestische Störungen

Merkfähigkeitsstörungen *(Mnestische Störungen)* betreffen das Kurz-, aber auch das Langzeitgedächtnis und sind die üblichen Erstsymptome einer beginnenden Alzheimer-Krankheit (☞ 6.1.1). Auch bei Vaskulärer Demenz (☞ 6.1.3) gehören Merkfähigkeits- und Aufmerksamkeitsstörungen sowie mangelnde Konzentration zu den typischen Symptomen des Anfangsstadiums. Die Patienten sind vergesslich, können sich nicht an Namen, Begebenheiten oder Lebensumstände erinnern.

Pflege bei Mnestischen Störungen

Die Pflegenden begegnen dem Patienten mit viel Geduld, wiederholen Anweisungen, damit der Patient sie sich einprägen kann. Gleichzeitig fördern sie seine Ressourcen, indem sie ihn zu allen ATL ermuntern, die ihm noch selbstständig möglich sind. Sehr hilfreich ist es, dem Patienten eine Pflegende fest zuzuordnen, die ihn kontinuierlich betreut.

Mangelnde Flüssigkeits- und Nahrungsaufnahme

Viele geriatrische und insbesondere gerontopsychiatrische Patienten haben ein **gestörtes Ess- und Trinkverhalten.** Gründe dafür gibt es viele:
- Schwächeres Durstgefühl im Alter
- Schmerzender Zahnersatz beim Essen
- Körperliche Behinderung, so dass die Nahrungsaufnahme mit großer Anstrengung verbunden ist
- Vergessen der Essenszeiten
- Antriebsmangel, z.B. auf Grund einer Depression
- Vergessen, wie man isst oder trinkt, auf Grund einer Demenz.

🖿 Pflege bei mangelnder Flüssigkeits- und Nahrungsaufnahme

Trinkt oder isst ein Patient zu wenig, fragen die Pflegenden ihn nach den Gründen für sein Verhalten, denn Flüssigkeitsmangel und schlechte Ernährung verschlimmern die Symptome der Demenzerkrankung. Oft hilft es, Angehörige zu informieren und zu bitten die Lieblingsgetränke oder -speisen des Patienten beim nächsten Besuch mitzubringen. Hin und wieder ist nach Rücksprache mit dem Arzt auch ein alkoholreduziertes Bier erlaubt. Aufgabe der Pflegenden ist abgesehen von einer Kontrolle der Nahrungsmittel- und Getränkeaufnahme auch das regelmäßige Wiegen des Patienten. Einem Vergiftungswahn kann die Pflegende begegnen, indem sie beispielsweise Joghurts und Flaschen erst vor den Augen des Patienten öffnet.

Orientierungsstörungen

Räumliche und zeitliche **Orientierungsstörungen** sind Symptome vieler Demenzerkrankungen, z.B. Alzheimer-Demenz (☞ 6.1.1) und vaskuläre Demenz (☞ 6.1.3). Die Betroffenen kennen sich zwar in ihrer gewohnten Umgebung oft noch gut aus. In einem neuen Umfeld jedoch finden sie nicht einmal die Tür wieder, durch die sie hereingekommen sind. Sie vergessen ihren Namen, wann sie geboren sind und wo sie wohnen.

🖿 Pflege bei Orientierungsstörungen

Auf Station ist es wichtig, an Türen, Schränken und Zimmern einfache, große Symbole anzubringen, damit die Patienten ihren Bereich wieder erkennen. Der Weg zu Toiletten, Essräumen und zum Stationszimmer muss durchgehend jeweils in einer Farbe gekennzeichnet sein. Durch dieses simple Farbleitsystem können die Patienten Wege besser verfolgen.

Antriebsstörung

Ein **antriebsgestörter** Patient verliert jegliche Eigeninitiative und hat kaum mehr Interesse an seiner Umwelt. Zwischendurch erlebt er aber auch unruhige, geschäftige Phasen.

🖿 Pflege bei Antriebsstörung

Um die Teilnahmslosigkeit des Patienten zu durchbrechen, können die Pflegenden ihn, z.B. bei der täg-

lichen Körperpflege, ins Gespräch mit einbeziehen und zu eigenen Erzählungen ermuntern. Gemeinsames Singen, Karten- und Gesellschaftsspiele fördern die Aktivität der Patienten und sollten zum Stationsprogramm gehören. Neue Patienten werden den anderen mit Namen vorgestellt. Vielleicht lässt sich gelegentlich mit einem Satz eine Verbindung herstellen, die Interesse und Kommunikation zwischen den Patienten weckt, z.B.: „Das ist Herr Schmidt, das ist Herr Meyer. Herr Meyer hat übrigens auch lange bei der Bundesbahn gearbeitet".

> 🖿 Bei unruhigen Patienten mit liegendem Blasen- oder Venenkatheter achten die Pflegenden darauf, dass die Patienten sich den Katheter nicht versehentlich herausziehen.

Affektlabilitäten

Bei vielen Demenz-Erkrankungen, wie Pick-Krankheit (☞ 6.1.2), vaskuläre Demenz (☞ 6.1.3) und Chorea Huntington (☞ 6.2.2) treten **Affektlabilitäten** auf: Die Patienten sind mürrisch-fordernd, leicht reizbar und werden schnell aggressiv. Gründe für diese Wesensveränderung liegen in mangelnder Krankheitseinsicht und in der häufig auftretenden Zuspitzung von Charakterzügen infolge der Erkrankung. Für das Ausmaß ihres Verhaltens fehlt den Patienten während eines Impulsdurchbruchs jegliches Gefühl. Hinterher tut es ihnen meist leid.

🖿 Pflege bei Affektlabilitäten

Die Pflegenden lassen sich nicht provozieren, sondern fragen den Patienten vielmehr nach dem Grund für seine Unfreundlichkeit. Vielleicht lassen sich die Umstände im Sinne des Patienten ändern. Beruhigt sich ein Patient auch durch direkte Ansprache nicht („Merken Sie, dass Sie mich böse ansprechen? Habe ich etwas falsch gemacht?"), bittet die Pflegende freundlich, aber bestimmt um einen milderen Umgangston („Ich möchte Sie bitten, Ihren Umgangston etwas freundlicher zu gestalten").

Validation ☞ 6.1.1

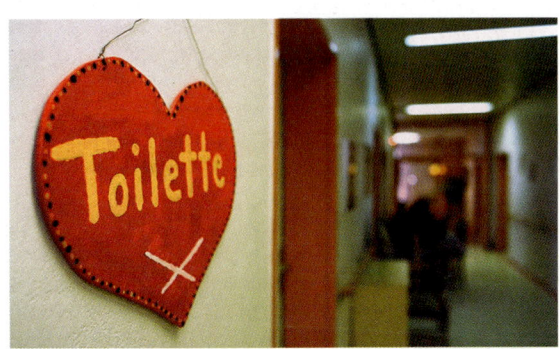

Abb. 24.7: Orientierungshilfen für chronisch verwirrte (demente) Menschen. [K157]

> 📖 Soll der Patient mit Medikamenten sediert werden, wird dies zuvor mit ihm besprochen.

Formale Denkstörungen

Viele Demenz-Patienten haben **Denkstörungen**, z.B. Probleme, die Dinge „auf den Punkt" zu bringen. Sie denken umständlich, handeln wenig praxisorientiert und können sich kaum verständlich ausdrücken. Im Gespräch verlieren sie häufig den Faden und wissen nicht mehr, was sie eigentlich sagen wollten.

📖 Pflege bei formalen Denkstörungen

• Ruhig zuhören, Patienten nicht drängen
• Ausreden lassen
• Zum Verständnis freundlich nachfragen.

Apraktische Störungen

Dinge des täglichen Lebens, wie z.B. sich waschen und ankleiden, können Patienten in fortgeschrittenem Stadium der Demenz nicht mehr oder nur noch langsam bzw. unvollständig erledigen. Sie können keine räumlich Beziehung mehr zwischen einem Objekt und ihrem Körper aufbauen.

📖 Pflege bei apraktischen Störungen

• Geduld bewahren, Patienten nicht drängen
• Nur so viel Hilfestellung geben wie gerade eben nötig
• Bei praktischen Dingen den Patienten „machen lassen"
• Angehörige zu Hilfestellungen anleiten.

> 📖 **Literaturtipps**
>
> Berghoff, Ingrid: Förderpflege mit Dementen. Das Selbst-Erhaltungs-Therapie-Konzept. Urban & Fischer, München 2000
>
> Miesen, Bere: Leben mit verwirrten älteren Menschen. Trias, Stuttgart, 1998

24.2.2 Depressive Zustände

Alle an anderer Stelle beschriebenen Depressionen (☞ 18.1) können auch bei geriatrischen Patienten vorkommen. Eine besondere Form ist die erst nach dem 50. Lebensjahr auftretende **Involutions-** oder **Spätdepression.** Sie betrifft Frauen mehr als doppelt so häufig wie Männer und dauert meist über ein Jahr an.

⮕ Krankheitsentstehung

Die **Involutionsdepression** scheint wie die endogene Depression zu einem gewissen Teil erblich bedingt zu sein. Folgende für diesen Lebensabschnitt typische psychosoziale und körperliche Faktoren kommen krankheitsfördernd hinzu:
• Verlust von Ehepartner und Freunden

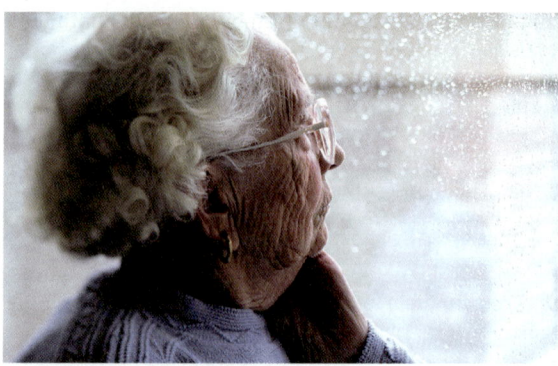

Abb. 24.8: Die Involutions- oder Spätdepression betrifft wesentlich häufiger Frauen als Männer. Bei der Entstehung dieser Depression können die für dieses Alter typischen körperlichen Faktoren ebenso wie einschneidende Veränderungen der Lebenssituation krankheitsauslösend sein. [J666]

• Isolierung, Vereinsamung, Auszug aus gewohntem Umfeld
• Pensionierung mit materiellen Einbußen, Verlust von gesellschaftlichem Status
• Nachlassen der körperlichen Leistungsfähigkeit.

Insbesondere bei Frauen:
• Abnabelung der Kinder vom Elternhaus
• Verlust der gewohnten Rolle als Hausfrau und Mutter, damit Verlust der eigenen Identität.

🔲 Symptome

Zu den Symptomen einer Spätdepression gehören sozialer Rückzug und die Unfähigkeit neue Beziehungen einzugehen. Ständiges Nachdenken über die eigene Lebenssituation führt zu einem Verlust an Lebensqualität. Oft können Patienten vor lauter Grübeln nachts nicht schlafen und greifen zu Schlafmitteln. Traurigkeit, die sich häufig in körperlichen Beschwerden äußert, z.B. in Obstipation und Rückenproblemen, legt sich ihnen im wahrsten Sinne des Wortes „bleischwer" auf die Brust. Der Tag erscheint wie ein nicht zu bewältigender Berg, und alltägliche Verrichtungen werden zur Qual. Aufgrund massiver Antriebslosigkeit fühlen sich die Patienten ausgebrannt, leer und wie tot.

🔲 Behandlungsstrategie

Zunächst wird eine medikamentöse Therapie mit Antidepressiva (☞ Pharma-Info 18.6), Neuroleptika (☞ Pharma-Info 17.12), Tranquilizern (☞ Pharma-Info 21.5) und ggf. auch Schlafmitteln durchgeführt.

> ⚠ **Vorsicht!**
>
> Da antriebssteigernde Antidepressiva das Suizidrisiko erhöhen, müssen depressive Geriatriepatienten besonders aufmerksam beobachtet werden.

Hinzu kommen zunächst ambulante psychotherapeutische Verfahren (☞ 16.3). Nimmt der Leidensdruck jedoch zu oder treten Selbstmordgedanken auf, ist eine stationäre Aufnahme indiziert.

In der Klinik können neben Gruppen-, Beschäftigungs- und Arbeitstherapie (☞ 16.7) auch Elektrokrampfbehandlungen (☞ 16.2.1), Wachtherapie (☞ 16.2.2) und Lichttherapie (☞ 16.2.3) zum Einsatz kommen.

🛏 Pflege

Für den Umgang speziell mit spätdepressiven Frauen ist die Kenntnis folgender Zusammenhänge sehr hilfreich:

- Die depressive Stimmung ist meistens morgens am stärksten und nimmt im Laufe des Tages ab. Die Pflegenden ermuntern die Patientin sich selbst auf tageszeitabhängige Stimmungsschwankungen hin zu beobachten. Der Frau soll dadurch bewusst gemacht werden, dass sie nicht durchgehend depressiv ist, sondern durchaus noch Freude empfinden kann (etwa beim Besuch einer Freundin)
- Depressive Patientinnen unterschätzen in ihrem negativen Selbstwertgefühl ihre tatsächlichen Fähigkeiten. Die Pflegenden sollten den Patientinnen kleine Erfolgserlebnisse ermöglichen (z.B. durch Aktivitäten, die an frühere Fähigkeiten der Patientin anknüpfen). In diesem Punkt ist die Zusammenarbeit mit Angehörigen besonders wichtig
- Depressive Patientinnen neigen dazu, übermäßig viel von sich zu fordern. Deshalb schaffen die Pflegenden Möglichkeiten, in denen die Frau überhöhte Ansprüche an sich selbst auf ihren Realitätsgehalt prüfen kann. Ein erster Ansatz mag es sein, der Patientin die Absurdität des derzeitig in der Werbung als erstrebenswert dargestellten Frauenbildes zu verdeutlichen. Die wenigsten „Frauen von heute"

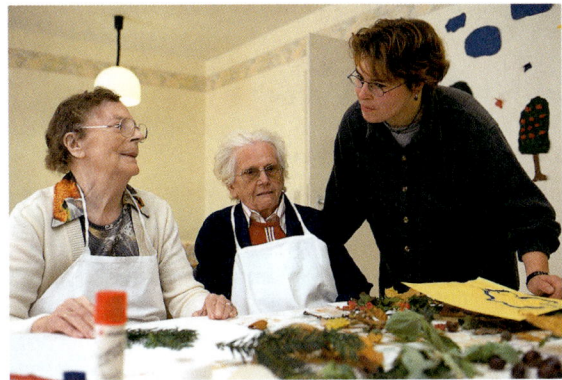

Abb. 24.9: Spätdepressiven Patientinnen zeigt die Pflegende Möglichkeiten auf, Freude zu empfinden. Dies können z.B. neu- oder wiederentdeckte Hobbys oder der Aufbau neuer Kontakte sein. [K157]

meistern neben Karriere auch noch Haushalt und Familie, sehen dabei immer blendend aus und sind stets bester Laune

- Depressive Patientinnen wollen es unbedingt jedem recht machen und passen sich deshalb uneingeschränkt an. Deshalb ermuntern die Pflegenden die Frauen dazu, ihre eigenen Rechte wahrzunehmen und – ggf. auch gegen Widerstand – das zu tun, was sie selber gerne möchten
- Die Pflegenden versuchen, den Patientinnen Möglichkeiten aufzuzeigen, wie sie ihre Zeit sinnvoll nutzen können und helfen ihnen neue und v.a. eigene Ziele zu finden.

📖 **Literaturtipps**

Grond, Erich: Die Pflege und Begleitung depressiver alter Menschen, Schlüter, Hannover, 1993

Hell, Daniel: Die Depression des alten Menschen. Anwendungsfelder von Psychiatrie und Psychotherapie. Asanger, Heidelberg, 1993

24.2.3 **Paranoide Entwicklung**

⇨ **Krankheitsentstehung**

Im Alter entwickelt sich eine **paranoide Störung** insbesondere bei zunehmender **Schwerhörigkeit,** aber auch bei **Blindheit.** Sehen und Hören sind zur Orientierung in der Umwelt unerlässlich. Sind diese Sinne beeinträchtigt, kommt es oft zu einer Fehlinterpretation der Realität. Die Patienten bekommen Gespräche nur unvollständig oder gar nicht mit. Dadurch entsteht bei ihnen das Gefühl, dass über sie geredet oder gar gelacht wird. Diese paranoiden Empfindungen können sich bis zu einem unbeeinflussbaren Wahn (☞ 17.3) steigern.

📊 **Behandlungsstrategie**

Das Vorgehen hängt von der Schwere der paranoiden Symptome, vom Alter und entsprechend vom geistigen Zustand des Patienten ab:

- Liegt eine Grunderkrankung vor, so wird diese zunächst behandelt
- Gleichzeitig ist auf möglichst optimale Versorgung mit Hörgeräten bzw. Sehhilfen zu achten
- Zur medikamentösen Therapie in schweren Fällen eignen sich Neuroleptika und Antidepressiva
- Wichtig zur Förderung der sozialen Fähigkeiten ist in jedem Fall eine Beschäftigungs- oder Arbeitstherapie
- Bei sensitiver Persönlichkeit kann eine Psychotherapie versucht werden.

🛏 **Pflege**

Wenn Patienten Geräusche wie Rufen, Hupen, Schritte und Autolärm nicht mehr hören, schrecken sie oft durch eine unerwartete Aktion in ihrer Umgebung zusammen und werden vor Gefahren nicht gewarnt. Schon beim Aufwachen vermissen sie die gewohnten Hintergrundgeräusche, die einem zeigen, wo man sich befindet und dass alles in Ordnung ist. Im Gespräch mit anderen entgehen ihnen nicht nur der reine Wortlaut des Gesagten. Auch Gefühle, die sich im Tonfall ausdrücken, dringen nicht zu ihnen vor. Die Patienten verlieren das Vertrauen in die Umwelt. Ihnen im täglichen Leben Sicherheit zu geben, ist auch Aufgabe der Pflegenden:

- Immer von vorne auf den Patienten zugehen, um Erschrecken zu vermeiden, ihn nicht plötzlich von hinten anfassen
- Im Gespräch auf gute Beleuchtung des eigenen Gesichts achten, damit der Patient leichter vom Mund ablesen kann
- Langsam und deutlich kurze, klare Sätze formulieren
- Über alle Maßnahmen informieren, im Zweifel wiederholen
- Testfragen stellen, die erkennen lassen, ob alles verstanden wurde
- Soziale Kontakte durch gemeinsame Aktivitäten fördern
- Bei wahnhaften Äußerungen deutlich machen, dass man seine Ansicht akzeptiert, selbst aber anderer Meinung ist

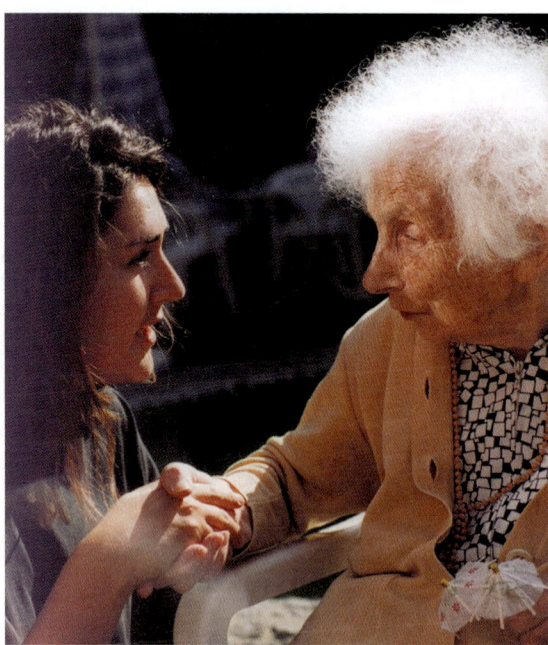

Abb. 24.10: Schwerhörigen oder blinden Menschen nähert man sich am besten von vorne und stellt mit einer kleinen Berührung den nötigen Kontakt her. Gespräche hinter ihrem Rücken sind zu unterlassen, da dies verunsichert und zu paranoiden Gefühlen führen kann. [N334]

- Angehörige aufklären, einbinden und über obige Tipps informieren
- Anbindung an Selbsthilfegruppen anregen

> 🖼 Nicht jeder alte Mensch ist schwerhörig: Nicht mit jedem alten Menschen muss laut gesprochen werden!

24.2.4 Schlafstörungen

Im Alter ändern sich **physiologisch** bedingt **Schlafmenge** und **Schlafrhythmus.** Insgesamt wird der Schlaf störungsanfälliger. Viele alte Menschen schlafen nachts nur noch fünf bis sechs Stunden. Dafür legen sie tagsüber gerne ein kleines Nickerchen ein. Die Tiefschlafzeiten werden kürzer und sind in die frühen Morgenstunden verschoben.

Akut äußern sich die Probleme meistens in Einschlafschwierigkeiten. **Chronische** Störungen sind überwiegend **Durchschlafstörungen.**

Schlafstörungen als psychosomatische Störung ☞ *22.4*

↪ Krankheitsentstehung

Abgesehen von äußeren Umständen, wie schnarchenden Zimmernachbarn, Lärm, unbequemen Liegen und Unruhe durch Kontrollgänge der Nachtschicht, gibt es auch endogene Ursachen für Schlafstörungen:

- **Psychogen:** Chronische Belastung, Angstzustände
- **Psychiatrisch:** Delir (☞ 2.3.3), Depressionen (☞ 18.1), Demenzen (☞ 6.1, 19.1)
- **Internistisch:** Chronische Schmerzzustände, Herzinsuffizienz, nächtliches Wasserlassen, Schlaf-Apnoe-Syndrom (☞ unten)
- **Neurologisch:** Nächtlicher Myoklonus (☞ unten), Parkinson-Syndrom (☞ 6.2.1), Restless-legs-Syndrom (☞ unten)
- **Pharmakogen:** Potenziell fast alle Psychopharmaka, Kaffee, schwarzer Tee, Alkohol- und Schlafmittelentzug.

▰ Behandlungsstrategie

Zur **Beruhigung** erhalten die Patienten *Kräutertees*, z.B. Kamillen- oder Fencheltee.

Eine weitere Möglichkeit bieten **Entspannungstechniken,** wie *Muskelentspannung nach Jacobsen* oder *Autogenes Training* (☞ 16.4). Allerdings müssen sie erst erlernt werden und sind nicht für jeden geeignet. Leichter fällt es den Patienten oft mit Hilfe von Audiokassetten Schlaf zu finden.

Zur **medikamentösen Therapie** können niederpotente Neuroleptika, wie Melperon (z.B. Eunerpan®) und Pipamperon (z.B. Dipiperon®) gegeben werden. Außerdem sind Antidepressiva (☞ Pharma-Info 18.6) und Benzodiazepine (☞ 2.3.3) angezeigt.

Pflege

Die Pflegenden können die Schlafgewohnheiten der Patienten rund um die Uhr beobachten und mit den Betroffenen zusammen ein Schlafprotokoll erstellen. Neben Schlaf- und Wachzeiten werden darin Auffälligkeiten vermerkt.

- **Periodische Myoklonie:** Alle 20 – 60 Sekunden kommt es in der Einschlafphase und in den leichteren Schlafphasen zu langsamen Beugebewegungen im Fußgelenk, die zu kurzzeitigem, inkomplettem Erwachen führen
- **Schlaf-Apnoe-Syndrom:** Der Atemrhythmus wird von mehr als zehn Sekunden andauernden Atempausen unterbrochen. Dadurch steigt die Kohlendioxid-Konzentration im Blut. Der Schlafende wacht inkomplett oder vollständig auf, um mehrfach tief durchzuatmen
- **Restless-legs-Syndrom:** Der Patient klagt nachts über „unruhige" Beine und verspürt das Bedürfnis sie zu bewegen.

Schlaffördernd wirken sich eine Reihe von Maßnahmen und Regeln aus:

- Laute Mitpatienten um Rücksicht bitten
- Rastlose Mitpatienten aus dem Zimmer bitten, damit sie ihre Bettnachbarn nicht stören

- Schnarchende Patienten mit unempfindlichen (oder schwerhörigen) zusammenlegen
- Patienten anhalten, nicht zu lange wach im Bett liegen zu bleiben. Besser ist es, aufzustehen, etwas Entspannendes zu tun und sich erst wieder hinzulegen, wenn man müde ist
- Betroffene Patienten sollten tagsüber nicht schlafen und sich nicht zum Lesen oder Radiohören ins Bett legen
- Patienten erst nach 22 Uhr ins Bett gehen lassen
- Nach 24 Uhr keine Schlafmittel mehr ausgeben (nach Rücksprache mit dem Arzt), da sonst ein Schlafüberhang entstehen kann, und der Patient am nächsten Morgen noch müde ist
- Einschlafrituale fördern, z.B. eine Runde Kartenspielen vor dem Zubettgehen, ein Gang über den Flur, Lüften
- Prüfen, ob Fernsehen am Abend dem Patienten wirklich gut tut oder ihn eher nervös macht.

> Schlafstörungen können auch dadurch verursacht sein, dass der Patient zuhause Schlafmittel genommen hat, die in der Klinik abgesetzt wurden. Dieses Phänomen nach Absetzen von Schlafmitteln wird „Rebound-Insomnie" genannt.

Wiederholungsfragen

1. Wie hoch ist die Wahrscheinlichkeit im Alter an einer Demenz zu erkranken? (☞ 24.2.1)

2. Was sind die normalen körperlichen Veränderungen, die mit dem Altern verbunden sind? (☞ 24.1.1)

3. Wie ist der angemessene Umgang mit alten Menschen? (☞ 24.1.2)

4. Welche Demenzen werden unterschieden? (☞ 24.2.1)

5. Wie kann sich die Stimmung bei einer Demenz verändern? (☞ 24.2.1)

6. Was ist das Ziel aller Behandlungsstrategien bei einer Demenz? (☞ 24.2.1)

7. Wie heißt die Störung, die sich durch Vergesslichkeit auszeichnet? (☞ 24.2.1)

8. Was sind die Gründe für mangelnde Flüssigkeits- und Nahrungsaufnahme? (☞ 24.2.1)

9. Was kennzeichnet den pflegerischen Umgang bei formalen Denkstörungen? (☞ 24.2.1)

10. Was ist eine Involutionsdepression? (☞ 24.2.2)

11. Wodurch entsteht häufig eine paranoide Störung im Alter? (☞ 24.2.3)

12. Was kennzeichnet den pflegerischen Umgang bei einer paranoiden Störung im Alter? (☞ 24.2.3)

13. Wie verändern sich die Tiefschlafphasen im Alter? (☞ 24.2.4)

14. Welche Ursachen gibt es für Schlafstörungen im Alter? (☞ 24.2.4)

15. Welche schlaffördernden Maßnahmen gibt es? (☞ 24.2.4)

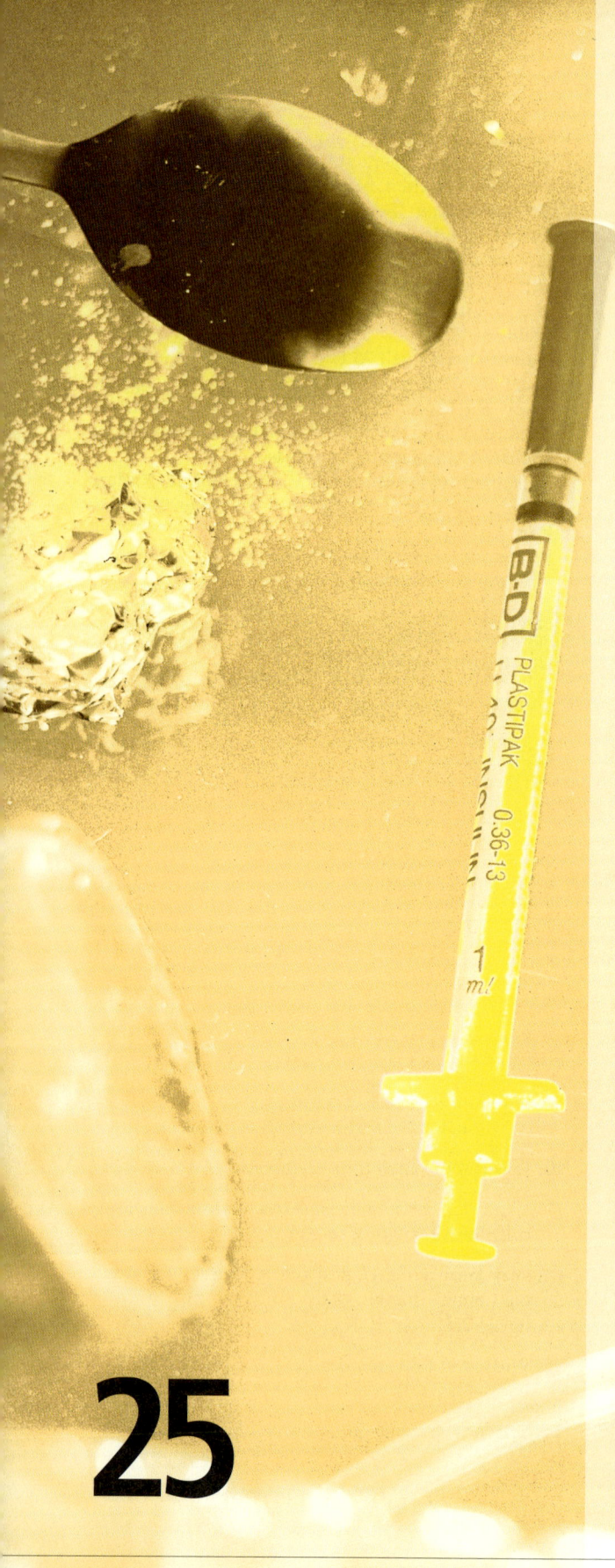

25 Pflege bei Sucht- erkrankungen

> :: **Sucht** *(Abhängigkeit):* Unbeherrschbares Verlangen eines Menschen, sich eine bestimmte Substanz immer wieder zuzuführen oder eine bestimmte Tätigkeit immer wieder auszuführen, obwohl er sich selbst oder anderen dadurch schadet.

25.1 Suchterkrankungen – Überblick und Einführung

Süchte sind meistens Reaktionen auf unbefriedigende Lebensumstände. Sie sind Ausdruck von Verdrängung, Ablehnung und Flucht. Durch das süchtige Verhalten bewältigt der Abhängige sein Gefühl der Hilflosigkeit, allerdings nur kurzfristig. Süchte machen nicht nur psychisch krank, sondern ziehen oft schwere körperliche Krankheiten nach sich. Beispiele sind Infektionen durch intravenösen Drogenkonsum (Hepatitis B, AIDS, lokale Abszesse), Entzugskrämpfe, Delir oder Leberschäden bei Alkoholikern. Hinzu kommen rauschbedingte Unfälle.

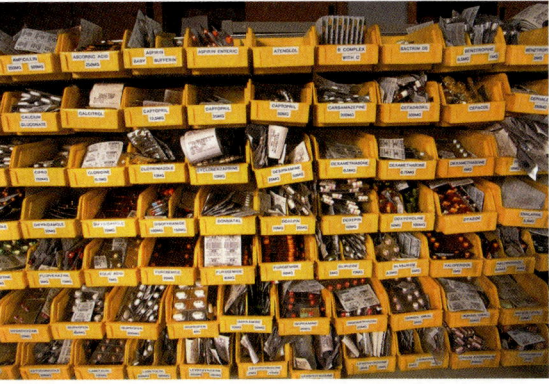

Abb. 25.1: Medikamentensucht ist bei Angehörigen medizinischer Berufe relativ häufig. Begünstigend wirkt der leichte Zugang zur Droge. [J669]

> ✉ **Kontaktadresse**
> **Telefon-Notruf für Suchtgefährdete**
> Im Tal 19
> 80331 München
> Telefon: 0 89/28 28 22

Gesellschaft und Droge

Welche Drogensucht in einer Gesellschaft am häufigsten ist, hängt auch von der Einstellung der Gesellschaft zu den verschiedenen Drogen ab. So wird etwa im Islam Alkohol missbilligt. In unserer Gesellschaft dagegen ist Alkoholgenuss „in Maßen" nicht nur akzeptabel, sondern in weiten Bevölkerungskreisen durchaus üblich. Alkoholische Getränke werden offen zum Verkauf angeboten, und die Werbung dafür ist legal. „Trinken" wird erst dann nicht mehr toleriert, wenn gewisse Verhaltensregeln missachtet werden. Intravenöser Drogenkonsum wird hingegen vom größten Teil unserer Gesellschaft abgelehnt.

Der Zugriff auf Suchtmittel ist ein Politikum: Drogen sind zum Teil erlaubt (legal), zum Teil verboten (illegal), die einen werden in jedem Supermarkt angeboten, die anderen kann man nur auf dem Schwarzmarkt erwerben.

Weltweit wird seit Jahren über die Legalisierung von Drogen wie Haschisch und Marihuana diskutiert, die nur ein geringes bis gar kein Abhängigkeitspotenzial haben. Von der Legalisierung erhofft man sich einen Rückgang der Kleindealer- und Konsumentenzahlen.

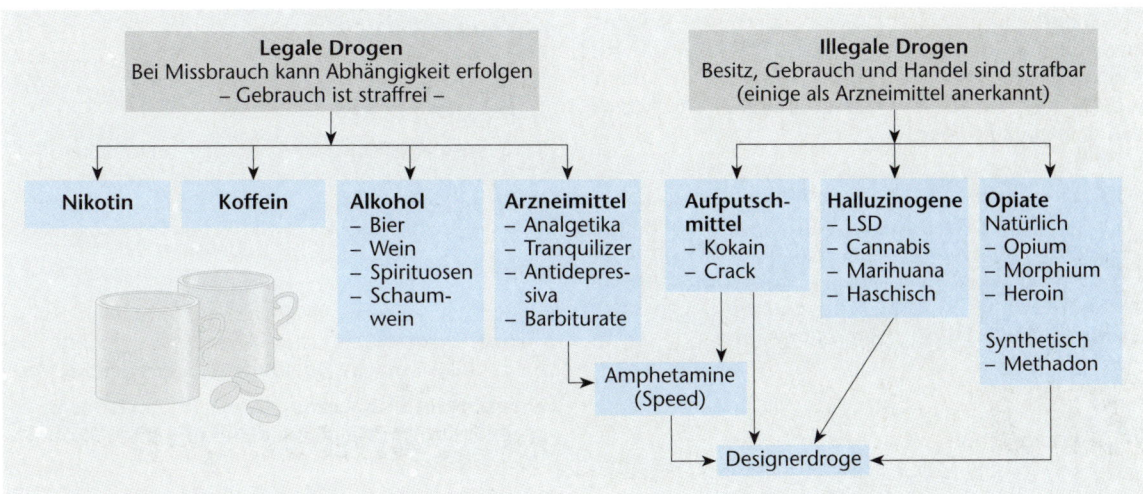

Abb. 25.2: Legale und illegale Drogen.

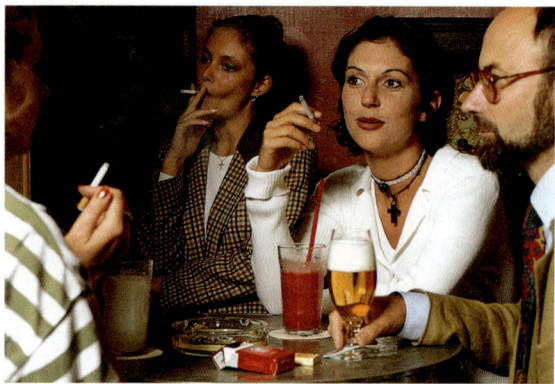

Abb. 25.3: Der Genuss von Suchtmitteln wird in unserer Gesellschaft ganz unterschiedlich bewertet. Zum einen können Suchtmittel in bestimmten Situationen das Ansehen heben ... [K102]

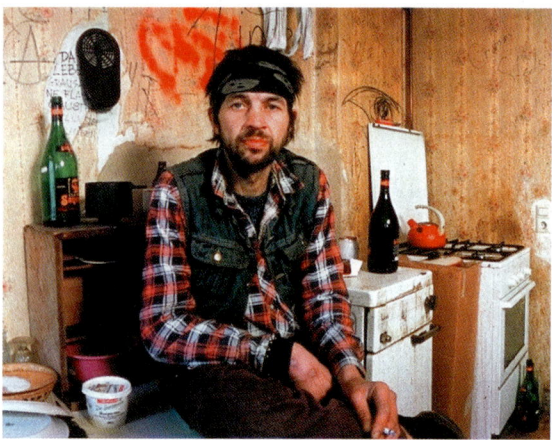

Abb. 25.4: ... zum anderen sind sie Symbol „heruntergekommener" Menschen. [K303]

Durch die staatliche Abgabe „harter" Drogen wie Heroin an erwachsene Süchtige und die Einrichtung von Fixer- und Gesundheitsräumen sollen Drogenabhängige von der Straße geholt werden. Die kontrollierte Abgabe garantiert ihnen „sauberen Stoff". Außerdem möchte man auf diese Weise die Beschaffungskriminalität zurückdrängen.

> ✒ Es gibt zahlreiche Drogenkranke, die ihre Droge oder einen Ersatzstoff (z.B. Methadon oder Polamidon) durch das medizinische Versorgungssystem erhalten. Gerade bei Benzodiazepinen (☞ Pharma-Info 21.5) wird aber die Gefahr einer Suchtverlagerung oft unterschätzt.

> 📖 **Literaturtipp**
> Knapp, Rudolf: Vorbeugung gegenüber Suchtgefahren, Luchterhand, München, 1996

25.1.1 Formen der Sucht

Tätigkeits- und Stoffsüchte

Prinzipiell unterscheidet man Tätigkeits- und Stoffsüchte. Als **Tätigkeitssüchte** bezeichnet man Abhängigkeiten, die nicht an bestimmte Substanzen, sondern an Handlungen gebunden sind. So kennt man z.B. Arbeits-, Kauf-, Fernseh-, Spiel-, Ess oder Sexsüchte. Es wird geschätzt, dass allein 1 % der Bevölkerung z.B. dem Glücksspiel verfallen sind. Jeder Dritte leidet in seinem Leben mindestens einmal an Ess-Sucht (Ess-Störungen ☞ 22.3)

Tätigkeitssüchte erfordern eine spezielle psychotherapeutische Behandlung (Pathologisches Spielen ☞ 20.3.1).

Der Begriff **Stoffsucht** meint die Abhängigkeit von bestimmten Substanzen, die dem Körper zugeführt werden, den Drogen. Hierunter fallen in erster Linie Sucht erzeugende *Medikamente, Rauschmittel* und *Alkohol*. Ihnen gemeinsam ist, dass sie das Bewusstsein oder das Erleben verändern und im weitesten Sinne „angenehme" Gefühle hervorrufen können. Stoffe, die diese Eigenschaften nicht besitzen (z.B. Neuroleptika), „eignen" sich nicht als Suchtmittel.

Ob schon nach einmaligem „Ausprobieren" oder erst nach vielfachem Konsum eine Sucht entsteht, hängt von der Persönlichkeit des Betreffenden und von den Eigenschaften der Droge ab. Mäßiger Alkoholkonsum ohne Suchtentwicklung ist beispielsweise vielen Menschen möglich. Heroin führt innerhalb weniger Tage zur Sucht, Crack (ein Kokainprodukt) manchmal schon nach einmaligem Gebrauch.

> ✒ **Formen der Abhängigkeit**
> Die Weltgesundheitsorganisation (WHO) hat 1964 die Formen der Abhängigkeit von stofflichen Drogen in zwei Gruppen eingeteilt.
>
> **Psychisch** abhängig machend:
> • Amphetamintyp
> • Cannabistyp
> • Halluzinogentyp
> • Kokaintyp.
>
> **Psychisch** und **physisch** abhängig machend:
> • Alkohol- und Barbiturattyp (inkl. Nikotin)
> • Morphintyp.

Drogenarten

Je nachdem wie eine Droge auf die Psyche wirkt, bezeichnet man sie als bewusstseinsaktivierend, bewusstseinsverengend oder bewusstseinsverändernd.

Bewusstseinsaktivierende *(anregende)* **Drogen:**
• *Legale Drogen* wie Koffein, Nikotin und Alkohol in kleinen Mengen
• *Aufputschmittel (Psychostimulanzien)* wie Amphetamine, Kokain und Designer-Drogen (XTC)

- *Schnüffelstoffe* wie Äther, Klebstoffe und Chloroform.

Bewusstseinsverengende *(beruhigende)* **Drogen:**
- *Tranquilizer* (Beruhigungsmittel ☞ Pharma-Info 21.5), in erster Linie Benzodiazepine wie Diazepam (etwa in Valium®)
- *Schlafmittel* (z.B. Barbiturate)
- *Alkohol* in größeren Mengen
- *Opiate* wie Morphium oder Heroin.

Bewusstseinsverändernde *(halluzinogene)* **Drogen:**
- *Cannabis (indischer Hanf),* wobei *Haschisch* aus dem Harz und *Marihuana* aus den Blüten und Blättern der Pflanze hergestellt wird
- *LSD* (kurz für *L*y*sergsäure-d*iethylamid), eine Halluzinationen und psychische Veränderungen hervorrufende Substanz.

Nicht selten ist zu beobachten, dass Abhängige zwar von einer Droge „loskommen", dafür aber von einer anderen Substanz abhängig werden. Beispielsweise gelingt einer Frau zwar die Alkoholabstinenz, dafür entwickelt sie aber eine Medikamentenabhängigkeit.

25.1.2 Entstehung einer Sucht

Es gab und gibt zahllose Theorien zur **Suchtentstehung.** Alle diese Erklärungsversuche können jedoch nicht darüber hinwegtäuschen, dass die Ursache von Suchtkrankheiten immer noch unklar ist. Wahrscheinlich spielen viele Faktoren eine Rolle, teils als Ursache, teils als Auslöser.

Als psychische Voraussetzung einer Sucht gilt heute eine *süchtige Fehlhaltung.* Der Betroffene versucht, aus der Realität in eine Fantasiewelt zu entkommen. Er erhofft sich von der Droge z.B. höhere Leistungsfähigkeit, die Lösung seiner finanziellen Schwierigkeiten, Angst- und Schmerzfreiheit, Ruhe, Entspannung und Harmonie oder neue Erfahrungen. Durch den Griff zur Droge werden aber die Probleme nicht gelöst, wird die (Sinn-)Leere nicht gefüllt. Nach der Traumwelt der Droge erscheint die Realität noch härter und bedrückender. Da liegt es für viele nahe, erneut zur Droge zu greifen und so wenigstens für kurze Zeit den Alltag zu vergessen.

In der Biografie Suchtkranker findet man relativ häufig gestörte Familienverhältnisse *(broken home).* Oft sind Eltern oder Geschwister suchtkrank oder persönlichkeitsgestört. Häufig ist die Vater-Kind Beziehung negativ. Vielleicht spielt auch übermäßige Verwöhnung und übermäßige Mutterbindung eine Rolle *(overprotection).* Dann kann das Kind nicht lernen, auch mit einem Verzicht zurecht zu kommen.

Psychoanalytiker beschreiben bei Suchtkranken eine Fixierung (Stehenbleiben) auf der „oralen" Entwicklungsstufe, in der die Triebe besonders durch Stimulation im Mundbereich befriedigt werden.

> Jeder Mensch kann im Prinzip süchtig werden. Dennoch ist nicht jeder Mensch gleichermaßen suchtgefährdet.

Ob und v.a. welche Sucht ein Mensch entwickelt, hängt aber nicht nur von der Persönlichkeit des Betroffenen, sondern auch von den sozialen Bedingungen und den Eigenschaften der verschiedenen Suchtauslöser ab.

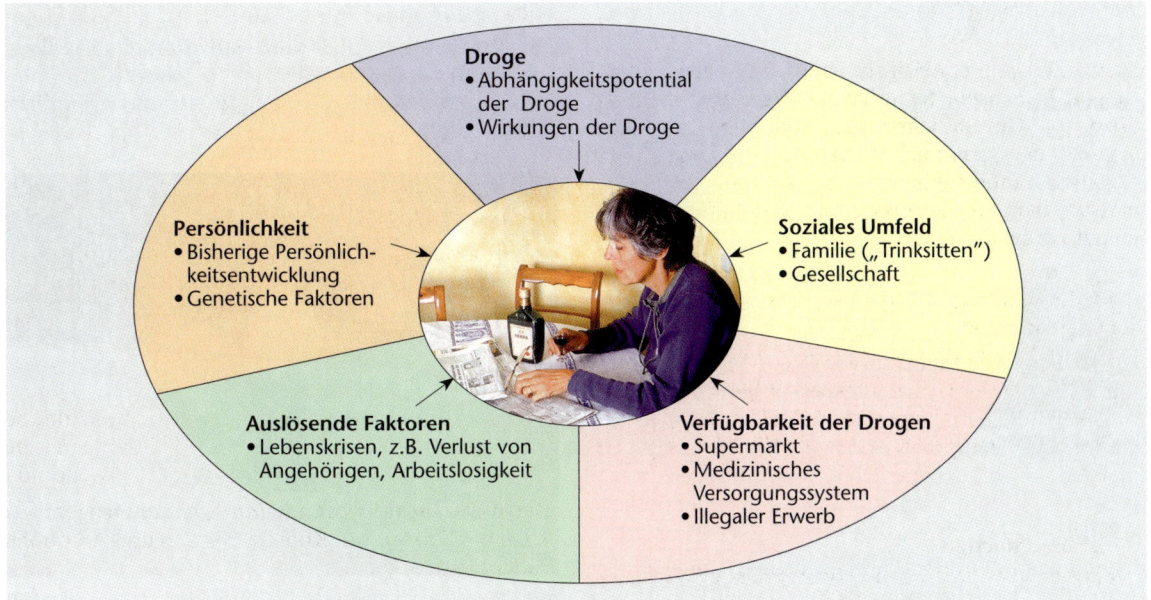

Abb. 25.5: Ob und welche Sucht sich entwickelt, hängt von vielen Faktoren ab. [K183]

25.1.3 Stadien der Abhängigkeit

Eine Sucht entwickelt sich typischerweise über mehrere Stadien.

Stadium I: Missbrauch

Missbrauch wird definiert als übermäßiger Konsum einer Substanz, so dass es zu körperlichen und/oder psychosozialen Schäden kommt. Missbrauch liegt also beispielsweise beim Azubi vor, der regelmäßig „bekifft" am Arbeitsplatz erscheint und dem nun die Kündigung droht.

Stadium II: Gewöhnung

Im Stadium der **Gewöhnung** stellen sich der Körper und die Psyche auf den Umgang mit der schädlichen Substanz ein: Der Konsum der Droge wird zur Gewohnheit *(psychische Gewöhnung)* und als Folge der *körperlichen Gewöhnung* muss die Dosis gesteigert werden, um die gleiche Wirkung zu erzielen. Langjährig Heroinabhängige können Heroin in einer für den „Einsteiger" tödlichen Menge zu sich nehmen!

Stadium III: Abhängigkeit

Die Gewöhnung kann zu psychischer und körperlicher Abhängigkeit führen, der Betreffende ist süchtig geworden.

Das weitaus größere Problem von beiden ist meist die **psychische Abhängigkeit.** Der Süchtige kann dem Drang nach der Droge nicht widerstehen, sein Verlangen nach der Droge ist unbeherrschbar. Ihn interessiert nur noch, wie er an „seine" Droge kommt. Hat er die Droge endlich beschafft, kann er nicht mehr kontrollieren, wie er sie zu sich nimmt, z.B. teilt er die Nadel mit anderen, obwohl er die Gefahren kennt. Der Süchtige hat auch nicht mehr im Griff, wie viel er konsumiert.

Körperliche Abhängigkeit zeigt sich in erster Linie durch Entzugserscheinungen bei Wegfall der Droge (z.B. bei Beschaffungsproblemen oder einem Krankenhausaufenthalt nach einem Unfall). Es kommt zu unangenehmen körperlichen Symptomen wie Schwitzen, Zittern, Darmkrämpfen und epileptischen Anfällen.

Schnell gerät der Suchtkranke in einen Teufelskreis: Durch die Drogensucht entstehen soziale Probleme, z.B. kann der Süchtige seinen Arbeitsplatz verlieren oder die Partnerschaft in die Brüche gehen. Die Fähigkeit des Betreffenden, Probleme zu lösen, ist aber ebenso gering wie vor Beginn der Sucht. Jetzt wird die Droge auch gebraucht, um die Folgen der Sucht ertragen zu können. Die sozialen Probleme werden in der Folgezeit immer größer (z.B. kann jetzt auch der Verlust der Wohnung drohen). Der Suchtkranke findet aus diesem Teufelskreis alleine nicht mehr heraus.

Oftmals leiden Süchtige neben der Abhängigkeit zusätzlich unter einer exogenen Psychose (☞ 19). Bei dieser Art von *Doppeldiagnose* ist meistens nicht klar zu sagen, welche Erkrankung zuerst entstanden ist und die andere bedingt hat (Sucht und Psychose ☞ 25.1.6).

25.1.4 Entzug und Entwöhnung

Bei der Behandlung Suchtkranker sind **Entzug** und **Entwöhnung** Wege zur dauerhaften Abstinenz, dem Therapieziel. Eine Sucht auszuheilen ist nicht möglich. Sie besteht ein Leben lang weiter. Für die meisten Süchtigen ist später deshalb selbst einmaliger kontrollierter Konsum („Ein Glas Sekt am Geburtstag") mit großer Rückfallgefahr verbunden. Die Kranken müssen sich innerlich endgültig von der Droge verabschieden. Ein solches Ziel kann nur erreicht werden, wenn der Suchtkranke voll und ganz hinter dem Drogenentzug steht.

Motivationsphase

Am Anfang steht daher die **Motivation** des Kranken, z.B. durch Beratungsstellen, Ärzte, Freunde oder Verwandte. Dabei sollte nicht nur die Abstinenz, sondern

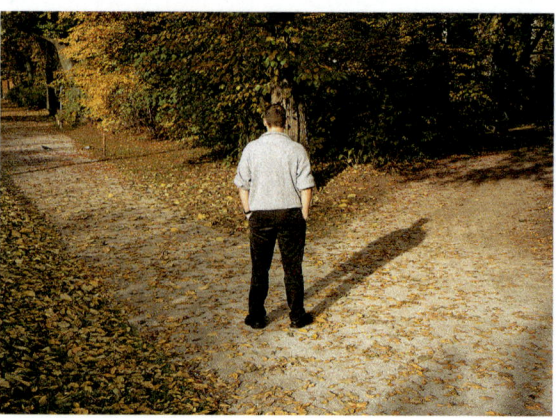

Abb. 25.6: Einen Kompromiss bei Drogenentzug gibt es nicht. [K103]

auch der Aufbau neuer Lebensziele von Beginn an Thema sein. Ein Patient, der sich nur dem Druck der Umgebung beugt, wird mit hoher Wahrscheinlichkeit rückfällig werden.

Entzug (Entgiftung)

Erst beim wirklich motivierten Patienten ist eine stationäre Aufnahme zum **Entzug** (Entgiftung) erfolgversprechend. Dieser dauert 1 – 6 Wochen und ist für den Kranken sehr unangenehm. Er hat Angst, ist unruhig und verspürt ein unbeherrschbares Verlangen nach der Droge. Bei vielen Kranken treten körperliche Probleme auf, z.B. zerebrale Krampfanfälle beim Alkohol-, Barbiturat- oder Benzodiazepinentzug. In dieser Zeit besteht auch erhöhte Suizidgefahr.

Bezüglich der Medikation während dieser Entgiftungsphase werden unterschiedliche Ansichten vertreten:

- Beim traditionellen „kalten" Entzug werden nur Medikamente gegeben, die nicht suchtpotent sind, z.B. Psychopharmaka, Muskelrelaxanzien und Antiepileptika. Es kommt häufiger zu Therapieabbrüchen, da die Patienten die ungemilderten Entzugserscheinungen nicht aushalten können.
- Beim „warmen" Entzug hingegen werden zur Minderung der Entzugserscheinungen zusätzlich Suchtersatzstoffe (z.B. Tranquilizer, Codein und Methadon) angeboten.

> Pflegerisch ist während der Entgiftung einfühlsame Unterstützung und Ermutigung besonders wichtig. Eine Konfrontation mit dem eigenen Verhalten oder forcierte Auseinandersetzung mit Problemen ist nicht sinnvoll: Der Patient ist (noch) nicht zu konstruktiver Mitarbeit in der Lage.

Entwöhnungsphase

In spezialisierten Langzeiteinrichtungen findet nach der Entgiftung die **Entwöhnung** von der Droge statt. Man versteht darunter die psychische Behandlung der Abhängigkeit. Die Entwöhnungstherapie kann stationär oder ambulant stattfinden und dauert 3 Monate bis 2 Jahre. Um einen Drogenkonsum zwischen Entgiftung und Entwöhnung zu vermeiden, werden die Alkohol-, Medikamenten- und Rauschgiftabhängigen nach Möglichkeit direkt von dem Krankenhaus, in dem die Entgiftung durchgeführt worden ist, in die Langzeiteinrichtung verlegt. Dort steht der Aufbau neuer Lebensgewohnheiten und eines anderen Selbstverständnisses im Vordergrund. In dieser Zeit werden regelmäßige Kontrollen (Screening des Urins auf Drogen, Bestimmung des Blutalkoholspiegels) durchgeführt.

Nachsorge- und Resozialisierungsphase

Bei der **Nachsorge** und **Resozialisierung** muss manchmal das gesamte Umfeld des Kranken verän-

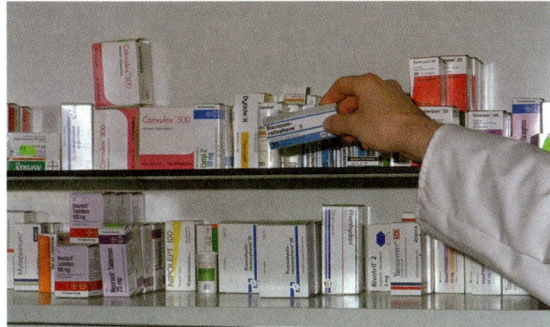

Abb. 25.7: Die genaue Kontrolle des Medikamentenschranks sowie ein sparsamer Umgang mit Bedarfsmedikation sind zwei wichtige Punkte bei der Pflege Suchtkranker. [K183]

dert werden. Partner, Freunde und eventuell auch der Arbeitgeber werden mit einbezogen. Oft ist eine jahrelange Weiterbehandlung notwendig, um den Behandlungserfolg zu stabilisieren. Dabei sind Selbsthilfegruppen von besonderer Bedeutung, deren regelmäßiger Besuch ein wichtiger Faktor für eine stabile Abstinenz ist.

> **Kontaktadresse**
> **Hilfe zur Selbsthilfe Suchtkranker und Suchtgefährdeter e.V.**
> Schubertstr. 17
> 69214 Eppelheim
> Telefax: 0 89/24 20 80 11

25.1.5 **Pflegerischer Umgang mit Suchtpatienten**

Die **Pflege von Suchtpatienten** besteht zum Großteil im Einüben von Denk- und Verhaltensweisen, die an die Stelle des süchtigen Verhaltens treten können. Die Patienten müssen lernen, den Verzicht auf das Suchtmittel nicht als Verlust, sondern als Chance zu erkennen. Im Rahmen einer neuen Lebensgestaltung müssen Alternativstrategien zum Umgang mit Frustrationen und Befindlichkeitsstörungen angeboten werden.

Allerdings ist Sucht eine chronische Erkrankung mit hohem Rezidivrisiko: Bis zu 90 % (bei Heroin) aller entgifteten und „entwöhnten" Patienten greifen früher oder später wieder zur Droge. Rückfälle gehören also zur Krankheit und dürfen nicht als persönlicher Misserfolg angesehen werden.

Für die Pflegenden hat die hohe Rückfallgefahr klare Konsequenzen im Umgang mit den Patienten:

- Keine Gutgläubigkeit im Umgang mit Suchtpatienten. Es ist stets damit zu rechnen, dass sie sich ihr Suchtmittel verschaffen wollen – egal um welchen Preis

- Nach Empfang von Besuch auf Stimmung der Patienten achten. Ungewöhnliche Fröhlichkeit kann Hinweis auf eingeschmuggelte „Notvorräte" sein
- Keine Diskussionen mit dem Patienten über sein Verhalten führen, keine Moralpredigten. Der Abhängige erlebt sich wie fremdgesteuert und reagiert auf Vorwürfe womöglich mit Rückzug und erneutem Griff zur Droge
- Medikamentenschrank nicht unbeobachtet lassen. Zuständigkeit für Schlüssel genau protokollieren
- Sparsamer Umgang mit Bedarfsmedikation, auch bei erheblichem Druck seitens eines Patienten. Die Ausgabe nicht verschriebener Medikamente kann dazu führen, dass der Patient von einer Droge zur nächsten wechselt
- Rückfallmöglichkeit immer in Betracht ziehen, prophezeiende Formulierungen dem Patienten gegenüber jedoch vermeiden
- Klare, offene und konsequente Kommunikation. Nichts ankündigen, das nicht eingehalten werden kann.

> 📖 Ein Suchtkranker ist weder grundsätzlich willensschwach und an allem selber schuld, noch generell nur unschuldiges Opfer schwieriger Verhältnisse.

Auf keinen Fall dürfen die Pflegenden sich in die Traumwelt des Süchtigen (z.B. als möglicher Liebespartner) einbeziehen lassen, zum „Drogenersatz" werden und den Kranken in seiner Realitätsflucht bestärken. Diese Beteiligung einer Bezugsperson am Verhalten eines Süchtigen bezeichnet man als **Co-Abhängigkeit.** Viel wichtiger ist es, das Selbstwertgefühl des Süchtigen zu kräftigen. Dem Patienten wird das Gefühl vermittelt, als der Mensch angenommen zu sein, der er ist. Hierzu gehört beispielsweise, sich Zeit für den Patienten zu nehmen, auf ihn und seine Probleme einzugehen und ihn nicht wie ein unmündiges Kind zu behandeln. Allein sind die Pflegenden mit dieser Aufgabe überfordert. Vielmehr müssen alle Bezugspersonen an „einem Strang ziehen".

Häufige Störungen bei Abhängigen und ihre Auswirkungen auf die Pflege

Suchtkranke haben die Erfahrung gemacht, dass sie ihr eigenes Verhalten nicht steuern können. Diese Erkenntnis führt zu typischen **Störungen** im Umgang mit sich selbst und mit Bezugspersonen, auf die die Pflegenden gefasst sein müssen.

Mangelnde Verantwortung

Süchtige weisen oft jegliche **Verantwortung** für ihr Verhalten und auch für den erfolgreichen Verlauf der Therapie von sich. Die Pflegende gibt ihnen immer wieder die Verantwortung zurück, indem sie z.B. die

Übernahme leicht zu bewältigender Aufgaben wie Erledigungen oder Telefonate ablehnt.

Gegenwartsdenken

Süchtige denken absolut **gegenwartsbezogen.** Das aktuelle Befinden ist für sie wesentlich wichtiger als Vergangenheit oder Zukunft. Demzufolge brechen sie einen Entzug oft in den ersten Tagen ab, da es ihnen aktuell schlecht geht und das Fernziel Abstinenz für sie kaum eine Bedeutung hat. Die Pflegende geht zu Beginn der Therapie sofort auf die Frage nach Essen, Trinken, Bedarfsmedikation oder Gespräch ein. Im Verlauf der Behandlung testet sie die Frustrationstoleranz des Patienten, lässt ihn warten, bindet ihn in die Pflichten des Stationsalltags ein und hält ihn zum Aufräumen und Putzen an.

Sozialisierungsdefizit

Insbesondere Patienten, deren Drogenkarriere schon sehr früh begonnen hat, benehmen sich oft nicht ihrem Alter entsprechend – sie haben ein **Sozialisierungsdefizit.** Solche entwicklungspsychologische Störungen sind im Zusammenhang mit dem persönlichen Werdegang und dem sozialen Umfeld zu sehen und mit Nachsicht zu behandeln.

Konfliktverhalten

Mit dem Verzicht auf das Suchtmittel ist dem Patienten seine Möglichkeit zur Bewältigung schwieriger **Konfliktsituationen** genommen. Neue Strategien müssen erst erarbeitet werden. Die Pflegende nimmt allmählich ihre Hilfestellungen zurück und zeigt dem Patienten somit, dass er unangenehme Situationen auch allein meistern kann. Der Gesprächston bleibt auch in kritischen Momenten ruhig, sachlich und erklärend.

Beziehungsstörungen

Abhängige versuchen oft, Bezugspersonen ohne jegliche Gegenleistung für ihre Zwecke zu benutzen. Hier sorgt die Pflegende für Ausgewogenheit und ein angemessenes **Nähe-Distanz-Verhältnis.** Anforderungen an den Patienten werden formuliert: „Ich bin bereit etwas zu geben, wenn Sie bereit sind, dafür etwas zu tun." Missachtung, Unehrlichkeit und Betrügereien gehören zum Krankheitsbild. Die Pflegende lässt sich von derartigem Verhalten nicht zu Aggression oder abschätziger Bewertung hinreißen, bringt es jedoch zur Sprache.

Gestörtes Selbstwertgefühl

Abhängige fühlen sich von ihrer Sucht gesteuert, haben oft jegliche **Selbstachtung** verloren und vertrauen kaum auf eigene freie Entscheidungen. Soll eine Vereinbarung getroffen werden, stellt die Pflegende verschiedene Möglichkeiten zur Wahl und gibt dem Patienten somit das Gefühl, selbstbestimmt zu handeln.

25.1.6 Sucht und Psychose

Immer häufiger werden junge Patienten (meist 18 – 25 Jahre) stationär aufgenommen, die zusätzlich zu ihrer Sucht die Symptome einer Psychose aufweisen. Welche Erkrankung zuerst auftrat, lässt sich normalerweise nur schwer entscheiden.

- Entweder ist die **Psychose** durch Drogen induziert (exogene Psychosen ☞ Kapitel 19)
- Oder die **Sucht** entwickelte sich durch den Versuch, quälende psychotische Erlebnisse zu dämpfen bzw. zu bekämpfen.

Patienten mit einer so genannten **Doppeldiagnose** können zunehmend häufiger auf eigens dafür eingerichteten Stationen behandelt werden. Diese Spezialisierung entstand aus der Beobachtung heraus, dass solche Patienten mit den sehr „straffen" Regeln der Suchtstationen völlig überfordert sind. Außerdem können auf einer normalen Suchtstation die psychotischen Symptome nicht ausreichend behandelt werden. Allgemeinpsychiatrische Stationen bieten andererseits zu wenig Kontrollmöglichkeiten und können keinen suchtmittelfreien Raum schaffen, so dass ein Entzug unmöglich ist.

Die **spezialisierten Stationen** berücksichtigen beide Aspekte der Erkrankung: Sie bieten neben suchtmittelfreiem Raum und der Möglichkeit zum Entzug zusätzlich spezielle Milieubedingungen zur Behandlung der Psychose sowie sozio- und psychotherapeutische Angebote.

25.2 Alkoholkrankheit und Entzugsdelir

> 🔅 **Alkoholkrankheit** *(Alkoholismus):* In unserer Gesellschaft zahlenmäßig bedeutsamste Suchtkrankheit. Häufigkeit ca. 1 – 3 % der Bevölkerung, demzufolge sind schätzungsweise 2 Millionen Deutsche alkoholkrank.

⇨ Krankheitsentstehung

Alle Menschen sehen sich im Laufe ihres Lebens mit Krisensituationen konfrontiert. Warum die meisten Menschen diese Situationen bewältigen können, ohne (alkohol-)krank zu werden, andere nicht, ist noch ungeklärt. Sicher ist aber, dass zahlreiche Faktoren bei der Entstehung einer Alkoholabhängigkeit eine Rolle spielen.

- **Erbliche Veranlagung:** Eine erbliche Veranlagung für Alkoholkrankheit gilt heute als gesichert. Zwillingsstudien und Studien an Adoptivkindern haben ergeben, dass nahe Verwandte von Alkoholikern ein vierfach höheres Risiko als die Durchschnittsbe-

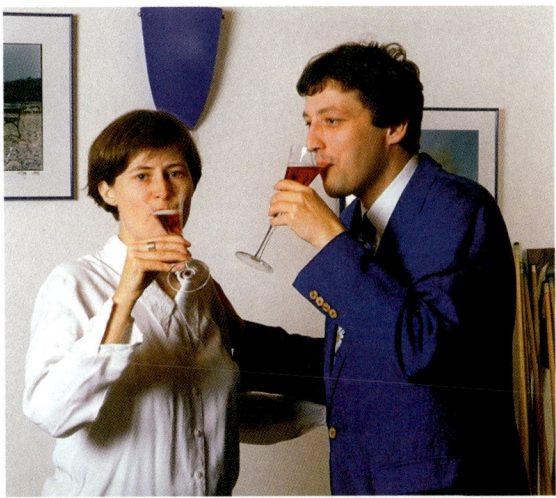

Abb. 25.8: Alkoholkonsum ist in den meisten westlichen Ländern Bestandteil des sozialen Lebens. [K183]

völkerung haben, ebenfalls an Alkoholismus zu erkranken

- **Neurobiologische Ursachen:** Beteiligt ist die Entwicklung einer Fehlstimulation des gehirneigenen Belohnungssystems (engl. reward system), u.a. vermittelt über den Botenstoff Dopamin
- **Soziales Umfeld:** Eine Rolle spielt, welche Position der Alkohol bei den Bezugspersonen des Kindes einnahm bzw. einnimmt („Alkoholtradition" im Elternhaus, hoher Alkoholkonsum im Freundeskreis)
- **Krisen:** Eine Abhängigkeitsentwicklung kann durch persönliche Lebenskrisen (Scheidung, Tod eines Angehörigen usw.) beschleunigt werden.

> 📖 **Literaturtipp**
> Bühringer, Gerhard: Alkoholkonsum und alkoholbezogene Störungen in Deutschland. Nomos Verlag, Baden-Baden, 2000

25.2.1 Abhängigkeitsphasen nach Jellinek

Mäßiger, zum Teil auch regelmäßiger Alkoholkonsum gilt in breiten Teilen unserer Gesellschaft als normal. Um so schwerer fällt es vielen, bei sich selbst oder anderen die Zeichen einer (beginnenden) Alkoholkrankheit zu erkennen und einzugestehen.

- **Präalkoholische Phase:** Die meisten Alkoholkranken trinken täglich Alkohol, wobei die Menge langsam, aber kontinuierlich gesteigert wird. Phasen absoluter Alkoholkarenz kommen nicht mehr vor
- **Prodromalphase:** Angesprochen auf ihren Alkoholkonsum, beteuern viele Kranke, sie „hätten alles unter Kontrolle und könnten jederzeit aufhören". Andere wiederum reagieren gereizt oder werden ag-

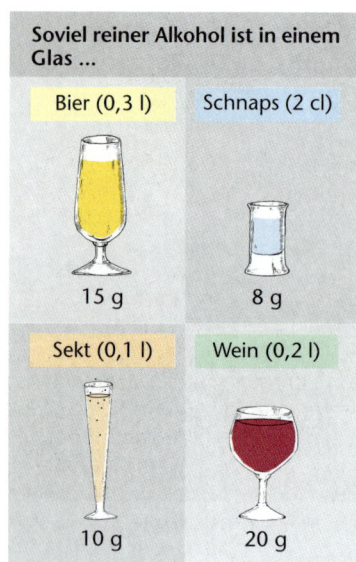

Soviel reiner Alkohol ist in einem Glas ...

Bier (0,3 l)	Schnaps (2 cl)
15 g	8 g
Sekt (0,1 l)	Wein (0,2 l)
10 g	20 g

Abb. 25.9: Durchschnittlicher Alkoholgehalt verschiedener Getränke. [A400]

gressiv. Die meisten trinken heimlich und verstecken ihre Flaschen
- **Kritische Phase:** Auch scheinbar grundlose Verhaltensänderungen und Verhaltensschwankungen (z.B. Depressivität, nachlassendes Verantwortungsgefühl) können auf eine Alkoholkrankheit hinweisen. Es kommt zu Kontrollverlust und sozialen Konflikten. Durch den Alkoholkonsum treten Probleme am Arbeitsplatz auf, die zur Arbeitslosigkeit führen können
- **Chronische Phase:** In fortgeschrittenen Krankheitsstadien wechseln viele zu höher prozentigen Alkoholika (etwa Whisky statt Bier) und/oder trinken auch schon am Vormittag Alkohol, z.B. zum Frühstück. Morgendliches Zittern, verlängerter Rausch, allgemeiner psychischer und körperlicher Abbau, Abnahme der Alkoholtoleranz.

Viele Alkoholiker sind äußerlich und bei nur flüchtigem Kontakt völlig unauffällig, und häufig bleibt die Fassade der Normalität bis kurz vor dem Zusammenbruch erhalten.

> **Alkoholkrank** ist, wer länger als ein Jahr größere Mengen an Alkohol konsumiert, die Kontrolle über den Alkoholkonsum verloren hat und dadurch körperlich, psychisch und in seiner sozialen Stellung geschädigt ist.

Einteilung der Trinkmuster nach Jellinek

Alpha-Trinker

Alpha-Trinker (*α-Trinker, Konflikt-, Sorgen-* oder *Erleichterungstrinker*) trinken, um zu entspannen, um Angst oder Verstimmungen zu beseitigen oder Ärger herunter zu spülen. Sie bauen so Hemmungen ab.

Es besteht durchaus eine psychische Abhängigkeit vom Alkohol, sie können aber noch jederzeit aufhören. Alpha-Trinker sind nicht alkoholkrank, aber gefährdet.

Beta-Trinker

Das Trinkverhalten von **Beta-Trinkern** (*β-Trinker, Gelegenheitstrinker*) wird oft vom sozialen Umfeld mitbestimmt. Anlass sind Familienfeiern, Jubiläen, Verabredungen. Das Trinken wird so zur Gewohnheit. Beta-Trinker haben einen alkoholnahen Lebensstil: Beliebt ist beispielsweise das Trinken beim Fernsehen. Beta-Trinker bekommen selten Organschädigungen. Sie sind weder körperlich noch psychisch abhängig, aber gefährdet.

Gamma-Alkoholiker

Gamma-Alkoholiker (*γ-Alkoholiker*) können ihren Alkoholkonsum nicht mehr steuern. Sie erleiden den Kontrollverlust, das eigentliche Merkmal der Alkoholkrankheit. Sie müssen trinken, weil ihr Körper nach Alkohol verlangt. Zwischendurch haben sie allerdings auch völlig alkoholfreie Perioden (bis hin zu mehreren Monaten). Gamma-Alkoholiker sind krank.

Delta-Alkoholiker

Delta-Alkoholiker (*δ-Alkoholiker, Spiegeltrinker*) entwickeln sich von gewohnheitsmäßigen Trinkern (Beta-Trinker) zu Spiegeltrinkern: Sie müssen einen ständigen Blutalkoholspiegel aufrechterhalten, um sich wohl zu fühlen und sozial unauffällig zu sein. Delta-Alkoholiker sind nicht abstinenzfähig und deshalb krank.

Epsilon-Alkoholiker

Epsilon-Alkoholiker (*ε-Alkoholiker, Quartalstrinker*) verspüren in zeitlichen Abständen einen unwiderstehlichen Drang nach Alkohol, der sich tagelang vorher durch Ruhelosigkeit und Reizbarkeit ankündigt. Sie veranstalten dann regelrechte Trinkexzesse und leben oft tagelang in einem Rauschzustand. In dieser Trinkphase erleiden sie den Kontrollverlust: Sie trinken hemmungslos und haben „Filmrisse". Zwischen diesen Trinkphasen leben sie oft wochenlang ohne Alkohol und haben auch kein Bedürfnis danach. Sie sind ebenfalls krank.

25.2.2 Behandlungsstrategie bei Alkoholkrankheit

Behandlung bei Alkoholkrankheit

Die Behandlungsstrategie entspricht grundsätzlich der Therapie bei anderen Suchtkrankheiten:
- Nach der akuten Entgiftungsphase schließt sich eine Langzeittherapie über 3 – 9 Monate an. Ohne eine solche Langzeittherapie fallen fast alle Betroffenen innerhalb weniger Wochen oder Monate zu-

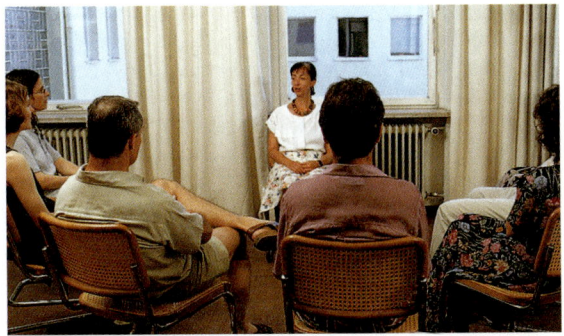

Abb. 25.10: In den Selbsthilfegruppen, wie sie z.B. von den Anonymen Alkoholikern angeboten werden finden Betroffene Halt, Orientierung und Hilfe, ein Leben ohne Alkohol zu führen. [K102]

rück in alte Trink- und Lebensgewohnheiten. Inzwischen werden auch ambulante Therapieformen angeboten (z.B. durch das Diakonische Werk)

• Neue Medikamente geben Anlass zur Hoffnung. Acamprosat (z.B. Campral®) setzt z.B. an der Stelle im Hirnstoffwechsel an, wo sich die Gier nach dem Suchtstoff (engl. craving) „eingegraben" hat. Der Trinkdruck lässt sich hiermit teils drastisch verringern

• Begleitend ist oft psycho- und sozialtherapeutische Betreuung erforderlich

• Nach der Entziehungstherapie können die Patienten in Selbsthilfegruppen wie etwa den Anonymen Alkoholikern oder dem Blauen Kreuz die auf Dauer notwendige psychische Unterstützung finden.

✉ Kontaktadressen

Anonyme Alkoholiker
Interessengemeinschaft e.V.
Postfach 46 02 27
80910 München
Telefon: 0 89/3 16 95 00;
in Großstädten (Vorwahl) + 1 92 95
Internet: www.anonyme-alkoholiker.de

Blaues Kreuz in Deutschland e.V.
Freiligrathstr. 27
42289 Wuppertal
Telefon: 02 02/62 00 30
Internet: www.blaues-kreuz.de

📖 Pflege bei Alkoholkrankheit

Alkoholkranken begegnen die Pflegenden ohne Vorurteile, wertfrei und mit der gleichen Fürsorge wie anderen Patienten auch. Hinzu kommen durch die Krankheit bedingte Eigenarten, die bei der Pflege von Alkoholikern eine Rolle spielen:

• Vielfach sehen Alkoholkranke die Pflegenden und Ärzte zunächst als Gegner an, da diese ihm den Al-

kohol entziehen. Trotzdem bemühen sich alle an der Therapie Beteiligten um ein Vertrauensverhältnis zum Patienten und geben ihm so die Möglichkeit, mit einer Person seiner Wahl über seine Probleme zu reden

• In den Gesprächen soll der Alkoholiker selbst erkennen, dass er krank ist und über längere Zeit Hilfe braucht. Schuldzuweisungen und Anklagen werden vermieden

• Debatten über Alkohol im Allgemeinen und den Alkoholkonsum des Kranken sind sinnlos

• Meist reichen Gespräche allein nicht aus, um dem Alkoholkranken die Erkenntnis zu vermitteln, dass er krank ist. Viele Patienten müssen hierfür einen längeren Lernprozess durchmachen. Der Patient darf seine Krankheit auch vor sich selbst nicht mehr leugnen oder verstecken können. Er muss unter den Folgen der Abhängigkeit mehr leiden als ihm der Alkohol an Trost oder Lustgewinn verschaffen kann. Dies kann durch die Pflegenden unterstützt werden, indem sie den Patienten so viel wie möglich selbstständig erledigen lassen, z.B. sich selbst bei Untersuchungen anzumelden oder ggf. auch abzumelden. Wichtig ist eine einheitliche Regelung unter den Pflegenden, damit der Patient die festgelegten Regeln nicht durch das Ausspielen der Pflegenden gegeneinander unterläuft

• Der Wille nach Veränderung muss vom Kranken selbst ausgehen. Eine durch Ärzte, Pflegende oder Arbeitgeber aufgezwungene Therapie scheitert in der Regel ebenso wie eine Therapie, die dem (Ehe-)Partner zuliebe angefangen wird. Der Patient soll selbst Initiative entwickeln und zeigen, dass er an seiner Genesung interessiert ist. Beispielsweise soll er die Termine mit dem Sozialamt selbst ausmachen oder Formalitäten innerhalb des Hauses selbst erledigen

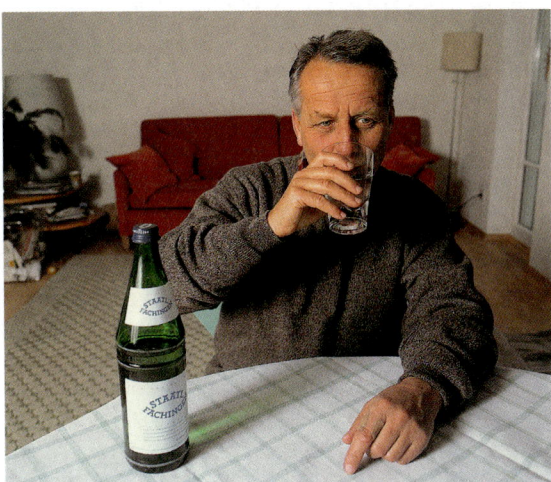

Abb. 25.11: Der Alkoholentzug sollte durch Flüssigkeits- und Elektrolytsubstitution unterstützt werden. [K103]

- Der Alkoholkranke darf nicht allein gelassen werden, wenn seine Scheinwelt zerbricht und er mit der Realität seiner Krankheit konfrontiert wird. Alle an der Behandlung Beteiligten sind aufgefordert, ihm beizustehen und sein Selbstbewusstsein wiederherzustellen oder zu stärken.

> ⚠ **Vorsicht!**
> **Alkoholkranke** sind – insbesondere bei gerade zusammengebrochenem sozialem Umfeld – in hohem Maße suizidgefährdet.

25.2.3 Alkoholentzugsdelir

Wird ein Alkoholkranker stationär aufgenommen (z.B. wegen einer Verletzung) und die Alkoholzufuhr unterbrochen, kann es zum **Entzugsdelir** kommen.

Mäßig abhängige Patienten durchleben „nur" ein **Prädelir,** das Tage bis Wochen dauern kann. Der Patient leidet vor allem morgens unter Tremor (Zittern) der Hände, quälender Unruhe, ist sehr reizbar und hat Schweißausbrüche. Seine Orientierung ist meist jedoch noch erhalten, und er halluziniert nur selten. Geradezu beeindruckend ist in diesem Stadium die Suggestibilität. Beispielsweise bindet der Patient Knoten in eine nicht vorhandene Schnur, wenn man ihn dazu auffordert.

Ansonsten geht das Prädelir meist rasch in ein richtiges („volles") **Delir** über. **Körperliche Symptome** sind mäßiges Fieber, Schweißausbrüche, Durchfall und Erbrechen, starke Kurzatmigkeit sowie Tachykardie. Verlässt der Patient das Bett, besteht extreme Gangunsicherheit, der Gleichgewichtssinn ist gestört und es drohen Stürze. Manchmal beginnt das Delir innerhalb von 24 Stunden nach abruptem Alkoholentzug mit einem generalisierten Grand-mal-Anfall (☞ 10.2.2). Am häufigsten entwickelt sich ein Delir jedoch 3 – 6(– 14) Tage nach Ende der Alkoholzufuhr.

Psychisch ist der Patient örtlich und zeitlich hochgradig desorientiert und leidet unter szenenhaften visuellen Trugwahrnehmungen (*Halluzinationen,* z.B. „kleine Tiere"). Insbesondere kommt es zu völliger Personen- und Situationsverkennung. So kann der Patient sich z.B. bei einem Pferderennen wähnen und die Pflegenden als Jockeys ansehen. Er ist ferner hochgradig unruhig, hat einen grobschlägigen Tremor, kann nicht schlafen und durchlebt Phasen von extremer Angst oder Euphorie.

Viele Betroffene sind ausgesprochen aggressiv und bedrohen das medizinische Personal, so dass eine Fixierung im Bett (auf Arztanordnung) oft unerlässlich ist.

🔲 Behandlungsstrategie bei Entzugsdelir

Ziel der Therapie ist es, eine notwendige medizinische Behandlung sicher zu stellen und die Krank-

heitssymptome zu beseitigen. Die heute in Deutschland übliche medikamentöse Therapie umfasst:
- Clomethiazol (Distraneurin®) oral oder intravenös. Während die orale Gabe von Distraneurin® auf einer Normalstation möglich ist, können Distraneurin®-Infusionen wegen ihrer Nebenwirkungen (v.a. Atemdepression) nur auf Intensivpflegestationen verabreicht werden. Aufgrund des sehr hohen Suchtpotenzials wird die Behandlung immer mehr zum Ausnahmefall
- Haloperidol (z.B. Haldol®) oral oder intravenös gegen Unruhe und Angstzustände
- Parenterale Ernährung mit Flüssigkeits- und Elektrolytsubstitution. Es können bis zu fünf Liter Flüssigkeit erforderlich sein. Häufigste Elektrolytstörung ist eine Hypokaliämie
- Vitamin B_1 täglich intravenös bis zum Abklingen des Delirs
- Bei Krämpfen z.B. Diazepam i.v. (etwa Valium®)
- Bei Erhöhung des Blutammoniaks Laktulose oral (z.B. Bifiteral®).

🛏 Pflege bei Entzugsdelir

Patienten im **Entzugsdelir** sind erheblich gefährdet. Zeichnet sich bei einem Patienten ein beginnendes Delir ab (oft abends), wird der Patient engmaschig überwacht und sofort der diensthabende Arzt informiert.

- Setzt die angeordnete Medikation zu spät ein, sind oft erhebliche Medikamentenmengen notwendig, um den Erregungszustand des Patienten zu überwinden. Dann droht der Patient in einen komaähnlichen Zustand zu fallen
- Bei höherem Fieber werden fiebersenkende Maßnahmen ergriffen
- Ist der Patient noch bereit zu trinken, erhält er Mineralwasser oder Tee nach Belieben, ist er auf Grund des Medikamentes sehr verschleimt (z.B. nach der Gabe von Distraneurin®), muss er ggf. abgesaugt werden (☞ 2.1.5)
- Wegen der Sturzgefahr darf der Patient nur in Begleitung auf die Toilette oder auf den Gang
- Viele Patienten müssen fixiert werden, um eine Infusionstherapie durchführen zu können und das medizinische Personal zu schützen. Selbstverletzungen, z.B. durch Herausreißen der Infusionsschläuche, müssen ggf. durch permanente Überwachung (Sitzwache) und ausreichende Sedierung verhindert werden.

25.2.4 Organische Folgeerkrankungen bei chronischem Alkoholmissbrauch

Alkoholismus führt unweigerlich zu gravierenden Schäden an inneren Organen.
- **Leber:** Häufigste Begleiterscheinung einer Alkoholsucht ist die **Leberzirrhose** mit Übelkeit, Obstipati-

Stadium	Leberveränderung	Reversibel
0	Leberzellverfettung	Ja
I	Fettleber	Ja
II	Alkohol-Hepatitis	Ja
III	Alkoholbedingte Leberzirrhose	Nein

Komplikationen der Zirrhose:
Aszites, Ösophagusvarizen-Blutung, Enzephalopathie

Tab. 25.12: Stadien der Leberschädigung durch Alkohol. Stoppt der Betroffene die Alkoholzufuhr nicht, schreitet die Leberschädigung bis hin zum Tod fort. [A400]

on, Fettintoleranz, Gelbsucht und *Spider naevi,* den typischen Hautzeichen. Zur Ausbildung einer **Fettleber** mit gestörtem Fettstoffwechsel kann es bei Männern schon durch einen täglichen Alkoholkonsum von > 60 g (~ 1,5 l Bier) kommen. Bei Frauen reichen bereits > 25 g (~ 0,6 l Bier). In 30 % der Fälle geht die Fettleber in eine **Alkohol-Hepatitis** über. Auslöser ist oft ein Alkoholexzess bei chronischem Alkoholkonsum

- **Speiseröhre:** Als Folge der Leberzirrhose kann es lange unbemerkt zu **Ösophagusvarizen,** erweiterten Speiseröhrenvenen, kommen. Erbrechen von Blut *(Hämatemesis)* und Teerstühle weisen auf Varizenblutungen hin, die lebensbedrohlich sind
- **ZNS:** Abgesehen von dem Entzugsdelir mit den Symptomen einer akuten Psychose (☞ unten) leiden manche chronische Alkoholiker an einem *amnestischen Syndrom mit alkoholbedingter Demenz* **(Korsakow-Syndrom),** das mit Störungen des Kurzzeitgedächtnisses, Desorientiertheit und *Konfabulationen* („erfundene Geschichten") einhergeht. Akut kann es auch zu einer **Wernicke-Enzephalopathie** mit Gangunsicherheit, Augenmuskellähmungen, Reflex- und Bewusstseinsstörungen kommen. Häufig sind auch sich langsam entwickelnde **Polyneuropathien,** Erkrankungen der peripheren Nerven mit Sensibilitätsstörungen (☞ 5.5)
- **Blutbildung:** Viele Alkoholiker leiden unter einer makrozytären Anämie und Gerinnungsstörungen
- **Herz:** Lebensbegrenzend kann auch eine irreversible Herzinsuffizienz infolge alkoholbedingter dilatativer Kardiomyopathie sein, ausgelöst durch eine toxische Schädigung der Herzmuskelfasern durch Alkohol („Münchener Bierfahrerherz")
- **Stoffwechsel:** Alkohol zerstört den Pankreas. Dadurch kann es zu einer exokrinen Pankreasinsuffizienz mit hochgradiger Pankreaszerstörung und zu Diabetes mellitus kommen. Gefährlich ist auch die Neigung zu Hypoglykämien, bei alleinstehenden Alkoholikern nicht selten Todesursache
- **Immunsystem:** Es besteht ein stark erhöhtes Risiko für Tuberkulose, Pneumonien und Meningitiden (☞ 7.1).

25.3 Medikamentenabhängigkeit

Medikamentenabhängigkeit entsteht durch den Missbrauch von Sucht auslösenden Medikamenten, also durch die Einnahme ohne medizinische Indikation. In den meisten Fällen steckt hinter dem Griff zur Tablette der Wunsch nach mehr Wohlbefinden und größerer Leistungsfähigkeit. In der heutigen Gesellschaft ist gefragt, wer reibungslos funktioniert und möglichst ständig gut gelaunt und Energie geladen ist. Der harte Konkurrenzkampf auf dem Arbeitsmarkt setzt Anforderungsstandards, denen insbesondere labile Menschen oft nicht gewachsen sind. Medikamente und Drogen dämpfen Ängste, Insuffizienzgefühle und Depressionen, helfen bei Schwunglosigkeit. Dabei fällt Tabletteneinnahme wesentlich weniger auf als beispielsweise Alkoholmissbrauch: Die Suchtmittel selber sind klein, können jederzeit unbemerkt genommen werden und hinterlassen keine auffälligen Spuren, wie z.B. leere Flaschen oder die verdächtige Alkoholfahne. Äußerlich sieht man dem Patienten seine Sucht nicht an. In vielen Fällen wissen selbst

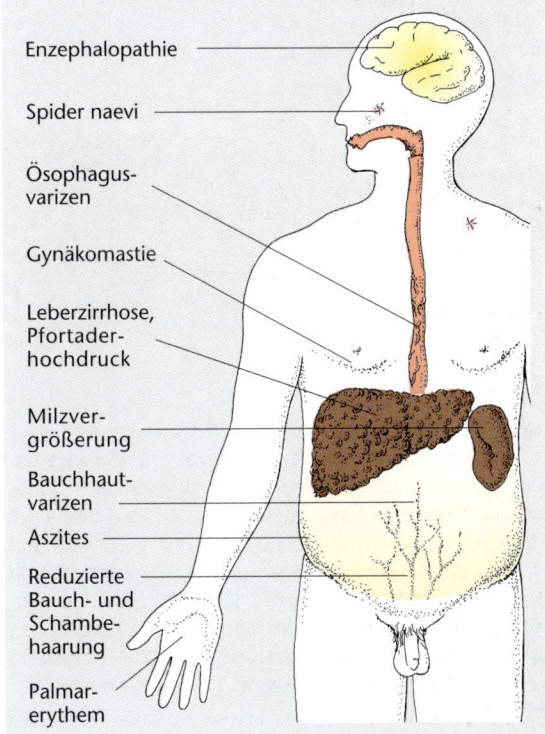

Abb. 25.13: Typische Symptome eines Patienten mit Leberzirrhose. Durch den Pfortaderhochdruck entwickeln sich Ösophagusvarizen, Milzvergößerung, Aszites und Bauchhautvarizen. An der Haut sieht man Spider naevi, Palmarerytheme (gerötete Handinnenflächen) und verminderte Achsel-, Scham- und Bauchbehaarung. Beim Mann kann sich die Brust vergrößern (Gynäkomastie). [A400–101]

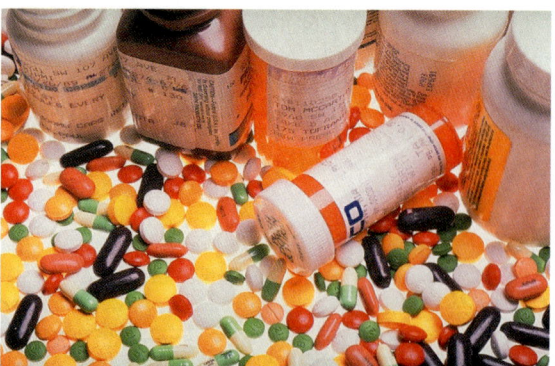

Abb. 25.14: Die Medikamentenabhängigkeit gehört zu den unauffälligsten Süchten. Im Gegensatz zur Alkoholabhängigkeit merkt man den Betroffenen auch äußerlich nichts an. [V226]

engste Verwandte und Freunde nichts von der Medikamentenabhängigkeit.

> 📖 **Literaturtipp**
> Poser, Wolfgang und Sigrid Poser: Medikamente: Missbrauch und Abhängigkeit. Entstehung, Verlauf, Behandlung. Thieme, Stuttgart, 1996

25.3.1 Stimulanzien

> ⊡ **Stimulanzien:** Stoffgruppe mit anregender bis aufputschender Wirkung, v.a. Amphetamine, Methylxanthine. Enthalten in Asthma-, Stärkungs- und Schnupfenmitteln, Appetitzüglern, Entfettungs-, Schlankheits- und Abführmitteln. Unter den Rauschdrogen auch Kokain und Speed. Nachweis ca. 48 Stunden im Urin.

⚙ Symptome und Wirkung

Stimulanzien steigern das Wohlbefinden und erzeugen Glücksgefühle bis hin zur Euphorie. Sie erhöhen die körperliche und geistige Leistungsfähigkeit, steigern die Konzentration und unterdrücken gleichzeitig Müdigkeit und Appetit. Der Körper gewöhnt sich bald an den Wirkstoff (Toleranzentwicklung), was bei gleichzeitiger Minderung der Kritikfähigkeit dem eigenen Tun gegenüber (Kritikminderung) zu einer raschen Dosissteigerung führt. Jedoch ist die Abhängigkeit in erster Linie **psychisch.** Als häufigste Nebenwirkungen treten Tachykardie (Anstieg der Herzfrequenz), Tremor und Schlaflosigkeit auf. Wegen der Schlafstörungen besteht oft zugleich Missbrauch von Barbituraten (☞ 25.3.2).

⬛ Behandlungsstrategie

Der Amphetaminentzug dauert eine Woche. Aufgrund der Suizidgefahr sollte er stationär erfolgen. Als

Folgeerscheinungen sind vermehrte Müdigkeit, depressive Verstimmungen, Antriebslosigkeit und Kreislaufprobleme zu erwarten. Bei Bedarf können Antidepressiva gegeben werden.

Behandlung bei Überdosierung
Überdosierung im Sinne einer **Intoxikation** wird medikamentös mit Neuroleptika (☞ Pharma-Info 17.12) behandelt. Bei vermehrter Erregung mit Angstzuständen, psychomotorischer Unruhe und extremer Schlaflosigkeit sind niederpotente Neuroleptika indiziert, überwiegen Halluzinationen optischer und akkustischer Art erfolgt die Therapie mit hochpotenten Neuroleptika. Hirnblutungen, Kollaps und Herzversagen werden intensivmedizinisch überwacht.

🛏 Pflege

Die Pflegenden kontrollieren Bewusstseinszustand, Wach- und Schlafphasen und protokollieren Blutdruck und Puls. Bei Intoxikation erfolgt reizarme Unterbringung.

25.3.2 Barbiturate

> ⊡ **Barbiturate:** Abkömmlinge der Barbitursäure, Verwendung als Schlafmittel, Narkotika und Antiepileptika. Nachweis ca.1 Tag (kurz wirksame) bis 1 Woche (lang wirksame) in Blut und Urin.

⚙ Symptome und Wirkung

Barbiturate wirken beruhigend und schlaffördernd. Chronischer Konsum kann zu Stimmungsschwankungen zwischen Euphorie und Gleichgültigkeit sowie zu Affektstörungen (Aggression, Depression, Antriebsarmut) führen. Begleiterscheinungen von Schlafmittelmissbrauch sind ständige Müdigkeit und bei lang wirksamen Präparaten morgendlicher Hangover. Ebenso können Gleichgewichtsstörungen und allergische Reaktionen auftreten. Barbiturate machen bei schneller Toleranzentwicklung **psychisch** und **physisch** abhängig. Unter medizinischem Personal gibt es viele Abhängige, da ihnen die Suchtmittel leicht zugänglich sind.

⬛ Behandlungsstrategie

Der Entzug erfolgt entweder schrittweise durch tägliche Gabe von Pentobarbital (z.B. Neodorm®, Repocal®) in abnehmender Dosierung oder abrupt mit Clomethiazol (z.B. Distraneurin®). Während des Entzugs sind die Patienten unruhig, ängstlich, übererregbar oder schwach. Sie leiden unter Übelkeit, Appetitlosigkeit und Gewichtsabnahme. Halluzinationen, akute organische Psychosen und zerebrale Krampfanfälle sind häufig. Die Entzugssymptomatik ähnelt der von Alkohol und Benzodiazepinen.

Behandlung bei Überdosierung

Eine **akute Überdosierung** ist durch Bewusstseinsstörungen und später Atem- und Herzstillstand gekennzeichnet. Sie erfordert Magenspülung, induzierte Harnausscheidung durch Alkalisierung, in kritischen Fällen Hämodialyse (Blutwäsche). Auf jeden Fall ist intensivmedizinische Überwachung angezeigt. Chronische Intoxikation macht sich in erster Linie durch Ausfall kognitiver Fähigkeiten, Wesensveränderung und Tremor bemerkbar.

🔲 Pflege

Die Pflegenden achten besonders auf psychische Entzugserscheinungen, die oft erst nach einigen Tagen oder, z.B. im Fall von Entzugsdelir, oft nachts einsetzen. Mindestens 14 Tage lang wird dreimal täglich Blutdruck und Puls kontrolliert.

25.3.3 Analgetika

> 🔲 **Analgetika:** Gruppe der Schmerzmittel. Als Suchtmittel meist rezeptfreie Präparate. Mischungen mit Kodein, Koffein, Barbituraten, Benzodiazepinen oder Opiaten sind häufig. Nachweis im Urin.

🔲 Symptome und Wirkung

Primär wirken Analgetika schmerzlindernd, davon abgesehen aber auch stimulierend, euphorisierend und insbesondere zusammen mit Barbituraten sedierend. Der Gewöhnungseffekt ist groß, so dass es schnell zu Dosissteigerungen kommt. Bei chronischer Einnahme können Analgetika die Schmerzen sogar

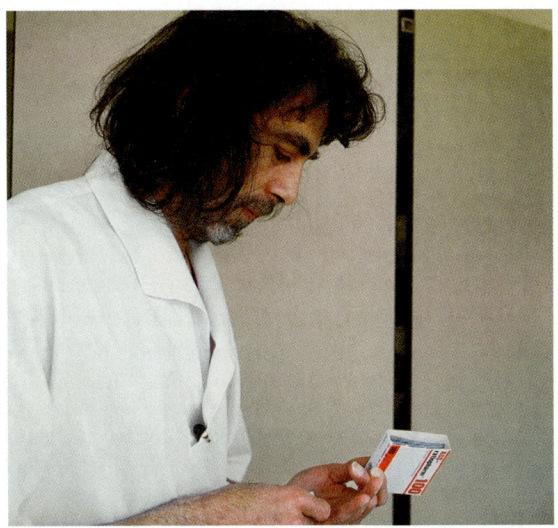

Abb. 25.15: Es kann leicht zur Gewohnheit werden, schon bei kleineren Unpässlichkeiten zur Tablette zu greifen. [K157]

verstärken. Je nach Präparat kann die Abhängigkeit **psychisch** oder **physisch** sein. Als Nebenwirkungen treten häufig verschiedene Allergien auf. Abhängig von der Art des Wirkstoffes (Acetylsalicylsäure, Pyrazolon oder Phenazetin und Paracetamol) besteht die zusätzliche Gefahr von Gastritis, Ulkus, Spasmen, epileptischen Anfällen und Nierenschäden.

🔲 Behandlungsstrategie

Die Therapie besteht aus Entzug und Psychotherapie. Zur Dämpfung der Entzugssymptome (Kopfschmerz, Unruhe, Angst) sind u.U. Neuroleptika, Carbamazepin und Antidepressiva indiziert.

> 🔲 **Kontaktadresse**
> **Hilfe für medikamentenabhängige Schmerzkranke e.V.**
> Ascherfeld 11
> 28757 Bremen
> Telefon: 04 21/65 14 95

25.3.4 Benzodiazepine

> 🔲 **Benzodiazepine:** Angstlösend und entspannend wirkende Psychopharmaka aus der Gruppe der Tranquilizer. Verschreibung bei Angst- und Spannungszuständen, Schlafstörungen, in der Anästhesie zur Prämedikation und Muskelrelaxation. Nachweis ca. 3 Tage im Urin.

🔲 Symptome und Wirkung

Benzodiazepine wirken beruhigend und entspannend bis hin zur Müdigkeit. Als Nebenwirkungen sind insbesondere Konzentrations- und Aufmerksamkeitsstörungen bekannt (Beeinträchtigung der Fahrtüchtigkeit!). **Psychische** Abhängigkeit entsteht schnell, **physische** erst nach längerer Einnahme.

🔲 Behandlungsstrategie

Der Entzug erfolgt schrittweise über einen Zeitraum von mehreren Wochen. Dabei gleichen die Entzugssymptome mit Angst, starker innerer Unruhe, Schlaflosigkeit und Alpträume, Tremor, Anfällen, exogenen Psychosen und anderen organisch bedingten psychischen Störungen denen des Alkoholentzugs. Zerebrale Krampfanfälle können noch bis zu 3 Wochen nach Entzugsbeginn auftreten. Die Behandlung der Symptome erfolgt mit Neuroleptika, Clomethiazol (Distraneurin®) oder Beta-Blockern.

Behandlung bei Überdosierung

Die **Intoxikation** macht sich durch leichte Erregung, gleichzeitig durch Schläfrigkeit bis hin zum Koma, Atemdepression oder stark erniedrigten Muskeltonus bemerkbar.

⊞ Pflege

Die Pflegenden kontrollieren dreimal täglich Blutdruck und Puls, mindestens 2 Wochen lang ist auf vegetative und psychische Symptome zu achten. Die Entzugserscheinungen treten oft erst einige Tage nach Beginn der Therapie in Erscheinung.

25.4 Drogenabhängigkeit

Drogenabhängigkeit bedeutet neben der eigentlichen Sucht in den meisten Fällen auch Verlust des sozialen Umfelds. Der Sinn einer Drogentherapie liegt – abgesehen vom Entzug – in der gesellschaftlichen Wiedereingliederung des Patienten. Die Voraussetzungen hierfür sind einerseits die Suche nach Wohnraum, Arbeitsplatz und geeigneten Freizeitangeboten. Andererseits wird in der Therapie aber auch die Persönlichkeit des Patienten entwickelt und seine soziale Kompetenz verbessert. Die einzelnen Schritte erfolgen stationär, ambulant und in Zusammenarbeit mit Nachsorgeeinrichtungen.

Viele Süchtige glauben, sich und ihre Abhängigkeit noch selber unter Kontrolle zu haben. Oft ist es ein langwieriger Prozess, der zu der Erkenntnis führt, dass genau umgekehrt die Sucht *sie* im Griff hat und eine Therapie unumgänglich ist. Häufig halten Süchtige den Entzug erst nach wiederholtem Anlauf durch. 30 % der Therapien werden üblicherweise abgebrochen.

> ⊞ Die Pflegenden verhalten sich insbesondere bei Therapieabbruch motivierend und nicht wertend. Sie informieren den Patienten über verschiedene Therapiekonzepte, zeigen Videos und bieten Besichtigungsfahrten zu Therapieeinrichtungen an.

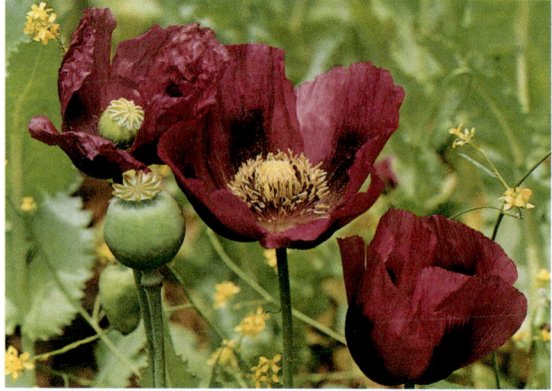

Abb. 25.16: Aus den eingeritzten grünen Köpfen des Schlafmohns *(Papaver somniferum)* fließt Milchsaft, aus dem Opium gewonnen wird. [K102]

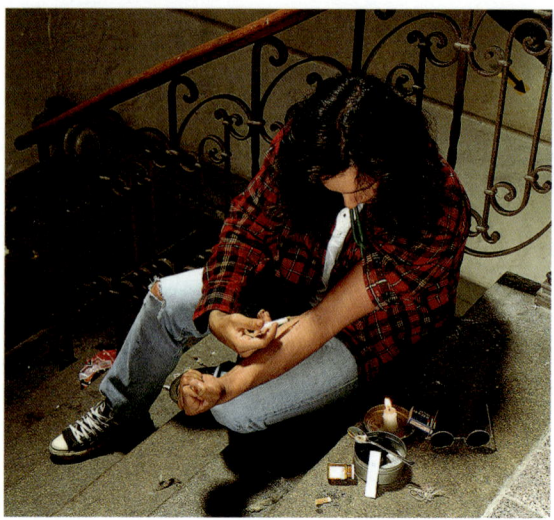

Abb. 25.17: Oft wird unter katastrophalen hygienischen Bedingungen gespritzt. Ein unsauberes „Fixerbesteck" ist häufig verantwortlich für die Übertragung von gefährlichen Infektionskrankheiten wie Aids und Hepatitis B oder C. [K102]

25.4.1 Opiate

> 🔢 **Opiate:** Aus dem Milchsaft des asiatischen Schlafmohns gewonnene Stoffe vom Alkaloid-Typus, chemisch verwandt mit Opium. Wichtigste Vertreter: Morphin (z.B. Morphin Merck®), Heroin, Methadon, Levomethadon (z.B. L-Polamidon®), Codein (z.B. Codicaps®), Dihydrocodein (z.B. DHC®, Remedacen® = „Remis"); u.a. In ihrer Wirkung stark schmerzdämpfend und sedierend. Nachweis ca. 2 – 3 Tage im Urin.

🔅 Symptome und Wirkung

Opiate wirken zentral dämpfend, euphorisierend und analgetisch. Im Rauschzustand steigt oft das Selbstgefühl. Der Muskeltonus wird herabgesetzt. Ein typisches Indiz sind die zu Stecknadelkopfgröße verengten Pupillen, die „Steckies". Als häufigste Nebenwirkung treten Verdauungsprobleme, Schlafstörungen, bei Frauen Ausbleiben der Regel, sowie Potenz- bzw. Libidoverlust auf.

Opiate haben ein hohes Suchtpotenzial und führen schnell zu **physischer** und **psychischer** Abhängigkeit. Zu den eigentlichen Suchtsymptomen kommen in vielen Fällen körperliche Verwahrlosung und sozialer Abstieg hinzu. Um die teure notwendige Tagesdosis von mehreren Gramm kaufen zu können, sind den Süchtigen oft alle Mittel und Wege recht. Diebstahl, Betrug und Prostitution, die so genannte Beschaffungskriminalität, ist an der Tagesordnung.

Prostitution, Benutzung von verunreinigten Spritzbestecken und allgemein unzureichende hygienische Verhältnisse führen unter den Drogenabhängigen zu Infektionskrankheiten wie Hepatitis und AIDS. Bei Injektion der Droge kommt es häufig zu Abszessen, eitrig gefüllten Gewebshöhlen, im Bereich der Einstichstellen an Armen, Beinen oder in der Leiste.

Bei jeder Neuaufnahme wird mit schriftlichem Einverständnis des Patienten ein HIV-Test durchgeführt.

Behandlungsstrategie

Der Entzug erfolgt immer geschlossen stationär und dauert mindestens eine Woche. Die Entzugssymptome erreichen ihre volle Ausprägung meist 60 – 72 h nach der letzten Drogeneinnahme (☞ Tab. 25.17). Nach 3 – 10 Tagen klingen sie allmählich ab. Ihr Schweregrad ist abhängig von Substanz, Dosis und Abhängigkeitsdauer. Eine Tagesdosis von mehr als 4 g des Opiats erschwert den Entzug erheblich.

In den meisten Fällen steigern sich die Symptome nur bis zum Stadium des „Cold turkey". Bei lebensbedrohlichen Entzugssymptomen kann Levomethadon (z.B. L-Polamidon®) oder Methadon gegeben werden. Die Rückfallprophylaxe erfolgt mit Naltrexon (z.B. Nemexin®).

Behandlung bei Überdosierung

Bei Überdosierung besteht die Gefahr des Atmenstillstands mit Todesfolge. Als Gegenmaßnahme erfolgt sofortige, langsame Injektion von Naltrexon (z.B. Naloxon®).

Kontaktadressen
Bundesverband der Elternkreise drogengefährdeter und drogenabhängiger Jugendlicher e.V.
Köthener Str. 38
10963 Berlin
Telefon: 0 30/5 56 70 20
Fax: 0 30/55 67 00 25

Bundesweites Selbsthilfenetz für Junkies und ehemalige Substituierte (JES)
Dieffenbachstr. 33
10967 Berlin
Telefon: 0 30/89 00 67 56
Fax: 0 30/89 00 67 42
Internet: www.aisdhilfe.de

Methadon-Substitution

Eine größere Motivation und weit weniger Therapieabbrüche als beim bloßen Entzug sind bei der opiatgestützten Substitutionsbehandlung mit **Methadon** zu verzeichnen. Der Ersatzstoff wirkt stark analgetisch und drängt die wesentlichen Entzugserscheinungen fast ganz zurück.

Die Abgabe von Levomethadon (z.B. L-Polamidon®) oder Methadon in trinkfertiger Form erfolgt täglich durch den Arzt. Dabei wird in unregelmäßigen Abständen der Urin auf Drogen hin untersucht. Jeglicher Alkoholkonsum ist auf Grund der Gefahr einer Mischintoxikation streng untersagt. Psychosoziale Betreuung bzw. Psychotherapie ergänzen die Behandlung.

Entzugsphase nach der letzten Drogeneinnahme	Symptome	Therapeutische und pflegerische Maßnahmen
6 – 8 h	Verlangen nach der Droge, Unruhe, Angst, Nervosität, Ratlosigkeit	• Bei Bedarf: Gabe von niederpotenten Neuroleptika (Atosil®, Truxal®, Neurocil®) • Verstärkte Zuwendung • Für Ablenkung sorgen
12 – 16 h	Gähnen, Tränenfluss, erhöhte Schweißsekretion	• Auf individuelle Wünsche eingehen
nach ca. 24 h	„Cold turkey": Gänsehaut, Schüttelfrost, Hitzewallungen, Muskelschmerzen, Appetitlosigkeit, Pupillenerweiterung	Symptomatische Behandlung und Pflege: • Magnesium, Paracetamol und frisches Obst anbieten • Vollbad • Rückzugsmöglichkeiten schaffen
30 – 48 h	Hypertonie, Tachykardie, erhöhte Temperatur, Übelkeit, Schlafstörungen	Gabe von: • Clonidin (z.B. Catapresan®) • Metoclopramid (z.B. Paspertin®) • Abends: niederpotente Neuroleptika, Doxepin (z.B. Aponal®)
48 – 60 h	Gesichtsrötung, Übelkeit, Diarrhoe	• Metoclopramid (z.B. Paspertin®) • Immodium® • Für ausreichende Flüssigkeitszufuhr sorgen

Tab. 25.18: Typischer Verlauf der körperlichen Entzugssymptome nach Absetzen von Opiaten. [nach KL psych. Pflege, S.430]

Umstrittene Therapie

Der Einsatz von Methadon ist umstritten. Zum einen stellt sich die Frage, ob die Verlagerung der Abhängigkeit von einer illegalen Droge auf eine legale und kontrolliert verabreichte Substanz erstrebenswert ist. Zum anderen gibt es unterschiedliche Meinungen über Indikation und Zugänglichkeit des Ersatzstoffes. Darüber hinaus kommt es bei substituierten Patienten auch zum so genannten Beigebrauch. Zusätzlich zu Methadon werden andere Suchtstoffe (z.B. Barbiturate, Codein oder Amphetamine) genommen. Diese Patienten bezeichnet man als polytoxikoman. Auf jeden Fall ist die Methadon-Substitution indiziert bei lebensbedrohlichen Entzugssymptomen, fortgeschrittener AIDS-Erkrankung, im letzten Schwangerschaftsdrittel und bei opiatpflichtigen Schmerzzuständen.

> **⚠ Vorsicht!**
> Nach einem Entzug oder nach einem Therapieabbruch reagiert ein ehemals Süchtiger auf das Suchtmittel wie ein „Anfänger": Oft führt schon der Konsum kleinster Mengen des Suchtmittels zu einer Atemlähmung!

🔲 Pflege

- Die Pflegenden überwachen die Einnahme der Medikamente und achten darauf, dass Tabletten nicht gesammelt werden
- In den ersten fünf Tagen kontrollieren sie dreimal täglich die Vitalzeichen
- Sie begegnen dem Patienten ruhig und wohlwollend und erkundigen sich immer wieder genau nach seinem Befinden

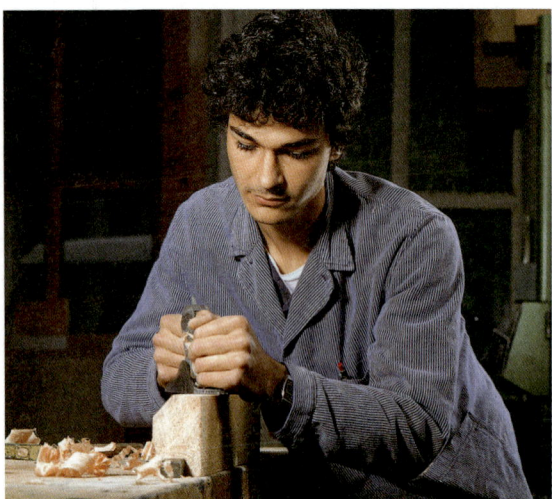

Abb. 25.19: Zu einer Entziehungskur gehören auch handwerkliche Beschäftigungsprogramme, in denen viele Betroffene ihre eigenen Fähigkeiten kennenlernen. [K102]

- Im Gespräch motivieren sie ihn zum Entzug und bleiben auch dann bestimmt bei dieser Thematik, wenn der Patient versucht die Diskussion umzulenken
- Gesellschaftsspiele, Spaziergänge und andere Stationsaktivitäten sorgen für Abwechslung
- Wenn nötig bewahrt die Pflegende den Patienten vor Reizüberflutung mit lauter Musik oder zu vielen Menschen und bietet ihm Rückzugsmöglichkeiten.

> **📖 Literaturtipps**
> F., Christiane: Wir Kinder vom Bahnhof Zoo. Heyne Verlag, München, 1999
>
> Pingel, Markus: Im Regen kann man keine Tränen sehen. Fischer Verlag, Frankfurt/M., 2000

25.4.2 Cannabinoide

> **⊡ Cannabinoide:** Aus Teilen des indischen Hanfs *(Cannabis sativa)* hergestellte Substanzen mit dem Wirkstoff Tetrahydrocannabinol (THC). Weitere übliche Namen: Gras, Shit, Pott.
>
> **Haschisch:** Getrocknetes, gemahlenes und gepresstes Harz aus den Blättern.
>
> **Marihuana:** Getrocknete Blätter, Blüten und Stängel.
>
> Nachweis von Cannabinoiden bis Wochen im Urin, Monate in den Haaren.

🔲 Symptome und Wirkung

Typische Symptome des **Cannabiskonsums** sind euphorische Stimmung, unbegründbare Heiterkeit mit zügellosen „Kicheranfällen", räumliche und zeitliche Desorientierung, sowie Verstärkung optischer, akustischer und taktiler Sinneseindrücke. Auf manche Menschen wirkt Cannabis aber auch eher entspannend oder es führt zu Angst und Panikattacken. Wahnvorstellungen sind selten, bei entsprechender Veranlagung kann aber auch Cannabis eine schizophrene Psychose auslösen. Dauergebrauch führt zu **psychischer** Abhängigkeit und Persönlichkeitsveränderungen. Die Möglichkeit der körperlichen Abhängigkeit ist fraglich.

📊 Behandlungsstrategie

Cannabinoide lagern sich im Fettgewebe an und verbleiben lange Zeit im Körper. Eine spezifische Entzugssymptomatik gibt es nicht. Bei Reizbarkeit, Schlafstörungen und Angst können im Rahmen einer ambulanten Betreuung bis zur Beschwerdefreiheit niedrig potente Neuroleptika (z.B. Atosil® oder Neurocil®) verordnet werden.

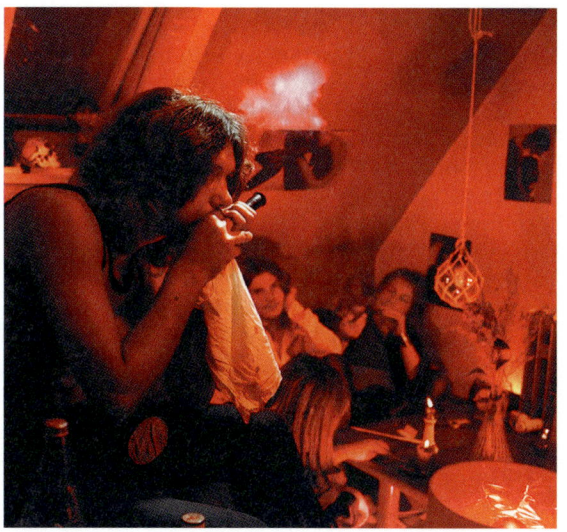

Abb. 25.20: Beim Drogenkonsum (hier Marihuanakonsum) werden Bewusstseins-„Erweiterungen" – medizinisch nichts anderes als Bewusstseinsstörungen – bewusst angestrebt. [J670-003]

25.4.3 Halluzinogene

Halluzinogene: Natürlich gewonnene (Mescalin, Psilocybin = „magic mushrooms") und chemisch produzierte Substanzen (LSD, Speed, Ecstasy = XTC), die bei oraler Einnahme psychotische Erlebnisse auslösen. Als so genannte Partyoder Designerdrogen insbesondere von Jugendlichen konsumiert. Nachweis im Urin max. 24 – 36 Stunden.

Symptome und Wirkung

Der Konsum **halluzinogener Substanzen** beeinflusst Wahrnehmung, Denkweise und Stimmungslage. Beispielsweise glaubt der Patient gelbe Bäume zu sehen, die laufen und grunzen. Er erlebt sich selbst in dissoziativer Verkennung wie von außen, verliert jegliches Gefühl für Zeit und Raum. Es kommt bei rascher Toleranzentwicklung zu psychischer Abhängigkeit mit steter Dosissteigerung.

Behandlungsstrategie

Im akuten Rausch benötigt der Patient eine reizarme Umgebung und evtl. beruhigende Gespräche. Der Entzug erfolgt geschlossen stationär. Suizidalen Tendenzen begegnet man mit Sedierung durch Diazepamgabe (z.B. Valium®). Während des Entzugs und bis zu sechs Monate nach der letzten Drogeneinnahme kann es zu so genannten „flash backs" mit optischen Wahrnehmungsstörungn kommen. In diesen Fällen ist die Gabe von Neuroleptika wie Haloperidol (z.B. Haldol®) indiziert.

Behandlung bei Überdosierung

Überdosierung kann zu **Mydriasis** *(Pupillenerweiterung)*, Übelkeit, Euphorie und paranoiden Wahnvorstellungen mit Todesangst („Horrortrips") führen. Bei paranoid-halluzinatorischen Psychosen sind zur Sedierung Benzodiazepine, ggf. auch Neuroleptika angezeigt.

Pflege

Die Pflegende kontrolliert bei der Aufnahme das Gepäck des Patienten auf Stoffe wie Löschpapier, Zuckerwürfel und bebilderte Papierschnipsel, die als Trägersubstanzen benutzt werden. Realitätsverlust, Sprunghaftigkeit und Versonnenheit werden als erste Anzeichen einer Psychose gewertet und dem Arzt mitgeteilt. Im Rauschzustand sind die Patienten leicht beeinflussbar und können durch ein Gespräch von ihren Erlebnisweisen Abstand gewinnen („talk down").

Literaturtipps

Rabes, Manfred und Wofgang Harm: XCT und XXL. Ecstasy. Rowohlt Verlag, Reinbeck, 1997

Treeck, Bernhard van: Partydrogen. Schwarzkopf und Schwarzkopf, Berlin, 1997

25.4.4 Kokain

Kokain: Aus den Blättern der Koka-Pflanze gewonnenes weißes Pulver aus der Substanzgruppe der Alkaloide. Wird meist über die Nase „gesnifft". Auch bekannt unter den Namen Koks, Schnee, Charley u.a. Oft Mischungen mit anderen Drogen (z.B. Heroin, LSD). 3 Tage im Urin nachweisbar.

Crack: Aufbereitung von Kokain mit Wasser und Backpulver. Starke Abhängigkeit schon nach einmaligem Konsum, hohe Letalitätsrate.

Symptome und Wirkung

Kokain wirkt stark euphorisierend und löst wahre Glücksgefühle („flash") mit Steigerung der Aktivität, sexuellem Verlangen und Kontaktfreudigkeit aus. Ängste und Alltagssorgen verschwinden, die geistige und körperliche Leistungsfähigkeit nimmt zu. Gleichzeitig verringern sich Schlafbedürfnis und Appetit. Die gewünschte Wirkung tritt augenblicklich ein.

Nach kurzer Zeit schwenkt die Stimmungslage jedoch um. Depressionen, Suizidgedanken, Erschöpfung und Antriebslosigkeit verleiten den Süchtigen zu erneutem Konsum. Als häufige Nebenwirkungen treten Muskel- und Magenschmerzen, Krämpfe, Herz-Kreislaufsymptome und die typische Koksnase

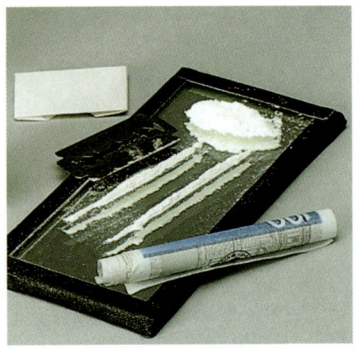

Abb. 25.21: Kokain wird auch als eine „High-Society-Droge" bezeichnet. [K102]

(durch das Sniffen zerstörte Nasenscheidewand) auf. Paranoid-psychotische Erlebnisse und Wahnideen sind selten. Kokain macht schnell **psychisch,** jedoch nicht körperlich abhängig. **Crack** hat hingegen ein außerordentlich hohes **physisches** Abhängigkeitspotenzial.

Konsumenten finden sich überwiegend in wohlhabenden High-Society-Kreisen, da Kokain sehr teuer ist.

Behandlungsstrategie

Der Entzug erfolgt geschlossen stationär, da sich auf Grund des starken psychischen Entzugssyndroms mit Erscheinungen wie Stimmungsabfall, Antriebslosigkeit, Depressionen, Reizbarkeit und Ängsten oft suizidale Tendenzen entwickeln. Das Verlangen nach der Droge („craving") ist stark ausgeprägt. Medikamentös kann mit Antidepressiva wie Desipramin (z.B. Pertofran®) oder Fluoxetin (z.B. Fluctin®) behandelt werden. Stationär kann die Behandlung bei Angst- und Erregungszuständen kurzzeitig mit Benzodiazepinen ergänzt werden. Beim Auftreten paranoider Psychosen erfolgt die Gabe von Haloperidol (z.B. Haldol®). Zur Entwöhnung bietet sich eine Psychotherapie an.

Pflege

Die Pflegenden motivieren und unterstützen den Patienten während des Entzugs. Bei depressiven Stimmungen und Verzweiflung bringen sie als Therapieziel den Befindlichkeitszustand vor der Sucht zur Sprache. Sie sorgen für Ablenkung und Rückzugsmöglichkeiten.

Wiederholungsfragen

1. Wann spricht man im Zusammenhang mit Sucht von Gewöhnung? (☞ 25.1.3)

2. Welche Formen der Sucht kennen Sie? (☞ 25.1.1)

3. Was für eine Form der Sucht ist die Arbeitssucht? (☞ 25.1.1)

4. Welche Ursachen spielen eine Rolle bei der Alkoholsucht? (☞ 25.2)

5. Was ist ein Gamma-Alkoholiker? (☞ 25.2.1)

6. Was sind die Abhängigkeitsphasen nach Jellinek? (☞ 25.2.1)

7. Welches sind die Symptome eines Alkoholentzugsdelirs? (☞ 25.2.3)

8. Worauf ist aus pflegerischer Sicht bei Delir besonders zu achten? (☞ 25.2.3)

9. Welche Erkrankungen fallen unter den Begriff Doppeldiagnose? (☞ 25.1.6)

10. Was versteht man unter „warmem Entzug"? (☞ 25.1.4)

11. Welche Erkrankung tritt am häufigsten als Folge chronischen Alkoholmissbrauchs auf? (☞ 25.2.4)

12. Welchen Effekt haben Tranquilizer auf das Bewusstsein? (☞ 25.3.2)

13. Welche gesellschaftlichen Bedingungen können als Auslöser einer Medikamentenabhängigkeit genannt werden? (☞ 25.3)

14. Was sind die Entzugssymptome beim körperlichen Entzug von Benzodiazepinen? (☞ 25.3.4)

15. Wie ist die Wirkung von Opiaten? (☞ 25.4.1)

16. Was wird durch die Gabe von Methadon bewirkt? (☞ 25.4.1)

17. Wie lange ist der Gebrauch von Cannabinoiden im Körper nachweisbar? (☞ 25.4.2)

18. Was sind „flash backs"? (☞ 25.4.3)

19. Welche Stimmungslagen sind nach Gebrauch von Kokain zu erwarten? (☞ 25.4.4)

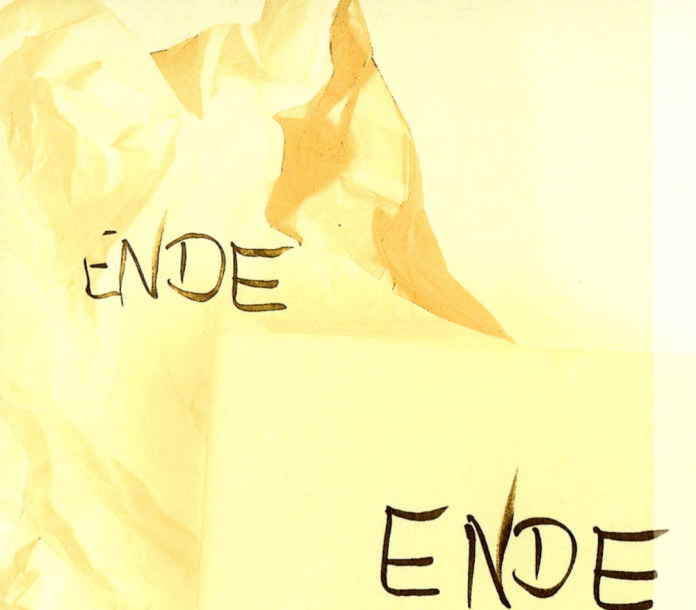

26 Pflege bei Suizidgefahr

⊡ **Suizid** *(Selbstmord):* Absichtliche Selbsttötung. Mit einer Häufigkeit von etwa 21/100 000 Einwohnern ist es eine der häufigsten Todesursachen in unserer Gesellschaft, bei Jugendlichen sogar die häufigste überhaupt. Um ein Vielfaches höher ist die Zahl der Suizidversuche: Auf einen gelungenen oder „vollendeten" Suizid kommen schätzungsweise hundert Suizidversuche.

Von einem **gemeinsamen Suizid** spricht man, wenn mehrere Menschen zusammen Selbstmord begehen. Bei einem **erweiterten Suizid** tötet der suizidale Mensch zuerst noch andere Personen, meist Angehörige (häufig die eigenen Kinder, den Ehepartner, z.B. weil er ihm Leid ersparen will), dann sich selbst.

26.1 Gefährdeter Personenkreis

Nur wenige Suizide sind echte **Bilanzsuizide,** bei denen ein psychisch Gesunder nach langem Nachdenken seine „Rechnung" mit dem Leben macht (Bilanz zieht) und sich dann das Leben nimmt.

Viel häufiger sind Suizidhandlungen als **Kurzschlussreaktionen** im Rahmen von Lebenskrisen oder psychischen Störungen (besonders Depressionen und Schizophrenien). Der Betroffene sieht keinen anderen Ausweg mehr als „Schluss zu machen". Meist liegen zwischen dem Entschluss zur Selbsttötung und der Ausführung nur wenige Stunden. Der direkte Auslöser wirkt auf andere oft unbedeutend, z.B. ein Streit oder eine Kränkung. Er ist tatsächlich meist nur der Auslöser und nicht die Ursache, der sprichwörtliche Tropfen, der das volle Fass zum Überlaufen gebracht hat.

Manchmal entsteht der Eindruck, ein Patient habe es mit seinem Suizidversuch gar nicht wirklich „ernst gemeint", so demonstrativ wirkt er oder so auffallend ungeeignet erscheinen die gewählten Mittel.

Fallbeispiel: Ein Patient trinkt einige Gläser Sekt, nimmt fünf Kopfschmerztabletten und ruft sofort danach seine Freundin an, um sich von ihr zu verabschieden (so genannte *parasuizidale Handlung,* die häufig im Zusammenhang mit Lebensschwierigkeiten auftritt).

Obwohl solche Selbstmordversuche „harmlos" wirken, darf das Ereignis nicht bagatellisiert werden, sondern muss zumindest als dringender Ruf nach Hilfe verstanden werden. Auch das Bedürfnis nach Ruhe (übermäßiger Stress z.B. im Arbeitsleben) kann zum Suizidversuch – meist mit Schlaftabletten – führen.

⚠ **Vorsicht!**
Jeder Suizidversuch muss ernst genommen werden, ebenso jede Ankündigung eines Suizids.

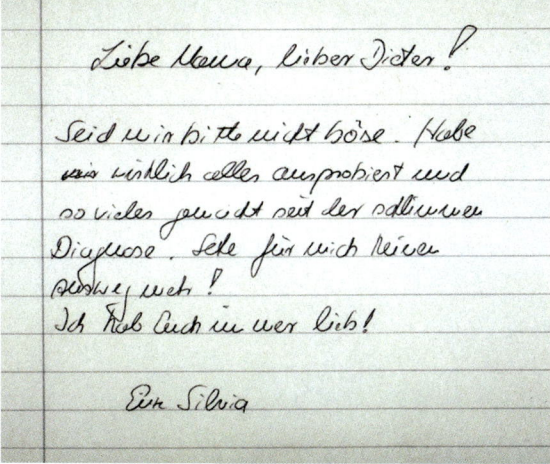

Abb. 26.1: Ein Großteil der Suizidhandlungen sind Kurzschlussreaktionen: die Betroffenen befinden sich in einer schwierigen Lebensphase und/oder leiden unter psychischen Störungen; Situationen, aus denen sich ihnen in diesem Moment kein Ausweg mehr öffnet. [K183]

📖 **Literaturtipp**
Hömmen, Christa: Mal sehen, ob ihr mich vermißt. Menschen in Lebensgefahr. Rowohlt, Reinbeck, 1989

26.1.1 Präsuizidales Syndrom

Einem Selbsttötungsversuch von nicht psychotischen Patienten geht häufig ein so genanntes **präsuizidales Syndrom** voran. Die Betroffenen fühlen sich einsam und ziehen sich von ihrer Umwelt zurück. Sie entwickeln Aggressionen gegen ihre Mitmenschen, die sie aber nicht äußern können. Schließlich wenden sie ihre aggressiven Gefühle gegen sich selbst. In der Fantasie beschäftigen sie sich mit dem Suizid und mit den Folgen für ihre Angehörigen.

Bei psychotischen Patienten kann es dagegen völlig überraschend ohne Vorankündigung zum Suizid kommen.

✉ **Kontaktadresse**
Deutsche Gesellschaft für Suizidprävention Hilfe in Lebenskrisen e.V.
Kirchstr. 3
88212 Ravensburg

26.1.2 Suizidgefährdete Personen

Untersuchungen haben gezeigt, dass Menschen in bestimmten Lebenssituationen ein erhöhtes Suizidrisiko aufweisen:

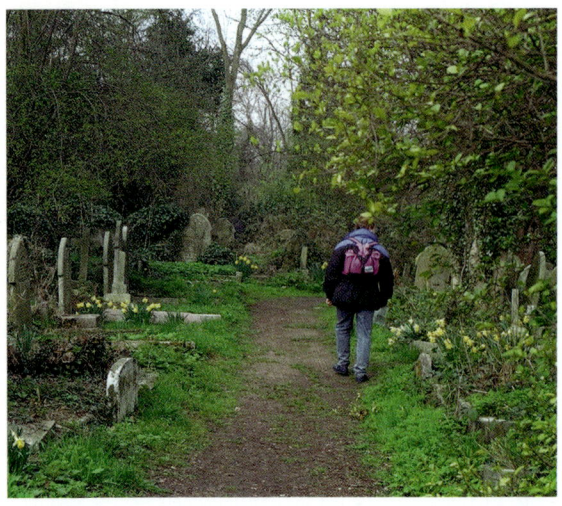

Abb. 26.2: Das Fehlen enger Beziehungen oder familiärer Bindungen sowie der Tod des Partners können zu Suizidgedanken führen. [O148]

- Menschen in biologischen Krisen (z.B. Pubertät, Wechseljahre)
- Sehr alte (einsame) Menschen
- Flüchtlinge und aus ethnischen, religiösen oder politischen Gründen Verfolgte
- Alleinstehende ohne enge Beziehungen, besonders ohne familiäre Bindungen
- Menschen, die schon einmal mit Suizid gedroht oder einen Suizidversuch unternommen haben. Nach einem Suizidversuch sinkt die Angstschwelle; besonders in den ersten Monaten nach einem Suizidversuch ist statistisch gesehen die Wahrscheinlichkeit für einen erneuten Versuch hoch
- Menschen mit schweren körperlichen Erkrankungen, chronisch oder unheilbar Kranke
- Menschen mit psychischen Krankheiten:
  - Depressive, die noch bzw. wieder genug Antrieb zum Suizid haben
  - Menschen mit Wahnideen und Halluzinationen. Bei solchen Patienten kann der Suizidversuch z.B. auch durch Stimmen, die den Suizid befehlen, ausgelöst werden
  - Alkohol-, Medikamenten- und Drogenabhängige
- Inhaftierte
- Menschen mit großer Lebensangst.

> Mehr als die Hälfte aller gelungenen Suizide wird von psychisch Kranken verübt.

Literaturtipp
Maureen Stewart: Alles hinter sich lassen? Ravensburger Verlag, Ravensburg, 2000

26.2 Vorgehen nach einem Suizidversuch

26.2.1 Erstversorgung

Erstversorgung in somatischen Kliniken
Nach einem **Selbstmordversuch** werden die meisten Patienten zunächst in somatischen Kliniken behandelt, bis sicher ist, dass keine lebensgefährlichen Organkomplikationen mehr drohen. Die Maßnahmen sind von der gewählten Tötungsmethode abhängig: Bei Vergiftungen ist oft eine Magenspülung oder medikamentöse Entgiftung notwendig, eventuell auch eine Beatmung. Stich- oder Schusswunden müssen chirurgisch versorgt werden.

Psychiatrische Begutachtung
Waren die Patienten vor dem Selbsttötungsversuch unauffällig, wird zur Abschätzung, ob weiterhin ein Suizidrisiko besteht, ein Psychiater hinzugezogen.
- Der Psychiater wird nach einem Gespräch entscheiden, ob die Unterbringung in einer psychiatrischen Klinik notwendig ist
- Besteht nach einem Suizidversuch der dringende Verdacht, dass der Patient weiterhin selbstmordgefährdet ist (z.B. auf Grund von Äußerungen wie „Schade, dass es nicht geklappt hat!") und ist er nicht bereit sich freiwillig behandeln zu lassen, so wird der Psychiater den Patienten auch gegen dessen Willen in eine psychiatrische Klinik einweisen
- Lassen sich Symptome einer psychischen Erkrankung (z.B. depressive oder schizophrene Tendenzen) erkennen, so ist der Aufenthalt in einer psychiatrischen Klinik unumgänglich. Zeigt der Patient keine Krankheitseinsicht, entscheidet über die Unterbringung das Amtsgericht. Die Behandlung wird von der Krankenkasse bezahlt
- Kann sich der Patient im Gespräch mit dem Psychiater ausreichend von Suizidgedanken und seinem Selbstmordversuch distanzieren, wird der Psychiater ihm zu einer ambulanten psychotherapeutischen Behandlung raten. Sie wird ebenfalls von der Krankenkasse übernommen.

Viele Patienten leugnen im Gespräch mit dem Psychiater, dass sie weiterhin Suizidgedanken haben. Nach Abklingen der somatischen Beschwerden werden sie entlassen. Es ist ihre freie Entscheidung, ob sie sich in psychotherapeutische Behandlung begeben oder nicht. Rechtlich gibt es keine Grundlage, einen solchen Patienten gegen seinen Willen zu therapieren.

26.2.2 Behandlungsstrategien nach Suizidversuch

Psychotherapeutische Krisenintervention
Eine Krise tritt ein, wenn ein wichtiges Lebensziel eines Menschen bedroht ist und er ohne fremde Hilfe

keinerlei Möglichkeiten zur Bewältigung der Situation sieht. Nach dem Suizidversuch eines Menschen ohne psychiatrische Erkrankung ist die **psychotherapeutische Krisenintervention** das Mittel der Wahl. Sie ist gekennzeichnet durch schnelles Handeln, großes Engagement der Helfenden, Flexibilität der Maßnahmen und aktive Einbeziehung des Umfelds.

- **Problemanalyse:** Im Rahmen der psychotherapeutischen Krisenintervention wird die Suizidalität offen angesprochen, was den Patienten von seinen Schuldgefühlen entlastet. Es wird analysiert, was zum Selbstmordversuch geführt hat. War der Auslöser nicht „nur" eine momentane Krise, müssen mit dem Patienten vor allem auch die zugrunde liegenden dauerhaft belastenden Probleme bearbeitet werden
- **Zukunftsperspektiven:** Zukunftsperspektiven sollen erarbeitet werden, für deren Umsetzung der Patient manchmal seine Lebensgestaltung tief greifend ändern muss. Häufig benötigt er auch sozialpsychiatrische Hilfe (z.B. Unterstützung bei der Beantragung von Sozialhilfe). Oft baut der Betroffene nach einem Suizidversuch schnell wieder eine Fassade auf, hinter der er seine Probleme vor sich und den anderen verbirgt. Dadurch wird es aber unmöglich, langfristige Lösungen zu suchen. Daher sollte die Krise nicht abgeschwächt („Wie gut, dass Sie jetzt alles anders sehen", „Sehen Sie, eigentlich haben Sie doch alles im Griff"), sondern mit dem Patienten ausgehalten werden
- **Konfliktlösungsstrategien:** Für den Fall eines erneuten suizidalen Impulses können mit dem Patienten Konfliktlösungsstrategien besprochen werden
- **Vertrauensaufbau:** Insbesondere bei stationären Patienten wird, wenn nicht schon geschehen, eine enge Anbindung des Patienten an einzelne Teammitglieder angestrebt, um seine Einsamkeit und Isolation zu durchbrechen
- **Familiäres Umfeld:** Angehörige werden über die Situation aufgeklärt und in Paar- oder Familienge-

spräche einbezogen. Bei der Weiterbetreuung des Patienten spielen sie eine wichtige Rolle
- **Medikamentöse Behandlung:** Ergänzend zu psychotherapeutischen Maßnahmen kann eine medikamentöse Behandlung erfolgen. Sie hat zum Ziel, dem Patienten Ruhe zu verschaffen, seine Angst zu lösen und ihm zu Entspannung zu verhelfen. Hierzu sind Benzodiazepine (☞ Pharma-Info 21.5) bzw. niedrig potente Neuroleptika (☞ Pharma-Info 17.12) angezeigt. Nach neueren Erkenntnissen wirkt Lithium (☞ Pharma-Info 18.9) stark antisuizidal.

Bei **psychotischen Erkrankungen** erfolgt zunächst die Behandlung der Grunderkrankung. Der Versuch, während einer psychotischen Krise auch Lebensprobleme zu bearbeiten, ist kontraindiziert, denn die Patienten haben durch die Erkrankung in diesem Augenblick keine ausreichenden Reserven, um ihre Lebensprobleme zu lösen.

Gibt es ein Recht auf Suizid?

Oft wird diskutiert, ob Ärzte und Pflegende überhaupt das Recht haben, einen suizidalen Menschen an der Selbsttötung zu hindern, da dieser doch seine Entscheidung frei getroffen habe und keine anderen Menschen schädige.

Die meisten Psychiater und auch der Gesetzgeber gehen aber sowohl bei psychotischen als auch bei zuvor (scheinbar) gesunden Patienten davon aus, dass zumindest im Rahmen der akuten Krise die freie Willensbestimmung des Patienten eingeschränkt ist und deshalb auch Zwangsmaßnahmen gerechtfertigt sind, um das Leben des Betroffenen zu retten.

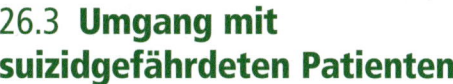

> ⚠ **Vorsicht!**
> Versuche, sich das Leben zu nehmen, sind immer Ausdruck extremer Verzweiflung. Um diese Krise zu meistern, bedarf es Hilfe von außen.

26.3 Umgang mit suizidgefährdeten Patienten

26.3.1 Erkennen suizidaler Tendenzen

Eine der wichtigsten Aufgaben der Pflegenden auf psychiatrischen Stationen ist das aufmerksame Beobachten und rechtzeitige Erkennen suizidaler Tendenzen bei den von ihnen betreuten Patienten. Viele Patienten sprechen auf Station naturgemäß nicht über ihr Vorhaben, weil sie z.B. befürchten, dass dann eine Ausgangssperre verhängt wird. Besonders gefährliche Krankheitsphasen sind akute Depressionen sowie Schizophrenien in der Rehabilitationsphase, während der sich die Kranken mit ihren Defiziten auseinander setzen müssen.

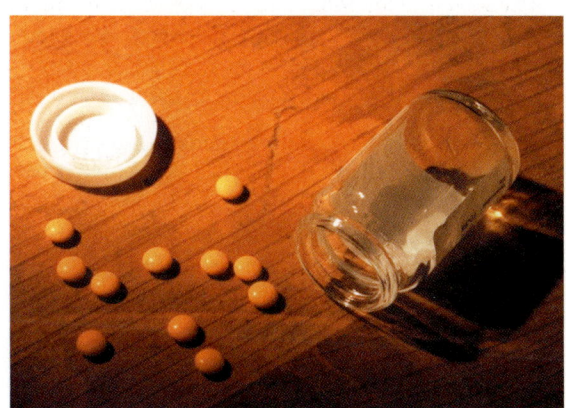

Abb. 26.3: Ewa 2/3 aller Suizidversuche werden mit Tabletten verübt. [K183]

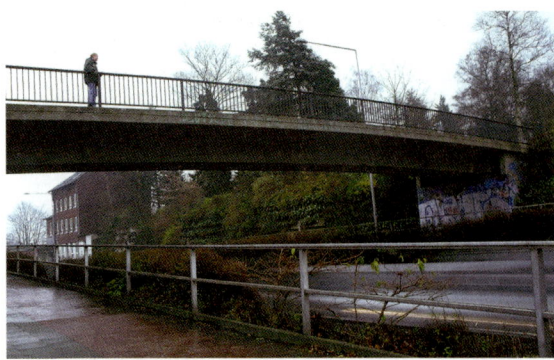

Abb. 26.4: Eine wichtige – und oft nicht leichte – Aufgabe der Pflegenden ist es, suizidale Tendenzen beim Patienten zu erkennen und entsprechende Maßnahmen (z.B. Ausgangssperre) zu ergreifen. [K183]

Suizidauslösende oder fördernde Erlebnisse

In der Vorgeschichte suizidgefährdeter Patienten finden sich in vielen Fällen einschneidende Verlust- und Entbehrungserlebnisse, die ihnen das Leben wertlos erscheinen lassen. Oft liegen die Ereignisse erst kurze Zeit zurück. Aber auch bevorstehende Situationen, mit denen der Patient sich überfordert fühlt, können Auslöser für Suizidgedanken sein:
- Finanzielle Probleme
- Verlust der Arbeit oder Wohnung
- Fehlende Aufgaben und Lebensziele
- Verlust/Fehlen mitmenschlicher Kontakte
- Liebesenttäuschung, Scheidung, Tod des Partners
- Kränkung
- Vorschnelle Entlassung aus der Klinik.

Stadien der suizidalen Entwicklung nach Pöldinger

Bei nicht psychotischen Patienten muss der Entschluss zur Selbsttötung erst „reifen". Der Suizidgefährdete durchläuft dabei verschiedene Phasen und verliert immer mehr die Fähigkeit, seine Gedanken und sein Handeln zu steuern.
- **Erwägungsstadium:** Distanzierung und Steuerungsfähigkeit noch voll erhalten. Die Pflegenden achten auf Aussprüche wie „Das Leben hat keinen Sinn für mich", „Ich wäre lieber tot". Hinter solchen Bemerkungen können ernsthafte Suizidgedanken stecken
- **Suizidimpulse:** Distanzierung und Steuerungsfähigkeit bereits eingeschränkt. Jede Ankündigung von Suizidgedanken muss als Hilferuf gesehen und mit Patient und Arzt besprochen werden
- **Suizidvorbereitungen:** Distanzierung und Steuerungsfähigkeit aufgehoben. Bei stillen, resignativen Phasen sofort den Arzt benachrichtigen. Trügerische Ruhe nach Anspannung bzw. Suizidandrohung oder auch kurzzeitige Stimmungsaufhellung deuten auf den letzten Entschluss zur Selbsttötung hin!

> **⚠ Vorsicht!**
> Hinweise auf eine besondere Suizidgefährdung:
> - Plötzliche, unerklärliche Ruhe und Freude („präsuizidale Aufhellung", Erleichterung über den Entschluss zur Selbsttötung)
> - Verfassen eines Testamentes
> - Verschenken von persönlichem Eigentum
> - Sammeln von Medikamenten
> - Heftige Schuldvorwürfe oder Schuldwahn
> - Aussagen über Sinnlosigkeit des Lebens
> - Reden über Suizid, besonders bei Angabe konkreter Vorstellungen und Pläne
> - Bericht über drängende Impulse, sich umzubringen
> - Angabe von imperativen Stimmen, die den Suizid befehlen
> - Antriebssteigerung durch Medikamente bei weiter bestehender depressiver Verstimmung
> - Frühere Suizide, Suizide in der Familie.

> 🖾 Jede Beobachtung, die auf akute Suizidgefahr hinweist, muss schnellstmöglich an das Team und an den behandelnden Arzt weitergegeben werden.

Suizidalität abklären

Wenn Unsicherheit über die **Selbstmordabsichten** eines Patienten besteht, hält man heute die direkte Ansprache von Suizidgedanken für richtig. Früher wurde das Thema im Gespräch ausgeklammert, um einen möglicherweise suizidalen Patienten nicht in seinem Vorhaben zu bestärken. Ein Gespräch über Todeswünsche und -gedanken entlastet den Patienten in der Regel. Es befreit ihn aus seiner Isolation, er traut sich wieder seine Gedanken und Gefühle mitzuteilen. Im Rahmen eines Vier-Augen-Gesprächs tasten sich Arzt oder Bezugspflegende durch Fragen an das Thema heran:

„Was meinen Sie damit, wenn Sie sagen, das ganze Leben sei sinnlos?"

„Warum verschenken Sie ihre Bücher?"

„Haben Sie in letzter Zeit daran denken müssen, sich das Leben zu nehmen? Wie häufig? Wie konkret waren Ihre Gedanken? Haben Sie Vorbereitungen getroffen?"

„Haben Sie auch an Selbstmord denken müssen, ohne es zu wollen? Haben sich Ihnen Selbstmordgedanken aufgedrängt?"

„Halten Sie Ihre Situation für aussichts- oder hoffnungslos?"

„Gibt es etwas, woran Sie hängen? Das Ihnen Lebensmut gibt? Partner, Kinder, Haustier?"

„Können Sie uns versprechen, dass nichts passiert, dass Sie zu uns kommen, wenn Suizidgedanken Sie quälen?"

Je konkreter eine Antwort ist, desto eher kann man sich in den meisten Fällen auf sie verlassen. Insbesondere die letzte der aufgelisteten Frage gibt Hinweise auf die Absprachefähigkeit des Patienten. Je nachdem wie die Antwort vom Arzt oder der Pflegenden eingeschätzt wird, müssen Sicherheitsmaßnahmen ergriffen werden (☞ unten). Die Fragen werden sensibel ins Gespräch eingeflochten und dürfen nicht alle hintereinander gestellt werden. Der Patient empfindet die Situation sonst wohlmöglich als Test und verweigert die Auskunft.

26.3.2 Vertrauensaufbau zum Suizidgefährdeten

Die richtigen Worte finden

Im täglichen Umgang machen die Pflegenden dem Patienten keine Vorwürfe (z.B.: „Sie können Ihre Kinder doch nicht alleine zurücklassen"). Ebenso wenig darf die Suizidalität verharmlost werden (z.B.: „So schlimm, wie Sie im Moment denken, ist es nicht. Es wird schon wieder werden"). Damit nähme man die Verzweiflung des Patienten nicht ernst und ließe ihn alleine.

Richtiger ist es, ihm sein Mitgefühl auszusprechen („Ich verstehe ihren Wunsch sich in der momentanen Situation das Leben nehmen zu wollen, aber gibt es nicht noch einen anderen Weg zur Lösung ihrer Probleme?"). Oft werden Patienten dadurch offener und gewinnen Vertrauen. Vielfach schützen Absprachen über einen bestimmten Zeitraum vor einem Selbsttötungsversuch. Der Patient verspricht, sich während des Aufenthalts in der Klinik (oder auch nur in den nächsten 24 Stunden) nichts anzutun und drängende Impulse sofort mitzuteilen.

> 📖 **Literaturtipp**
>
> Quinnett, Paul G.: Es gibt was Besseres als den Tod. Suizidgefährdung – Rat und Hilfe. Herder, Freiburg, 2000

Soziale Kontakte anbieten

Der Aufbau zwischenmenschlicher Beziehungen ist für selbstmordgefährdete Patienten, die oft jeglichen Kontakt zu ihrer Umwelt abgebrochen haben, eine schwierige, aber unerlässliche Aufgabe. Pflegende sollten Gespräche aktiv suchen und ihre Bereitschaft zu einer Unterredung deutlich signalisieren. Sie können die Patienten motivieren, ermutigen und mit ihnen gemeinsam nach Werten suchen, die dem Leben des Patienten einen Sinn geben.

Enge Verwandte oder Freunde werden informiert und in Absprache mit dem Patienten in den Betreuungsprozess einbezogen. Auch gemeinsame Aktivitäten (Spaziergänge, kleinere Arbeiten auf der Station) können ihn entlasten oder ablenken.

26.3.3 Maßnahmen bei akuter Eigengefährdung

Für akut suizidale oder nicht absprachefähige Patienten muss das Team Sicherheit schaffen. Beispielsweise sind Patienten, denen krankheitsbedingt imperative Stimmen befehlen, aus dem Fenster zu springen, in ihrer freien Entscheidung stark eingeschränkt. Zu den Sicherheitsmaßnahmen gehören z.B.:

- Patienten in Sichtweite des Stationszimmers oder in den Wachbereich verlegen
- Häufig nach dem Patienten sehen
- Dem Patienten ständigen Blickkontakt ermöglichen (oft auf eigenen Wunsch)
- Dem Patienten intensive Zuwendung geben
- Strenge Kontrolle bezüglich gefährlicher Gegenstände
- Bei hochsuizidalen Patienten: (Teil-)Fixierung (vorher Einverständnis einholen!)
- Ausgang stark einschränken oder ganz untersagen.

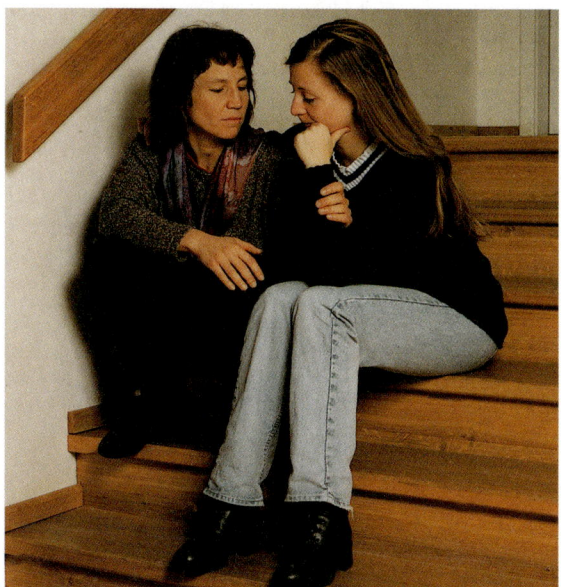

Abb. 26.5: Der Aufbau eines Vertrauensverhältnisses zum Patienten ist oft ein wichtigerer Schritt zur Verhinderung eines Suizids als lediglich restriktive Maßnahmen zu ergreifen. [T216]

> 🛏 Die Überwachung des suizidalen Patienten darf niemals in einer Weise geschehen, die ihn kränkt oder verletzt! Bloße Überwachung ohne weitere vertrauensbildende Maßnahmen ist außerdem kein Weg aus der Suizidalität.

Umgang mit Selbsttötungen auf Station

Der Behandlung suizidaler Menschen sind – wie jeder psychiatrischen Behandlung – Grenzen gesetzt: Nicht jeder Suizid lässt sich verhindern. In der Zeit nach einem gelungenen Suizid braucht das Team Zeit und Raum für Gespräche, in denen es sich mit Trauer, Angst und Schuldgefühlen auseinandersetzen kann; hilfreich ist hier eine Supervision.

Von einem Suizid geht für andere Patienten eine gefährliche Faszination aus, die aufgefangen werden muss. Durch Beobachtungen in psychiatrischen Kliniken und auf Grund der hohen Selbstmordzahlen nach Fernsehfilmen, in denen es um das Thema Suizidalität geht, weiß man, dass Suizide zur Nachahmung anregen. Daher sollte das Team einen Suizid mit den übrigen Patienten offen besprechen. Dies gibt den Patienten die Gelegenheit, ihrer Angst, Unsicherheit und Betroffenheit Ausdruck zu verleihen. Außerdem erleben die Mitpatienten, dass das Team Schwächen und mögliches Scheitern zugeben und darüber reden kann. Ein Suizid lässt sich nicht verheimlichen. Durch Zeitungen, Gerüchte oder Angehörige werden die Patienten immer vom Tod ihres Mitpatienten erfahren.

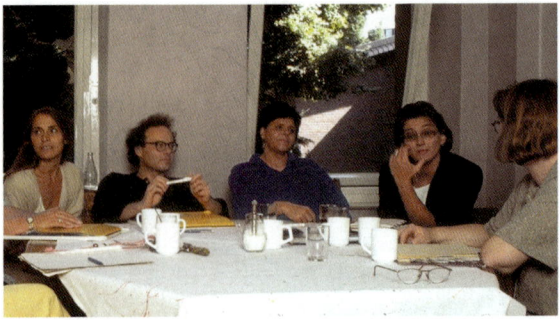

Abb. 26.6: Nicht jeder Suizid lässt sich verhindern. In der Zeit nach einem gelungenen Suizid braucht das Team Zeit und Raum für Gespräche, in dem es sich mit Trauer, Angst und Schuldgefühlen auseinandersetzen kann. [K183]

✉ Kontaktadresse
AGUS e.V.
(Betreuung für Angehörige und Betroffene von Suizidfällen)
Wilhelmplatz 2
95447 Bayreuth

Wiederholungsfragen

1. Was ist ein Bilanzsuizid und was kennzeichnet eine Kurzschlussreaktion? (☞ 26.1)

2. Was sind typische Lebenssituationen, die mit einem erhöhten Suizidrisiko einhergehen können? (☞ 26.1.2)

3. Was ist das präsuizidale Syndrom? (☞ 26.1.1)

4. Was können Warnsignale für einen drohenden Suizid sein? (☞ 26.3.1)

5. Wann sollte ein Patient nach Suizidversuch in stationäre Behandlung? (☞ 26.2.1)

6. Warum sollten Suizidgedanken offen angesprochen werden? (☞ 26.3.1)

7. Bei welcher Erkrankung kann es ohne Vorankündigung oder Warnzeichen zu einem plötzlichen Suizid kommen? (☞ 26.1)

8. Warum sollten nach einem Suizid auf Station alle Patienten informiert werden? (☞ 26.3.3)

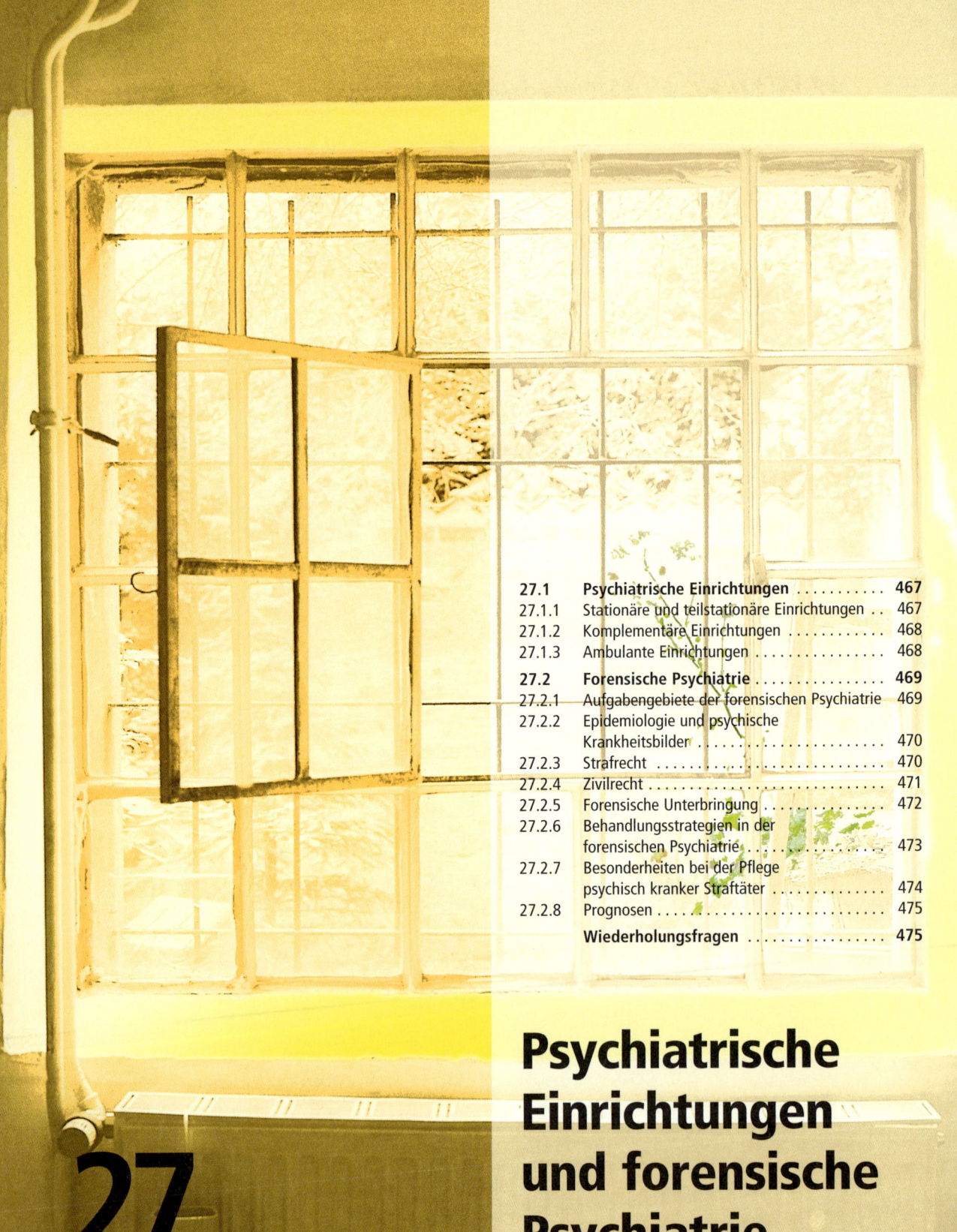

Psychiatrische Einrichtungen und forensische Psychiatrie

27

Psychisch Kranke sind Teil der Gesellschaft, und der Umgang der Gesellschaft mit ihnen wirkt sich auf ihre Krankheit, ihren sozialen Status und ihre Lebensqualität aus. Vorurteile, diffuse Ängste, Ausgrenzung und fehlende Hilfsmöglichkeiten bestimmen das Schicksal vieler Patienten. Die Gesellschaft bestimmt durch Normen, Werte und Gesetze, wann Menschen psychisch krank sind, also aus der Norm fallen.

> Das Ziel der „sozialen Heilung" eines psychisch Kranken kann nur durch die Zusammenarbeit verschiedener sozialer und medizinischer Einrichtungen erreicht werden. Wünschenswert ist außerdem der Abbau von Vorurteilen im gesellschaftlichen Umfeld des Kranken.

Um psychisch Kranke möglichst wenig aus der Gesellschaft auszugrenzen und Folgeschäden durch die Institutionalisierung zu verringern, wurde das Konzept der **gemeindenahen Versorgung** entwickelt. Psychiatrische Krankenhäuser sollen bei der Betreuung psychisch Kranker nicht mehr die alleinige Hauptrolle spielen. Vielmehr wird angestrebt, dass die Gemeinden die entsprechenden Aufgaben übernehmen. Ambulante Hilfe hat Vorrang vor teilstationärer, teilstationäre vor stationärer Hilfe. Eine Umsetzung dieses Konzeptes ist in der Realität allerdings in hohem Maße von den gesellschaftlichen Strukturen in einer Gemeinde abhängig. Längst nicht überall finden sich neben Fachkräften auch geeignete Laienhelfer in ausreichender Zahl und engagierte Angehörige.

Die **rechtliche Stellung** psychisch Kranker ist problematisch: Einerseits sollten sie in ihren Rechten möglichst wenig eingeschränkt werden. Andererseits möchte man sie vor der Verantwortung für Handlungen schützen, deren rechtliche Folgen sie gar nicht absehen können. Sie sollen weder bevormundet, noch mit für sie nicht zu bewältigenden Problemen allein gelassen werden.

Kontaktadressen
Psychosozialer Dienst
Petrusstr. 13
54292 Trier
Telefon: 06 51/1 46 20 50
e-mail: psdcvtrier@t-online.de

Deutsche Arbeitsgemeinschaft Selbsthilfegruppen e.V.
Friedrichstr. 28
35392 Gießen
Telefon: 06 41/9 94 56 12

27.1 Psychiatrische Einrichtungen

27.1.1 Stationäre und teilstationäre Einrichtungen

21 % aller Krankenhausbetten in Deutschland sind für psychisch Kranke bestimmt. Die psychiatrische Fachpflege ist zahlenmäßig die bedeutendste Fachpflege überhaupt.

Die meisten psychisch Kranken werden in **psychiatrischen Landeskrankenhäusern** behandelt. Dies sind größere psychiatrische Kliniken, die für ein bestimmtes Einzugsgebiet zuständig sind. Sie liegen oft weit entfernt von größeren Ortschaften. Dort wollte man früher einerseits den Kranken Ruhe und Arbeitsmöglichkeiten auf dem Lande bieten, andererseits wollte man sie von der „gesunden" Bevölkerung fern halten. Heute ist die isolierte Lage ein Nachteil. Sie erschwert den Kontakt zu Angehörigen und die Rehabilitation durch Arbeitsversuche, Freizeitaktivitäten, Freundeskreise usw.

Daneben stehen psychiatrische Betten an Unikliniken, Privatkliniken und gelegentlich in Allgemeinkrankenhäusern zur Verfügung. Nicht wenige Kliniken und Sanatorien haben sich auf die Betreuung Suchtkranker oder psychosomatisch Erkrankter spezialisiert. Viele ältere Menschen mit psychiatrischen Erkrankungen werden auf Dauer in Alten- und Pflegeheimen betreut.

Um psychisch Kranken den Weg zurück in die Gesellschaft zu erleichtern, oder als Alternative zu stationären Aufenthalten, existieren eine Reihe von **teilstationären Einrichtungen.**

Tages- und Nachtkliniken kombinieren die Vorteile einer Krankenhausbehandlung mit regelmäßigen Aufenthalten in der häuslichen Umgebung oder mit einer Berufstätigkeit.

In **Tageskliniken** werden die Patienten während der Woche nach einem festen Therapieprogramm behandelt. Abends, nachts und am Wochenende halten sie sich zu Hause auf und bleiben dadurch fester in ihrem sozialen Umfeld verwurzelt. Die Behandlung in der Tagesklinik ermöglicht auch die behutsame Rückführung des Patienten an seinen Arbeitsplatz. Stärker als bei der vollstationären Behandlung sind die Patienten in der Tagesklinik aufgefordert, Verantwortung für sich selbst und andere zu übernehmen. Das therapeutische Angebot einer Tagesklinik entspricht dem der vollstationären Behandlung, ist aber stärker am Alltag und dem sozialen Umfeld der Patienten orientiert. Zu psycho- und soziotherapeutischen Angeboten kommen Arbeits- und Beschäftigungstherapie sowie Bewegungstherapie. Da Tageskliniken meist nah am Wohnort liegen, können therapeutische Fortschritte sofort im familiären Alltag auf die Probe gestellt werden, der „Entlassungsschock" wird abgemildert.

Nachtkliniken werden für Patienten angeboten, die tagsüber arbeiten, oder – was häufiger ist – an rehabilitativen Programmen teilnehmen. Sie bieten ihnen für abends und nachts eine geschützte Umgebung, in der sie als *therapeutische Gemeinschaft* weitgehend selbstständig die Atmosphäre mitgestalten können.

27.1.2 Komplementäre Einrichtungen

Komplementäre Einrichtungen gelten als zentrale Einrichtungen für eine gemeindenahe Versorgung. Sie sollen psychisch Kranke besonders in drei Bereichen unterstützen: Beim Wohnen, Arbeiten und bei der Freizeitgestaltung.

Wohnen

Eine gute Möglichkeit zur Wiedereingliederung stellen **therapeutische Wohngemeinschaften** dar. Sozialpsychiatrisch ausgebildete Betreuer unterstützen die Bewohner bei ihrer schrittweisen Annäherung an das „Alltagsleben". Außerdem können die Patienten sich gegenseitig unterstützen – oft ist Selbsthilfe das beste therapeutische Prinzip.

Patienten, die alleine in ihre Wohnung zurückkehren, aber noch nicht volle Selbstständigkeit erreicht haben, können in ihrer Wohnung durch Mitarbeiter von Betreuungs- oder sozialpsychiatrischen Vereinen betreut werden **(betreutes Wohnen)**.

Wohnheime bieten beschützende Wohnmöglichkeiten für Schwerkranke, bei denen zumindest zur Zeit keine besseren Möglichkeiten zur Behandlung und Resozialisation bestehen. Auch sie sollten nach den Prinzipien einer therapeutischen Gemeinschaft arbeiten.

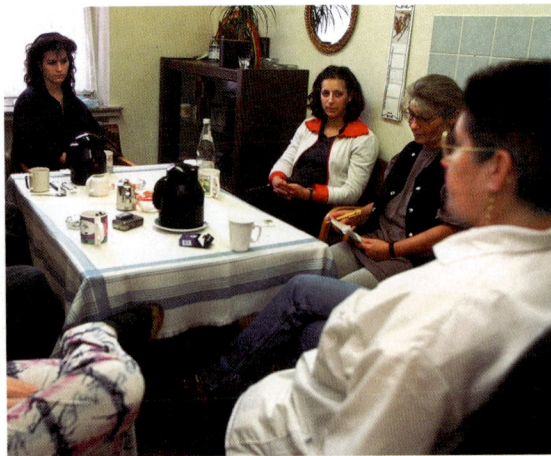

Abb. 27.1: Therapeutische Wohngemeinschaften ermöglichen eine schrittweise Wiedereingliederung der Patienten in den Alltag. [K157]

Arbeiten

Arbeitslosigkeit bei psychisch Kranken ist ein besonders schwer wiegendes Problem. Sie führt zu finanziellen Problemen, Sinnkrisen, mangelnden sozialen Beziehungen, fehlender Tagesstruktur und Langeweile. All dies belastet die psychische Stabilität und verschlimmert oft die Erkrankung. **Industrielle Rehabilitationszentren**, **Berufsförderungswerke** und **Programme von Arbeitsämtern** dienen der Erprobung der Arbeitsfähigkeit unter möglichst realistischen Bedingungen. Sie unterstützen die Wiedereingliederung in den normalen Arbeitsmarkt. Manche Arbeitgeber ermöglichen psychisch Kranken im Rahmen eines *Stufenplans* die schrittweise Aufnahme ihrer alten oder einer neuen Arbeit. Für Kranke und Behinderte, die dieses Ziel noch nicht erreichen können, stehen **beschützte Werkstätten** zur Verfügung. **Tagesstätten** bieten in erster Linie strukturierte Tagesabläufe, soziale Beziehungen, Arbeits- und Beschäftigungstherapie, aber auch Angebote zur Freizeitgestaltung.

Freizeitgestaltung

Die Zeit zwischen Arbeit und Schlaf oder der Leerraum bei fehlender Arbeitsmöglichkeit ist für viele Patienten, besonders für solche mit Negativsymptomatik, schwer zu füllen. **Psychosoziale Kontakt- und Beratungsstellen** (*Patientenclubs, Patientencafes*) werden als Treffpunkt geschaffen. Dort gibt es eine Reihe von unverbindlichen Freizeitangeboten wie gemeinsames Kochen, Tischfußball, Tischtennis, Wanderungen, Ausflüge, Kartenspiel oder Discobesuche, die von den Besuchern mitgestaltet oder initiiert werden sollen.

Tagesstätten ermöglichen die langfristige Betreuung chronisch Kranker. Sie bieten ein festes Programm an, durch das die sozialen Fähigkeiten der Patienten möglichst gefördert werden.

> ✉ **Kontaktadresse**
> **Dachverband Psychosozialer Hilfsvereinigungen e.V.**
> Thomas-Mann-Str. 49 a
> 53111 Bonn
> Telefon: 02 28/63 26 46
> Internet: www.psychiatrie.de/verbaende

27.1.3 Ambulante Einrichtungen

Instituts- und Klinikambulanzen

In der Regel ist jeder größeren psychiatrischen Klinik eine klinikeigene Ambulanz angegliedert. Schon während der stationären Behandlung kann der Kontakt zur Ambulanz geknüpft und die Entlassungsperspektive für den Patienten erarbeitet werden. Klinikambulanzen gewährleisten einerseits die ärztli-

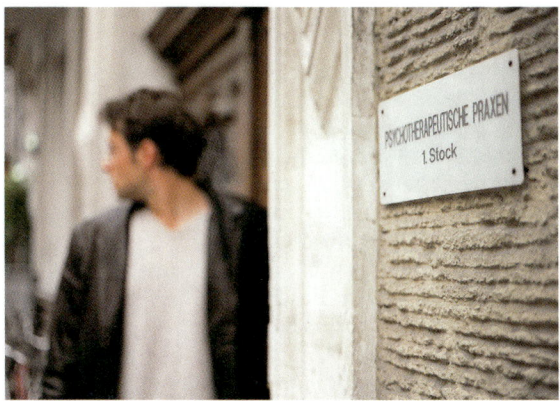

Abb. 27.2: Viele Patienten haben Hemmungen, sich mit ihrem Problem an einen Psychotherapeuten oder Facharzt für Psychiatrie zu wenden. [K103]

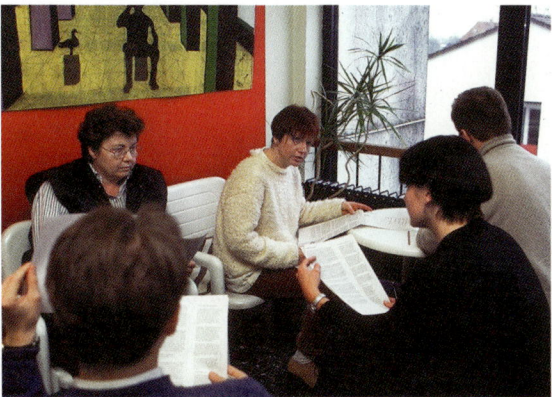

Abb. 27.3: Es gibt zahlreiche Beratungsstellen – sowohl kirchlicher Träger als auch nicht konfessionell gebunden wie z.B. Pro Familia – die Kriseninterventionen, Familien- und Paarberatungen, Drogenberatungen u.v.m. anbieten. [K157]

che Behandlung wie ein niedergelassener Facharzt. Andererseits bieten sie auch die Möglichkeit an, den Patienten zu Hause aufzusuchen, seine Probleme bei der Alltagsbewältigung direkt vor Ort in Augenschein zu nehmen und Lösungsmöglichkeiten zu finden. Meistens sind es Fachpflegekräfte, die diese Tätigkeiten übernehmen. Außerdem bieten die Klinikambulanzen auch Gruppenaktivitäten zur Freizeitgestaltung an.

Psychiater und Psychotherapeuten

Aus Scheu und Scham gehen viele Patienten zunächst zu einem Allgemeinmediziner, bevor sie schließlich – oft nach vielen Jahren falscher Diagnosen und Behandlungsversuche – zu einem Facharzt für Psychiatrie oder Psychotherapie gelangen.

Psychologen

Neben Ärzten führen auch zahlreiche als Therapeuten ausgebildete Psychologen psychotherapeutische Behandlungen durch, wenn Patienten von ihrem Arzt an sie überwiesen werden.

Sozialpsychiatrische Dienste

Diese Einrichtungen gehören zum Gesundheitsamt. Sie betreuen Patienten, die so schwer erkrankt sind, dass sie von sich aus keine geeigneten Hilfen organisieren können.

Beratungsstellen

Außerdem existieren viele Beratungsstellen, die psychotherapeutisch arbeiten und bei bestimmten Problemstellungen große Erfahrung haben. Dazu gehört die Telefonseelsorge, die Kriseninterventionen durchführt. In der Familienberatung werden verhaltensgestörte Kinder mitbetreut. Die Drogenberatungen leisten bedeutende Motivationsarbeit und ebnen oft den Weg für die Suchtbehandlung.

Selbsthilfegruppen

Nicht zu unterschätzen ist auch die Bedeutung von Selbsthilfegruppen. Betroffene können sich oft effektiver gegenseitig unterstützen, als es den professionellen Helfern gelingt. Das bekannteste Beispiel im psychiatrischen Bereich ist die *Emotional Anonymus (EA)*, für Alkoholkranke sind es die *Anonymen Alkoholiker*.

27.2 Forensische Psychiatrie

Forensische Psychiatrie (lat. forum = Richtplatz): Medizinisch-rechtswissenschftliches Fachgebiet, das sich mit den juristischen Aspekten psychischer Störungen befasst. Hauptaufgaben sind die Beurteilung der Schuldfähigkeit, Testierfähigkeit (= rechtskräftiges Unterzeichnen von Verträgen und Testamenten), sowie Unterbringung, Betreuung und Therapie psychisch kranker Straftäter.

27.2.1 Aufgabengebiete der forensischen Psychiatrie

In der **forensischen Psychiatrie** treffen zwei unterschiedliche Gedankengebäude aufeinander: Die **Psychiatrie** versucht sich in den Menschen hineinzuversetzen, ihm *empathisch* gegenüber zu treten, und seine Handlungen zu verstehen, auch wenn diese durch unbewusste Prozesse motiviert sind. Die **Rechtswissenschaft** geht von der freien Willensbestimmung psychisch gesunder, erwachsener Menschen aus und hat auf dieser Grundlage ein Regelgebäude entwickelt, um das gesellschaftliche Zusammenleben gerecht und sicher zu gestalten. Das bedeutet, dass zunächst jeder Mensch für seine Handlungen verantwortlich ist und entsprechend beurteilt werden kann. Durch Ausnahmeregelungen wird dabei versucht, dem psychisch kranken Menschen gerecht zu werden.

Im Grenzgebiet zwischen Psychiatrie und Recht stellen sich u.a. folgende Fragen:
- Kann der psychisch Kranke für Straftaten bestraft werden?
- Kann er Geschäfte abschließen?
- Kann er heiraten, Kinder erziehen, ein Testament machen?
- Kann der psychisch Kranke zu einer Behandlung gezwungen werden?

Der Status „psychisch krank" darf nicht dazu führen, dass Menschen automatisch ihr Recht auf eigene Lebensgestaltung verlieren. Genauso wenig kann er allerdings eine selbstverständliche Entschuldigung für jegliche Art von Handlung sein. Darum muss in jedem einzelnen Fall abgewogen werden, inwieweit der psychisch Kranke im rechtlichen Sinn verantwortlich handeln kann. Dazu wird beurteilt, ob er seine Taten und ihre Folgen überblicken und ob er nach dieser Einsicht handeln kann.

Die Pflege und Behandlung psychisch kranker Straftäter erfolgt in forensisch-psychiatrischen Spezialkliniken oder in spezialisierten Abteilungen psychiatrischer Landeskrankenhäuser nach den bei den einzelnen Störungen dargestellten Prinzipien. Im Rahmen der Therapie müssen die Patienten sich auch mit ihrer Tat und deren Bedeutung auseinander setzen. Das kann zu heftigen Schuldgefühlen, Selbsthass und Suizidgefahr führen. Ein weiteres Problem ist die psychosoziale Situation der Patienten, die oft schlecht ist und meist wenig beeinflusst werden kann. Entlassungsperspektiven sind schwer zu entwickeln, insbesondere unter dem Aspekt erneuter Straffälligkeit.

27.2.2 Epidemiologie und psychische Krankheitsbilder

Straftaten psychisch Kranker

Etwa 3 % aller Gewalttaten werden von psychisch Kranken begangen, davon sind ca. 80 % Männer. Die Opfer sind in mehr als der Hälfte der Fälle engste Familienmitglieder. An zweiter Stelle stehen mit 25 % Freunde und entfernte Verwandte. Häufig sind aber auch Autoritätspersonen betroffen.

Krankheitsbilder

Die Krankheitsbilder, die in der forensischen Psychiatrie auftreten, sind wie die Straftaten selber vielgestaltig.
- An oberster Stelle stehen **Psychosen** aus dem schizophrenen Formenkreis (☞ Kapitel 17) als Hintergrund für Tötungsdelikte und Körperverletzungen,

oft begangen in wahnhafter Verkennung der Realität
- **Geistige Behinderung** bzw. verminderte Intelligenz (☞ 23.9) spielen eine große Rolle bei Sexualdelikten an Kindern, Diebstählen und Brandstiftung
- Straftäter mit **Persönlichkeitsstörungen** (☞ 20.2) sind typischerweise durch Sexualstraftaten, Eigentumsdelikte, Gewalttaten und aggressive Beleidigungen auffällig geworden
- Viele **Stoffsüchte** (☞ 25.1) gehen früher oder später mit Straftaten zur Beschaffung des Suchtmittels (*Beschaffungskriminalität*) einher
- In seltenen Fällen trifft man in der forensischen Psychiatrie auch auf **manische** oder **depressive** Patienten (☞ Kapitel 18), die durch Betrug, Beleidigung, Gefährdung des Straßenverkehrs oder erweiterte Suizidversuche straffällig geworden sind. Gewalttaten und Sexualdelikte sind bei diesen Patienten äußerst selten.

27.2.3 Strafrecht

Im **Strafrecht** werden zahlreiche Verbote ausgesprochen. Übertritt jemand diese Regeln, wird er durch den Staat bestraft. Die **Strafe** hat verschiedene Aufgaben: Sie soll eine Vergeltung sein für begangenes Unrecht, sie soll andere abschrecken, sie soll die Gemeinschaft vor dem Täter schützen und ihn nach Möglichkeit bessern. Heute wird die Besserung oder Wiedereingliederung des Täters in die Gesellschaft (Resozialisierung) als besonders wichtig angesehen.

Damit ein Mensch für eine **Straftat** bestraft werden kann, müssen drei Voraussetzungen erfüllt sein:
- Er muss etwas Strafbares begangen haben
- Er muss es vorsätzlich (absichtlich) getan haben. Ein Vorsatz im strafrechtlichen Sinn ist es allerdings auch schon, wenn man etwas „billigend in Kauf nimmt", also sagt: „Wenn es passiert, ist es mir auch recht"
- Er muss schuldfähig sein.

Beurteilung der Schuldunfähigkeit

Das **Schuldprinzip** besagt, dass Menschen nur bestraft werden, wenn sie auch schuldig geworden sind. Menschen handeln schuldhaft, wenn sie etwas tun, von dem sie wissen, dass es Unrecht ist, es aber trotzdem nicht lassen.

Der Gesetzgeber stellt im Strafgesetzbuch für die Beurteilung der Schuldunfähigkeit (§ 20 StGB) oder verminderten Schuldfähigkeit (§ 21 StGB) zur Tatzeit folgende Bedingungen:
- Es muss eine in den §§ 20 oder 21 genannte Störung zur Tatzeit vorgelegen haben (☞ unten)
- Beim Täter muss während der Tat die Einsichtsfähigkeit oder die Steuerungsfähigkeit aufgehoben oder gemindert gewesen sein.

☑ **§ 22 StGB (Strafgesetzbuch):**
Schuldunfähigkeit wegen seelischer Störung
Ohne Schuld handelt, wer bei Begehung der Tat wegen einer krankhaften seelischen Störung, wegen einer tiefgreifenden Bewusstseinsstörung oder wegen Schwachsinns oder einer schweren anderen seelischen Abartigkeit unfähig ist, das Unrecht der Tat einzusehen oder nach dieser Einsicht zu handeln.

Für „Schuldunfähigkeit" reicht die Diagnose einer psychischen Krankheit alleine nicht aus. Die Krankheit muss auch während der konkreten Tat dazu geführt haben, dass der Kranke das Unrecht der Tat nicht einsehen konnte (fehlende Einsichtsfähigkeit) oder nicht nach dieser Einsicht handeln konnte (fehlende Steuerungsfähigkeit). Nach § 22 StGB kann die Strafe gemildert werden, wenn die Einsicht in die Tat oder die Fähigkeit, nach dieser Einsicht zu handeln, vermindert war.

Fallbeispiel: Ein 24-jähriger Mann erkrankt an einer Schizophrenie. Als er zu sehen glaubt, wie seine Frau Arsen (tatsächlich Zucker) in das Essen rührt, geht er mit einem Beil auf sie los und hackt ihr in den Arm. Dieser Mann weiß zwar, dass man normalerweise nicht mit Beilen auf Menschen einschlägt, fühlt sich aber subjektiv im Recht, da er sich durch seine Frau bedroht fühlt: Er kann das Unrecht seiner Tat nicht einsehen und ist nicht schuldfähig. Umgekehrt kann ein Zwangskranker, der bei einem Einbruch mitmacht, durchaus schuldfähig sein.

27.2.4 Zivilrecht

Im Zivilrecht werden die rechtlichen Beziehungen der Bürger untereinander geregelt.

Geschäftsfähigkeit

Grundsätzliche Voraussetzung für Rechtsgeschäfte ist die **Geschäftsfähigkeit.** Nach § 104 des Bürgerlichen Gesetzbuches ist geschäfts*un*fähig, wer nicht das

7. Lebensjahr vollendet hat oder wer sich in „einem die freie Willensbestimmung ausschließenden Zustand krankhafter Störung der Geistestätigkeit befindet, sofern nicht der Zustand seiner Natur nach ein vorübergehender ist". Dieser Paragraph schützt psychisch Kranke davor, Verpflichtungen einzugehen, deren Folgen sie nicht abschätzen können, z.B. durch Einkäufe oder Kreditaufnahmen. Genauso können psychisch Kranke kein Testament machen, wenn sie die Bedeutung ihrer Willenserklärung nicht einsehen können.

Betreuungsrecht

Kranke oder behinderte Menschen können manchmal ihre eigenen Angelegenheiten nicht oder nicht mehr vollständig ordnen. Das **Betreuungsrecht** regelt, unter welchen Umständen Entscheidungen für solche Menschen von anderen getroffen werden. Es hat die früheren Bestimmungen über „Vormundschaft" und „Gebrechlichkeitspflegschaft" ersetzt. Ziel der Gesetzgebung war, die Rechte kranker und behinderter Bürger zu stärken und ihre konkrete Lebenssituation zu verbessern.

Gesetzliche Grundlage ist der § 1896 BGB, nach dem das Vormundschaftsgericht für einen Volljährigen, der auf Grund einer psychischen Krankheit oder einer körperlichen, geistigen oder psychischen Behinderung seine Angelegenheiten ganz oder teilweise nicht besorgen kann, einen Betreuer bestellt. Eingeleitet wird das Verfahren auf Antrag oder vom Gericht selbst. Ein Antrag kann also z.B. auch durch den behandelnden Stationsarzt für einen Patienten gestellt werden. Der zuständige Richter muss den Betroffenen selbst persönlich anhören. Diese Anhörung entfällt, wenn sie auf Grund eines Gutachtens zu erheblichen gesundheitlichen Nachteilen beim Betroffenen führen könnte. Die Betreuung ist zeitlich begrenzt. Nach Ablauf der Frist muss eine Fortsetzung auf ihre Notwendigkeit hin erneut geprüft werden.

Das Gericht bestimmt nicht nur den Betreuer, sondern legt auch dessen Aufgabenbereiche fest, z.B. Be-

Wortlaut im Gesetz	psychiatrische Entsprechung	Beispiele
Krankhafte seelische Störung	Exogene und endogene Psychosen	Hirnorganisches Psychosyndrom, Psychosen aus dem schizophrenen Formenkreis, Alkoholintoxikationen
Tief greifende Bewusstseinsstörungen	Taten im Affekt, Zerstörung des seelischen Gefüges: explosionsartiger, kurz andauernder Affektablauf mit plötzlichem Ende	Frau wird von ihrem Mann über Jahre schwerst misshandelt. Dadurch: Einengen der seelischen Wahrnehmung vergleichbar mit der präsuizidalen Entwicklung. Schließlich: Töten des Ehemannes
Schwachsinn	Entspricht der Intelligenzminderung, Oligophrenie	Minderbegabter begeht sexuellen Missbrauch von Kindern
Schwere andere seelische Abartigkeiten	Neurosen, Persönlichkeitsstörungen, sexuelle Deviationen	Sexualstraftäter

Tab. 27.4: Erkrankungen, die die Schuldfähigkeit beeinflussen.

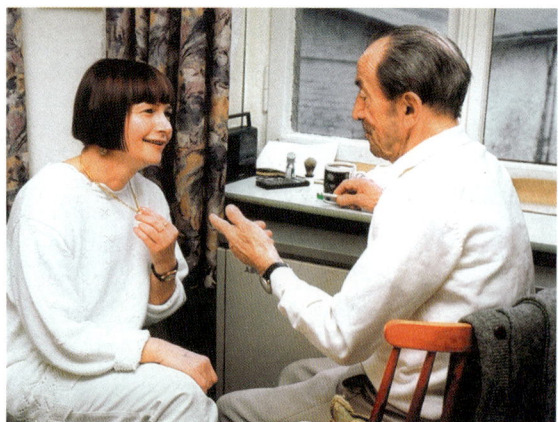

Abb. 27.5: Ein gerichtlich bestellter Betreuer soll nur in den Lebensbereichen des Patienten tätig werden, die dieser auf Grund seiner Erkrankung oder Behinderung objektiv nicht mehr wahrnehmen kann. Dem Patienten soll dadurch die Möglichkeit gegeben werden, sein Leben soweit wie möglich selbstständig zu gestalten. [K151]

stimmung des Aufenthaltsortes, ärztliche Behandlungen, Vermögensverwaltung.

Der Betreute soll sein Leben trotz der Betreuung so weit es geht selbstständig gestalten. Die größte Schwierigkeit in der praktischen Umsetzung des Betreuungsrechts liegt darin, geeignete, einfühlsame Betreuer zu finden.

27.2.5 **Forensische Unterbringung**

§ 126a StPO

Besteht der dringende Verdacht, dass ein Täter die Tat im Zustand der Schuldunfähigkeit oder der verminderten Schuldfähigkeit (☞ 27.2.3) begangen hat, so kann er vom Gericht in ein psychiatrisches Krankenhaus oder eine Entziehungsanstalt eingewiesen werden, wenn die öffentliche Sicherheit dies erfordert. Die Unterbringung ist im § 126a StPO (Strafprozessordnung) geregelt:

§ 126a Einstweilige Unterbringung in Anstalten

(1) Sind dringende Gründe für die Annahme vorhanden, dass jemand eine rechtswidrige Tat im Zustand der Schuldunfähigkeit oder verminderten Schuldfähigkeit (§§ 20, 21 des Strafgesetzbuches) begangen hat und dass seine Unterbringung in einem psychiatrischen Krankenhaus oder einer Entziehungsanstalt angeordnet werden wird, so kann das Gericht durch Unterbringungsbefehl die einstweilige Unterbringung in einer dieser Anstalten anordnen, wenn die öffentliche Sicherheit es fordert.

(2) Der Unterbringungsbefehl ist aufzuheben, wenn die Voraussetzungen der einstweiligen Unterbringung nicht mehr vorliegen oder wenn das Gericht im Urteil

die Unterbringung in einem psychiatrischen Krankenhaus oder einer Entziehungsanstalt nicht anordnet. (...)

▣ **Pflege**

Patienten, die nach § 126a StPO untergebracht sind, sind vom Sicherheitsaspekt her quasi wie Untersuchungsgefangene zu behandeln. Dies bedeutet:

- Besuche mit Ausnahme bestimmter Funktionsträger, z.B. Anwälte, Staatsanwalt, Polizeibeamte, dürfen nur nach schriftlicher Genehmigung des Ermittlungsrichters erfolgen
- Patient darf nicht frei telefonieren
- Bei Gesprächen muss immer eine Pflegende dabei sein. Es darf nicht über die Tat gesprochen werden.

§ 63 StGB

Wird ein Patient wegen einer Tat verurteilt, die er im Zustand der Schuldunfähigkeit begangen hat, so darf das Gericht keine Haftstrafe verhängen. Prinzip: Keine Strafe ohne Schuld. Sind von dem Täter jedoch infolge seines Zustandes erhebliche rechtswidrige Taten zu erwarten, und ist er deshalb für die Allgemeinheit gefährlich, so ordnet das Gericht die Unterbringung in einem psychiatrischen Krankenhaus an.

Ist der Beschuldigte zum Zeitpunkt der Tat im Zustand der erheblich geminderten Schuldunfähigkeit gewesen, so kann die Haftstrafe wegen des „schuldhaften Anteils" und zusätzlich die Unterbringung in einem psychiatrischen Krankenhaus angeordnet werden. Wird neben der Unterbringung in einem psychiatrischen Krankenhaus eine Haftstrafe ausgesprochen, so wird diese erst nach der Unterbringung in einem psychiatrischen Krankenhaus vollstreckt: „Besserung vor Strafe".

§ 63 StGB (Strafgesetzbuch) regelt einen Teil der „Maßregeln der Besserung und Sicherung":

§ 63 Unterbringung in einem psychiatrischen Krankenhaus

Hat jemand eine rechtswidrige Tat im Zustand der Schuldunfähigkeit (§ 20) oder der verminderten Schuldfähigkeit (§ 21) begangen, ordnet das Gericht die Unterbringung in einem psychiatrischen Krankenhaus an, wenn die Gesamtwürdigung des Täters und seiner Tat ergibt, dass von ihm infolge seines Zustands erhebliche rechtswidrige Taten zu erwarten sind und er deshalb für die Allgemeinheit gefährlich ist.

§ 64 StGB

Straftäter die ihre Taten unter Drogen- und Alkoholeinfluss („Rausch") oder wegen Abhängigkeit („Hang") von entsprechenden Mitteln im Zustand der Schuldunfähigkeit, der verminderten Schuldfähigkeit aber auch im Zustand der Schuldfähigkeit begangen haben, werden nach § 64 StGB (Strafgesetzbuch) in Entziehungsanstalten oder speziellen

Abteilungen von psychiatrischen Krankenhäusern untergebracht. Beispiel: Ein Drogenabhängiger begeht Straftaten wie Einbrüche, Diebstahl, um seine Sucht zu finanzieren.

§ 64 Unterbringung in einer Entziehungsanstalt

(1) Hat jemand den Hang, alkoholische Getränke oder andere berauschende Mittel im Übermaß zu sich zu nehmen, und wird er wegen einer rechtswidrigen Tat, die er im Rausch begangen hat oder die auf seinen Hang zurückgeht, verurteilt oder nur deshalb nicht verurteilt, weil seine Schuldunfähigkeit erwiesen oder nicht auszuschließen ist, so ordnet das Gericht die Unterbringung in einer Entziehungsanstalt an, wenn die Gefahr besteht, dass er infolge seines Hanges erhebliche rechtswidrige Taten begehen wird.

§ 81 StPO

Soll ein Patient im Strafverfahren begutachtet werden, so kann das Gericht ihn nach § 81 StPO kurzzeitig in der forensischen Psychiatrie unterbringen. In der Praxis wird in den meisten Fällen jedoch auf die Anwendung des § 81 StPO verzichtet.

§ 81 Einweisung zur Beobachtung des Beschuldigten

(1) Zur Vorbereitung eines Gutachtens über den psychischen Zustand des Beschuldigten kann das Gericht nach Anhörung eines Sachverständigen und des Verteidigers anordnen, dass der Beschuldigte in ein öffentliches psychiatrisches Krankenhaus gebracht und dort beobachtet wird.

(2) Das Gericht trifft die Anordnung nach Absatz 1 nur, wenn der Beschuldigte der Tat dringend verdächtig ist. Das Gericht darf diese Anordnung nicht treffen, wenn sie zu der Bedeutung der Sache und der zu erwartenden Strafe oder Maßregel der Besserung und Sicherung außer Verhältnis steht.

(5) Die Unterbringung in einem psychiatrischen Krankenhaus nach Absatz 1 darf die Dauer von insgesamt sechs Wochen nicht überschreiten.

Dauer der Unterbringung

Die **Dauer der Unterbringung** im psychiatrischen Krankenhaus hängt bei Patienten, die nach § 63 StGB untergebracht sind, hauptsächlich von zwei Faktoren ab:
• Ärztliche Prognose, wie wahrscheinlich weitere Straftaten durch den Patienten sind
• Verhältnismäßigkeit der Unterbringungsdauer in Bezug zum vorliegenden Delikt: Keine 20 Jahre für einen Diebstahl.

Die Überprüfung, ob der Patient entlassen werden kann, findet bei Patienten, die nach § 63 StGB untergebracht sind, mindestens einmal im Jahr statt (§ 67e StGB). Die Entscheidung über eine Entlassung wird von der Strafvollstreckungskammer, also dem zuständigen Amtsrichter, unter Berücksichtigung eines psychiatrischen Gutachtens gefällt.

Im Gegensatz zur Unterbringung in einem psychiatrischen Krankenhaus (§ 63 StGB), die primär unbegrenzt ist, befristet § 67d StGB die Dauer der Unterbringung in einer Entziehungsanstalt (§ 64 StGB) auf eine Höchstdauer von 2 Jahren. Bei Unterbringung in einer Entziehungsanstalt muss mindestens alle 6 Monate geprüft werden, ob die Unterbringung zur Bewährung auszusetzen ist (§ 67e).

Kontaktadresse
Zentralstelle für Strafentlassenenhilfe
Haimhauser Str. 13
80802 München
Telefon: 0 89/3 80 15 60

27.2.6 Behandlungsstrategien in der forensischen Psychiatrie

Ziel der forensischen Psychiatrie ist heute nicht mehr vorrangig das „Wegsperren" der Straftäter. Folgende Aufgaben stehen im Vordergrund
• Aufarbeiten der Tat
• Besserung des Krankheitsverlaufs
• Erreichen einer günstigen Prognose
• Wiedereingliederung in die Gesellschaft.

Die **Pflegenden** leisten neben den psychiatrisch und medikamentös betreuenden Ärzten in der Forensik einen wichtigen therapeutischen Beitrag. Ihre Aufgabe ist es u.a. auf Station ein soziales Umfeld zu schaffen, das dem Patienten Möglichkeiten bietet, nie gekannte Erfahrungen im zwischenmenschlichen Bereich zu machen.

Psychologen betreuen die Patienten in *Einzelsitzungen* oder auch in *Gruppentherapien*. Die Erkenntnisse, die sie dabei über das Wesen eines Patienten gewinnen, können in vielen Fällen die Diagnose ergänzen.

Sozialarbeiter helfen bei der Resozialisierung und Reintegration der Patienten und treffen Vorbereitungen zur Wohnungs- und Arbeitsplatzsuche.

Um die Chancen der Patienten auf dem Arbeitsmarkt zu verbessern, besteht in vielen forensischen Psychiatrien die Möglichkeit zu *Schulunterricht* und *Berufsausbildung*. Während etwa 13 % der Patienten Analphabeten sind und zunächst Schreiben und Lesen lernen müssen, können andere Patienten außerhalb der Klinik einen Abschluss machen oder im Rahmen der industriellen Arbeitstherapie einen handwerklichen Beruf erlernen. Der Arbeitstherapie kommt in der Forensik eine besondere, den Tag strukturierende Rolle zu.

Sportangebote für Gruppen oder Einzelpatienten sind unter Anleitung von Therapeuten Möglichkeiten zu Aggressionsabbau und Freizeitgestaltung.

> **Kontaktadresse**
> **Integrationsfachdienst**
> (Integrativer Fachdienst für Arbeitslose, Behinderte und psychisch Kranke)
> Petrusstr. 13
> 54292 Trier
> Telefon: 06 51/1 46 20 50
> e-mail: psdcvtrier@t-online.de

27.2.7 Besonderheiten bei der Pflege psychisch kranker Straftäter

Pflegende in der Psychiatrie dürfen trotz ihres Behandlungsauftrags nicht vergessen, dass die Patienten eine Straftat begangen haben und deshalb potenziell gefährlich sind. Sicherheitsvorschriften dürfen bei der täglichen Arbeit niemals außer Acht gelassen werden. Dieser Sicherheitsaspekt in der forensischen Psychiatrie stellt hohe Anforderungen an die Pflegenden. Einerseits ist aus Sicherheitsgründen eine klare Grenzziehung unerlässlich, andererseits sollen zwischen Pflegenden und Patienten zu Therapiezwecken dauerhafte Beziehungen entstehen. Nur wer sich dieser Problematik und der großen Verantwortung bewusst ist, sollte sich für die Arbeit in der forensischen Psychiatrie entscheiden.

Ziele und Aufgaben

Ziel in der Forensik ist es, wie auf normalen psychiatrischen Stationen auch, die seelische Störung eines Patienten zu bessern oder zu überwinden, in zu resozialisieren und schließlich ins Alltagsleben zurückzubegleiten. Der Sicherheitsaspekt ist bei der Behandlung von Straftätern allgegenwärtig. Mitpatienten, Team und Öffentlichkeit müssen vor der kriminellen Energie der Patienten geschützt werden. Dem Team gelingt es häufig nur mit Mühe, den Täter als Patienten zu sehen, besonders, wenn es sich um jemanden mit einer Persönlichkeitsstörung oder einer sexuellen Deviation (= Abweichung von der Norm) handelt. Dadurch ist der Aufbau eines Arbeitsbündnisses oft sehr schwierig.

Aggression, Bedrohung, Straftaten

Den forensischen Patienten fällt es meist noch schwerer als „normalen" Psychiatriepatienten, sich den Regeln der Anstalt unterzuordnen. Die Behandlung selbst kann weitere Gewalttaten auslösen. Verbale Aggressionen gehören zum üblichen Umgangsstil. Kommt es vor, dass ein Patient eine Pflegende mit Gewalt oder Tötung bedroht, muss die Stationsleitung informiert werden. Gemeinsam wird über das weitere

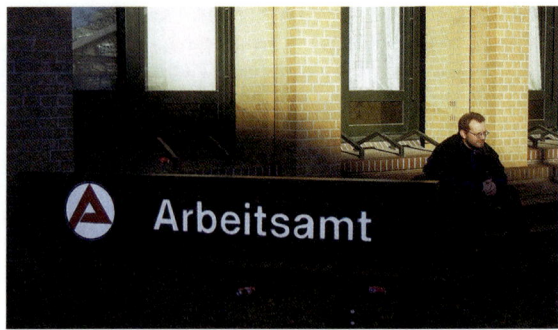

Abb. 27.6: Nach der Entlassung von Straftätern aus der forensischen Psychiatrie übernehmen Sozialarbeiter die weitere Betreuung „draußen". Im Rahmen verschiedener Resozialisierungs- und Reintegrationsaufgaben helfen sie den Entlassenen u.a. auch bei der Wohnungs- und (in Zusammenarbeit mit dem Arbeitsamt) der Arbeitsplatzsuche. [O149]

Vorgehen beraten. Da eine Drohung prinzipiell eine Straftat ist, kann die Pflegende möglicherweise Strafanzeige erstatten.

Straftaten, wie sexuelle Ausbeutung von Mitpatienten, Schutzgelderpressung, Drogenhandel und -konsum, sind im Vollzug an der Tagesordnung. Jeder Verdacht sollte im Team besprochen werden. Typische Auffälligkeiten sind z.B. unerklärliche Furcht bestimmter Patienten anderen Patienten gegenüber oder unverständlicher dauerhafter „Geldsegen" eines Patienten trotz nur geringer Einkünfte.

Eine weitere Besonderheit in der forensischen Psychiatrie ist die hierarchische Ordnung innerhalb des Patientengefüges. Die Stellung, die ein Patient dabei einnimmt, richtet sich oft nach der begangenen Straftat. Das geringste Ansehen kommt dabei Sexualtätern zu, die sich an Kindern vergangen haben. Die Pflegenden sind in diese Zusammenhang in zweifacher Weise gefordert: Zum einen sollten sie versuchen, ihre eigenen Vorurteile gegenüber verschiedenen Straftätern zu reflektieren. Zum anderen sind sie angehalten, die Reaktionen der Mitpatienten (z.B. Beschimpfungen wie „Kinderficker" usw.) nicht eskalieren zu lassen.

Sicherheitsvorschriften

Die einzelnen hausinternen Vorschriften, die der Sicherung der Täter und dem Schutz des Personals dienen, müssen genau beachtet werden. Dazu gehören mehrmals in der Woche Kontrollgänge an Fenster, Gittern, Feuerleitern und Türen. Alle Räume, inklusive Patientenzimmer und Toiletten, werden regelmäßig inspiziert und auf Drogen und Waffen durchsucht. Die Patienten werden ständig im Auge behalten. Beobachten die Pflegenden Veränderungen oder Auffälligkeiten im Verhalten eines Patienten, werden diese dokumentiert und gegebenenfalls gemeldet.

Begleiteter Ausgang

Außerklinische Aktivitäten, bei denen die Patienten begleitet werden müssen, erfordern erhöhte Wachsamkeit. Bei anstehenden medizinischen Untersuchungen wird der konsultierte Arzt über die Bewachungssituation in Kenntnis gesetzt. Unter Umständen ist es unumgänglich, dass die Pflegende bei der Untersuchung dabei ist. Wenn ein Patient zur Behandlung in ein nichtpsychiatrisches Krankenhaus verlegt werden muss, sind häufig die psychiatrischen Pflegekräfte für seine Bewachung verantwortlich. Besonders fluchtgefährdeten Patienten können nach Absprache Handschellen angelegt werden. Entweicht ein Patient auf begleitetem Ausgang, muss die Station sofort telefonisch benachrichtigt werden, um Fahndungsmaßnahmen einleiten zu können.

Anwendung unmittelbaren Zwangs

Bei aggressiven oder gewalttätigen Patienten können Zwangsmaßnahmen, wie Festhalten, Fixieren oder isolierte Unterbringung notwendig werden. In jedem Fall ist der Patient zunächst auf diese möglichen Konsequenzen seines Handelns hinzuweisen. Dann müssen die Pflegenden die Verhältnismäßigkeit abschätzen. Die potenzielle Gefahr, die von dem entsprechenden Patienten ausgeht, entscheidet über das Ausmaß und die Härte der zu ergreifenden Maßnah-

men. Bei sehr aggressiven Patienten kann es unter Umständen sinnvoll sein, die Polizei einzuschalten, um unnötige Gewaltanwendung zu umgehen.

27.2.8 Prognosen

Die **Prognosestellung** bei psychisch kranken Straftätern hat große praktische Relevanz für Länge und Art der Unterbringung. Gleichzeitig ist es natürlich unmöglich, mit Sicherheit zu sagen, wie sich ein Mensch nach der Entlassung aus der Psychiatrie verhalten wird. Möglich sind nur Wahrscheinlichkeitsaussagen.

Berücksichtigt werden: Psychische Störung, biographische Daten wie Herkunftsfamilie, schulische Entwicklung, kriminelle Karriere, Krankheitseinsicht, soziale Kompetenz, Konfliktverhalten, Bereitschaft, Verpflichtungen einzugehen, Auseinandersetzung mit der Tat, Therapiemöglichkeiten und -bereitschaft und der „soziale Empfangsraum". Der soziale Empfangsraum, die psychosozialen Umstände, auf die ein psychisch Kranker nach seiner Entlassung trifft, ist oft sehr schlecht.

Statistisch gesicherte Umstände, die eine schlechte Prognose fördern, sind ungünstige Familienverhältnisse, Vorstrafen, schlechte Arbeitsqualität und Drogen- oder Alkoholmissbrauch.

Wiederholungsfragen

1. Was ist eine Tagesklinik? Welche Aufgaben hat sie? (☞ 27.1.1)

2. Was sind Beispiele für teilstationäre Einrichtungen? (☞ 27.1.1)

3. In welchen Bereichen sollen komplementäre Einrichtungen psychisch Kranke besonders unterstützen? (27.1.2)

4. Was sind Institutsambulanzen? (☞ 27.1.3)

5. Womit befasst sich die forensische Psychiatrie? (☞ 27.2)

6. Welche drei Voraussetzungen müssen erfüllt sein, damit jemand für eine Straftat bestraft werden kann? (☞ 27.2.3)

7. Wann ist ein Mensch – nach deutschem Recht – „schuldunfähig"? (☞ 27.2.3)

8. Wann ist ein Mensch in der Bundesrepublik Deutschland „geschäftsfähig"? (☞ 27.2.4)

9. Was regelt das Betreuungsrecht? (☞ 27.2.4)

10. Welche Sicherheitsvorkehrungen müssen bei der Pflege in der forensischen Psychiatrie beachtet werden? (☞ 27.2.8)

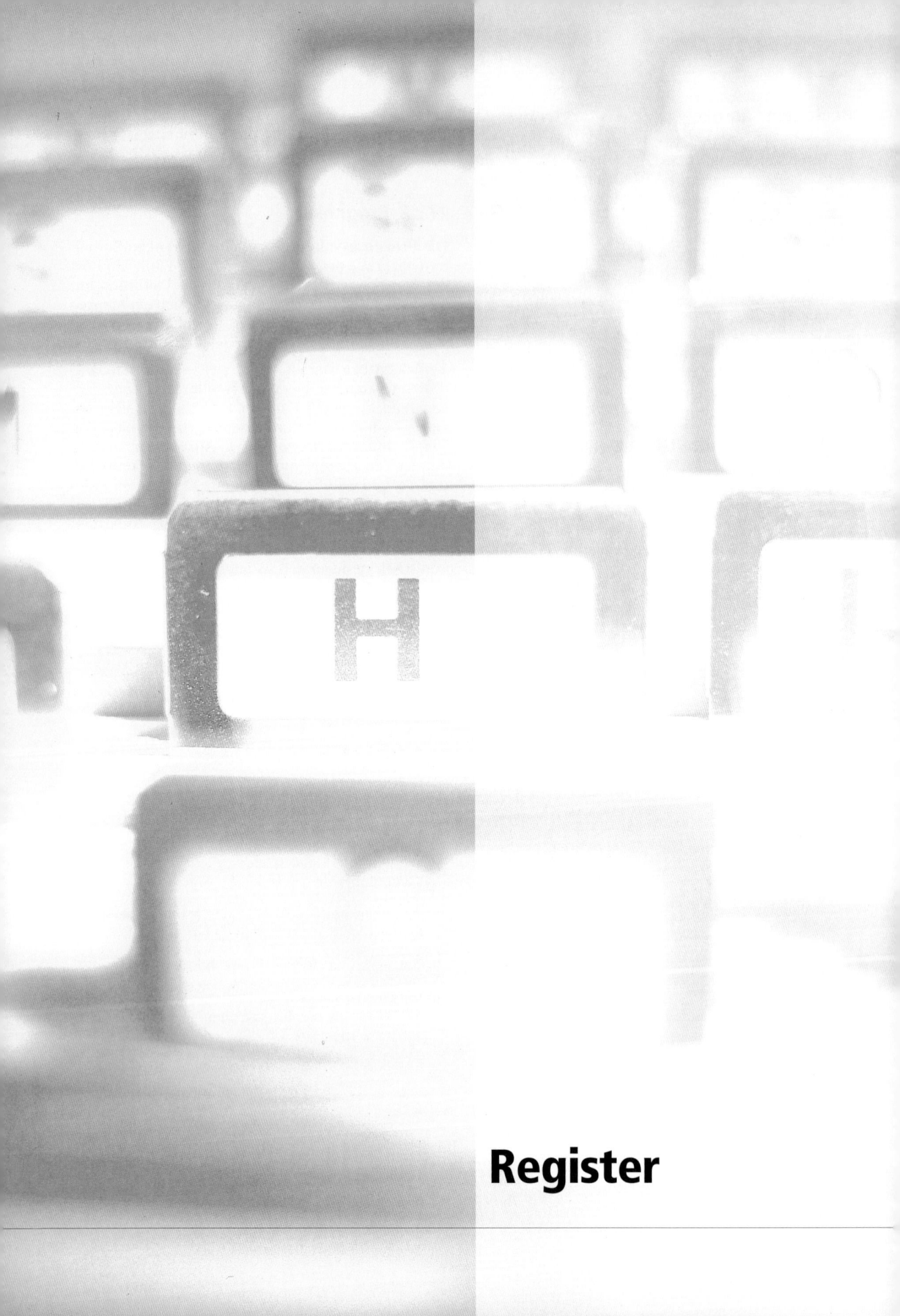

Register

Legende	
Haupteintrag	**Seite**
Definition	*Seite*
Abbildung	Seite
Medikamente	Seite

Legende	
Haupteintrag	**Seite**
Definition	*Seite*
Abbildung	Seite
Medikamente	Seite

E

F

Legende	
Haupteintrag	**Seite**
Definition	*Seite*
Abbildung	Seite
Medikamente	Seite

Legende	
Haupteintrag	**Seite**
Definition	*Seite*
Abbildung	Seite
Medikamente	Seite

Legende	
Haupteintrag	**Seite**
Definition	*Seite*
Abbildung	Seite
Medikamente	Seite

Legende	
Haupteintrag	**Seite**
Definition	*Seite*
Abbildung	Seite
Medikamente	Seite

W

X

Z

Legende	
Haupteintrag	**Seite**
Definition	*Seite*
Abbildung	Seite
Medikamente	Seite

Notfälle in *Pflege konkret Neurologie Psychiatrie*

Notfall	Seite	Kapitel
Akinetische Krise	176	6
Akute intrakranielle Blutung	140	3
Akute intrakranielle Drucksteigerung	252	12
Erstmaßnahmen bei Verdacht auf akuten Schlaganfall	113	3
Myasthene oder cholinerge Krise	262	13
Neurologischer Notfall Kaudasyndrom	160	5
Plötzliche Atemnot bei Tracheostoma	50	2
Querschnittsyndrom	215	8
Status epilepticus	234	10
Suizidankündigung	296	15